TRAITÉ

DE

THÉRAPEUTIQUE

CHIRURGICALE

PAR

A. RICARD

Professeur agrégé à la Faculté de médecine de Paris,
Chirurgien de l'hôpital Saint-Louis.

ET

P. LAUNAY

Chirurgien des hôpitaux de Paris.

Avec 326 figures dans le texte.

PARIS

OCTAVE DOIN, ÉDITEUR

8, PLACE DE L'ODÉON, 8

1903

TRAITÉ

DE

THÉRAPEUTIQUE

CHIRURGICALE

TRAITÉ

DE

THÉRAPEUTIQUE CHIRURGICALE

PAR

A. RICARD

Professeur agrégé à la Faculté de médecine de Paris,
Chirurgien de l'hôpital Saint-Louis.

ET

P. LAUNAY

Chirurgien des hôpitaux de Paris.

Avec 326 figures dans le texte.

PARIS

OCTAVE DOIN, ÉDITEUR

8, PLACE DE L'ODÉON, 8

1903

PRÉFACE

Le titre de cet ouvrage nous dispense d'entrer dans de longues explications sur la façon dont il a été compris et exécuté.

Dans ce *Traité de thérapeutique chirurgicale*, nous avons entendu étudier les indications et les contre-indications thérapeutiques, si variables pour une même affection suivant son allure aiguë ou chronique, suivant son évolution, suivant son siège sur tel ou tel organe; suivant l'âge, la résistance et l'état général du sujet. C'est la discussion raisonnée de toutes les indications qui a été notre but constant.

Le plan que nous avons suivi a été le même pour tous les chapitres.

Nous avons commencé par l'énoncé des méthodes thérapeutiques usuelles, puis après élimination des pratiques reconnues mauvaises ou peu recommandables, nous avons fait choix des méthodes restantes, en faisant leur application à telle ou telle variété de l'affection étudiée; nous avons terminé par la description de ces méthodes.

Un exemple nous fera bien comprendre : Prenons le chapitre consacré à la consolidation des fractures en général.

Nous commençons par l'énoncé des méthodes susceptibles d'être employées. Ces méthodes sont :

1° L'immobilisation absolue et prolongée dans un appareil;

2° L'extension continue;

3° Le massage sans immobilisation;

4° La méthode mixte : courte immobilisation, avec massage et mobilisation précoce;

5° La méthode ambulatoire;

6° L'intervention sanglante.

Nous faisons un rapide exposé de ces méthodes, nous rejetons plus spécialement au chapitre des fractures des membres l'exposé de la méthode ambulatoire et de l'extension continue, déconseillons nettement l'intervention sanglante immédiate comme traitement général des fractures, la réservant comme traitement spécial de certaines complications étudiées plus loin; et, éliminant de la sorte, nous arrivons à conclure que le choix des méthodes pour le traitement général des fractures diaphysaires ne peut porter que sur l'immobilisation prolongée, le massage immédiat sans immobilisation, et la méthode mixte.

Nous avons alors à poser les indications de ces trois méthodes suivant les variétés de fractures que nous rangeons en trois chapitres :

1° Fractures sans aucun déplacement.

2° Fractures à déplacement faible, facile à réduire et à maintenir.

3° Fractures à mobilité considérable, avec grand déplacement, avec réduction difficile à obtenir et à maintenir.

L'indication de la méthode à employer étant alors posée pour ces trois cas différents, nous terminons ce chapitre par la description détaillée de ces différentes méthodes, c'est-à-dire leur technique, la confection des appareils plâtrés, silicatés, etc...

Tel est le plan que nous avons constamment suivi.

Nous avons donné à notre exposé une forme *concise et brève*, condamnant en deux mots ce qui nous paraissait nettement mauvais, glissant sur ce qui était encore hypothétique ou discutable, ne faisant que citer les méthodes douteuses ou surannées, pour nous décider franchement en faveur de celles qui nous semblent être préférables. Cette concision nuit peut-être à la facilité d'une lecture superficielle; mais elle permet de trouver de suite la solution cherchée, sans que le lecteur s'embarrasse dans des discussions stériles ou s'égare dans d'inutiles hors-d'œuvre.

Peut-être quelque auteur, déçu de ne pas voir citer son procédé familier, nous trouvera-t-il insuffisant? Nous lui répondrons que, volontairement, nous nous en sommes tenus aux méthodes que nous croyions les meilleures, sans avoir la prétention de les exposer toutes. Nous avons dit simplement comment, en face de tel ou tel cas pathologique, nous conseillions de se comporter; comment nous nous comporterions nous-mêmes, le cas échéant.

Pour obtenir plus de continuité, et par suite plus de clarté dans la discussion, nous avons mis de côté toute description de pure *médecine opératoire*. Par exemple dans le chapitre consacré à l'occlusion intestinale, que nous conseillions de recourir à la laparotomie ou à l'établissement d'un anus artificiel, nous ne décrivons ni la technique de la laparotomie, ni la technique de l'anus contre nature. Cette description trouve sa place dans un *Traité de technique* et nullement dans un traité de thérapeutique. D'ailleurs, parallèlement à l'ouvrage que nous publions aujourd'hui, nous avons mis la main à un *Traité de technique chirurgicale*, reproduisant les mêmes chapitres et exécuté sur le même plan que ce traité de thérapeutique, dont il sera le complément.

Telles sont les considérations générales que nous voulions présenter sur cet ouvrage, qui est le fruit d'une intime et constante collaboration de deux chirurgiens élevés, depuis longtemps déjà, dans les mêmes principes chirurgicaux. Il n'est pas un chapitre qui n'ait été mûri en commun, et la responsabilité des auteurs se présente égale devant la critique.

En terminant, qu'il nous soit permis de remercier l'aimable M. Doin du soin particulier qu'il a pris pour l'édition de ce volume.

A. RICARD. P. LAUNAY.

TRAITÉ
DE THÉRAPEUTIQUE
CHIRURGICALE

PREMIÈRE PARTIE

MALADIES COMMUNES A TOUS LES TISSUS

CHAPITRE PREMIER

TRAUMATISMES

CONTUSIONS

La contusion produit, sans solution de continuité, des téguments externes, des lésions cliniquement différentes auxquelles s'appliquent des indications thérapeutiques différentes.

On classe ordinairement ces variétés en quatre degrés ; nous ne suivrons pas ici cette division surtout anatomique et nous considérerons trois cas divers.

Ecchymoses. — Le premier (1er degré ordinaire) est caractérisé par l'ecchymose ; les désordres y sont peu graves, simples déchirures des tissus sous-cutanés avec infiltrations séreuses et sanguines. Le traitement en est simple, quelquefois nul : protéger la région par un pansement ouaté compressif, faciliter la résorption des épanchements par des massages si les téguments ne sont pas trop meurtris, mettre le membre atteint au repos. Si les tissus contus tendent au contraire à se mortifier, si la teinte livide puis noirâtre des téguments marque la formation d'une escarre, le massage devient contre-indiqué et un pansement aseptique, tel que nous l'indiquerons plus loin, permettra l'élimination puis la réparation.

Dans un 2ᵉ degré, la contusion donne lieu à un épanchement ordinairement sanguin, plus rarement séreux ou huileux.

Épanchements sanguins. — Le sang, accompagné ou non de portions de tissus contusionnés, s'est collecté sous la peau formant soit une *bosse sanguine* s'il repose sur un plan résistant (os du crâne, tibia), soit une *poche sanguine* si rien ne l'empêche d'évoluer dans la profondeur.

Aux bosses sanguines peu volumineuses, conviendra fort bien la compression. Celle-ci peut être obtenue par un pansement ouaté régulièrement et doucement compressif, ou par une bande élastique. Mais l'application de cette bande est parfois difficile ; de cette compression, beaucoup plus forte qu'on ne le supposait, peuvent résulter des troubles circulatoires, du sphacèle même. Aussi il est préférable, en général, de s'en tenir à la compression ouatée, plus facile à régler et à surveiller.

Cette compression séra d'abord essayée de même dans le cas de poche sanguine.

L'évolution de la lésion peut d'ailleurs nécessiter des modifications dans ce traitement.

a. *Résorption*. — Le plus souvent la compression simple amènera la résorption lente et progressive de l'épanchement, et la guérison complète en un temps variant de une à trois ou quatre semaines.

D'autres fois au contraire ou bien la résorption ne se fait pas et la tumeur, s'indurant ou non, persiste indéfiniment ; ou bien, ce qui est plus grave, l'infection survient faisant suppurer la collection sanguine.

b. *Suppuration*. — L'infection, l'accident le plus à redouter dans ces cas, peut survenir à la suite d'une ponction septique, mais surtout grâce à l'existence d'une érosion des téguments, éraflure d'apparence négligeable, mais qui devient une porte d'entrée ouverte aux microbes pyogènes.

Par conséquent, le premier devoir du praticien en présence d'une contusion de ce genre est d'examiner avec grand soin la région traumatisée, et d'y déceler la présence de la moindre éraillure, de la plus petite fissure. Si cette porte d'entrée existe, ce qui est fréquent, il faudra d'abord désinfecter la région suivant les règles que nous indiquerons plus loin ; et ensuite appliquer un appareil compressif par-dessus une gaze aseptique protégeant les téguments. C'est le traitement prophylactique de l'infection.

Si cependant l'épanchement s'infecte, ce qui se reconnaît aux signes ordinaires de l'inflammation : fièvre, et localement rougeur, chaleur, douleur, gonflement, l'indication devient nette : il faut inciser largement comme lorsqu'on se trouve en présence d'un abcès collecté.

c. *Persistance de l'épanchement*. — En présence d'une poche sanguine qui, malgré la compression bien faite, garde son volume et s'indure, que doit-on faire ? Si la tumeur formée par les caillots durs n'est pas gênante, si le malade ne réclame contre elle aucun traitement, il n'y a aucun danger à l'abandonner ainsi.

Mais sous le couvert de l'asepsie, il est préférable d'évacuer le contenu de la poche. Le point capital est d'être propre et de ne pas ensemencer un excellent milieu de culture. Deux moyens sont là en présence : la ponction évacuatrice, l'incision.

Pour une tumeur restée nettement liquide, fluctuante, un *kyste sanguin*, la ponction peut suffire. Toutefois, même en la faisant suivre de la compression, le liquide peut se reproduire. Aussi vaut-il mieux inciser largement les téguments au niveau de la tumeur, évacuer le liquide, s'il y en a, et les caillots à l'aide des doigts et de compresses ou d'une large curette, gratter la paroi de la poche, puis suturer en ayant soin de prendre dans les fils, non seulement les deux lèvres de la plaie, mais encore le fond de la poche, afin de ne pas laisser de cavité sous la suture.

Faut-il ici réunir complètement ou placer un drain à l'une des extrémités de la ligne de suture?

A l'hôpital, lorsqu'on peut surveiller facilement et voir fréquemment son malade, la réunion complète doit être tentée. Mais en ville, à la campagne surtout, où l'on est obligé parfois de laisser s'écouler deux ou trois jours sans revoir le blessé, il vaut mieux placer un drain que de s'exposer à voir un suintement sanguin se faire sous les sutures, et devenir un excellent terrain pour les agents infectieux si l'on n'a pas su les éviter. Lorsque la réunion se fait bien, ce drain est rapidement enlevé et la guérison en sera peu ou n'en sera pas retardée.

Épanchements séreux et huileux. — Restent les rares épanchements séreux décrits par Morel-Lavallée et dus au glissement de la peau, sous l'influence d'une pression oblique, sur un plan aponévrotique sous-jacent, tel que le fascia lata à la face externe de la cuisse, l'aponévrose lombo-sacrée à la région lombaire ; ou enfin ces épanchements huileux plus rares encore signalés par Gosselin.

Les épanchements de sérosité, reconnaissables à leur situation, au défaut de réplétion de la poche, à la flaccidité de la peau, de même que les épanchements huileux, n'ont aucune tendance à la résorption spontanée ; aussi faut-il les évacuer. Mais ici, pas de caillot pouvant obturer le trocart et la ponction trouve son indication précise pourvu qu'elle soit aseptique.

Nous voyons donc qu'en dehors du 1er degré qui ne comporte pas de traitement spécial, le point important dans les contusions avec épanchements, est l'état des téguments. La moindre éraflure doit conduire à une désinfection soignée suivie d'un pansement aseptique compressif.

Si la suppuration s'établit ou existe déjà, une incision ouvre largement la poche.

Si la résorption se fait attendre, une ponction aseptique évacuera les collections franchement liquides, une incision suivie de suture avec ou sans drainage permettra l'ablation des caillots sanguins.

Dans un 3e degré la contusion est plus grave, des désordres plus considérables existent, ce sont de véritables écrasements accompagnés de fractures, arrachements musculaires et tendineux, etc. Dans ces derniers cas la lésion dominante est la lésion osseuse ; nous les étudierons avec plus de profit en même temps que les fractures et leurs complications.

PLAIES

Nous devons étudier ici les règles de chirurgie générale qui doivent être appliquées en présence d'une plaie *non opératoire*, renvoyant aux chapitres spéciaux l'étude des plaies des organes en particulier : muscles, tendons, vaisseaux, etc... et aux traités de technique chirurgicale celle des plaies opératoires.

Une notion domine la thérapeutique des plaies : la plaie est-elle septique ou aseptique ?

Une plaie opératoire, faite à loisir, sur un terrain préparé, avec des instruments stérilisés, des mains savonnées, peut être pratiquement sinon théoriquement aseptique.

Mais une plaie non opératoire faite sur des tissus non nettoyés, avec des instruments non stérilisés, peut par hasard être aseptique ; mais il est prudent de considérer *a priori* qu'elle ne l'est jamais.

Toute plaie non opératoire doit donc être considérée comme septique et traitée comme telle.

Une première indication découle de ce principe : la *désinfection*.

Ce premier temps du traitement de toute plaie comporte :

La préparation des mains de l'opérateur ;

La préparation de la région traumatisée ;

Les manœuvres destinées à débarrasser la plaie des agents septiques qu'elle contient et à modifier dans la mesure du possible les dispositions favorables à leur développement.

Ce premier temps effectué, la conduite à tenir diffère suivant le degré de perfection auquel aura pu être poussée cette désinfection, et le choix devra être fait entre l'occlusion complète de la plaie, l'occlusion incomplète avec drainage, le pansement à plat sans occlusion.

Passons en revue ces différents temps qui comportent des indications immédiates, et des indications tardives.

Les premières indications comprennent la préparation des mains, des instruments et de la région blessée.

Désinfection des mains. — C'est par le nettoyage des mains qu'il faut commencer : curage des ongles coupés court, curage du sillon qui les entoure et cela très soigneusement ; puis savonnage des mains dans l'eau chaude et à l'aide d'une brosse dure, sans qu'elle le soit assez cependant pour érailler l'épiderme. La brosse employée doit être neuve autant que possible et dans tous les cas aura été soumise à l'ébullition dans l'eau filtrée pendant dix minutes à un quart d'heure. Pendant les cinq minutes que doit durer au moins le savonnage, l'eau chaude, si elle n'est pas courante, sera renouvelée deux ou trois fois.

Le savonnage enfin portera non seulement sur les mains, mais aussi sur les avant-bras découverts jusqu'au coude, et sera soigné spécialement au niveau des ongles, des plis de la face dorsale des doigts, des espaces interdigitaux.

Les mains ainsi nettoyées seront plongées dans l'*alcool* à 90° et légèrement brossées puis trempées soit dans une solution de permanganate de potasse au 1/100°, avec décoloration au bisulfate de soude à 10/100°, soit dans une solution de formol au 1/1000°, soit enfin dans la liqueur de van Swieten chaude.

Le *permanganate de potasse* bien que frappant davantage par la coloration rouge, a l'inconvénient de rendre les mains glissantes immédiatement, puis rugueuses et sèches ; en outre sa réduction par le bisulfite met en liberté de l'acide sulfureux qui impressionne souvent d'une façon fort désagréable la muqueuse respiratoire.

Le *sublimé*, bon pour les mains et la plaie, ne peut servir pour les instruments. On peut, il est vrai, laisser ces derniers à sec dans un plateau flambé lorsqu'ils sortent de l'étuve ou de l'eau bouillante ; mais en pratique, et pour une petite intervention, il est fréquent qu'on se puisse contenter du flambage après lequel il est nécessaire de lés plonger dans un liquide pour les refroidir.

Dans ce cas, il faut avoir outre la solution de sublimé, de l'eau bouillie refroidie ou une solution antiseptique. Or le *formol* est un excellent désinfectant, il ne détruit pas l'épiderme, il ne noircit pas les instruments comme le sublimé, aussi sera-t-il utilement employé, en solution au 1/1000ᵉ, pour terminer la désinfection des mains et pour immerger aussi les instruments flambés.

Il est facile à la campagne d'avoir sur soi une petite trousse contenant outre les instruments nécessaires : stylet, sonde cannelée, ciseaux, bistouris, pinces à forcipressure, aiguilles à suture ; une petite quantité d'une solution mère de formol dont on fera avec de l'eau bouillie la solution voulue. Il est de même possible d'avoir, si on le préfère, des paquets tous prêts de permanganate de potasse (10 grammes) et de bisulfite de soude (100 grammes) pour un litre ; ou enfin des paquets de sublimé (1 gramme).

Le matériel strictement nécessaire pour cette désinfection se réduit donc à peu de chose et peut être facilement emporté partout : une brosse dure, un cure-ongles, la solution mère de formol, les paquets de sublimé et si on le veut une solution mère d'acide phénique que l'on emploie au 1/25ᵉ.

Tels sont les soins à apporter au nettoyage des mains lorsqu'il s'agira d'être absolument propre ; pour panser par exemple une plaie ayant intéressé une séreuse : articulaire, abdominale, pleurale ; mais il est bien évident que pour une plaie superficielle, peu étendue, le savonnage soigné et l'immersion dans le formol ou le sublimé suffiront.

Tout du reste dépend de l'état antérieur plus ou moins septique des mains, et le nettoyage devra être pour ainsi dire exagéré, les différents temps prolongés, lorsqu'après l'incision d'un phlegmon ou le pansement d'une plaie très septique le chirurgien sera obligé de traiter lui-même une plaie récente et peu septique.

Désinfection des instruments. — Pendant ce nettoyage des mains, un aide s'il est possible d'en avoir un, ou avant le nettoyage, le praticien lui-même procédera au flambage ou à l'ébullition des instruments et au nettoyage de la région traumatisée.

Flambage. — Les instruments nécessaires, énumérés plus haut, déjà nettoyés mécaniquement, seront ordinairement flambés de la façon suivante : dans un plateau de métal ou de porcelaine épaisse, on disposera les instruments séparés les uns des autres, puis on versera dessus assez d'alcool pour les humecter sans en trop mettre et on allumera. Si la flamme dure trop, il suffira pour éteindre de verser sur le tout la solution de formol, la solution phéniquée ou de l'eau bouillie simple dans laquelle on pourra immerger ces instruments une fois flambés.

Ébullition. — Il est un peu plus compliqué de faire bouillir les instru-

ments, mais cette ébullition est cependant préférable s'il s'agit d'un pansement important. Dans un vase métallique (une poissonnière est commode),
les instruments plongent dans de l'eau, filtrée si possible, et additionnée
d'un peu de carbonate de soude (1/100⁵) ; l'ébullition durera un quart
d'heure à vingt minutes au moins.

Il y a certes des moyens mieux réglés de stérilisation des instruments
(ébullition dans des liquides spéciaux, vapeur d'eau, étuves sèches, etc.),
mais ils ne sont utilisables que dans une salle d'opérations bien aménagée et
nous n'avons à nous occuper ici que des moyens d'obtenir extemporanément une asepsie suffisante en pratique. On trouvera dans les traités de
technique chirurgicale l'exposé de ces méthodes de stérilisation qui nécessitent l'emploi d'appareils spéciaux.

L'ébullition terminée, les instruments seront retirés de la poissonnière à
à l'aide d'une pince (pince à tampons vaginaux) dont on aura eu soin de
flamber les mors ou dont les mors auront été plongés dans l'eau bouillante
avec les autres instruments, les anneaux dépassant les bords du vase de
façon à ce qu'on les puisse saisir sans souiller l'eau.

Ainsi extraits un à un, les instruments seront déposés dans un plateau
préalablement flambé et laissés à sec ou plongés dans des liquides que nous
avons indiqués.

Il est évident qu'à partir de ce moment ils ne doivent subir aucun contact même douteux et que seuls l'opérateur ou son aide, après désinfection
de leurs mains, pourront les toucher.

Il est donc prudent de placer le plateau qui les contient à l'abri de ces
contacts.

Nettoyage de la région. — Pendant le flambage ou l'ébullition et avant
la désinfection définitive des mains l'aide ou l'opérateur procédera au nettoyage de la région traumatisée. A cet effet, après un savonnage rapide de
ses propres mains, la région ayant été largement rasée si elle est couverte
de poils, le chirurgien savonnera et brossera avec soin tout le pourtour de
la plaie dans une assez large étendue, sans cependant y mettre assez de
vigueur pour érailler la peau.

Après un savonnage de cinq à dix minutes, la peau sera dégraissée par
une légère friction avec de l'éther, puis de l'alcool à 90° ; enfin un lavage avec
l'eau bouillie, la solution de sublimé ou de formol terminera ce nettoyage.

Comme pour les mains, du reste, cette désinfection sera faite en prenant
des précautions plus ou moins minutieuses selon l'importance de la plaie, et
surtout suivant que le malade sera ou non anesthésié. Pour une plaie superficielle, simple, ne nécessitant pas l'anesthésie générale, le savonnage doux
et le lavage au sublimé suffiront, l'éther et l'alcool pouvant être mal supportés. Dans le cas contraire, les différents temps seront soigneusement
observés.

De toute façon, ces lavages comprendront non seulement le pourtour de
la plaie mais aussi la plaie elle-même à sa surface, de façon à la débarrasser
des débris de toute sorte, terre, sang, etc., et même des enduits (pommades,
hémostatiques, etc.) qui ont pu y être précédemment appliqués.

Ceci terminé le médecin disposera autour de la plaie deux ou trois compresses de toile ou de tarlatane qui auront été bouillies avec l'eau nécessaire pour composer les solutions employées.

Nettoyage de la plaie. — Tout est préparé. Les instruments ont été stérilisés et placés dans le plateau flambé, les solutions nécessaires pour les lavages et pour les mains sont versées dans des cuvettes flambées, les compresses extraites de l'eau bouillante sont aussi dans une cuvette flambée ; la région est savonnée et dégraissée, les mains sont définitivement propres ; il faut maintenant s'occuper de la plaie elle-même.

Ici de nombreuses indications surgissent suivant la disposition de la plaie ; il est nécessaire de faire des divisions et d'étudier successivement et avec ordre ces diverses indications.

Le premier soin sera d'arrêter toute hémorragie. L'*hémostase* devra toujours être faite d'une façon complète ; le moindre suintement remplit la plaie d'un liquide qui représente un excellent bouillon de culture pour tous les microbes pyogènes et qu'il est par suite capital de supprimer.

L'hémostase faite, le nettoyage pour ainsi dire mécanique de la plaie commence, il faut la débarrasser des *corps étrangers*.

Ensuite vient le nettoyage proprement dit, destiné à lutter contre l'état supposé *a priori* septique de ces plaies : la *désinfection*, suivie ou non de *suture* suivant les cas. Nous devrons ici distinguer les *plaies largement ouvertes* des *plaies étroites* et dans chacune de ces deux variétés, les *plaies à bords nets* et les *plaies contuses* à bords réguliers et plus ou moins écrasés.

Nous verrons ensuite la conduite à tenir dans les *plaies par arrachement et les sections complètes*.

Enfin nous aurons à voir la façon d'appliquer un *pansement* sur ces plaies et la conduite à suivre ultérieurement suivant l'*évolution* de la lésion, c'est-à-dire les *indications tardives*.

Voici donc les différents chapitres à étudier :

I.   Hémostase ;

II.   Corps étrangers ;

III. Désinfection :

    1° Plaies étroites. { α. Nettes (piqûres).
    { β. Contuses (morsures, petits projectiles).

    2° Plaies larges. { α. Nettes (coupures).
    { β. Contuses.

    3° Plaies par arrachement et sections complètes.

IV. Pansement ;

V.   Evolution, indications tardives.

I. Hémostase. — Il s'agit seulement ici des hémorragies immédiates, primitives, nous parlerons plus loin des hémorragies secondaires.

Tantôt un ou plusieurs vaisseaux sanguins sont nettement ouverts et donnent un jet de sang par les artères, un ruisseau par les veines. [S'il s'agit d'un gros tronc artériel ou veineux (axillaire, fémoral, etc.), c'est une plaie d'artère ou une plaie de veine, et nous ne pouvons tout étudier dans ce chapitre général. Nous renvoyons donc pour les interventions spéciales, plaies vasculaires des gros troncs, plaies tendineuses, nerveuses, articulaires, etc., etc., aux chapitres spéciaux.]

Tantôt au contraire le sang suinte doucement de partout, sans jet, c'est l'hémorragie capillaire.

Dans les deux cas, il faut arriver à rendre la plaie absolument sèche ; nous avons vu pourquoi et quelle importance cela comporte pour la guérison aseptique de la plaie.

En présence d'un jet de sang, il faut pincer l'artériole qui saigne, et pour cela voir où elle se trouve. Avec un tampon d'ouate hydrophile roulé et trempé dans la solution de sublimé ou de formol préparée, puis bien exprimé, appuyer sur la région d'où semble venir le sang, comprimer un instant ; puis enlever brusquement le tampon. Il suffit de regarder alors attentivement pour voir le jet jaillir et savoir où appliquer la pince. Si une première tentative n'a pas réussi, il n'y a aucun inconvénient à recommencer une, deux ou trois fois. Si la plaie est anfractueuse ou étroite, il peut être nécessaire de l'agrandir pour trouver l'artère. On agira de même pour l'hémorragie veineuse.

Lorsque tous les points saignants auront été pris dans les pinces à forcipressure, un léger tamponnement de toute la plaie à l'aide d'un tampon d'ouate bien exprimé et étalé, ou d'une compresse de tarlatane bouillie, comme celles qui garnissent le champ opératoire, arrêtera le suintement capillaire et, pour obtenir l'hémostase définitive, il suffira de remplacer chaque pince par une ligature.

Ce n'est point ici le lieu d'étudier les diverses variétés de ligatures, ni leur manuel opératoire, mais nous devons cependant choisir parmi les fils à ligature. Notre plaie est toujours supposée septique, il est par suite toujours contre-indiqué de placer une ligature non résorbable ; la soie, si facile à infecter, sera donc éliminée alors que le catgut, qui disparaît spontanément au bout de quelque temps, trouve ici une indication nette. Il faut seulement savoir qu'il doit être aseptisé à l'avance et ne peut être bouilli. Il sera donc nécessaire à la campagne d'avoir, avec soi, plusieurs flacons de catgut tout préparé et de grosseur peu considérable. En outre, pour lier, il faut avoir soin de croiser deux fois les bouts du fil en faisant le premier nœud, car le catgut glisse et le premier nœud se desserre pendant la confection du deuxième, si l'on ne prend pas cette précaution. Enfin les doigts humides de sang ou de liquide serrent difficilement ce fil qui glisse. Aussi pour faire un nœud solide, il sera souvent nécessaire, le nœud une fois préparé, de placer à chaque extrémité du fil, une pince à forcipressure qui, prise à pleine main, permet de serrer avec force. Les bouts de catgut sont coupés courts.

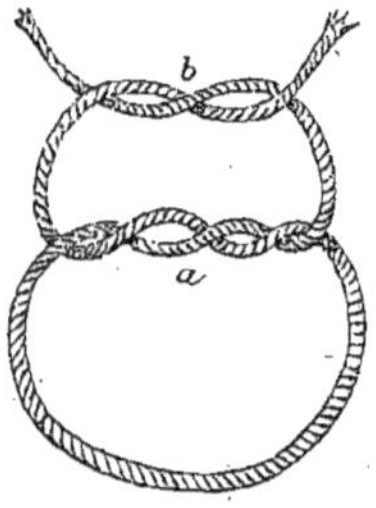

Fig. 1.

Nœud double, surmonté d'un nœud simple.

Ordinairement toute hémorragie est ainsi arrêtée ; cependant, dans certaines plaies anfractueuses, un suintement capillaire peut être difficile à tarir, un point saignant difficile à atteindre, le praticien, peut n'avoir pas de pince hémostatique ou de tampons ou compresses bouillies ; dans ces rares cas, le couteau du thermocautère porté au rouge sombre, appliqué sur le point saignant, peut arrêter l'hémorragie. Il faut pourtant faire son possible pour ne pas recourir à ce moyen de nécessité, car il obtient le résultat cherché en produisant une escarre facile à infecter, et qui, se détachant, peut donner naissance à une hémorragie secondaire grave.

Anémie hémorragique. — Dans certains cas, outre l'indication locale hémostatique, l'hémorragie comportera une autre indication d'ordre général. Le médecin n'a pu arriver que plus ou moins tard, alors qu'une artère de moyen volume saignait abondamment.

L'hémorragie a pu être assez abondante, pour mettre le malade dans un état d'anémie excessive. Il sera indiqué alors de faire chez ce blessé des injections de sérum artificiel (eau stérilisée salée à 7/1000e), intraveineuses si l'anémie est considérable et le cas pressant, ou plus simplement sous-cutanées, dans les cas ordinaires.

II. Corps étrangers. — Pendant le nettoyage et l'hémostase, la plaie a forcément été débarrassée de la terre, des débris de vêtements et des corps étrangers de toute sorte qui pouvaient recouvrir ses bords ou se trouver à sa surface. Mais cela ne suffit pas, il faut encore explorer avec soin toute l'étendue visible et possible à découvrir, et enlever tout ce qui s'y peut rencontrer ; projectiles, débris de verre, d'acier, aiguilles, etc.

Mais, si en outre, on sait qu'un corps étranger est probablement entré dans les tissus et n'en est pas ressorti (balle, aiguille, verre, etc.), si d'autre part l'exploration de la plaie n'y en fait découvrir aucun, faut-il poursuivre plus loin les recherches ? Non. On sait en effet qu'un corps étranger aseptique peut séjourner indéfiniment dans les tissus ; on peut escompter cette éventualité, plutôt que d'occasionner des délabrements inutiles et peut-être dangereux. Il sera toujours temps plus tard, si quelque inconvénient résulte du séjour de ce corps étranger, de rechercher sa situation par la radiographie et d'en opérer l'extraction.

. Un corps étranger perdu dans les tissus peut donner au bout de quelques jours naissance à des accidents infectieux (phlegmon) ; dans ce cas il faudra se comporter comme en présence d'un abcès, inciser largement et s'efforcer de trouver ce corps étranger, cause de la suppuration. Toutefois si les recherches n'aboutissent pas rapidement, il sera préférable, après l'incision, d'attendre quelques jours plutôt que de pousser trop loin l'investigation par le bistouri ; le corps étranger se présentera souvent de lui-même dans la plaie.

Par conséquent enlever tous les débris abordables sans recherches spéciales, laisser provisoirement ceux qui peuvent siéger profondément dans l'épaisseur des tissus.

III. Désinfection de la plaie. — 1° PLAIES ÉTROITES[1]. — *α. Plaies à bords nets* (piqûres, sections étroites). — Ce sont là les plaies les plus simples

---

[1] N.-B. — Les plaies, étroites ou non, siégeant au niveau de l'abdomen ou du thorax comportent, par les dangers de pénétration dans les cavités sous-jacentes, des indications spéciales que nous verrons en étudiant ces régions.

(piqûres d'aiguilles, ponctions, etc.). Si cela n'a pas été fait avant la blessure (ponction), il sera bon de nettoyer la région comme nous l'avons indiqué, puis, on sera autorisé à supposer la plaie non infectée et essayer *l'occlusion*. Nous verrons plus loin, en étudiant les pansements, comment cette fermeture peut être obtenue par des adhésifs.

β. *Plaies à bords irréguliers et contus* (morsures, petits projectiles). Ici encore après nettoyage, l'occlusion pourra être tentée, et réussir quelquefois ; mais moins souvent que dans le premier cas. Cependant il n'y a aucun inconvénient à faire cette tentative, pourvu qu'on se trouve prêt, comme nous l'indiquerons, à changer de conduite si la plaie est infectée. Il faudra simplement dans ces plaies contuses surveiller avec plus de soin, sachant que les accidents septiques y sont plus à craindre.

2° PLAIES LARGES. — α. *Plaies à bords nets* (coupures, plaies par armes blanches, etc.). — Laver la plaie elle-même en écartant ses bords, avec un tampon ou une compresse bouillie imbibée d'eau stérilisée ou d'une des solutions antiseptiques indiquées. Compléter par les opérations spéciales nécessaires (sutures de tendons, de nerfs...), et fermer ensuite par des sutures qui rapprochent les lèvres de la plaie. Le point capital est de savoir s'il faut drainer et d'éviter toute cavité sous-cutanée où s'accumuleraient les liquides épanchés.

Si le malade peut être revu souvent, tous les jours ou même plusieurs fois par jour, il n'est pas indispensable de drainer, surtout si l'hémostase a été absolument parfaite. Mais si un léger suintement persiste, pour peu que la surveillance soit un peu difficile, il vaut mieux placer un drain à une des extrémités de la plaie, drain qu'on enlèvera rapidement si tout se passe normalement.

Pour éviter les cavités sous-cutanées, il suffira soit de suturer à part les plans profonds au catgut, à l'aide d'un surjet ou de points séparés ou mieux,

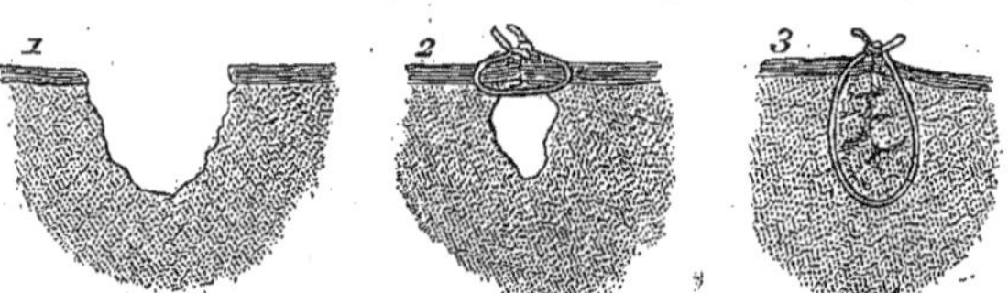

Fig. 2. — Suture en masse d'une plaie par un fil profond.
1, plaie profonde. — 2, suture défectueuse des bords laissant une cavité sous-jacente. — 3, suture en masse.

si aucun organe important n'est interposé, de prendre dans les anses des fils non seulement les bords de la peau mais aussi les tissus du plan profond. On applique ensuite un pansement sec aseptique.

β. *Plaies contuses* (balles, instruments contondants, etc.). — Si au contraire les bords de la blessure sont irréguliers, écrasés, mâchurés, avec des décollements s'étendant plus ou moins loin (cuir chevelu), ou des lambeaux rabattus et peu vivants, la réunion par première intention n'a que peu de chances de réussir et il vaut mieux ne pas la tenter en présence de la presque certitude de l'infection. Dans ces cas, on pratiquera un nettoyage approfondi de la plaie, et au besoin des débridements destinés à mettre à jour des diverticules, des contre-ouvertures pour l'écoulement des liquides au point déclive, l'ablation de débris de tissus écrasés et souillés en la réduisant au strict nécessaire, puis on terminera par un large drainage. Un ou deux points de suture peuvent être nécessaires pour rabattre de larges lambeaux décollés et éversés (tête), pour diminuer une cavité trop grande, sans que jamais ces points tendent à fermer complètement la plaie et à rapprocher hermétiquement ses bords. En somme, éviter la rétention par le drainage en point déclive et faciliter la réparation par le rapprochement partiel des parties trop écartées, sans jamais s'exposer à la stagnation des liquides.

Le drainage sera fait à l'aide de tubes en caoutchouc perforés de place en place, et non avec des paquets de crins de Florence ou des mèches de gaze antiseptique ou aseptique.

A défaut de tubes, il faudra mieux placer ces mèches que ne rien mettre, mais souvent la gaze, au lieu de permettre l'écoulement du liquide, obstrue les orifices et facilite la rétention ; il sera donc bon de les remplacer le plus tôt possible par de véritables drains.

Enfin un pansement humide tel que nous le décrirons plus loin sera placé sur la région.

3° PLAIES PAR ARRACHEMENT ET SECTIONS COMPLÈTES. — Il n'est pas question ici de plaies par arrachement de tout un membre, ou même de doigts ayant entraîné des tendons fléchisseurs ou extenseurs détachés au loin ; mais seulement des arrachements ou sections complètes de bouts de nez, de doigts, d'oreilles, etc., et des arrachements de cuir chevelu tels qu'on les voit dans les usines, arrachement par la chevelure enroulée autour d'un arbre de transmission.

Une question nouvelle se présente en effet ici : doit-on tenter la réapplication du segment complètement détaché ou au contraire traiter le moignon restant comme une plaie ordinaire.

Pour les doigts, nez, etc., de nombreuses observations ont montré des succès de la réapplication. « Une replantation rapide peut assurer la réunion primitive. Georges Martin a réuni 27 cas de nez replacés avec succès. On ne compte plus les doigts conservés de la sorte... » dit Reclus[1].

Aussi faudra-t-il toujours essayer, surtout s'il s'agit d'extrémité de phalangine ou d'extrémité peu considérable du lobule du nez : on nettoiera rapidement le segment détaché et le réappliquera par quelques points de suture.

Cependant on ne devra pas trop compter sur la réunion, et très souvent après quelques jours, le segment qui semblait reprendre se détachera et se sphacèlera.

Pour le cuir chevelu, ou bien le lambeau n'est pas complètement détaché et c'est le traitement des plaies larges contuses qui conviendra ; ou bien la partie malade est absolument scalpée.

---

[1] Traité de chir. Duplay Reclus, t. I, p. 445

Ici aussi, de nombreuses tentatives ont été faites dont quelques-unes exposées dans la thèse récente de Parisot[1], mais aucun succès net de réapplication avec reprise du lambeau n'a été publiée. C'est aussi l'opinion émise par quelques membres de la Société de chirurgie à propos d'une malade présentée par Michaux[2]. « Ce malade n'a eu, au fond, qu'un pansement occlusif par cette réapplication du lambeau, pansement fait immédiatement après l'accident », dit Quénu, résumant ainsi l'opinion générale.

Cependant il n'est pas inutile de tenter cette réapplication, après avoir pris tous les soins de propreté et de désinfection nécessaires, non seulement dans l'espoir que ce lambeau reprendra vie, mais encore parce qu'il constitue un bon pansement et qu'en outre après sa chute, il laisse souvent des îlots épidermisés qui deviennent des centres de cicatrisation.

IV. Pansements. — Nous avons vu précédemment l'indication des différents pansements : pansement sec, pansement humide, pansement occlusif. Chacun d'eux peut s'employer de façon différente. Les uns s'appliquent d'emblée sur les plaies nettement infectées : les *pansements humides*. Les autres sont destinés à recouvrir des plaies désinfectées et qui peuvent, si la désinfection a été suffisante, être aseptiques. Ce sont des *pansements secs*. Tous ces pansements peuvent être antiseptiques ou aseptiques.

A côté de ces deux principaux pansements, humide et sec, se placent les *pansements gras* (pommades) et les *poudres* peu employées dans les plaies et que nous reverrons aux brûlures, aux ulcères, etc., et les *pansements occlusifs* destinés à protéger une plaie supposée aseptique ou désinfectée, et de petite dimension ordinairement, ils sont généralement formés d'une substance adhésive dans laquelle on a ou non incorporé un antiseptique (collodion, adhésol, stérésol, etc.). Ces pansements occlusifs sont aussi utiles chez les enfants pour protéger une plaie aseptique, surtout dans les régions avoisinant l'urètre ou l'anus.

Pansement humide. — Il se fait d'ordinaire à l'aide de compresses de tarlatane préalablement désamidonnée ou de tarlatane sans apprêt (mousseline souple) que l'on peut trouver dans le commerce, compresses qui sont bouillies et trempées ou non dans une solution antiseptique.

Cette solution est le plus souvent à un titre très faible. L'acide borique n'ajoute rien à la propreté du pansement et peut donner une sécurité trompeuse. Le pansement boriqué n'est du reste employé que dans les régions où sont mal supportés les antiseptiques vrais (face, conjonctive), et dans les cas où la peau est très sensible à leur action et réagit par des poussées d'érythème. Dans ces cas, mieux vaut n'employer que l'eau soigneusement et longtemps bouillie.

Sur une plaie suppurante c'est plus souvent au sublimé qu'on a recours, en solution étendue à 1/2000e, 1/3000e, 1/4000e même.

Les compresses bouillies, trempées dans la solution bouillie elle-même, sont exprimées (les mains de l'opérateur ayant été lavées comme il a été

[1] Parisot. Th. Paris, 1898.
[2] *Bull. Soc. chir.* 1898, novembr., p. 1083,

dit) et appliquées tièdes sur la plaie ; une toile imperméable (taffetas-gommé, taffetas-chiffon, gutta-percha laminée) peut être placée sur les compresses pour soigner un phlegmon, mais dans le traitement d'une plaie infectée cet imperméable est au moins inutile.

Enfin des couches d'ouate hydrophile, puis ordinaire, recouvrent le tout et sont elles-mêmes maintenues par une bande de tarlatane roulée.

D'autres solutions peuvent être employées : le formol, le permanganate de potasse et surtout l'eau oxygénée, si la plaie largement infectée est en outre fétide ; le bicarbonate de soude en solution à 1/200e semble diminuer assez rapidement les suppurations abondantes. Quant à l'acide phénique souvent employé autrefois en pansements humides, il doit être absolument proscrit : même en solution très faible (1/100,e 1/200e) un bain permanent phéniqué produit souvent du sphacèle des extrémités enveloppées (doigts, orteils) ou tout au moins des érythèmes, des éruptions très difficiles à guérir ensuite. Il faut bien savoir, du reste, que le pansement humide au sublimé expose quelquefois aussi à ces érythèmes.

Etant donnés les inconvénients des pansements humides antiseptiques et les bons résultats obtenus par les pansements humides aseptiques faits avec de l'eau stérilisée, on tend de plus en plus aujourd'hui à se contenter de ces derniers [1].

Pansement sec. — Nous l'avons vu, il peut être antiseptique ou aseptique. Il se compose en principe d'une lame de gaze recouverte d'une couche d'ouate hydrophile, puis d'ouate ordinaire non absorbante enfin de quelques tours de bande de tarlatane.

La seule variante est la gaze, toutes les autres parties du pansement restent toujours les mêmes. Cette gaze peut en effet être simplement stérilisée (par l'étuve, l'autoclave, l'ébullition, etc.), ou chargée de substances antiseptiques extrêmement variées (iodoforme, salol, traumatol, sublimé, etc.).

On ajoute même quelquefois sur la plaie directement et avant la gaze une poudre antiseptique semblable à celle que contient la gaze.

Sur une plaie nettement aseptique, telle qu'une plaie opératoire faite dans de bonnes conditions, il est inutile de mettre ces poudres et ces gazes antiseptiques. La plaie aseptique doit se cicatriser normalement sous un pansement aseptique. Les plaies accidentelles doivent être, nous l'avons vu, toujours considérées comme septiques ; mais, après nettoyage, il en est un grand nombre dans lesquelles la désinfection aura pu être suffisante pour rendre la plaie aseptique et il y a tout avantage alors à supprimer les inconvénients des antiseptiques (rougeurs, éruptions, intoxications).

Dans les cas nets, l'indication est donc facile à poser : plaie simple, régulière, bien désinfectée, pas de poudre, gaze aseptique simple, pansement sec aseptique ; plaie irrégulière infectée difficile à nettoyer, pansement humide auquel succédera plus tard un pansement sec.

Entre ces deux extrêmes, dans les cas douteux, intermédiaires, et dans les plaies d'abord infectées mais très améliorées par le pansement humide, on

[1] Lejars. Cong. intern. de 1900, sect. de chir. gén.

peut se demander s'il n'est pas utile d'employer un pansement antiseptique.

L'expérience démontre que les poudres antiseptiques sur les plaies sont au moins inutiles ; elles produisent avec le suintement séro-sanguin un magma difficile à nettoyer, qui nécessite à chaque pansement des manœuvres nuisibles à la cicatrisation et qui surtout exposent à de nouvelles contaminations. Pour les gazes, l'iodoforme a été et est encore très employé ; cependant son odeur pénétrante et persistante, la fréquence des éruptions auxquelles il donne lieu, lui ont fait préférer en général le salol, le traumatol ou quelques autres substances.

Malheureusement les gazes ainsi préparées dans le commerce se gardent difficilement, souvent ne sont plus antiseptiques lorsqu'on les emploie et ne sont pas aseptiques ; elles cultivent très facilement.

Aussi dans ces cas intermédiaires, sera-t-il préférable après désinfection de la plaie, d'appliquer simplement le pansement aseptique qu'on renouvellera plus ou moins souvent suivant les besoins.

En somme donc, nous conseillons toujours, lorsque le pansement sec sera indiqué, de le faire aseptique ; ce qui n'empêche pas d'agir sur la plaie au moment du pansement, avec des agents antiseptiques, eau oxygénée, par exemple.

Pansements occlusifs. — Sur une petite plaie, probablement aseptique, on emploie souvent le pansement collodionné : une légère lame de gaze aseptique est appliquée sur la plaie bien asséchée, par dessus une très mince couche (transparente) d'ouate hydrophile ; puis à l'aide d'un tampon d'ouate pris dans les mors d'une pince (et jamais à l'aide d'un pinceau impossible à nettoyer) le collodion riciné, (qu'il est inutile de mélanger à l'iodoforme, au salol, etc.), est étalé régulièrement et doucement. Lorsque toute la surface est bien recouverte d'une couche assez épaisse, quelques minutes suffisent à la dessiccation et le pansement est terminé.

Au lieu du collodion qui se rétracte et prend mal sur les muqueuses, on peut employer, sur les lèvres par exemple, l'adhésol ou le stérésol, suivant le même mode opératoire.

Adhésol :

Résine Copal	350 grammes.
Benjoin	30 —
Baume de Tolu	90 —
Éther officinal	1000 —
Essence de thym	20 —
Naphtol α	3 —

Faites macérer pendant deux jours les matières résineuses convenablement divisées, dans le mélange d'éther et d'essences, filtrez et ajoutez le naphtol.

Stérésol.

Gomme laque purifiée et entièrement soluble dans l'alcool	270 grammes.
Benjoin purifié et entièrement soluble dans l'alcool	10 —
Baume de tolu	10 —
Acide phénique cristallisé	100 —
Essence de cannelle de Chine	
Saccharine	àà 6 —
Alcool à 90°. Q. s. pour obtenir un litre de liquide.	

Sur une plaie à peu près cicatrisée, mais que l'on veut encore protéger, on peut appliquer aussi ce pansement collodionné ou encore certains emplâtres proprement préparés et que l'on trouve dans le commerce.

Enfin chez les enfants, chez certains malades indociles, il est souvent utile de protéger la plaie par un pansement occlusif et imperméable. Telles sont les colles de Unna dont voici une des formules.

Gélatine. . . . . } àa 35 grammes.
Eau. . . . . }
Glycérine.   20   —
Oxyde de zinc.   10   —
Salol   5   —

Dissoudre au bain-marie la gélatine dans l'eau. Délayer l'oxyde de zinc et le salol dans la glycérine dans un mortier chauffé et ajouter la gélatine dissoute.

Pommades et poudres. — Sur les plaies récentes, bien rarement il sera utile d'appliquer des pommades (difficiles à avoir aseptiques) ou des poudres.

Les pommades ont été employées surtout pour les brûlures et les ulcères.

Les poudres sont les unes antiseptiques, nous les avons vues ; les autres, inertes et absorbantes, celles-ci sont utiles surtout lorsqu'un pansement trop antiseptique aura occasionné une éruption érythémateuse, tels le sous-nitrate de bismuth, le sucre de lait, la poudre de talc...

La formule de Championnière est une excellente poudre absorbante :

Poudre de Lucas Championnière.

Poudre d'iodoforme . . . .)
  — de quinquina. } aà 100 grammes.
  — de Benjoin . . . . (
  — de carbonate de magnésie. . . . .)
Essence d'eucalyptus . . . .   12^{gr},50
                                F. s. a.

Bains locaux. — Outre ces pansements qui doivent être renouvelés rarement (pansements secs aseptiques ou antiseptiques) ou souvent (pansements humides) on emploie quelquefois pour désinfecter des plaies siégeant sur les membres (main, avant-bras, pied) des *bains antiseptiques*.

Dans un vase de forme appropriée ou simplement dans une terrine pour le pied ou la main, dans une poissonnière pour l'avant-bras, on verse en quantité suffisante pour immerger une solution faible, de sublimé ordinairement, chaude, dans laquelle on fait baigner un quart d'heure à une demi-heure la région malade.

Sérum antitétanique. — Enfin, il ne faut pas oublier que c'est par les plaies contuses des extrémités, plaies souillées de terre, écrasées, déchiquetées que pénètre le plus facilement le bacille du tétanos et, comme nous le verrons plus loin, le sérum antitétanique n'agissant encore qu'injecté préventivement, il sera bon dans ces cas de prévenir la possibilité de l'éclosion de cette infection par l'injection, absolument inoffensive d'ailleurs, de 10 à 20 centimètres cubes de sérum antitétanique [1].

---

[1] Voir : *Tétanos*, p. 19.

V. Évolution de la plaie, indications tardives. — Le premier pansement effectué suivant les indications données précédemment, la conduite à tenir ultérieurement diffère suivant l'évolution de la plaie, c'est-à-dire suivant qu'elle reste ou non infectée :

D'après ce que nous avons déjà dit, nous pouvons grouper les plaies après le premier pansement en :

1° Plaies suturées ou fermées, sans drainage ;

2° Plaies drainées ;

3° Plaies largement ouvertes.

1° Plaies suturées ou fermées sans drainage. — La désinfection a été suffisante, aucune réaction ne se produit, ni douleur, ni fièvre ; le pansement aseptique doit être laissé en place pendant huit jours et au bout de ce temps, les fils de suture ou le pansement occlusif seront enlevés et la réunion se sera effectuée par première intention.

Si au contraire l'infection continue, la douleur, la température même indiqueront l'inflammation et le pansement devra être levé le plus rapidement possible. Alors, la rougeur des bords de la plaie, leur tension, leur état douloureux venant confirmer les prévisions, il sera indispensable d'enlever tous les fils de suture, d'ouvrir largement la plaie et de la traiter comme une plaie infectée.

Si, au lieu de sutures, on avait mis un pansement occlusif collodionné, il suffira de décoller ce pansement, de séparer les bords de la plaie à l'aide d'une sonde cannelée ou d'un instrument mousse quelconque et d'appliquer enfin un pansement humide.

2° Plaies drainées. — La plaie étant douteuse, il a fallu drainer ; deux cas peuvent encore se présenter, la désinfection a suffi ou non. Dans le premier, le drain devra être supprimé rapidement, au bout de vingt-quatre ou quarante-huit heures ; dans le deuxième il vaudra mieux défaire la suture que de faire des lavages par le drain ; il est plus facile de désinfecter une plaie largement ouverte et étalée.

Chaque fois qu'après un premier pansement la température montera, il faudra sans hésiter lever le pansement et, même si la réaction locale est faible, rouvrir la plaie ; en agissant ainsi on gagnera toujours du temps.

Une question se pose dans le cas où la plaie n'est plus infectée : l'ablation même rapide du drain laisse une partie de la plaie béante et par suite plus facile à infecter secondairement, aussi a-t-on pensé à placer, au moment du premier pansement, un *fil d'attente* au niveau du drain, fil qu'on ne noue pas immédiatement mais qui sert, après l'ablation du tube de caoutchouc, à refermer cette partie de la plaie. Cependant d'habitude l'orifice laissé est petit, il s'oblitère rapidement et le fil d'attente est inutile.

De même il est inutile, sinon nuisible, lorsqu'une plaie infectée se comporte bien et bourgeonne, de la fermer par des sutures secondaires ; sauf dans certaines régions où des rétractions cicatrielles pourraient être à craindre (paupières, lèvres, etc.).

3° Plaies largement ouvertes. — Ici la question est plus simple : on a dû baigner la plaie ou simplement appliquer un pansement humide, cette plaie va suppurer plus ou moins abondamment pendant quelque temps. Tous les jours d'abord le pansement sera levé, un bain nouveau donné si l'infection est grave et tend à s'étendre, sinon des attouchements à l'eau phéniqué à 1/20e, au chlorure de zinc 1/20e, à la teinture d'iode, des lavages à l'eau oxygénée[1] au besoin, feront rétrocéder les phénomènes inflammatoires et peu à peu on pourra espacer les pansements et arriver aux pansements secs aseptiques. Il suffira enfin de régulariser la cicatrisation en touchant au crayon de nitrate d'argent les bourgeons trop exubérants.

Dans les plaies très infectées, des hémorragies peuvent se produire secondairement.

Hémorragies secondaires. — Ces hémorragies secondaires peuvent être dues à l'ouverture d'un vaisseau par la chute d'une escarre et dans ce cas l'hémostase doit être pratiquée comme nous l'avons vu, mais souvent aussi ce sont de petites hémorragies en nappe, se répétant souvent. Or toutes les hémorragiés tardives sont dues à l'état d'infection ; aussi, la ligature des troncs qui saignent étant faite, le meilleur moyen d'arrêter ce suintement et d'empêcher le retour du saignement est de désinfecter soigneusement la plaie.

---

[1] *Eau oxygénée.* J. Lucas Championnière. *Journal de médecine et de chirurgie pratique* 25 décembre 1898).

CHAPITRE II

COMPLICATIONS DES TRAUMATISMES

COMPLICATIONS NON SEPTIQUES

Nous avons déjà étudié, avec les plaies, les hémorragies et les corps étrangers et nous savons quelle conduite tenir dans ces cas.

Il existe en outre quelques autres complications non septiques des plaies qui nous arrêteront peu.

Syncope. — La syncope sera combattue par les moyens habituels : décubitus horizontal, flagellation à l'eau froide, tractions de la langue et respiration artificielle au besoin.

Stupeur locale. — La stupeur locale caractérisée par l'anesthésie et le refroidissement de la région traumatisée, avec absence d'hémorragie de la plaie, nécessitera un enveloppement ouaté épais par-dessus le pansement et surtout une désinfection très soignée de la plaie, suivie de l'application d'un pansement humide.

Il vaut mieux ne pas intervenir hâtivement par l'exérèse des parties stupéfiées, il sera toujours temps de le faire lorsque le sphacèle sera nettement établi, s'il se fait.

Shock traumatique. — Si le blessé se trouve en état de shock, c'est-à-dire en état de prostration avec abaissement du pouls, de la température, pâleur des tissus, insensibilité presque complète, on cherchera d'abord à le réchauffer, on pratiquera des injections sous-cutanées d'éther et de caféine et des injections de sérum artificiel sous-cutanées ou mieux, dans les cas graves, intraveineuses.

Si l'état du blessé nécessite une intervention, l'opinion générale est qu'il vaut mieux pour la pratiquer attendre la fin du collapsus, la mort étant à peu près inévitable si l'intervention est faite immédiatement, sauf bien entendu dans le cas d'une hémorragie importante, où une hémostase rapide mais suffisante est indispensable.

Cependant si, en raison de la gravité du traumatisme, on se décidait à intervenir à cette période, il faudrait se garder d'anesthésier le malade; l'insensibilité est à peu près complète et l'état du cœur rend l'anesthésie fort dangereuse.

Délire traumatique. — Après les traumatismes, opératoires ou non, peuvent survenir des accidents nerveux variés et notamment les diverses formes du délire. De nombreuses causes peuvent les produire : d'abord l'infection, la septicémie, puis les intoxications médicamenteuses (iodoforme en particulier), l'alcoolisme, l'hystéro-traumatisme, le réveil de psychoses antérieures.

Dans tous ces cas, des signes spéciaux montreront la cause des troubles cérébraux et c'est à cette cause qu'il faudra s'adresser pour les faire cesser.

En dehors de ces circonstances, il existe cependant un délire traumatique sans fièvre (Dupuytren, Le Dentu)[1] sans infection, sans alcoolisme, à la suite de grandes émotions, frayeurs etc... sans traumatismes importants. Dans ces cas la tranquillité, le calme, l'éloignement de tout bruit feront cesser les accidents que l'on combattra au besoin par le bromure de potassium ou autres médicaments indiqués alors.

COMPLICATIONS SEPTIQUES

Tétanos. — Le tétanos est dû à l'introduction dans l'organisme d'un microbe, le bacille de Nicolaïer, qui sécrète une toxine dont l'action sur les tissus nerveux produit les contractures caractéristiques de la maladie.

Le microbe et la toxine sont aujourd'hui parfaitement connus et il semblerait qu'on dût pouvoir (comme pour la diphtérie) injecter une antitoxine, un sérum anti-tétanique dont l'action vint neutraliser celle de la toxine[2]. Depuis 1890, en effet, Behring et Kitasato ont donné un sérum antitétanique qui expérimenté sur les animaux les rend réfractaires au tétanos et peut dans certaines conditions guérir un animal tétanique.

TRAITEMENT PRÉVENTIF. — Nous ne pouvons exposer ici l'histoire de ce sérum. Mais il est reconnu aujourd'hui que chez l'homme, il n'agit que préventivement; tous les essais qui en ont été faits, au point de vue curatif, sont négatifs ou peu probants. C'est que, lorsque les premiers signes du tétanos apparaissent, la toxine est déjà fixée sur les éléments nerveux et l'antitoxine injectée dans le sang ne peut plus agir sur elle.

Cependant, comme traitement préventif, ce sérum antitétanique est nettement efficace.

Chez les animaux d'abord, les nombreuses communications de Nocard à l'Académie de médecine depuis 1895, ont bien montré ce rôle. Chez l'homme ensuite, de nombreuses observations ont été données à la Société de chirurgie tendant à montrer cette même efficacité. La preuve est cependant plus difficile à faire ici, car il est impossible de prouver que le tétanos eût éclaté si l'on s'était abstenu dans les cas où l'injection a été faite préventivement.

[1] Le Dentu. *Études de clinique chirurgicale*, Paris.
[2] Voir : Jean Binot *Études expérimentales sur le tétanos*. Paris, Steinheil, 1899.

Bazy[1] à Bicêtre voit éclater dans son service quatre cas successifs de tétanos, il applique systématiquement le traitement préventif à tout blessé venant du dehors et il ne voit plus aucun cas nouveau. Il est vrai que Ricard succédant à Bazy dans le service ne fait plus d'injections préventives et ne constate non plus aucun cas de tétanos.

Etant données l'efficacité chez les animaux, l'innocuité absolue de l'injection, on devra toujours, en présence d'un blessé chez lequel on craindra l'ecclosion du tétanos, appliquer ce traitement préventif. Aussi, en présence d'une blessure des extrémités, contuse, souillée de terre, consécutive à une morsure de cheval, surtout si quelques cas de tétanos ont existé dans la région, il faut dès le premier pansement injecter sous la peau 10 à 20 centimètres cubes de sérum, et recommencer deux jours après. Il est utile, si la blessure reste infectée et suppure, de faire une nouvelle injection huit jours après.

TRAITEMENT CURATIF. — Mais le tétanos est confirmé ; les premiers symptômes (trismus, etc.) sont apparus.

Jusqu'aujourd'hui c'était à un traitement symptomatique qu'on avait recours : traitement général contre les accidents d'ordre nerveux, traitement local, celui de la plaie, joint ou non, comme nous le verrons, aux injections de sérum antitétanique.

Depuis peu, un nouveau traitement curatif, à l'étude, semblait, de par les expériences sur les animaux, devoir donner des résultats fort beaux : les injections intra-cérébrales de sérum antitétanique.

Injections intra-cérébrales. — Roux et Borrel en 1898[2], publient les résultats d'expériences auxquelles les avaient conduits leurs études sur la toxine et l'antitoxine tétanique : les cellules nerveuses ont pour l'antitoxine une affinité beaucoup moins grande que pour la toxine ; le sérum est efficace contre la toxine mise sous la peau, mais est impuissant contre le poison arrivé déjà aux éléments nerveux. Au moment où, dans le tétanos déclaré, on emploie le sérum, une partie de la toxine est déjà adhérente aux cellules nerveuses. « S'il en est ainsi, ce n'est pas dans le sang des tétaniques qu'il faut accumuler l'antitoxine pour les guérir, il faut la mettre là-même où progresse la toxine, et préserver les portions vitales de la moelle avant qu'elles soient atteintes. » Et les expériences réalisent ces espérances. Dans une série de cobayes, les uns reçoivent de la toxine tétanique simplement ; les autres, vingt-quatre heures après l'injection, reçoivent en outre 1 centimètre cube de sérum *sous la peau ;* aux autres enfin on donne en *pleine substance cérébrale,* IV gouttes du même sérum dans chaque hémisphère (1/4 de centimètre cube). Les premiers meurent en trois jours environ, les deuxièmes (injection sous-cutanée) font de même, les troisièmes (injection intra-cérébrale) *ont leur tétanos arrêté,* les contractions restant au point où elles en étaient et persistant encore longtemps sans augmenter.

Cependant l'injection intra-cérébrale ne sauve pas tous les cobayes téta-

<hr>

[1] *Bull. de la Soc. chir.*, 1896.

[2] Roux et Borrel. Tétanos cérébral et immunité contre le tétanos. *Annales de l'Institut Pasteur,* 1898, p. 225.

niques, « si l'empoisonnement des parties supérieures de la moelle est fait, la mort ne sera pas évitée. *Il y a un temps après lequel l'antitoxine ne peut rien*, quelle que soit la façon dont elle est employée. »

En Juin 1898, Chauffard et Quénu[1] publient le premier cas d'injection intra-cérébrale, chez l'homme; le malade guérit.

Malheureusement les observations, publiées depuis ce cas, n'ont pas donné les résultats qu'on pouvait espérer.

Courmont et Doyon[2] relèvent 24 cas publiés jusqu'en 1899 avec 6 guérisons, c'est-à-dire une mortalité de 75 p. 100.

Si nous examinons les seuls cas publiés dans le *Bulletin de la Société de Chirurgie* depuis le cas de Quénu et Chauffard jusqu'en juillet 1899, nous recueillons 18 cas, parmi lesquels 3 très graves de tétanos interne (abdominal) ou suraigu, 10 cas dans lesquels l'injection intra-cérébrale a été faite plus de vingt-quatre heures après l'arrivée des premiers signes. Sur ces 10 cas, 2 ont guéri (celui de Quénu et Chauffard, et un de Championnière, tétanos à marche lente dans lequel l'injection n'est faite qu'au huitième jour). Enfin 5 cas, dans lesquels l'injection est faite de quelques heures à vingt-quatre heures après les premiers symptômes; 3 meurent, 2 sont signalés comme guéris (2 cas de Vilon) mais aucune observation n'est donnée à l'appui, ces 2 cas sont simplement signalés. En les comprenant dans la statistique totale nous avons 4 guérisons sur 18 cas, c'est-à-dire à peu près le même pourcentage que Courmont et Doyon. En analysant, nous voyons que les cas de guérison sont surtout les cas de tétanos lent, chronique et que, même faite très tôt, l'injection n'a pas arrêté le plus grand nombre des cas graves.

Cela ne suffit pas évidemment pour juger la méthode, mais il nous est impossible de la présenter aujourd'hui comme une méthode curative à laquelle on puisse donner sa confiance.

En tous cas le manuel opératoire est simple :

Chez l'homme, Quénu pratique une incision curviligne concave en avant au niveau du frontal, à 8 centimètres de l'apophyse orbitaire externe sur une verticale s'élevant de son bord antérieur. Une petite fraise perfore l'os, la dure-mère est incisée et l'aiguille enfoncée à 5 ou 6 centimètres dans la substance centrale. L'injection est poussée lentement, goutte à goutte à l'aide d'un piston à vis, puis la plaie fermée. La même opération est répétée du côté opposé.

Chez les animaux, Roux et Borrel pratiquent avec un foret spécial un petit trou dans les os du crâne, après une petite incision de la peau au bistouri d'une longueur de 1 à 2 centimètres; un curseur limite la pénétration et évite la blessure de la dure-mère. On enfonce l'aiguille de la seringue en plein dans la substance cérébrale à une profondeur réglée par un arrêt et on injecte.

Larrieu[3], chirurgien de l'hôpital français de Constantinople, a appliqué,

---

[1] *Presse médicale*, 18 juin 1898, p. 325.

[2] Le tétanos. *Actualités médicales*, Baillière et fils, 1899.

[3] *Bull. Soc. Chir.* 1899, p. 257.

chez l'homme, ce procédé opératoire simplifié et il est couramment employé à l'Institut Pasteur.

TRAITEMENT SYMPTOMATIQUE. — Le malade sera d'abord isolé, dans une pièce constamment chaude ; le calme absolu sera fait autour de lui de façon à éviter toute secousse nerveuse, toute surprise capable de réveiller les accès.

En outre, le système nerveux sera calmé à l'aide du chloral administré par la voie buccale ou rectale à la dose de 12 à 15 grammes par jour, auquel on peut associer, si l'on veut, 2 ou 3 centigrammes de morphine en injections hypodermiques.

Si le trismus est permanent, une sonde placée derrière les molaires ou par les fosses nasales permettra l'introduction du médicament en même temps que l'alimentation du malade.

Sérum. — En même temps que cette médication, devra-t-on faire des injections sous-cutanées de sérum antitétanique ? Nous avons vu que seul, dans ces cas, il n'a aucune efficacité. Cependant, et c'est là le résultat d'une discussion de la Société de chirurgie en 1898, si le sérum ne fait rien curativement, il ne fait aucun mal et semble avoir favorisé la guérison dans quelques cas; aussi vaut-il mieux l'employer. Roux déclare cependant le chloral contre-indiqué chez les animaux traités par le sérum.

En somme, au point de vue général, isolement, chloral à haute dose, injection de sérum (20 centimètres cubes par vingt-quatre heures).

Nous ne parlerons pas des injections sous-cutanées d'acide phénique en solution à 2 ou 3 p. 100 préconisées par Bacelli, malgré les brillants résultats publiés en Italie ; ce traitement a été peu expérimenté en France.

TRAITEMENT LOCAL. — Outre ce traitement général, il faudra s'occuper de la plaie, du foyer septique d'où est partie la toxine tétanique. Il est d'abord formellement indiqué de nettoyer ce foyer septique en appliquant les règles que nous avons précédemment données (ouverture, régularisation, nettoyage, ablation de la terre, des corps étrangers). C'est en effet là que s'élabore le poison qui se répand ensuite dans l'organisme et l'on sait que le développement du bacille tétanique est favorisé par son association aux microbes pyogènes.

Mais on a voulu aller plus loin : en supprimant le foyer infecté, on supprimerait du même coup la source du poison ; et alors même que les symptômes sont déclarés, que le poison a déjà atteint le système nerveux central, *l'amputation* empêchant l'apport de nouvelles doses devrait faciliter la guérison.

Berger se fit, en 1893, à l'Académie de médecine, le chaud défenseur de cette méthode, « la seule considération qui doive arrêter le chirurgien est la mutilation qui résulte de la perte du membre ».

Si donc la mutilation est de peu d'importance, l'amputation sera préférable à la désinfection du foyer souvent difficile à obtenir complètement.

CHOIX DU TRAITEMENT. — Que conclure en présence d'un cas de tétanos ? Tous les cas ne sont pas identiques et l'on peut distinguer un *tétanos grave, aigu,* à marche rapide, courte incubation, etc., et un *tétanos chronique,* lent, dans lequel la guérison peut être espérée.

En présence d'un tétanos à marche rapide, à température élevée, il y a peu de chances de guérison ; aussi c'est, dans ces cas qu'il est indiqué d'essayer le plus tôt possible l'injection intra-cérébrale de sérum antitétanique.

Pour un tétanos à marche lente, le nettoyage du foyer ou l'amputation s'il s'agit d'une phalange ou d'un orteil, l'isolement, la médication chloralée associée au sérum sous-cutané, donneront souvent de bons résultats, et en présence du peu de succès qu'ont donné jusqu'aujourd'hui les injections intra-cérébrales, il est difficile de les conseiller dans ces cas.

Cependant lorsqu'éclate le trismus il est impossible de savoir quelle allure prendra la maladie ; or, des expériences de Roux et Borrel, et de quelques observations, il ressort que l'injection intra-cérébrale aura d'autant plus de chances de réussir qu'elle aura été faite plus tôt ; aussi serait-il bon, si l'on veut employer le sérum intra-cérébral, de faire l'injection intra-cérébrale dès l'apparition du trismus.

Prophylaxie. — Enfin, il ne faut pas oublier que le tétanos est contagieux et lorsqu'il aura à soigner un tétanique, le chirurgien devra surveiller attentivement la propreté de ses mains et de ses instruments, l'isolement du malade au point de vue du personnel, de façon à ne pas s'exposer à contaminer d'autres blessés.

La chambre et le lit du malade, la baignoire, tous les objets qu'il a pu toucher seront désinfectés. Il faut bien savoir que le bacille de Nicolaïer et surtout ses spores sont très résistants à la destruction par les agents physiques ou chimiques. Les spores tétaniques ont pu résister à une température de 90° pendant un quart d'heure sans perdre de leur virulence alors qu'un séjour d'un quart d'heure dans la vapeur d'eau saturée à 100° les détruit (Sanchez Toledo et Veillon). La désinfection devra donc être très soignée et surtout plusieurs fois recommencée ; en outre les instruments de chirurgie, qui auront servi, seront *plusieurs fois stérilisés* à la température la plus élevée possible, surtout dans l'humidité, à l'autoclave par exemple.

Enfin il sera bon de rechercher l'origine de ce tétanos et de prévenir dans la mesure du possible l'éclosion de nouveaux cas par la désinfection des écuries, l'incinération des cadavres d'animaux, etc., etc.

Erysipèle. — L'érysipèle traumatique ou chirurgical, ainsi qu'on l'appelait autrefois, c'est-à-dire développé autour d'une plaie visible, externe, est une complication infectieuse des plaies, due à l'inoculation d'un streptocoque, et devenue fort rare aujourd'hui.

Comme complication opératoire en tissus normaux, l'érysipèle n'existe plus ; mais sur les malades venus du dehors à l'hôpital, chez quelques blessés soignés avec des pansements malpropres, et même dans certaines infections à streptocoques après une intervention destinée à nettoyer le foyer, on pourra encore, quoique rarement, l'observer.

Ordinairement, la plaque érysipélateuse après une évolution connue, tend d'elle-même à la guérison et il suffirait le plus souvent d'assister inactif à cette résolution. En pratique, cela est impossible et il faut faire quelque chose ; certaines formes graves réclament d'ailleurs un traitement réel et enfin, en présence d'un érysipélateux, le médecin devra prendre certaines précautions destinées à en éviter la propagation.

Nous sommes ici en présence d'une infection à streptocoque, comme dans certaines septicémies, mais l'infection n'a pas encore envahi la circulation et ne s'est pas généralisée. Il était par suite rationnel de tenter la guérison de l'érysipèle par un sérum antistreptococcique du genre des sérums anti-diphtérique, antitétanique, etc... Malheureusement si le streptocoque de Fehleisen n'est pas, comme on le croyait, un streptocoque spécial, totalement différent des nombreuses variétés de streptocoques, toutes ces variétés diffèrent assez entre elles pour qu'un sérum antistreptococcique obtenu avec un streptocoque donné agisse seulement contre cette variété et soit inactif contre les autres.

Sérum de Marmorek. — « Comme le dit très bien Lignières, le sérum de Marmorek n'étant pas un sérum antitoxique, ne peut agir avec la rapidité d'un sérum antitétanique ou antivenimeux ; son action s'exerce contre la virulence du streptocoque, c'est-à-dire contre le développement d'un être vivant, et non contre des substances chimiques sécrétées par lui. Il faut donc compter sur l'entrée en jeu d'une foule de facteurs dont l'un paraît ici dominer les autres : la question de races. » (Grimbert[1].)

En tous cas le sérum antistreptococcique employé par Marmorek en 1895[2] n'a pas donné jusqu'aujourd'hui les résultats qu'on en attendait dans l'érysipèle. Expérimenté en 1895, dans le service d'isolement par Chantemesse, au bastion 29, ce sérum avait semblé donner quelques résultats encourageants. Cependant depuis ce temps, les expériences publiées à la Société de biologie et les observations données sont trop contradictoires pour qu'il soit possible de se prononcer et les insuccès nombreux empêchent de le conseiller comme traitement unique de l'érysipèle. Associé au traitement ordinaire, il semble ne changer en rien l'évolution d'une maladie qui le plus souvent se termine par la guérison. La dose ordinaire de sérum à injecter est de 20 centimètres cubes pour tous les âges et pour toutes les maladies streptococciques. Cette dose doit être portée à 50 centimètres cubes dans les cas de danger imminent. Le traitement doit être continué jusqu'à la disparition complète de tous les symptômes pathologiques en injectant des doses simples ou doubles, toutes les douze ou vingt-quatre heures, selon la gravité des symptômes. Dès qu'il y a amélioration, une seule dose par jour suffit. (Grimbert, *loc. cit.*)

En dehors de la sérothérapie qui deviendra peut-être plus tard le traitement par excellence, que doit-on faire aujourd'hui ?

D'abord agir contre l'état général : fièvre, abattement, puis localement contre la douleur, enfin empêcher autant que possible les inoculations secondaires et la formation d'abcès.

Traitement général. — Le sulfate de quinine est indiqué ici comme dans

---

[1] Grimbert. Thèse d'agrégation de Pharmacie, Paris, 1899, p. 112.
[2] Société de Biologie, février et mars ; 1895, *Annales de l'Institut Pasteur*, 1895.

toute affection fébrile dont la cause ne peut être supprimée chirurgicalement, il agit du reste fort peu.

L'alcool luttera un peu contre l'abattement et est recommandé chez les alcooliques. Enfin contre la douleur, on a conseillé l'antipyrine, l'aconitine cristallisée (Laborde et Duquesnel) à la dose de un milligramme au maximum dans les vingt-quatre heures, par 1/10e de milligrammes toutes les deux heures.

Contre les formes graves enfin, formes adynamiques surtout, on a employé, avec succès, les bains froids comme dans la fièvre typhoïde[1].

TRAITEMENT LOCAL. — On a cherché à lutter localement contre l'agent infectieux soit par des mouchetures ou des scarifications ou même des circonvallations, des incisions plus ou moins continues autour de la plaque, soit par des pulvérisations antiseptiques.

Les piqûres et les scarifications proposées par Ashurst, Kraske, Riedel sont douloureuses, nécessitent parfois l'anesthésie et n'ont présenté aucun avantage, n'ont amené aucune modification nette dans la marche de l'érysipèle, en outre elles peuvent devenir le siège de nouveaux foyers d'inoculation, avec extension de la plaque primitive.

Les pulvérisations [acide phénique (Verneuil), sublimé éthéré à 1/100e (Talamon), sublimé simple à 1/1000e (A. Robin)] sont moins dangereuses, atténuent la douleur et ont paru parfois abréger la durée de la maladie.

Depuis longtemps on a cherché à isoler la plaque érysipélateuse par des corps gras, de la vaseline, du collodion (Robert de Latour), de l'ichthyol, du collodion iodolé à 1/10e (Lobit, de Biarritz); mais il nous semble plus simple de maintenir sur la plaque les compresses imbibées d'eau bouillie simple, ou même boriquée pourvu qu'elle ait bouilli, recouvertes de taffetas gommé.

Ce pansement humide et chaud atténue la douleur, isole suffisamment la plaque érysipélateuse, n'expose pas aux intoxications et permet à la résolution de se faire normalement, sans l'entraver.

Nous conseillons donc dans les cas ordinaires, en dehors du traitement sérothérapique qui en est encore à la période d'études, le sulfate de quinine et localement le pansement humide aseptique renouvelé deux ou trois fois par jour; dans les cas graves, avec hyperthermie, agitations, délire, on pourra y joindre l'emploi des bains froids.

COMPLICATIONS. — Lorsque l'érysipèle devient phlegmoneux, qu'un *abcès* se développe sous la plaque, il faut traiter cette collection purulente comme d'habitude par l'incision en continuant le traitement par les compresses bouillies.

Dans l'*érysipèle gangreneux* le traitement de l'escarre est celui de toute plaque de sphacèle (voir *gangrène*) et dans ce cas particulier ne comporte ordinairement aucune indication spéciale; les compresses humides aseptiques pouvant permettre d'attendre l'élimination spontanée des escarres.

Cette forme gangreneuse, survenant de préférence chez les sujets affaiblis et débilités, est souvent très grave par l'intensité de ses phénomènes

[1] Thèse de Faure Miller, Paris, 1893.

généraux. Malheureusement il n'existe aucune indication particulière pour arrêter, modifier ou atténuer la marche spéciale de cette variété d'érysipèle.

Prophylaxie. — En outre les mêmes précautions que dans toute maladie contagieuse doivent être prises ici. Le malade sera isolé dans une salle spéciale ou tout au moins éloigné des malades aseptiques. Les pansements à l'hôpital seront faits par un aide spécial qui ne fera que ceux-là.

En ville, si le médecin est obligé de faire lui-même les pansements, il les fera à la fin de la journée, alors qu'il n'aura plus de plaie à toucher et prendra soin, immédiatement après, de se désinfecter les mains avec le plus grand soin.

C'est pour les pansements de cette nature que l'usage de larges et longs gants en caoutchouc est spécialement indiqué.

Septicémie gazeuse. — La septicémie gazeuse, infection spéciale comme le tétanos, due à un microbe anaérobie, le vibrion septique, est une redoutable complication, heureusement rare.

Autour d'une plaie anfractueuse souillée de terre, à la suite des broiements, des écrasements, des fractures compliquées de membres se développe un gonflement considérable, douloureux, de teinte bronzée ; à la périphérie, la pression fait sentir une fine crépitation gazeuse, la percussion dénote la sonorité. Rapidement l'extension se fait vers la racine du membre.

Si l'on n'intervient pas, l'état général devenant mauvais, la mort survient plus ou moins vite suivant la virulence du bacille.

Il faut intervenir et le plus tôt possible.

Cette infection était autrefois prise pour une gangrène et devant l'extension rapide un seul traitement était possible, l'*amputation* à distance. Mais c'est une infection et non une simple mortification, aussi le traitement ordinaire de toute infection doit d'abord être tenté ici : les incisions et la désinfection.

Dans la plupart des cas les incisions larges, multiples, profondes, comme dans le phlegmon diffus, donneront issue aux gaz et au liquide sanieux d'infiltration. Ces incisions dépasseront, vers la racine du membre, la zone rouge et crépitante. Des lavages à l'eau bouillie ou avec des solutions antiseptiques très faibles, ou mieux à l'eau oxygénée, nettement indiquée dans ces cas d'infection à anaérobies, nettoieront les foyers profonds et un pansement humide aseptique, à l'eau bouillie salée ou boriquée enveloppera le membre.

Pluyette[1] y a joint, avec succès dans un cas, des injections sous-cutanées d'eau oxygénée autour de la zone atteinte (10 cc. en dix injections) répétées tous les jours jusqu'à amélioration nette.

Souvent la marche envahissante de l'infection sera ainsi arrêtée.

Cependant dans certaines formes rapidement extensives, après des écrasements graves, surtout si l'extrémité du membre, fracturée et ouverte, a peu de chance de pouvoir être conservée, mieux vaudra se résoudre à pratiquer rapidement l'amputation élevée, traitant ensuite le moignon qu'on aura soin de ne pas suturer, comme une plaie septique, par des lavages, des drainages.

---

[1] Pluyette. *Bull. de la Soc. de chir.*, 1900, p. 292. Rapp. Terrier.

Malgré tout, dans les formes graves, la mort ne pourra toujours être évitée et il est toujours prudent de réserver le pronostic de cette affection.

PROPHYLAXIE. — Comme pour le tétanos, comme pour l'érysipèle, comme du reste pour toutes les complications infectieuses des plaies, le praticien devra toujours songer à la possibilité de la contagion et prendre pour s'en garantir les précautions que nous avons indiquées.

Pourriture d'hôpital. — C'est encore une complication septique des plaies exceptionnellement rare aujourd'hui, mais qu'une guerre peut ramener et qui du reste a reparu abondamment sur les Arabes et Kabyles de l'expédition de Madagascar[1].

Cette infection spéciale provient alors d'encombrements, sur les sujets malpropres, fatigués, à l'occasion d'excoriations et de plaies légères des mains des jambes, et des pieds. Elle est caractérisée par le ramollissement putride et envahissant des plaies et la formation, à leur surface, d'un exsudat pulpeux, fétide, épais, de couleur grisâtre, d'apparence pseudo-membraneuse. C'est évidemment une infection à microbe spécial mais encore peu connu, Rappin[2] voulait que ce fut le bacille pyocyanique qu'il y a retrouvé souvent ; c'est qu'en effet la pourriture d'hôpital s'accompagne assez souvent de pus bleu. Mais Vincent[3] a pu sur 47 cas venus de Madagascar étudier un bacille spécial retrouvé par Coyon[4] sur un malade de Ricard.

Le traitement de cette infection grave mais locale comporte les indications générales ordinaires : hygiène, nourriture, toniques ; au besoin, sérum physiologique en injection sous-cutanée.

Antiseptiques. — Pour le traitement local, on a évidemment essayé tous les antiseptiques possibles pour lutter contre l'agent microbien soit en lavages : sublimé, acide phénique, soit en applications : potasse caustique (Pestelle), chlorure de zinc (Heine).

Mais ordinairement, les antiseptiques ont peu d'action sur l'évolution de la pourriture d'hôpital et c'est le *camphre* qui semble donner les meilleurs résultats.

Préconisé par Berger, Delorme, Netter[5], il s'emploie en solution dans l'éther, (éther camphré) et surtout en poudre. Rapidement, l'aspect de la plaie est modifié sous l'influence de ce pansement et la guérison est beaucoup plus rapide. Ces bons résultats ont été constatés encore, en 1896, sur le malade de Ricard[6]. Si ce traitement ne suffit pas, si la plaie est étendue et la marche envahissante, le thermocautère pourra être promené dans toute l'étendue de la région malade et plongé dans la profondeur des tissus.

[1] Vincent. Étiologie et Anatomie pathologique de la pourriture d'hôpital. *Annales Pasteur*, 1896, p. 488.
[2] *Presse méd.*, 24 sept. 1895.
[3] Vincent. *Loc. cit.*, 491.
[4] Coyon. *Annales Pasteur*, p. 660. 1896.
[5] Abraham Netter, médecin principal en retraite, *Gazette des Hôpitaux*, 17 juin 1897. n° 68, p. 688.
[6] Coyon. *Loc. cit.*

Prophylaxie. — Ici encore nous devons répéter ce que nous avons dit à propos de l'érysipèle, du tétanos etc…, les précautions les plus minutieuses doivent être prises pour éviter la propapation de l'infection ; l'isolement du malade doit être absolu et autant que possible le médecin qui s'occupera de ce ou ces blessés ne touchera à aucune autre plaie. S'il est impossible de faire autrement, la désinfection des mains, alors même qu'elles ont été gantées, devra être faite avec le plus grand soin après chaque pansement et avant tout autre pansement.

Phlegmon circonscrit. Abcès chaud. — Le phlegmon circonscrit comprend dans son évolution complète deux périodes : une première (inflammation) dans laquelle le pus n'est pas collecté, il existe seulement rougeur, gonflement, douleur et chaleur avec ou sans réaction générale ; puis une deuxième dans laquelle le pus se collecte, l'abcès se forme, c'est l'*abcès chaud*, il y a fluctuation.

Le phlegmon peut en rester à la première période puis se résorber ou s'indurer ; il peut ne pas devenir un abcès chaud. Le traitement est différent dans les deux périodes.

Dans la première, c'est la résolution de l'inflammation que l'on cherche.

Dans la deuxième ou dans l'abcès chaud formé d'emblée, c'est l'évacuation du pus qui seule importe.

Phlegmon. — A la première période, un pansement, chaud et humide, en permanence, calme la douleur, c'est l'ancien cataplasme ; mais il importe que ce pansement n'apporte pas de nouveaux microbes, n'infecte pas davantage une plaie existante, ne fasse pas de nouvelles inoculations. Or il est fort difficile d'aseptiser suffisamment les cataplasmes à la farine de graines de lin et même à la fécule de pommes de terre, aussi est-il plus pratique de maintenir simplement sur la région un pansement humide avec imperméable, fait de compresses bouillies et imprégnées soit avec une solution faible de sublimé (1/4000e), soit avec de l'eau bouillie simple, pansement que l'on renouvellera tous les jours ou même deux fois par jour. Si l'inflammation rétrocède, le traitement se bornera à cela, sans oublier cependant la lésion causale (dents pour les adéno-phlegmons du cou par exemple) qu'il sera bon de traiter afin d'éviter la récidive.

Abcès. — Si au contraire l'abcès se forme, *dès que la présence du pus est établie, il faut donner issue au pus.* Il ne faut pas toujours attendre la fluctuation, souvent difficile à déceler surtout si l'abcès est profond, dans les régions musculaires ou sur des sujets gras.

Dans ces cas où la fluctuation est douteuse, les douleurs pulsatiles, la rougeur, la tension, l'œdème annoncent le pus profond et il faut alors inciser aussitôt que les signes ci-dessus sont suffisamment caractéristiques, au risque d'inciser trop tôt et de ne pas trouver une collection purulente nette, mais une simple infiltration.

On a voulu faire (Piechaud) cette évacuation par ponction suivie de lavage, c'est absolument insuffisant ; pour guérir un abcès, *il faut l'ouvrir largement.*

Nous ne parlerons pas ici des suppurations profondes, viscérales (plèvres, bassin, etc.), ou osseuses qui comportent des indications spéciales. Pour les abcès des parties molles et externes, il faut inciser les téguments dans l'étendue de la poche suppurée, inciser les plans sous-cutanés nécessaires, dans la même étendue que la peau, pour évacuer plutôt à l'aide d'un lavage que par pression ; ce lavage sera fait à l'eau bouillie de préférence à une solution antiseptique ; enfin drainer sans réunir aucun point de l'incision.

La tendance actuelle est de ne plus faire ni pressions violentes ni même de lavages, et de ne pas provoquer l'évacuation complète de l'abcès ; en effet après l'incision large, la majeure partie du pus sort spontanément ; le drain, large et court, permet l'évacuation lente du pus qui reste dans le pansement, qui devra être d'abord fréquemment renouvelé. On évite ainsi des douleurs inutiles et l'ouverture possible de petits vaisseaux et de voies à l'inoculation septique.

Nous n'avons pas parlé des essais de cure radicale des abcès chauds qui ont été tentés : ouverture, évacuation, curettage des parois, désinfection et suture immédiate. C'est là une utopie, expliquée par les espérances qu'a données au début la méthode antiseptique ; mais il faudrait pour obtenir la guérison immédiate, une stérilisation absolue du foyer purulent, ce qui est irréalisable, en pratique.

Si l'abcès est étendu, s'accompagne de décollements sous-cutanés, il sera nécessaire de pratiquer, en un point déclive éloigné de l'incision principale, une contre-ouverture dans laquelle on placera un drain. Pour faire cette deuxième incision il suffit d'introduire dans la cavité ouverte un instrument mousse (sonde cannelée, pince à forcipressure fermée), de faire saillir cet instrument sous la peau dans l'endroit le plus mince en veillant à ce qu'aucun organe ne soit interposé, et d'inciser de l'extérieur à l'intérieur sur ce point saillant.

Un pansement humide fait avec de l'eau bouillie simple, sans sublimé, ni acide phénique, ni aucun antiseptique sera appliqué suivant les règles habituelles et au besoin des bains chauds seront donnés, toujours sans addition d'aucun antiseptique.

Cependant si le pus est odorant, fétide, quelques lavages à l'eau oxygénée rendront de grands services en faisant disparaître rapidement l'odeur et en diminuant la suppuration.

Le drain sera maintenu tant que la suppuration existera, et sera raccourci au fur et à mesure de la rétraction des parois de la poche ; enfin le tube de caoutchouc sera supprimé lorsque la plaie bourgeonnante et rouge ne donnera plus naissance à un écoulement abondant. Il sera toujours au moins inutile de tenter une réunion primitive secondaire des lèvres de la plaie, par la suture, dès que la suppuration est tarie.

Ces incisions et ces manœuvres ne nécessiteront pas d'habitude, sauf chez quelques sujets sensibles et craintifs, l'anesthésie générale ; il suffira le plus souvent d'insensibiliser la ligne d'incision cutanée soit par des pulvérisations de chlorure d'éthyle, soit avec la cocaïne employée suivant les règles données par Reclus.

Phlegmon diffus. — Phlegmon par diffusion. — Tout d'abord il sera facile, par l'incision large et précoce, d'éviter la diffusion, l'extension d'un phlegmon d'abord circonscrit ; cette complication ne doit plus se voir aujourd'hui.

On prévient par des pansements bien faits les inoculations et les infections secondaires, agents habituels de la diffusion du phlegmon. Si malgré tout ce phlegmon s'étend et se diffuse secondairement, le traitement à instituer est le même que pour le véritable phlegmon diffus d'emblée.

Phlegmon diffus. — C'est une infection streptococcique caractérisée par l'intensité de l'infection, la rapidité de l'extension et la mortification des tissus.

Ce phlegmon est grave, souvent mortel. Il se voit plus rarement aujourd'hui qu'autrefois, surtout dans ses formes les plus graves ; on l'observe surtout chez certains diathésiques prédisposés. L'indication est ici formelle, il faut agir le plus tôt possible.

Cependant, malgré la rapidité du traitement, tout danger n'est pas écarté et, chez les affaiblis, la longueur de la suppuration peut devenir grave, ou après guérison, la difformité et la rétraction des cicatrices peut entraver les mouvements. Il y aura lieu, lorsque tout danger dû à l'infection sera passé, de surveiller attentivement le travail de cicatrisation.

Le traitement du phlegmon diffus doit être institué le plus tôt possible, dès que le gonflement, la douleur intense, l'impotence fonctionnelle, la rougeur diffuse avec teintes violacées et phlyctène, enfin et surtout la température générale éclairent le diagnostic. Il faut donner issue aux liquides infectés, car, au début, ce n'est jamais du pus collecté.

On a bien proposé (Dobson), pendant la période dite d'inflammation, de cribler la région rouge de mouchetures traversant la peau puis de baigner le membre. J.-L. Faure dit même beaucoup de bien de ce traitement précoce [1]. En réalité, cela ne peut que retarder le véritable traitement et permettre par suite à l'infection de s'étendre.

Le véritable traitement c'est l'incision large et répétée.

Suivant l'étendue de la zone infectée, on fera une, deux ou trois incisions assez longues pour que leur ensemble ouvre toute la région empâtée, assez profondes pour couper la peau, l'aponévrose, écarter les muscles, ouvrir les gaines synoviales tendineuses, c'est-à-dire libérer tout liquide infecté infiltré dans les tissus.

Bien entendu, ces incisions seront faites parallèles à l'axe des membres, de façon à éviter les gros troncs vasculo-nerveux. Cela saigne beaucoup, moins si l'on emploie le thermocautère, mais avec le fer rouge on s'expose dans ces tissus infectés, après la chute des escarres, aux hémorragies secondaires ; en outre il est assez facile, en pinçant les vaisseaux visibles qui saignent, en comprimant les bords de la plaie avec des tampons, en baignant le membre dans un bain très chaud, de venir à bout de cette hémorragie, et le bistouri permet de mieux voir ce que l'on fait.

---

[1] Le Dentu, Delbet. *Trait. chir.*, t. I, p. 188.

Enfin comme il ne faut ménager ni le nombre des incisions, qui cependant ne doivent pas être rapprochées de plus de 4 centimètres l'une de l'autre, ni leur profondeur, il est indispensable d'employer l'anesthésie générale, au chloroforme ou à l'éther.

Après les incisions, lavage avec un liquide antiseptique (eau phéniquée ou solution de formol, eau oxygénée) chaud, bain antiseptique puis pansement humide *aseptique;* il ne faut pas abuser des antiseptiques qui sur ces tissus enflammés donnent facilement des érythèmes rendant plus difficile le traitement.

De larges drains ont été placés dans chaque incision, par lesquels on pourra, aux pansements suivants, faire les lavages nécessaires.

Tant que la température restera élevée, que le gonflement et la rougeur persisteront, une ou deux fois par jour ce pansement sera renouvelé, avec un bain local; si le gonflement et la rougeur s'étendent, de nouvelles incisions seront nécessaires.

Enfin lorsque la marche extensive sera arrêtée, que la douleur sera moins vive, la température moins élevée, les bains seront supprimés, les pansements humides maintenus aseptiques; à chacun des pansements, peu à espacés, un simple lavage avec un antiseptique faible suffira au nettoyage et à l'élimination des tissus mortifiés.

Pendant tout ce temps, on soutiendra un peu le malade à l'aide de toniques, d'alcool ou au besoin d'injections sous-cutanées de sérum physiologique.

Quelquefois, à la suite de ce traitement, les muscles et les tendons sont éliminés, des attitudes vicieuses des doigts, des grandes articulations s'ensuivront, contre lesquelles il sera peut-être nécessaire d'intervenir plus tard. On évitera ces déformations, dans la mesure du possible, en maintenant le membre en bonne position pendant la cicatrisation (position opposée au sens dans lequel tend à se faire la rétraction) au moyen d'attelles et de palettes.

En tous cas, cette guérison est d'une longueur considérable et la cicatrisation se fera souvent attendre des mois. D'autant plus que les plaies deviennent quelquefois atones, bourgeonnent mal, qu'il faut les exciter par les attouchements à la teinture d'iode. Si la durée de la cicatrisation est trop grande, si surtout des rétractions cicatricielles se font, il pourra être nécessaire d'avoir recours à l'emploi de greffes ou à des autoplasties.

SEPTICÉMIES

Les septicémies chirurgicales ne sont connues et classées véritablement que depuis peu. Elles sont dues à la diffusion dans l'organisme des poisons sécrétés par des microbes introduits dans une plaie, c'est un « empoisonnement du sang ».

Nous avons déjà étudié, à part, une infection autrefois rangée dans les septicémies, mais qui, infection locale, doit en être séparée : la gangrène gazeuse ou septicémie gazeuse; nous n'y reviendrons pas.

En dehors des deux formes ordinaires de la septicémie, aiguë et chronique, on décrit d'habitude dans le groupe des septicémies une forme très atténuée, la *fièvre traumatique* et une forme différenciée par la production d'abcès multiples, l'*infection purulente*. Nous verrons donc successivement dens ce chapitre.

La fièvre traumatique.

La septicémie aiguë, chronique.

L'infection purulente.

Fièvre traumatique. — C'était autrefois « la fièvre qui survient après le traumatisme et qui coïncide avec le début des phénomènes de réparation de la plaie ». C'est pour les auteurs actuels, depuis les études bactériologiques et la pratique de l'antisepsie « la fièvre que provoque l'absorption d'une substance *septique* par le foyer de la blessure ».

Toute fièvre consécutive à un traumatisme opératoire ou accidentel serait ainsi la marque d'une *infection*.

Au point de vue théorique cela n'est peut-être pas rigoureusement vrai. Il est évident que certains réveils de paludisme, de rhumatisme peuvent, sans aucune infection de la plaie, provoquer des accès fébriles plus ou moins réguliers après le traumatisme ; c'est la fièvre *épitraumatique* de Verneuil. En outre, il existe expérimentalement des fièvres traumatiques sans infection, sans réveil de diathèse, fièvres que l'on a constatées aussi chez l'homme notamment lors de résorption d'épanchements sanguins[1] ou dans les fractures fermées. Mais, *en pratique*, toute fièvre consécutive à une plaie, opératoire ou non, doit être considérée comme d'*origine septique*. Le seul traitement de cette fièvre traumatique, qui n'est pas encore une septicémie véritable mais pourra le devenir, est donc la désinfection de la plaie. Si d'ailleurs après avoir levé le pansement on constate l'absence de toute réaction inflammatoire, si l'ablation d'un ou deux points de suture ne donne issue à aucun suintement, il y aura lieu alors de penser à une fièvre épitraumatique, dont le traitement sera celui de la diathèse réveillée, ou à une fièvre traumatique aseptique dont le pronostic absolument bénin ne comporte aucun traitement spécial. Mais il serait singulièrement dangereux de se baser sur l'existence certaine de ces causes rares pour ne pas examiner une plaie, lorsque la température générale s'élève.

Septicémie aiguë et chronique. — Si l'infection est peu grave, le nettoyage de la plaie, son ouverture large arrêteront rapidement les accidents ; mais si la plaie est profonde, anfractueuse, si l'agent infectieux est très virulent, si le terrain est favorable au développement de cette infection (malade affaibli, surmené, convalescent, diabétique, etc.), rapidement la généralisation surviendra, les toxines entraînées par la circulation produisant une intoxication intense, il y aura *septicémie aiguë*.

Cette complication, très rare aujourd'hui, se voit cependant encore à la suite de piqûres anatomiques, de plaies anfractueuses et contuses. Elle est souvent consécutive à des plaies des viscères et des séreuses : la septicémie d'origine péritonéale n'est pas très rare dans l'appendicite, les plaies abdo-

---

[1] Voir : L. Pillon (de Nancy). *De la fièvre traumatique aseptique*, Paris, Steinheil, 1897.

minales, etc...; la septicémie d'origine utérine (la fièvre puerpérale) est encore fréquente.

Dans ces cas, l'ascension thermique est rapide et élevée, avec oscillations de 1 à 2 degrés; le pouls augmente de fréquence en même temps que sa force diminue. Quelquefois même, dans les cas les plus graves, après une ascension brusque du thermomètre, la température tombe rapidement au dessous de la normale, tandis que le pouls s'accélère et s'affaiblit; cette marche, en sens inverse, de la température et du pouls est d'un pronostic absolument mauvais.

D'autres fois, les accidents sont moins rapides, moins effrayants d'emblée; mais non moins graves en somme : *la septicémie est lente et chronique*, par absorption de doses faibles de poison au niveau de foyers purulents chroniques, de clapiers avec diverticules, anfractuosités, écoulement défectueux des liquides (suppurations osseuses, pelviennes, etc.). Ici les oscillations thermiques sont beaucoup plus considérables, c'est l'ancienne *fièvre hectique*. L'état général, d'abord assez bon, s'affaiblit peu à peu; la dégénérescence graisseuse envahit les viscères et la mort survient par épuisement.

Dans les formes graves de septicémie aiguë, le traitement est malheureusement peu actif.

Dans les formes moins graves et dans la septicémie chronique, il est encore possible d'espérer quelquefois la guérison; le pronostic en reste cependant fort grave.

On a coutume d'écrire que le meilleur moyen de guérir la septicémie, c'est de l'éviter et que le meilleur traitement est le traitement préventif. Il est évident qu'on doit en présence d'une plaie quelconque prendre toutes les précautions que nous avons indiquées et qu'en général on aura évité ainsi la septicémie; ce n'est pas là à proprement parler un traitement, c'est une règle générale de conduite à appliquer en présence d'une plaie. Voyons ce qu'il convient de faire en présence d'une septicémie aiguë ou chronique, déclarée.

Sérothérapie. — En présence d'une maladie due à l'empoisonnement par les toxines microbiennes, il était indiqué de rechercher (comme nous avons déjà vu qu'on l'avait fait dans le tétanos, dans l'érysipèle) une antitoxine capable de neutraliser le poison; c'est contre le streptocoque, l'agent le plus fréquent de ces empoisonnements, qu'on a tenté la lutte.

Or, toutes les septicémies ne sont pas d'origine streptococcique et il faudrait d'abord connaître l'agent causal, c'est là une première difficulté souvent insurmontable, parce que le temps presse, qu'il n'existe pas de laboratoire voisin, etc., etc.

Dans certains cas, le streptocoque est toujours en cause, dans la septicémie d'origine puerpérale par exemple, et c'est là qu'on a surtout cherché. C'est le même sérum antistreptococcique employé contre l'érysipèle, le sérum de Marmoreck présenté en 1895 à la Société de biologie par Charrin et Roger qu'on a employé dans ces septicémies d'origine streptococcique[1]. Nous ne pouvons que reproduire ici ce que nous avons écrit à

---

[1] Voir : Pinard et Wallich. *Traitement de l'infection puerpérale*, 1896.

propos de l'érysipèle; il paraît y avoir eu quelques résultats favorables, sans qu'il fut possible du reste de savoir si la guérison était due au sérum ou au traitement ordinaire employé concomitamment; mais il y a eu aussi de nombreux insuccès et la méthode ne peut encore être jugée aujourd'hui.

Mais lorsqu'on est en présence d'accidents très graves, étant donné que les injections de sérum antistreptococcique ne semblent pas avoir jamais nui, qu'elles paraissent au contraire dans quelques cas avoir eu une influence favorable, il est indiqué de mettre en action tous les moyens possibles et on est autorisé à employer le sérum antistreptococcique; mais sans omettre aucun des autres moyens. La question étant encore dans sa période expérimentale, nous ne pouvons ni conseiller ni déconseiller l'emploi de ce sérum.

Lorsque donc on se trouvera en présence d'une septicémie d'origine streptococcique (puerpérale, lymphangitique, érysipélateuse), il pourra être utile de pratiquer rapidement des injections de sérum de Marmoreck. Les doses employées sont du reste extrêmement variables, 10, 20, 30 centimètres cubes par jour; mais, nous le répétons, il est important de ne considérer ces injections que comme un complément de traitement.

Traitement local. — Avant tout, il faut rechercher la cause de cette septicémie, le point de départ du poison et agir contre lui. L'intervention est donc ici essentiellement variable : désinfection soignée d'une plaie des membres, laparotomie et drainage dans une péritonite, curettage, nettoyage dans l'infection puerpérale, etc. Nous verrons en étudiant les maladies des organes en particulier, les indications spéciales à chacun de ces cas.

Traitement général. — En dehors des toniques, de l'alcool, du sulfate de quinine, deux moyens doivent surtout être employés : les enveloppements humides dans les formes hyperthermiques et les « lavages du sang » par le sérum artificiel, dans tous les cas.

Les enveloppements humides, ou les lotions froides vinaigrées faites à l'aide d'une éponge, sont indiquées ici comme dans toutes les affections hyperthermiques; une ou deux fois par jour le tronc tout entier est enveloppé dans un drap ou dans des compresses mouillées d'eau à la température de la pièce et maintenues en place pendant cinq ou dix minutes; puis le malade est essuyé et recouvert.

Les injections de sérum artificiel (eau bouillie salée à 7 p. 1000) seront données soit dans les veines, soit sous la peau, mais toujours très tôt et à doses massives (1000 gr., 1500 gr., 2 lit., 4 lit. en vingt-quatre heures). Lejars en injecta, dans un cas de perforation intestinale, 26 litres en neuf jours. Sans être aussi efficace que dans les hémorragies graves, le lavage du sang a cependant donné ici entre les mains de Michaux, Lejars, Monod, Pozzi, Tuffier et bien d'autres, d'excellents résultats.

L'injection sous-cutanée sera ordinairement préférée à l'injection intraveineuse dont la technique plus délicate expose à des fautes qui peuvent être dangereuses.

Si l'action exercée par ces injections salées est favorable, au bout d'un temps variable, la diurèse s'établit largement, le pouls se remonte et devient moins rapide, la température se rapproche peu à peu de la normale. Mais il faut s'attendre à des insuccès. « Il y a une limite d'infection au delà de laquelle le salut est impossible » et « un malade qui, soumis aux injections salées, à dose suffisante, ne donne pas, au bout de vingt-quatre heures, de trente-six heures au plus, les preuves d'une décharge urinaire abondante, est presque toujours irrémédiablement condamné »[1].

Toutefois, il faut lutter quand même. Souvent après une amélioration passagère, due à une première injection, les accidents reparaissent, il faut recommencer alors plusieurs jours de suite, et, surtout dans la septicémie chronique, il convient de répéter souvent les doses moyennes de 250 à 500 grammes par jour.

Infection purulente. — L'infection purulente, la pyohémie est une septicémie à marche spéciale, caractérisée par l'inoculation secondaire des microorganismes en différents points éloignés du foyer d'origine, et où ils provoquent de nouvelles suppurations.

Cette forme ne se voit presque plus aujourd'hui et se rencontre surtout, comme la pourriture d'hôpital, lors d'encombrements, pendant les guerres. Dans certaines plaies bourgeonnantes, vasculaires, absorbant facilement et secondairement infectées, on peut encore rencontrer de pareils mais très rares accidents.

Ici, frisson initial violent avec ascension thermique rapide à 40° ou 41°, puis chute et retour après quelques jours. Ces accès se répètent à intervalles irréguliers pendant que le malade s'affaiblit et se cachectise.

Des abcès sans grande réaction locale se développent un peu partout, dans les articulations, les muscles, les viscères (foie, poumon, etc.). La mort est la terminaison habituelle. Ici mêmes moyens généraux que dans la septicémie : sérum de Marmoreck si le streptocoque est en cause (?), traitement du foyer initial, sulfate de quinine et surtout sérum physiologique prolongé avec persévérance. Mais en outre il faudra ouvrir, évacuer, drainer les multiples abcès « dits métastatiques » au fur et à mesure de leur apparition. La guérison est possible, des cas ont été signalés; cependant le pronostic doit toujours être considéré comme fort grave.

Il est de toute évidence que le médecin appelé à soigner une septicémie ou une infection purulente devra prendre, lorsqu'il aura touché les plaies de ces malades, des soins de propreté et de désinfection pour ainsi dire exagérés, afin de ne pas s'exposer à propager ces infections d'une grande virulence.

[1] Lejars. « Le lavage du sang ». *OEuvre médico-chirurgicale*, n° 3, juillet 1897, Masson, Paris.

CHAPITRE III

LÉSIONS PAR DESTRUCTION DES TISSUS

Brûlures. — Les lésions produites par la chaleur (contact, rayonnement) sont groupées d'ordinaire en six degrés. Cette classification de Dupuytren commode pour l'étude anatomique, répond peu à la clinique et à la thérapeutique. Sur un même blessé coexistent d'habitude des lésions à plusieurs degrés et il nous semble préférable de les grouper en deux grandes classes.

Les brûlures du 1er (érythème), 2e (phlyctène) et 3e degrés (escarre) sont les plus fréquentes et coexistent généralement. Elles peuvent être légères, de faible étendue, et du premier degré seulement; la thérapeutique est simple alors et souvent le médecin n'est même pas appelé. Lorsqu'elles sont plus importantes, leur degré de gravité dépend de l'étendue en surface, de la prédominance du degré de la lésion, et de l'état antérieur du sujet.

Dans les brûlures étendues, même si elles sont peu profondes, des phénomènes généraux surviennent qui peuvent être fort inquiétants.

Quelle que soit l'explication que l'on donne de ce retentissement sur l'organisme entier, il convient d'en connaître l'importance au point de vue du pronostic. Il faut du reste ici distinguer les accidents généraux dépendant de l'infection de plaies vastes et ceux dépendant de la destruction étendue de la peau, de l'ébranlement nerveux, etc. On pourra lutter contre les premiers par les pansements; il sera difficile de traiter les seconds.

Dans le 2e groupe, comprenant les brûlures les 4e 5e et 6e degrés, sont des lésions considérables, destructions étendues des parties molles jusqu'à carbonisation complète d'un membre; le pronostic est toujours très grave, ces brûlures ne se rencontrent, avec cette intensité, que dans les grands accidents (accidents industriels, incendies, etc.) et se voient moins fréquemment.

Nous étudierons donc séparément la conduite à tenir dans les brûlures d'une part des trois premiers degrés, d'autre part des trois derniers; nous aurons à tenir compte à la fois de la lésion locale et de l'état général.

Brûlures des 1er, 2e et 3e degrés. — TRAITEMENT LOCAL. — La lésion produite par la brûlure est une plaie, mais rendue spéciale par la diminution de vitalité des tissus non détruits, ce qui retarde la réparation et facilite l'infection, par les douleurs souvent très vives qu'elles occasionnent, et enfin par l'étendue considérable qu'elle peut avoir en surface.

Les larges brûlures seront exposées facilement à l'infection ; cette infection, répartie sur une large surface, retentira rapidement sur l'état général. En outre l'étendue des surfaces privées d'épiderme rendra difficile la désinfection par les antiseptiques, grâce à la facilité d'absorption des médicaments et aux dangers d'intoxication.

Au contraire les brûlures peu larges seront facilement soignées, et tous les pansements, pourvu qu'ils soient propres, réussiront dans ces cas.

Il y a donc déjà, dans cette première catégorie de brûlures, une différence très nette entre les brûlures très larges et les brûlures minimes, indépendamment de leur degré de profondeur : pronostic plus grave à cause des phénomènes généraux, difficultés beaucoup plus grandes du traitement local.

Cette différence bien établie, il est inutile d'étudier à part, au point de vue local, le traitement des petites brûlures, et celui des brûlures étendues. La thérapeutique favorable aux grandes le sera forcément aux petites ; il faut savoir simplement que dans ces dernières le choix du topique à employer est beaucoup plus facile, les dangers d'absorption n'existant pas.

Si nous suivons les règles générales données déjà pour le traitement des plaies, nous voyons que les premiers soins devront tendre à *désinfecter* la plaie et les soins consécutifs à *éviter sa réinfection secondaire*. Cela sera facile pour les petites brûlures : lavage, savonnage, désinfection à l'aide d'un des antiseptiques indiqués, et pansement sec aseptique devront suffire.

Pour les brûlures étendues cela est beaucoup plus difficile : la désinfection immédiate, le savonnage, le brossage seront très pénibles sur une vaste surface déjà très douloureuse ; cependant, elle peut être obtenue au moyen de lavages et à l'aide de douceur et de patience. Mme Nageotte, qui s'est occupée de cette question dans sa thèse[1], conseille pour ce nettoyage l'anesthésie générale ; elle traite la vaste brûlure comme une plaie ordinaire. Malheureusement, les blessés sont ordinairement déjà déprimés et l'anesthésie peut, chez eux, n'être pas indifférente. D'autre part, il n'est peut-être pas nécessaire, pour obtenir le résultat désiré, de frotter vigoureusement à la brosse et de laver à l'éther et à l'alcool.

Nettoyage. — Le malade placé sur un lit, garni de toile caoutchoutée ou sur une table recouverte d'un matelas suffisamment protégé, dans une pièce chaude, sera débarrassé de ses vêtements sans brusquerie, sans tiraillements de façon à éviter les douleurs et la déchirure des phlyctènes. Les vêtements seront donc coupés pour être enlevés ; puis à l'aide d'un bock ou d'un entonnoir de verre, rempli d'eau bouillie chaude, on lavera doucement toute la surface atteinte afin de la débarrasser des débris de toute sortes qui peuvent la recouvrir ; à l'aide de pinces flambées et de tampons d'ouate stérilisée trempés dans l'eau bouillie, le médecin nettoiera la plaie, enlevant les débris d'épiderme détachés, les corps étrangers adhérents et cela sans provoquer d'hémorragie, c'est-à-dire sans détacher les portions de tissus qui tiennent encore ; il ponctionnera à l'aide d'une aiguille ou d'une épingle flambée les phlyctènes, en se gardant bien de déchirer l'épiderme. Avec un tampon recouvert de mousse de savon, on frottera ensuite doucement la surface

---

[1] Mme Nageotte. Thèse, Paris, 1893.

brûlée pour la laver comme précédemment; enfin le nettoyage sera terminé par un dernier lavage avec un antiseptique faible (sublimé à 1/4000e, acide phénique à 1/100e). Il est inutile de faire remarquer que le praticien ne devra procéder à cette opération qu'après s'être lavé les mains comme pour le pansement d'une plaie ordinaire.

Pansement. — Ce nettoyage fait patiemment, il faut appliquer un pansement. Ici le choix semble difficile, tant est grande la quantité des topiques préconisés, qui tous ont donné, entre les mains de leurs auteurs, des résultats merveilleux.

On a proposé des antiseptiques tantôt sous forme de gaze iodoformée, salolée, au traumatol etc., tantôt en pommade; la pommade de Reclus est une des plus connues :

Iodoforme	0gr,50 à 1 gramme.
Antipyrine	
Acide borique	} ââ 5 grammes.
Vaseline	10 —

tantôt en poudre, celle de Bardeleben par exemple :

Sous-nitrate de bismuth	
Amidon	} ââ

En liniment (Wertheimber, de Munich) :

Thymol	0gr,10 à 0gr,20
Eau de chaux.	
Huile de lin	} ââ 100 grammes.

L'ichtyol, le thyol ont été aussi employés, le chlorate de potasse (Larger, *Congrès de chirurgie français* octobre 1898) le traumatol (Berger) l'europhène l'aristol, etc... etc. Un topique qui a pendant ces dernières années été beaucoup employé est l'acide picrique, préconisé par Thiéry[1], et employé en solution aqueuse saturée. Ce pansement à fait l'objet d'une discussion à la Société de chirurgie[2] à propos d'un rapport de Walther.

De cette discussion à laquelle ont pris part Berger, Championnière, Tuffier, Brun, Félizet et d'autres, il résulte que l'acide picrique n'est pas toujours inoffensif. Des phénomènes d'intoxication marqués par des vomissements, de la diarrhée, la coloration jaune des téguments et des sclérotiques, l'hébétude, l'insomnie, les urines noires dans lesquelles on retrouve l'acide picrique; — cela chez les adultes et sur les enfants mais surtout chez ces derniers —, en outre des douleurs intolérables ont quelquefois obligé à supprimer ce pansement.

D'autre part, les résultats obtenus par ce topique, lorsqu'il est bien supporté, ne seraient pas supérieurs à celui des autres pansements (Tuffier).

Aussi malgré la défense qu'a présentée Thiéry, au Congrès de chirurgie français de 1898, il semble qu'on ne doit pas employer ce traitement chez l'enfant et que, chez l'adulte, il peut être bon mais à la condition expresse de

[1] Voir : Thèse de Filleul, Paris, 1894.
[2] *Bulletin Soc. chir.*, 1898, p. 46 et suivantes.

l'employer en pansement sec ; c'est-à-dire qu'on devra appliquer sur la brûlure des compresses aseptiques (bouillies) trempées dans la solution aqueuse saturée d'acide picrique et recouvrir directement ces compresses d'ouate *sans jamais interposer d'imperméables* (mackintosh, taffetas gommé, etc.) En réalité, tous les antiseptiques proposés sont dangereux et sur ces vastes surfaces dénudées, l'absorption et l'intoxication sont toujours à craindre.

Pansement aseptique. — D'autre part si la désinfection a été bien faite dès le début, pourquoi ne pas employer ici comme ailleurs le pansement aseptique, c'est-à-dire fait uniquement avec des pièces stérilisées et ne contenant aucun médicament ?

Que devra être ce pansement ? Une première indication admise par tout le monde, est de le faire aussi rare que possible. En outre il importe que chaque pansement ne soit pas douloureux. Or la gaze sèche mise à même la plaie adhère, est traversée par les bourgeons charnus, et l'ablation du pansement arrache des bourgeons, fait saigner, provoque de la douleur et s'expose à la réinfection.

Aussi vaut-il mieux employer un pansement qui n'adhère point : compresses humides aseptiques bien exprimées, gaze enduite de vaseline stérilisée, ou plus simplement comme nous le faisons depuis longtemps avec succès, protective bouilli appliqué directement sur la plaie et recouvert d'abondantes couches d'ouate hydrophile, puis d'ouate ordinaire.

Le pansement ainsi fait sera maintenu en place le plus longtemps possible, aussi longtemps que le permettront la température du malade, la douleur, l'odeur, et le suintement de la plaie. Si le pansement est traversé sans que la température s'élève, il est inutile de tout renouveler, les parties superficielles d'ouate seront enlevées et remplacées par de nouvelles couches sans qu'il soit besoin de découvrir la plaie. Lorsqu'il faudra changer le tout, le médecin procédera avec douceur, lèvera sans difficulté le pansement non adhérent et se livrera à un nouveau nettoyage avant de faire un autre pansement.

Dans les brûlures du 3e degré, la limitation et l'élimination des escarres donnent naissance à de la suppuration dont l'odeur peut être fort désagréable. On pourra alors, en changeant le pansement, faire un lavage à l'eau oxygénée.

Soins consécutifs. — Lorsque les bourgeons charnus commencent à être abondants, il faut surveiller la *cicatrisation ;* dans les grandes brûlures siégeant au niveau des articulations, du cou, de la face, les rétractions cicatricielles sont fort à craindre (voir *Cicatrices vicieuses*), et quelquefois se posera la question de l'indication d'une autoplastie.

D'autrefois au contraire, les bourgeons poussent mal, la cicatrisation est ralentie et il faudra savoir l'activer à l'aide de teinture d'iode, de nitrate d'argent. Cette lenteur de cicatrisation se rencontre notamment dans certaines brûlures consécutives à l'application des rayons Rœntgen. Dans quelques observations, cette guérison ne put être obtenue qu'au bout d'un grand nombre de mois et cela en variant les pansements dont l'action était peu sensible. Il sera toujours bon de prévenir le malade de la longueur probable du traitement.

TRAITEMENT GÉNÉRAL. — Lorsque les brûlures du 1er, 2e ou 3e degré sont étendues à de grandes surfaces, nous avons vu que la réaction sur l'organisme entier devenait grave, les malades sont abattus, la respiration est difficile, les urines rares, albumineuses. Ici comme dans tous les états de grande dépression, outre l'alcool et les toniques habituels, les injections de sérum artificiel seront d'un grand secours. Elles ont été employées avec succès par Tommasoli [1] qui a fait à ce sujet des expériences intéressantes sur des chiens, et par Duret (de Lille).

Brûlures des 4e, 5e et 6e degrés. — Ici, ou bien de grandes surfaces sont profondément brûlées, mais on espère encore pouvoir conserver le membre atteint, ou encore l'exérèse est impossible (tronc, cou); ou bien un membre ou une portion de membre est complètement carbonisée.

Dans ce dernier cas la conservation étant inutile, mieux vaut, pratiquer l'amputation en tissus sains, dès que grâce aux injections de sérum, le malade sera sorti du collapsus.

Dans le premier cas, outre l'indication générale (sérum, oxygène, caféine, éther), il faut soulager les souffrances considérables du patient. Les grands bains chauds continus (Hebra, Billroth) soulagent, mais sont d'une application malaisée, le renouvellement de l'eau, qui doit conserver une température de 30 à 38°, est difficile et on s'en tiendra généralement aux lavages locaux avec l'application d'un pansement aseptique souvent renouvelé au début, puis espacé plus tard si le malade survit, ce qui n'est pas fréquent. Dans ces cas heureux, après disparition des accidents graves, de longues suppurations s'établissent, des escarres s'éliminent et souvent des amputations secondaires sont rendues nécessaires par ces destructions étendues.

Gelures. — Les gelures, encore appelées froidures ou congélations, sont les altérations produites par le froid.

Les lésions une fois produites et définitives ressemblent beaucoup aux brûlures; mais une grande différence sépare les gelures des brûlures. Les lésions ne sont jamais produites immédiatement dans les gelures, ce n'est qu'au bout de quelques heures qu'on voit la limitation se faire. Il y a donc un traitement primitif, le réchauffement de la gelure, qui peut avoir une grande influence sur l'avenir de la lésion.

Suivant le degré de la gelure, le traitement consécutif différera.

En présence d'une gelure, quel que soit son degré d'étendue et de profondeur, il est absolument contre-indiqué de réchauffer le membre atteint brusquement et à la chaleur artificielle.

C'est à l'aide d'eau d'abord froide puis peu à peu réchauffée, de frictions légères avec de la neige, d'enveloppement dans la flanelle, l'ouate, qu'on obtiendra peu à peu le rétablissement de la circulation, le retour de la sensibilité. Lorsque seront réchauffés le membre d'une part, et le malade lui-même par l'alcool, l'enveloppement, les boissons chaudes, on pourra s'occuper du traitement local de la lésion.

---

[1] Tommasoli. *Riforma medica,* 5 juillet, 1897.

Au 1ᵉʳ degré, la gelure est représentée par des lésions légères et qui ne laissent pas de traces après le réchauffement, ou par *l'engelure* qui se montre de préférence chez les sujets prédisposés, mal portants, surmenés ; « la prédisposition individuelle joue un rôle capital dans leur apparition et c'est un fait d'observation quotidienne que certains individus souffrent d'engelures nombreuses et persistantes, alors que d'autres, placés dans des conditions identiques n'en sont jamais atteints [1] ».

Dans le traitement des engelures, la thérapeutique générale jouera donc un grand rôle ; l'huile de foie de morue en est la principale base. Localement peu de chose, corps gras, compresses aseptiques, pansement sec ouaté, pas de constriction dans les chaussures si elles siègent aux pieds. De nombreux topiques sont indiqués dans tous les formulaires. Il n'en est point de spécialement recommandable.

Pour les gelures du 2ᵉ degré, le traitement est celui des brûlures légères, nettoyage et pansement aseptique ouaté.

Enfin lorsque les lésions sont plus graves, qu'il y a gangrène plus ou moins étendue, le traitement est celui des gangrènes que nous allons maintenant étudier ; surveiller la limitation et l'élimination, aider cette dernière si elle est trop lente, ne jamais pratiquer l'amputation immédiate, car on ne sait où s'arrêteront les lésions et l'on s'expose ainsi à couper insuffisamment en tissus mortifiés ou au contraire à trop supprimer. Plus tard la régularisation des moignons pourra être indiquée.

Il importe cependant de savoir, surtout au point de vue du pronostic, que des complications tardives peuvent survenir : cicatrisations incomplètes, formation d'ulcères, troubles trophiques variés, phénomènes de névrite ascendante qui peuvent provoquer des douleurs persistantes avec troubles de la sensibilité plus ou moins étendus [2]. Contre ces lésions du système nerveux, la thérapeutique est peu armée et l'électricité ne donne que des résultats médiocres. Dans les cas de névrite rebelle aux traitements médicaux, une action chirurgicale deviendra nécessaire (voir *Lésions des nerfs*).

Gangrènes. — La gangrène ou mortification des tissus, reconnaît des causes multiples que l'on groupe ordinairement en causes directes (brûlures, gelures, traumatismes, compressions) et indirectes (troubles circulatoires, altérations du sang). Il n'est pas inutile de rechercher cette cause, des indications thérapeutiques devant en être tirées. Il faut séparer les gangrènes dues à une maladie générale, une dyscrasie, de celles dues à une lésion directe ou à un trouble circulatoire périphérique. En effet, dans le second cas des interventions peuvent être indiquées pour hâter la guérison, l'état général étant resté bon ; dans le premier, toute intervention locale, autre qu'une incision d'abcès ou débridement, sera évitée, le résultat en est ordinairement déplorable.

[1] Terrier. *Éléments de pathologie chirurgicale générale*, Alcan, 1885, p. 322.

[2] Germain. Thèse de Paris, 1879 (lésions trophiques et troubles sensitifs dans les gelures anciennes).

Recherche de la cause. — En présence d'une gangrène, quelle que soit sa forme et son étendue, il sera donc indiqué de rechercher sa cause. L'examen local, l'interrogation montreront rapidement s'il s'agit d'une gangrène directe : gelure, brûlure, contusion, compression par un appareil ; la suppression de la cause s'impose si elle est possible. En dehors de ces cas où le diagnostic étiologique est facile, l'examen général, l'âge, la marche feront penser soit à une oblitération vasculaire (artérielle, veineuse) périphérique, soit à une lésion d'origine centrale (cœur) ou générale (diabète, albuminurie, fièvre éruptique, typhoïde, etc.) et l'indication d'un traitement général approprié s'en suivra.

Forme de la gangrène. — Cette notion causale élucidée nous pourrons nous trouver en présence de lésions diverses : tantôt il s'agit d'une plaque de sphacèle siégeant sur le tronc ou les membres, tantôt au contraire c'est une gangrène périphérique, d'une portion plus ou moins étendue de l'extrémité d'un membre.

Plaque de sphacèle. — Dans le premier cas, la plaque sphacélée, est sèche ou humide, aseptique ou septique et l'application des pansements humides désinfectants ou d'un simple pansement aseptique comme sur les plaies permettra d'attendre l'élimination spontanée de l'escarre et la cicatrisation ultérieure.

Il est bon de savoir que l'élimination de la plaque gangrenée est souvent fort longue et que sa cicatrisation exige parfois un temps considérable. Les larges plaies qui résultent de la chute de l'escarre ne peuvent souvent arriver à cicatrisation que par l'application de greffes. (Greffes épidermiques, greffes d'Ollier-Tiersch, autoplasties).

Bien entendu si une collection purulente se forme sous la plaque gangrenée infectée, on devra libérer le pus à l'aide d'une incision et panser ensuite comme une plaie infectée. Cette incision sera faite même si le patient est glycosurique, mais ici les soins de désinfection seront pris avec encore plus d'attention et le malade sera mis au régime habituel.

Si malgré ces soins, la zone mortifiée s'étend et envahit peu à peu un segment de membre, la forme change et les indications thérapeutiques seront les mêmes que dans le second cas que nous allons maintenant étudier.

Gangrène périphérique. — Ici deux états complètement différents peuvent exister : la gangrène est septique ou aseptique. La gangrène peut être aseptique d'emblée (oblitération artérielle, compression) et avoir été infectée, elle est secondairement septique. Or le pronostic de la gangrène septique est beaucoup plus grave que l'autre, il importe donc tout d'abord, en présence d'une gangrène aseptique, d'éviter toute infection.

Gangrène aseptique. — Dans cette forme non infectée, la gangrène est généralement sèche, le segment mortifié est en voie de momification. Une question se pose tout d'abord ; la gangrène est limitée, le sillon d'élimination est marqué et se creuse peu à peu, la séparation du mort et du vif est faite, la mortification ne s'étend plus. Doit-on laisser se faire spontanément la chute de la portion morte ou pratiquer une amputation immédiate ?

Cette dernière aurait l'avantage de diminuer beaucoup la durée de la maladie, d'éviter l'infection secondaire du segment malade, d'obtenir un moignon plus régulièrement fait. Mais elle présente l'inconvénient de forcer à une exérèse beaucoup plus étendue ; la nécessité de garder des lambeaux larges, de ne pas les prendre trop près du sillon de séparation oblige à amputer très haut, en outre dans ces membres athéromateux souvent, le bord des lambeaux se sphacèle à son tour, d'où réunion secondaire qui supprime l'avantage de la rapidité de la guérison.

Aussi en général, l'amputation immédiate sera rejetée et des pansements bien faits permettront d'attendre que la séparation spontanée soit assez avancée pour qu'une intervention minime la vienne terminer. En effet, lorsqu'un os se trouve compris dans le point de séparation il vaudra mieux, lorsque le moignon sera à peu près formé, par une incision parallèle à l'axe du membre aborder l'os qui, après rugination, sera scié au-dessus du point de cicatrisation de façon à éviter dans la suite la conicité. En attendant que les parties molles soient suffisamment séparées, on devra donc envelopper le segment mortifié de gaze aseptique et d'ouate en quantité abondante, ce pansement remontera au delà du sillon d'élimination et sera renouvelé suivant les besoins.

Gangrène septique. — Que ce soit une gangrène d'abord aseptique puis infectée ou une gangrène septique d'emblée, le danger est ici accru, d'autant que le plus souvent ces formes se rencontrent chez les diabétiques dont l'état général est mauvais et qui supportent si mal la plus minime intervention.

La gangrène tend à s'étendre plus ou moins longtemps, dans les cas favorables ce n'est qu'au bout de quelque temps, lorsque les phénomènes septiques diminuent d'intensité, que la limitation commence à se faire. Dans certaines formes, en dehors des états dyscrasiques graves (diabète, albuminurie) lors d'une gangrène par infection d'un membre atrophié, mal nourri, peu résistant, si la réaction générale est grande (température, abattement, état du pouls), marquant une infection grave et qui tend à s'étendre, il vaudra mieux amputer très haut (cuisse, bras) pour éviter la septicémie que d'attendre cette dernière. L'amputation sera faite à larges lambeaux, avec peu ou pas de sutures et large drainage.

Sauf dans ces cas où l'infection guide la décision plutôt que la gangrène elle-même, il faut s'abstenir, en général, d'amputation immédiate.

Des bains antiseptiques, des pulvérisations phéniquées, des pansements humides à l'eau bouillie ou à l'eau oxygénée, au formol si l'odeur dégagée est pénible, l'incision des collections fluctuantes permettront de lutter contre les accidents septiques et empêcheront leur extension. Peu à peu le gonflement, la rougeur cèderont, la gangrène deviendra sèche, le segment de membre se momifiera et le traitement deviendra celui d'une gangrène sèche aseptique : pansements secs, régularisation tardive du moignon ou amputation immédiatement au-dessus, si cette régularisation était impossible.

Mais souvent, notamment chez les diabétiques, l'état général s'aggravant le malade ne pourra supporter ce long traitement, la dégénérescence graisseuse des viscères aidant, la mort arrivera avant que la gangrène ne se soit limitée.

L'amputation dans ces cas est grave, mais comme le montrent Demons et Begouin[1], elle l'est moins encore que l'attente, et peut sauver quelques malades. Donc, si l'état général s'affaiblit alors que la gangrène s'étend, mieux vaut amputer sans attendre, l'amputation doit, en général, être haute, car l'exérèse basse expose au sphacèle des lambeaux.

Ulcères. — Voir *Membre inférieur, rectum,* etc. Les ulcères cutanés se rencontrent surtout aux jambes et c'est là qu'il convient d'étudier leur traitement, quant aux ulcères des muqueuses (anus et rectum, bouche, etc.) c'est à l'étude de ces régions que nous le verrons.

Fistules. — Voir *Anus, cou,* etc. Il en est de même pour les fistules dont le traitement ne peut être étudié utilement que pour chaque cas particulier.

MALADIES ET DIFFORMITÉS DES CICATRICES

La cicatrisation des plaies accidentelles, surtout des plaies étendues et qui suppurent longtemps (brûlures, plaies contuses, etc.), peut donner lieu à un certain nombre de complications de gravité variable.

La cicatrisation se fait lentement, est retardée, elle a besoin d'être activée, c'est la *cicatrisation lente;* dans ces cas les attouchements à la teinture d'iode, les applications de poudres inertes comme dans le pansement des ulcères atones (voir *Ulcères de jambe*), seront employés.

Ou bien la cicatrice tend à se faire de façon *vicieuse* et doit être bien dirigée, régularisée; ici c'est affaire au chirurgien de s'opposer aux positions défectueuses que prend spontanément le malade. Il faut peu compter sur ces moyens pour éviter la rétraction, mais les employer cependant, parce que l'emploi des autres (autoplasties et greffes) n'est possible que plus tard et qu'on peut ainsi, en attendant le moment propice, diminuer l'étendue des lésions.

La cicatrice faite, achevée, peut être *colorée* (coup de feu à bout portant), *douloureuse* ou difforme (cicatrices hypertrophiques, chéloïdes); ou enfin *rétractée,* donnant naissance aux difformités par cicatrices (brides, adhérences profondes, rétractions).

De ces complications les unes sont peu graves (cicatrices colorées, cicatrices hypertrophiques), d'autres nécessitent un traitement actif parce qu'elles ne peuvent rester en l'état (cicatrices douloureuses, chéloïdes, difformités par cicatrices). C'est surtout ces dernières que nous devons étudier.

[1] Demons et Begouin. *Bull. de la Soc. de Chir.,* 1901, p. 116.

1° Cicatrices colorées. — Les cicatrices pigmentées ne comportent aucun traitement; les cicatrices tatouées par la poudre ne peuvent être nettoyées que par l'ablation patiente de chaque grain de poudre incrusté, à l'aide d'une pointe d'aiguille stérilisée. Cette opération possible si le nombre des grains n'est pas trop considérable devient presque impossible dans le cas contraire. Cependant on pourrait aussi tenter là les moyens préconisés pour la destruction des tatouages artificiels, moyens longs et pénibles (Variot[1]).

2° Cicatrices hypertrophiques. — Bien différente de la dégénérescence chéloïdienne, sans tendance à l'accroissement ni à l'extension, non douloureuse, cette hypertrophie est ordinairement passagère, ne dure que quelques mois et est utilement combattue au début par les applications d'emplâtres (Vigo, oxyde de zinc, emplâtre rouge de Vidal).

3° Cicatrices douloureuses. — Certaines cicatrices sont le siège de douleurs vives survenant sous forme de crises et dues généralement à des lésions nerveuses (névromes, névrites périphériques). Leur traitement est celui des névromes et des névrites périphériques que nous retrouvons aux maladies des nerfs (compression et malaxation, ablation de la cicatrice, névrotomie, résection nerveuse à distance).

4° Chéloïdes. — La dégénérescence du tissu de cicatrice connue sous le nom de chéloïde est tout à fait spéciale, se caractérise par la production de masses exubérantes sur toute une partie de la ligne cicatricielle avec tendance à l'extension au delà des limites premières de la cicatrice, et à la reproduction après ablation. Cette masse exubérante est lisse, rosée ou rouge, élastique, douloureuse à la pression et même spontanément quelquefois. Elle est en outre fort disgracieuse et s'accroît progressivement, jusqu'à un certain degré, pour devenir stationnaire sans montrer la moindre tendance à la disparition.

Cette transformation survient surtout sur certains terrains (scrofuleux) et dans certaines régions (cou, oreille, poitrine); une cicatrice très minime et passée inaperçue peut lui donner naissance. Thibierge cite même un cas de chéloïde développée à la suite d'une application un peu violente de teinture d'iode[2].

Extirpation. — En présence de cette allure néoplasique, l'ablation de la tumeur devait être tentée, et elle l'a été souvent ; mais de l'avis de tous les chirurgiens, unanimes encore sur ce point dans une récente discussion de la Société de chirurgie[3], cette pratique est décevante, la récidive suivant toujours de près l'opération. Cependant Lucas Championnière croit l'intervention sanglante utile « malgré la fatalité de la récidive ». « Ces tumeurs, en effet, arrivent à être lassées dans leur développement. Leur évolution devient plus lente au fur et à mesure des récidives, leur développement moins exubé-

[1] Voir : Marcel Bailliot. Thèse de doctorat, Paris, 1894.

[2] Thibierge. *Société française de dermatologie et de syphiligraphie*, 14 janvier 1897.

[3] *Bulletins Soc. chir.* Discussion à propos des fibromes récidivants d'origine traumatique, 1896, p. 469 et suivantes.

rant. L'intervention permet de gagner du temps et le temps arrête les progrès du mal [1]. »

L'extirpation étant généralement abandonnée, on a essayé d'autres moyens qui ont donné des résultats variables.

Et d'abord, le terrain sur lequel se développent les cicatrices chéloïdiennes étant ordinairement scrofuleux, un *traitement général* est tout indiqué : huile de foie de morue, iode, arsenic, etc., traitement, qui viendra en aide à la thérapeutique locale.

Compression. — La compression de la tumeur, employée autrefois par Nélaton, est recommandée par Delorme; elle « fait cesser la douleur et l'augmentation de volume semble diminuer ». Pour la pratiquer le chirurgien saisit la tumeur entre le pouce et l'index et cherche à l'écraser. Cette thérapeutique n'est applicable, on le voit, que sur des chéloïdes petites que l'on peut saisir entre les doigts ; elle n'a du reste pas toujours donné des résultats satisfaisants.

Electrolyse. — L'électrolyse est, dans la même discussion, recommandée par Quénu ; voici comment il procède :

« Après une injection de cocaïne à 1/100e dans la zone à électrolyser, j'enfonçais de fines aiguilles dans les points les plus saillants utilisant des courants de 15 à 20 milliampères ; après deux ou trois minutes, je changeais mes aiguilles de place.

« De petites escarres se formaient, autour des aiguilles négatives surtout (je n'ai employé que l'électrolyse bipolaire) ; une séance durait ainsi dix minutes et comprenait une dizaine de piqûres. Un peu de gaze iodo-collodionnée me servait de tout pansement. » Les séances sont espacées de quinze à vingt jours ; en une douzaine de séances une grosse chéloïde fut ainsi presque complètement guérie.

Injections d'huile créosotée. — MM. Marie et Balzer obtinrent des résultats avec des injections d'huile créosotée : injections intra-chéloïdiennes d'huile créosotée à 20/100 de 1 centimètre cube par séance; la masse s'élimine par escarre [2].

A propos de cette communication, M. Brocq cite un cas de guérison dû à la combinaison de pulvérisations d'eaux sulfureuses de Luchon et de massages [Ferras (de Luchon)], mais ce cas est unique.

Scarifications et emplâtres. — Les scarifications faites autrefois par Fabrice d'Aquapendente ont été préconisées par E. Vidal et sont recommandées par Brocq [3] :

On pratique sur toute l'étendue de la tumeur des incisions bien perpendiculaires aux téguments et qui intéressent la néoplasie dans toute son épaisseur, les incisions doivent être régulières, quadrillées, et d'autant plus écartées qu'elles sont plus profondes; ainsi pour une chéloïde de 5 à 6 millimètres de saillie, elles devront être espacées de 3 à 4 millimètres (fig. 3). Au fur et à mesure que la tumeur s'affaisse et décroît, les incisions doivent être graduel-

---

[1] *Bulletins Soc. chir.*, 1896, p. 474.

[2] *Société de dermatologie et de syphiligraphie*, séance du 8 décembre 1898.

[3] Brocq. Indications de la scarification. *Presse médicale*, 1898, n° 9, p. 53.

lement rapprochées en observant toujours à peu près les mêmes rapports entre leur profondeur et leur écartement. Dans l'intervalle des séances, il est nécessaire de tenir la tumeur constamment recouverte et protégée de tout contact extérieur par un emplâtre, emplâtre simple ou mieux emplâtre rouge d'E. Vidal ou emplâtre de Vigo.

Dès que les scarifications sont guéries, il faut refaire une nouvelle opération, c'est tous les huit jours en moyenne qu'il faut intervenir, la régularité la plus absolue est indispensable pour obtenir un résultat.

L'insensibilisation est obtenue d'habitude en deux ou trois séances mais la diminution de volume ne s'obtient qu'après des mois sans que généralement on puisse arriver à la guérison complète.

Dans les cas rebelles Brocq a conseillé depuis longtemps un traitement mixte qui donne de bons résultats : employer alternativement les scarifications, l'électrolyse, les emplâtres à l'acide chrysophanique (le plus efficace contre la chéloïde, mais trop irritant pour être utilisé pendant les scari-

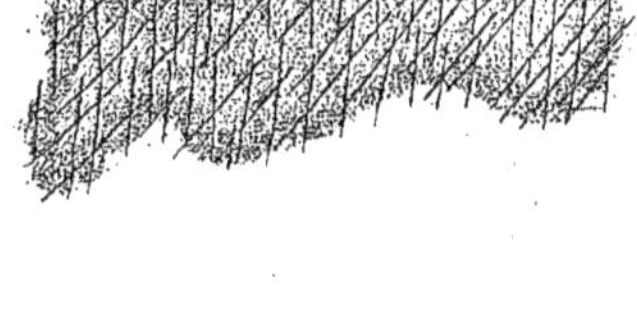

Fig. 3. — Scarifications pour les Chéloïdes (Brocq).

fications) en substituant l'un de ces procédés à l'autre quand, après un usage suffisamment prolongé, son action commence à s'épuiser.

C'est en somme à ce traitement par les scarifications, combiné ou non à l'électrolyse et à l'emploi des emplâtres, qu'il conviendra d'avoir recours, l'extirpation ne donnant que des résultats déplorables.

En tout cas si l'on se décidait à employer cette dernière méthode, il serait indispensable d'obtenir, sans le secours d'aucun antiseptique chimique, par l'asepsie ou stérilisation par la chaleur seule, une réunion par première intention, et de comprimer légèrement la nouvelle cicatrice.

5° **Difformités par cicatrices.** — a. Cicatrices adhérentes. — Lorsqu'après guérison des suppurations profondes, il reste des tractus fibreux retenant la peau à un plan osseux profond (suppurations d'origine dentaire, ostéomyélite par exemple), il en résulte une dépression disgracieuse que l'on peut faire disparaître lorsqu'elle est peu large en sectionnant la bride profonde au ténotome et mobilisant la cicatrice. C'est peu de chose et souvent la difformité disparaît d'elle-même sans aucune intervention.

b. Brides et rétractions cicatricielles. — Consécutives aux larges pertes des substances, aux plaies longues à cicatriser, aux brûlures étendues, ces brides peuvent être minces et étroites ou au contraire constituer de larges surfaces de tissu cicatriciel induré, épaissi, rigide et inextensible, immobilisant complètement une articulation en position vicieuse ou déterminant des compressions, des strictions. En même temps, souvent des ulcérations inguérissables siègent aux points les plus tendus.

On cherchera d'abord avant la production de la rétraction, à prévenir celle-ci en épidermisant la surface cruentée au moyen de greffes, ou on aidera à la formation d'un revêtement cutané qu'on reconnaît incapable de se faire spontanément.

Plus tard, lorsque la bride est petite, assez souple, aux doigts par exemple, on a pu par des moyens simples, des sections en Λ, en λ, redresser, suturer et obtenir la guérison ; mais, en général, il est impossible d'obtenir un résultat satisfaisant avec de simples sections, on ne peut y arriver qu'en pratiquant l'ablation totale du tissu de cicatrice et le remplaçant par de la peau souple et saine prise ailleurs.

Greffes et autoplasties. — Pour arriver à ces buts divers, on emploie la méthode de réparation par transplantation de peau saine : tantôt le segment de peau transplanté est complètement détaché, l'opération prend alors le nom de *greffe;* tantôt au contraire le segment cutané reste un certain temps attaché par un de ses bords (pédicule) à la peau voisine, c'est une *autoplastie* vraie.

Ce n'est pas ici le lieu d'étudier le manuel opératoire qui permettra de mener à bien ces diverses opérations, mais nous devons rechercher quelles sont les indications spéciales de chacune d'elles.

Les *greffes* comprennent plusieurs variétés : greffes humaines, greffes animales.

Ces dernières sont peu employées et bien que Reverdin [1] ait obtenu de bons résultats avec la transplantation de peau de grenouillle et Redard avec la peau de poulet, c'est en général aux greffes humaines qu'on a recours.

Les greffes humaines ont d'abord été simplement épidermiques (Reverdin) (nous ne parlons pas des semis de squames épidermiques obtenues par raclage qui n'ont pas donné de résultats); ces greffes sont petites et doivent être très nombreuses pour recouvrir presque toute la surface. Puis on prit de grands lambeaux comprenant la totalité ou une grande partie du derme, méthode dérivée de la précédente (Ollier en 1872, puis Thiersh en 1874, avec un manuel opératoire différent pour la taille des lambeaux et la préparation de la plaie.)

On a aussi essayé de transplanter de grands lambeaux de peau entière débarrassée de la graisse qui la double, et complètement détachés (Le Fort). Cette greffe cutanée est peu employée, elle a cependant donné récemment un bon résultat à Berger dans un cas de flexion de la main sur le bord cubital, consécutive à une brûlure [2].

Toutes ces greffes peuvent être prises sur le malade lui-même ou sur une autre personne à la condition de ne pas s'exposer à l'inoculation de la syphilis ou de la tuberculose; elles peuvent être prises aussi sur des segments de peau détachés dans un but thérapeutique (circoncision, résection du scrotum).

Les *autoplasties*, en dehors de la *méthode française*, qui n'est applicable qu'aux plaies fraîches, sont faites suivant la *méthode indienne :* mobilisation autour de son pédicule d'un lambeau pris dans les environs immédiats de

---

[1] Reverdin. *Archives de médecine expérimentale,* 1892, p. 139.

[2] *Bull. Soc. chir.,* 1896, p. 558 et 567.

la plaie et tordu sur ce pédicule ; ou suivant la *méthode italienne* (Taglia-
cozzi) *modifiée* (Rencaume, de Grœfe, Berger) : application d'un lambeau de
peau avec sa graisse comme le précédent mais pris à distance, dans une
région qui peut être maintenue près de la plaie pendant une quinzaine de
jours sans trop de fatigue. Tous ces lambeaux doivent être pris dans des
directions déterminées, taillés suivant des règles bien connues et appliqués avec certaines précautions que l'on trouvera exposées dans les *Manuels
de technique chirurgicale*, et que nous ne pouvons reproduire ici. Voyons
seulement quel choix il conviendra de faire suivant les circonstances parmi
ces diverses méthodes.

Les différents cas qui peuvent se présenter sont :

1° Les cicatrices lentes, tendant vers l'ulcère ;

2° Les plaies étendues (brûlures) que l'on désespère de voir se cicatriser
spontanément ;

3° Les cicatrices achevées, mais rétractées ou ulcérées.

1° Sur une plaie peu vivace, dont la cicatrice par la périphérie n'avance
pas ou avance très lentement, il peut être bon de placer quelques îlots épidermiques de Reverdin qui constitueront des centres d'épidermisation devant
rejoindre le liséré périphérique.

Il est utile pour les appliquer de choisir son moment : il faut que la plaie
soit rouge, bien bourgeonnante mais à bourgeons réguliers, serrés, bien
aplanis. Pour cela il faut préparer la surface à greffer quelque temps avant :
si les bourgeons sont pâles, mous, les activer par grattages, cautérisations,
applications de teinture d'iode, la balnéation quotidienne ou biquotidienne
dans de l'eau à 50° (Forgue et Reclus); si les bourgeons sont trop exubérants les réprimer au nitrate d'argent ; si la plaie suppure, la désinfecter
d'abord puis supprimer, quelque temps avant la greffe, toute application
d'antiseptiques ; l'eau bouillie salée ou boriquée sera seule employée au
moment de la greffe.

2° Sur les larges plaies, dont la cicatrisation spontanée est impossible ou
fort difficile, il importe de transporter non plus de l'épiderme mais des lambeaux souples et larges.

C'est aux greffes d'Ollier-Thiersch et aux autoplasties qu'il faudra s'adresser. La greffe dermo-épidermique ne peut à elle seule servir à recouvrir de
grandes surfaces ; elle donne alors des « cicatrices précaires, sans résistance, facilement ulcérées[1] ». « Lorsqu'on veut recouvrir une surface étendue
il faut créer des contre-forts solides, et c'est la greffe italienne qui les procure ». Mais on ne peut trop multiplier ces lambeaux à l'italienne car ils sont
empruntés sur d'autres régions où ils laissent aussi des cicatrices et c'est
l'association de deux méthodes (greffes de Thiersch et autoplastie italienne)
qu'il convient d'employer. Ceci ressort nettement, du reste, d'une discussion
de la Société de chirurgie en 1896 à propos d'une communication de Reclus,
discussion à laquelle prirent part Reclus, Berger, Monod, Michaux.

Là aussi, il faut préparer le terrain pour la greffe ou le tranport du lambeau, mais ce sont des détails de technique opératoire que l'on trouvera

---

[1] Reclus. *Bull. Soc. chir.*, 1896, p. 558.

exposés ailleurs. Ce qu'il importe de savoir c'est que ces opérations doivent être pratiquées lorsque la plaie bourgeonne largement et franchement et c'est sur ces bourgeons saignants préparés]à souhait par le curettage ou la section au bistouri ou au rasoir qu'on applique les lambeaux.

Nous n'avons parlé ici que d'autoplastie italienne parce que le plus souvent c'est sur un membre que l'on opère, mais s'il est possible, comme au cou, au thorax, de prendre un lambeau au voisinage, l'autoplastie indienne à pédicule tordu sera mieux supportée par le malade.

3° La cicatrice est faite mais vicieuse, il faut en pratiquer la dissection, l'ablation totale et se comporter en présence de la plaie nouvelle comme précédemment, sans cependant qu'il soit nécessaire d'attendre que la plaie bourgeonne. Les lambeaux autoplastiques pourront être appliqués immédiatement aux endroits qui nécessitent le plus de souplesse dans les téguments (articulations), on complétera plus tard la cicatrisation par des greffes dermo-épidermiques.

MALADIES VIRULENTES

Tuberculose. Syphilis. — Nous ne pouvons donner ici le traitement en général des manifestations locales diverses de la tuberculose ou de la syphilis, nous les verrons à propos de chaque organe.

Quant au traitement général des tuberculeux, indispensable à unir à tout traitement local, il se trouve exposé en détails dans tous les traités de thérapeutique médicale, et nous ne pourrions que le répéter ici de façon insuffisante. Il en est de même pour la syphilis.

Nous renvoyons donc aux maladies du tissu cellulaire pour les abcès froids ; aux maladies des os, pour la tuberculose osseuse, etc...

Charbon. Pustule maligne. — La thérapeutique chirurgicale du charbon se réduit à celle de la pustule maligne et de l'œdème malin, le charbon interne sans manifestation extérieure est rarement diagnostiqué, rapidement mortel, et n'est point du ressort de la pathologie externe.

Au point de vue du pronostic, il existe deux formes de charbon : 1° l'une simple, bénigne, dans laquelle la pustule existe seule sans œdème appréciable, sans réaction générale, et qui guérit seule ; ici tous les traitements réussiront.

Dans ces cas simples, sans réaction générale, on se contentera d'abord de toucher la petite tumeur avec la teinture d'iode et de maintenir dessus un pansement humide aseptique ordinaire. Il faudra surveiller le malade avec attention, prêt à instituer le traitement des cas graves si les symptômes deviennent alarmants.

2° L'autre, grave, marche rapidement avec phénomènes locaux et généraux inquiétants ; contre elle on doit diriger une thérapeutique plus énergique.

Dans ces derniers cas, le traitement doit être en effet institué très tôt.

A la période de début (vers le troisième jour) la lésion se présente sous l'aspect d'une escarre noire et sèche, située au sommet d'une tuméfaction rouge sombre ou violacée, dure et s'enfonçant profondément. Autour de cette zone tuméfiée, se trouve une couronne plus ou moins régulière de vésicules transparentes (fig. 4). Cette lésion primitive est bientôt entourée d'une zone d'empâtement, de rougeur, de gonflement qui s'étend rapidement, en même temps que les ganglions correspondants grossissent et deviennent douloureux.

C'est cette zone infectée par la bactéridie spéciale qu'il s'agit d'attaquer. Nous ne reviendrons pas sur les traitements variés essayés depuis les médecins de Bourgogne et les vétérinaires de Beauce : l'extirpation de la pustule au bistouri, son incision en croix dont on remplit les sillons de bichlorure de

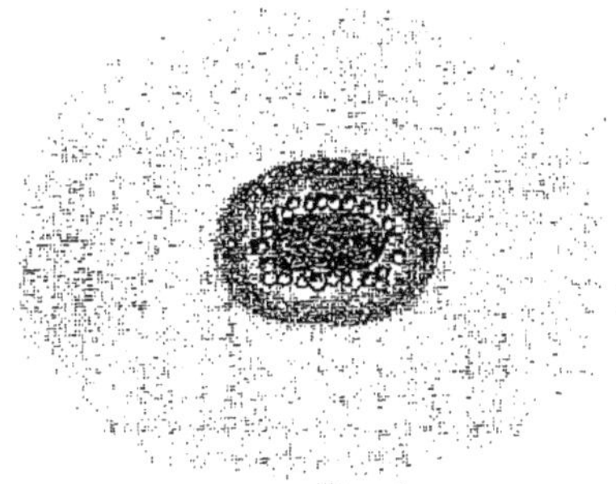

Fig. 4. — Pustule maligne (d'après le Traité de Chirurgie DUPLAY-RECLUS).

mercure concassé ; sa destruction par la potasse, le fer rouge. Toutes ces méthodes sont ou insuffisantes ou dangereuses par l'intoxication à laquelle elles exposent, ou mauvaises par les trop grands délabrements qu'elles occasionnent.

C'est, aujourd'hui, la méthode mixte de Verneuil, qu'on emploie d'ordinaire. Cette méthode utilise d'une part la destruction du point central, de la pustule elle-même, et d'autre part les injections interstitielles de teinture d'iode reconnues efficaces par Davaine, Théophile Anger et d'autres.

L'escarre primitive est fendue en croix au thermocautère et entièrement détruite ; dans la tuméfaction indurée, qui l'entoure immédiatement, on plonge la pointe du thermocautère profondément ; ces pointes de feu profondes sont séparées les unes des autres par un intervalle de 1 à 2 centimètres ; et dans la zone rouge, œdémateuse, étendue plus ou moins loin, on fait des injections interstitielles de teinture d'iode. Verneuil conseille parmi les nombreuses solutions employées, celle à 1/200e ; six à dix piqûres sont faites à la seringue de Pravaz, chacune injecte une dizaine de gouttes et ces injections sont répétées matin et soir. Il faut avoir soin de ne pas injecter dans le derme et de mobiliser lentement l'aiguille (poussant ou tirant) pendant l'injection.

La première intervention : destruction de l'escarre et injections, très douloureuse, doit être faite sous l'anesthésie générale. Pour les séances suivantes, prolongées pendant deux ou trois jours au moins, et qui seront répétées s'il est nécessaire, l'anesthésie n'est pas indispensable.

Après chaque séance, la région malade est enveloppée de compresses imbibées d'eau bouillie simple ou boriquée.

En même temps, il faut lutter contre l'intoxication de l'organisme, par l'alcool, les toniques ; et ici aussi les injections sous-cutanées de sérum artificiel devront exercer une action favorable.

On a bien essayé d'obtenir un sérum anticharbonneux. On a pu immuniser les animaux; mais au point de vue curatif, chez l'homme, on n'a encore fait que des essais qui sont restés infructueux.

Bien entendu, si quelques cas de charbon se produisent, il est indiqué d'en rechercher l'origine (animaux, peaux) et de prendre les mesures nécessaires pour la destruction des animaux morts, la désinfection des locaux et la vaccination des animaux vivants.

Actinomycose[1]. — L'actinomycose est une maladie infectieuse commune à l'homme et à plusieurs animaux domestiques, due à l'inoculation d'un champignon du genre Oospora ou Nocardia.

TRAITEMENT PROPHYLACTIQUE. — La contagion se fait par certains animaux, par les céréales et les poussières.

Contre les animaux, les précautions à prendre sont celles de toutes les maladies contagieuses : isolement sévère et pansement à part de leurs plaies.

Contre les végétaux, précautions générales; c'est en effet souvent par les épis, les épines, les débris de paille introduits dans la bouche que se fait l'infection. Il convient donc d'éviter de mâchonner les herbes, la paille, de se nettoyer les dents avec des débris de bois et de paille, de ne pas négliger les piqûres d'épines, etc.

Contre les poussières enfin, l'aération large des locaux où sont renfermées les céréales ; hangars, granges, etc.

TRAITEMENT CURATIF. — L'actinomycose déclarée, et nous n'en pouvons donner ici les signes très variables suivant la région où elle siège, la thérapeutique comporte deux indications : le traitement interne et le traitement local.

Traitement interne. — Le médicament spécifique de l'actinomycose n'est pas encore trouvé, disent Poncet et Bérard ; *l'iodure de potassium*, le plus employé jusqu'aujourd'hui, n'est qu'un adjuvant du traitement chirurgical. Il s'administre comme dans la syphilis, à la dose de 2, 4, 6 grammes par jour. D'après les mêmes auteurs, dans les deux tiers des cas d'actinomycose cervico-faciale ancienne infectée et ouverte, le résultat du traitement ioduré a semblé nul.

Dans les trois quarts des cas d'actinomycose récente, fermée, la guérison a été obtenue par l'adjonction de l'iodure de potassium au traitement chirurgical et dans un quart des cas par le traitement ioduré seul.

---

[1] Poncet et Bérard. *Traité de l'actinomycose*, Paris, Masson, 1898. Nous avons emprunté à ce livre les éléments de ce chapitre.

L'iodure de potassium n'est donc pas un médicament spécifique, mais est un précieux adjuvant.

Traitement local. — Les injections interstitielles, faites dans la tumeur, surtout avec du sublimé n'ont pas donné de résultat net ; non plus que les applications locales d'une solution iodo-iodurée à 1/25 préconisées par Esmarch.

Le traitement chirurgical est le seul qui jusqu'à présent, aidé du traitement ioduré, ait donné des résultats ; il consiste dans :

L'extirpation totale, traitement radical, mais bien rarement possible.

L'incision et le curettage pour les foyers profonds et viscéraux fermés, en suivant les indications spéciales données par la situation de l'organe atteint.

Le curettage et la cautérisation au fer rouge, au chlorure de zinc, au nitrate d'argent, des foyers ouverts ou déjà incisés.

Dans tous les cas la guérison est fort longue à obtenir et se compte souvent par années.

La curette et le fer rouge sont les deux grands agents thérapeutiques ; il faut maintenir ouverts les foyers et exercer une surveillance constante pour attaquer à mesure les nouveaux foyers.

Traitement général. — En même temps, il est indiqué de soutenir l'état général par les toniques, les phosphates, etc. ; la résistance du sujet ayant une importance considérable dans une maladie d'aussi longue durée.

TUMEURS

Comme pour la tuberculose et la syphilis, il ne peut y avoir de chapitre sur le traitement des tumeurs en général. Les indications varient non seulement avec la nature de la tumeur mais encore avec sa localisation, aussi aurons-nous plus d'avantages à étudier cette thérapeutique dans chaque région et à propos de chaque organe.

Seul dans les tumeurs, le lipome pourrait faire l'objet d'un chapitre unique, nous le traiterons en parlant des maladies du tissu cellulaire.

CHAPITRE IV

PEAU ET TISSU CELLULAIRE SOUS-CUTANÉ

I. — LÉSIONS INFECTIEUSES

Furoncle et anthrax. — Il est impossible d'indiquer un unique traitement du furoncle et de l'anthrax, il y a entre le furoncle isolé, petit, et l'anthrax malin à marche rapide, une différence énorme dans le pronostic et les indications thérapeutiques. Entre ces deux formes extrêmes s'en classent un certain nombre d'autres de gravité variable et qui comportent aussi des indications différentes.

TRAITEMENT GÉNÉRAL. — Il est un point commun à toutes les formes et dont nous nous occuperons d'abord : que le furoncle soit isolé ou multiple, véritable furonculose, que l'anthrax soit bénin ou grave, il faut s'inquiéter de l'état général et, avant tout, rechercher le sucre dans l'urine.

Bien entendu, si la glycosurie existe, il faut immédiatement instituer le régime spécial qui convient aux diabétiques.

Si le malade n'est pas diabétique, il est encore indiqué d'agir sur l'état général pour éviter le retour souvent prolongé des éruptions furonculeuses ou des anthrax. Depuis longtemps, on a conseillé dans ce but l'arsenic (liqueur de Fowler, eaux de Plombières, de la Bourboule), les alcalins (eaux de Vichy, de Vals), les préparations sulfureuses [poudre de Pouillet, solution d'hyposulfite 36/300 d'eau, (Gingeot)]; l'antisepsie intestinale (naphtol β, salicylate de bismuth et magnésie anglaise, àà 30 centigrammes par paquet, 3 par jour, Bouchard). Depuis quelque temps, on emploie contre les furoncles, la furonculose et l'anthrax, comme traitement général adjuvant du traitement local et aussi dans le but d'empêcher le retour des éruptions, un traitement dont l'efficacité semble réelle.

La levure de bière, employée autrefois (1852) par Mosse, préconisée par Debouzy (de Wignehies) (1894) et enfin expérimentée par Brocq (1899)[1] a donné, entre les mains de ce dernier auteur et d'autres qui l'ont suivi, les meilleurs résultats.

La levure de bière se prend à la dose moyenne de 3 cuillerées à café par jour, mais délayée dans un peu d'eau ou de bière, au commencement de chaque repas. Le seul inconvénient de cette médication est de donner

---

[1] Brocq. La levure de bière dans la furonculose. *Presse médicale*, 28 janvier 1899, n° 8, p. 45.

quelquefois des pesanteurs d'estomac, des renvois acides, et même un peu
de diarrhée.

TRAITEMENT LOCAL. — Ici, nous sommes obligés de diviser et de distinguer
successivement plusieurs cas : 1° Le furoncle, isolé ou non, mais petit,
peu douloureux, sans zone rouge environnante marquant une tendance à
l'extension, et l'anthrax circonscrit, petit et bénin ;

2° Le furoncle plus gros, tendu, très douloureux, entouré d'une zone rouge
inflammatoire, et le furoncle grave par sa situation (face, lèvre supérieure) ;

3° L'anthrax malin, diffus, volumineux et s'étendant plus ou moins
vite ;

4° Enfin nous aurons à étudier aussi quelques complications, heureusement rares.

1° *Furoncle simple peu douloureux et anthrax petit, bénin.* — Les malades sujets aux éruptions furonculeuses, avertis par une sensation spéciale
de tension, essaient souvent d'un *traitement abortif*, bien qu'il réussisse
rarement.

On a conseillé d'appliquer, au point rouge et douloureux, une goutte d'une
solution concentrée (au 1/10ᵉ), d'eau phéniquée, ou une solution alcoolique
de sublimé au 1/100ᵉ, ou la pointe du crayon de nitrate d'argent; J.-L. Faure
recommande de préférence une solution au 1/10ᵉ de nitrate d'argent. Il faut
faire attention de placer la gouttelette exactement au point malade et de
n'en pas répandre sur les téguments sains.

La teinture d'iode est le médicament le plus employé comme absortif : avec
un stylet ou un bâtonnet, il suffit de déposer une goutte de teinture sur la tuméfaction rouge. On a aussi recommandé l'alcool camphré sur des gâteaux
d'ouate hydrophile (Vidal, Brocq), ou l'alcool absolu.

Si le furoncle a évolué, le mieux est de le recouvrir d'un pansement
humide aseptique ordinaire (gaze stérilisée imbibée d'eau bouillie chaude,
taffetas gommé, ouate et bande) qui remplace l'ancien cataplasme dont on ne
doit plus se servir aujourd'hui. Non seulement le cataplasme est sale, expose
aux infections, mais il favorise la pullulation du staphylocoque et l'inoculation successive des appareils sébacés voisins.

Il est inutile d'employer dans le pansement humide, le sublimé ou l'eau
phéniquée ; ces antiseptiques provoquent des érythèmes, des démangeai-
sons et n'amènent pas une guérison plus rapide.

Il sera bon, avant d'appliquer le pansement primitif, de raser, savonner et
dégraisser la région et même, comme l'a indiqué Verneuil, de pulvériser (à
l'aide de la marmite de Championnière), soit de l'eau bouillie chaude, soit
une solution phéniquée à 2/100ᵉ. Sauf à la face, l'acide phénique en solution
présente moins d'inconvénients lorsqu'il est pulvérisé, que lorsqu'il est
appliqué d'une façon permanente par des pansements.

La pulvérisation ne dure qu'un quart d'heure à une demi-heure, la peau
peut être ensuite essuyée avec soin à l'aide d'un tampon d'ouate ; la solution
phéniquée ne reste pas ainsi de façon permanente en contact avec les téguments.

On connaît le manuel opératoire de cette pulvérisation : recouvrir d'un imperméable tous les environs de la région à pulvériser, et placer l'appareil à 30 ou 50 centimètres du malade.

Une séance de pulvérisation par jour suffit, après laquelle on applique le pansement humide. Chaque fois que le pansement est renouvelé, et cela surtout lorsque le furoncle ou l'anthrax est ouvert, il faut nettoyer avec soin la peau, enlever le pus ou les débris de bourbillon. La propreté est le meilleur moyen d'éviter l'éruption de furoncles voisins du premier.

A la fin du traitement, lorsque le bourbillon est éliminé, si la peau est macérée, si le malade ne peut garder un grand pansement (à cause de ses occupations) on appliquera sur le furoncle une rondelle d'emplâtre de Vigo que l'on changera matin et soir en nettoyant, avec soin, à l'aide d'un tampon d'ouate imbibé d'eau bouillie chaude.

Ce traitement suffira ordinairement, si le furoncle ou l'anthrax prenait au contraire une extension plus grande, devenait douloureux, quelques indications nouvelles pourraient se présenter que nous allons voir.

2° *Furoncle extensif et douloureux. Furoncle de la face.* — Lorsque le traitement précédent n'arrête pas les accidents, ou lorsque très rapidement le furoncle devient grave, après échec du traitement précédent qu'il faut toujours essayer (avec 2 séances de pulvérisation par jour au lieu d'une) il pourra être utile d'intervenir plus activement.

On a vanté l'injection interstitielle d'eau phéniquée à 2/100ᵉ ; l'évidement à la curette (Lassar, Le Fort) ; il est plus simple et suffisant d'ouvrir le furoncle soit d'un coup de pointe de bistouri, soit avec la pointe du thermocautère que l'on enfonce profondément au centre de la tumeur.

Après l'incision au bistouri ou au fer rouge, de même que lorsque le furoncle ou l'anthrax s'est ouvert spontanément, il est non seulement inutile mais nuisible de presser sur les parties latérales pour en faire sortir le bourbillon. Cette manœuvre est fort douloureuse, ouvre des vaisseaux qui saignent et est souvent suivie d'une poussée inflammatoire plus ou moins étendue autour de la lésion primitive ; enfin elle n'accélère en rien la guérison.

Pour le furoncle de la face et surtout de la lèvre supérieure, on devra d'abord essayer le traitement simple par les pulvérisations (à l'eau bouillie simple ou boriquée) et le pansement humide, après avoir rasé la région ; mais très rapidement, plus hâtivement que pour toute autre région, si la tension et la douleur sont vives, la rougeur étendue, il faudra débrider largement au bistouri ou au thermocautère ; on pourra peut-être éviter ainsi la phlébite de la veine faciale si fréquemment observée.

3° *Anthrax volumineux, malin, diffus.* — Ici la conduite à tenir est plus difficile ; l'état du malade est ordinairement précaire. C'est souvent un diabétique ; l'anthrax est douloureux et s'étend plus ou moins vite. D'autre part, l'intervention, toujours grave et nécessitant souvent l'anesthésie générale, peut avoir les plus funestes résultats, c'est affaire de tact, aussi d'expérience que de décider une intervention et d'en choisir le moment.

En tous cas, il faudra toujours commencer par le traitement ordinaire : nettoyage, pulvérisations répétées, pansement humide et traitement général ; mais le plus souvent cela ne suffira pas. La douleur, l'extension, la réaction générale pousseront le chirurgien à l'intervention. Que doit-être celle-ci ?

Nous ne parlerons que pour les rejeter des incisions circulaires enveloppant l'anthrax, de l'incision cruciale sous cutanée, de l'"extirpation au bistouri ou l'évidement à la curette, moyens violents exposant à l'infection générale, aux hémorragies, et graves pour l'état général malgré les résultats qu'on en a pu obtenir.

C'est l'incision qui sera employée, incision multiple, cruciale ou étoilée si l'on veut, mais surtout ouvrant tous les foyers, dépassant les limites du mal et laissant des ponts de peau assez larges pour qu'on puisse éviter leur sphacèle. Il est évident que, pour ce faire, l'anesthésie générale est indispensable, que le nombre et l'étendue des incisions seront variables avec la forme de l'anthrax, une incision unique pouvant quelquefois suffire.

Faut-il opérer au bistouri ou au thermocautère ? Le bistouri va plus vite, est plus facile à manier, mais donne naissance à des hémorragies souvent graves et n'ajoute pas à l'opération l'action destructive de la chaleur sur les microorganismes. Le thermocautère répond aux deux derniers besoins, mais souvent il pénètre mal, difficilement et lentement dans ces tissus durs et épais, il s'éteint dans la profondeur, se couvre de matières organiques carbonisées qui l'empêchent de rougir, aussi a-t-on souvent recours aux deux instruments successivement.

Les grandes et principales incisions sont faites rapidement au bistouri, puis le thermocautère au rouge sombre est passé lentement dans chaque brèche, arrêtant l'hémorragie et brûlant les parties profondes, en outre le couteau de platine rouge est enfoncé aux endroits non incisés, à la périphérie, criblant d'orifices de sortie les surfaces le moins atteintes.

Après cette opération, un lavage à l'eau bouillie très chaude nettoie les plaies et un pansement humide est appliqué selon les règles ordinaires et sans imperméable.

Ensuite le traitement primitif est repris : pulvérisations d'eau bouillie simple ou d'une solution phéniquée très faible, lavage à chaque pansement, propreté minutieuse, et pansements humides.

Grâce au traitement général, à des injections sous-cutanées de sérum physiologique, auxquelles on aura recours si l'état général est très déprimé, on pourra ainsi franchir la phase aiguë et éliminer les bourbillons et les tissus mortifiés. Cependant il faut bien savoir que ces cas sont très graves et qu'une issue fatale est souvent à craindre, malgré tous ces soins.

Lorsque la suppuration commence à diminuer, il peut être utile de changer le pansement; la peau macérée par le pansement humide et les pulvérisations, devient rouge, luisante au delà même du mal. Il est bon alors d'employer un pansement sec fait avec de la gaze stérilisée simple (compresses de tarlatane bouillies et exprimées fortement par des mains bien nettoyées) ou si cette gaze adhère trop à la plaie à chaque pansement, avec de la gaze stérilisée recouverte de vaseline stérilisée par la chaleur.

4° *Complications.* — Il faudra surveiller avec soin les parties voisines et veiller à l'éclosion d'un lymphangite ou d'une adénite qui peuvent suppurer; à l'inflammation puis la suppuration des bourses séreuses voisines (coude, genou); à la phlébite dans les furoncles ou anthrax de la face; enfin même à la formation d'abcès éloignés tels qu'en ont signalés par exemple Ricard dans le foie [1], de Vlaccos dans la rate [2]. En présence de ces complications il conviendra de se conduire comme nous l'indiquerons au moment de l'étude de ces cas particuliers (foie, rate, veines, etc.).

Abcès tubéreux (hydradénite, hydrosadénite).—L'inflammation et la suppuration des glandes sudoripares dans les régions spéciales (aisselle, périnée) où elle se produit, est une affection bénigne mais ennuyeuse par sa tendance à la diffusion dans le tissu cellulaire sous-cutané et à la reproduction incessante. La stagnation de la sueur, le défaut de propreté, le frottement de linges sales sont la principale cause de ces abcès; aussi lorsqu'une induration arrondie, sous-dermique se montre dans l'aisselle ou au périnée, le premier soin doit être de raser la région avec soin, de la savonner et nettoyer à fond, de la dégraisser à l'éther ou à l'eau de Panama, puis d'appliquer un pansement humide aseptique ordinaire.

Lorsque la petite tumeur devenue adhérente à la peau rougie, se ramollit, il faut inciser pour évacuer le pus.

Chaque fois qu'un nouvel abcès paraîtra, on devra l'inciser de même, nettoyant avec soin toute la région à chaque pansement.

Lorsque tout sera terminé, et ce peut être long car les abcès peuvent se multiplier pendant des semaines et même des mois, il faudra recommander au malade des lavages soignés et fréquents, des soins de propreté minutieux, afin d'en éviter le retour.

Tuberculose cutanée. — La tuberculose cutanée est beaucoup plus souvent du ressort de la dermatologie que de la chirurgie ; mais comme son traitement comporte quelquefois de petites opérations chirurgicales, nous devons donner au moins les indications de ces dernières. Il faut cependant reconnaître que ces interventions simples et bénignes seront souvent faites par le dermatologiste lui-même qui en a plus l'habitude, le doigté, et qui sait mieux en reconnaître les indications.

La tuberculose cutanée comprend plusieurs sortes de lésions :

Le lupus vulgaire ;

La tuberculose verruqueuse dont fait partie le tubercule anatomique ;

Les ulcérations et gommes tuberculeuses.

Lupus. — Comme dans toute tuberculose, et nous n'y reviendrons pas pour les autres formes, le *traitement général* doit d'abord être institué : suralimentation, exercice modéré, éloignement des villes si possible, frictions sèches sur tout le corps le matin, et surtout huile de foie morue à la dose de 4 ou 6 cuillerées à soupe par jour pour un adulte. Brocq [3] à qui nous emprunterons les principaux éléments de ce chapitre de thérapeutique, insiste sur les bons effets de l'huile de foie de morue dans le lupus, on peut utilement lui associer les arsenicaux.

[1] Ricard. *Académie de médecine*, 16 octobre 1894.

[2] De Vlaccos, *Bulletins et Mémoires de la Soc. de chirurg.*, 29 mars 1899, p. 333.

[3] Brocq. *Traité des maladies de la peau*, 1892, p. 490 et suivantes.

Le *traitement local* sera l'*ablation* de la plaque si elle est petite et dans un endroit caché, on peut s'aider alors des greffes de Tiersch. Ce moyen est très rarement applicable[1].

Le *raclage* se fait à la curette de Volkmann ou avec la curette fenêtrée de Vidal ou l'instrument de Besnier. Le raclage est fait sans anesthésie générale, jusqu'au tissu sain, puis un pansement ordinaire est appliqué. Les résultats sont souvent bons, mais les cicatrices obtenues sont de vilain aspect. La récidive est fréquente, comme du reste avec toutes les méthodes.

On a bien dit [Besnier, Aubert (de Lyon)] que le raclage et les scarifications, les interventions sanglantes en un mot, exposaient le malade à des inoculations et à la généralisation de la tuberculose. De même que pour la tuberculose chirurgicale ordinaire, on considère aujourd'hui comme des coïncidences les cas attribués à la généralisation ; l'observation courante montre que les complications viscérales ne sont pas plus fréquentes avec ou sans intervention sanglante.

Les *scarifications linéaires quadrillées* faites avec le scarificateur de E. Vidal, légèrement quoique jusqu'au tissu sain, donnent de très bons résultats. La guérison est plus longue à obtenir qu'avec le raclage, mais les cicatrices sont beaucoup plus souples et régulières.

Après la scarification, on applique un emplâtre de Vigo et Brocq insiste sur les bons résultats obtenus par ce pansement. S'il n'est pas supporté, on applique l'emplâtre rouge de Vidal.

Lorsque le lupus s'étend vite, il faut d'abord attaquer les bords pour arrêter la marche, et ensuite seulement traiter le centre.

Les séances de scarification seront en moyenne répétées tous les huit jours, et il faut de 10 à 20, 30 ou 40 séances pour obtenir la cicatrisation.

La *cautérisation ignée* au thermo ou mieux au galvano-cautère porté au rouge sombre sont faites avec une pointe courte et par piqûres. Un pansement humide est appliqué ensuite.

L'*électrolyse* n'a pas encore aujourd'hui donné de résultats encourageants.

Les *caustiques chimiques* (arsenic surtout) sont fort douloureux et exposent aux intoxications.

En résumé, d'après Brocq, dans les régions découvertes (face) où il est nécessaire d'avoir de belles cicatrices, c'est la scarification qui sera préférée. Si cependant la marche est rapide, il faut se presser de commencer par la cautérisation pour reprendre ensuite la scarification.

Brocq vante beaucoup la méthode mixte qui unit les scarifications à la cautérisation ignée.

Si la lésion est saillante, verruqueuse et aux membres, le raclage (après anesthésie générale), avec cautérisation au chlorure de zinc donne de bons résultats et A. Broca[2] dit grand bien de cette méthode.

Signalons enfin que Hollœnder (de Berlin)[3] a obtenu des guérisons

---

[1] Pierre Eynard. *Traitement des tuberculoses cutanées.* Thèse, Paris, 1899.

[2] Broca. *Traité de chirurgie,* Duplay-Reclus, t. I, p. 587.

[3] *Presse médicale,* 30 octobre 1897, p. 269, n° 90.

dans les cas de lupus diffus et étendus avec les courants d'air chaud.

TUBERCULOSE VERRUQUEUSE ET TUBERCULE ANATOMIQUE. — C'est l'inoculation de la tuberculose par une voie d'entrée cutanée (autopsies pour le tubercule anatomique; contacts variés, poussières, crachats pour la tuberculose verruqueuse), qui reste longtemps ou toujours localisée, mais peut se généraliser et qu'il est bon par conséquent de supprimer.

Pour le tubercule anatomique c'est surtout la cautérisation ignée, la pointe de feu profonde qui réussit; on peut lui associer le raclage si la lésion est saillante et étendue; de même pour la tuberculose verruqueuse. Comby[1] montrant la fréquence assez grande de cette tuberculose verruqueuse aux mains et aux poignets chez les enfants dit qu'une ou deux séances de cautérisation (thermo ou galvano-cautère) avec ou sans raclage préalable suffisent pour la guérison.

ULCÉRATIONS ET GOMMES TUBERCULEUSES. — Ici bien entendu, le traitement général est de première importance.

Le traitement local diffère suivant que la gomme est ouverte ou non.

Avant l'ouverture, les applications d'eaux mères de Salies, de teinture d'iode aident le traitement général.

Après ouverture et pour les ulcérations, le chlorure de zinc, le nitrate d'argent, l'acide lactique, le sublimé seront essayés, ainsi que la poudre d'iodoforme, mais il faut bien savoir que le traitement est long et que le succès dépend de l'état général et du traitement interne surtout.

Lorsque les simples applications de médicaments ne favorisent pas la cicatrisation, un *raclage* de l'ulcère ou du foyer à la curette tranchante suivie de cautérisation au fer rouge ou au chlorure de zinc peut donner un bon résultat. Il est souvent utile du reste de recommencer plusieurs fois ce traitement.

Abcès froids. — Les abcès froids sous-cutanés sont tantôt des gommes, tantôt des abcès consécutifs à des lésions profondes (osseuses le plus souvent).

Nous verrons à propos des tuberculoses profondes (mal de Pott, coxalgie, etc...) les indications spéciales que peuvent comporter ces abcès profonds.

Lorsqu'il s'agit d'abcès froid vulgaire d'origine sous-cutanée ou profonde trois méthodes sont en présence : l'extirpation totale; l'ouverture suivie de curettage; les injections modificatrices.

L'*extirpation totale* serait la meilleure puisqu'elle débarrasserait rapidement l'organisme de ce foyer d'infection, mais elle est rarement possible, il faut une lésion circonscrite et peu volumineuse pour qu'on puisse la pratiquer. Le manuel opératoire est celui de l'ablation de toute tumeur circonscrite non énucléable, il faut enlever les tissus avoisinants et fermer complètement la plaie. Or, il est bon de savoir que l'ablation d'une lésion en apparence limitée, entraîne toujours à des dégâts beaucoup plus considérables qu'on peut le prévoir *a priori*.

---

[1] Comby. *Archives de médecine des enfants*, décembre 1898, n° 12, p. 706.

En général les lésions sont ou trop profondes ou trop étendues pour qu'on puisse en faire l'extirpation. Vaut-il mieux alors ouvrir et curetter ou ponctionner et injecter?

Une première indication est nette : si l'abcès froid a subi une poussée aiguë avec rougeur de la peau et menace d'ouverture spontanée, il vaut mieux l'ouvrir et le vider pour faire cesser les accidents aigus, puis lorsque ceux-ci sont tombés, curetter largement, cautériser au fer rouge ou au chlorure de zinc, en attendant la cicatrisation qui sera toujours longue à obtenir et nécessitera souvent plusieurs curettages consécutifs.

Lorsque l'abcès est véritablement froid, tous les auteurs sont d'accord pour essayer d'abord la méthode des *injections modificatrices*.

La tumeur est vidée à l'aide d'une aiguille assez grosse de l'appareil Potain ou Dieulafoy, la poche est lavée à l'eau bouillie chaude, puis on injecte soit de l'éther iodoformé à 5 ou 10 p. 100, (25 à 50 grammes au plus de la solution) soit du naphtol camphré, soit de l'huile iodoformée (10 p. 100) (Redard), soit du sérum oxygéné (Luton, de Reims) :

Phosphate de soude au 1/10°	75 cent. cubes.
Eau oxygénée à 12 vol.	25 —

soit enfin le mélange suivant : (Lannelongue) [1]

Huile d'amandes douces stérilisée.	90 —
Iodoforme	10 —
Éther sulfurique	10 —
Créosote de hêtre.	2 —

Voici comment se pratique cette injection : Une aiguille un peu grosse est plantée dans la tumeur fluctuante en glissant sous la peau saine à la périphérie de la poche, afin d'éviter la fistulisation, on évacue par aspiration le contenu de la poche. Si l'aiguille se bouche par un grumeau, un mandrin la débouche. Un lavage à l'eau bouillie nettoie les parois, puis la quantité nécessaire du liquide modificateur, variable avec le volume de l'abcès, est injectée par l'aiguille. Pour l'éther iodoformé, le point important est de laisser d'abord l'éther distendre les parois pour y déposer l'iodoforme, puis de le faire échapper en partie pour éviter la production d'escarre par surdistension et l'ouverture consécutive de l'abcès. Pour cela, le doigt bouche l'orifice de l'aiguille après l'injection et maintient ainsi l'éther à l'intérieur. Au bout d'un instant le doigt, formant soupape, laisse échapper un peu d'éther jusqu'à ce que les parois ne soient plus tendues. L'aiguille est alors enlevée et l'orifice fermé par un pansement collodionné. Il est inutile de piquer deux aiguilles dans la tumeur et de multiplier les orifices; on augmente ainsi les chances de fistulisation.

Presque toujours la guérison ne sera obtenue qu'après plusieurs injections successives. Il ne faut pas se désespérer, surtout si la collection est profonde et peu abordable au bistouri ou à la curette (abcès par congestion) et continuer les injections en évitant autant que possible l'ouverture spontanée ou chirurgicale.

[1] *Académie des Sciences*, 16 janvier 1899.

Si au contraire l'abcès froid est moins profond et dû à une lésion accessible, s'il résiste au traitement par les injections, s'il s'ouvre spontanément, il faut avoir recours au raclage, au *curettage* avec cautérisation ignée ou au chlorure de zinc au 1/10 ou au 1/20.

Bien entendu, s'il existe une lésion profonde (osseuse ordinairement) il faudra autant que possible traiter cette lésion causale comme nous l'indiquons dans les chapitres particuliers.

Toutes les fois que cette lésion causale est difficilement accessible, il importe de laisser fermée la collection tuberculeuse, de la vider par la ponction et de tâcher d'en amener la guérison par les injections modificatrices. L'ouverture spontanée ou artificielle expose aux infections secondaires difficiles à éviter dans les pansements fréquents qui ne peuvent être tous faits par le chirurgien lui-même. On sait qu'autrefois la plupart de ces malades mouraient de septicémie lente ou aiguë due à ces infections secondaires de la poche.

II. — PRODUCTIONS ÉPIDERMIQUES

Durillons et cors. — La suppression de la cause suffit souvent à les faire disparaître au début.

Plus tard cette suppression même ne suffit plus.

Pour les guérir, de nombreux moyens ont été préconisés.

L'ablation au bistouri est une opération disproportionnée avec l'importance du mal.

Les caustiques (acide azotique) sont dangereux, car ils s'étendent autour de la lésion.

Le plus souvent, on obtient la chute de la callosité gênante en la ramollissant d'abord par des bains chauds, puis en y appliquant du collodion salicylé suivant la formule :

Acide salicylique.	4 grammes.
Alcool à 90°.	10 —
Dans collodion	30 —

Ou, comme le conseille Brocq, le collodion de Vigier.

Acide salicylique.	1 gramme.
Extrait alcoolique de cannabis indica.	0 gr. 50
Alcool à 90°	1 —
Ether à 62°.	2 — 50
Collodion élastique.	5 —

On applique une couche de ces collodions le soir pendant huit jours, puis après un bain de pied chaud on peut enlever avec l'ongle les lamelles épidermiques qui se soulèvent.

Lors de récidive, on recommence.

Verrues et papillomes. — La guérison spontanée des verrues n'est pas rare ; mais si elle tarde à se faire, il faut intervenir. On a proposé une *médication interne* sur laquelle on fera bien de ne pas trop compter : magnésie à la dose de 20 centigrammes à 1 gramme, thuya occidentalis (60 à 80 gouttes), arsenic, etc.

Comme *traitement local*, les caustiques et les traitements proposés pour les cors et les durillons ont été appliqués ; le mieux est d'avoir recours au raclage ou à l'excision aux ciseaux suivis de cautérisation ignée.

Après l'ablation de la verrue la plus ancienne ou la plus grosse, on a vu les autres disparaître souvent spontanément ; il sera donc indiqué de commencer par l'ablation de la verrue la plus ancienne, quitte à traiter les autres ensuite, si elles persistent.

III. — TUMEURS

Epithéliomes cutanés. — Les épithéliomes cutanés se voient surtout à la face, dans un âge avancé, tantôt poussant sur une de ces verrues plates séniles (crasses des vieillards) si fréquentes au visage et aux mains des gens très âgés, tantôt, au contraire, survenant d'emblée suivant le type décrit par Verneuil sous le nom d'épithéliome sudoripare, avec son petit bourrelet périphérique qui indique le côté par où il progresse.

Nous ne nous occupons pas ici des cancers situés aux orifices près des muqueuses, leur traitement est tout autre, nous le verrons en étudiant les maladies de la bouche, des paupières, etc.

Croutes séniles. — Étant donné la transformation fréquente des croûtes séniles en cancroïdes, il est bon de traiter ces verrues. Des lotions à l'eau savonneuse, des soins de propreté minutieux en diminueront souvent le nombre, et pour ceux qui persistent des caustiques légers (chlorate de potasse) ou le thermaucotère les feront disparaître.

Il faut recommander de ne pas les gratter ni les irriter par des applications de pommades inutiles.

Dès que la transformation en cancroïde est à craindre, il faut les traiter comme des cancers.

Cancroïde. — Pour l'épithéliome vrai, à bords indurés, ulcéré ou non ; deux sortes de moyens sont en présence : l'extirpation large au bistouri suivie ou non d'autoplastie ; la destruction par le feu, les caustiques ou la curette.

Eliminons d'abord le *raclage* qui très souvent n'enlève pas tout le mal et risque de faire de nouvelles inoculations épithéliales dans la plaie.

La destruction au *thermocautère* doit être large et dépasser les bords de la lésion. On la fait suivre d'applications de chlorate de potasse pendant quelques jours, puis d'aristol (Brocq).

Les *caustiques* préconisés sont fort nombreux : acide chromique, bleu de méthyle, acide lactique, pyoctanine, etc., mais les plus employés actuellement sont le chlorate de potasse et l'arsenic.

Le chlorate de potasse s'emploie de la façon suivante (Brocq) :

La plaie est lavée avec une solution concentrée de chlorate de potasse et recouverte de chlorate pulvérisé ; puis au bout de deux à quatre jours, lorsqu'on juge la cautérisation suffisante, on lave chaque jour la plaie avec la solution saturée de chlorate de potasse ; sauf si elle est douloureuse (les lavages se font alors à l'eau bouillie boriquée ou non), puis on applique de l'aristol pulvérisé.

L'arsenic est employé depuis quelque temps suivant la méthode de Cerny et Trunecek : on applique sur le cancer ulcéré nettoyé la mixture suivante :

Acide arsénieux pulvérisé . . . . 1 gramme.
Alcool éthylique . . . . } àà 75 gr.
Eau distillée . . . . }

On recouvre la plaie d'un pansement simple ordinaire et tous les jours on badigeonne de nouveau la croûte qui se forme. Peu à peu l'escarre se détache, d'abord sur les bords, puis au fond, et elle tombe enfin. Lorsqu'elle se détache d'elle-même et ne tient plus que par quelques filaments, on coupe ceux-ci.

Le fond de l'ulcère est encore touché avec la même mixture et s'il se forme encore une croûte épaisse et adhérente, il faut continuer jusqu'à ce qu'elle se détache ; sinon on traite la plaie comme une plaie quelconque.

Le titre de la solution peut être augmenté pendant le cours du traitement si l'escarre est épaisse, et on peut se servir de solution d'acide arsenieux à 1 p. 100 et 1 p. 80 faite dans les mêmes conditions que la solution à 1 p. 150.

Toutes ces méthodes : caustiques, cautérisations, ont donné des résultats, mais les récidives sont fréquentes et, lorsque cela est possible, il est toujours préférable de recourir à l'extirpation chirurgicale au bistouri.

Lorsque le cancroïde est petit, non adhérent, l'anesthésie locale à la cocaïne suffit, la réunion se fait facilement et la cicatrice obtenue par première intention est peu visible.

Il est bien préférable de pratiquer cette opération de bonne heure, sans essayer les caustiques et autres modes de traitement, car la récidive qui se produit après eux est toujours plus étendue et nécessite alors de plus grands délabrements, des autoplasties et l'anesthésie générale.

Cette extirpation sera large, et dépassera de toutes parts l'induration des bords ; on devra en outre explorer avec soin les régions ganglionnaires correspondantes pour enlever les ganglions dégénérés s'il en existe, ce qui est rare dans cette forme d'épithéliome. A la suite de cette extirpation, l'indication d'une autoplastie pourra se poser. Faut-il faire immédiatement cette autoplastie ou laisser d'abord cicatriser et réparer secondairement, c'est un point de thérapeutique que nous discuterons avec plus de profit au moment du traitement des cancers de la face où elle se pose généralement.

Ce n'est que lorsque le malade se refusera à toute intervention chirurgicale qu'on aura recours à la destruction par les caustiques ou le thermocautère.

De même les caustiques (chlorate de potasse, arsenic) seront indiqués comme palliatifs dans les cancers cutanés inopérables, étendus et adhérents aux os sous-jacents, l'opération radicale dans ces cas nécessitant l'anesthésie générale, la formation d'une plaie de vaste étendue, la dissection de lambeaux d'autoplastie, etc., serait trop considérable souvent pour être bien supportée par des malades âgés, étant donné surtout les chances de récidive rapide ; jusqu'à ce jour, les sérums anticancéreux n'ont encore donné aucun résultat.

Autres tumeurs de la peau. — Outre l'épithéliome qui mérite un chapitre spécial, les tumeurs cutanées primitives sont peu nombreuses : le sarcome peu fréquent, le fibrome sessile ou pédiculé (molluscum pendulum), les angiomes (nævi, tumeurs érectiles) et les kystes développés aux dépens des glandes sébacées, kystes sébacés ou loupe. Nous allons examiner successivement ces diverses tumeurs.

Sarcomatose cutanée. — Elle peut présenter deux formes distinctes : 1° la forme multiple (Kaposi et thèse de Perrin, 1886) contre laquelle aucune intervention n'est possible. Quelques tumeurs peuvent disparaître spontanément, mais le nombre augmente rapidement et la généralisation survient vite. On a préconisé dans ces cas les injections hypodermiques d'arsenic (IV gouttes de liqueur de Fowler étendue de moitié d'eau), faites dans la fesse, mais sans en avoir obtenu jamais des résultats bien remarquables.

2° La forme isolée dans laquelle on rencontre le sarcome vulgaire et le sarcome mélanique.

Le premier comporte le même pronostic grave et le même traitement qu'ailleurs. L'ablation large et précoce avec réunion primitive autant que possible ; surveillance ensuite et ablation de chaque récidive sauf si l'on constate un signe quelconque de généralisation (peau, os, poumon, foie).

Quant au second, le sarcome mélanique, sa gravité est extrême. Son ablation même large, même avant l'envahissement ganglionnaire, est généralement suivie d'une récidive et d'une généralisation très rapides.

Souvent d'autre part, si l'on n'y touche pas, il reste assez longtemps stationnaire.

Aussi l'intervention est-elle, pour beaucoup de chirurgiens, contre-indiquée tant que la tumeur noire reste stationnaire. Si elle augmente, si les ganglions se prennent faut-il intervenir ? L'expectation laisse la généralisation se faire rapidement, mais l'extirpation ne l'empêche pas toujours de se faire et la hâte même peut-être, en sorte que beaucoup de chirurgiens ne conseillent pas l'intervention.

Cependant, et c'est aussi l'avis de Berger [1] et de Pamard [2] entres autres, une intervention *large*, faite de bonne heure, avant généralisation pourra être suivie d'une survie assez longue (six mois, quinze mois et plus), même si l'on a dû extirper quelques petits ganglions à la racine du membre. Une masse ganglionnaire volumineuse, dure, adhérente, sera une contre-indication à l'opération, la récidive serait certaine et rapide.

Si l'on se décide à l'opération, celle-ci doit être large, comprendre l'ablation des ganglions suspects ; l'opérateur doit rechercher la réunion primitive.

Fibrome cutané. — Le fibrome cutané est généralement du fibrome mou.

[1] Berger. *Société de chirurgie*, 1897, p. 526.
[2] Thèse de Subert. *Du mélano-sarcome primitif de la peau*, Paris, 1899.

Il peut être multiple, et dans ce cas uni à des tumeurs des nerfs et à de la pigmentation (polyfibromatose neuro-cutanée pigmentaire), il n'est susceptible d'aucun traitement chirurgical ; ou au contraire il est unique et isolé et alors le plus souvent pédiculé. Le pédicule est large et étalé ; ordinairement le pédicule mince laisse pendre la tumeur aplatie ou arrondie ; c'est le *molluscum pendulum*. Cette tumeur est souvent fort petite, mais on en voit quelquefois de très volumineuses (orange, tête de fœtus) notamment au scrotum et aux grandes lèvres. Le seul traitement est l'ablation au bistouri. La ligature à la base à l'aide d'un fil de soie est un mauvais procédé, long et insuffisant.

Si la tumeur est petite, l'anesthésie cocaïnique suffit, il faut enlever avec la masse le point d'implantation cutanée et réunir.

Si la tumeur est volumineuse, l'anesthésie générale peut être nécessaire pour opérer de même.

Nævi et tumeurs érectiles. — Sur la peau, on peut rencontrer deux sortes d'angiomes, les tumeurs pédiculées ou sessiles, les taches ou nævi.

Pour les TUMEURS CUTANÉES OU SOUS-CUTANÉES bien circonscrites et peu volumineuses, il n'existe qu'un seul traitement : l'ablation. Les autres méthodes, les mêmes que nous verrons pour les nævi, ne présentent ici aucun avantage et ont comme inconvénient la durée du traitement, la douleur provoquée, et les dangers d'infection.

Ces tumeurs sont très vasculaires mais on ne craint plus aujourd'hui l'hémorragie et le mieux, pour éviter l'effusion de sang, est d'inciser lentement à la périphérie de la tumeur en pinçant à mesure tous les vaisseaux ouverts ; il suffit, après l'extirpation, de faire les ligatures nécessaires et de suturer.

Dans un cas, seulement, il importe de tenir compte du développement des vaisseaux, c'est dans le cas d'une tumeur érectile à traiter chez le nouveau-né. Il vaut mieux ne pas opérer dans les premiers mois et attendre que l'enfant soit bien développé pour pratiquer l'ablation dans le courant de la deuxième année. Si cependant l'extension de la tumeur est rapide, on sera forcé quelquefois de recourir plus tôt à l'intervention, il suffira alors de prendre les précautions nécessaires pour que l'effusion sanguine soit insignifiante : aller lentement et ne pas laisser saigner un seul vaisseau, pincer immédiatement et, même avant de couper, si le vaisseau est visible. Si pourtant l'état de faiblesse de l'enfant fait reculer devant toute intervention sanglante, on pourra tenter un moyen qui réussit fort bien dans les nævi : l'électrolyse.

Nous verrons à propos des maladies du cou, du plancher de la bouche, de l'orbite, etc... qu'il est des angiomes sous-cutanés dont les connexions profondes sont fort étendues, ce ne sont plus alors des tumeurs de la peau ou du tissu cellulaire sous-cutané et nous verrons leur traitement à propos de ces régions.

Enfin lorsque les tumeurs superficielles sont trop volumineuses pour être facilement enlevées au bistouri, les indications sont plus délicates, nous les étudierons en même temps que celles des nævi étendus.

Les TACHES OU NÆVI sont pigmentaires ou vasculaires.

Les premiers ne comportent ordinairement aucun traitement, ce sont les « grains de beauté » plus ou moins étendus, avec développement variable de poils. La non-intervention est la règle et la modification de ces taches par les caustiques ou l'électrolyse, au point de vue esthétique, est du ressort de la dermatologie.

Les *nævi vasculaires*, au contraire, occupent le chirurgien. Ce sont ces taches cutanées quelquefois si étendues et si disgracieuses lorsqu'elles siègent à la face et au cou.

Un certain nombre de moyens thérapeutiques employés autrefois sont aujourd'hui complètement abandonnés, nous ne ferons que signaler les principaux :

La *vaccination* a été fort vantée, elle ne peut être employée que sur des sujets non encore vaccinés, n'est pas constante dans ses résultats ; mais, elle pourrait être employée sans danger si on le désirait. Il vaut mieux faire la piqûre sur le bord de la tache ou de la tumeur qu'en son centre à cause de l'hémorragie qui nuirait à l'inoculation vaccinale.

L'*acupuncture simple*, l'*incision circulaire*, la *compression*, les *ligatures artérielles à distance* sont des procédés abandonnés.

L'*ignipuncture* au thermo ou au galvanocautère est une méthode longue, laissant parfois des cicatrices irrégulières, et exposant aux hémorragies primitives ou secondaires.

Cependant la *galvanopuncture* peut donner de bons résultats dans les taches étendues à condition de faire des applications superficielles à intervalles espacés.

Restent l'*extirpation au bistouri*, l'*électrolyse* et les *injections interstitielles*.

Les *injections interstitielles* ont été faites généralement avec le perchlorure de fer, employé surtout sous forme de liqueur de Piazza. Mais cette méthode est dangereuse et malgré la compression circulaire à la périphérie de la tache ou de la tumeur, les embolies sont à craindre (Zielewicz[1] signale 6 morts sur 15 cas traités par cette méthode), aussi ne peut-elle être conseillée.

On a appliqué aussi aux angiomes la méthode sclérogène de Lannelongue[2], et Morestin[3] a présenté au Congrès de chirurgie de 1899, un beau succès obtenu par cette méthode chez un jeune homme de vingt et un ans porteur d'un angiome considérable de la joue et de la région parotidienne.

L'*extirpation* au bistouri est totale ou partielle. L'extirpation totale, la dissection par la périphérie comme pour une tumeur quelconque est, nous l'avons vu, la méthode de choix dans les angiomes bien circonscrits, peu volumineux, cutanés ou sous-cutanés, mais ne peut être employée dans les tumeurs étalées ou dans de larges nævi surtout à la face où des auto-

---

[1] Zielewicz. *Journal de Posen*, 1876, in thèse Heins, 1892.

[2] Deubel, *Acad. med.*, 1892 et *Bull. med.*, 1892, p. 241.

[3] Morestin. Traitement d'un vaste angiome de la joue et de la région parotidienne. *XIIIe Congrès français de chirurgie*, octobre 1899.

plasties seraient nécessaires pour combler la perte de substance et où elle donnerait des cicatrices déplorables.

L'extirpation partielle a pu donner quelques résultats mais c'est un moyen incomplet, dangereux par l'hémorragie et qui ne doit pas être conseillé.

L'*électrolyse* est en somme jusqu'à présent le procédé le meilleur pour ces larges taches ou ces tumeurs étalées qu'on ne peut espérer enlever chirurgicalement.

C'est en général le pôle positif qui est employé (le pôle négatif produisant des escarres) à l'aide d'aiguilles implantées dans le nævus, le pôle négatif étant relié à une plaque placée sur la région scapulaire, par exemple. Plusieurs aiguilles sont enfoncées, écartées les unes des autres de 3 à 4 millimètres pour ne pas produire d'escarre. Le courant est progressivement élevé, en suivant le galvanomètre, à 25 ou 30 milliampères en moyenne. Les divers auteurs ne sont pas d'accord sur l'intensité que l'on doit donner. On est allé jusqu'à 60, 80 ou 100 milliampères, ces intensités sont dangereuses. Il est bon aussi de ne pas s'en tenir au courant de 2, 3 ou 5 milliampères qui expose aux hémorragies, lorsqu'on retire les aiguilles.

La durée de chaque séance varie aussi d'après les auteurs : deux à trois minutes pour Redard, dix minutes pour Boudet de Paris, cinq à dix minutes pour Schwartz. On diminue l'intensité du courant peu à peu avant d'enlever les aiguilles.

Du reste, il est bon de s'arrêter lorsque la zone blanche, qui se produit autour de chaque aiguille, atteint 3 à 4 millimètres.

Les séances sont répétées tous les huit jours environ ; mais peuvent être rapprochées jusqu'à deux ou trois jours, surtout après un certain temps de traitement.

Cette méthode est malheureusement douloureuse et on ne peut vraiment songer chaque fois à endormir le malade ; mais ces séances étant fort courtes, la douleur est généralement supportée. Schwartz a proposé d'anesthésier à la cocaïne la tumeur à traiter. De plus, cette méthode est longue et la durée du traitement se compte par mois.

Mais lorsque le traitement chirurgical est impossible, c'est, à l'heure actuelle, la méthode qui a donné le plus de succès. Peut-être dans l'avenir, le chlorure de zinc injecté à la périphérie rivalisera-t-il avec l'électrolyse ; mais il n'y a pas encore assez d'observations pour fixer actuellement l'opinion.

Kystes sébacés. — Le kyste sébacé est unique ou multiple; l'indication est la même dans ces deux cas : il faut opérer. Si les kystes sont nombreux, on pourra les enlever successivement, en commençant par les plus gros ou les plus gênants, ou bien endormir le malade et enlever tout en une seule séance.

La loupe peut se présenter sous trois aspects différents :

1° Elle n'a jamais subi de poussée inflammatoire et est mobile ;

2° Elle est infectée ;

3° Enfin elle a subi une ou plusieurs poussées inflammatoires, mais est refroidie.

1° Si le kyste est mobile, sans avoir jamais été infecté, il vaut mieux l'enlever, même s'il est petit et stationnaire, que d'attendre qu'il grossisse ou s'infecte, ou même devienne plus tard le point de départ d'une tumeur épithéliale.

Pour cette opération très simple, il suffit de raser la région, d'anesthésier à la cocaïne, d'inciser sur la tumeur et de l'énucléer, sans l'ouvrir autant que possible. La peau est ensuite suturée, après résection des lèvres de la plaie si le kyste était gros. Dans ce cas, on peut faire cette résection d'avance en faisant au lieu d'une seule incision droite, deux incisions elliptiques sur la tumeur, conscrivant ainsi un lambeau de peau qui tombera avec le kyste.

2° Si le kyste est enflammé, rouge, douloureux, suppuré, il faut l'inciser comme un abcès ordinaire et se contenter de cela d'abord ; puis, lorsque les phénomènes aigus et douloureux seront tombés, il faudra enlever la coque si elle n'a pas été éliminée. On le fera à l'aide de pinces ou d'une curette.

Si les phénomènes aigus ne sont pas très intenses, après l'incision, un raclage à la curette suivi d'une cautérisation au chlorure de zinc peut amener une guérison rapide.

3° Si le kyste a été déjà infecté, il vaut mieux encore l'enlever que d'attendre une nouvelle poussée inflammatoire.

Ici l'opération est un peu plus délicate, le kyste ne s'énuclée plus, il faut le disséquer, au bistouri ou aux ciseaux, et le séparer des tissus voisins et de la peau.

Après suture, comme dans le cas précédent, un simple pansement au collodion, à l'adhésol ou au stérésol suffit.

Il est évident que si un kyste sébacé dégénère en épithélioma, comme cela se voit quelquefois, il faut en pratiquer immédiatement l'ablation large avec toute la peau qui la recouvre ; on devra toujours, même si la tumeur n'est pas encore ulcérée, explorer les ganglions correspondants, pour les extirper s'ils sont volumineux et indurés.

Outre les lésions du tissu cellulaire, étudiées en même temps que celles de la peau, (abcès tubéreux, abcès froids, sarcomes et angiomes) il reste à voir le *tubercule sous-cutané douloureux*, et le *lipome* que nous placerons à cet endroit parce qu'il est le plus souvent sous-cutané et que son traitement est toujours le même partout.

Quant à l'éléphantiasis que l'on étudie ordinairement avec les maladies de la peau et du tissu cellulaire, il renferme, en dehors de la filariose, un certain nombre de lésions différentes dues à des causes diverses. Ce sont des *états éléphantiasiques* que nous étudierons en même temps que les autres maladies des régions où ils se présentent, (membre inférieur, scrotum etc...)

Tubercules sous-cutanés douloureux. — Quelle que soit la nature de la petite tumeur sous-cutanée (fibrome, myxome, myome, etc.) qui provoque les douleurs intolérables caractéristiques de cette maladie, il n'existe qu'un traitement capable de faire disparaître ces dernières, c'est l'ablation de cette tumeur.

L'opération est très simple : énucléation, par une petite incision de la peau à la cocaïne ; puis suture.

Les narcotiques et antinévralgiques ne donneront jamais de résultat durable et ne seront employés que comme palliatifs et en cas de refus absolu de la part d'un malade pusillanime.

Lipome. — Il n'existe aujourd'hui qu'un traitement du lipome, qu'il soit sous-cutané ou profond, congénital ou non, unique ou multiple.

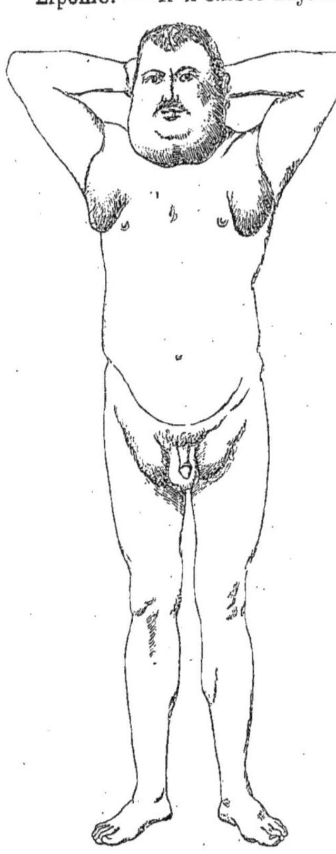

Fig. 5. — Adéno-lipomatose symétrique (Launois et Bensaude).

Le diagnostic peut en être difficile quelquefois, surtout pour les lipomes profonds, musculaires par exemple, et la nature de la tumeur peut être méconnue jusqu'au moment de l'opération, surtout si cette tumeur s'est développée rapidement (cas présenté par Jalaguier à la Société de chirurgie dans la séance du 7 mars 1899), mais l'intervention est d'autant plus indiquée, dans ces cas, que l'on pense ordinairement alors à une tumeur maligne.

Ce traitement est l'extirpation au bistouri : très simple dans les lipomes sous-cutanés circonscrits où, après incision de la peau, il suffit d'énucléer la tumeur, sans même qu'il soit utile de la sectionner d'un coup en deux moitiés, comme on l'a proposé pour faciliter la rapidité de l'opération (Gensoul). Cette opération peut être plus délicate dans le cas de lipome diffus où les limites de la tumeur sont peu précises et les infiltrations profondes difficiles à suivre.

Pour les lipomes profonds (plancher de la bouche, creux sus-claviculaire, main, tissu sous-péritonéal, etc.) les difficultés de diagnostic et de technique opératoire peuvent être grandes, mais l'indication est la même, extirpation au bistouri, si la tumeur est gênante ou en voie d'augmentation de volume.

Lorsque les lipomes sont multiples, symétriques ou non, on ne peut songer à pratiquer l'ablation de toutes les tumeurs souvent en nombre considérable et dans ce cas l'intervention opératoire ne portera que sur les lipomes devenus gênants par leur volume ou leur situation (aspect, compression, gêne des mouvements).

Dans tous ces cas, le pronostic opératoire est absolument bénin et les soi-disant cas de récidive et de généralisation ne sont dus probablement qu'à la continuation d'une prédisposition spéciale au développement de lipomes multiples.

A côté des lipomes vrais, il existe une dégénérescence lipomateuse dans laquelle l'indication thérapeutique est au contraire nulle : cette dégénérescence connue sous le nom de fibro-lipomatose inflammatoire se développe autour des reins, uretères, vessie, rectum etc... dans les cas d'inflammation de ces organes ; elle ne détermine par elle-même aucune indication spéciale et n'est rencontrée par le chirurgien que s'il intervient sur ces organes eux-mêmes ; il est bon alors qu'il soit prévenu de l'existence de cette transformation spéciale du tissu cellulaire.

Pierre Delbet[1] rattache à cette dégénérescence lipomateuse l'affection décrite sous le nom d'*adéno-lipomatose* par Launois et Bensaude[2], caractérisée par le développement de tuméfactions lipomateuses diffuses, disséminées symétriquement dans les différents points du corps (fig. 5) et en particulier dans la région cervicale (fig. 6),

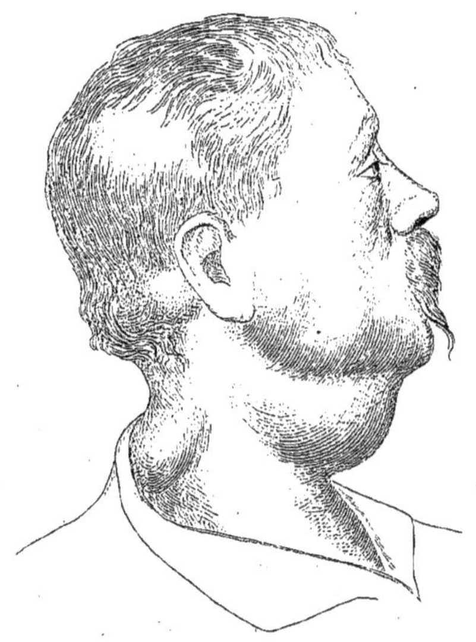

Fig. 6. — Adéno-lipomatose cervicale. Malade de MM. Launois et Bensaude.

et que MM. Launois et Bensaude rattachent à une maladie des ganglions et des vaisseaux lymphatiques, ayant beaucoup de points de ressemblance avec l'adéno-lymphocèle.

Ici la multiplicité des tumeurs, leur diffusion rendent tout traitement chirurgical impossible, sauf au début.

L'ingestion de corps thyroïde semble avoir donné des résultats satisfaisants dans quelques cas et pourra être tentée.

[1] *Bull. et Mém. Soc. chirurgie*, 1898, p. 1111.

[2] Launois et Bensaude. Adéno-lipomatose symétrique à prédominance cervicale. *Presse médicale*, 1er juin 1898, n° 46.

CHAPITRE V

AFFECTIONS TRAUMATIQUES DES OS

FRACTURES

Nous ne nous occuperons ici des fractures qu'au point de vue général, renvoyant pour l'étude de chaque fracture en particulier à la région à laquelle elle appartient (crâne, face, bras etc...).

Les fractures sont : 1° *fermées*, c'est-à-dire sans plaie communiquant avec le foyer osseux, ou 2° *ouvertes* (appelées autrefois compliquées). Le traitement de ces deux grandes classes diffère en ce que, dans une fracture ouverte, le traitement de la plaie est au moins aussi important que celui de la fracture.

Lorsque nous aurons étudié la conduite à suivre dans ces deux sortes de fractures, nous passerons en revue 3° les diverses *complications* qui peuvent survenir soit de bonne heure soit tardivement et enfin nous verrons les indications que fournissent 4° *le défaut de consolidation* (retards et pseudarthroses) et 5° la *consolidation vicieuse* (cals difformes, exubérants, douloureux).

1° **Fractures fermées.** — Il s'agit ici surtout des fractures des membres, celles de la tête, du tronc et du rachis comportant des indications tout à fait spéciales que nous ne pourrons étudier qu'à propos des régions correspondantes.

Lorsqu'il s'agit d'un traumatisme net, la notion étiolologique n'influe pas sur la direction du traitement ; mais lorsque la fracture reconnaît pour cause un traumatisme insignifiant et que sa véritable cause réside dans une prédisposition, soit locale, soit générale, il est évident que, dans ces cas, la notion étiologique prend une importance capitale. Ces *fractures spontanées* doivent être traitées suivant leurs causes. C'est ainsi qu'une fracture spontanée consécutive à une ostéomyélite ou à une tumeur primitive des os peut nécessiter l'amputation, qu'une fracture due à une gomme osseuse réclamera le traitement spécifique, etc. On trouvera, dans l'étude des affections osseuses, les indications thérapeutiques que comportent les lésions osseuses prédisposant à la fracture.

I. Transport du blessé. — Il est bien évident qu'il faut user de toute la douceur possible pour relever un blessé, atteint de fracture, et pour le transporter au lieu où il sera soigné, que toutes les précautions devront être prises, en le portant sur un brancard ou par tout autre moyen, en le débarrassant de ses vêtements, qu'il faut couper, pour éviter tout mouvement brusque ou violent dans le membre fracturé.

On trouve exposés partout les moyens de nécessité à employer à la campagne ou sur les champs de bataille ; à la ville, il sera presque toujours possible d'avoir une civière, un brancard, une voiture. Nous n'avons pas à nous étendre ici sur les instructions à donner aux infirmiers et brancardiers, c'est affaire aux chirurgiens militaires.

D'habitude, en pratique civile, le chirurgien n'assistera pas à ces premiers soins et trouvera le blessé dans son lit.

II. Réduction. — Une première indication à remplir (sauf exceptions particulières que nous verrons en étudiant chaque fracture) est de *réduire la fracture*, c'est-à-dire de rendre à l'os sa longueur, sa direction et sa forme.

Pour cela une méthode générale existe, modifiée dans les moyens pour chaque fracture, qui consiste à opérer une traction régulière et continue sur chaque extrémité de l'os rompu, puis à remettre les fragments en continuité. Les tractions s'appellent l'extension et la contre-extension, la première s'exerçant sur le fragment périphérique et la deuxième sur le fragment central ; l'action de rétablir la continuité de ces fragments se nomme la coaptation.

L'extension et la contre-extension sont ordinairement faites par deux aides sur les segments de membre sus et sous-jacents à l'os fracturé (cuisse et pied pour la jambe) mais peuvent aussi être appliqués sur l'extrémité osseuse elle-même.

Les tractions, à l'aide des mains embrassant le membre, suffisent souvent ; mais, chez les sujets musclés et dans les régions très musculaires (cuisse, bras par exemple) il peut être nécessaire, pour vaincre la résistance des muscles, d'opérer une traction lente et longtemps prolongée ; elle sera faite à l'aide d'appareils, que nous verrons plus loin : appareils à extension continue.

La coaptation est généralement faite par le chirurgien lui-même qui sent les extrémités osseuses, suit le progrès de la traction et aide de ses mains le cheminement des os.

Souvent enfin, pour obtenir une résolution musculaire suffisante et pouvoir réduire un chevauchement accusé (jambe par exemple), il sera nécessaire de donner le chloroforme ou l'éther. L'anesthésie générale est toujours d'un grand secours dans la réduction des fractures et pour peu qu'on éprouve quelque difficulté, il ne faut pas hésiter à s'en servir.

La réduction est obtenue lorsque l'os a repris sa direction normale, ce qui se reconnaît à l'aide de points de repère variables avec chaque segment de membre.

Du reste, il faut bien savoir qu'une réduction exacte est extrêmement difficile à obtenir, sinon impossible.

Tuffier, dans une étude radiographique de la réduction des fractures [1], montre la fréquence de l'irréductibilité des fractures. Le chevauchement surtout

[1] *Bull. et Mém. Soc. chirurgie,* 13 décembre 1899, p. 949. *Presse médicale,* 10 janvier 1900, p. 17 avec figures.

est tenace et les tractions violentes exercées sur les fragments ne font gagner que fort peu. Il fait en même temps remarquer que cette réduction parfaite, tout en étant désirable, n'est pas indispensable, et le résultat *fonctionnel* peut être et est souvent fort bon avec une réduction très insuffisante et une coaptation médiocre.

Cependant, si cette proposition est vraie pour les diaphyses, elle ne l'est pas pour les épiphyses, les fractures intra-articulaires demandent pour le fonctionnement intégral de la jointure, une coaptation exacte, et nombre d'arthrites et de périarthrites consécutives aux traumatismes articulaires n'ont pas d'autre cause qu'une fracture méconnue ou mal réduite.

La réduction opérée, il faut favoriser la cicatrisation, la formation du cal. Dans ce but plusieurs méthodes sont en présence ayant chacune des indications spéciales. Mais la conduite n'est plus la même suivant qu'on se trouve en présence d'une fracture diaphysaire ou épiphysaire.

III. CONSOLIDATION DES FRACTURES. — A. *Fractures diaphysaires.* — Les diverses méthodes parmi lesquelles il nous faudra choisir, sont :

1° L'immobilisation absolue et prolongée dans un appareil ;

2° L'extension continue ;

3° Le massage sans immobilisation ou méthode de L. Championnière.

4° La méthode mixte ; courte immobilisation, massage et mobilisation précoce.

5° La méthode ambulatoire.

6° La réduction sanglante.

Nous dirons d'abord en quoi consiste chacune de ces méthodes, nous choisirons ensuite entre elles, celles qui nous paraissent préférables, puis nous décrirons les appareils et manœuvres qu'elles nécessitent.

1° L'*immobilisation absolue et prolongée* dans des appareils (ordinairement les appareils plâtrés) était jusqu'à il y a peu d'année, la seule méthode employée et jugée indispensable à la formation d'un bon cal. La fracture réduite, le membre entier est placé dans un appareil moulé qui fixe complètement les fragments et empêche tout mouvement. L'atrophie musculaire, les raideurs articulaires qui résultent de cette immobilisation sont combattues ensuite, lorsqu'au bout d'un mois, un mois et demi ou deux mois l'appareil est enlevé.

Il faut donc pour qu'on s'expose à prolonger ainsi le traitement par un traitement consécutif non moins long, que l'on juge indispensable cette immobilisation absolue.

2° L'*extension continue*, employée sutout aux membres inférieurs, est destinée à lutter contre le chevauchement des fragments par une traction permanente exercée sur le fragment inférieur à l'aide de poids ; la contre-extension étant faite par le corps du malade lui-même.

Cette méthode n'immobilise pas les fragments d'une façon aussi complète que la précédente, mais tient encore le membre au repos absolu et comporte les mêmes conséquences : atrophie musculaire, raideurs articulaires.

3° Le *massage immédiat sans immobilisation* préconisé par J.-L. Championnière depuis 1886 peut être appelé « méthode de Championnière[1] ». Contrairement à l'opinion jusque-là courante, l'immobilisation absolue n'est pas du tout nécessaire à la formation du cal ; et l'exemple des fractures de côtes est toujours cité. La consolidation serait même favorisée et accélérée par une certaine quantité de mouvements.

Les avantages du massage immédiat sont la disparition rapide de la douleur, de l'impotence fonctionnelle, la conservation des muscles qui s'atrophient beaucoup moins, la conservation des mouvements articulaires et par suite la disparition des raideurs consécutives, si fréquentes.

L. Championnière conclut donc : « Le traitement le plus efficace des fractures, c'est le massage, il faut l'appliquer toutes les fois qu'il est possible de le faire. »

Dans les cas où l'extrême mobilité des fragments s'oppose à l'accomplissement des manœuvres nécessaires, il faut ou mobiliser avant d'appliquer l'appareil, ou interrompre cette application pour masser, ou après un court séjour de l'appareil pratiquer le massage et provoquer les mouvements nécessaires.

Même dans les fractures à grande mobilité, Championnière n'admet qu'une très courte immobilisation.

Lorsque la mobilité n'a qu'une tendance médiocre à se reproduire, « l'appareil est retiré au bout de deux ou trois jours, puis un massage méthodique est pratiqué, l'appareil est remis et on le retire chaque jour ». Dans les cas de grande mobilité il faut « immobiliser absolument les fragments pendant quelques jours. Très rapidement, il existe une somme de soudure osseuse suffisante pour permettre de retirer l'appareil pour pratiquer le massage. »

A cette pratique, Reclus [2] ajoute la *bande de caoutchouc.*

Après avoir montré les avantages de la bande élastique dans les fractures juxta-articulaires où nous en verrons l'application, Reclus montre comment dans les fractures diaphysaires à grande mobilité ou grand déplacement, après un massage immédiat et prudent, il enveloppe le membre dans une bande de caoutchouc. « La bande supplée au massage dans les cas où celui-ci est impossible, lorsque la fracture ne peut être facilement calée et que chaque mouvement provoque des douleurs intolérables. » La bande maintient les fragments, ajoute à l'immobilité de la gouttière, tout en hâtant la résorption des caillots. Cette bande doit, pour ne pas provoquer de douleurs, être placée avec soin : « déroulée plutôt que tendue sur la région », de l'extrémité vers la racine du membre.

4° La *méthode mixte* consiste dans l'immobilisation complète de la fracture pendant un temps beaucoup plus court qu'autrefois, mais plus long que ne le conseille Championnière : *a.* Dans la fracture à mobilité faible, massage immédiat, puis appareil plâtré pendant dix à quinze jours et enfin mobilisation.

<hr>

[1] Championnière. *Soc. chir.*, juillet 1886. — *Le massage et la mobilisation dans le traitement des fractures*, Paris, Coccoz, 1889. — *Traitement des fractures par le massage et la mobilisation*, Paris, 1895. — *Congrès de Moscou*, 1897.

[2] *Traitement des fractures. Cliniques de la Pitié*, Masson, 1894, p. 85 et suiv.

b. Si la tendance au déplacement est plus grande; « réduction exacte, suivie de l'application d'un appareil qui reste à demeure pendant quinze, vingt, vingt-cinq jours environ suivant le volume de l'os brisé et l'âge du sujet. A ce moment le membre est retiré, soumis à un léger massage qui portera sur toute sa circonférence. La séance terminée le membre est remis dans l'appareil dont on le retire à nouveau pour faire cette fois un massage plus énergique. On vérifie la fracture ; si on trouve le cal assez résistant on peut supprimer tout appareil, on le remplace par une simple bande pour commencer les séances journalières de mobilisation ».

c. « Quand le déplacement est rebelle, expose à un cal vicieux, à une pseudarthrose, il faut, avant tout, rechercher une consolidation correcte ; c'est-à-dire que la contention doit être exacte et prolongée jusqu'à ce que le cal soit solide. Le massage primitif est absolument contre-indiqué[1]. » Telle est la pratique recommandée par Rieffel.

5° La *méthode ambulatoire* ne peut évidemment s'appliquer qu'aux fractures des membres inférieurs. Nous n'entrerons pas dans le détail historique de cette méthode, encore récente[2] puisqu'elle date surtout de la communication de Hessing, au Congrès de Cassel, en 1878.

Le principe est le suivant : permettre à un blessé de marcher avec une fracture du membre inférieur, les fragments étant immobilisés par un appareil de contention et le membre enfermé dans un appareil qui dépasse le pied en bas pour s'appuyer sur le sol, et remonte en haut jusqu'au condyle du tibia ou jusqu'à l'ischion suivant le niveau de la fracture, afin d'y prendre appui. Le malade ne marche donc pas sur son membre blessé mais sur un appareil dans lequel ce membre est pour ainsi dire suspendu.

Nous indiquerons plus loin la façon de construire cet appareil; voyons seulement maintenant les avantages ou les inconvénients qu'il peut présenter.

Les avantages sont d'abord de ne pas immobiliser le malade au lit, de lui permettre même de reprendre ses occupations, du moins en partie; d'éviter aux vieillards les complications pulmonaires; aux alcooliques, le délirium tremens ; enfin, d'après les partisans de la méthode, la guérison serait plus courte et tout aussi sûre, exempte d'atrophies et d'ankyloses.

Les inconvénients, discutés et niés par les défenseurs, seraient : le prix élevé de l'appareil (lorsqu'on se sert des appareils faits d'avance), leur difficulté d'application; la mobilité trop grande laissée aux fragments d'où chevauchements et déviations, la formation d'escarres au niveau des points d'appui de l'appareil.

Les indications en seraient les suivantes : fractures malléolaires, fractures de jambes quelles qu'elles soient, même les fractures ouvertes; fractures de la rotule; ostéotomies et résections du membre inférieur.

N'ayant qu'une faible expérience personnelle de cette méthode qui, pour

---

[1] Rieffel. *Traité de chirurg.*, Le Dentu-Delbet, t. II, p. 64.

[2] Voir articles de Rieffel in le *Traité chir.*, Le Dentu-Delbet, t. II, p. 66. — Ricard et Demoulin in *Traité* Duplay-Reclus, t. II, p. 312. — Hennequin. *Revue d'orthopédie*, janvier 1897. — Cestan in *Gazette des Hôpitaux*, 24 avril 1897, n° 47. — Reclus in *Gazette des Hôpitaux*, 17 juin 1897, n° 68.

nous, trouve surtout son application dans les fractures basses de la jambe, nous ne pouvons donner d'appréciation et nous devons laisser à l'avenir le soin de la juger.

6° La *réduction sanglante* dans les fractures fermées diaphysaires (nous verrons plus loin les fractures articulaires) a été conseillée beaucoup mais est en somme peu faite et ne doit l'être qu'exceptionnellement. Nous devrons du reste plus tard discuter spécialement cette question à propos des fractures de jambe.

Nous ne parlons pas d'une intervention exigée par une complication, nous verrons ces cas bientôt; en dehors de ces derniers, la suture ne pourrait être justifiée que par l'impossibilité de réduire, le désir de prévenir des accidents (pseudarthrose, compressions nerveuses ou vasculaires — clavicule — col du péroné).

L'impossibilité de réduire d'une façon suffisante n'existe pas dans les fractures simples, grâce à l'anesthésie générale et à l'extension continue; en outre, une réduction difficile n'est ordinairement pas rendue beaucoup plus facile par la découverte du foyer de la fracture.

Pour intervenir dans la crainte d'une pseudarthrose, il faudrait être certain de l'existence d'une interposition musculaire ou fibreuse entre les fragments. Cette question a du reste été discutée récemment à la Société de chirurgie[1]. Et d'abord le diagnostic d'interposition musculaire est bien difficile à affirmer même avec les signes donnés par Polosson[2] (mobilité en fléau et absence de crépitation), même avec le signe d'Hueter (transmission des vibrations d'un bout du levier osseux à l'autre); d'autre part ce diagnostic fut-il certain, comme l'ont dit Berger, L. Championnière, Hennequin, il ne faut pas encore se presser d'intervenir, l'extension continue bien faite avec une traction suffisante et assez prolongée pourra amener la réduction. Ce n'est donc que s'il est absolument démontré que l'interposition ne disparaît pas au bout d'un temps assez long, qu'on pourra être autorisé à ouvrir le foyer de la fracture. Ceci se présentera bien rarement; il faudra alors suivre les mêmes règles que pour la réduction dans les pseudarthroses, que nous verrons plus loin.

Quant à la possibilité de compressions vasculaires ou nerveuses parce qu'elles sont fréquentes dans certaines fractures (clavicule, tête du péroné), comme ces complications ne se produisent pas fatalement, il vaut mieux, comme le dit Berger, attendre qu'elles se produisent pour y remédier que d'intervenir inutilement.

Nous avons exposé les diverses méthodes employées aujourd'hui pour la formation du cal dans les fractures fermées, nous devons maintenant choisir entre elles et voir leurs diverses indications puis indiquer les moyens de les appliquer.

CHOIX DE LA MÉTHODE. — Mettant de côté la méthode ambulatoire, qui n'a que des indications restreintes que nous étudierons dans les fractures de

---

[1] *Bull. Soc. chirurg.*, Rapp. Picqué sur obs. de de Bovis, 1898, p. 31, et discussion p. 37 et 38.

[2] Polosson. *Province médicale*, 23 décembre 1893, n° 51, p. 609.

jambe, et l'intervention sanglante immédiate qui, en dehors des complications ne comporte que des indications absolument exceptionnelles; il nous reste l'immobilisation absolue et prolongée, l'extension continue, le massage immédiat sans immobilisation, la méthode mixte.

Les fractures fermées peuvent se présenter sous trois aspects principaux :

1° Aucun déplacement;

2° Déplacement faible facile à réduire et à maintenir;

3° Mobilité considérable avec grand déplacement, et réduction difficile à faire et à maintenir.

Dans le *premier cas*, la méthode de Championnière est la seule à employer : massage immédiat, mobilisation des articulations et application d'une simple bande de toile, ou si l'on veut de la bande élastique recommandée par Reclus, à condition qu'elle n'exerce aucune constriction.

Dans le *deuxième cas*, la méthode du massage est encore indiquée, mais avec les modifications données par Championnière lui-même : un appareil est placé puis retiré au bout de deux ou trois jours, un massage méthodique est alors pratiqué et l'appareil remis; on le retire chaque jour pour recommencer.

Dans le *troisième cas*, la conduite à tenir est plus discutée. Championnière conseille alors d'appliquer un appareil pendant quelques jours, sans indiquer de temps approximatif, puis d'opérer comme précédemment. En général ici, c'est la méthode mixte que l'on emploie. Comme le dit Rieffel : « lorsque la tendance au déplacement est grande, en admettant même que la persistance de celui-ci n'ait aucun inconvénient fonctionnel, nous pensons qu'on doit chercher à obtenir un cal osseux régulier et ne pas masser tous les jours ». Voici la technique que nous conseillons avec lui : réduction exacte, suivie de l'application d'un appareil qui reste à demeure pendant quinze, vingt, vingt-cinq jours environ. A ce moment l'appareil est retiré, et le massage commencé. Chaque jour jusqu'à consolidation complète, l'appareil est remis après la séance du massage.

Pour certaines fractures du reste, nous le verrons en étudiant chaque fracture en particulier, la meilleure méthode à appliquer est alors l'extension continue (cuisse par exemple).

Nous voyons ainsi que l'ancienne méthode de l'immobilisation absolue et prolongée jusqu'à consolidation complète est abandonnée pour toutes les fractures fermées sans complications.

MANŒUVRES ET APPAREILS. — Il nous faut maintenant indiquer rapidement quels sont les appareils ou les manœuvres nécessités par l'application de ces diverses méthodes. Nous n'avons pas l'intention de décrire ici la construction de tous les appareils, mais seulement de ceux qui sont le plus souvent employés. Nous ne pouvons donner maintenant que la façon de construire un quelconque de ces appareils, renvoyant pour le détail de chacun à la fracture correspondante.

Les appareils et manœuvres que comportent les méthodes précédemment indiquées sont :

. Le massage;

Les appareils d'immobilisation ;

Les appareils d'extension continue ;

Les appareils de marche.

Massage. — Le massage dans les fractures a été bien réglé par L. Championnière (*Loc. cit.*) ; nous ne pouvons mieux faire que de le décrire d'après cet auteur. Les manœuvres du massage comprennent :

Les manœuvres d'exploration ;

Les mouvements du massage proprement dit ;

Les mouvements provoqués dans les articulations voisines.

Les manœuvres d'exploration comprennent surtout l'examen doux du membre blessé avec recherche des zones douloureuses, le membre étant calé par les mains ou sur des coussins.

Le massage proprement dit consiste à bien fixer le membre, de préférence sur des coussins de sable, puis à opérer des pressions, non sur la région de la fracture, ce qui déterminerait des douleurs contraires à la méthode. Les pressions doivent être faites directement avec la main et perpendiculairement à l'axe du membre. Cette sorte de pression combinée avec le glissement de la main suivant la direction du membre constitue l'essence du massage.

Cette marche, ce glissement de la main doit toujours être conduit selon l'axe du membre et en suivant la direction du cours du sang veineux. Le massage dit à « rebrousse-poil » doit être absolument proscrit.

En dehors de ces pressions directes et perpendiculaires aux muscles, promenées suivant l'axe du membre, on emploie encore les pressions circulaires, une sorte de mouvement de meule exercé avec la paume de la main. Il faut l'employer partout où il y a une tuméfaction particulièrement développée, des gonflements péri-tendineux, un épanchement de sang.

Les parties de la main à utiliser sont : d'abord le pouce ; un seul pouce au début, la main gauche immobilisant la partie blessée, puis les deux pouces plus tard lorsque les douleurs ont diminué d'intensité. On peut employer aussi la face palmaire des quatre doigts réunis et même la paume de la main, mais ce sont là des manœuvres complémentaires en quelque sorte et qui ne doivent intervenir que lorsque le plus important et le plus difficile de la besogne a été fait. Championnière repousse absolument tout autre manœuvre : pétrissage, effleurage, tapotements, pincements, etc.

La qualité primordiale de ce massage est d'être *indolore*, les manœuvres devront être progressives, les pressions très douces, à peine senties par le sujet. La séance de massage sera donc assez longue, de un quart d'heure à une demi-heure.

Pour faciliter les glissements, la peau du malade et celle des mains devront être enduites de poudre de talc, ou d'un corps gras ; c'est l'huile d'olive que Championnière préfère. Il faut l'employer largement et en reprendre souvent au cours de l'opération.

Enfin les mouvements à imprimer aux membres fracturés et aux régions voisines forment une partie importante du traitement. Lorsque la séance de massage est terminée, il y a lieu de la compléter par des mouvements imprimés au membre. Ces mouvements devront toujours être faits si possible sans déplacer les fragments. Toutes les petites articulations du voisinage seront mobilisées individuellement et il ne faudra pas craindre de provoquer les mouvements dans des articulations très éloignées. Pas plus que le massage lui-même, ces mouvements ne doivent être douloureux.

Les mouvements sont de deux ordres : ceux que le chirurgien imprime et ceux qu'il engage à exécuter. Mais il ne faudra jamais chercher à exagérer l'amplitude de ces manœuvres, les grands mouvements n'ont que des inconvénients.

Appareils d'immobilisation. — Les nombreux appareils pour fractures sont décrits avec soin dans tous les traités de petite chirurgie ; nous ne ferons qu'indiquer ceux que nous conseillons.

On divise ces appareils en amovibles, inamovibles et amovo-inamovibles.

Le type de l'appareil amovible est celui de Scultet dont nous ne voulons pas reproduire ici la description longue et minutieuse ; on la trouvera dans les manuels de petite chirurgie. Ces appareils à attelles sont indiqués au premier moment, pour faciliter le transport des blessés ; Berger conseille même de les appliquer pendant les premiers jours pour permettre au gonflement de tomber, avant de mettre l'appareil définitif.

Les gouttières de fil de fer bien doublées d'ouate sont aussi de bons appareils d'attente, s'il est impossible d'appliquer immédiatement l'appareil plâtré.

Les appareils inamovibles ont été faits avec un nombre considérable de substances (amidon, carton, moules ouatés, dextrine, plâtre coulé ou moulé, gutta-percha, etc.). Ce sont surtout les appareils plâtrés et silicatés que l'on emploie. Ces appareils deviennent amovo-inamovibles lorsqu'on les fait en plusieurs pièces que l'on peut séparer pour les remettre ou quand on les coupe pour les ouvrir.

Nous dirons quelques mots seulement des appareils plâtrés et silicatés. Signalons cependant les appareils en zinc laminé de Raoul Deslongchamps, formés de pièces découpées d'avance et moulées sur le membre au moment de l'application. Ces appareils trouvent spécialement leur indication en chirurgie de guerre.

Appareil plâtré. — L'appareil plâtré généralement utilisé aujourd'hui, formé d'attelles (Maisonneuve) et de gouttières (Hergott), est fait de lames de tarlatane (12 à 16) taillées de façon variable suivant la forme du membre et cousues ensemble. Ces attelles et gouttières sont ensuite trempées dans une bouillie plâtrée faite de parties égales d'eau et de plâtre, que l'on arrive vite à faire de la consistance voulue, sans mesurer les quantités.

Il est de toute nécessité de se servir de bon plâtre à mouler frais, non éventé ; il est inutile d'y ajouter du gros sel pour activer la dessication.

Les attelles et gouttières roulées dans le plâtre et bien imprégnées sont pressées entre les deux mains d'un aide puis étalées et régularisées, à la main, sur une table.

Le membre réduit et enduit de vaseline est maintenu par des aides pendant que les pièces de l'appareil y sont appliquées ; ces pièces réunies ne doivent recouvrir que les 2/3 au plus de la circonférence du membre pour en permettre la surveillance.

Puis le chirurgien moule l'appareil entier sur le membre en serrant le tout à l'aide de bandes de toile régulièrement roulées de l'extrémité vers la racine. Il faut, pendant ce temps, porter son attention à ce que les pièces ne se plissent pas sur elles-mêmes.

Les aides et l'opérateur doivent alors maintenir le membre immobile pendant un quart d'heure environ, continuant extension et contre-extension dans la bonne direction, afin d'attendre la dessiccation du plâtre.

Lorsque l'appareil est dur, on déroule les bandes de toile que l'on remplace par des bandelettes de diachylon mises en bracelet de place en place. Afin que le diachylon n'adhère pas à la peau découverte il est bon, à ce niveau seulement, d'introduire au-dessous une légère lame de taffetas gommé, de mackintosh ou simplement d'ouate.

Appareil silicaté. — L'appareil silicaté enveloppe complètement le membre et empêche la surveillance; ce n'est du reste, en général, qu'un appareil de convalescence.

Le silicate de potasse fondu (une partie de silicate pour cinq parties d'eau) placé dans une terrine, on enveloppe le membre d'ouate maintenue par une bande de tarlatane, puis on enroule régulièrement des bandes de toile préalablement trempées, puis roulées dans le silicate. La main imprégnée de silicate enduit et régularise le tout.

L'appareil met plusieurs heures à sécher, aussi doit-on suspendre le membre à l'aide de bandes pour que l'appareil ne se déforme pas en reposant sur le lit.

L'*extension continue* est réservée à certaines fractures du membre inférieur (en France du moins, car Bardenheuer a voulu l'employer pour la plus part des fractures. Rieffel a eu l'occasion d'observer ce traitement à Cologne et dit que les appareils sont fort coûteux, très délicats, se brisent et se dérangent à tout moment.)

La description de ces appareils ne peut être faite en général et il sera préférable d'en parler à propos des fractures auxquelles on les applique.

Les *appareils de marche* sont de deux ordres, les uns fabriqués d'avance, orthopédiques [1], les autres extemporanés.

Nous ne décrirons pas les premiers, employés surtout à l'étranger, nous donnons ci-contre la figure d'un de ces appareils (fig. 7), celui de Bruns, empruntée au traité de Le Dentu-Delbet. Pour la fracture de cuisse l'appareil plâtré serait d'un poids trop grand et c'est l'attelle de Bruns qu'il faudrait appliquer, si l'on voulait avoir recours à un appareil de marche.

Pour la fracture de jambe, les appareils extemporanés peuvent se faire en plâtre, en silicate ou en colle. Voici l'appareil plâtré, employé par Reclus et Cestan, d'après la description qu'en donne Reclus [2] : « En premier lieu, on applique une gouttière plâtrée ordinaire, elle part des orteils, prend le pied correctement placé à angle droit et remonte jusqu'au défaut du mollet, à

---

[1] Cestan. *Gazette des Hôpitaux,* 24 avril 1897, n° 47, p. 466.

[2] Reclus. *Gazette des Hôpitaux,* 17 juin 1897, n° 68, p. 686.

trois ou quatre travers de doigt au-dessous de l'interligne articulaire. Cette
gouttière est très légère et faite de six ou sept épaisseurs de tarlatane tout
au plus. Elle est appliquée dès le premier jour s'il n'y a pas de gonflement,
s'il en existe, on attend qu'il soit dissipé. Cette gouttière est un appareil de
contention et de maintien qui a pour mission d'immobiliser les fragments
osseux rigoureusement réduits. Le lendemain, on enlève les bandes de toile
qui l'enveloppaient et l'on applique alors l'appareil de marche proprement
dit ; il nécessite un outillage peu compliqué. Il faut d'abord une lame de fer

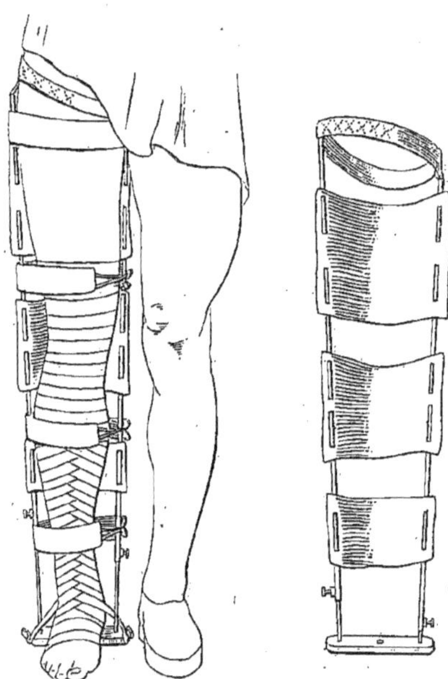

Fig. 7. — Appareil de Bruns.

ou de zinc d'une résistance suffisante et courbée en étrier ; sa longueur est
telle que ses branches atteignent par leur bout supérieur le chapiteau tibial
à trois ou quatre travers de doigt au-dessous de l'interligne articulaire et,
par son extrémité inférieure, élargie en une sorte de semelle, dépasse de
3 ou 4 centimètres la plante du pied. Il nous faut en outre deux contreforts
faits de treize à dix-huit épaisseurs de tarlatane ; ils seront larges de 6 à
7 centimètres et longs de 25 à 30. Ajoutons une bande de tarlatane saupou-
drée de plâtre sec et trempée dans l'eau au moment voulu et nous aurons de
quoi bâtir notre appareil de marche.

«Pour le fabriquer, on place d'abord les contreforts préalablement enduits
d'une bouillie plâtrée et on les applique sur les parties latérales de la jambe,
de façon à ce que leur extrémité inférieure empiète un peu sur la gouttière
de maintien, puis remonte vers le genou et la partie inférieure de la cuisse.
Ils formeront comme une sorte de lit de plâtre dans lequel viendront se
mouler et se fixer les extrémités supérieures des branches métalliques de

notre étrier. Celui-ci est alors appliqué par un aide de façon à ce que son extrémité inférieure évasée reste distante de la plante du pied de 3 centimètres environ, à ce que les branches montent dans l'axe des malléoles et viennent s'encastrer pour ainsi dire dans les contreforts plâtrés. »

« Quelques tours de bande plâtrée le fixent dans cette position et solidarisent toutes les parties de l'appareil. Les parties libres des contreforts, celles qui remontent vers le genou et la cuisse sont rabattues sur les lames de zinc et fixées, elles aussi, par quelques tours de bande plâtrée. Enfin le tout est immobilisé et séché par des bandes de toile. »

L'appareil de Dollinger peut aussi être fait extemporanément, et ne demande comme matériaux que du plâtre, de la tarlatane et de l'ouate ; il a l'inconvénient, pour nous, d'envelopper complètement le membre et d'empêcher ainsi la surveillance de la fracture. Cependant il a été expérimenté dans le service de Le Dentu par Louis Félizet qui en dit grand bien dans sa thèse. La construction en est facile :

« La fracture étant réduite et le pied en bonne position, formant avec la jambe un angle aussi droit que possible, on entoure le membre fracturé d'une couche d'ouate assez mince par-dessus laquelle on applique une bande plâtrée large de 10 à 12 centimètres et allant de la racine des orteils au-dessous du plateau tibial. Quand la jambe est entourée à peu près également partout d'une couche de quatre ou cinq épaisseurs de tarlatane, on met sous la plante du pied une semelle d'ouate de 5 centimètres d'épaisseur, recouverte d'une seconde semelle de tarlatane plâtrée épaisse de huit doubles environ. Par-dessus le tout, on roule une seconde bande de tarlatane plâtrée en renforçant alors l'appareil au niveau des malléoles et au-dessous du plateau tibial, car ce sont là les points sur lesquels porte le poids du corps pendant la marche.

« Pendant que l'appareil sèche, il est bon de faire glisser la paume des deux mains d'avant en arrière, à la partie supérieure et à la partie inférieure de l'appareil de façon à l'appliquer sur le membre aussi exactement que possible.

« Lorsque l'appareil est sec on fait en arrière une échancrure à concavité supérieure, de telle sorte que le malade peut fléchir aisément le genou sans se contusionner la région poplitée[1]. »

B. *Fractures épiphysaires.* — Pour les fractures fermées des extrémités osseuses, qu'elles soient intra ou simplement juxta-articulaires, la thérapeutique donne lieu à moins de discussions (nous rattachons aux fractures épiphysaires, les décollements des épiphyses dont le traitement est semblable). Le grand danger est ici l'immobilisation complète, les raideurs et ankyloses consécutives, les atrophies musculaires. Si la fracture est sans déformation grave (épaule, coude et certaines fractures du poignet ou des malléoles) un seul traitement est possible, la méthode de Championnière, le massage immédiat et la mobilisation.

Dans ces cas Reclus y a ajouté l'eau chaude et la bande élastique[2] : « Je

---

[1] Louis Félizet. Appareils ambulatoires. Thèse Paris, janvier 1899.
[2] *Cliniques de la Pitié*, 1894, p. 85.

traite ces fractures comme les entorses des jointures correspondantes. J'enveloppe d'abord la région dans une bande élastique très modérément serrée que je déroule de l'extrémité vers la racine du membre ; deux fois par jour cette bande est enlevée et l'on immerge la partie malade, cou-de-pied ou poignet, dans un bain à la température de 50 à 55° C. ; on l'y laisse dix minutes environ ; puis l'on procède à une séance de massage selon les règles ordinaires et qui durera tout au plus un quart d'heure. Il ne reste ensuite qu'à remettre la bande qu'on laissera jusqu'au soir ou jusqu'au lendemain, et cela pendant quinze jours ou trois semaines ; plusieurs fois même, j'ai permis à mes malades de marcher avant l'expiration des trois semaines réglementaires et je n'ai jamais eu à m'en repentir. »

Si la fracture est grave, soit que les fragments s'écartent et compromettent la fonction du membre, soit qu'une déformation importante existe, d'autres indications peuvent surgir.

Au genou, au coude, dans les fractures de la rotule et de l'olécrâne, la suture immédiate peut être indiquée, c'est là une question spéciale que nous verrons ailleurs.

A la hanche, des indications spéciales découlent surtout de l'âge et de l'état général du blessé.

Au poignet, au coude et au cou-de-pied, des déformations graves peuvent nécessiter, après réduction, une immobilisation plus ou moins longue pour éviter la persistance du déplacement et la gêne fonctionnelle qui en résulterait. Dans ces cas, l'immobilisation devra être la plus courte possible, la mobilisation et le massage seront entrepris au plus tôt.

C'est donc ici affaire de tact et d'expérience, le traitement varie non seulement avec chaque articulation, mais encore, dans chacune, avec la forme de la fracture. Nous ne pouvons guère insister sur ces indications générales ; une seule est importante : *Immobiliser au minimum, provoquer des mouvements dans l'articulation voisine, le plus tôt possible.*

2° **Fractures ouvertes.** — Les fractures ouvertes sont avant tout des plaies et sont par suite exposées aux complications de ces plaies : l'infection. Mais les complications s'aggravent, dans le cas particulier, de ce fait que la plaie communique avec une solution de continuité osseuse, d'où danger d'infection de ce tissu, de nécrose de l'os et d'élimination ultérieure ; ce qui retarde ou empêche la consolidation. Ajoutons enfin les dangers de généralisation de l'infection, la septicémie.

Il est donc facile de comprendre que ce qui domine dans la thérapeutique d'une fracture ouverte, c'est le traitement de la plaie, que par conséquent le premier pansement qui peut transformer une plaie aseptique en plaie septique, ou désinfecter une plaie infectée, a ici une importance capitale.

Nous ferons rentrer dans ce chapitre le traitement des fractures par armes à feu qui est exactement celui des fractures ouvertes, dues à d'autres causes. Nous n'avons pas à nous occuper ici des questions de transport et d'étapes nécessaires en temps de guerre.

Plusieurs cas peuvent se présenter :

1° La plaie des téguments est petite, il n'est pas certain qu'elle communique avec le foyer de la fracture ;

2° La plaie est encore petite ; mais une pointe osseuse fait saillie au dehors ;

3° La plaie est vaste ou petite (armes à feu, plaies de guerre) ou il en existe plusieurs, et la fracture est comminutive, il y a des esquilles plus ou moins nombreuses ;

4° Enfin c'est un grand écrasement de tout ou partie d'un membre avec broiement des os.

1° Si la plaie petite ne communique pas certainement avec la fracture, s'il n'y a pas encore de signes d'infection, il faut évidemment s'abstenir de toute exploration profonde : nettoyage extérieur des lèvres de la plaie et du pourtour, au savon, à l'alcool, au sublimé ; pansement aseptique ordinaire, en somme, traitement ordinaire d'une plaie. L'occlusion au collodion peut être bonne, mais est plus difficile à faire aseptiquement et facilite moins la surveillance.

Si les signes d'infection se déclarent, il ne faudra pas hésiter à agrandir l'incision et à draîner en appliquant ensuite pendant quelques jours un pansement humide.

Pendant ce temps, la fracture est immobilisée dans une gouttière, par des attelles, un scultet, par l'extension continue ou par un appareil plâtré fenêtré au niveau de la plaie, suivant le degré de mobilité ou de chevauchement des fragments.

2° Par la plaie petite une pointe osseuse fait issue ; le foyer communique donc certainement, il y a de la terre, des débris de toutes sortes autour de la plaie, il faut nettoyer. Pour cela endormir le malade, agrandir l'incision pour voir clair, enlever tous les corps étrangers ou esquilles détachées. Que faire de la pointe osseuse qui dépasse ? La réduire après nettoyage ? Si elle est considérable et si son sacrifice doit occasionner un raccourcissement sensible de l'os, mieux vaut nettoyer, laisser largement ouvert et attendre. Il sera temps plus tard si l'infection apparaît, de réséquer cette extrémité osseuse si cela devient nécessaire. Mais si la saillie osseuse est petite, si c'est une esquille adhérente, l'extrême pointe d'un fragment en **V**, mieux vaut la réséquer d'un coup de pince coupante que de l'exposer à la nécrose et de risquer d'infecter la plaie en la réduisant.

Ce nettoyage fait avec soin, il faut réduire la fracture, suturer les fragments s'il est besoin et se garder de réunir même en partie les téguments ; drainer largement avec des tubes de caoutchouc ou des mèches de gaze et immobiliser le membre. Si malgré ces soins la température monte, la région s'enflamme, lever le pansement, faire des lavages à l'eau bouillie, ou au besoin à l'eau oxygénée, toucher au chlorure de zinc, à la teinture d'iode, etc., et surtout faire des contre-ouvertures aux endroits décollés, ne laisser aucun clapier, aucun diverticule fermé, tout ouvrir au grand jour.

Ce n'est qu'en dernier ressort, si une infection grave se déclarait, et cela surtout lorsqu'on n'a pu faire les premiers pansements et qu'on se trouve en présence d'une infection réalisée, après échec du traitement précédent, devant l'inutilité des larges débridements, et même au besoin d'une résection diaphysaire plus ou moins étendue, en présence d'un membre phlegmoneux et perdu, que l'on pourra, en raison du danger grave d'une infection généralisée, songer à une amputation ou à une désarticulation. Celle-ci sera faite sans aucune réunion.

Si au contraire tout va bien ; rapidement, on pourra en maintenant un pansement aseptique, traiter la fracture comme une fracture fermée.

3° Sans issue de portion d'os, la plaie, assez grande ou encore de petite dimension dans les plaies de guerre, communique manifestement avec le foyer d'une fracture comminutive, avec esquilles nombreuses ; c'est un écrasement peu étendu, mais les parties molles sont contuses, souillées de terre, il y a dans la plaie des débris de vêtement ou d'autres corps étrangers, balles, éclats d'obus, l'os est éclaté sous l'action du projectile, etc. Comme dans le cas précédent, il faut ouvrir et nettoyer, débarrasser la plaie de tous les corps étrangers qu'on y peut trouver, sans faire de recherches trop minutieuses. Quant aux esquilles osseuses, ou bien elles sont complètement détachées et il faut les enlever à titre de corps étrangers ; ou bien elles tiennent encore au périoste et peuvent être utiles à la réparation, il faut alors après nettoyage les replacer en bonne situation, sans tiraillement.

Si l'on pense que la désinfection a été suffisante et si les fragments tendent à s'écarter ou à chevaucher, on pourra placer une ligature ou une suture osseuse métallique, en ayant soin de ne pas obturer complètement, afin d'être prêt à enlever le fil si l'infection se déclare ensuite.

Puis on se comportera comme précédemment.

4° Enfin dans les *grands écrasements,* les broiements étendus à une plus ou moins grande partie d'un membre, avec déchirures des vaisseaux et nerfs principaux, arrachements musculaires et tendineux, réduction de l'os en un certain nombre de fragments irréguliers, récemment encore le seul traitement conseillé était l'amputation ou la désarticulation en tissu sain.

Un revirement s'est produit depuis quelques années et l'on tend de plus en plus à la conservation à outrance. Il est évident que si une portion de membre écrasée ne tient plus que par quelques lambeaux de peau déchiquetée, elle devra être séparée du reste ; mais tant qu'un membre semble pouvoir vivre, si déformé qu'il soit, il faut tenter la conservation.

C'est aujourd'hui un principe absolu de n'opérer jamais les malades en état de choc, dans la période de dépression qui succède immédiatement à l'accident. Jamais donc on ne fera d'amputation ni de désarticulation régulière immédiate.

Reclus qui a poussé plus loin que tout autre cette tendance, expose ainsi les raisons de cette conduite [1].

« Je crois l'intervention nuisible et voici mes raisons : un premier point, le plus important, c'est que tous ces blessés, ces « fracassés » pourrait-on dire, sont en état de choc ;... Eh bien, rien n'est plus redoutable qu'une

---

[1] Cliniques de la Pitié, 1894. *Traitement des grands écrasements,* p. 66 et *Mémoire au Congrès de chirurgie français,* Paris, 1895, p. 682.

intervention chirurgicale sur un pareil organisme. Il est en état de choc et vous allez ajouter un nouveau choc, de nouveaux chocs devrais-je dire, à celui qui existe déjà. Il vous faudra endormir le blessé... Or cette anesthésie n'est pas innocente ; elle est une cause sérieuse d'affaiblissement, sans parler du danger immédiat qu'elle cause. Et l'opération elle-même est des plus graves : c'est une amputation ou une désarticulation de l'avant-bras, de la jambe, du bras, de la cuisse, de l'épaule ou de la hanche. Vous coupez de gros nerfs, vous ouvrez de nombreux vaisseaux, une hémorragie est à craindre et votre blessé, déjà froid, est à la merci de la moindre perte de sang. »

A ce danger immédiat s'ajoute une autre cause en faveur de l'attente :

« Le foyer traumatique est fort irrégulier ; des ruptures musculaires et tendineuses, des éclats osseux, des déchirures des veines ou des artères, les meurtrissures de la peau rayonnent souvent à de grandes distances et dans ce premier moment de stupeur locale et générale, il est impossible de déterminer, parmi ces tissus meurtris, ceux qui vivent et ceux qui sont morts. Or pour que l'intervention soit bonne il faut qu'elle crée un moignon utile, solide, indolore, et pour en trouver l'étoffe, on devra monter haut, très haut, beaucoup plus haut que le sphacèle probable ; d'autant que l'opération a surtout pour but de détruire les foyers inoculés par des germes extérieurs ; on doit donc les enlever tous et porter le bistouri en tissus sains... La nature, elle, serait plus avare ou plus économe ; elle conserverait souvent des tissus que le couteau sacrifiera. »

Par conséquent en présence d'une blessure de cette sorte, il faudra (après avoir séparé ce qui ne tient plus ou presque plus), laver largement avec un jet d'eau bouillie très chaude (50 à 60°) de façon à chasser tous les caillots sanguins et les corps étrangers, nettoyer, éplucher, lier les vaisseaux qui saignent ; puis bourrer de gaze stérilisée simple et envelopper d'un pansement largement ouaté.

Grâce aux injections de sérum artificiel, le blessé peut se remonter, peu à peu les parties mortifiées se séparent et lorsque le malade reprend ses forces, il est possible de séparer, à peu de frais, le mort du vivant et de confectionner avec les lambeaux restants un moignon suffisant.

Bien entendu avant de régulariser il faudra surveiller attentivement, souvent ouvrir une collection purulente, drainer un foyer mal nettoyé, etc., et ce n'est que lorsque toute infection est évitée ou détruite, toute température est complètement tombée qu'on pourra penser à cette régularisation.

Pour les indications spéciales dans les fractures ouvertes des extrémités articulaires, nous renvoyons aux plaies des articulations.

3° **Complications des fractures.** — Les complications des fractures fermées (celles des fractures ouvertes sont celles de toutes les plaies, nous les avons vues) sont d'ordre et de gravité fort diverses, nous n'avons pas à les passer toutes en revue mais seulement celles qui peuvent faire modifier le traitement ou nécessiter une thérapeutique spéciale.

CONTUSION, ŒDÈMES, INFILTRATIONS SANGUINES, PHLYCTÈNES. — Nombre de complications ne font que retarder le moment où l'on appliquera l'appareil immobilisateur si celui-ci est nécessaire, et ne changent en rien le traitement si l'application d'un appareil n'est pas indiquée : ce sont la contusion des parties molles, les œdèmes, les épanchements sanguins entre les muscles et les aponévroses. Le repos, l'enveloppement ouaté dans une gouttière ou dans un scultet et surtout le massage seront alors indiqués.

Les phlyctènes retarderont au contraire le moment où l'on peut commencer le massage ; elles nécessitent l'application d'un pansement aseptique jusqu'à leur dessication.

En dehors de ces complications peu graves et qui ne nécessitent pas un traitement spécial nous verrons celles qui proviennent : des *lésions des vaisseaux*, des *lésions des nerfs;* la *gangrène* et enfin nous dirons quelques mots des *suites éloignées* des fractures.

Lésions des vaisseaux. — Il peut se produire dans les fractures des *ruptures* ou *déchirures* de gros ou moyens vaisseaux artériels et veineux, elles sont exceptionnelles. L'hémorragie des plaies veineuses est rapidement arrêtée par la compression ; l'hémorragie d'une plaie artérielle donne ordinairement lieu à un anévrisme diffus ou mieux un hématome anévrismal.

Si la fracture est ouverte, la première indication est, comme dans toute plaie, d'arrêter l'écoulement sanguin par des ligatures dans la plaie ; nous n'insistons pas ici, c'est le traitement des plaies et de leurs complications.

Si la fracture est fermée ou avec une plaie petite non infectée, on devra d'abord essayer la compression directe et indirecte, mais si celle-ci n'arrête pas l'hémorragie, il ne faudra pas hésiter à [recourir à l'incision large, évacuation des caillots et ligature des vaisseaux qui saignent. Mais nous le répétons, ces cas sont exceptionnels.

Outre ces ruptures, il peut se produire des lésions inflammatoires des veines : *phlébite et thrombose*, exposant aux dangers ordinaires de cette lésion et surtout à l'embolie. Le traitement sera celui de toutes les phlébites (voir chap. IX).

Quant à l'*embolie graisseuse*, elle est fort rare et, lorsqu'elle ne tue pas immédiatement, les lésions cérébrales ou pulmonaires qu'elles laissent sont d'ordre médical (ventouses, toniques, etc.).

Lésions des nerfs. — Les lésions des nerfs compliquant les fractures peuvent être immédiates ou tardives.

Immédiates, ce sont la contusion ou la compression, la piqûre par une esquille. Si les troubles sensitifs et moteurs persistent après la réduction de la fracture et son immobilisation pendant quelque temps, il sera indiqué d'aller voir si une esquille n'est pas à déplacer pour dégager le tronc nerveux. Mais ce qu'on voit le plus souvent, bien que rarement encore, parmi les accidents immédiats, c'est l'*interposition* du nerf entre les fragments (le radial dans les fractures de l'humérus par exemple). D'après Mondan[1] qui rapporte une observation d'Ollier, le diagnostic de l'interposition serait possible, de bonne heure, grâce à la douleur et à l'engourdissement localisés

---

[1] Mondan. *Revue de chirurg.*, 1884, p. 197.

sur le trajet connu du nerf et provoqués par la pression des deux fragments l'un sur l'autre.

Dans un cas semblable, il faudrait, comme l'indique l'auteur, écarter les fragments par l'extension et la contre-extension puis dégager le nerf par des mouvements de circumduction du fragment inférieur. Du reste nous étudierons plus utilement cette question en parlant des fractures de l'humérus et du coude.

Le plus souvent, on se trouve en présence d'*accidents tardifs* : compression d'un nerf par le cal, enclavement du nerf dans le cal. Ces complications se rencontrent surtout dans les fractures de l'humérus, de l'extrémité supérieure du péroné, de la clavicule. En règle générale, il est indiqué lorsque les symptômes sensitifs, moteurs et trophiques indiquent une lésion du nerf, de mettre le cal à nu sur le trajet du nerf et de chercher à dégager celui-ci soit en sectionnant une bride fibreuse, soit en sculptant dans le cal à la gouge et au maillet. Il ne faudra pas du reste compter sur une guérison rapide, le retour de la motilité et la régénérescence nerveuse et musculaire se font avec une grande lenteur et c'est souvent pendant des mois qu'il faudra continuer l'électrisation, avant de constater l'amélioration.

GANGRÈNE. — La gangrène peut survenir comme complication dans la fracture soit immédiatement, causée par le traumatisme lui-même, c'est alors un sphacèle plus ou moins étendu des téguments qui comporte le traitement déjà exposé précédemment (voir gangrène); soit plus tardivement, par compression de l'appareil qui, bien entendu, doit être enlevé aux premiers signes de compression (douleurs, gonflements, troubles vasculaires), ou par compression du vaisseau principal du membre par un fragment osseux. Si la réduction n'a pas suffi à rétablir la circulation, si la gangrène se déclare, son traitement est le même que celui des gangrènes périphériques déjà exposé.

SUITES ÉLOIGNÉES. — Ce sont l'atrophie musculaire, les œdèmes et les raideurs articulaires (nous verrons plus loin les suites des fractures mal consolidées). Ces accidents tardifs ne se voient pas dans les fractures convenablement traitées par le massage et la mobilisation, mais dans les fractures longtemps immobilisées dans des appareils. Ils céderont en général à un traitement prolongé par l'électrisation pour les muscles, le massage, les bains et la mobilisation pour l'atrophie, l'œdème et les raideurs articulaires.

4º **Fractures non consolidées**. — Une fracture qui ne se consolide pas dans le laps de temps normal, variable du reste avec chaque fracture, peut ou bien ne se consolider jamais d'elle-même, c'est une pseudarthrose, ou se consolider en un temps plus ou moins long dépassant la normale, c'est la consolidation retardée.

Mais le point difficile est de savoir quand il y a simplement *retard de consolidation* ou *pseudarthrose véritable*. Or au point de vue thérapeutique, il est nécessaire de savoir à quoi s'en tenir, le traitement étant absolument différent dans les deux cas.

Nous ne voulons point passer en revue les différents signes donnés pour ce diagnostic; sachons seulement que la notion du temps n'est pas suffisante; des consolidations retardées peuvent devenir effectives après six mois, des pseudarthroses peuvent être définitivement établies beaucoup plus tôt.

Rieffel[1] dit : « La pseudarthrose est cet état des fractures non réunies, dans lequel il y a non seulement mobilité anormale des fragments, mais aussi cessation de tout travail ostéogénique, se traduisant par une *indolence parfaite du foyer de la lésion.* »

Quénu[2] dit d'autre part : « Tout d'abord, posons en principe qu'une thérapeutique attentive des fractures est capable de réduire à un très petit nombre celles qui se consolident incomplètement ou qui ne se consolident pas du tout. En second lieu, avant d'intervenir pour une pseudarthrose, il faut être bien sûr qu'elle existe et qu'il ne s'agit pas d'un simple retard de consolidation...

« *Y a-t-il progrès, si minime soit-il, dans le travail de consolidation? nous sommes en présence d'un simple retard; en l'absence de tout progrès nous pouvons affirmer la pseudarthrose ; le diagnostic se basera donc sur une série d'examens minutieux et rapprochés, pratiqués pendant trois, quatre ou cinq mois, suivant le cas.* »

A l'aide de ces deux moyens, le diagnostic pourra être généralement posé.

Tantôt donc le médecin se trouvera en présence d'une non-consolidation osseuse qu'il voit pour la première fois; tantôt, il aura soigné lui-même la fracture et assistera à ce retard dans la consolidation.

Dans le premier cas, après avoir observé quelque temps le malade, s'il doute que la pseudarthrose soit définitive, s'il existe quelque sensibilité au niveau du foyer, s'il croit reconnaître un progrès dans la consolidation, il emploiera les moyens non sanglants propres à activer l'ostéogenèse et que nous allons passer en revue; si au contraire la pseudarthrose est confirmée l'intervention sanglante doit être discutée comme nous le verrons.

Dans le second cas, au contraire, il essaiera tout d'abord les petits moyens qui souvent réussissent à parfaire la consolidation, puis si celle-ci se fait attendre, après échec des moyens non sanglants, sans prolonger trop longtemps ces traitements peu actifs, il en viendra à l'intervention sanglante.

Nous allons donc étudier d'abord les moyens à employer dans les cas de retard d'abord peu prolongé, puis plus long, mais laissant encore espoir de consolidation, enfin nous verrons le traitement de la pseudarthrose confirmée.

Consolidation retardée. — L'étiologie des pseudarthroses, fort mal connue, ne peut malheureusement être d'un grand secours dans les indications du traitement. Cependant on reconnaîtra, en général, deux ordres de causes

---

[1] Rieffel. *Traité de chirurg.*, Le Dentu-Delbet, t. II, p. 131.
[2] Quénu. *Semaine médicale*, 23 mai 1894, n° 30, p. 237.

au défaut de consolidation : les causes locales, relatives au foyer de la fracture, et les causes générales; d'où l'existence d'un traitement général et d'un traitement local.

TRAITEMENT GÉNÉRAL. — Si le malade est un paludique, on pourra, comme l'a indiqué Verneuil, essayer le sulfate de quinine; dans la syphilis le traitement classique est évidemment indiqué; dans le cas de grossesse le repos, l'alimentation, l'hygiène et surtout la suppression naturelle de la cause pourront suffire. Mais en dehors de ces cas, du reste rares, il faut bien avouer que le plus souvent l'état général ne peut être incriminé, et souvent malgré tous les traitements, la consolidation ne pourra être obtenue sans que l'on puisse savoir pourquoi.

Depuis quelque temps des succès sont signalés, dus à l'emploi de la thyroïdine : Quénu, Reclus, à la séance du 30 novembre 1898 de la Société de chirurgie, en citent deux personnels. Gaultier (de Charolles) en avait cité deux cas en 1897 (*Lyon médical*), plusieurs autres vinrent ensuite, avec quelques insuccès du reste; et dans un rapport sur deux nouveaux cas présentés par le Dr Tronchet (de la Rochelle) à la Société de chirurgie (29 novembre 1899, p. 896), Potherat constate que, malgré ces quelques insuccès, les résultats rapides et brillants obtenus doivent encourager dans l'essai de la médication thyroïdienne, surtout dans les retards plutôt que dans les pseudarthroses vraies. Cependant, il faut se rappeler que le suc thyroïdien est un poison dangereux qu'on doit manier avec prudence, « il peut déterminer des troubles digestifs, des troubles circulatoires, de l'impotence motrice, de la somnolence, du coma, de la paralysie, des convulsions et même la mort ». On devra donc commencer par des doses très faibles, de 25 à 50 centigrammes de thyroïdine par jour, surveiller avec soin le pouls et cesser le traitement si ce dernier atteint ou dépasse 110 pulsations. Du reste il faut bien avouer que la thyroïdine n'a pu amener la consolidation dans de nombreux cas, ainsi qu'il résulte de la discussion à ce sujet dans la séance du 27 décembre 1899 à la Société de chirurgie.

TRAITEMENT LOCAL. — En même temps, sera institué le traitement local. Les causes locales du retard dans la consolidation peuvent être dues à un traitement défectueux de la fracture, or ce sont ordinairement des fractures à grande mobilité, et nous avons vu que celles-ci devront d'abord être immobilisées.

La réduction sera donc vérifiée, l'appareil rectifié, et on y joindra une séance de massage, par jour, en ayant soin de remettre exactement le membre dans un bon appareil contentif. Si la consolidation n'avance pas, on devra tenter d'autres moyens.

De nombreux procédés ont été proposés dont nous rejetterons d'abord un grand nombre comme insuffisants ou nuisibles : les douches, l'électricité superficielle, les applications sur la peau de vésicatoires, de teinture d'iode, de caustiques; trois moyens au contraire nous arrêteront : la méthode d'Helferich, les frottements et l'extension continue.

La *méthode d'Helferich* se « propose de déterminer au voisinage de la pseudarthrose, une hypérémie considérable qui suractive le processus ossi-fiant; il réalise cette conception thérapeutique par la compression élastique avec la bande de caoutchouc en amont de la région fracturée[1] ».

Voici comment s'applique l'appareil : « Un appareil fenêtré immobilise le membre. Une bande de caoutchouc enroulée de bas en haut vient s'arrê-ter au niveau de la pseudarthrose; une seconde bande est appliquée au-dessus de la pseudarthrose; il en résulte au niveau de la lésion une hypé-rémie considérable qui paraît activer l'ossification[2]. »

A cette compression, Thomas ajoute la percussion au niveau des frag-ments avec un court marteau de caoutchouc. Mais cette modification ajoute la douleur, peut nécessiter l'anesthésie et ne semble pas fort utile[3].

Le *frottement* des fragments a été aussi souvent employé dans le but d'activer le travail ostéogénique à leur niveau, soit frottement manuel comme le faisait déjà Celse, soit frottement automatique provoqué par la marche dans un appareil orthopédique (White).

L'*extension continue* doit toujours, pour Hennequin[4], être essayée avant d'intervenir pour une pseudarthrose lorsque celle-ci s'accompagne d'un rac-courcissement notable, c'est-à-dire lorsqu'il y a chevauchement; et ce trai-tement prolongé pourra dans certains cas amener la guérison à lui seul. Nous verrons en étudiant les fractures du membre inférieur comment on doit l'appliquer.

Si ces moyens, que l'on peut employer sans danger, qui ne peuvent nuire au traitement ultérieur, et dont un, l'extension continue, peut même le faci-liter et le préparer, échouent, et si tout espoir de consolidation n'est pas abandonné, on pourra encore essayer d'agir directement sur le cal.

Éliminons d'abord de nombreux procédés abandonnés comme dangereux, aveugles et inutiles : l'acupuncture, l'électropuncture, la cautérisation, la ligature du cal, sa section sous-cutanée, le séton, la perforation sous-cuta-née des fragments, ou leur scarification, l'implantation de corps étrangers dans les extrémités osseuses.

Seules les *injections irritantes*, parmi ces moyens sous-cutanés, pourront être essayés avant l'intervention sanglante.

Elles ont été faites avec de l'ammoniaque (Bourguet d'Aix), la teinture d'iode (Guyon), l'acide phénique, etc. C'est actuellement le *chlorure de zinc*, suivant la méthode de Lannelongue (*Congrès de chirurgie*, 1892), qui semble pouvoir donner des résultats. Le procédé consiste à injecter tous les deux jours du chlorore de zinc au 1/10 dans le cal ; on commence par V gouttes pour augmenter ensuite progressivement jusqu'à XV, XX et XL gouttes. Les premières séances sont douloureuses et les autres sont assez bien sup-portées.

Pseudarthrose vraie. — Malheureusement souvent ces « petits moyens »,

----

[1] Forgue et Reclus. *Thérapeut. chirurgicale*, éd. 98, t. I, p. 512.

[2] In thèse Bézier 1890. Fract. à consolid. tardive et pseudarthroses. Traitements em-ployés, p. 62.

[3] Thomas Evelyn Little. *Irish hospital Gazette*, july 1874, p. 215 et Robert Jones. *United fracture Treated by percussion the lancet*, 20 oct. 1882.

[4] Hennequin. *Revue de chirurg.*, 1892, p. 765.

comme les appelle Quénu, échoueront et, au bout d'un temps plus ou moins long, la consolidation ne faisant aucun progrès, la disparition de toute sensibilité indiquant l'absence de travail ostéogénique, la pseudarthrose est confirmée, l'indication d'une thérapeutique plus active se pose.

TRAITEMENT PALLIATIF. — Lorsque par suite d'un état général trop précaire, ou de causes de tout ordre, ou lorsqu'à la suite de plusieurs tentatives opératoires ou non, la consolidation est reconnue impossible à obtenir, il ne reste plus qu'à appliquer un appareil prothétique qui immobilise l'articulation anormale en laissant les articulations libres et ne comprime point les vaisseaux et nerfs. Ces appareils sont fort nombreux, variables pour chaque membre; ceux du membre inférieur devront en outre permettre la marche.

AMPUTATION. — Si cependant l'application de cet appareil est impossible ou inutile par suite du développement insuffisant du segment périphérique du membre (pseudarthroses développées au moment de la croissance avec atrophie consécutive, pseudarthroses d'origine intra-utérine), il vaudra mieux avoir recours à une amputation donnant un bon moignon, plus utile que le segment de membre atrophié que l'on supprime.

RÉSECTION. — En dehors de ces cas, après échec des méthodes précédentes parmi lesquelles seront employées surtout, après rectification suffisamment prolongée du traitement de la fracture : la médication thyroïdienne, les frottements, la méthode d'Helferich, les injections de chlorure de zinc et l'extension continue dans les cas où elle est applicable ; sans cependant attendre trop longtemps, il faudra songer à une intervention directe sur les extrémités non soudées.

Cette intervention est destinée à remettre les fragments en bonne place et à les aviver pour réaliser en somme les conditions d'une fracture ordinaire.

DISCUSSION. — Mais d'abord quand devra-t-on intervenir, quand vaudrat-il mieux s'abstenir.

Certaines pseudarthroses malgré le traitement le mieux conduit, n'arriveront jamais à la consolidation; Hennequin cite dans son article de la *Revue de chirurgie* (*loc. cit.*), une série d'observations très nettes à ce point de vue; si l'on pouvait prévoir ce résultat, il vaudrait mieux s'abstenir. Malheureusement, rien ne peut l'indiquer que l'inutilité des interventions opératoires.

Donc en présence d'une pseudarthrose confirmée, quelle que soit sa forme anatomique (pseudo-synarthrose ou pseudarthrose-fibreuse, pseudo-diarthrose ou pseudarthrose-fibrosynoviale, pseudarthrose flottante), si l'état général du malade le permet, il vaudra toujours mieux tenter une intervention qui aujourd'hui ne peut, en mettant les choses au pire, que laisser le malade dans le même état.

D'autre part devra-t-on toujours attendre l'échec successif de tous ces petits moyens, des traitements non sanglants ? Non, lorsqu'on aura acquis, par différents signes, par le siège particulier (humérus, fémur), la forme de la pseudarthrose (pseudarthrose flottante) la conviction qu'il s'agit d'une interposition fibreuse ou musculaire, on sait d'avance que les traitements autres que l'intervention sanglante doivent échouer, et on devra avoir recours à celui-ci dès que la consolidation n'a pu être obtenue par le traitement normal et prolongé de la fracture elle-même.

L'intervention décidée quelle doit-elle être ?

Nous avons déjà rejeté comme insuffisants : la cautérisation des fragments après leur mise à nu (White) et l'implantation de corps étrangers (Dieffenbach) ; si l'on intervient, mieux vaut le faire franchement. La seule intervention possible est la résection.

Les règles générales de cette résection ont bien été établies par Ollier dans son *Traité des résections.*

Nous ne voulons pas ici entrer dans les détails opératoires, mais voici les étapes principales dans lesquelles nous aurons à discuter l'opportunité de certaines manœuvres.

Après mise à nu du foyer de la pseudarthrose par incision et écartement des parties molles, il faut s'attacher à dégager les extrémités osseuses de leur périoste que l'on doit conserver avec le plus grand soin. Le périoste écarté ou relevé en double manchette, les extrémités osseuses sont dégagées du tissu fibreux ou fibro-musculaire qui les englobe, puis avivées. On peut faire cet avivement à la curette, mais c'est d'ordinaire insuffisant et mieux vaut en réséquer une partie, le moins possible bien entendu, afin d'augmenter au minimum le raccourcissement du membre.

Alors deux cas peuvent se présenter : ou bien les extrémités osseuses sont en contact et peuvent être coaptées ou bien elles sont éloignées l'une de l'autre par un espace plus ou moins grand et difficiles à rapprocher.

Dans le premier cas, il faudra chercher à coapter les fragments et diriger la résection dans le sens le plus favorable au maintien de cette coaptation ; à cet effet on a taillé les os de façon variable dans le but de les faire se pénétrer, chevaucher l'un sur l'autre ou s'engrener.

Dans le second cas, on a cherché à combler l'espace libre par des greffes osseuses, la transplantation d'os pris à l'homme (membre amputé) ou à un animal (chien, lapin, veau), l'os peut être vivant si on le prend au moment même de l'opération, ou mort.

En général ces greffes se résorbent, mais on peut cependant espérer une conservation, que la greffe soit autoplastique ou hétéroplastique. Ricard a en effet présenté à l'Académie de médecine un beau cas de conservation pendant plusieurs années d'une greffe osseuse animale [1]. Cependant elles sont peu employées pour le traitement des pseudarthroses dans le but seul de combler une perte de substance osseuse ; nous verrons plus loin qu'on emploie au contraire le tissu osseux dans le but de maintenir les fragments en contact.

Les fragments coaptés, faut-il les unir l'un à l'autre par un des différents moyens conseillés (suture, ligature, enchevillement, prothèse métal-

---

[1] Ricard. *Gazette des hôpitaux*, 3 février 1898, n° 14, p. 121.

lique), ou au contraire les laisser en contact comme dans une fracture récente.

Autrement dit, la contention doit-elle être directe ou indirecte ? Comme le fait remarquer Tillaux, au Congrès de chirurgie de 1888, dans la pseudarthrose par interposition musculaire, lorsque les fragments sont dégagés et la bande interposée supprimée, après avivement, il suffit de traiter la fracture comme une fracture récente sans contention directe.

Mais, d'autre part, dans certaines pseudarthroses de la jambe, du bras, les fragments dégagés ont tendance à chevaucher et il peut être prudent de les lier l'un à l'autre. Cette suture osseuse, avec fil à demeure, ne doit être tentée que si le chirurgien est sûr de son asepsie.

La suture n'a aucune influence au point de vue de la formation du cal, ce que démontrent les observations nombreuses dans lesquelles la suture n'a pu amener la consolidation. Au point de vue de la direction de l'os elle est utile, au contraire, lorsque les fragments tendent à s'écarter sous l'influence de la contraction musculaire, ou à chevaucher et se croiser.

Lors donc qu'après libération de fragments et résection des extrémités, le contact se maintiendra sans difficulté, la contention directe ne sera pas nécessaire ; si au contraire le contact est difficile à maintenir, si la tendance à l'écartement ou au chevauchement persiste, il faut réunir.

Parmi les moyens de contention directe, lequel choisir ? La suture, l'enchevillement, la prothèse métallique sont les principaux procédés employés ; nous ne décrirons pas ici leur manuel opératoire, leurs variétés, c'est affaire de technique opératoire. Eliminons d'abord la prothèse métallique ; elle consiste à maintenir le contact par l'application à la face externe de l'os d'une plaque de métal (aluminium ordinairement) vissée dans les fragments. Cette méthode a été essayée par Quénu dans 3 cas ; il dut enlever ultérieurement les plaques qui n'étaient pas tolérées, et un de ses malades étant tombé, la plaque vint couper le nerf radial par son bord inférieur [1].

Aussi Quénu a-t-il abandonné ce procédé pour l'enchevillement. Par conséquent, malgré deux succès présentés récemment par Potarca (de Bucharest), dans lesquels du reste l'auteur dut enlever aussi les plaques de prothèse, nous pensons que ce procédé de contention directe doit être rejeté, les plaques n'assurant pas mieux la solidité que les autres procédés, devenant mobiles par suite du développement d'ostéite raréfiante autour des vis, et nécessitant une seconde intervention pour leur ablation.

Restent les diverses ligatures et sutures et l'enchevillement par des tiges d'ivoire ou d'os. L'enchevillement a donné d'excellents résultats entre les mains de Glück, de Routier [2], de Jalaguier [3], de Quénu (*loc. cit.*), et d'autres. La suture a été également souvent employée avec succès. Ces deux moyens ont des indications différentes et leur emploi varie avec la disposition des fragments et l'habitude du chirurgien. Cependant en général, lorsqu'on pourra appliquer l'un à l'autre les deux fragments par une bonne suture, cela sera préférable.

---

[1] Quénu. *Semaine médicale*, 23 mai 1894, p. 237, n° 30.
[2] Routier. *Bull. Soc. chir.*, 1890, p. 522.
[3] Jalaguier. *Bull. Soc. chir.*, 1888, p. 923.

L'enchevillement pourra être choisi au contraire lorsque les extrémités osseuses sont un peu éloignées, difficiles à coapter. Du reste, dans le traitement des pseudarthroses, le procédé opératoire n'a pas en lui-même une importance capitale, si les extrémités osseuses sont bien dégagées, bien remises en contact, si la coaptation est bien obtenue avec ou sans suture, le résultat sera bon, à moins d'obtacles apportés par l'état général et dans ces derniers cas rien ne réussit.

Les parties molles réunies après la coaptation des fragments, on instituera le traitement de la fracture correspondante à grande mobilité ; immobilisation dans un plâtre, extension continue, etc.; mais de bonne heure, le plus tôt possible on commencera le massage et la mobilisation des articulations voisines.

5° Fractures vicieusement consolidées. — Les fractures vicieusement consolidées donnent naissance aux cals exubérants, douloureux ou vicieux proprement dit.

Bien entendu, la première indication pour éviter ces cals vicieux est la surveillance attentive du traitement. Nous n'avons pas ici à rechercher les causes de ces difformités par cal, souvent, et non toujours, imputables à un traitement mal suivi, mais seulement les indications thérapeutiques fournies par l'existence de ces cals vicieux.

Il faut bien savoir du reste que la plupart des cals obtenus sont en réalité et anatomiquement difformes et vicieux, sans que pour cela ils soient mauvais. La radiographie montre, et exagère souvent aussi cette difformité, alors que les fonctions du membre fracturé sont excellentes ; il faut bien se garder de toucher à ces cals [1].

Cals exubérants. — Les cals exubérants et difformes, peuvent être fort bien supportés, et s'ils n'occasionnent aucune gêne, ils ne seront l'objet d'aucun traitement. Du reste souvent des cals volumineux, au début, diminuent par la suite et se régularisent.

S'ils gênent par compression d'un organe quelconque, la seule thérapeutique possible est la mise à nu du cal et sa régularisation à l'aide du ciseau, de la gouge et du maillet.

Cals douloureux. — Le cal, exubérant ou non, peut être douloureux, surtout par compression ou inclusion nerveuse, nous avons vu ces cas aux « complications des fractures », nous n'y reviendrons pas.

Cependant, dans quelques cas, le cal est douloureux sans qu'un nerf ou un filet nerveux y soit inclus ou soit comprimé par lui. Ces douleurs se produisent sous l'influence de phénomènes d'ostéite ou d'ostéomyélite, de névralgie des os de Gosselin, ou de tout autre cause encore peu connue.

Si le massage, les douches sulfureuses, les eaux thermales (Barèges, Bourbonne, etc.). n'ont apporté aucun soulagement, on serait en droit de tenter, comme le conseille Rieffel [2], la trépanation de l'os.

---

[1] Voir à ce sujet les communications de Tuffier et de Championnière. *Société de chirurgie*, 1899, p. 949, 950, 978.

[2] Rieffel. *Traité de chirurgie*, Le Dentu-Delbet, t. II, p. 161.

Cals vicieux. — Les cals vicieux par leur forme et le déplacement des fragments, sont les plus fréquents et les plus pénibles pour le malade. La déformation consiste, de façon variable du reste suivant les fractures, en déviations angulaires, rotations et chevauchements, occasionnant le raccourcissement du membre, sa déformation et la gêne dans le fonctionnement des articulations voisines.

Ici un seul traitement s'impose, si le malade ne peut se servir de son membre ainsi consolidé : le redressement.

Avant la consolidation complète, il est encore possible quelquefois de redresser à la main, grâce à l'anesthésie générale, le membre dévié, en somme de redresser à nouveau la fracture, mais cela est rarement possible. On le reconnaîtra du reste assez facilement ; si la solidité est grande, si toute trace de mobilité dans le cal a disparu, il y faudra renoncer.

Ostéoclasie et ostéotomie. — Deux moyens restent alors à la disposition du chirurgien : l'ostéoclasie et l'ostéotomie.

Dans la première on brise, à la main, ce qui est bien rarement possible, ou plutôt à l'aide d'instruments nommés ostéoclastes, le levier osseux pour faire une nouvelle fracture que l'on réduira exactement en redressant le membre ; dans la seconde on sectionne, à ciel ouvert, l'os au niveau du cal, suivant des règles aujourd'hui bien établies, de façon à refaire la fracture et à la remettre dans les conditions d'une fracture récente que l'on soignera selon les règles.

L'ostéoclasie ne nécessite aucune plaie, aucune intervention sanglante. L'ostéotomie fait, elle, une fracture ouverte, mais aseptique d'emblée, si toutes les règles indispensables ont été appliquées ; c'est donc, par suite, une fracture fermée quant à ses suites et son pronostic.

L'ostéoclasie a donné autrefois de nombreux succès ; les ostéoclastes de Rizzoli, de Collin, de Robin sont des instruments de précision qui brisent l'os à l'endroit choisi, elle est encore préférée par Pousson, par Campenon dans leur thèse (1886 et 1883), par Forgue et Reclus dans le *Traité de thérapeutique chirurgicale* (édit. 1898) qui ne gardent comme indication de l'ostéotomie que les cals à grand chevauchement, les cals à difformité complexe en Z, en baïonnette, les cals à masse compacte soudant entre eux deux os parallèles (avant-bras), les cals à grande déformation angulaire.

Mais, comme le fait remarquer Hennequin [1], l'ostéotomie permet de sectionner l'os au lieu d'élection, au niveau de la difformité et par conséquent de corriger celle-ci sans courbure de compensation ; de réséquer les extrémités trop saillantes ; d'enlever des esquilles mobiles, des ostéophytes volumineux, d'écarter les faisceaux musculaires, d'abaisser les fragments, de les suturer si cela est nécessaire ; *et surtout de donner à la section osseuse la direction et l'étendue nécessaires non seulement pour corriger l'attitude vicieuse du levier, mais encore son raccourcissement.*

Aussi croyons-nous l'ostéotomie, pratiquée sous le couvert de l'asepsie, toujours préférable à l'ostéoclasie.

Cette ostéotomie devra être pratiquée suivant les règles opératoires que

---

[1] *Rev. de chirurg.*, 1892, p. 651.

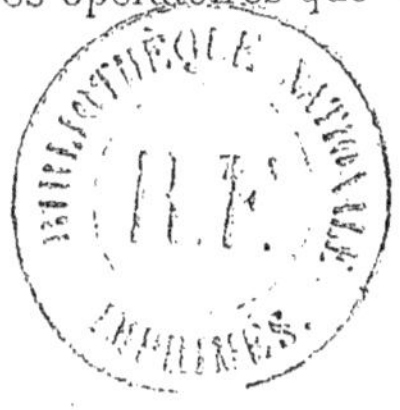

l'on trouvera exposée dans les traités de *Technique chirurgicale*. La section des os sera variable avec le genre de déformation.

Nous indiquerons, en parlant des fractures spéciales, quel mode d'ostéotomie on devra choisir pour corriger les cals vicieux de ces fractures, nous ne pouvons le faire ici.

L'os sectionné et la plaie fermée, il suffira de traiter la nouvelle fracture comme toute fracture récente en employant de préférence, aux membres inférieurs, la méthode de l'extension continue pour lutter contre le raccourcissement.

Les règles générales à observer pour la réunion des fragments après section seront du reste les mêmes que celles que nous avons données pour la résection dans la pseudarthrose.

CHAPITRE VI

AFFECTIONS NON TRAUMATIQUES DES OS

Ostéomyélites. — L'ostéomyélite est l'inflammation du tissu osseux consécutive à l'infection de son tissu médullaire par les microbes pyogènes ordinaires. A côté de cette infection de nature non spécifique se trouvent des ostéites ou ostéomyélites tuberculeuses, syphilitiques, etc... que nous étudierons ensuite.

L'ostéomyélite peut être traumatique ou non, et dans ce dernier cas elle est dite infectieuse ; bien que ce qualificatif puisse s'appliquer aussi au premier. Il marque simplement que l'infection est venue par voie sanguine et ne s'est pas établie au niveau d'une plaie.

L'ostéomyélite *traumatique* est consécutive aux fractures ouvertes infectées et restées infectées ; il peut cependant y avoir dans les fractures fermées de l'ostéomyélite et de la suppuration osseuse, l'infection venant ici par la voie sanguine. Au point de vue thérapeutique, cette forme rentre dans l'ostéomyélite spontanée ou infectieuse.

Le traitement de l'ostéomyélite traumatique ne diffère en rien de celui des autres suppurations osseuses ; les mêmes règles devront lui être appliquées.

L'ostéomyélite *infectieuse*, dite encore des adolescents ou de croissance parce qu'elle se manifeste pendant la période de développement du squelette, peut être causée par des microbes variés, dont le plus fréquent de beaucoup est le staphylocoque doré. Mais que l'infection soit due au staphylocoque, au streptocoque, au bacille d'Eberth ou à d'autres encore, le traitement reste toujours le même. La notion d'étiologie microbienne n'a pas encore influé sur la thérapeutique et n'a encore déterminé aucune indication spéciale.

Il faut cependant noter des différences au point de vue du pronostic, les ostéomyélites typhiques guérissant facilement après le traitement, et les infections à streptocoques frappant l'organisme de façon rapide et grave.

Nous n'aurons aucun compte à tenir de la nature du microbe dans l'exposé du traitement de l'ostéomyélite, mais bien de la forme évolutive de cette ostéomyélite. Ainsi nous aurons à considérer :

1° *La forme aiguë ;*
2° La forme chronique consécutive à l'aiguë ou *ostéomyélite prolongée ;*
3° *La forme chronique d'emblée ;*

4° Les formes à virulence atténuée. *Fièvre de croissance, hydarthrose de croissance, ostéomyélite albumineuse.*

1° Ostéomyélite aiguë. — Chez un enfant le plus souvent, le diagnostic d'ostéomyélite aiguë est assez rapidement posé, malgré la prédominance des symptômes généraux, grâce au gonflement siégeant près de l'extrémité d'un os long, à l'extrémité de la diaphyse contiguë à l'épiphyse, grâce à la douleur vive localisée à ce niveau, surtout à l'exploration de l'os. Le diagnostic peut être difficile et rester quelques jours hésitant; il importe cependant de le faire vite, car il faut intervenir aussitôt le diagnostic posé.

Trépanation. — Comme partout ailleurs il faut donner issue au pus, or on sait que ce pus se forme dans la moelle, dans le canal médullaire, puis passe sous le périoste où il s'amasse et d'où il tend ensuite à sortir. C'est donc dans l'os lui-même qu'il faut chercher l'abcès et cela le plus tôt possible, car la gravité de l'infection peut être telle qu'elle détermine rapidement une septicémie contre laquelle il sera difficile, sinon impossible, de lutter ensuite; et qu'en outre l'extension des lésions locales peut rapidement rendre nécessaire un traitement beaucoup plus grave pour l'avenir du membre.

Donc, dès que le diagnostic est porté, sans jamais attendre que la fluctuation deviennne manifeste, il faut inciser les parties molles au niveau de la région douloureuse et tuméfiée, inciser le périoste et *surtout ne pas s'en tenir là*, même si l'on trouve une collection sous-périostée ; il faut franchir la couche compacte osseuse par une trépanation et ouvrir le canal médullaire. C'est ce qu'a fort bien établi Lannelongue.

La trépanation de la couche compacte devra comprendre toute l'étendue de la zone périostique décollée ; il peut arriver, qu'on ne trouve pas de pus collecté, mais de l'infiltration purulente, la trépanation n'en est pas moins nécessaire.

S'il existe une tuméfaction à l'autre extrémité du même os, ou si elle survient ensuite (ostéite bipolaire), il faudra évidemment remplir les mêmes indications pour ce second foyer et trépaner à ce niveau.

En somme, il faut suivre ici les indications fournies par l'existence d'une suppuration où qu'elle soit; la difficulté est simplement accrue par la nécessité de traverser une couche osseuse résistante pour découvrir le foyer purulent.

Cette trépanation immédiate est indiquée de façon absolue non seulement pour les os longs des membres, mais aussi pour les os courts et plats (crâne, côtes, os iliaque) qui enveloppent ordinairement des viscères vers lesquels on ne doit pas laisser la suppuration se propager.

Le canal médullaire ouvert, devra-t-on curetter et enlever la moelle ? La crainte de la nécrose consécutive est erronée, nous le savons ; mais ce curettage n'est pas toujours nécessaire et l'aspect de la moelle pourra seul fournir une indication : son infiltration, son aspect jaune grisâtre nécessiteront un nettoyage soigné et étendu du canal médullaire avec la curette tranchante.

Pour cette opération, la bande d'Esmarch n'est pas utile et peut être nuisible en refoulant les produits septiques vers la racine du membre ; l'hémostase osseuse s'obtient assez facilement par une compression régulièrement soutenue pendant quelques minutes à l'aide de lanières de gaze stérilisée tassées dans la cavité.

Aucune réunion ne sera tentée et le pansement sera fait en tamponnant légèrement la cavité avec des lames de gaze stérilisée, entre lesquelles on pourra glisser quelques drains pour éviter la rétention.

Après cette intervention, la température doit descendre, peut-être pas complètement ni immédiatement, mais dans les deux ou trois jours qui suivent. En même temps, le pouls doit se régulariser et l'état général s'améliorer. Si au contraire la fièvre persiste ou si la température remonte après quelques jours, c'est alors ou bien que l'infection, généralisée déjà, continue, c'est la septicémie; ou qu'un nouvel abcès se forme ailleurs. Il faut chercher, explorer tous les os, examiner toutes les séreuses, articulaires et viscérales.

Lésions articulaires. — Assez souvent l'articulation voisine de l'extrémité osseuse malade est gonflée et distendue par du liquide ; ce liquide est-il séreux, non infecté ou purulent? Si l'articulation est blanche et souple, non douloureuse, si au besoin une ponction exploratrice rigoureusement aseptique ne montre que du liquide clair, inutile de l'évacuer, il suffit de surveiller attentivement. Dès qu'il y a du pus, que l'articulation est douloureuse, œdématiée, chaude, que la température générale s'élève, il ne faut pas hésiter à faire l'arthrotomie, évacuer, laver à l'eau bouillie, puis drainer ce nouveau foyer purulent.

Telle est la conduite à tenir dès le début des accidents. Si, en outre, le malade est déjà en état de septicémie, si l'état général est grave, il faut employer les injections sous-cutanées de sérum artificiel à haute dose.

Résection. — Mais l'étendue des lésions osseuses peut être considérable dès le début, l'os (le tibia surtout ou l'humérus) est dénudé sur toute sa longueur ou presque, la suppuration est alors très abondante ; la trépanation, l'ouverture large du canal médullaire ne la diminue en rien, la nécrose semble devoir être très étendue. C'est dans ces cas qu'on a proposé la résection de la diaphyse et même l'ablation de l'os entier.

Cette résection peut être précoce ou tardive ; précoce elle est destinée, à supprimer la cause d'une suppuration dangereuse par son intensité et son abondance ; malheureusement elle expose à la non reproduction complète de l'os malgré la conservation du périoste, aux pseudarthroses malgré les greffes que l'on peut appliquer. La résection diaphysaire étendue précoce est donc un moyen de nécessité, qu'on emploie lorsqu'il est impossible de faire autrement, afin d'éviter l'amputation qui serait, sans elle, la seule méthode possible. On la fera, en ménageant avec soin le périoste facile à décoller dans ce cas.

Tardive, la résection dans l'ostéomyélite aiguë viserait à la suppression d'un os destiné à la nécrose, avant que cette nécrose ne soit complète, avant que le séquestre ne soit formé. Ici la résection doit être rejétée : elle enlève trop ou trop peu, puisqu'on ne sait où va se limiter la mortification de l'os, elle supprime le levier rigide autour duquel se formera l'os nouveau. Il vaut donc mieux attendre et se comporter plus tard comme dans l'ostéomyélite prolongée.

La résection peut aussi porter sur l'épiphyse si celle-ci, perforée, laisse communiquer le foyer osseux avec un foyer intra-articulaire, lorsque les phénomènes généraux intenses, l'état d'affaiblissement du malade nécessitent un traitement rapide et une désinfection soignée de l'articulation ; mais ici encore ce n'est qu'un pis aller, une tentative de conservation d'un membre qu'autrefois on aurait amputé.

Cette résection, faite dans le jeune âge et supprimant le cartilage de conjugaison, empêchera le membre de croître normalement et nuira beaucoup à la fonction.

Amputation. — Grâce à l'ouverture large et hâtive, grâce, au besoin, à ces résections diaphysaires et épiphysaires, l'amputation n'est presque plus aujourd'hui pratiquée et ne pourrait être admise qu'en présence d'une ostéomyélite aiguë bipolaire étendue avec pyarthrose, non soignée dès le début, et transformant le membre en une véritable éponge purulente qu'on ne peut plus espérer conserver et qui met le malade dans un grave danger immédiat.

Dans ces cas extrêmement rares, l'amputation sera bien entendu faite haut, en tissu sain, sans du reste que l'on puisse affirmer qu'elle sauvera un malade si gravement atteint.

En résumé, en présence d'une ostéomyélite aiguë nettement diagnostiquée, ne pas attendre, intervenir d'urgence et le plus tôt possible par l'incision du périoste, l'ouverture large et le curettage du canal médullaire, et au besoin l'ouverture de l'articulation voisine si elle contient du pus. Si l'état général grave indique une intoxication intense, employer le sérum artificiel. Si en outre, avec menaces de septicémie, la dénudation osseuse est très étendue et si l'ouverture large, aux deux extrémités de la diaphyse, ne suffit pas à diminuer la suppuration, à atténuer les accidents généraux, la résection diaphysaire, ou épiphysaire pour l'articulation, peut être indiquée malgré le pronostic grave qu'elle comporte pour la réparation.

Enfin l'amputation sera exceptionnellement pratiquée dans le cas de foyers osseux et articulaires multiples avec décollements et fusées purulentes dans les parties molles.

Mais nous insistons, et répétons à dessein que l'ouverture ou l'évidement de l'os faits de très bonne heure, aussitôt que le diagnostic est assuré, doivent presque toujours suffire, même dans les cas de dénudation osseuse très étendue ; l'os n'est pas alors forcément perdu et si les phénomènes graves s'atténuent, on est quelquefois étonné de la faible portion d'os qui s'élimine plus tard. Aussi les résections précoces étendues et *a fortiori* l'amputation ne sont plus aujourd'hui que très rarement indiquées.

Après l'ouverture de l'os et la chute de la température, la cavité se comblera lentement, quelques parcelles nécrosées pourront s'éliminer. Très souvent des fistules ou des hyperostoses persisteront qui devront nécessiter plus tard de nouvelles interventions ; il s'agit alors de l'ostéomyélite prolongée dont nous allons avoir à nous occuper maintenant.

Pendant cette longue période de réparation, il faut surveiller le malade, guetter de nouvelles localisations de l'infection qui sont fréquentes et ouvrir rapidement tout nouvel abcès osseux, articulaire ou autre, s'il s'en produit.

Dans les cas de résections étendues, lorsque les accidents aigus sont calmés, il est indiqué souvent d'aider à la réparation de l'os par le périoste avec des greffes osseuses dont nous aurons à parler à propos de l'ostéomyélite prolongée.

2° Ostéomyélite prolongée. — Le plus souvent, après une ostéomyélite aiguë, persistent des douleurs, des hyperostoses, des fistules qui peuvent ne se montrer du reste que plusieurs années après la phase aiguë. Ces symptômes sont dus à la persistance de lésions osseuses variables : c'est un *séquestre* plus ou moins étendu, invaginé ou non dans une coque d'os nouveau ; c'est une nécrose mal délimitée, confondue en grande partie avec l'os sain, *nécrose adhérente;* c'est une collection purulente séreuse ou fongueuse nommée *abcès des os et faux abcès des os ;* ou c'est enfin une simple *hyperostose douloureuse*, sans séquestre, sans pus, sans fongosités.

En outre la destruction plus ou moins étendue du cartilage de conjugaison peut amener des désordres dans le développement du squelette, déterminant des déviations, des incurvations, qui pourront nécessiter des opérations complémentaire faites dans un but orthopédique.

Nous avons à étudier le traitement de ces différents cas.

La forme que Gosselin a nommé *ostéite névralgique* est surtout une forme clinique caractérisée par la douleur et qui peut être fournie par des abcès, de faux abcès ou de simples hyperostoses, nous ne la décrirons donc pas à part.

Le malade se présente avec ou sans fistules.

Les fistules, en général multiples, conduisent par un trajet souvent contourné et sineux, sur l'os malade; quelquefois on pourra sentir au bout du stylet un séquestre mobile, en grelot, le plus souvent on ne trouvera que l'os irrégulier et anfractueux.

Qu'il y ait fistule ou non, le malade souffre, tantôt de douleurs continues et sourdes, exagérées à la marche ; tantôt de douleurs intermittentes, quelquefois violentes, revenant à intervalles irréguliers, surtout la nuit, simulant des névralgies ; c'est l'ostéite névralgique de Gosselin qui n'indique pas ce qu'on trouvera dans l'os, mais constitue une des indications opératoires.

Dans tous ces cas l'indication est absolue, il faut opérer : cependant il ne faut pas le faire trop tôt. Le séquestre met, suivant son étendue, plusieurs mois ou plusieurs années à se limiter, à se détacher de l'os sain, pendant ce temps des fistules suppurantes persistent; l'os nouveau, dense et dur, se développe autour de l'os mort. On ne peut alors attendre l'élimination spontanée, exposant le malade aux dangers multiples de ces longues suppurations. Lorsque les accidents aigus sont passés depuis longtemps, qu'aucune poussée nouvelle n'est plus craindre, au bout de cinq à six mois au moins, on peut intervenir.

L'intervention décidée, on ignore généralement ce qu'on rencontrera. S'il y a des fistules, on peut espérer trouver un séquestre mobile, c'est une chance pour l'opérateur et pour l'opéré; car le séquestre enlevé, la guérison s'en suivra; On peut aussi trouver un abcès osseux ouvert par trépanation spontanée, alors la guérison rapide est encore possible bien que moins certaine. Enfin, dans les cas malheureux, il n'y a ni séquestre ni collection purulente limités : c'est de la nécrose diffuse, l'os mort tient encore à l'os sain, la séparation du mort et du vif n'est pas faite et n'est pas près de se faire ; il faut cependant opérer pour lutter contre la suppuration prolongée ; ici la guérison est bien rarement obtenue après une seule intervention. De nouvelles nécroses se font, les fistules s'éternisent, on sera heureux si on peut les tarir après deux ou trois opérations, souvent elles persistent pendant des années malgré les grattages et les résections successives ; on peut même être conduit à l'amputation du membre.

S'il n'y a pas de fistule, mais hyperostose et douleur, ou même douleur avec légère augmentation de volume de l'extrémité osseuse, ce peut-être un abcès osseux resté fermé ou un faux abcès, ostéite cavitaire ou lacunaire (Duplay), contenant du liquide séreux ou séro-purulent ou des fongosités ; ou bien encore ce sera de l'ostéite condensante sans cavité, sans séquestre, sans pus ni fongosités.

Dans ces derniers cas l'intervention peut encore amener une guérison rapide ou être suivie d'autres interventions, mais le pronostic est moins sombre que pour cette nécrose diffuse, adhérente, dont nous parlions plus haut.

Les cas favorables sont donc : le séquestre mobile, l'abcès ou le faux abcès bien limité, et l'hyperostose condensante.

Que faire dans ces différents cas :

a. Séquestre ; *b.* nécrose adhérente ; *c.* abcès et faux abcès des os, *d.* hyperostose douloureuse ; enfin *e.* les déformations consécutives à l'ostéomyélite.

a. Séquestres. — *Séquestre mobile ou de nécrose.* — C'est la séquestrotomie ou séquestrectomie typique : après incision des parties molles sur la fistule, le périoste relevé largement, l'orifice osseux est agrandi à la gouge et au maillet, l'os nouveau est taillé en une gouttière longitudinale, suivant l'axe de l'os, de façon à ouvrir largement le canal médullaire, puis le ou les séquestres sont facilement extraits en entier ou morcelés. Après grattage et nettoyage des parois de la cavité, il ne reste plus qu'à laisser la brèche se combler d'elle-même, ce qui peut être fort long, ou à employer l'un des procédés de greffe ou d'ostéoplastie dont nous parlerons plus loin.

Séquestre d'ostéite. — A côté de ces séquestres morts et mobiles ou séquestres de nécrose, existe une autre variété décrite par Ollier sous le nom de séquestres d'ostéite et dans laquelle l'os, nécrosé en quelques points, mais en grande partie vivant et vasculaire, est mobile, ne tenant aux tissus limitants que par des vaisseaux et une couche de granulations. L'ablation de ce séquestre est du reste simple, il suffit d'inciser la gaine périostique et d'opérer une légère traction sur la portion de diaphyse détachée pour rompre les vaisseaux et les granulations. (Ollier) [1].

b. Nécrose adhérente. — Lorsque l'os mort n'est pas détaché, tient encore à l'os vivant et se confond en grande partie avec lui, l'opération est

[1] Ollier. *Traité des résections*, t. I, p. 432.

moins facile, d'un résultat plus douteux, mais elle est non moins nécessaire.

Le périoste relevé, il faut découper à la gouge et au maillet, par morceaux successifs, l'os mort dans l'os vivant jusqu'aux limites de la nécrose.

Malheureusement cette limite, qu'il faudrait dépasser de toutes parts, n'est pas facile à voir nettement, malgré les différences de consistance, de couleur, de vascularisation et de résonance à la percussion. C'est en somme une véritable résection qu'il faut pratiquer en s'efforçant de dépasser les limites du mal, mais cependant en cherchant à laisser une lame osseuse non brisée dans toute la longueur du levier. Des fractures spontanées ou accidentelles peuvent se produire au cours de l'intervention ou après, lors du pansement et du transport du malade. Aussi faut-il avoir soin d'immobiliser le membre dans une gouttière ou dans un plâtre pendant un temps assez long.

Toutes les cavités et anfractuosités seront drainées et tamponnées à la gaze stérilisée, et on pourra employer pour les combler lorsqu'elles commenceront à granuler, les mêmes procédés de greffe indiqués plus loin.

Pour ces opérations, il sera nécessaire d'appliquer la bande d'Esmarch, l'hémorragie osseuse abondante pouvant beaucoup gêner l'exploration. Cette ischémie ne présente plus ici les mêmes dangers que dans la période aiguë.

Le plus souvent, nous l'avons vu, une seule intervention ne suffit pas, soit que de nouveaux petits séquestres s'isolent, soit que la nécrose s'étende sans formation de séquestre. Les fistules ne se tarissent pas, les muscles s'atrophient, les os s'épaississent, le membre devient gros, déformé, incapable de servir, et si d'autre part l'état général devient mauvais sous l'influence de cette suppuration et de cette immobilisation prolongées, le chirurgien pourra être amené à songer à l'amputation, comme nous le verrons aussi dans l'ostéomyélite chronique d'emblée.

c. ABCÈS ET FAUX ABCÈS DES OS. — Il faut trépaner au point maximum de la douleur ou au niveau de la fistule, s'il en existe une après trépanation spontanée. Comme précédemment, la brèche sera faite large, après application de la bande d'Esmarch qui permet d'y voir clair.

Tantôt, on rencontrera un véritable abcès osseux soit sous le périoste épaissi ou sous une mince couche osseuse, soit après avoir péniblement traversé une couche d'os éburné. Le pus sera évacué, la cavité grattée et nettoyée puis tamponnée à la gaze stérilisée.

Tantôt, on trouvera non du pus, mais un liquide séreux ou séro-purulent ce qui revient au même, ou encore on ne trouvera que des fongosités remplissant des espaces lacunaires qui communiquent les uns avec les autres, lésion qui correspond au type d'ostéite cavitaire ou lacunaire de Duplay [1]. Dans ce dernier cas, il faut, après ouverture du canal médullaire, pratiquer un évidement complet avec la curette tranchante et ne s'arrêter que lorsque l'instrument rencontre une zone de tissu compact et dur, indiquant que l'on a détruit toutes les parties malades.

[1] Thèse de Golay, Paris, 1887 et clinique de Duplay, *Gazette des Hôpitaux*, 6 juillet 1897, n° 76, p. 762.

d. Hypérostose douloureuse. — Ici, on ne trouvera ni abcès ni cavités fongueuses, mais seulement un os atteint d'ostéite condensante. La trépanation ne devra être arrêtée que lorsqu'on aura traversé toute l'épaisseur de l'os malade ; cette intervention suffira, comme lors d'évacuation d'un abcès, à faire cesser les douleurs. C'est dans ce cas une véritable saignée osseuse.

Greffes et ostéoplastie. — Afin de diminuer la longue durée de la réparation des brèches étendues, que l'on est souvent obligé de faire pour extraire les séquestres ou ouvrir les cavités suppurantes, on a tenté par divers moyens d'obtenir la régénération osseuse. Ces moyens comprennent :

1° La mobilisation d'un lambeau osseux laissé adhérent aux parties molles et rabattu comme un couvercle sur la cavité vidée et nettoyée (procédés ostéoplastiques de Ollier, Bier, Schulten, Jaboulay.)

2° Les greffes d'os vivant parmi lesquelles on prendra surtout les greffes autoplastiques ou homoplastiques, c'est-à-dire prises sur le sujet lui-même ou sur un de même espèce, et fragmentaires plutôt que massives.

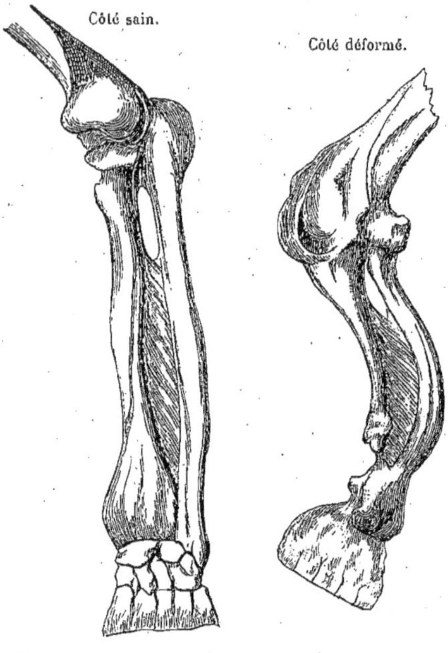

3° Les greffes d'os mort décalcifié ou d'ivoire.

4° Le remplissage de la cavité par des corps étrangers (gaze, catgut) ou par le plombage (plâtre, gutta percha, amalgame de cuivre).

Parmi ces moyens, on aura surtout recours à la mobilisation d'un lambeau osseux laissé adhérent à son périoste. Les greffes, qui ne peuvent servir que par leur présence et l'irritation qu'elles produisent, seront plutôt empruntés à des os décalcifiés, plus faciles à stériliser et à se procurer que les greffes d'os vivant. Malheureusement, la cavité qu'il s'agit de combler étant rarement aseptique, il est rare que les greffes soient tolérées.

Côté sain.

Côté déformé.

Fig. 8 et 9. — Arrêt d'accroissement du cubitus et déformation du radius, à la suite d'ostéomyélite (Poncet).

e. Déformations consécutives a l'ostéomyélite. — L'irritation ou la destruction du cartilage de conjugaison peuvent amener, dans la suite, des troubles dans la croissance du membre, soit par exagération, soit par arrêt du développement. Les déformations consécutives, extrêmement variables, sont surtout sensibles aux segments de membre composés de deux os dont l'accroissement n'est plus parallèle (fig. 8 et 9).

Les fractures spontanées, les décollements épiphysaires, les contractures musculaires, les arthrites peuvent aussi déterminer des déviations dans la forme de l'os ou des ankyloses vicieuses.

Toutes ces déformations peuvent plus tard, après cessation de tous les accidents, élimination de tous les séquestres, après guérison complète en un mot, nécessiter pour le redressement du membre des opérations complémentaires d'ostéotomie ou de résection. Ces opérations varient avec chaque membre et chaque déformation, elles rentrent dans le cadre des opérations pour cals vicieux et déformés après fractures, nous les étudierons en traitant des lésions des membres en particulier.

3° Ostéomyélite chronique d'emblée. — Nous venons de voir longuement les indications thérapeutiques auxquelles donne lieu l'ostéomyélite chronique consécutive à l'ostéomyélite aiguë, la forme dite prolongée. A côté de celle-ci, on décrit (Trelat, Demoulin) une forme d'ostéomyélite chronique d'emblée qui ressemble de tous points aux diverses variétés de la forme prolongée, et qui ne s'en distingue que parce qu'on ne peut retrouver dans le passé une phase aiguë initiale. Elle comporte les mêmes indications thérapeuthiques.

Cette forme se caractérise surtout par la douleur et les tuméfactions osseuses aussi, n'est-il pas toujours facile de la distinguer d'autres affections osseuses, notamment de l'ostéosarcome. En présence de l'impossibilité d'un diagnostic ferme, on devra commencer par inciser sur la tumeur et au besoin trépaner pour chercher un séquestre.

Si le diagnostic de tumeur maligne est définitivement écarté, on devra chercher si un long séquestre diaphysaire ne se trouve pas contenu dans l'os nouveau, et s'il existe, l'extirper si on le peut. En général, d'après Demoulin, la nécrose est trop étendue, l'os mort est trop intimement confondu avec l'os vivant pour qu'on puisse en opérer la séparation et c'est presque toujours à l'amputation ou à la désarticulation qu'il faudra recourir.

On voit en somme que ce qui domine ici, c'est la forme de nécrose diffuse et adhérente que nous avons rencontrée déjà dans l'ostéomyélite prolongée, et qui conduit aux mêmes indications.

4° Formes atténuées. — Les formes de virulence atténuée, comprennent : la *fièvre de croissance*, l'*hydarthrose de croissance*, la *périostite* et l'*ostéopériostite albumineuse*, elles comportent toutes un traitement simple et un pronostic immédiat bénin, mais laissent craindre pour l'avenir des poussées plus sérieuses. Aussi après une de ces poussées légères, devra-t-on conseiller d'éviter les fatigues et chercher à tonifier le malade.

LA FIÈVRE DE CROISSANCE nécessite le repos absolu au lit, le traitement médical antipyrétique, au besoin l'enveloppement ouaté des régions douloureuses.

Si les douleurs persistent, s'accompagnent de gonflement et de symptômes inflammatoires, c'est alors une véritable poussée d'ostéomyélite aiguë et il faudra se comporter comme nous l'avons déjà indiqué (trépanation).

De même l'HYDARTHROSE DE CROISSANCE que l'on observe chez l'enfant et

même chez l'adulte de vingt et vingt-cinq ans (Thèse de Lautier, 1892) néces
site le repos, l'immobilisation, la compression ouatée et peut-être quelque
séances de pointes de feu. En tous cas, la guérison sera longue à obtenir
chez ces enfants ou ces adolescents dont la croissance a été beaucou
trop rapide. Cette hydarthrose se localise en général au genou et s
montre rebelle au traitement ; elle est intermittente, à répétition, fait sou
vent songer par sa ténacité et ses retours à la tuberculose. Si après quelque
poussées suivies de guérison apparente, le liquide se reforme, on aur
recours à la ponction de l'articulation suivie d'une bonne compression oua
tée après évacuation complète.

L'OSTÉOPÉRIOSTITE SÉREUSE OU ALBUMINEUSE est une forme rare dont la patho
génie est encore mal élucidée, elle peut être d'origine ostéomyélitique, mai
est souvent aussi tuberculeuse. Voici ce que conseillent les auteurs lyonnai
qui se sont occupés de cette question : On devra ouvrir la poche, évacuer l
liquide filant et visqueux qu'elle contient, en gratter les parois ; cela suffir
ordinairement pour amener la guérison. Si cependant celle-ci ne survient pas
il faudra, ici encore, avoir recours à l'évidement de l'os sous-jacent.

Le traitement de ces formes atténuées est donc simple en général et com
porte rarement une intervention opératoire, mais il faut bien savoir que l
guérison complète se fait quelquefois attendre plusieurs années, avec de
alternatives de bon et de mauvais état.

Tuberculose osseuse. — La tuberculose osseuse est très fréquente, mais d
façon variable suivant son siège sur l'os. La tuberculose des épiphyses es
infiniment plus fréquente que celle des diaphyses. Or la tuberculose de
épiphyses s'accompagne souvent (non toujours) de lésions de l'articulatio
qu'elles forment, constituant des ostéo-arthrites dont l'étude sera beaucou
mieux placée avec celle des maladies articulaires.

La tuberculose osseuse des phalanges, des métacarpiens, des métatar
siens revêt une allure spéciale et sera étudiée avec les membres (spin
ventosa).

De même la tuberculose vertébrale constitue une maladie à part, le ma
de Pott, dont l'étude trouvera sa place dans les affections du rachis, et cell
des côtes et du sternum dans le chapitre consacré au thorax.

Mettant donc à part la tuberculose osseuse articulaire, le spina ventosa
les tuberculoses vertébrale, sternale et costale ; il nous reste à étudie
seulement la tuberculose osseuse non articulaire des membres supérieur e
inférieur en y comprenant l'omoplate et l'os iliaque.

La lésion tuberculeuse peut y être fermée ou ouverte, et dans le premie
cas s'accompagne généralement d'un abcès froid.

Le pronostic est fort différent suivant que cette tuberculose est ouvert
ou fermée. Les infections secondaires, les longues suppurations, la nécessit
d'une intervention directe, difficile même sur ces os superficiels et abo
dables chirurgicalement, rendent la guérison plus aléatoire dans la tube
culose osseuse ouverte.

L'attention du praticien se portera donc d'abord à maintenir fermée
tuberculose osseuse. L'ouverture chirurgicale immédiate est une erreu

thérapeutique, il faut tenter de guérir la tuberculose osseuse avant qu'elle ne s'ouvre.

Lorsque le diagnostic est porté d'après la douleur de l'os, le gonflement périphérique et la fluctuation s'il y a abcès froid ou fongosités, on commence par instituer le traitement général classique (hygiène, frictions sèches, aération, alimentation, etc.) Puis, dès que l'abcès froid se dessine, on le traitera par la ponction et les injections modificatrices (éther iodoformé, naphtol camphré, etc.)

Dans le cas que nous envisageons ici, la lésion osseuse est peu profonde, abordable chirurgicalement, et l'on peut être tenté d'intervenir immédiatement pour chercher à détruire l'os malade ; mais outre qu'il est toujours difficile d'arriver à cette destruction complète, on sait d'autre part que dans les abcès froids profonds (coxalgie, mal de Pott) la guérison s'obtient souvent par ces seules injections modificatrices, sans qu'on ouvre l'abcès.

Il n'y a, du reste, aucun inconvénient à chercher ainsi la guérison, et il y a tout avantage puisque, si l'on réussit, on n'expose pas le malade aux dangers graves des fistules si souvent consécutives à l'intervention chirurgicale ; et si l'on échoue, il est toujours temps de prendre le bistouri.

Par conséquent commencer par la ponction suivie de l'injection d'un liquide modificateur suivant la méthode que nous avons déjà exposée (voir *abcès froid*, p. 61).

Si après une ou plusieurs tentatives faites avec soin et persévérance, faites surtout sous le couvert de l'asepsie complète afin d'éviter une infection surajoutée qui obligerait à inciser, l'abcès se reproduit et se fistulise par l'orifice de la ponction ; on s'adressera au traitement sanglant. On ouvrira la poche, on videra l'abcès, et à l'aide de la curette, on grattera les fongosités jusqu'aux parties saines en poursuivant tous les foyers diverticulaires, on arrivera ainsi au niveau de l'os malade.

L'os mis à nu, on se comportera différemment suivant la lésion, grattant à fond une ulcération, agrandissant une fistule pour ouvrir et curetter une caverne, extraire un séquestre, badigeonner le tout au chlorure de zinc au 1/20ᵉ ou brûler au thermocautère, puis tamponner à la gaze stérilisée, sans suturer, en laissant la plaie se combler lentement du fond à la superficie.

D'après les conseils de Lannelongue, on pourra s'aider, ici comme dans les tumeurs blanches, des injections de chlorure de zinc employées comme nous l'indiquerons au traitement des ostéo-arthrites tuberculeuses.

Si l'abcès s'est déjà ouvert ou l'a été précédemment, l'indication de l'intervention est aussi précise, il faudra inciser au niveau des fistules, découvrir la lésion osseuse et détruire tous les tissus malades à la curette, à la gouge et au thermocautère.

Souvent, du reste, la lésion osseuse est difficile à découvrir, des recherches attentives finissent par faire voir un petit orifice caché dans les anfractuosités et qui conduit sur l'os malade.

Enfin, il ne faut pas ignorer d'ailleurs que les interventions les mieux conduites ne donnent souvent aucun résultat ; que les fistules se reproduisent souvent, après des alternatives d'occlution passagère. Cette tuberculose osseuse déjà difficilement guérissable si elle est isolée, se trouve souvent unie à la tuberculose articulaire, et devant la multiplicité et l'étendue des lésions à l'extrémité d'un membre (pied et jambe, main et avant-bras) on peut quelquefois, ainsi que nous le verrons au traitement des tumeurs blanches, être obligé de recourir à l'amputation.

Syphilis osseuse. — Comme pour toutes les lésions syphilitiques, les lésions osseuses (exostoses, périostoses, gommes périostiques, ostéites syphilitiques) nécessitent avant tout un traitement médical, varié suivant l'époque de la lésion : traitement mixte, injections interstitielles de mercure selon les divers modes, traitement ioduré seul à haute dose[1]. Si le traitement n'est pas institué trop tard, le chirurgien n'aura pas à intervenir.

C'est seulement dans le cas où les lésions ont longtemps évolué sans traitement, ont été méconnues, alors que la nécrose est faite, que des collections suppurées se sont ouvertes, qu'on devra ouvrir, gratter, et enlever les séquestres, mais toujours de façon parcimonieuse, le traitement spécifique institué en même temps devant aider beaucoup à la réparation et le traitement chirurgical n'intervenant que pour enlever ce qui est irrémédiablement détruit.

Rachitisme. —Le rachitisme pendant sa période d'évolution est une maladie d'ordre médical, il est uniquement justiciable d'un traitement général, hygiénique et médicamenteux, et ce n'est que tard, lorsque les lésions ont cessé d'évoluer que le squelette est consolidé, que le chirurgien peut être appelé à traiter des déformations définitivement acquises.

Nous ne ferons donc que rappeler rapidement les indications principales du traitement général, renvoyant ensuite aux chapitres traitant des membres ou du rachis pour la thérapeutique chirurgicale à appliquer à ces déformations (scoliose, incurvation du tibia, etc., etc.)

On peut tenter d'abord de diminuer le nombre des rachitiques par un *traitement prophylactique* réglementant les conditions du mariage, l'alimentation de la mère puis celle de l'enfant dès sa naissance (voir Legendre et Broca, *Traité de thérapeutique infantile*, Paris, Steinheil, 1894, p. 531).

TRAITEMENT GÉNÉRAL. — Le rachitisme une fois confirmé, il faut savoir ménager le squelette ramolli de l'enfant en évitant la marche, les pressions prolongées sur un même point du corps, il faut surveiller son alimentation qui devra comprendre des aliments riches en phosphates mais faciles à digérer.

Comme médicaments, les plus employés sont l'huile de foie de morue qui « agit ici, disent Forgue et Reclus, par sa valeur de tonique analytique, par ses qualités de corps gras combiné à de l'iode et à du phosphore, suivant des modes que la synthèse pharmaceutique ne peut imiter »; puis les phosphates de chaux, de soude et de potasse alternant avec l'iodure de fer.

---

[1] Voir à ce sujet : Traitement de la syphilis par Gaucher. *OEuvre médico-chirurgicale*, Critzmann, n° 14, 6 février 1899, Masson.

Le phosphore a été aussi beaucoup vanté sous forme d'huile phosphorée :

<pre>
    Phosphore 0gr,01
pour dissoudre dans :
    Huile d'amandes douces. . . . .   10 grammes.
ajouter :
    Poudre de gomme arabique   5   —
    Sirop simple   5   —
    Eau distillée   80   —
</pre>

Chaque cuillerée à café contenant un demi milligramme de phosphore, 1 à 4 par jour (Kassowitz).

Ou suivant une autre formule employée avec succès par Lop de (Marseille)[1] :

<pre>
    Phosphore . . . .   0 gr. 01
    Lipanine . . . .   30 —
    Sucre en poudre. }
    Gomme pulvérisée. }   ää 15 gr.
    Eau distillée . . . .   40 gr.
</pre>

Une cuillerée à café par jour représentant 1 milligramme de phosphore.

Ou encore sous forme d'huile de foie de morue phosphorée (1 gramme de phosphore pour 100 d'huile, à la dose d'une cuillerée à café par jour).

On ajoutera à cette médication les frictions alcooliques sur tout le corps, les bains salés et la vie au grand air.

TRAITEMENT CHIRURGICAL. — Lorsque le rachitisme guérit, que les os se consolident, il ne faut pas encore intervenir pour corriger des déformations squelettiques ; celles-ci peuvent s'améliorer beaucoup d'elles-mêmes pendant la croissance.

Tout au plus des appareils orthopédiques, attelles, appareils de soutien, peuvent-ils être utiles si les déformations sont très accentuées.

Mais « toutes les fois que la croissance n'est pas enrayée, que le squelette s'allonge et que l'enfant grandit à peu près normalement, des incurvations même considérables sont susceptibles d'un redressement spontané. Cette correction naturelle persiste jusqu'à la sixième ou la septième année ; et nous pensons, comme Veit, que jusqu'à cet âge une thérapeutique expectante est le plus souvent indiquée[2] ».

Alors, si l'état général est bon, il pourra être indiqué d'intervenir pour redresser des courbures, surtout aux membres inférieurs et nous renvoyons par ces indications aux chapitres qui traitent de ces régions (colonne vertébrale, membres inférieurs).

Ostéomalacie. — L'ostéomalacie quoique infiniment plus fréquente chez la femme, se voit aussi chez l'homme, et le professeur Berger en a publié récemment un cas intéressant avec examen radioscopique (fig. 10 et 11).

---

[1] Lop (de Marseille). *Congrès de gynécologie, d'obstétrique et de pédiatrie*. Marseille, octobre 1898. *Presse médic.*, 1898, n° 85, p. 231.

[2] Forgue et Reclus. *Traité de thérapeutique chirurgicale*, éd. 1898, t. I, p. 632.

La thérapeutique de l'ostéomalacie comprend un traitement hygiénique, un traitement médical et un traitement chirurgical [1].

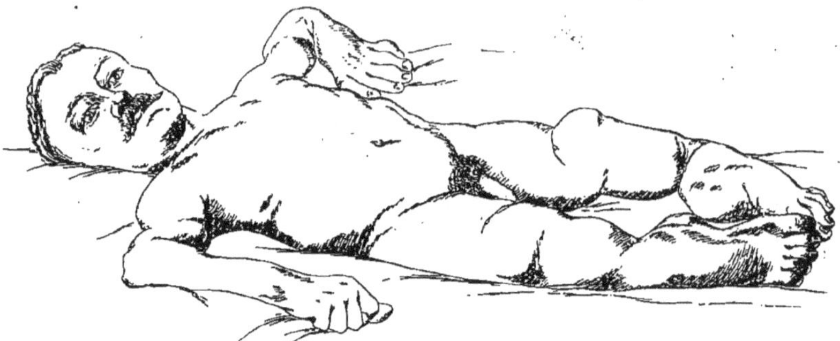

Fig. 10. — Ostéomalacie masculine (P. BERGER).

Le TRAITEMENT HYGIÉNIQUE comporte les précautions à prendre pour éviter tout mouvement brusque ou exagéré qui pourrait occasionner des fractures. Lorsque les malades sont impotents, tantôt on les place dans une gouttière de Bonnet, tantôt on les abandonne à eux-mêmes leur laissant prendre la position qu'ils préfèrent.

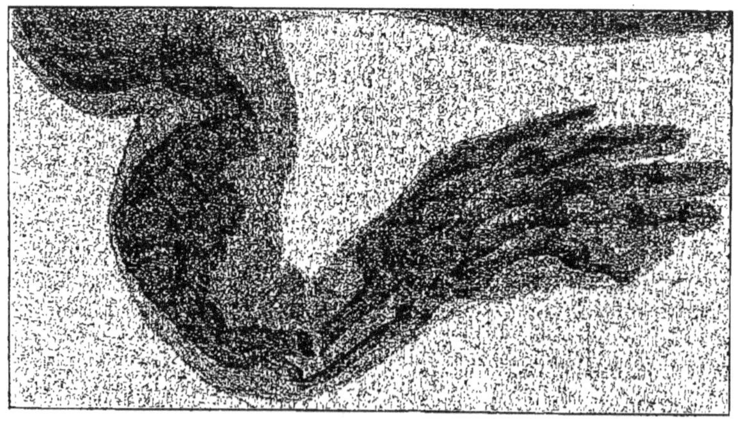

Fig. 11. — Ostéomalacie, d'après une radiographie (P. BERGER).

Le TRAITEMENT MÉDICAL comprend surtout l'emploi des phosphates et du phosphore comme dans le rachitisme; les inhalations de chloroforme et l'administration du chloral n'ont pas donné de résultats sérieux, de même que les essais de thyroïdine et d'ovarine.

Le TRAITEMENT CHIRURGICAL est basé sur les améliorations reconnues empiriquement après les opérations de Porro pratiquées chez les ostéomalaciques

[1] Meslay. Thèse de Paris, 1896. *De l'ostéomalacie.*

enceintes ; à la suite de ces succès, Fehling (de Bâle), en 1887, fit et recommanda la castration simple comme traitement de l'ostéomalacie. Plusieurs succès furent enregistrés et depuis nombre de cas de guérison ont été publiés. Il faut néanmoins s'attendre à des échecs et la statistique des cas recueillis par Meslay donne sur 56 cas de Porro, 24 insuccès et 32 cas favorables ; sur 70 castrations, 12 insuccès et 58 guérisons ou améliorations très notables.

Chez l'homme, ainsi que le fait remarquer Berger, on pourrait tenter de même la double castration, mais le malade dont il rapporte l'observation ne voulut pas s'y soumettre.

Aussi pouvons-nous conclure avec Poncet (*Traité de chirurgie*, Duplay-Reclus, t. II, p. 858) à la conduite suivante : Dans les cas légers, si la femme n'est pas enceinte, tenter d'abord le traitement médical, mais si la maladie continue à évoluer, il ne faudra pas hésiter à pratiquer la castration double ovarienne, opération simple et sans danger dans ces cas où les annexes sont mobiles et non infectées. Chez l'homme, on pourra de même tenter l'ablation des deux testicules.

Si la femme est enceinte et si les déformations du bassin ne sont pas trop accentuées, le traitement médical sera institué.

Si la déformation s'aggrave rapidement, on n'attendra pas la fin de la grossesse ; mais après un avortement provoqué, on pratiquera la double castration.

Enfin si la grossesse est à terme et le bassin trop étroit, l'opération de Porro, l'ablation de l'utérus avec son contenu et ses annexes, sera indiquée.

Actinomycose des os. — Nous avons vu précédemment le traitement général de l'actinomycose, le traitement local de l'actinomycose osseuse consistant dans l'évidement ou la résection des portions malades, varie forcément avec les régions où se trouve localisée la lésion, et c'est avec ces régions que nous devons étudier les indications thérapeutiques qui en découlent (Voir *Mâchoires*, etc).

Kystes hydatiques des os. — Lorsqu'on aura diagnostiqué un kyste hydatique osseux, ce qui en général est fort difficile, soit à la suite d'une fracture spontanée, soit après ponction ou incision exploratrice sur une tumeur osseuse de nature douteuse on ne pourra hésiter : « Il n'y a qu'une seule méthode de traitement des kystes hydatiques des os, c'est l'ouverture de la cavité avec éradication aussi complète que possible du foyer parasitaire ». (Gangolphe).

Il faut opérer de bonne heure et le faire largement. Les parties molles incisées, l'os mis à nu et ouvert, la cavité est vidée, fouillée, nettoyée dans tous les coins et diverticules à l'aide de la curette, et cela en cherchant à tout enlever, le moindre oubli devant amener la récidive. Gangolphe recommande de joindre l'action du fer rouge à celle de la curette.

Cependant cette opération ne sera pas toujours possible et on sera assez souvent obligé de pratiquer l'ablation du membre, comme pour une tumeur maligne, si les parties molles sont largement envahies, si l'os est fracturé détruit et réduit à une mince coque, si les articulations voisines sont prises.

Tumeurs des os. — Si la classification des tumeurs des os prête encore à discussion aujourd'hui au point de vue anatomique, ces divergences de vue influent peu sur les indications thérapeutiques qu'elles comportent. Certains auteurs veulent en effet soustraire le sarcome à myéloplaxes du cadre des tumeurs et en faire une production inflammatoire chronique (Bard). (Voir communication sur les tumeurs des os, *Congrès de chirurgie français*, octobre 1899, Polosson et Bérard, p. 518). Jusqu'à présent, au point de vue pratique, ces sarcomes doivent encore être considérés comme des tumeurs malignes, quoique peut-être d'une malignité moindre que les autres, ainsi que cela est reconnu depuis longtemps. Sauf pour certaines régions, ils doivent être traités comme ces tumeurs malignes.

Parlant ici du traitement des tumeurs des os en général, nous devons commencer par écarter de ce chapitre certaines tumeurs osseuses qui par leur siège comportent des indications spéciales et non sujettes aux discussions générales, tumeurs que nous étudierons aux régions où elles siègent. Tels sont :

Les chondromes bénins des doigts ;

Les kystes épithéliaux des mâchoires ;

Les sarcomes du rebord alvéolaire ou épulis.

En outre nous étudierons, en leur lieu, les tumeurs osseuses non développées aux dépens des os, tels que les ostéomes des cavaliers (Voir *Muscles*).

Les tumeurs des os sont soit bénignes, soit malignes. Les *tumeurs malignes* comprennent les sarcomes vrais (en y renfermant les tumeurs à myéloplaxes), les endothéliomes, les chondromes malins, les myxomes englobés ordinairement sous le nom d'ostéo-sarcomes. Les *tumeurs bénignes* renferment toutes les autres : ostéomes, exostoses, fibromes périostiques, lipomes intra-osseux et parostéaux.

Restent les anévrismes des os dont l'existence véritable est encore discutée, la plupart des auteurs pensant que ce sont des tumeurs malignes (sarcomes ou endothéliomes) très vasculaires et pulsatiles, dont les vaisseaux fragiles se sont rompus dans les cavités kystiques, et dont les cellules néoplasiques peuvent même avoir complètement disparu ; ce qui rend l'interprétation fort difficile. Nous en dirons quelques mots après le traitement des tumeurs bénignes et avant celui des tumeurs malignes.

Tumeurs bénignes. — Les unes sont extrêmement rares, *fibromes* et *lipomes*, et nécessitent comme partout ailleurs leur ablation simple, le pronostic est excellent à condition que l'ablation ait été complète. Si elles sont périostiques, l'opération est facile en général ; si elles sont intra-osseuses, il faudra pour les extirper ouvrir la cavité où elles sont renfermées, puis tamponner à la gaze aseptique.

D'autres sont beaucoup plus fréquentes : *ostéomes* et *exostoses*, que ces dernières soient ostéogéniques ou inflammatoires. Leur ablation est indiquée lorsque ces tumeurs sont devenues gênantes par leur volume, leur siège, la compression d'un organe quelconque, ou l'inflammation dans une bourse séreuse qui les enveloppe. Sinon elles sont fort bien supportées et ne comportent aucun pronostic dangereux, aussi peuvent-elles être respectées.

Lorsque l'ablation est indiquée, elle est ordinairement simple, que la tumeur soit pédiculée ou sessile. Dans le premier cas, après avoir récliné le périoste, on détache la tumeur d'un coup de pince coupante ou de scie et on rugine la base d'implantation. Dans le second cas, on la sculpte au ciseau, ou à la gouge ; on peut être obligé de la morceller pour l'enlever.

Après cette opération simple, facilement faite sous le couvert d'une asepsie scrupuleuse, les parties molles sont suturées sans drainage, les aponévroses recousues, puis la peau; et la réunion doit se faire sans incident.

Si la tumeur osseuse se trouve au voisinage d'une cavité viscérale (crâne, thorax, bassin), il est évident que toutes les précautions devront être prises pour que, si cette cavité est ouverte, aucune complication ne survienne du fait de la mise à nu des viscères ou des séreuses qu'elle renferme.

ANÉVRISMES DES OS. — Nous avons vu plus haut que l'existence propre de l'anévrisme osseux est loin d'être prouvée au point de vue anatomique, et que, dans certains cas, une tumeur vasculaire se trouve débarrassée de tout tissu néoplasique, et par suite peut alors se comporter comme une tumeur bénigne, tout en laissant un doute pour l'avenir sur la possibilité d'une récidive.

Il existe des cas indéniables de guérisons de semblables tumeurs par la ligature de la principale artère du membre ou par une ablation partielle.

Lors donc qu'on se trouvera en présence d'une tumeur osseuse (et non voisine d'un os mais ayant érodé cet os), fluctuante très nettement, de marche assez lente, et s'affaissant de façon très appréciable après compression de l'artère principale du membre, on sera autorisé à tenter la ligature artérielle au-dessus de la tumeur.

Si le diagnostic est douteux, et qu'après incision des parties molles sur la tumeur, on rencontre des cavités remplies de caillots sanguins, l'ablation partielle, la cautérisation des cavités pourront être tentées (Jonnesco a présenté au *Congrès de chirurgie français* de 1899 (p. 573) un cas de guérison obtenu ainsi et maintenu guéri depuis un an).

Si la ligature n'amène pas la guérison de la tumeur, ou si, après l'opération partielle, la répullulation se fait, on devra agir comme pour une tumeur maligne, c'est-à-dire amputer ou désarticuler au-dessus.

TUMEURS MALIGNES (OSTÉO-SARCOMES). — Il ne peut être évidemment question ici que des tumeurs malignes primitives des os, les tumeurs osseuses secondaires par généralisation ne comportant aucun traitement par elles-mêmes.

Le traitement des ostéo-sarcomes (et nous comprenons sous ce nom toutes les tumeurs malignes osseuses), serait extrêmement facile à exposer si toutes étaient reconnues de même gravité ; ce serait la section du membre en un point très éloigné de la tumeur. Mais quelques succès ont été obtenus par des opérations partielles, bien préférables au point de vue fonctionnel et moins effrayantes pour le malade. Ces succès doivent nous faire rechercher s'il est possible de déterminer les cas dans lesquels on devra réséquer et ceux dans lesquels on devra amputer.

Contre-indications. — Et d'abord, il est évident qu'on n'opère pas tous les malades. Trois contre-indications principales existent lorsque :

1° on ne peut pas anatomiquement enlever toute la tumeur, malgré les limites opératoires aujourd'hui reculées jusqu'aux désarticulations inter-scapulo-thoracique et inter ilio-abdominale ;

2° le malade est à la période de généralisation (autres tumeurs osseuses, noyaux pulmonaires) ;

3° le malade est trop affaibli pour supporter une opération importante.

En dehors de ces cas, on devra toujours opérer une tumeur maligne osseuse à condition de le faire très largement.

Résection ou amputation. — Des cas de résection, d'opération économiques, avec guérison prolongée ont été publiés depuis quelques années par différents chirurgiens : Von Bramann, Mickulicz (*Cong. chir. allemand*, 1895), Schwartz (*Soc. chir.*, 1894), Heurteaux (*Soc. chir.*, 1895), Lejars (*Cong. chir. français*, 1896), Reclus (*Soc. Chir.*, 1897), pour ne parler que des plus récents.

Ces résections ont été faites pour des variétés de sarcomes différentes (globo-cellulaire, fuso-cellulaire, sarcome à myéloplaxes) et dans des conditions fort différentes. Ce sont des tumeurs de l'épaule ou du genou souvent et les chirurgiens qui les ont faites y ont été amenés par l'idée de conserver un membre utile.

Mais des récidives fréquentes se sont produites, ainsi J. L. Faure dit au *Congrès de chirurgie français* de 1899 (p. 577), avoir amputé au tiers inférieur de la jambe une jeune femme à laquelle Reclus avait fait une résection de l'astragale pour tumeur maligne, et c'est très probablement la même malade dont parle Reclus dans sa communication à la *Société de chirurgie* de 1897.

Anatomiquement, il semblerait que ces opérations économiques fussent seulement admissibles pour les tumeurs à myéloplaxes qui semblent beaucoup moins malignes que les autres ; cependant le cas de Heurteaux maintenu guéri pendant au moins onze ans était un sarcome globo-cellulaire. C'est du reste là une exception, un cas unique dont on ne peut tenir compte dans la discussion générale.

D'après la marche ordinaire il semblerait donc qu'on ne puisse réséquer que dans le sarcome à myéloplaxe. Est-il d'abord possible de poser nettement le diagnostic ?

La marche plus lente, l'apparence soufflée de la tumeur siégeant à l'extrémité d'un os peuvent y faire penser ; l'examen radiographique, d'après Polosson et Bérard (*Cong. chir. français*, 1895, p. 541), peut y aider : « L'os apparaît comme soufflé à son extrémité malade ; l'amincissement de ses parois à ce niveau fait qu'il se projette en clair. Une coque presque partout visible et ininterrompue l'enferme dans ses contours ; et l'intérieur de cette coque est cloisonné par des lames de refend, les unes complètes et les autres à l'état d'ébauche » (fig. 12 et 13).

Mais souvent malgré ces signes le diagnostic sera bien difficile à poser, l'examen direct ne donnera pas non plus de signes certains. Aussi est-ce

le plus souvent par d'autres notions que celles de la nature de la tumeur
que l'on pourra se laisser tenter par une résection. C'est surtout d'après
l'étendue, le volume de la tumeur, la netteté de son contour ou, au contraire l'envahissement des parties molles périphériques, et surtout la
marche lente ou rapide.

Résection. — En présence d'une tumeur peu volumineuse, bien limitée,
sans envahissement ni des ganglions ni
des parties molles voisines, à marche
lente, siégeant à la racine du membre
supérieur ou au niveau d'une articulation
(coude, genou, cou-de-pied), on pourra
essayer la résection de la portion d'os
qui porte la tumeur. Cette résection devra
être large, porter sur l'os et autour de
lui, et s'étendre bien au delà du périoste
sans espérer le conserver.

On ne songera pas à l'opération économique là où le résultat qu'elle donnerait serait mauvais au point de vue fonctionnel (résection diaphysaire étendue,
extrémité supérieure du fémur).

Amputation et désarticulation. — En
dehors de ces cas rares où l'on croira
pouvoir être économe, la seule intervention possible est la suppression du
membre.

Mais à quel niveau la section doit-elle
porter ?

Faut-il amputer dans la continuité de
l'os, désarticuler au-dessus, ou amputer
dans le segment supérieur ?

« En pareil cas, la chirurgie la plus
conservatrice est celle qui enlève le
plus », dit Ollier.

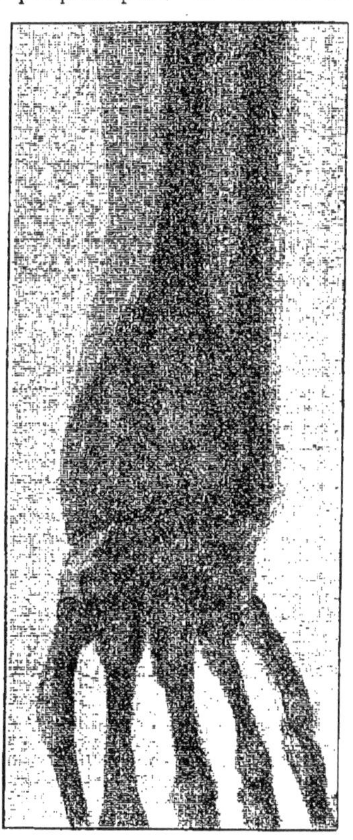

Fig. 12. — Ostéosarcome à myéloplaxes
de l'extrémité inférieure du radius,
d'après une radiographie (M. Polosson et L. Bérard).

Cependant il y a des limites et on
ne peut désarticuler l'épaule pour un sarcome de l'extrémité inférieure du
radius.

L'amputation dans la continuité est mauvaise : puisqu'on ampute, autant
supprimer en entier l'os dont la moelle peut contenir des germes néoplasiques.

Restent donc la désarticulation et l'amputation du segment de membre
situé au-dessus. D'après les statistiques de Poinsot et de Schwartz, l'amputation du segment sus-jacent exposerait plus à la généralisation et moins à
la récidive sur le moignon que la désarticulation ou que l'amputation dans la
continuité de l'os atteint.

Il y a aussi à tenir compte du siège de la tumeur : si elle se trouve près d'une articulation (extrémité supérieure de la jambe ou de l'avant-bras), c'est évidemment l'amputation à distance qu'il faudra faire ; si elle siège au contraire à l'extrémité inférieure de ces segments de membre, la désarticulation au-dessus suffira ; enfin à la racine du membre, l'état des parties molles, le volume de la tumeur, son degré de malignité feront qu'on se contentera de la désarticulation de la hanche et de l'épaule ou qu'on tentera la désarticulation plus près du tronc ; et encore ici, y a-t-il à distinguer le membre supérieur de l'inférieur, ce que nous verrons aux chapitres correspondants.

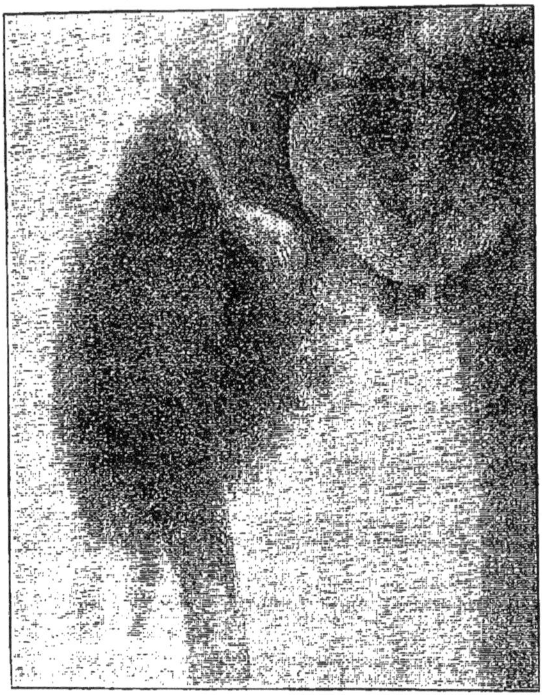

Fig. 13. — Ostéosarcome volumineux de la portion trochantérienne du fémur, ayant laissé indemnes la tête fémorale et le squelette du bassin, d'après une radiographie (M. Polosson et L. Bérard).

Quant aux ganglions, lorsqu'ils existent, ils sont le plus souvent inflammatoires et ne nécessitent pas d'habitude une opération particulière. Leur existence n'entre du reste en rien dans la détermination à prendre au point. vue opératoire.

En résumé donc, hormis les tumeurs petites bien limitées, à marche lente pouvant faire penser à un sarcome myéloïde et pour lesquelles la résection peut être tentée ; il faut amputer loin de la tumeur, et dépasser au moins le segment du membre auquel elle appartient.

En outre, étant donné la difficulté assez fréquente du diagnostic, surtout avec les ostéites et ostéo-arthrites chroniques, il sera bon de commencer par examiner la tumeur à l'aide d'une incision exploratrice pour s'assurer qu'on a bien affaire à une tumeur maligne.

Malheureusement, malgré ces larges exérèses, le pronostic reste mauvais. On peut espérer des guérisons, surtout dans les sarcomes périostiques, dans la proportion de 10 à 15 p. 100 en dehors des tumeurs des maxillaires, d'après Polosson et Bérard. La moyenne des survies n'est guère que de un an à un an et demi et trois ans.

CHAPITRE VII

MALADIES DES ARTICULATIONS

I. — AFFECTIONS TRAUMATIQUES

1° Entorse. Hémarthrose. — L'entorse, lorsqu'elle ne s'accompagne pas d'un épanchement sanguin intra-articulaire, et c'est la règle, sauf pour certaines articulations (genou par exemple), comporte le même traitement que les fractures articulaires légères que nous avons déjà étudiées.

Nous n'avons donc pas à discuter longtemps les divers traitements proposés, il nous suffit de répéter les principes énoncés déjà.

1° Ne pas immobiliser l'articulation ;

2° Pratiquer la mobilisation et le massage immédiats.

Dès les premiers moments, le meilleur moyen de calmer les douleurs violentes est de masser doucement l'articulation lésée ; au besoin si une séance de massage ne peut se faire immédiatement, un bain local s'il est possible (extrémités des membres) soit d'eau fraîche, soit plutôt d'eau très chaude soulagera le malade. On appliquera ensuite un pansement ouaté léger, maintenu par une bande de toile modérément serrée.

Après Bruns, Siebermann, Marc Sée, Reclus préconise entre les séances de massage et de bains, au lieu de l'enveloppement ouaté, l'enroulement d'une bande élastique, appliquée comme nous l'avons déjà indiqué pour les fractures articulaires légères.

Le massage devra être répété tous les jours, au moins une fois, pendant les premiers jours ; et si l'entorse est grave, deux séances de massage par jour sont préférables.

Ce massage du reste ne doit pas comporter les manœuvres compliquées décrites un peu partout, il devra être pratiqué d'après les principes très simples et très faciles, exposés déjà au traitement des fractures.

Aux membres supérieurs, il est, bien entendu, inutile d'immobiliser le malade ; le port d'une écharpe suffit pendant les premiers jours.

Pour les membres inférieurs, quelques jours de repos, dont le nombre varie avec la gravité de l'entorse, sont nécessaires.

Au bout de peu de jours, les douleurs cessent aussi bien à la pression locale, qu'aux mouvements provoqués ou spontanés ; mais le malade ne peut encore se servir de son membre blessé et la guérison complète au point de vue fonctionnel peut se faire attendre deux ou trois semaines. Souvent même, chez les rhumatisants et dans certaines articulations, des douleurs peuvent persister pendant longtemps.

Enfin chez certains malades en puissance de tuberculose ou prédisposés à cette maladie, l'entorse peut être le point de départ d'une tumeur blanche ultérieure. Il sera bon d'y penser, afin de ne libérer le malade que lorsque toute douleur et tout gonflement auront complètement disparu.

Outre les lésions ligamenteuses et péri-articulaires, l'entorse provoque quelquefois dans certaines articulations, au genou notamment, la production d'un épanchement sanguin intra-articulaire, d'une hémarthrose dont la thérapeutique spéciale doit maintenant nous occuper.

HÉMARTHROSE. — A la suite d'une entorse, d'une fracture articulaire, ou d'une contusion articulaire, un épanchement sanguin distend la synoviale. Cette hémarthrose est douloureuse, augmente l'impotence du membre et complique la lésion traumatique. Trois moyens de traitement sont possibles : la résorption par compression méthodique, la ponction articulaire, l'arthrotomie.

Le premier est évidemment le plus simple et semble celui qui fait courir au malade le minimum de dangers. Malheureusement, ce n'est là qu'une apparence ; c'est un moyen extrêmement long, qui nécessite nombre de semaines pour faire résorber le sang ou ses résidus, et qui expose surtout à la complication presque fatale de toute lésion articulaire nécessitant une longue immobilisation : l'atrophie musculaire rapide des muscles extenseurs. Le Fort (1872 et 1876 à la *Soc. chir.*), Valtat (Thèse, 1877), Raymond (*Rev. de méd.*, 1890), Deroche (Thèse, 1890), Plicque (*Gazette des Hôp.*, 1894, nº 21) ont bien insisté sur cette amyotrophie et discuté sa pathogénie. Sans avoir à étudier cette question, nous pouvons retenir que les deux principales causes de cette atrophie sont une action réflexe partant de l'articulation, et l'inactivité fonctionnelle du membre.

Aussi y a-t-il grand intérêt à vider rapidement la synoviale et à immobiliser le moins longtemps possible.

Pour l'évacuation rapide, la ponction et l'arthrotomie ont été proposées et vantées toutes deux. (Nous ne parlons pas de la méthode « d'éclatement » de Berne qui veut rompre la synoviale comme un kyste du poignet). A la ponction revient la simplicité, la bénignité absolue, mais elle ne peut évacuer des caillots, s'il en existe. L'arthrotomie ouvre plus largement, permet un examen direct et l'évacuation certaine de tout le contenu, mais le traitement peut sembler disproportionné au mal.

Il faut, comme toujours du reste, choisir suivant les cas. La ponction ne peut être utile que si elle évacue complètement, c'est-à-dire si le sang ne s'est pas encore coagulé. Or cette coagulation survient après un temps variable ; on a trouvé le sang liquide vingt jours encore après le traumatisme (Thèse de Segond). En général, il reste plusieurs jours sans se coaguler, et du reste l'examen de l'articulation peut renseigner à ce sujet par la netteté de la fluctuation et l'absence de crépitation.

Au début donc une ponction suffira, aspiratrice autant que possible, et elle sera suivie d'une compression méthodiquement appliquée ; l'ouate enveloppant tout le membre depuis son extrémité jusqu'au dessus de l'article lésé. Le membre est en outre immobilisé.

Au bout de huit jours le pansement est levé, et si l'épanchement ne s'est pas reproduit, on commencera les mouvements et le massage de l'articulation et des muscles voisins.

Plus tard, si l'épanchement, la sensation de crépitation sanguine, font prévoir la coagulation, l'arthrotomie dont Tuffier, Gervais de Rouville et Donnet[1] ont montré les bons résultats, sera la seule indication; la ponction devenant insuffisante. Après ouverture de l'articulation, il sera bon de laisser un drain, pendant deux ou trois jours, pour éviter un nouvel épanchement séreux ou séro-sanguin. L'arthrotomie sera de même suivie de compression puis de mobilisation et de massage.

Pour ces deux méthodes, ponction et arthrotomie, l'asepsie parfaite est aussi indispensable que pour une laparotomie, l'infection de la synoviale devant entraîner des désordres qui aboutiraient au moins à une raideur articulaire pénible. Aussi lorsque, pour des raisons quelconques (milieu, infection préalable et grave des mains, etc.), le médecin ne pourra être certain de sa propreté opératoire, il devra s'abstenir, au moins immédiatement, de ces interventions, et se contenter du massage et de la compression faits avec soin. Il faudra dans ce cas lutter, en quelque sorte de façon préventive, contre l'atrophie musculaire par l'électrisation et le massage des muscles péri-articulaires et surtout des extenseurs. Le mode d'électrisation le plus propice à l'entretien du muscle, et à sa régénération s'il existe un commencement d'atrophie, est, d'après les auteurs précédemment cités, constitué par les courants continus; si au contraire l'atrophie est très marquée, les courants induits sont préférables.

Ce traitement des muscles devra être longtemps continué, et dès que la disparition des douleurs et la diminution de l'épanchement le permettront, des mouvements seront provoqués peu à peu dans l'articulation.

Il est évident qu'en cas d'infection de l'hémarthrose soit spontanément, soit après une ponction, le traitement devra être immédiatement celui de l'arthrite purulente, c'est-à-dire comme nous le verrons plus loin, l'arthrotomie large faite sans retard.

2° Plaies articulaires. — Nous étudierons séparément le traitement des plaies articulaires par instruments piquants, tranchants ou contondants, et les plaies par armes à feu, qui se rencontrent surtout en chirurgie de guerre.

A. PLAIES PAR INSTRUMENTS PIQUANTS, TRANCHANTS OU CONTONDANTS. — La plaie des téguments est étroite (aiguilles, fleuret, épée, etc.), ou large. Dans le premier cas, il n'y a pas de lésions osseuses graves (fracture, luxation, etc.), dans le deuxième, ces lésions peuvent ou non exister. Enfin, en cas d'écrasement, l'articulation et les os voisins peuvent être broyés et mis à nu.

Nous avons donc à considérer successivement :

1° Plaies étroites (piqûres).

2° Plaies larges : α, Sans lésions ni déplacement des extrémités osseuses; β, Avec lésions ou déplacement des extrémités osseuses;

---

[1] G. de Rouville et Donnet. Arthrotomie dans les épanchements non purulents du genou. *Archiv. gén. de méd.*, 1893, t. I, p. 419.

3° Ecrasements avec ouverture d'articulation.

1° *Plaies étroiles*. — Il est souvent difficile de savoir si la plaie est véritablement articulaire, c'est-à-dire a ouvert la synoviale. L'écoulement de synovie n'existe pas, en général, c'est l'hémarthrose, reconnue à la rapidité de formation de l'épanchement, qui constitue la preuve de la pénétration articulaire.

Le seul danger réside ici dans l'infection possible dès la pénétration de l'instrument piquant, et par suite, dans la transformation de l'hémarthrose en pyarthrose, ou dans le développement d'une arthrite suppurée immédiate s'il n'y a pas d'épanchement sanguin. Or on ignore, dès les premiers moments, si cette infection existe; faut-il donc, comme le veut Charles Nélaton (*Traité de chir.*, Duplay-Reclus, t. III, p. 212, 2ᵉ édit.), dans tous les cas, sans savoir même si la plaie ouvre ou non l'articulation, inciser sur la plaie, agrandir la plaie synoviale si elle existe et nettoyer l'article afin de prévenir l'infection possible? Nous ne le croyons pas; nombre de plaies légères articulaires peuvent guérir fort simplement.

La conduite doit différer suivant qu'il y a ou non épanchement de sang intra-articulaire.

Si l'articulation est sèche, il n'est pas certain que l'instrument ait pénétré dans la synoviale; rien ne presse, il suffira de fermer la plaie à l'aide d'un pansement sec (sans se servir de collodion) et d'immobiliser le membre dans un pansement ouaté. Si la température reste à 37°, si l'articulation ne gonfle pas et reste indolente, au bout de peu de jours, la guérison sera complète.

Si, au contraire, un épanchement sanguin s'est produit rapidement, nous avons vu précédemment que cet épanchement est fort long à se résorber, qu'il expose d'autre part aux atrophies musculaires rapides avec impotence fonctionnelle prolongée, et qu'il y a intérêt à l'évacuer de bonne heure. Devra-t-on se contenter de la ponction? Ici l'infection est à craindre de par le traumatisme lui-même, il est donc plus prudent d'avoir recours, dès le début, à l'ouverture large, à l'arthrotomie suivie d'un lavage à l'eau stérilisée et d'un drainage articulaire, maintenu pendant quelques jours seulement, si tout se passe sans réaction fébrile.

Chez l'enfant, la ligne de conduite n'est pas tout-à-fait la même; en effet d'après Broca[1] « en règle générale, l'arthrotomie et même la ponction sont inutiles à la cure rapide et complète de l'hémarthrose ». La résorption est ordinairement rapide.

Cependant au moindre signe d'infection, chez l'enfant comme chez l'adulte, il faut ouvrir; or ce signe est généralement fourni par l'ascension de la courbe thermique. Toutefois l'hémarthrose peut s'accompagner d'une certaine hyperthermie, en général passagère et peu élevée; mais cela suffit pour rendre difficile parfois la distinction entre la fièvre des hémarthroses simples et celle du début des accidents septiques.

Dans le cas de doute, il est préférable de recourir à l'arthrotomie qui en

---

[1] A. Broca. Arthrites aiguës traumatiques du genou chez l'enfant. *Presse médicale*, 7 février 1900, p. 65.

tout cas « n'est sûrement pas nuisible si elle est aseptiquement pratiquée ».

En résumé, en présence d'une piqûre, d'une plaie étroite que l'on soupçonne pouvoir être articulaire, fermer et surveiller s'il n'y a pas d'épanchement, prêt à ouvrir l'articulation si l'arthrite apparaît ; ouvrir immédiatement s'il existe un épanchement sanguin, sauf chez l'enfant où on attendra une ascension thermique pour arthrotomiser.

Si l'on n'a pas vu le blessé immédiatement, si l'articulation est infectée, et qu'il y ait pyarthrose évidente, l'hésitation n'est plus possible, il faut ouvrir largement et drainer. Mais l'arthrotomie suffira-t-elle ? Poncet et son élève Lagoutte[1] disent qu'elle est insuffisante, que l'accalmie est bientôt suivie d'une aggravation et qu'une amputation devient ultérieurement souvent la seule ressource. Une résection, large et typique chez l'adulte éviterait ces accidents si elle est faite de façon précoce.

Albertin[2] et son élève Tallet[3] proposent dans le même but la synovectomie ou arthrectomie.

X. Delore[4] rejette même l'arthrectomie comme insuffisante et n'assurant pas assez le drainage interosseux. Pour lui, chez l'enfant où la résection large n'est pas possible, il suffira de faire une résection peu étendue, mais il faudra la faire.

Broca *(loc. cit.)* rejette ces procédés excessifs et montre que chez l'enfant, l'arthrotomie bien faite suffit presque toujours.

Chez l'adulte, de même, ces arthrectomies et ces résections nous semblent d'une pratique excessive ; l'arthrotomie faite de bonne heure, en bon lieu, avec contre-ouvertures et drainage est l'opération de choix et en général, largement suffisante.

Ce n'est qu'en présence de graves désordres articulaires dus à une suppuration non traitée dès le début, que pour obtenir un drainage suffisant, on pourra, exceptionnellement, avoir recours à ces résections.

2° *Plaies larges.* — Lorsque la plaie des parties molles est large et permet l'examen profond, cet examen s'impose, mais doit être fait avec les précautions d'asepsie les plus complètes pour la plaie et pour les mains. Si les surfaces articulaires sont déplacées, s'il y a luxation, le diagnostic est facile. Il faudra rechercher s'il existe en même temps une fracture. Si les rapports articulaires sont conservés, le doigt soigneusement nettoyé est introduit par la plaie, agrandie au besoin, et explore l'articulation afin de savoir si des esquilles, des fractures, des désordres osseux quelconques existent.

a. *Il n'y a ni déplacement, ni lésion des extrémités osseuses.* — Un lavage suffit pour chasser les corps étrangers, les débris de toutes sortes qui peuvent exister ; un drain est placé, puis un pansement est appliqué. Le membre largement enveloppé d'ouate et modérément comprimé, est ensuite maintenu dans une gouttière de fil de fer.

Après peu de jours, si le blessé reste apyrétique, le drain sera supprimé, et l'articulation mobilisée légèrement.

---

[1] Lagoutte. *Gazette hebdomad.,* 1893, p. 223.
[2] Albertin. *Province médicale,* 25 avril et 2 mai 1895.
[3] Tallet. Thèse de Lyon, 1896.
[4] Delore. *Gaz. des Hôp.,* 1899, p. 1189 et *Congrès de chirurgie français,* 1899.

Il est bon en effet, comme l'a fait remarquer Championnière, au Congrès de chirurgie de 1899, de ne pas immobiliser ces membres dans des appareils inamovibles, et d'imprimer à la jointure quelques mouvements légers. Il ne faut du reste pas confondre, dit Championnière, le mouvement et la fonction, et il est bien évident qu'il ne faut faire travailler une articulation blessée que lorsque tout danger est écarté.

Si au contraire la suppuration s'établit, des contre-ouvertures, des drainages multiples, appropriés à chaque articulation seront nécessaires, et même si l'infection menaçait l'état général, il faudra se résigner à ces résections dont nous avons précédemment parlé; mais ce ne sera que tout à fait exceptionnellement.

b. *Il y a déplacement ou lésions des extrémités osseuses. — α. Luxation et plaie.* — Dans le cas de luxation avec plaie, il était autrefois absolument contre-indiqué de réduire, il fallait réséquer. Aujourd'hui, il n'en est plus de même, appelé rapidement après accident, vous nettoierez avec soin l'extrémité articulaire à l'aide d'une compresse bouillie et de lavages à l'eau stérilisée chaude, vous nettoierez tous les replis et culs-de-sac articulaires, puis vous réduirez en maintenant un drain dans l'articulation, sans suturer. Ce n'est que si l'articulation est infectée et si l'infection persiste sans s'atténuer, qu'on sera amené à réséquer ultérieurement.

Si vous voyez tard le malade, si la tête osseuse maintenue au dehors est souillée, recouverte de terre, de débris malpropres, mieux vaut réséquer d'emblée que de réduire ainsi; la désinfection est impossible.

β. *Fractures articulaires ouvertes.* — Dans le cas de plaie avec fracture des extrémités osseuses, on devra se comporter comme pour les fractures diaphysaires ouvertes (voir *Fractures*) : c'est-à-dire agrandir l'incision, explorer largement et attentivement, enlever les esquilles détachées, les corps étrangers, laver abondamment, placer des drains dans tous les coins et diverticules, réduire et panser aseptiquement.

Puis la conduite devient la même que dans le cas précédent : si l'infection persiste et résiste aux contre-ouvertures, aux bains, aux lavages, ce qui est rare, si la fièvre se maintient élevée, il faut réséquer pour permettre une désinfection plus efficace et éviter l'amputation.

3° *Écrasements.* — Ici encore les indications sont exactement les mêmes que pour les fractures dans les grands écrasements. Elles se résument en ceci : jamais d'amputation immédiate, en état de shock ; désinfection et conservation ; si l'infection est grave, amputation retardée ; ou régularisation ultérieure, si tout va bien.

B. Plaies articulaires par armes a feu. — En pratique civile, les indications sont les mêmes que pour les plaies larges précédentes, bien qu'ordinairement la plaie des parties molles soit petite. Il faut ouvrir immédiatement, explorer et suivre les règles déjà indiquées ; ablation des esquilles, des corps étrangers visibles, pas de résection typique immédiate.

En chirurgie de guerre, nombre d'autres facteurs interviennent dans la décision à prendre. En général, l'intervention opératoire immédiate est impossible et le pansement propre est seul de mise jusqu'à ce que le blessé soit porté dans une ambulance ou un hôpital ; mais c'est affaire ici de chirurgie militaire et nous ne pouvons donner de règle absolue ; on s'efforcera dans la mesure du possible de se rapprocher des conditions de la chirurgie ordinaire. De grandes discussions ont été soulevées pour savoir s'il fallait réséquer largement ou se contenter de régulariser le foyer et d'enlever les esquilles, tout dépendra de l'étendue des lésions et des conditions dans lesquelles le chirurgien se trouvera pour opérer.

II. — ARTHRITES

Ostéo-arthrite tuberculeuse. — Une étude sur le traitement des ostéo-arthrites tuberculeuses en général ne peut guère être qu'une énumération des diverses méthodes thérapeutiques employées. — Les indications véritables sur l'application de ces méthodes changent avec chaque cas particulier. Le traitement de la tumeur blanche de l'épaule n'est pas celui de la hanche, ni celui du coude celui du genou, etc. ; c'est donc aux chapitres qui traiteront de ces régions qu'on devra se reporter. Nous ne pouvons donner ici que des indications générales et forcément peu précises.

Il est d'abord bien entendu qu'ici comme dans toute tuberculose, le traitement général (hygiène, alimentation huile de foie de morue, etc.) doit toujours accompagner le traitement local de la lésion, nous y avons déjà plusieurs fois insisté et n'y reviendrons pas.

Le traitement local comprend deux grandes méthodes : la méthode non sanglante et la méthode sanglante.

Nous exposerons rapidement, sans les juger, les moyens employés dans ces deux méthodes ; puis nous donnerons ensuite quelques indications sur leur valeur respective.

La première méthode comprend deux ordres de moyens d'action : les uns agissent en dehors de l'articulation elle-même, en dehors de la synoviale, moyens extra-articulaires ; les autres au contraire cherchent à modifier la synoviale, en agissant directement sur elle.

1° Méthodes non sanglantes. — *A.* MOYENS EXTRA-ARTICULAIRES. — Les moyens extra-articulaires comprennent :

1° L'immobilisation aidée au besoin du redressement.

2° La révulsion,

3° La compression.

4° Le massage.

5° La stase veineuse (méthode de Bier).

6° Le chauffage périphérique.

7° La méthode sclérogène.

1° *Immobilisation.* — L'immobilisation est le premier moyen employé dans le traitement de toute tumeur blanche. Elle est plus ou moins effective suivant le siège de la lésion et l'appareil appliqué, et s'obtient soit à l'aide d'appareils plâtrés, de bandages, de gouttières, soit par l'extension continue. Nous avons déjà appliqué ces procédés thérapeutiques aux fractures et nous ne reviendrons pas sur leur mode d'application ; ils varient du reste avec chaque articulation et nous en parlerons en traitant des membres.

Si, lorsque le malade se présente, la tumeur blanche évolue depuis quelque temps sans soins, et si la contracture musculaire a placé le membre en position vicieuse, il est besoin, pour l'immobiliser, de le remettre en bonne position : on arrive à ce résultat par le *redressement*.

Ce redressement peut être brusque ou lent (voir *Ankylose*). Dans ce cas particulier, étant donnés les réveils possibles d'arthrite ou l'aggravation des lésions, le redressement est le plus souvent *lent* et obtenu soit par légers redressements successifs à l'aide des mains, soit, aux membres inférieurs où l'on a surtout à le pratiquer, à l'aide de l'*extension continue* faite au moyen d'appareils que nous verrons en étudiant les lésions des membres.

On a joint, pour le genou notamment, à ces manœuvres en vue du redressement des *ténotomies* multiples. Nous verrons qu'en général, elles sont inutiles : ou bien l'extension continue suffit, ou bien d'ordinaire une opération plus radicale est nécessaire.

Cependant pour Championnière, l'immobilisation absolue par les appareils plâtrés ne parait indiquée que dans les cas où la douleur constitue l'élément dominant. Le plus souvent, un certain degré de mobilisation, joint au traitement par les injections modificatives lui aurait donné de fort bons résultats.

2° Révulsion.— La révulsion est souvent un adjuvant de l'immobilisation ; elle s'obtient par la teinture d'iode ou mieux l'ignipuncture superficielle en séances répétées. Elle n'a qu'une action très relative et devra rarement être faite à l'aide des vésicatoires qui, sans agir mieux, ont l'inconvénient d'exposer à des accidents locaux et généraux, et surtout de provoquer des lésions cutanées nuisibles dans le cas où une opération quelconque devient nécessaire.

L'onguent mercuriel, ou encore le savon mercuriel (poudre de camphre 1 à 2 grammes, emplâtre de savon 80 grammes, onguent napolitain 100 grammes) (Championnière) sont aussi employés, combinés avec l'immobilisation et la compression

3° Compression. — La compression se fait à l'aide de rouleaux d'ouate régulièrement placés autour de l'articulation et du segment de membre sous-jacent ; elle est complétée par des tampons d'ouate ou des morceaux d'amadou au niveau des creux et des méplats périarticulaires. Elle doit être régulière, uniforme, et comprendre tout le segment de membre, depuis son extrémité jusqu'au-dessus de l'articulation malade pour être bien supportée ; elle n'est donc pas applicable partout.

4° Massage. — Le massage a été préconisé pour la tumeur blanche au début, comme pour les autres affections articulaires. En général, il est fort nuisible, aggrave souvent les lésions ; aussi n'insisterons-nous pas sur ce mode de traitement.

5° Stase veineuse. — Bier (de Kiel)[2] dit avoir eu de bons résultats

---

[1] L. Championnière. Suppression de l'immobilisation dans le traitement des affections articulaires. *Treizième Congrès de chirurgie*, Paris, 1899, p. 678.

[2] *Congrès de chirurgie allemand*, Berlin, 1892 et 1894.

dans les tumeurs blanches non fistuleuses, avec la stase veineuse artificielle obtenue de la façon suivante : une bande ordinaire est enroulée depuis l'extrémité du membre jusqu'au dessus de la lésion, puis on roule une bande élastique en amont de la partie malade de façon à obtenir une stase veineuse au niveau de cette dernière. Il suffit de laisser la bande en place une partie de la journée.

De bons résultats, en petit nombre et souvent incomplets, ont été publiés par quelques chirurgiens allemands, Zeller (de Berlin), Buschke, Mickulicz. Expérimenté par Bobrow, par Tourtchaninow (de Moscou), ce mode de traitement n'a pas donné d'aussi bons effets ; on ne semble pas l'avoir essayé en France.

6° *Chauffage périphérique*. — Verneuil avait pensé pouvoir employer la chaleur pour détruire le bacille à travers les parties molles, entourant l'articulation (pied) dans une sorte de four fait avec des briques chauffées à 50° ; les résultats ont été nuls.

7° *Méthode sclérogène*. — Des injections interstitielles, autour de la synoviale, qu'il ne faut pas confondre avec les injections intra-articulaires dont il sera question plus loin, avaient été tentées (Luton, Le Fort), sans grand succès avant que Lannelongue [1] n'en fît, grâce à l'emploi du chlorure de zinc, une véritable méthode : la méthode sclérogène. Des guérisons complètes et durables ont été observées par cette méthode, surtout chez l'enfant (Lannelongue, Coudray, Walther [2].)

La méthode consiste à injecter profondément, dans les tissus sains autour de la masse fongueuse articulaire, du chlorure de zinc en solution à 1/10 pour les articulations profondes et à 1/15 pour les articulations superficielles (doigts, poignet).

Les injections se font à l'aide d'une seringue de Pravaz ordinaire, munie d'une longue aiguille (5 à 6 centimètres).

L'articulation malade est préparée, savonnée, lavée comme pour une opération. L'aiguille et la seringue sont stérilisées ; les mains de l'opérateur sont nettoyées aussi bien que pour toute opération aseptique. Les préparatifs terminés et le *malade endormi*, car l'injection est très douloureuse, voici les principes généraux indiqués par Lannelongue :

1° Eviter d'injecter le chlorure de zinc dans les cavités articulaires. Eviter aussi de déposer le liquide immédiatement sous la peau (afin de ne pas déterminer d'escarre).

2° Faire les injections dans les régions d'où les synoviales tirent leurs vaisseaux nourriciers, c'est-à-dire avant tout sur les os, au niveau de la réflexion sur l'épiphyse des culs-de-sac synoviaux.

Déposer le liquide au niveau même de l'os, ou sur le périoste, ou le long de gros ligaments, en évitant, bien entendu, les gros troncs vasculo-nerveux des membres.

Enfoncer l'aiguille jusqu'à ce qu'on sente nettement la résistance de l'os, puis retirer un peu et injecter 2, 3 ou 4 gouttes de liquide.

---

[1] *Académie de médecine*, 7 juillet 1891.

[2] Voir thèse de Mauclaire, Paris, 1893. — Walther. *Semaine médicale*, 24 mars 1897. — Coudray. *Congrès de chirurgie*, 1897.

3° S'efforcer de circonscrire le mal en une seule séance, par des injections multiples, faites autour de la synoviale, à deux ou trois centimètres les unes des autres (Walther). On peut injecter 30 à 40 gouttes chez un enfant de huit à douze ans et de 40 à 60 gouttes, chez un adulte.

Si une seule séance ne suffit pas, ne faire la seconde que trois semaines après la première.

Après l'injection, envelopper l'articulation d'un pansement aseptique, appliquer un pansement ouaté compressif et au bout de deux ou trois jours, un appareil plâtré ou l'extension continue suivant l'articulation prise.

La réaction douloureuse peut persister et être assez vive pour nécessiter dans la journée et la nuit une injection de morphine.

C'est surtout au genou, au coude, au pied et au poignet que sont faites les injections. Il suffit de se rappeler le trajet de la synoviale pour la circonscrire avec les injections, comme il vient d'être dit, en s'écartant des gros troncs vasculaires et nerveux.

Comme accident opératoire, en dehors de piqûres des troncs nerveux, on n'a guère signalé que des escarres dues aux piqûres superficielles et des hématomes précoces ou tardifs, peu importants, observés surtout au poignet.

Dès que, après plusieurs semaines, la douleur a disparu, le gonflement a pris les caractères et la consistance du tissu fibreux, on supprime l'appareil pour permettre quelques mouvements, puis on électrise et masse les muscles atrophiés.

B. Moyens intra-articulaires. — Ceux-ci consistent en l'introduction dans la synoviale de liquides modificateurs ou du fer rouge sous forme de pointes de feu profondes ou même de véritables arthrotomies ignées sans l'aide du bistouri :

1° Cautérisation ignée profonde ;

2° Injections intra-articulaires.

1° *Cautérisation ignée profonde.* — Le cautérisation ignée profonde employée autrefois par Richet, est encore aujourd'hui recommandée par plusieurs chirurgiens d'enfant (Kirmisson entre autres). Elle consiste à enfoncer profondément dans l'articulation malade (sous l'anesthésie générale) le fer rouge employé plutôt sous forme de cautère actuel que de thermocautère.

Vincent (de Lyon) fait même une véritable arthrotomie au fer rouge[1], détruit de même les fongosités et pénètre dans les extrémités osseuses malades.

2° *Injections intra-articulaires.* — On a aussi tenté de modifier les tissus tuberculeux intra-articulaires à l'aide d'injections faites à l'intérieur de l'articulation avec des liquides extrêmement variés : l'acide phénique (Hueter), le sublimé, le perchlorure de fer, etc. ; mais les plus employés sont le naphtol camphré (Perier. Thèse de Reboul 1890. Calot. Thèse de Dulac 1898) et l'iodo-

[1] Vincent. *Revue de chirurgie,* 1884 et Thèse de Forestier, Lyon, 1885.

forme combiné à la glycérine (Krause, Bruns, Duplay, thèse de Pectun 1897),

Iodoforme pulvérisé. 10 grammes.
Glycérine . . . . 100 —

ou :

Iodoforme . . . . 10 grammes.
Eau ou alcool . . . .)
Glycérine . . . .) àà 50 grammes.

ou combiné à l'acide phénique : injections phénoïodoformées (Girard de Berne, *Semaine médicale*, 14 juillet 1897) ou encore à l'huile (Trendelenbourg, Windelstadt, Bruns, Redard) : huile d'olive iodoformée à 5 ou 10 p. 100; ou enfin sous forme d'éther iodoformé à 5 p. 100.

Les partisans de ces méthodes vantent leurs bons effets dans les tumeurs blanches non fistulisées. Ce traitement nécessitant des injections multiples de faible quantité, chacune sera de longue durée; mais suivant ses partisans, il donnerait la guérison avec conservation plus ou moins grande des mouvements.

2° Méthodes sanglantes. — Les moyens employés ici tendent pour les uns à conserver la forme de l'articulation et la longueur du membre, sans cependant conserver la fonction :

1° L'arthrotomie; l'artroxésis; l'arthrectomie ou synovectomie; les résections partielles, l'évidement.

Les autres cherchent à supprimer la portion malade, soit seule,

2° La résection typique;

soit en supprimant le membre en entier,

3° L'amputation et la désarticulation.

1° MOYENS CONSERVATEURS. — *L'arthrotomie* simple ne peut être un traitement de la tumeur blanche, tout au plus pourrait-elle être utilisée dans l'hydarthrose tuberculeuse comme opération préliminaire destinée à introduire dans la cavité articulaire des agents modificateurs.

Mais dans ce cas, comme nous le verrons, ou bien l'on se contente de moyens non sanglants, ou bien on fait plus que l'arthrotomie simple.

L'*artroxésis* de Letiévant est « une arthrotomie suivie d'un raclage un peu plus soigné que celui que faisaient Schede et Albert ». (Jalaguier, *De l'arthrotomie*, p. 134) et est aussi insuffisante qu'elle.

L'*arthrectomie* de Volkmann ou *synovectomie* (Ollier), consiste dans l'extirpation totale des fongosités de la synoviale et des ligaments d'une articulation, sans toucher aux os; elle n'est évidemment applicable que dans les cas où ces extrémités osseuses ne sont pas atteintes par la tuberculose.

Le manuel opératoire de l'arthrectomie sera décrit ailleurs et diffère du reste avec chaque articulation; mais c'est surtout au genou qu'elle a été employée.

La résection partielle ou atypique, et l'évidement, que Mauclaire dans sa thèse fait rentrer dans l'arthrectomie, comprend outre l'ouverture et le nettoyage de l'articulation, l'ablation des fongosités, des portions fibreuses, de la synoviale, comme dans l'arthrectomie; l'évidement, le grattage, la tunellisation, le modelage des extrémités articulaires en n'enlevant que ce qui est malade sans chercher à supprimer systématiquement et de façon régulière les extrémités osseuses de l'articulation. C'est donc en réalité une véritable résection, mais non typique.

Ces grattages et évidements se font à la curette tranchante et tous les points creusés et nettoyés sont touchés au chlorure de zinc.

Après ces opérations ostéo-articulaires, partielles sur les os, un certain degré de mobilité dans l'articulation pourra être conservé.

2° RÉSECTION TYPIQUE. — Nous n'avons pas ici à expliquer en quoi consiste la résection typique d'une articulation ; c'est l'extirpation totale, régulièrement conduite, de toutes les parties constituantes d'une articulation, os, ligaments, synoviale, extirpation faite largement de façon à dépasser les limites du mal, en sciant les extrémités articulaires de façon à les adapter l'une à l'autre et cherchant la réunion par première intention.

3° L'AMPUTATION OU LA DÉSARTICULATION. — L'ablation de tout le segment de membre comprenant l'articulation malade est nécessaire parfois soit primitivement, soit après échec des méthodes précédentes.

Nous avons à discuter maintenant les indications générales qui doivent guider dans le choix de tous ces moyens thérapeutiques.

Indications générales. — De tous ces moyens, quelques-uns doivent être écartés immédiatement comme insuffisants ou inutiles : tels sont parmi les moyens non sanglants : le massage, le chauffage périphérique et la stase veineuse sur laquelle nous n'avons pas d'expérience personnelle, mais qui ne semble pas avoir donné, à l'étranger, les résultats qu'on en attendait ; nous écarterons de même l'arthrotomie ignée et parmi les moyens sanglants : l'arthrotomie et l'arthroxésis.

Nous ne conservons donc pour la discussion que : 1° dans la méthode non sanglante :

L'immobilisation aidée de la compression et de la révulsion ;

La méthode sclérogène ;

La cautérisation ignée profonde ;

Les injections intra-articulaires ;

et 2° dans la méthode sanglante :

L'arthrectomie ou synovectomie ;

La résection partielle ;

La résection typique ;

L'amputation.

Les indications générales sont tout d'abord absolument différentes suivant l'âge ; le traitement de la tumeur blanche, quelle que soit sa forme et son degré de gravité, n'est pas du tout le même pendant la période de croissance, chez l'enfant et l'adolescent ; et après cette période, chez l'adulte et le vieillard.

ENFANT ET ADOLESCENT. — α. *Tumeur blanche non suppurée.* — Pendant la période de croissance, jusque vers l'âge de dix-huit ou vingt ans, et surtout chez l'enfant, le pronostic de la tuberculose articulaire est en général moins grave que plus tard.

La guérison est fréquente sans intervention sanglante et peut même se faire avec conservation plus ou moins grande des mouvements.

A cette période de la maladie, le traitement non sanglant doit être essayé avec persistance; sauf dans certains cas que nous spécifierons, il n'y a aucun intérêt à intervenir opératoirement de bonne heure.

Nous verrons que la proposition est inverse chez l'adulte.

Chez les tout jeunes enfants, pendant les premiers mois de la vie, l'arthrite tuberculeuse est exceptionnelle; on en a cependant signalé quelques cas sous forme d'arthrites suppurées et qui ont guéri par la simple arthrotomie (Rovsing[1]).

Chez l'enfant plus âgé (deux ou trois ans à quinze ou seize ans) la tuberculose est fréquente; mais elle semble assez bénigne souvent et est susceptible de guérison, même avec conservation de la fonction articulaire.

Là, la base du traitement, dès que le diagnostic est fait de façon certaine (et il ne peut être question des cas de guérison par massage et mobilisation obtenue chez des sujets crus à tort atteints de tuberculose), est l'*immobilisation*.

D'après Calot[1], cette immobilisation doit n'être que de courte durée, quelques semaines, pendant lesquelles l'articulation est soumise à des injections intra-articulaires; puis la mobilisation doit être ensuite tentée pour conserver une articulation mobile.

Cependant, étant donnés la lenteur de la disparition des lésions, les dangers des rechutes dues à une mobilisation précoce, les dangers d'attitudes vicieuses survenant consécutivement sur les articulations non ankylosées, avec la majorité des chirurgiens d'enfants, nous pensons que l'immobilisation prolongée doit être appliquée dès le début.

Cette immobilisation sera obtenue à l'aide d'appareils différents suivant les régions; ce que nous verrons dans les chapitres consacrés aux membres. Elle sera en outre précédée du *redressement* s'il existe une attitude vicieuse, ainsi que nous l'avons vu précédemment. A l'immobilisation, viendront s'adjoindre la *compression* si elle est possible et peut être la révulsion sous forme de *pointes de feu* ou de teinture d'iode.

Enfin, aux articulations où cette méthode est surtout applicable (genou, pied, coude, poignet) la *méthode sclérogène* sera un excellent adjuvant chez l'enfant et l'adolescent.

On peut dire qu'en règle générale la guérison ne s'obtient que par ankylose. Ce n'est que dans des cas heureux et pris très au début que la jointure atteinte recouvre une grande partie ou la totalité de ses mouvements.

Il faut donc considérer l'ankylose comme un mode habituel de guérison et si cette ankylose a été bien dirigée et s'est effectuée en bonne position, faut savoir la respecter.

Cependant, dans certains cas de guérison sans abcès, on pourra tenter avec prudence, et lorsqu'il sera bien certain que toute douleur est éteinte

---

[1] *Arch. f. Klin. Chir.* LIII, 3. — *Semaine médicale*, 10 février 1897, p. 47.

[1] Calot. *Treizième Congrès chirurg. français*, 1899, p. 695 et *Presse médicale*, 27 septembre 1899, p. 181.

depuis longtemps, de rendre des mouvements au membre malade par des massages et de la mobilisation doucement conduits.

En tous cas, il faudra s'appliquer à rendre aux muscles leur puissance et aux articulations voisines leur mouvement par l'exercice, la mobilisation et l'électrisation.

Tant que la tumeur blanche reste non suppurée, le traitement doit se borner à ces moyens non sanglants.

β *Tumeur blanche suppurée.* — Si un abcès froid se développe, si la tumeur blanche devient suppurée, on devra d'abord tenter la guérison de cet abcès par les moyens indiqués déjà, ponction et injections médicamenteuses (éther iodoformé, naphtol camphré, etc.). Si la guérison n'est pas obtenue, si l'état général s'aggrave, il faut alors penser à un traitement plus direct, à une intervention opératoire.

Mais jamais, chez l'enfant ou l'adolescent, ce ne sera la résection typique. Comme le dit Broca, chez l'enfant la résection typique ne peut être mise en parallèle qu'avec l'amputation et non comme chez l'adulte, avec le traitement orthopédique.

Si donc, à cause de l'ouverture d'abcès, de l'existence de fistules, de la longue durée de la maladie, de la perte de tout espoir de guérison par les moyens précédents, on se décide à intervenir, c'est à la *résection partielle, atypique, à l'évidement* qu'il faudra s'adresser. L'arthrectomie pure, sans intervention sur les os, n'est pas suffisante, les extrémités osseuses doivent être, chez l'enfant, considérées comme toujours atteintes.

Nous avons vu en quoi consiste cette résection partielle, son but principal est de ne pas détruire les cartilages de conjugaison qu'enlève forcément la résection typique. Cette destruction détermine un arrêt de développement du squelette et à un raccourcissement progressif du membre jusqu'à la fin de la période de croissance.

L'*amputation* devient indiquée dans le cas de tumeur blanche suppurée, décollements, clapiers, fistules, compliquée d'infections secondaires influant gravement sur l'état général.

Lorsqu'une tumeur blanche a suppuré, qu'elle ait été traitée ou non par les moyens sanglants, l'ankylose qui termine la cure doit être considérée comme définitive, si elle est en bonne position, et, il ne faut, sous peine de réveiller la tuberculose éteinte, ne faire sur elle aucune tentative de mobilisation.

Quelle que soit la variété de tumeur blanche, il faut bien savoir que le traitement est de très longue durée, demande des mois ou des années, et qu'une grande prudence est nécessaire après guérison pour surveiller et traiter à nouveau toute menace de récidive.

ADULTE. — Chez l'adulte, il n'en est plus de même. En règle générale, la proposition que nous venons d'indiquer doit être renversée : opérer de bonne heure et par la résection typique large ; mais cette règle ne peut ainsi s'appliquer à tous les cas et varie non seulement avec l'état de l'articulation (tumeur blanche suppurée ou non), mais encore avec l'articulation même ; le traitement de la coxalgie n'est nullement celui de la tumeur blanche du coude, du poignet, du genou, etc.

Une première question se pose : quelles sont les conditions d'une guérison durable ?

Si, chez l'enfant, on peut encore espérer la guérison avec conservation plus ou moins grande de la mobilité articulaire, chez l'adulte il n'en est plus ainsi ; la guérison véritable, définitive, ne s'obtient guère qu'au prix d'une ankylose et cette ankylose solide et complète est la seule garantie d'une guérison durable.

Or, cette ankylose complète ou cette guérison s'obtiendra rarement, chez l'adulte, à l'aide des méthodes simples, non sanglantes qui réussissent si bien chez l'enfant.

Aussi ne devra-t-on pas, comme chez ces derniers, essayer avec persistance les méthodes de douceur, et devant leur insuccès constant, pour ainsi dire, il faudra, ordinairement, prendre au plus vite le bistouri. A la hanche, cependant, cette conduite n'est pas justifiée par les résultats et nous devons renvoyer, pour les indications spéciales et précises, au traitement de la tumeur blanche de chaque articulation en particulier.

Il ne faut pas oublier que, chez l'adulte, comme chez l'enfant, on a accusé les interventions sanglantes de provoquer une poussée aiguë de tuberculose et de favoriser la généralisation. Il n'en est rien : des généralisations ont été constatées chez des sujets qu'on devait opérer et qui ne l'ont pas été pour diverses raisons ; ces généralisations auraient été imputées à l'opération. De nombreux tuberculeux ont été opérés sans accidents généraux et leur état général et pulmonaire s'est amélioré dans la suite.

Notre conclusion est donc que la tuberculose articulaire de l'adulte réclame comme traitement habituel l'intervention sanglante.

Cependant il ne faut pas opérer tous les tuberculeux.

L'indication opératoire est influencée par la coexistence d'autres lésions tuberculeuses et, en particulier, par l'existence de tuberculose pulmonaire.

Une tuberculose pulmonaire peu avancée, surtout si elle a débuté après la lésion locale, n'est nullement une contre-indication.

Chez un tuberculeux, même atteint du poumon, il importe de supprimer rapidement un foyer de suppuration qui l'affaiblit considérablement ; dans ces conditions cependant l'opération, pour être utile, devra souvent être plus large, et l'amputation devra remplacer la résection.

C'est surtout chez le tuberculeux fébricitant que le doute peut être permis. La fièvre est-elle due à la lésion locale, est-elle due à une tuberculose pulmonaire en voie d'aggravation, à une généralisation ? Si la fièvre n'est pas explicable par l'état de la lésion locale (suppuration, fistule) on devra se garder d'opérer.

Ces réserves faites, les indications tirées de la lésion locale articulaire, tout en restant variables suivant le siège de l'articulation (ce que nous verrons en étudiant les membres), diffèrent selon la période de la maladie.

La tumeur blanche est ou non suppurée, et dans le premier cas, le membre est ou n'est pas en attitude vicieuse.

α La *tumeur blanche non suppurée* nécessite d'abord l'essai des méthodes non sanglantes, et parmi elles l'*immobilisation* tient le premier rang, aidé de la *révulsion* sous forme de pointes de feu ou d'emplâtres ou de savons mercuriaux et de la *compression*. Dans certains cas, surtout dans la forme d'*hydarthrose tuberculeuse, les injections intra-articulaires iodoformées* peuvent donner de bons résultats.

S'il existe une attitude vicieuse, comme chez l'enfant, le *redressement* sera nécessaire, le plus souvent à l'aide de l'extension continue.

Sauf pour certaines articulations, ce traitement ne devra pas être prolongé trop longtemps, au delà de un mois, six semaines ou deux mois ; si aucune amélioration n'est alors survenue, il faudra songer à une intervention sanglante.

Chez l'adulte, en effet, on ne peut compter, comme chez l'enfant, sur les bons effets de la *méthode sclérogène*, qui donne de bien rares guérisons. On peut cependant la tenter pendant la première période du traitement, elle ne peut nuire en rien au traitement opératoire ultérieur, s'il devient nécessaire.

Enfin pour certaines petites articulations du pied ou du poignet, les *cautérisations ignées profondes* pourront rendre des services.

β *Tumeur blanche suppurée.*—En général il ne faudra pas trop prolonger ces tentatives. Devant l'échec des moyens simples et *a fortiori* si la tumeur blanche s'infecte et menace de se fistuliser, il faut en venir à une intervention plus radicale qui a d'autant plus de chances d'être radicale qu'elle sera faite plus tôt.

Quelles sont ces interventions sanglantes ?

Les *résections partielles*, évidements si utiles chez l'enfant où la curabilité est plus grande et où la question de croissance intervient, ne donnent pas ici de bons résultats.

L'*arthrectomie*, discutée surtout pour le genou, où nous trouverons quelques indications possibles, est le plus souvent insuffisante, les extrémités osseuses étant malades.

C'est donc entre la *résection typique* large et l'*amputation* qu'on aura à choisir. En réalité, ces deux opérations ne sont pas à mettre en parallèle ; l'amputation sera nécessitée par des lésions graves, à marche rapide, chez des sujets épuisés, tuberculeux par ailleurs ou simplement âgés, et dans le but de supprimer un foyer de suppuration dangereux pour la vie du malade par les infections secondaires. C'est une opération de nécessité, rendue quelquefois indispensable par la récidive après une résection ou l'échec de cette dernière.

La résection typique chez l'adulte doit surtout être mise en parallèle avec le traitement non sanglant ; mais une règle générale absolue est impossible à donner ici. Dans certaines formes d'arthrites tuberculeuses, pour certaines articulations, la résection devra être précoce, hâtive ; ailleurs, au contraire, il faudra savoir attendre.

Nous retrouverons aux membres ces indications spéciales ; mais en tous cas, si la résection est décidée, elle doit être large, enlever tous les tissus malades, il n'y a plus à se préoccuper ici des cartilages de conjugaison qui n'existent plus.

Quant à l'amputation, elle sera nécessitée par la récidive après une première intervention, la continuation de la suppuration, l'influence de l'état local sur l'état général et l'âge du malade. Chez les malades âgés, chez les tuberculeux qui dépassent la cinquantaine, les résections ont souvent peu de chance de réussir et immobilisent trop longtemps le malade. Il peut y avoir toutefois quelques exceptions à cette règle absolue, en faveur de certains malades dont la vitalité et la résistance sont encore très grandes.

Dans certains cas graves, Le Dentu a même proposé[1], étant donné l'état d'infection de la moelle osseuse, la *désarticulation* au lieu de l'amputation. Pour Quénu, Championnière, il suffit dans ces cas graves, de curetter le canal médullaire pour obtenir la guérison, soit avec une résection, soit avec une amputation.

Arthrite et ostéo-arthrite syphilitique. — Les lésions de syphilis héréditaire que l'on peut rencontrer dans l'enfance, ou les lésions d'arthralgie, d'hydarthrose, de pseudo-rhumatisme de la période secondaire, ou enfin les ostéo-arthrites de la période tertiaire simulant quelquefois l'arthrite tuberculeuse (tumeur blanche syphilitique de Fournier) cèdent le plus souvent au traitement syphilitique approprié et suivi avec soin et persistance. Le diagnostic peut être fort difficile, les erreurs sont fréquentes; il faut penser à la syphilis et, en cas de soupçon, instituer le traitement.

Les trépanations d'épyphyses ou même les résections, qui ont été faites en petit nombre, ne l'ont été que pour des arthralgies ou des déformations rebelles au traitement spécifique, l'indication en est exceptionnelle.

Arthrites infectieuses, aiguës et subaiguës. — Arthrite blennorragique. — Nous comprendrons sous ce nom toutes les arthrites de causes autres que la tuberculose, la syphilis et les plaies déjà étudiées. Nous englobons ces arthrites de causes extrêmement multiples et différentes dans le même chapitre parce qu'elles donnent naissance à des formes analogues et dont le traitement est semblable.

En effet ces infections articulaires se manifestent soit par des douleurs sans gonflement ni épanchement : *arthralgies;* soit par un épanchement séreux : *hydarthrose* qui peut être aiguë, chronique, récidivante ou intermittente; soit par des douleurs accompagnées de gonflement péri-articulaire et périostique sans épanchement notable dans la synoviale, avec grande tendance à l'ankylose : *arthrite plastique ankylosante* qui peut être mono ou polyarticulaire; soit enfin par un épanchement purulent, *arthrite suppurée* ou *pyarthrose.* Nous aurons à étudier successivement la thérapeutique de ces quatre formes dans lesquelles nous trouverons des arthrites dues à des causes extrêmement diverses : certaines arthrites traumatiques légères donnant de l'hydarthrose à allure chronique, récidivante; toutes les arthrites infectieuses dites rhumatoïdes[2] parce qu'elles simulent souvent le rhumatisme articulaire vrai, dues à l'érysipèle, aux oreillons, à l'infection puerpérale, aux infections pneumococciques, aux fièvres éruptives, à la fièvre typhoïde et surtout à l'infection gonococcique, que celle-ci touche ou

---

[1] Le Dentu. *Société de chirurgie,* 1895, p. 467 et 477.

[2] Mauclaire. Arthrites suppurées dans les principales maladies infectieuses. *Arch. gén. méd.,* 1895.

non directement l'articulation. Enfin quelques arthrites soit à épanchement séreux (hydarthroses), soit à épanchement purulent (certaines arthrites infantiles), ne peuvent être encore rattachées à des causes connues et sont dites essentielles ; néanmoins les indications thérapeutiques sont les mêmes que dans les cas précédents.

Nous avons donc à voir en somme le traitement des arthrites nombreuses dues aux microbes ordinaires de l'infection : staphylocoques blanc et doré, streptocoque, pneumocoque, coli-bacille, infections associées et gonocoque quelle que soit la théorie que l'on admette pour expliquer l'action de ce dernier sur les synoviales.

1° ARTHRALGIE. — Pour cette forme peu grave en général, le repos, l'immobilisation, la révulsion sous forme de pointes de feu, les applications de salicylate de méthyle suffisent ordinairement. Les médicaments employés dans le rhumatisme articulaire (salicylate de soude, salophène, etc.), n'ont en général aucune action.

Cependant la douleur, seul symptôme, pourra être longue à disparaître. Des raideurs articulaires pourront succéder à la durée de l'immobilisation nécessitée dans ces cas et un traitement consécutif par le massage et les mouvements forcés deviendra souvent nécessaire.

2° HYDARTHROSE. — Avant d'instituer le traitement de l'hydarthrose, il importe de déterminer autant que possible sa cause. Les épanchements séreux consécutifs à une affection d'ordre médical, accompagnant les œdèmes, la phlegmatia alba dolens, etc., ne comportent aucun traitement chirurgical, c'est le traitement de la maladie causale qui importe avant tout, ce ne sont pas du reste des arthrites. On aura encore à reconnaître les hydarthroses de l'ostéite de croissance et de la tuberculose que nous avons déjà étudiées ; enfin et surtout, on saura dépister son origine blennorragique, son pronostic, en ce cas, étant plus grave pour le retour fonctionnel.

En dehors de ces cas, l'épanchement séreux relève d'un traumatisme, ou d'une cause inconnue et l'hydarthrose est dite essentielle.

L'épanchement est abondant ou non ; peu abondant, sans cause génitale probable, il ne nécessite ordinairement qu'un traitement simple : le repos, la compression faite avec soin la révulsion.

Si l'épanchement est abondant, si le traitement précédent n'a pas amené la guérison, si des récidives se produisent, un traitement plus actif devient nécessaire, comme d'emblée dans l'hydarthrose blennorragique.

Deux moyens s'offrent alors au médecin : la *ponction* suivie de lavage articulaire, l'*arthrotomie*.

La première est d'exécution plus simple, mais demande autant de précautions aseptiques que la seconde ; cependant pour l'arthrite blennorragique elle ne donne pas les mêmes résultats fonctionnels [1]. En général, en présence d'une hydarthrose blennorragique, ou d'un épanchement séreux

---

[1] Gervais de Rouville et Donnet. *Arch. gén. de médec.*, 1893, t. I, p. 419. — Vignaudon. Thèse de Paris, 1894. — Vanuxcem. Thèse de Paris, 1895. — Brès. Thèse de Paris. 1897

d'autre cause et rebelle au traitement simple, mieux vaut d'emblée ouvrir largement que d'évacuer par la ponction.

L'*arthrotomie* ne nécessite qu'une incision sans contre-ouverture, peut se faire facilement avec anesthésie locale à la cocaïne, et permet au besoin d'explorer la cavité.

Chez l'enfant, qui peut être atteint d'arthrite gonococcique, le maintien d'un pansement surtout au membre inférieur étant fort difficile, la ponction sera préférée, d'autant plus que le pronostic fonctionnel est meilleur à cet âge.

Après l'arthrotomie un drain sera laissé dans la plaie en partie suturée et maintenu seulement quelques jours sous un pansement compressif.

Le plus tôt possible, dès que le liquide n'aura plus de tendance à se reproduire, on laissera fermer la plaie, on électrisera les muscles, massera et mobilisera l'articulation doucement.

3° Arthrite plastique ankylosante. — Cette arthrite peut être d'emblée mono-articulaire ou polyarticulaire, mais dans ce cas une ou deux articulations sont plus atteintes que les autres, qui guérissent facilement.

Ici la douleur est intense, le gonflement porte surtout sur les tissus péri-articulaires et les extrémités osseuses, il y a peu ou pas de liquide dans la synoviale, la tendance à l'ankylose est considérable.

Etant donnée cette rapide formation des raideurs et de l'ankylose, il semblerait que comme dans l'hydarthrose grave, l'*arthrotomie* précoce dût donner ici les meilleurs résultats, et elle a été conseillée (Thèse de Brès, 1897), mais elle n'a pas donné ce qu'on en attendait et comme Tuffier (in Gervais de Rouville et Donnet, *loc. cit.*), nous la pensons beaucoup moins indiquée. Il ne faudrait y recourir qu'en cas d'épanchement notable.

En général, l'*immobilisation* dans un plâtre, l'enveloppement ouaté, la *révulsion* calment la douleur; malheureusement ils favorisent l'ankylose rapide. D'autre part, le massage pendant la période aiguë, sans immobilisation absolue, ne calme pas ces douleurs souvent très vives ; aussi est-on obligé de prendre un moyen terme : de commencer par l'immobilisation absolue, mais de la maintenir aussi peu de temps que possible. Dès que les douleurs sont moins vives, moins aiguës, sans commencer encore la mobilisation de la jointure, on peut tenter le massage alors supportable ; et sitôt que la pression sur l'articulation, sur les extrémités osseuses ne provoque plus de douleurs, la mobilisation peut être commencée. Souvent la raideur est déjà telle qu'il faut endormir le malade pour rompre des adhérences surtout péri-articulaires.

Le danger est d'agir ainsi trop tôt, une nouvelle poussée aiguë peut en être la conséquence; et il est fort difficile d'apprécier le moment opportun. La durée de la période aiguë est très variable et ne peut être indiquée même approximativement; et c'est seulement par l'expérience, par la juste appréciation des phénomènes douloureux qu'on arrivera, souvent après quelques tâtonnements, à saisir le moment propice : le plus tôt possible, mais pas trop tôt.

Du reste, même après le traitement le mieux conduit, il sera quelquefois impossible d'éviter un certain degré de raideur qu'améliorera peu un traitement mécanique longtemps prolongé.

Les récidives en outre sont possibles et peuvent même s'établir définitivement sous forme de *polyarthrite déformante progressive pseudo-noueuse*, simulant le rhumatisme noueux [1].

4° ARTHRITE SUPPURÉE. — Qu'elle soit primitive ou secondaire, qu'elle soit d'origine blennorragique ou due à une des nombreuses causes que nous avons signalées, l'arthrite suppurée exige dès que le diagnostic est posé, l'ouverture large de l'articulation par l'arthrotomie. Le diagnostic de la suppuration n'est pas toujours facile ; dans le doute, on pourra s'assurer de l'existence du pus par une ponction exploratrice.

Cette arthrotomie devra être large, à plusieurs incisions autant que possible, et suivie d'un drainage multiple sans aucune suture. C'est en somme le traitement d'un abcès chaud articulaire. Le lavage de l'articulation, non indispensable ordinairement, peut être rendu nécessaire par l'existence de fausses membranes ; on devra le faire alors avec de l'eau ou du sérum physiologique stérilisés.

Combien de temps faudra-t-il maintenir le drainage ? Cela est impossible à dire et dépend de la durée antérieure de la pyarthrose, de la nature du pus. Cependant « il n'est pas indifférent de prolonger ou d'abréger le séjour des tubes à drainage dans les articulations. En effet, l'étude des observations nous montre que tous les cas, presque sans exception, dans lesquels l'ablation du drainage a été retardée, se sont terminés par l'ankylose ; tandis qu'un mode de guérison beaucoup plus favorable a été obtenu pour ceux dans lesquels la suppression a été précoce... Aussi terminerons-nous en répétant qu'on ne peut évidemment pas poser de règle ; tant qu'il y aura un écoulement il faudra maintenir le tube ; au chirurgien d'apprécier le moment favorable » [2].

Bien entendu, après suppression du drainage et fermeture des plaies, un traitement prolongé par le massage et la mécanothérapie sera nécessaire. L'ouverture précoce et large de l'articulation permettra d'éviter la nécessité d'une résection, ainsi du reste que nous l'avons indiqué déjà en parlant des plaies articulaires infectées.

III. — ARTHROPATHIES NERVEUSES ET ARTHRITE DÉFORMANTE

Les **arthropathies** consécutives aux lésions des nerfs, de la moelle et du cerveau, parmi lesquelles les arthropathies tabétiques et syringomyéliques sont les plus fréquentes et les mieux connues, sont surtout caractérisées par des lésions atrophiques, des relâchements ligamentaires, par des déformations à la fois dues à des subluxations et à des épaississements périostiques. Rarement un traitement chirurgical sera réclamé en pareil cas, les appareils orthopédiques, empêchant la trop grande mobilité

[1] Pelisse. Thèse de Paris, 1899. Récidives dans le rhumatisme blennorragique.
[2] Jalaguier. *De l'arthrotomie.* Thèse d'agrégation, 1886, p. 48.

et les déplacements, suffisent le plus souvent. Lorsqu'ils ne peuvent remédier aux désordres, une opération le peut encore moins.

Les quelques résections qui ont été tentées dans ces cas n'ont donné que de mauvais résultats. Une intervention ne devient nécessaire qu'en cas d'infection secondaire de ces articulations réclamant une arthrotomie ; si les désordres sont graves, on doit pratiquer l'amputation du membre et non la résection.

Dans l'hystérie, les déformations sont dues à des contractures musculaires beaucoup plus qu'à des lésions articulaires et c'est aux maladies des muscles que nous devrons en étudier la thérapeutique.

Arthrite sèche. — Malgré le peu de succès du traitement médical dans l'arthrite déformante, le traitement opératoire n'est pas non plus indiqué. Il faut proscrire avant tout l'immobilisation qui amène rapidement l'ankylose complète. L'âge, l'état général du sujet, la multiplicité des lésions, le retour des déformations après l'intervention écartent toute idée de résection chez ces malades. « Cependant ne faudrait-il pas de parti pris rejeter toute idée d'intervention, pourvu que celle-ci soit conservatrice et n'entraîne jamais le sacrifice d'un membre ; je conçois, par exemple, que pour les petites articulations on puisse songer à corriger opératoirement une déviation, que dans les cas de dislocation du genou chez les malades qui ne peuvent se procurer ni entretenir un appareil orthopédique, on propose l'arthrodèse. » (Quénu[1]).

En outre les déformations ainsi corrigées risquent de se reproduire sous l'influence de la même cause générale.

Quelques rares indications peuvent exister, et Morestin[2] a publié une observation de résection du coude chez un malade de quarante-cinq ans atteint d'arthrite déformante, avec corps étrangers volumineux dans l'articulation et compression du nerf cubital par une saillie osseuse, déterminant des troubles paralytiques dans la zone de ce nerf. Le malade guérit avec des mouvements, mais n'a pu être suivi.

IV. — CORPS ÉTRANGERS ARTICULAIRES

Les corps étrangers articulaires peuvent venir du dehors (traumatismes et plaies), de ceux-là nous ne nous occuperons point, nous en avons parlé aux plaies articulaires.

Les corps mobiles d'origine intra-articulaire peuvent être ou non organisés quant à leur structure (corps hordéiformes ou riziformes dans les hydarthroses tuberculeuses), d'origine traumatique ou pathologique, nous n'avons pas à discuter cette question ; disons cependant que l'origine traumatique de certains corps étrangers, niée autrefois, est aujourd'hui bien établie par un certain nombre d'observations (Thèse de Dejean, Paris 1899).

Au point de vue thérapeutique, il importe de savoir, et cela est ordinaire-

---

[1] *Traité de chirurgie*, Duplay-Reclus, t. III, p. 359, 2e éd.

[2] Morestin. *Bulletin de la Société anatomique*, 1899, p. 157.

ment facile, si l'existence de ces corps étrangers est liée à une affection générale (arthrite sèche, arthropathies nerveuses) ou n'est que le résultat d'une lésion locale, traumatique ou non. Dans le premier cas, l'intervention opératoire n'est indiquée qu'exceptionnellement, lorsqu'il est bien prouvé par un examen attentif, que le ou les corps mobiles apportent par eux-mêmes une gêne fonctionnelle. Dans ce cas, l'intervention sera alors la même que pour les autres corps étrangers.

L'existence d'un corps mobile étant démontrée dans une articulation (genou ou coude le plus souvent) par les symptômes classiques : douleur à allure spéciale, intermittente, etc., sensation du noyau dur par le malade ou le médecin, hydarthrose ou même hémarthrose[1], enfin radiographie au besoin, l'indication est nette et formelle, sauf contre-indication d'ordre général et médical.

Il n'y a plus aujourd'hui à discuter ni à signaler les anciennes méthodes de fixation, de compression, de ligature sous-cutanée, ni même l'extraction en deux temps de Gayraud ; une seule opération est possible : l'*arthrotomie.*

Elle ne comporte par elle-même aucune gravité à la condition expresse et évidente d'une asepsie soignée ; si celle-ci n'est pas possible, il vaut mieux s'abstenir.

C'est, comme le disait Verneuil, le type de la taille articulaire.

Si le corps étranger peut être senti et fixé, « pour ainsi dire acculé dans un cul-de-sac synovial » (Tillaux), c'est sur lui qu'on incisera pendant qu'un aide le maintient en place. Si non l'ouverture large articulaire par les méthodes ordinaires devra être faite.

Avant d'ouvrir la synoviale, il importe, comme le recommande Quénu, d'obtenir une hémostase parfaite.

La synoviale ouverte, si le corps est libre et fixé en place par l'aide, il peut sauter immédiatement hors de l'article. Si un pédicule le retient une ligature devra être posée sur celui-ci avant sa section, afin d'éviter l'hémorragie consécutive dans l'articulation. Si au moment de l'ouverture, le corps étranger s'échappe dans l'articulation, on devra soit tenter de l'expulser à l'aide d'un lavage fait à l'eau bouillie ou au sérum physiologique stérilisé, soit le rechercher à l'aide du doigt introduit dans l'articulation soit à le ramener en faisant manœuvrer l'articulation ouverte.

Le corps extrait doit-on fermer complètement ou maintenir un drainage ? S'il existait de l'hémarthrose, de l'hydarthrose, ou des signes visibles d'arthrite sur les cartilages et la synoviale, mieux vaut, comme le conseille Quénu (*Traité de chirurgie* Duplay-Reclus t. III, p. 373) maintenir un drain pendant quelques jours ; si non, on suturera complètement la plaie en un seul ou en deux plans (un sur la synoviale, un sur les parties molles extra-articulaires).

On a en outre conseillé d'immobiliser le membre dans une gouttière plâtrée ; cette pratique nous paraît inutile, une gouttière ouatée suffit pour éviter les mouvements pendant les premiers jours.

---

[1] Observations d'Isambert et de Monod. *Bull. de la Soc. de chirurgie,* 1895, p. 118 et 1898, p. 825.

La plaie fermée, il faudra par l'électrisation et le massage rendre aux muscles leur vigueur et à l'articulation ses mouvements; enfin il sera bon de prévenir le malade ou son entourage de la possibilité d'une récidive.

Pseudo-corps étrangers. — Il arrive quelquefois, rarement il est vrai, qu'en présence des symptômes nets de corps mobile articulaire, une arthrotomie décidée et pratiquée, l'exploration minutieuse de l'articulation (genou ordinairement) n'y fait découvrir aucun corps étranger; Jalaguier, Le Dentu, Brun, Tuffier en ont présenté des exemples dans une discussion à la Société de chirurgie[1]. Dans ces cas, on trouve un repli plus ou moins volumineux de la synoviale refoulé par un peloton adipeux, faisant hernie dans l'articulation et se pinçant dans certains mouvements entre les surfaces articulaires ou sous un ligament résistant. C'est en somme un *lipome articulaire sous synovial*. Le chirurgien devra alors réséquer la portion exubérante du repli de synoviale épaissie et du lipome, puis il sera bon, avant de refermer l'articulation, de fixer solidement, comme le fit Jalaguier, ce qui reste du pédicule pelotonné sur lui-même par un fil de suture, à la capsule articulaire en un point où il ne sera plus susceptible d'être pincé.

V. — DES ANKYLOSES

L'ankylose est un état pathologique permanent des articulations mobiles qui succède à une maladie articulaire guérie, diminue mécaniquement l'étendue des mouvements naturels ou les abolit complètement (Campenon [2]).

Cependant les mouvements d'une articulation peuvent être gênés, limités plus ou moins par des causes autres qu'une maladie articulaire guérie : rétractions musculaires, cicatrices vicieuses, etc., etc. Le traitement dans ce cas est celui de la cause (voir *Muscles, cicatrices*).

Toutes les ankyloses n'ont pas la même valeur au point de vue du pronostic et du traitement; la différence est grande entre les ankyloses incomplètes lâches ou simples raideurs articulaires, et les ankyloses vraies qu'elles soient complètes ou incomplètes mais serrées. Aussi séparerons-nous les premières des secondes pour les étudier successivement :

1° Raideurs articulaires ;

2° Ankyloses vraies.

1° Raideurs articulaires. — Ici le traitement préventif est le meilleur et est toujours possible, et, alors même qu'il ne réussit pas entièrement, il réduit le traitement ultérieur à des manœuvres faciles et suivies de succès.

Les raideurs sont consécutives à l'immobilisation prolongée dans des appareils pour causes de fractures, de luxations, d'entorses, de contusions même; ou bien, elles surviennent à la suite d'arthrites légères ou d'inflammation de voisinage (phlegmons, lymphangites).

Le mieux est de prendre soin de mobiliser toujours et très tôt les articu-

---

[1] *Bulletins de la Société de chirurgie,* 7 mars 1900, p. 279.

[2] Campenon. *Recherches anatomiques et cliniques sur l'entorse des ankyloses,* 1879.

lations voisines du point malade et d'immobiliser le moins possible l'articulation malade elle-même.

Mais, il est des cas dans lesquels l'immobilisation prolongée est inévitable, comme dans l'arthrite blennorragique. Lorsque la lésion aiguë sera bien éteinte, bien guérie, (et c'est une nécessité absolue pour pouvoir traiter la raideur articulaire), la douleur complètement disparue, si les mouvements provoqués jusqu'alors n'ont pas rendu la mobilité, si le massage et l'électrisation consécutifs sont de même insuffisants, il sera nécessaire de rompre les adhérences formées, en s'aidant, si cela est utile, de l'anesthésie générale.

Cette mobilisation forcée, facile à obtenir bien que fort douloureuse pour le patient, ne doit jamais être faite trop tôt, c'est-à-dire alors que l'article est encore douloureux, sous peine de réveiller les phénomènes inflammatoires et de reculer d'autant la guérison.

Chez les malades craintifs et qui redoutent l'anesthésie générale, la mobilité pourra aussi être obtenue, bien que plus lentement, par la mobilisation continue à l'aide d'appareils imprimant des mouvements fréquemment répétés et progressivement étendus dans les articulations enraidies. C'est à la *mécanothérapie* qu'il faudra s'adresser.

2° Ankyloses vraies. — L'ankylose vraie est osseuse ou fibreuse mais au point de vue qui nous occupe, elle est incomplète ou complète ; la première étant forcément fibreuse et la seconde osseuse ou fibreuse très serrée.

Comme pour les raideurs, le traitement préventif des arthrites, pourra éviter bien des ankyloses s'il est régulièrement observé, ainsi que nous l'avons indiqué. Nous n'y insistons pas davantage et nous nous occupons ici des ankyloses une fois faites, sans rechercher s'il eut été possible de les éviter.

Le diagnostic de l'ankylose complète ou incomplète est souvent fort difficile à faire. Le signe probant est la constatation des mouvements dans l'articulation malade ; mais ces mouvements peu étendus peuvent être rendus impossibles à déceler, à cause de la contraction musculaire. Aussi, pour connaître le degré de mobilité de l'articulation, est-il le plus souvent nécessaire d'endormir le malade.

Il ne faut en effet pas compter sur la radiographie pour savoir s'il y a ou non soudure osseuse ; l'épreuve radiographique donnant un liséré clair à la place d'une soudure d'os nouveau, comme au niveau d'un cal, peut faire croire que cette soudure n'existe pas.

Supposons le diagnostic fait le traitement varie suivant qu'il s'agit d'ankyloses incomplètes, ou d'ankyloses complètes.

Ankylose incomplète. — Pour instituer le traitement de cette ankylose et en rechercher les indications, il est d'abord nécessaire de connaître sa cause, puis de constater la position bonne ou vicieuse du membre.

Recherche de la cause. — Les commémoratifs, les renseignements obtenus, l'existence de fistules cicatrisées montreront si l'on est en présence d'une tuberculose guérie par ankylose, d'une arthrite ostéomyélitique, ou de toute autre arthrite infectieuse.

Or il est bien entendu, et nous le répétons à dessein, que toute trace d'évolution actuelle de la maladie (tuberculose, ostéomyélite) comporte le traitement de cette maladie et que ces cas ne doivent pas rentrer dans les ankyloses.

L'important est de savoir si l'on se trouve en présence d'une tuberculose guérie, au moins en apparence; ou d'une arthrite de toute autre cause.

En cas de tuberculose, il ne faut pas mobiliser l'ankylose incomplète, sous peine de provoquer un retour de l'évolution tuberculeuse. Il faut chercher alors soit une ankylose complète par immobilisation, avec ou sans redressement nécessité par une position vicieuse; soit la guérison définitive par une résection, qui elle-même sera suivie de mobilisation ou de soudure osseuse suivant l'articulation malade.

Pour l'ankylose consécutive à toutes les autres arthrites le traitement est différent. L'ankylose est en bonne ou en mauvaise position, c'est-à-dire que le membre, par l'attitude de l'articulation enraidie, est utile ou inutile au malade.

Bonne position. — L'ankylose est en bonne position (position du reste variable pour chaque articulation, et nous reviendrons sur ce point en étudiant les maladies des membres); faut-il chercher à rendre les mouvements ou laisser le membre dans cette situation ?

Il y a, en général, danger à laisser une articulation incomplètement ankylosée, mieux vaut l'ankylose complète en bonne position. Campenon a bien décrit les accidents d'entorses auxquels sont sujettes ces jointures. Le but à atteindre est d'essayer, s'il est possible, de rendre au moins en partie les mouvements à l'articulation.

Ce résultat est obtenu par la *mobilisation* qui peut être *lente*, progressive, graduée, ou au contraire *brusque*, qu'on l'opère soit en une seule séance, soit en plusieurs reprises successives (redressement successif de Verduc, rupture immédiate progressive de Bonnet).

La mobilisation brusque nécessite l'anesthésie générale, se fait à l'aide des mains par petites ruptures successives des adhérences et des tissus rétractés. Elle n'est possible, du reste, que dans les ankyloses encore récentes, sans rétractions fibreuses dures et épaisses, sans atrophie des os, dégénérescence des vaisseaux que l'on s'exposerait à rompre ou des nerfs dont la distension, ou la déchirure a été signalée (Lagrange, Thèse d'agrégation 1883, Stavridès Thèse de Paris, 1898).

La mobilisation lente se fait par des séances, répétées tous les jours, de massage et de mouvements provoqués, d'abord à peine perceptibles, puis peu à peu plus amples. Il est le plus souvent nécessaire d'employer des appareils mécaniques qui doucement et patiemment remuent régulièrement les segments du membre pendant une ou deux heures.

Avec de la patience, de la persévérance, on pourra ainsi obtenir de beaux résultats après un long traitement; dans ces cas, les mouvements obtenus persistent.

La mobilisation brusque expose à des poussées d'arthrite, qui nécessitent un nouveau repos et laissant se refaire l'ankylose, rendent infructueuse la tentative de mobilisation.

Elle est surtout indiquée dans les cas peu anciens, lorsque toute trace de l'arthrite antérieure a complètement disparu. Alors une séance de mobilisation brusque, sous chloroforme, suivie de massage, bains, exercices répétés et prolongés faits par le malade lui-même, pourra faire recouvrer la plus grande partie des mouvements.

Si une poussée aiguë en est la conséquence, il ne faudra pas tenter une nouvelle séance lorsque l'immobilisation et le traitement de l'arthrite auront obtenu la disparition des phénomènes inflammatoires.

Alors, comme dans les cas anciens d'ankylose incomplète, la mobilisation lente sera longtemps essayée. Si au bout de plusieurs mois, l'insuccès est complet, on devra se comporter comme en présence d'une ankylose complète en bonne situation ; traitement que nous étndierons dans un instant.

Position vicieuse. — Si au contraire l'ankylose incomplète s'est faite en mauvaise position (rendant le membre inutile ou nuisible), il n'y a pas d'hésitation possible : il faut d'abord tenter de mobiliser ; puis, en cas d'insuccès, traiter comme une ankylose complète en position vicieuse.

Les rétractions tendineuses et musculaires, qui ont entraîné la déviation, viennent accroître ici les difficultés de la mobilisation brusque.

Des ténotomies multiples peuvent, il est vrai, relâcher ces rétractions ; mais on sait, par l'anatomie pathologique, que les muscles et les tendons ne sont pas seuls rétractés, et que la rétraction principale porte sur les tissus fibreux périarticulaires, que l'on ne peut sectionner.

Aussi en présence d'ankyloses incomplètes vicieuses et anciennes avec rétractions fibreuses et tendineuses, atrophies musculaires et osseuses, vaut-il mieux se comporter comme si l'ankylose était complète.

Dans les cas récents, la mobilisation sera tentée comme précédemment, et suivie, en cas d'échec, du traitement de l'ankylose complète.

ANKYLOSE COMPLÈTE. — Qu'elle soit osseuse ou fibreuse, périphérique ou centrale, cette ankylose ne laisse pas de mouvements appréciables dans l'articulation. Ici, nous n'avons pas non plus à rechercher si la cause a été la tuberculose ou une arthrite infectieuse d'autre nature, le traitement est le même dans tous les cas.

Le membre est en bonne ou en mauvaise position.

Bonne position. — S'il est en bonne situation, la conduite diffère suivant le siège de l'articulation. Nous verrons ces indications spéciales en étudiant en particulier les articulations, nous ne pouvons, ici, que poser des indications générales :

Au membre inférieur, l'ankylose en bonne position doit être respectée, aucune opération ne donnerait mieux.

Au membre supérieur, nous verrons qu'il en est souvent de même pour l'épaule où l'intervention est discutable ; mais, sauf contre-indication d'ordre général, au coude, au poignet, à la main la mobilisation doit être tentée par une *résection orthopédique*, faite sous le couvert de l'asepsie la plus scrupuleuse.

Il faut se rappeler que, chez l'enfant, cette résection, qui doit être large, supprime le cartilage de conjugaison, raccourcit le membre de façon définitive et l'empêche de croître dans l'avenir; aussi devra-t-on attendre pour la faire que la période de croissance soit terminée. Il convient de ne pas attendre plus, car ces membres ankylosés s'atrophient souvent et il importe de leur rendre des mouvements le plus tôt possible.

Position vicieuse. — Ici, il faut intervenir soit pour redresser le membre, soit pour mobiliser la jointure, et cela qu'il s'agisse d'un adulte ou d'un enfant.

Au membre inférieur, ce que l'on doit chercher c'est le redressement destiné à rendre un membre utile.

Ce redressement peut s'obtenir par : l'arthroclasie, l'ostéoclasie, l'ostéotomie, la résection.

L'arthroclasie employée puis rejetée autrefois, a de nouveau été tentée avec les appareils de Robin, analogues à l'ostéoclaste. Les mêmes raisons qui nous on fait rejeter l'ostéoclasie, dans les déviations osseuses, nous font repousser l'arthroclasie ; mieux vaut sectionner et modeler directement que de fracturer, toujours un peu au hasard, malgré le perfectionnement des appareils.

Les mêmes raisons nous font encore repousser l'ostéoclasie et le choix n'est plus à faire qu'entre l'*ostéotomie* et la *résection*. Des indications générales sont impossibles à donner ici, le choix dépend uniquement de l'articulation malade : l'ostéotomie s'appliquant à la hanche et la résection au genou par exemple. Mais toujours au membre inférieur, l'opération devra aboutir à une nouvelle ankylose en position régulière.

Au membre supérieur, l'idéal est d'obtenir la mobilisation, sauf toutefois pour l'épaule ou l'opportunité de l'intervention devra être discutée (voir *Épaule*). L'ostéotomie n'est donc plus utilisable et c'est à la *résection* qu'il faudra recourir. Cette résection devra être large, suivie de mobilisation rapide.

Enfin il est des cas dans lesquels, surtout au membre inférieur, l'ankylose très ancienne ayant déterminé une atrophie considérable du segment inférieur, ce redressement ne pourrait donner qu'un membre très raccourci peu utile, avec des os friables et des muscles dégénérés, un bon moignon est alors préférable et l'*amputation* pourra être proposée ; à moins que le malade ne préfère garder son segment de membre inutile et souvent gênant.

CHAPITRE VIII

MUSCLES

I. — CONTUSIONS, PLAIES, ABCÈS

Contusions. — La contusion sur les muscles ne comporte que les indications ordinaires de toute contusion : massage, compression, repos.

Le traumatisme peut déterminer la rupture de quelques fibres musculaires et la production d'un *hématome* plus ou moins considérable. Ici, comme ailleurs, il faut éviter l'infection de l'épanchement sanguin en traitant les plaies superficielles. L'infection peut néanmoins se produire par les vaisseaux, comme dans un cas présenté par Reclus, dans lequel un hématome musculaire s'infecta et suppura à la suite d'un érysipèle de la face[1].

C'est alors un abcès musculaire que l'on traitera comme les autres par l'incision large et le drainage.

Plaies. — Les plaies qui intéressent les muscles peuvent être nettes (instrument tranchant) ou contuses. Pour ces dernières rien de spécial à faire que le pansement ordinaire des plaies; pour les premières, si la section musculaire est assez importante pour nuire à la fonction du muscle il est indiqué de réunir par suture les bouts écartés. Cette suture est assez difficile à faire dans un tissu aussi peu résistant, mais peut être faite solidement grâce à certains artifices.

Abcès. — Enfin comme partout ailleurs les abcès des muscles, dus à un traumatisme, une plaie, un hématome, une myosite, etc, doivent être incisés largement dès que le diagnostic d'abcès est porté; un lavage à l'eau bouillie débarrassera la cavité des débris qu'elle contient. Le drainage et le pansement d'abord humide, puis sec, sans substances antiseptiques, compléteront le traitement.

II. — RUPTURES, PSEUDO-HERNIES, HERNIES MUSCULAIRES

Rupture totale. — La rupture musculaire intéresse un faisceau important d'un muscle ou tout le muscle lui-même, que ce soit en plein corps charnu ou près d'un des tendons d'insertion.

L'indication est nette en ce cas : sauf contre-indication d'ordre général

Reclus. *Cliniques de la Pitié*, 1894, Masson.

il faut rendre au muscle la continuité. Si la rupture est récente, la mise à nu et la suture par les procédés les plus simples suffiront; si la rupture est ancienne, avec rétraction fibreuse du bout le plus long, l'allongement sera impossible et on devra employer un des artifices de suture à distance (fils de soie, de métal) après avoir obtenu le plus d'allongement possible par destruction des adhérences, ou pratiquer l'anastomose du bout actif à un autre muscle voisin ayant une action de même ordre, comme pour les tendons.

Il faut toujours compter, dans le cas de suture musculaire tardive, sur un résultat fonctionnel moins bon qu'après une suture tendineuse ou musculo-tendineuse immédiate.

Rupture partielle. Pseudo-hernie. — La rupture de quelques fibres musculaires avec saillie à travers une déchirure de l'aponévrose d'enveloppe ou

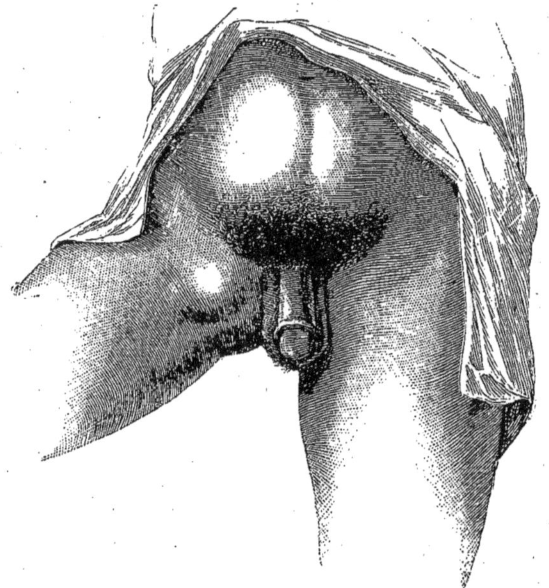

Fig. 14. — Rupture du moyen adducteur (Ricard et Bousquet).

sous un amincissement par usure de cette aponévrose, peut être différenciée de la hernie vraie par les signes nets et précis qu'a donnés Farabeuf.

Doit-on opérer cette pseudo-hernie ?

L'opération, d'après les observations nombreuses publiées aujourd'hui, aura pour résultat la disparition des douleurs et de la gêne fonctionnelle si elles existent, et la disparition de la saillie.

Toutefois, la disparition de la saillie n'est souvent que momentanée, et de plus, l'opération donne une cicatrice adhhérente.

Au point de vue esthétique, elle ne présente donc que fort peu d'avantages, aussi ne devra-t-elle viser que la guérison des douleurs et de la gêne fonctionnelle qui n'existent pas dans tous les cas.

Par conséquent, *on n'opérera pas une pseudo-hernie de petit volume n'occasionnant ni trouble fonctionnel ni douleurs.*

On opèrera au contraire une pseudo-hernie gênante par son volume ou par des douleurs, car les bandages et appareils employés en pareils cas ne procurent aucun soulagement [1].

Ici nous n'avons pas, comme pour la hernie musculaire à choisir entre différents procédés opératoires : après découverte de la tumeur, il faudra exciser la portion fibreuse et exubérante, qui peut contenir comme dans une observation de Michaux [2] un petit ostéome; puis suturer ce qu'on peut du muscle, comme dans une rupture, fermer l'aponévrose et les téguments.

Hernie. — « La tumeur formée par le passage d'une portion de muscle non rompu au travers d'un orifice accidentel de la gaine aponévrotique » (Farabeuf) c'est-à-dire la hernie musculaire vraie, bien que beaucoup moins fréquente que la rupture et la fausse hernie, se rencontre quelquefois (outre le mémoire documenté de Michaux dans les *Bulletins de la Société de chirurgie* 1893, p. 715, plusieurs thèses parues depuis : Maurange, 1894; Momtchiloff Paris, 1899; Bion, Paris, 1899, en donnent des observations nettes). Ici comme pour les pseudo-hernies le traitement ne devra viser que la disparition de douleurs, de crampes, de troubles fonctionnels. La saillie, ordinairement légère, formée par la tumeur musculaire disparaît après l'opération, mais pour se reproduire souvent en partie, et est en outre remplacée par une cicatrice.

Pour les petites hernies non gênantes, l'abstension est donc de règle, le port même d'un appareil, toujours assez incommode, n'est d'aucune utilité.

Dans les hernies s'accompagnant de douleurs et de troubles fonctionnels, le port d'appareils, de bandages (compresses gradués, cuissards lacés élastiques, pelote, etc.) n'apporte aucun soulagement; ainsi qu'il résulte surtout des études faites à ce sujet par Nimier [3], Choux [4], Michaux [5], et la cure opératoire est nécessaire.

L'intervention consiste à découvrir la tumeur, écarter les lèvres de la boutonnière aponévrotique ou inciser l'aponévrose si celle-ci est simplement usée et amincie, puis soit à exciser la saillie musculaire, soit à la réduire pour suturer l'aponévrose.

Doit-on exciser du muscle, doit-on simplement réduire ? La décision dépend évidemment du volume de la hernie et de la facilité de sa réduction, il n'y a du reste aucun inconvénient à supprimer quelques faisceaux de fibres musculaires exubérantes.

Choux conseille en outre de brider le muscle par des sutures intra-musculaires en fils non résorbables placées perpendiculairement à la direction

---

[1] Choux. *Revue de chirurgie*, 1893,

[2] *Bull. et Mém. Soc. chirurgie*, 1893, p. 711 et 712.

[3] Nimier. Hernie et pseudo-hernie musculaire. *Archiv. génér. méd.*, août 1882.

[4] Choux. Cure radicale des hernies musculaires. *Revue de chirurgie*, juin 1893.

[5] Michaux. *Bull. Soc. chirurgie*, décembre 1893.

des fibres et embrassant une certaine épaisseur de tissus. Cette manœuvre
nous paraît peu utile; et, après réduction avec ou sans excision, une suture
de l'aponévrose prise largement et froncée au besoin, faite au moyen de fils
non resorbables mais parfaitement aseptisés, devra suffire. Du reste dans
les observations publiées, même dans les cas de récidive partielle de la
tumeur, le résultat fonctionnel s'est toujours maintenu très satisfaisant.

III. — TUBERCULOSE ET SYPHILIS

Syphilis. — La syphilis des muscles peut se manifester par des douleurs,
des contractures (sterno-mastoïdien, biceps brachial), des gommes. Ici,
comme ailleurs, le seul traitement immédiat est le traitement spécifique, et
la chirurgie ne peut avoir à intervenir que rarement et tard pour des déformations, des rétractions qui peuvent nécessiter des ténotomies ou des
redressements.

Tuberculose. — La tuberculose musculaire primitive se présente sous
forme d'abcès froid (il ne s'agit bien entendu que d'abcès nés dans le muscle
et non de tuberculomes ayant envahis secondairement ce muscle) ou de
noyaux de myosite tuberculeuse donnant de véritables tumeurs.

Le diagnostic d'abcès froid musculaire étant porté, s'il est nettement
établi, par la mobilité au repos et la fixité à la contraction, que cet abcès est
renfermé dans le muscle et n'adhère pas aux plans osseux, de même que pour
les gommes tuberculeuses du tissu cellulaire, l'ablation totale au bistouri,
comme une tumeur, est préférable au traitement par les injections ou par
l'ouverture et le curettage.

Cette intervention est du reste, ici comme toujours, subordonnée à l'état
général et à la multiplicité des lésions; en cas de contre-indication venant
d'un de ces chefs, le traitement par les injections, tel que nous l'avons déjà
exposé sera préféré.

Si le tuberculome est isolé, limité et mobile, si l'extirpation ne nécessite
pas la suppression d'un muscle à fonction unique et indispensable, la dissection large sans ouverture de la poche, suivie de suture de ce qui reste du
muscle sera pratiquée. Mais il faut savoir que cette extirpation entraîne
l'opérateur toujours plus loin qu'il ne le pense *a priori;* le tuberculome se
trouve en général dans une atmosphère d'infiltration tuberculeuse souvent
disséminée à distance et dont l'ablation complète peut nécessiter des dégâts
étendus.

Dans le cas de tumeur, de noyaux tuberculeux, cette dernière conduite
est seule possible si les contre-indications précédentes ne forcent pas à se
contenter du traitement général et médical.

IV. — TUMEURS

Les tumeurs des muscles comprennent des tumeurs bénignes (*lipomes
angiomes*) et des tumeurs malignes (*sarcomes*).

Nous ferons rentrer dans ce chapitre les kystes *hydatiques* et les *ostéomes des muscles*, bien que la pathogénie de ceux-ci soit encore mal connue et qu'ils ne constituent pas à proprement parler des véritables néoplasmes.

Ostéomes des muscles. — Ces tumeurs, constituées par du tissu osseux, se rencontrent en des régions bien déterminées : au coude dans le brachial antérieur, consécutivement aux traumatismes de la région et surtout aux luxations ; à la cuisse dans les muscles adducteurs : ostéomes des cavaliers.

On les peut rencontrer cependant dans d'autres régions, consécutivement à des traumatismes ou développés autour de corps étrangers (morceaux de verre dans la région fessière, Schwartz[1].)

Nous ne parlons pas de la difficulté possible du diagnostic avec des exostoses ostéogéniques, ou avec un hématome ancien durci ; la radiographie pourra aider dans le cas de doute (fig. 15 et 15 *bis*).

Il résulte des observations présentées par des chirurgiens militaires que souvent les ostéomes restent petits, non douloureux et sont facilement tolérés ; que d'autre part leur extirpation ne donne pas toujours les résultats qu'on en attendait, notamment pour les ostéomes du brachial antérieur ; et que les mouvements du coude ne retrouvent pas leur complète étendue après l'opération.

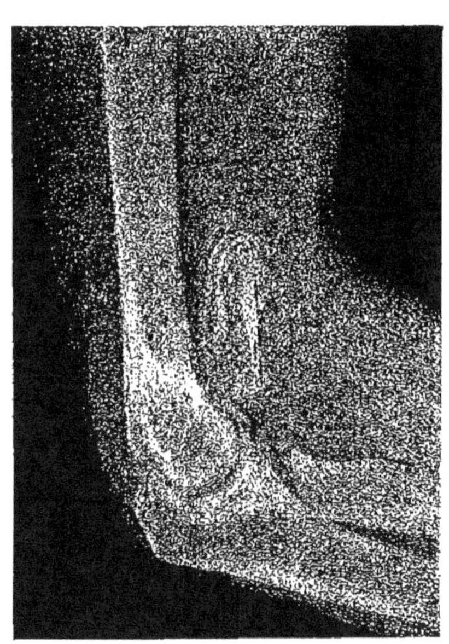

Fig. 15. — Ostéome du brachial antérieur. Radiographie (Loison).

Aussi ne doit-on opérer que si la tumeur est douloureuse, gênante, ou volumineuse. « La situation sociale du malade » dit Delorme [2], « doit cependant influencer le chirurgien dans sa détermination. Un ostéome des adducteurs n'occasionnant aucune gêne chez un homme qui ne demandera aux membres inférieurs que les mouvements de la marche, rendra impossible l'exercice du cheval et pourra s'opposer à la continuation d'une carrière chez un cavalier. Chez lui on pratiquera l'ablation de l'ostéome dans ces conditions. »

L'opération consistera à dégager l'ostéome du muscle qui le contient en suivant intimement son contour à l'aide d'une rugine, puis à désinsérer la

[1] *Bulletin Soc. chirurgie*, 21 mars 1900, p. 342.

[2] Delorme. *Bull. Soc. chirurgie*, juillet 1894, p. 556.

tumeur lorsqu'elle est implantée sur un os, en ayant soin de poursuivre l'ablation du pédicule jusqu'au tissu compact et dur de l'os qui le supporte.

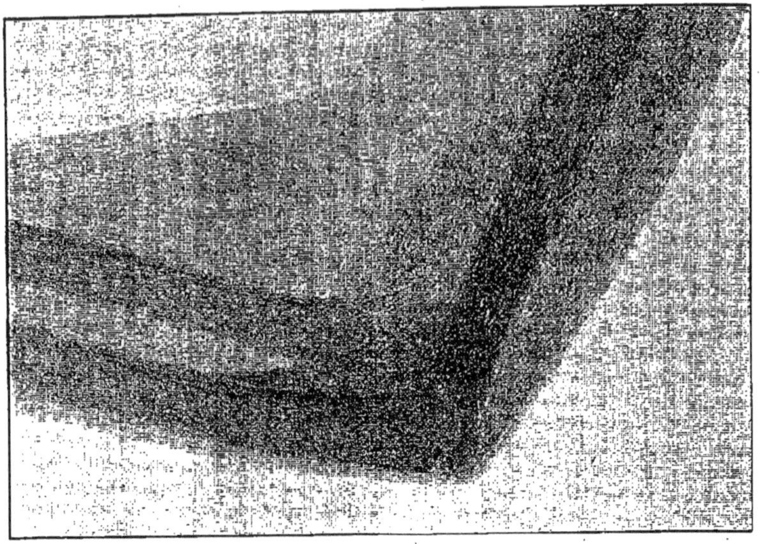

Fig. 15 *bis*. — Ostéome du brachial intérieur (Reynier.)

Tumeurs bénignes. — Les tumeurs bénignes primitives du tissu musculaire sont rares ; les *angiomes*, fort difficiles à diagnostiquer, se présentent sous l'aspect de grains rougeâtres ou violacés infiltrant le muscle, l'ablation totale est difficile mais la guérison peut être obtenue par une extirpation aussi complète que possible, en conservant le plus que l'on pourra de muscle intact.

Les *lipomes* sont aussi fort rares, forment des masses molles bien limitées et non réductibles, ils peuvent être congénitaux (cas de Morestin, *Bull. Soc. anat.*, 1897, p. 939). Tantôt l'énucléation se fera facilement, tantôt au contraire le tissu adipeux s'infiltrant entre les fibres musculaires nécessitera le sacrifice d'une portion plus ou moins grande du muscle.

Kystes hydatiques. — Le kyste hydatique musculaire est également peu fréquent et assez rarement diagnostiqué, malgré le précepte de Trélat : « quand on est en présence d'une tumeur des muscles de caractère incertain, lorsque cette tumeur est *dure* et *ronde*, il faut penser à un kyste hydatique ». En cas de doute, une ponction aseptique faite avant l'intervention, précise et affirme ce diagnostic. Mais la ponction ne saurait être un mode de traitement, qu'elle soit ou non suivie d'injection modificatrice. L'extirpation de la poche est le seul procédé à recommander. Il est inutile, comme on l'a pensé jusqu'ici, de tenter l'ablation souvent difficile et périlleuse de la coque fibreuse, fusionnée et adhérente partout. Cette coque n'est qu'un produit de réaction autour de la membrane hydatique et le procédé de Delbet, avec ou sans capitonnage est aussi bien applicable ici que dans les grands kystes hydatiques abdominaux. L'opération de la sorte est très simplifiée et devient rapide. Les recherches si remarquables de Devé [1] montrent cependant qu'il faut éviter l'ensemencement des scolex si nombreux dans le liquide hydatique et à la surface de la membrane fertile. Pour cela, il faut : 1° ne recourir à la ponction que si elle est indispensable ; 2° quelque soit le procédé employé, protéger tous les tissus voisins du kyste de l'inondation par le liquide hydatique ; 3° toucher la face profonde de la coque fibreuse par un liquide toxique, — la solution de sublimé ou d'aldéhyde formique à 1/1000. — La suture complète de la plaie sans drainage complète et termine l'intervention, dans le cas de kyste hydatique non infecté.

En cas de suppuration du kyste, il est évident que ce traitement est impossible, l'ouverture large par incision suivie de drainage comme pour tout abcès devient la seule intervention utile.

Tumeurs malignes. — Nous ne parlerons pas ici des tumeurs malignes, épithéliomes et sarcomes, ayant envahi secondairement un muscle, c'est aux organes primitivement envahis qu'en sera faite l'étude.

Les tumeurs malignes primitives des muscles sont des sarcomes dont la malignité, ici comme ailleurs, est variable et difficile à prévoir.

Il faut opérer et enlever largement, mais doit-on se contenter d'une extirpation même large de la tumeur ou faut-il amputer le membre comme pour un ostéosarcome ?

Si la tumeur est encore limitée, non adhérente aux os, si l'ablation large en dehors de la capsule peut se faire sans laisser après elle un membre impotent, l'extirpation de la tumeur seule, faite comme d'habitude en s'éloignant de son pourtour, devra être tentée. Si la récidive survient, l'amputation ou la désarticulation au-dessus sera seule possible, à moins que la généralisation ne soit constatée ; dans ce cas, il faut s'abstenir.

Si la tumeur est volumineuse, diffuse, infiltre au loin les tissus, une seule opération est possible si elle n'est pas contre-indiquée par l'état général ou l'existence de noyaux secondaires : le sacrifice du membre.

TENDONS

I. — PLAIES, RUPTURES, ARRACHEMENTS

Parmi les plaies des tendons, les *piqûres simples* et des *sections incomplètes* n'offrent aucun intérêt, ne comportent aucune indication particulière, on leur appliquera le traitement des plaies en général.

Les *sections complètes* et les *ruptures* nécessitent un traitement spécial. Enfin les *arrachements* se présentent sous deux aspects bien différents Ces arrachements avec plaies séparent une portion d'une extrémité d'un membre et arrachant une ou plusieurs longues lanières comprenant le tendon jusqu'à son union au tronc musculaire. A ces cas s'appliquent le traitement des « plaies par arrachement » que nous avons déjà étudiées.

[1] Thèse de Paris, 1901.

L'arrachement sous-cutané est au contraire une lésion tout à fait spéciale dont nous devons étudier le traitement.

Nous avons donc à voir successivement :

Les sections complètes ;

Les ruptures ;

Les arrachements sous-cutanés.

Sections complètes. — Le diagnostic de la section d'un ou de plusieurs tendons dans une plaie est en général facile à poser par l'impossibilité de faire exécuter au blessé le mouvement correspondant à ce tendon. Cette recherche devra toujours être faite en présence d'une plaie siégeant dans une région où passent des tendons importants. Si l'accident est récent, la seule indication, *et elle est formelle*, est de suturer le ou les tendons sectionnés. C'est le plus souvent à la main et à l'avant-bras, pour les tendons fléchisseurs des doigts que l'on a à opérer. La seule difficulté consiste dans la recherche du bout central du tendon, et dans le rétablissement de la concordance des bouts s'il y a plusieurs sections. Les moyens destinés à faciliter cette recherche font partie de la technique de la suture tendineuse et sont indiqués ailleurs.

Si la découverte du bout central ne peut être faite, il ne reste qu'à anastomoser le bout périphérique du tendon à un tendon voisin ayant une fonction de même ordre.

Il faut toutefois ne pas oublier que, malgré toutes les précautions, la plaie centrale peut rester septique, et que le traitement, le mieux conduit, ne peut pas toujours éviter la suppuration. De là deux indications : 1° se servir d'un fil résorbable ; 2° drainer la plaie ; quitte à retirer le drain après quarante-huit heures, s'il n'y a aucune réaction infectieuse.

Lorsque au moment de l'accident, aucun soin n'a été donné, après cicatrisation de la plaie des téguments, les bouts tendineux restent écartés.

A ces sections anciennes, le même traitement par la suture doit être appliqué, mais la recherche du bout central est alors beaucoup plus difficile et il peut être en outre impossible, après leur découverte, d'amener les bouts au contact. Il faudra alors employer soit l'*anastomose* avec un tendon voisin, soit un des procédés d'*allongement* ou de *suture à distance*, exposés dans la technique chirurgicale.

Ruptures. — En dehors des ruptures des tendons extenseurs des doigts que nous verrons avec les arrachements, les ruptures tendineuses portent ordinairement sur des tendons volumineux, quadriceps fémoral, tendon d'Achille, biceps, etc., etc.

Il semblerait qu'ici, pas plus que pour les sections, le doute ne puisse exister pour la suture immédiate, rétablissant la fonction rapidement et empêchant l'atrophie du muscle.

Cependant des résultats très favorables ont été obtenus sans intervention par le simple massage et l'immobilisation plus ou moins prolongée. Routier, Monod, Guinard[1] ont montré des malades parfaitement guéris ainsi.

---

[1] *Société de chirurgie*. 1897, p. 403 et 404 ; 1899, p. 406, 407.

C'est que, surtout pour les ruptures sus-rotuliennes du tendon du quadriceps, les conditions sont spéciales, ce sont des tendons composés de plusieurs lames ou faisceaux et les ruptures sont souvent incomplètes ; la réparation peut donc se faire.

Cependant cette restauration est loin d'être constante ; et la suture tardive est rendue plus difficile et le résultat plus douteux par suite de la rétraction consécutive. Des lames tendineuses éversées peuvent s'interposer entre les faisceaux rompus qui rendent impuissant le traitement par le massage, comme dans un cas opéré par Poirier[1] (fig. 16). Aussi vaut-il mieux, sous le couvert d'une rigoureuse asepsie (car les articulations voisines peuvent être ouvertes) pratiquer la suture tendineuse. Si la suture est impossible, comme dans un cas de rupture du long chef du biceps opéré par Bazy, on songera à anastomoser le bout actif à un tendon voisin d'action similaire (courte portion du biceps dans le cas -précédent).

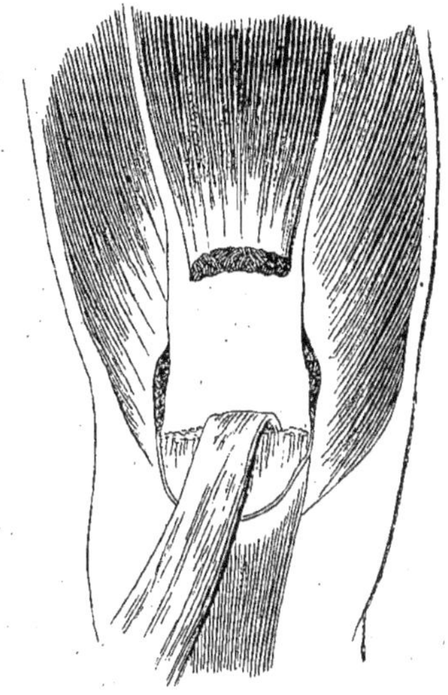

Fig. 16. — Rupture du tendon du quadriceps fémoral. Schéma (P. Poirier).

Sans placer de gouttière plâtrée, le membre sera immobilisé, dans la position de moindre traction sur le muscle, pendant dix à quinze jours, puis massé et mobilisé progressivement.

Arrachements sous-cutanés. — Cette lésion décrite depuis peu de temps (Segond, 1879) n'a encore été observée que sur les tendons extenseurs des doigts où nous renvoyons son étude.

II. — LUXATION DES TENDONS

Il s'agit de la luxation isolée des tendons sans aucun traumatisme osseux ou articulaire (luxation et fractures) ; cette lésion n'est guère connue que pour les tendons des *péroniers latéraux* qui quittent leur gouttière rétro-malléolaire pour se placer à la face externe de la malléole. Cette luxation serait due ordinairement à une rupture du ligament annulaire externe dans un faux-pas ou à l'absence de ce ligament.

Immédiatement après l'accident, un pansement ouaté compressif et le repos, maintenu environ un mois, peuvent amener la guérison.

Dans les cas anciens, le seul traitement consiste dans une intervention sanglante cherchant à rétablir le ligament pour maintenir les tendons en place. Dans ce but, on peut soulever sur la face externe de la malléole externe

---

[1] *Bull. Soc. chirurgie*, 1899, p. 542 et suiv.
[2] *Bull. Soc. chirurg.*, 1895, p. 156.

un lambeau périostique que l'on rabat en arrière par-dessus les tendons
réduits dans leur gouttière et que l'on suture, aux parties molles, recouvrant
le calcanéum (Lannelongue). On prendra à la même place un lambeau ostéo-
périostique rabattu et suturé de même (Kraske[1], Kramer[2]). Kouzmine (de
Kazan[3]) a déterminé la formation d'un rebord osseux devant les tendons et
perpendiculairement à la malléole, au moyen d'un fragment osseux détaché
de la malléole, relevé et fixé dans cette position par deux clous de nickel,
en recouvrant la saillie osseuse au moyen du périoste soulevé pour la
détacher. Au bout de 17 jours les clous de nickel furent enlevés ; le bourrelet osseux était fixé.

SYNOVIALES TENDINEUSES

Les synoviales tendineuses peuvent être atteintes de lésions inflammatoires aiguës ou chroniques de cause banale : traumatique ; infection du voisinage, par propagation ; infection générale gonococcique, pneumococcique,
etc.; ou de lésions tuberculeuses.

La syphilis est une cause exceptionnelle ne nécessitant pas de traitement particulier.

Les néoplasmes, rares, (lipomes, fibromes) doivent subir le traitement
ordinaire de ces tumeurs.

Nous n'avons donc à étudier que les *synovites aiguës*, la *synovite chronique simple*, la *synovite tuberculeuse*.

Les kystes synoviaux tendineux, analogues aux kystes articulaires, forment une maladie spéciale à certaines régions (dos du poignet) ; ils devront
être étudiés avec ces régions.

1° **Synovites aiguës.** — Elle se présente sous trois formes principales :
synovite sèche (crépitante ou plastique), synovite séreuse, synovite suppurée.

Synovite sèche. Aï crepitans. — La *forme crépitante* fréquente à l'avant-
bras, dans les gaines ou bourses des radiaux et des tendons long abducteur et court extenseur du pouce, fréquente aussi au cou-de-pied dans les
gaines des tendons extenseurs des orteils, ne comporte pas un pronostic
grave au point de vue fonctionnel.

Le repos, la révulsion avec la teinture d'iode ou l'eau très chaude (bains),
l'enveloppement ouaté pendant huit à quinze jours suffiront à la guérir ;
mais des récidives sont à prévoir, il en faut prévenir les malades.

La *forme plastique* est rarement primitive, et succède le plus souvent à
la forme séreuse ou à l'abcès ; elle détermine la formation d'adhérences et
limite les mouvements des tendons, elle est à craindre après la blennorragie comme pour les synoviales articulaires.

[1] Kraske. *Centr. Bl. f. Chir.*, 15 juin 1895.

[2] Kramer. *Centr. Bl. f. Chir.*, 6 juillet 1895.

[3] Périmow. *Revue de chirurgie*, 1896, p. 679.

La mobilisation, le massage et l'exercice doivent être employés dès que les phénomènes inflammatoires sont tombés afin d'éviter ces raideurs, absolument comme pour les arthrites de même ordre.

Synovite séreuse. — Assez fréquente comme localisation péri-articulaire de l'infection gonococcique, elle est moins grave que l'hydarthrose blennorragique ; ordinairement elle cède à un traitement simple : repos, compression ouatée, révulsion légère par l'iode.

Synovite suppurée. — Qu'elle soit primitive ou consécutive à une des formes précédentes, quelle que soit en outre sa cause, la synovite suppurée doit être ouverte largement comme tout abcès, dès que le diagnostic de l'existence du pus est porté.

Nous verrons à la « Main » le traitement des synovites purulentes des gaines carpiennes, la région fournissant là quelques indications spéciales ; partout ailleurs, la gaine doit être ouverte le plus largement possible, drainée et maintenue ouverte.

Dès que la suppuration diminue de façon notable, et avant que la plaie ne soit fermée, il faut commencer la mobilisation progressive et régulière des tendons pour éviter les raideurs consécutives.

Les mouvements peuvent être complètement rétablis même après disparition de la gaine et adhérence à la peau ; la cicatrice cutanée se mobilise alors avec les tendons, et la fonction est conservée.

Si la suppuration a été longue et grave les tendons peuvent s'exfolier, se détruire et s'éliminer, laissant des doigts rigides qu'il pourra être nécessaire plus tard d'amputer, s'ils gênent le malade dans l'exercice de sa profession.

2° **Synovite chronique simple.** — Elle est fort rare, et se présente ordinairement sous forme d'épanchement séreux. Après échec du traitement de la synovite séreuse aiguë, il peut être nécessaire pour obtenir la guérison, d'ouvrir la gaine synoviale et de la drainer quelque temps, comme on ouvre l'articulation dans l'arthrite séreuse chronique.

Kocher et Quervain (de la Chaux-de-Fonds) ont décrit une forme de *synovite chronique fibreuse et sténosante du poignet,* siégeant dans la gaine du court extenseur et du long abducteur du pouce, caractérisée surtout par des douleurs accompagnant les mouvements du pouce. Le traitement par le repos et la révulsion peut échouer, et les auteurs précédents préconisent alors l'extirpation de la portion de la synoviale comprise dans la gaine formée par le ligament annulaire dorsal du poignet sur le radius ; c'est en cet endroit qu'ils ont constaté un épaississement du tissu fibreux sous-synovial déterminant un certain rétrécissement.

Les quelques interventions qu'ils ont ainsi pratiquées ont été suivies de succès.

3° **Synovites tuberculeuses.** — La synovite tendineuse tuberculeuse primitive (la secondaire complique les tumeurs blanches et est étudiée avec

celles-ci), revêt deux formes souvent associées : la *synovite à grains riziformes* et la *synovite fongueuse*.

Il est inutile, au point de vue thérapeutique, de séparer ces deux formes
qui nécessitent le même traitement. Sans parler des anciens traitements
par la compression, la ponction, la cautérisation ignée, etc., dont il n'est plus
question aujourd'hui; l'incision simple est impuissante à guérir une synovite séreuse à grains riziformes.

Le seul traitement rationnel est l'extirpation aussi complète que possible
de la synoviale atteinte, avec les réserves ordinaires et déjà énoncées plusieurs fois, concernant les opérations chez les tuberculeux (voir *Tumeurs
blanches*).

Cette extirpation peut se faire par une véritable dissection de la gaine
synoviale et destruction complète avec nettoyage des tendons séparément
et un à un, ou à l'aide de la curette tranchante agissant sur les deux feuillets
pariétal et viscéral de la gaine. Si l'extirpation totale de la poche était toujours possible, ce serait évidemment la meilleure intervention; mais elle l'est
bien rarement grâce aux gaines fibreuses qui entourent les synoviales et les
tendons, grâce aux diverticules, aux adhérences à des organes importants
(vaisseaux et nerfs).

Aussi devra-t-on le plus souvent se contenter d'ouvrir la gaine par une ou
plusieurs incisions, d'en extirper aux ciseaux ou au bistouri la plus grande
partie possible et de terminer la destruction de ce qui n'a pu être enlevé, soit
sur les parois, soit sur les tendons, par la curette tranchante.

Quelques chirurgiens terminent l'intervention, par un badigeonnage
avec du chlorure de zinc au 1/10ᵉ ou au 1/20ᵉ. Un drainage pourra être maintenu quelques jours, mais rapidement supprimé, si tout va bien, par crainte
de la fistulisation du trajet des drains, si fréquente dans la tuberculose.

Si du reste avant l'intervention la synovite était fermée, sans fistule; si
aucun accident n'est survenu faisant craindre une infection secondaire, il
est préférable de tenter la réunion sans drainer et sans appliquer de chlorure
de zinc, néfaste pour une bonne réunion.

Après cette intervention, la fonction des tendons pourra être conservée en
totalité ou en partie.

Si pendant l'opération, ces tendons ont été trouvés exfoliés, partiellement
détruits, il faut en faire la suture, soit bout à bout si cela est possible, soit
par anastomose du bout périphérique à un tendon voisin intact, si l'affrontement est impossible.

Il peut être commode pour toutes ces manœuvres d'appliquer au préalable
la bande d'Esmarch, mais celle-ci rend plus difficile l'hémostase terminale.

Comme pour toutes les tuberculoses locales, la guérison peut n'être que
passagère, des récidives peuvent se produire, des fistules s'ouvrir qui nécessiteront de nouveaux grattages, si l'état pulmonaire et général du malade le
permettent.

L'opération conduite par dissection seule ou complétée par le curettage
sera longue et minutieuse, chaque tendon devant être pris et nettoyé séparément, tous les diverticules devant être poursuivis avec le plus grand soin.

BOURSES SÉREUSES

Le traitement des affections des bourses séreuses a une grande analogie avec celui des synovites tendineuses.

En dehors des traumatismes, des plaies, des hématomes qui comportent ici le même traitement que partout ailleurs ; en dehors de quelques cas de néoplasmes signalés et pour lesquels l'extirpation est le seul traitement ; en dehors de la syphilis des bourses séreuses qui ne donne lieu à aucune indication opératoire, il existe pour les bourses séreuses, comme pour les synoviales, des inflammations simples, aiguës ou chroniques et des hygromas tuberculeux.

Hygroma aigu. — L'hygroma aigu est sec et crépitant ou séreux, et son traitement consiste en : repos, compression et révulsion ; ou il est suppuré, et la seule, mais pressante indication, est l'incision large et le drainage jusqu'à guérison.

Il faut savoir cependant que des *fistules* peuvent persister après disparition des phénomènes inflammatoires, fistules qui nécessiteront l'extirpation de la bourse séreuse, lorsque celle-ci est superficielle. Le traitement des hygromas profonds varie avec les régions.

Hygroma chronique. — Que le contenu soit séreux ou sanguin, l'hygroma devenu chronique ou d'emblée chronique ne peut guérir par les moyens simples précédents. La ponction avec ou sans injection modificatrice est insuffisante ordinairement et ne pourrait être employée qu'en cas de contre indication opératoire absolue.

L'extirpation est le seul traitement utile, faite par dissection au bistouri ou aux ciseaux, lorsque cela est possible. L'extirpation sera complétée par la curette tranchante, si la dissection complète est impossible.

Tuberculose. — Comme dans les gaines synoviales, la tuberculose peut ici donner des grains riziformes ou des fongosités, le traitement est encore le même pour les deux formes, c'est l'extirpation complète de la bourse.

Il n'est évidemment question que de tuberculose isolée de la bourse séreuse, sinon le traitement dépend de la lésion principale voisine, ordinairement articulaire. Comme dans la synovite tuberculeuse, si l'ablation totale n'est pas praticable, la curette tranchante complètera l'intervention. Autant que possible, le drainage et le chlorure de zinc seront évités de peur des fistules consécutives.

CHAPITRE IX

ARTÈRES, VEINES, VAISSEAUX ET GANGLIONS LYMPHATIQUES,
NERFS

ARTÈRES

1° Plaies artérielles. Hémostase. — Sans parler des plaies artérielles non pénétrantes, n'ouvrant pas la lumière du vaisseau, et qui ne présentent aucun intérêt au point de vue thérapeutique, les plaies artérielles, quelle que soit leur cause (instruments piquants, tranchants, contondants, projectiles de guerre), sont complètes ou incomplètes. Dans les plaies complètes, les deux bouts séparés se rétractent et s'écartent l'un de l'autre ; dans les plaies incomplètes, les lèvres bâillent plus ou moins suivant que la plaie est transversale, oblique ou longitudinale.

Il est nécessaire de rappeler ces notions, la conduite thérapeutique pouvant différer dans ces divers cas ; mais on n'en aura connaissance que lorsque la plaie artérielle sera mise au jour.

En présence d'une plaie artérielle quelle qu'elle soit, il ne faut jamais compter sur l'hémostase spontanée possible, il faut oblitérer la lumière du vaisseau. Ce principe absolu n'est pas toujours facile à mettre en pratique.

L'instrument qui a ouvert ou coupé l'artère a fait aux parties molles une plaie large ou étroite. Si la plaie est large, l'hémorragie artérielle se fait librement à l'extérieur, le diagnostic est facile, la conduite est simple.

Plaie étroite des téguments. — Si la plaie est étroite et surtout sinueuse, le sang sorti de l'artère s'épanche dans le tissu cellulaire et forme un « hématome artériel », décrit autrefois sous les noms « d'anévrisme par épanchement, anévrisme faux diffus primitif » et que Michaux a proposé de nommer « hématome anévrismal diffus ». C'est un hématome, mais animé de battements qui l'ont fait rapprocher de l'anévrisme vrai ou par dilatation. La dénomination d' « anévrisme » est évidemment mauvaise par la confusion qu'elle produit ; le nom d'*hématome anévrismal* différencie cet hématome des épanchements sanguins non animés de battements, aussi le maintiendrons-nous.

Dans le cas d'hématome anévrismal, la conduite est plus délicate, bien que le but à atteindre soit le même ; nous étudierons la thérapeutique qui lui convient dans l'un des paragraphes suivants, avec les ruptures artérielles sous-cutanées.

PLAIE LARGE DES TÉGUMENTS. — *Plaie opératoire*. — La plaie est accidentelle ou opératoire ; dans cette dernière circonstance l'hémostase doit être immédiate : pour des artères de moyen et de petit calibre, la forcipressure suivie d'une ligature est la seule conduite rationnelle, à moins que le fil de ligature soit impossible à placer, et qu'on soit obligé de laisser pendant quarante-huit heures une pince à demeure.

S'il s'agit au contraire d'une artère principale d'un membre ou d'une grosse artère du cou, par crainte de gangrène consécutive, il serait souhaitable de pouvoir oblitérer la plaie sans interrompre définitivement le cours du sang.

Cet espoir ne peut être gardé, jusqu'aujourd'hui du moins, lors de section complète du vaisseau, seule la ligature des deux bouts est possible malgré les tentatives de suture bout à bout faites récemment.

Dans les plaies incomplètes, l'hémostase par suture ne peut être tentée avec quelques chances de succès que dans les plaies longitudinales ou légèrement obliques ; dans les autres, la double ligature doit encore être faite.

Par conséquent la ligature est le procédé ordinaire, et dans quelques cas peu fréquents de plaies longitudinales sur des vaisseaux de gros calibre carotide, axillaire, humérale, fémorale, poplitée) la suture artérielle sera essayée suivant la technique exposée ailleurs.

Plaie accidentelle. — La gravité est beaucoup plus grande lors de plaies accidentelles à cause de l'absence habituelle d'hémostase immédiate et de la perte d'une quantité considérable de sang.

L'hémostase immédiate et provisoire devrait être faite, en attendant l'arrivée du médecin, par la *compression*.

Tous les autres moyens, et particulièrement le perchlorure de fer, encore trop souvent employé, doivent être absolument rejetés.

Cette compression peut se faire directement dans la plaie, ce qui est très mauvais parce que toujours ainsi on infecte cette plaie ; aussi est-il de beaucoup préférable, d'établir la compression du membre au-dessus de la plaie, à l'aide des doigts ou d'un lien circulaire quelconque.

Il est inutile de dire que cette compression totale ne peut être maintenue que peu de temps, le moins possible, et que laissée en permanence, elle déterminerait la gangrène du membre.

Si grâce à cette compression, le médecin arrive assez tôt, il lui reste à procéder, avec tous les soins aseptiques ordinaires, à la ligature des deux bouts artériels dans la plaie. Le principe est simple, mais l'exécution peut être fort difficile dans certaines régions (paume de la main, plante du pied par exemple). Nous verrons plus loin en étudiant chacune de ces régions les moyens propres à réaliser cette hémostase. Le principe général est de se faire du jour, d'agrandir la plaie des téguments s'il est nécessaire pour pincer les bouts qui saignent lorsque, tous les préparatifs étant terminés, on prie l'aide de relâcher le lien constricteur. L'hémorragie arrêtée par forcipressure, l'hémostase définitive sera obtenue presque toujours par ligature, comme pour les plaies opératoires. On pourra cependant quelquefois être amené à tenter la suture d'une artère volumineuse et nécessaire à la nutrition d'une région.

Si la perte de sang a été assez grande pour anémier le blessé, il est utile de pratiquer des injections de sérum artificiel, intra-veineuses si l'anémie est grande et inquiétante, sous-cutanées si le péril est moins grand.

2° Ruptures artérielles. Hématome anévrismal. — Les ruptures artérielles sans solution de continuité des téguments sont possibles, notamment dans les tentatives violentes de réduction de certaines luxations (épaule par exemple) ; elles donnent naissance à une hémorragie du tissu cellulaire analogue à celle que nous avons vu suivre les plaies artérielles avec plaie étroite des téguments.

De même à la suite de contusion des artères et de chute d'un escarre ces épanchements se produisent, rapidement durs par coagulation du sang, animés de battements moins nets que ceux des anévrismes et rarement pourvus de souffle.

L'épanchement sanguin diffuse et s'infiltre au loin, augmente progressivement, il faut comme précédemment, arrêter cette hémorragie. Deux moyens sont possibles : lier l'artère à distance au-dessus du point lésé ; lier les deux bouts au point blessé.

Le premier est plus simple au point de vue opératoire, on travaille en tissu sain, faisant une ligature classique et réglée. Le deuxième est d'exécution difficile, la recherche des bouts ou du vaisseau déchiré au milieu des caillots, dans les tissus infiltrés de sang, colorés par lui et difficilement reconnaissables. Mais la ligature directe est le seul bon moyen ; la ligature à distance peut arrêter l'hémorragie, mais peut aussi laisser saigner le bout inférieur par des anastomoses. Elle expose beaucoup plus à la gangrène puisqu'elle lie plus haut sur le tronc principal ; elle laisse persister un hématome considérable qui comprime les tissus, gêne le rétablissement de la circulation collatérale, et peut s'infecter. Au contraire, la ligature directe permet de nettoyer la région, de la débarrasser des caillots, arrête sûrement l'hémorragie et donne le minimum de chances de gangrène.

Pour exécuter cette hémostase, on devra d'abord placer un tube d'Esmarch si cela est possible, ou sinon (racine des membres) faire comprimer par un aide le tronc artériel au-dessus du point blessé.

L'hémostase provisoire étant ainsi obtenue, inciser sur la collection sanguine facile à reconnaître, largement pour pouvoir explorer facilement, évacuer les caillots, essuyer les différents plans et chercher les bouts rétractés. Au besoin, l'aide relâchera un instant la compression digitale, ou desserrera les liens constricteurs pour montrer d'où vient le jet sanguin.

Cette recherche est fort difficile mais doit être poussée aussi loin que possible, l'artère pincée est liée comme d'habitude, les plans suturés et la plaie drainée, car les recherches multiples et prolongées, la précipitation des préparatifs doivent faire supposer quelque faute possible dans l'asepsie.

Si la recherche n'aboutit pas, il restera en dernier ressort la ligature à distance.

3° **Anévrisme artériel.** — Aux anévrismes artériels externes, chirurgicaux, c'est-à-dire ceux des membres et du cou, il ne faut opposer aucun traitement médical. Celui-ci est insuffisant et n'est qu'un pis aller réservé aux tumeurs anévrismales qu'on ne peut atteindre chirurgicalement. Aussi ne peut-il être question ici de traitement par l'iodure de potassium ou même par les injections sous-cutanées de sérum gélatiné.

EXPOSÉ DES MÉTHODES. — Les anévrismes externes ont été attaqués depuis fort longtemps par de nombreux moyens dont un grand nombre ne doivent plus aujourd'hui même être mentionnés, telles sont les méthodes cherchant à obtenir la coagulation du sang dans le sac anévrismal par action sur le sang ou par action directe sur le sac (injections coagulantes, introduction de corps étrangers, malaxation, acupuncture, etc.)

Les seules méthodes pour le choix desquelles il est possible de discuter sont : la compression ou méthode non sanglante et les méthodes sanglantes : ligature, incision du sac, extirpation du sac. Et encore devons-nous restreindre les procédés à conseiller dans ces différentes méthodes :

La *compression* peut être limitée, c'est-à-dire faite sur un point de l'artère ; ou générale, faite sur le membre entier sauf l'anévrisme (méthode de Reid). Or la compression générale élastique n'a pas donné de meilleurs résultats que les autres modes de compression et offre des dangers ; elle prédispose surtout à la gangrène si le traitement sanglant devient nécessaire ensuite ; ce qui est fréquent. La compression peut encore être directe sur l'anévrisme ou indirecte sur l'artère au-dessus de l'anévrisme. Il est reconnu que la compression directe est peu efficace et expose aux dangers dus à la friabilité des parois du sac. La « flexion » qui en dérive et est à la fois un moyen de compression directe et indirecte offre les mêmes inconvénients, outre qu'elle est fort pénible et expose aux raideurs articulaires consécutives.

Nous ne retiendrons donc que la *compression limitée et indirecte*, celle-ci peut encore être digitale ou instrumentale, totale ou partielle, continue ou intermittente, fixe ou alternative. La compression instrumentale est très douloureuse et mal supportée ; la compression partielle, c'est-à-dire laissant circuler une partie du sang, n'oblitérant qu'incomplètement le calibre artériel est rejetée par tous les auteurs comme inefficace, ainsi que la compression intermittente, c'est-à-dire en courtes séances répétées. Enfin il est prudent de comprimer de façon alternative, c'est-à-dire sur des points différents de l'artère pendant la durée de la compression, à cause de la douleur provoquée et des altérations possibles de la peau. Il est nécessaire alors, pour que la compression soit cependant continue, de commencer à comprimer au deuxième point avant de cesser la compression au premier.

En résumé la *compression limitée et indirecte* sera *digitale, totale, continue* et *alternative.*

La durée de cette compression est fort variable, mais comme l'indique Pierre Delbet [1] ne doit pas être moindre de quatre heures, elle est le plus souvent de dix à douze heures.

---

[1] Delbet. *Revue de chirurgie*, 1888 et 1889. *Traité de chirurgie*, Le Dentu-Delbet, t. IV, p. 205.

De même nous devons choisir parmi les procédés de *ligature* celui que nous devrons mettre en parallèle avec les autres méthodes ; ceci est facile : sauf nécessité spéciale (voir *Anévrismes des artères de la base du cou*) les ligatures au-dessous du sac, entre celui-ci et la périphérie, suivant les procédés de Brasdor et de Wardrop sont reconnus mauvaises et abandonnées. Les ligatures au-dessus et au-dessous sans action sur le sac constituent, comme l'a dit Reclus, une opération radicale incomplète et par suite plus mauvaise que toutes les autres.

Les ligatures au-dessus du sac, entre celui-ci et le cœur, se font près du sac (Anel), ou loin du sac (Hunter) laissant entre celui-ci et la ligature une ou plusieurs collatérales. Cette oblitération au-dessus du sac est le procédé habituel, aussi sous le nom de ligature nous comprendrons celle au-dessus du sac, faite suivant le procédé de Hunter ou d'Anel.

Nous avons donc à rechercher les indications qui feront choisir une des méthodes suivantes :

1° *Méthode non sanglante* : compression, telle que nous l'avons indiqué plus haut.

2° *Méthode sanglante* : ligature (au-dessus du sac) ; incision du sac ; extirpation du sac.

Choix des méthodes. — Compression. — Y a-t-il avantage à employer la méthode non sanglante et peut-on obtenir ainsi une guérison sans s'exposer à des dangers graves ?

Des guérisons ont été obtenues par la compression, cela est certain ; mais nombreux sont les insuccès. En outre, pour certains anévrismes, elle est impossible (aisselle, fosse iliaque, région inguinale, cou), et pour celles où elle est possible, la compression est douloureuse, difficile à bien exécuter. Il faut la maintenir pendant plusieurs heures consécutives, et cela souvent à plusieurs reprises ; un certain nombre d'aides se relayant et se succédant. Certains anévrismes augmentent sous son influence au lieu de diminuer, souvent la récidive se produit, quelquefois même au point comprimé ; des embolies surviennent lorsque la circulation est rétablie, même si elle l'est doucement, et qui peuvent provoquer la gangrène.

Pour toutes ces causes les méthodes sanglantes, exemptes aujourd'hui des dangers graves qu'elles présentaient autrefois, sont préférables, et d'application plus simple, tout en n'exposant pas à plus de dangers.

Cependant lorsque la méthode sanglante, pour des raisons d'ordre général ou particulières aux malades, sera inapplicable, on pourra tenter la compression à condition de la faire avec la plus grande prudence ; d'établir et de cesser doucement et progressivement la compression ; de surveiller le volume et les battements du sac afin de cesser si la paroi s'amincit ou si la tumeur augmente ; de ne pas insister si les douleurs sont trop violentes ; enfin de cesser si deux ou trois séances, faites en trente-six à quarante-huit heures, n'ont pas amené la cessation des battements et l'induration de la tumeur.

Méthode sanglante. — Parmi les trois modes indiqués plus haut nous devons d'abord en écarter un comme insuffisant et dangereux : *l'incision du sac avec ligature double* (méthode d'Antyllus), elle laisse le sac en place, empêche la réunion par première intention, permet l'infection secondaire à peu près inévitable par les pansements ultérieurs et expose par suite à des hémorragies secondaires redoutables. Elle ne peut être considérée que comme un procédé de nécessité, dernière ressource lorsqu'une extirpation commencée ne peut être achevée à cause d'adhérences ou de friabilité du sac.

Restent donc la *ligature et l'extirpation du sac*. Il est impossible, comme toujours, de préconiser une seule opération devant s'appliquer indistinctement à tous les cas ; nous devons rechercher quelle est la meilleure intervention, celle qui conduit le mieux à une guérison complète, celle à laquelle on devra tendre toutes les fois qu'il sera possible.

Les deux méthodes ont donné aujourd'hui un grand nombre de succès, les observations d'extirpation ayant beaucoup augmenté depuis le mémoire de Delbet.

La ligature a pour elle la simplicité et la facilité d'exécution ; l'extirpation est au contraire toujours une opération délicate et difficile.

Les statistiques relevées par Delbet dans son premier mémoire, par Kübler[1], par Aunis,[2] par Delbet[3] dans sa communication au 4ᵉ *Congrès de Chirurgie*, fournissent déjà quelques indications, elles montrent toutes la mortalité plus grande avec la ligature qu'avec l'extirpation. Ceci s'explique difficilement ; mais l'étude des statistiques successives montre que la mortalité va en diminuant avec les progrès de l'antisepsie et de l'asepsie, ce qui est normal.

Considérant donc que tout au moins, au point de vue de la vie du patient, l'extirpation n'est pas plus dangereuse que la ligature, voyons si celle-ci offre sur celle-là des avantages réels. Comme le fait observer Delbet, les deux points à comparer dans le traitement de l'anévrisme sont : la fréquence de la gangrène, la qualité de la guérison.

Pour la fréquence de la gangrène, nous sommes obligés de nous en rapporter aux statistiques déjà citées et qui toutes montrent les accidents gangréneux plus fréquents après la ligature qu'après l'extirpation. Quénu[4] et Delbet pensent que la gangrène à la suite de la ligature n'est pas le plus souvent le résultat de l'oblitération d'un gros vaisseau, mais la conséquence d'oblitérations multiples causées par les caillots émanés du sac. Le sac dont on détermine la coagulation a bien des chances d'être un foyer d'embolies. Il est vrai que la ligature au-dessous du sac pourrait arrêter ces embolies, mais outre qu'il peut persister des collatérales communiquant avec le sac, d'autres raisons plaident en faveur de l'extirpation.

Enfin, il est bien certain que, comme pour les veines, l'état septique ou aseptique des ligatures, qu'elles soient faites seules ou en vue de l'extirpation, est pour beaucoup dans la production de la gangrène et que celle-ci

---

[1] Kübler. *Beitr. z. Klin. Chir.*, p. 159, 1892.

[2] Aunis. Thèse de Bordeaux, 1894.

[3] Delbet. *Quatrième Congrès de chirurgie français*, 1895, p. 44.

[4] Quénu. *Académie de médecine*, 4 décembre 1894.

doit se produire d'autant moins que les ligatures sont plus aseptiques et donnent des oblitérations sans caillots étendus [1].

Après la ligature, des récidives sont notées, des phénomènes de compression persistent surtout du côté des nerfs. Ceux-ci, englobés dans le tissu fibreux qui se développe autour du sac, restent comprimés, ils sont au contraire libérés par la dissection. Une observation de Chaput [2] est bien caractéristique à ce point de vue : ce chirurgien pratique la ligature de la fémorale pour un anévrisme poplité qui perd ses battements et devient dur, mais les douleurs qui existaient avant persistent, si bien qu'une deuxième intervention devient nécessaire. La dissection du sac en vue de son extirpation montre le nerf sciatique poplité interne étalé, adhérent au sac et fusionné avec lui. L'anévrisme extirpé, après dissection et isolement du nerf, les douleurs disparaissent.

La qualité de la guérison est donc beaucoup meilleure avec l'extirpation qu'après la ligature ; la première met sûrement à l'abri des récidives et supprime les accidents dus à la compression et à l'envahissement de la tumeur.

L'extirpation doit donc être considérée comme l'opération de choix. — Nous indiquons ailleurs comment cette opération peut être conduite et ce qu'il convient de faire pour les veines et les nerfs qui environnent la tumeur.

Cependant la ligature ne doit pas être abandonnée, nombre de défenseurs ont soutenu sa cause au Congrès de chirurgie de 1889 et dans diverses communications à la Société de chirurgie, les cas de guérison complète obtenus par elle sont nombreux, aussi devra-t-on encore la réserver au cas où l'extirpation serait jugée impossible par suite de l'âge du malade, de sa faible résistance faisant craindre une opération longue et laborieuse, par suite du siège et des connexions de certains sacs anévrismaux. Nous verrons du reste plus loin, en étudiant les régions, les cas dans lesquels il sera bon de se contenter de la ligature et quelle devra être cette ligature (méthode de Hunter ou méthode d'Anel).

Amputation. — Enfin dans quelques cas extrêmement rares aujourd'hui, en présence d'un danger grave et immédiat pour la vie du malade, à la suite de rupture de la poche ou de gangrène étendue, l'amputation sera la seule ressource possible.

4° **Anévrisme artério-veineux.** — Les anévrismes artério-veineux externes comportent un pronostic beaucoup moins grave que les anévrismes artériels, et peuvent rester stationnaires sans provoquer de gêne notable. Certains au contraire évoluent avec rapidité, augmentent de volume, occasionnent des troubles circulatoires graves et des troubles trophiques.

Contre les premiers, tant qu'ils restent stationnaires et ne sont point gênants, on peut ne rien faire.

Pour guérir ceux contre lesquels le malade réclame une intervention, on a tenté comme pour les anévrismes artériels, de nombreuses méthodes dont

<hr>

[1] Duplay et Lamy. Cicatrisation des artères, etc... *Archives générales de médecine*, 1897.
[2] Chaput. *Gazette des Hôpitaux*, 1er mai 1894, p. 472.

la plupart doit être aujourd'hui laissée de côté. Telles sont les injections coagulantes, l'acupuncture etc.

Comme pour les anévrismes artériels, nous ne retiendrons que deux méthodes : la méthode non sanglante représentée par la compression, et la méthode sanglante qui comprend les ligatures, l'incision et l'extirpation.

MÉTHODE NON SANGLANTE. — Le mode de compression qui ici a donné des succès n'est pas le même que l'anévrisme artériel ; la compression générale étant rejetée ici aussi, et pour les mêmes raisons, la compression limitée indirecte ne suffit plus, et n'a donné aucun succès (Delbet[1]). Il faut unir la *compression indirecte sur l'artère* qui sera comme précédemment *digitale, continue et alternative*, à la *compression directe sur l'anévrisme*. Il est du reste reconnu par tout le monde (*Société de chirurgie*, 1883 ; *Congrès de chirurgie français*, 1889) que cette compression ne peut agir que sur les anévrismes récents, et encore les succès n'ont-ils été notés qu'au coude et à la fémorale superficielle (Delbet).

En conséquence, nous ne conseillons pas l'emploi général de cette méthode d'application peu facile et de résultat fort douteux.

MÉTHODES SANGLANTES. — Parmi les méthodes sanglantes, nous réjetterons tout d'abord l'incision simple de la tumeur avec ligatures, pour les mêmes raisons que précédemment : impossibilité de réunion primitive, dangers d'infection et d'hémorragies secondaires.

Restent les *ligatures* et l'*extirpation*. Plusieurs modes de ligature ont été proposés ; la ligature simple de l'artère au-dessus suivant la méthode d'Anel-Hunter est ici absolument insuffisante. On a bien pensé à lier le canal de communication artério-veineux, mais il est bien peu probable que cela soit souvent possible. Zœge-Manteuffel a pu une fois suturer l'artère fémorale séparée dans un anévrisme artério-veineux[2]. La ligature double de l'artère seule est insuffisante et aussi compliquée que la *quadruple ligature artérielle et veineuse ;* c'est seulement cette dernière que nous retiendrons pour la mettre en parallèle avec l'*extirpation* de la poche anévrismale.

Comme pour l'anévrisme artériel, l'*extirpation est l'opération de choix* parce que, ne faisant pas courir au malade plus de risque que la quadruple ligature, elle donne une guérison radicale, et n'expose pas à la récidive. 23 cas ainsi opérés dont 11 recueillis par Aunis dans sa thèse et 12 par Kübler (*loc. cit.* à Anévrismes artériels) ont tous été suivis de guérison.

Cependant elle n'est pas toujours possible, l'anévrisme n'a pas toujours de paroi nette, de poche que l'on puisse disséquer. Une observation de Routier[3] est instructive à cet égard : opérant un malade pour un anévrisme artério-veineux de la cuisse datant de six ans, ce chirurgien voulut découvrir la poche, il dut y renoncer car « il n'y avait pas à proprement parler de sac

---

[1] Delbet. *Du pronostic et du traitement des anévrysmes artério-veineux externes*, 1889 et *Traité de chirurgie*, Le Dentu-Delbet, t. IV, p. 309.

[2] Cité dans un travail de Heidenhain sur la suture des artères. *Centr. Bl. f. chir.*, 7 décembre 1895 et *Semaine médicale*, avril 1896, n° 22, p. 176.

[3] *Bulletins de la Société de chirurgie*, 2 mai 1899, p. 468.

anévrismal ; les muscles étaient soulevés et une sorte de couenne fibrineuse limitait le sac. »

Il dut se contenter d'ouvrir la tuméfaction, d'appliquer les ligatures au-dessus et au-dessous sur artère et veine, de lier quelques collatérales émergeant de l'artère au-dessus de la ligature, enfin d'enlever le plus possible de la couenne fibrineuse pour fermer la cavité par des sutures. Le malade qui avait des dilatations veineuses et des troubles trophiques guérit complètement.

En résumé donc, on devra chercher à traiter un anévrisme artérioveineux, qui réclame une intervention, par l'extirpation du sac après ligatures multiples, et se contenter de ces ligatures seules si l'extirpation réglée est impossible.

Cette opération se fera en suivant les mêmes règles que pour l'extirpation d'un anévrisme artériel.

5° **Anévrisme cirsoïde.** — Méthodes non sanglantes. — Pour l'anévrisme cirsoïde, un premier fait est indéniable et reconnu par presque tous les chirurgiens : les méthodes non sanglantes n'ont aucune chance de réussir. Parmi elles une seule doit être citée, celle des *injections coagulantes* de perchlorure de fer ou plutôt de liqueur de Piazza, parce que cette méthode fut très en vogue il y a quelques années. Cependant elle expose à des accidents difficiles à éviter, même en agissant avec prudence et ne peut aujourd'hui être mise en parallèle avec la méthode sanglante.

Lannelongue [1] a obtenu dans une énorme tumeur congénitale de la face et du cou qu'il classe dans les anévrismes cirsoïdes, une amélioration

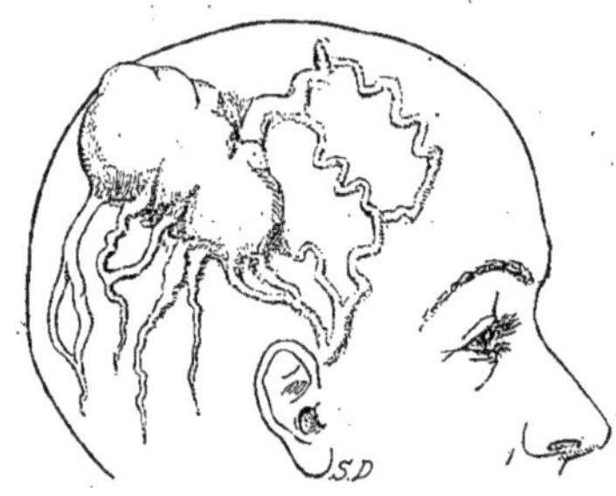

Fig. 17. — Anévrisme cirsoïde du cuir chevelu (Terrier).

très grande (transformation de la presque totalité de la tumeur en une masse dense, abolition presque complète des troubles fonctionnels), à l'aide *d'injections de chlorure de zinc* au 1/10e suivant la technique de la méthode sclérogène (voir *Articulations*), c'est-à-dire injection de III à IV gouttes de la solution à chaque piqûre, ces piqûres étant faites dans les tissus immédiatement adjacents à la tumeur, sans d'ailleurs trop redouter de pénétrer dans la tumeur sanguine elle-même, dit l'auteur. C'est une méthode longue, douloureuse, la guérison est incertaine, et le nombre d'observations est encore trop faible, mais nous devons retenir ce moyen pour les cas qui ne peuvent être traités par méthodes sanglantes.

Méthodes sanglantes. — Parmi les méthodes sanglantes, quelques-unes sont reconnues absolument insuffisantes : les ligatures, soit multiples près

[1] *Académie des Sciences*, séance du 6 janvier 1896.

de la tumeur, soit des troncs artériels à distance; elles n'ont jamais donné de résultats.

Le seul traitement efficace est *l'extirpation de la tumeur*, c'est-à-dire du point où se fait la communication artério-veineuse, soit que celle-ci se fasse par les capillaires dilatés de la périphérie; soit que, comme l'a indiqué Quénu[1], elle se fasse directement par un abouchement artério-veineux. C'est en ce point que sont perçus les battements, le thrill quand il existe, les souffles et bruits divers. L'extirpation de la tumeur elle-même, de ce point de communication, est du reste suffisante et il n'y a nullement à s'inquiéter des dilatations vasculaires, artérielles et veineuses, qui peuvent s'étendre fort loin, et qui toujours diminuent après la disparition de la tumeur.

La tumeur cirsoïde siège soit à la tête (cuir chevelu), soit aux membres.

A la tête (fig. 17), généralement il est possible d'extirper la tumeur, on n'a à craindre que l'hémorragie abondante donnée par la section des vaisseaux périphériques dilatés. L'hémostase préalable est facilement obtenue à l'aide d'un lien circulaire de caoutchouc placé autour de la base du crâne, au-dessus des oreilles; il n'est nullement utile de pratiquer au préalable la ligature de la carotide externe, comme l'ont fait quelques opérateurs; cette ligature ne peut diminuer l'hémorragie et n'est d'aucun secours pour le traitement de la tumeur.

Si l'anévrisme cirsoïde est trop vaste, trop étendu pour qu'une extirpation soit possible, il ne reste qu'à tenter avec grande prudence les injections de chlorure de zinc comme l'a fait Lannelongue dans le cas que nous avons cité, ou mieux l'extirpation successive de portions plus ou moins étendues de la tumeur.

Aux membres (fig. 18), si le malade vient assez tôt pour qu'on puisse enlever la tumeur, ce traitement doit être institué immédiatement par crainte d'extension de la lésion ou de production d'hémorragies qui peuvent être graves par leur répétition. Polaillon[2] put ainsi faire l'ablation d'un anévrisme

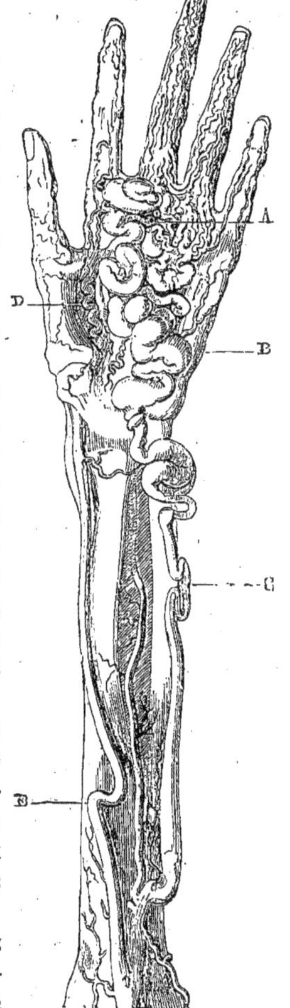

Fig. 18. — Anévrisme cirsoïde du membre supérieur.

cirsoïde développé à la pulpe du médius sur un ancien nævus. A la suite de l'extirpation de la tumeur seule, les dilatations vasculaires qui remontaient vers la main disparurent et le malade resta guéri.

---

[1] Terrier. *Revue de chirurgie*, 1890, et Quénu. *Société de chirurgie*, 1897, p. 39, et *Traité de chirurgie*, Duplay-Reclus, t. I, p. 493, art. *angiome*.

[2] *Société de chirurgie*, 1889, p. 782.

Mais lorsque les dilatations, les sinuosités, les souffles et bruits, le thrill remontent assez haut, ou occupent une surface étendue, l'ablation de la tumeur n'est plus possible et *l'amputation* est la seule ressource. Cette amputation devra porter au-dessus du point le plus élevé où la communication artério-veineuse est indiquée par les souffles et le thrill perçus dans les dilatations sinueuses ; mais elle ne devra pas remonter au delà des simples dilatations vasculaires partant de la tumeur, pour la même raison que dans l'extirpation simple, on n'enlève pas ces vaisseaux dilatés ; ils s'affaissent après l'opération.

Enfin, même aux membres, cette dernière ressource, l'amputation, n'est elle-même pas toujours possible, si la tumeur profonde, siège à la racine du membre ; témoin cette malade de Le Dentu [1] qui portait une énorme tumeur cirsoïde occupant la région fessière et envoyant dans le bassin un prolongement que l'on sentait très nettement par le vagin et par le rectum. Heureusement pour la malade, des phénomènes inflammatoires peu graves vinrent provoquer la sclérose et l'atrophie de la tumeur qui s'était ulcérée. Peut-être pourrait-on dans un cas semblable essayer la méthode sclérogène de Lannelongue.

En résumé, comme l'a dit Terrier à la Société de chirurgie (séance du 14 mars 1894), lorsqu'il s'agit d'une tumeur cirsoïde limitée en surface et en profondeur comme celle du crâne, l'ablation est possible et suffisante. Lorsque l'ablation de la tumeur ne peut être faite, l'amputation est seule de mise, si toutefois elle est possible.

VEINES [2]

1° Plaies des veines. — L'importance, au point de vue du pronostic et du traitement des plaies des veines est tout fait différente suivant qu'il s'agit de veines de petit ou moyen calibre, ou de grosses veines (cou, racine des membres, bassin et abdomen).

VEINES PETITES ET MOYENNES. — Dans les premières, que la section soit complète ou incomplète, si elle est faite au cours d'une intervention chirurgicale, la forcipressure immédiate suivie de ligature si la veine saigne encore lors de la levée de la pince, est le seul traitement employé couramment.

Dans les plaies accidentelles, si la plaie des téguments est étroite (telle qu'autrefois dans la saignée) la compression, par un pansement approprié à l'état d'infection de la plaie, suffit. Si la plaie des parties molles est grande et nécessite d'autres ligatures et des sutures, mieux vaut poser un fil sur les bouts de veines qui saignent.

GROSSES VEINES. — Les plaies des grosses veines, opératoires ou accidentelles, sont complètes ou incomplètes. Si la section est *complète* la con-

---

[1] *Société de chirurgie*, 1889, p. 784.

[2] Nous ne parlerons ici que des plaies des veines et de la phlébite ; les dilatations veineuses ou varices seront étudiées avec les régions où elles siègent (membres inférieurs, cordon, etc.).

duite est simple : lier les deux bouts comme pour une artère ; si un des bouts ouverts, pris dans une pince hémostatique, était situé trop profondément pour qu'on y puisse placer un fil, il faudrait se contenter de laisser pendant quarante-huit heures la pince à demeure. Mais ce n'est là qu'un procédé de nécessité qu'il faudra s'efforcer d'éviter, il a l'inconvénient d'empêcher la réunion de la plaie, d'y laisser un corps étranger, d'exposer aux infections secondaires et d'être beaucoup moins sûr pour l'hémostase définitive qu'une bonne ligature.

L'hémorragie de la *plaie veineuse incomplète* ou *latérale*, est arrêtée temporairement par la forcipressure ou la compression au-dessus et au-dessous ; l'hémostase définitive est facilement obtenue par une *double ligature*, au-dessus et au-dessous de la plaie. Mais cette manœuvre, arrêtant complètement la circulation dans ce tronc, peut offrir des dangers si la plaie siège sur la veine cave inférieure (néphrectomie, cas de Max Schede[1]), sur un tronc veineux brachio-céphalique (extirpation de ganglions cancéreux ou de cancers du corps thyroïde, cas de Ricard[2]), sur la fémorale même ou l'axillaire dont la ligature peut produire au moins des troubles circulatoires persistants.

Dans ces cas, la *compression, le tamponnement* avec des lanières de gaze aseptique ne sont que des moyens peu sûrs et ne doivent être employés que s'il est absolument impossible de pincer le vaisseau qui saigne et si l'état du malade ne permet pas des recherches plus longues. La *forcipressure à demeure* ne peut être encore, comme précédemment, qu'un pis aller et pour les mêmes raisons.

A moins d'impossibilité, l'hémorragie étant arrêtée par forcipressure ou par compression du vaisseau au-dessus et au-dessous, il faut oblitérer la plaie veineuse et il y a intérêt à le faire en conservant la perméabilité de la veine. Deux moyens peuvent amener ce résultat : la *ligature latérale*, la *suture veineuse*. La *ligature latérale* est surtout appliquée dans le cas de section d'une collatérale au ras du gros tronc, il est alors possible d'étreindre dans le fil un moignon de vaisseau sans rétrécir le calibre du gros tronc et sans qu'il y ait à craindre la chute du fil ; mais, pour une plaie portant sur la paroi même d'une grosse veine, le fil est difficile à mettre, glisse, le calibre est très rétréci et mieux vaut encore une ligature totale.

La *suture veineuse* est possible à réaliser avec hémostase parfaite et conservation du calibre du vaisseau. Max Schede[3] trouva à l'autopsie d'un sujet auquel il avait fait quelques mois auparavant une suture de la jugulaire interne, une veine si bien reconstituée qu'on ne trouvait plus que difficilement la trace de la suture. De même pour une veine cave inférieure qui, quoique légèrement rétrécie était parfaitement perméable. Les observations de suture de gros troncs veineux sont assez nombreuses aujourd'hui[4] pour en montrer

[1] Max Schede. *Archiv. für Klin. Chir.*, XLIII, 1892, p. 338. Einige Bemerkungen über die Naht. von Venen-Wunder.

[2] Ricard. *Neuvième Congrès de chirurgie français*, 1895 (suture des plaies des gros troncs veineux).

[3] *Loc. cit.*

[4] Max Schede, 1892. — Ricard. *Congrès de chirurgie*, 1895. — Jordan. *Beilrage z. Klin.*, *Chir.*, XIV, 1895. — Schwartz. *Traité de chir.*, Le Dentu-Delbet, 1897, t. IV, p. 375. — Lejars. *Chirurgie d'urgence*, 1899, p. 724. — Bouglé. *Chirurgie des artères*, etc. 1908. Doin, p. 169.

la possibilité et les bons résultats. Nous donnons ailleurs le manuel opératoire de cette suture.

Mais c'est là un moyen d'exception, délicat dans son application et qui n'est indiqué que lorsqu'il est de nécessité absolue de maintenir le calibre du vaisseau (veine cave inférieure, troncs veineux brachio-céphaliques, veines iliaques primitives).

Pour les autres gros troncs veineux, même à la racine des membres (axillaire, fémorale) et au cou, la ligature est plus facile et sans danger. La crainte de la gangrène qui avait conduit jusqu'à conseiller la ligature de l'artère fémorale au lieu de la veine (Gensoul-Langenbeck), ne doit plus exister aujourd'hui. Les expériences de Trzebicki et Karpinski [1], les observations de Quénu [2], de Brohl [3], les faits cités dans la thèse de Robineau [4] montrent que la phlébite était la principale cause de ces gangrènes et qu'elles ne sont pas à craindre avec une ligature parfaitement aseptique.

En résumé, la *ligature* des deux bouts est le procédé de choix pour l'hémostase veineuse dans presque tous les cas sauf pour les gros troncs veineux de la base du cou, de l'abdomen et du bassin cités plus haut, pour lesquels la *suture* est indiquée. La *compression* suffit aux petites veines, le *tamponnement* et la *forcipressure à demeure* ne sont que des procédés de nécessité.

Entrée de l'air dans les veines. — Enfin il nous faut parler d'un accident, extrêmement rare aujourd'hui, grâce aux moyens multiples d'hémostase que nous possédons : l'entrée de l'air dans les veines. Cet accident qui ne se produit qu'à l'ouverture des grosses veines de la base du cou, a pu amener la mort immédiate, mais il n'en est pas toujours ainsi. Averti par le sifflement particulier et l'arrêt ou la modification de la respiration du malade, le chirurgien doit immédiatement oblitérer l'orifice vasculaire par le doigt, un tampon, des pinces à forcipressure et, si l'état du malade l'exige, pratiquer la respiration artificielle.

2° **Phlébite et thrombose.** — Le traitement de la phlébite varie beaucoup avec les régions où cette inflammation prend naissance; pour quelques-unes les indications sont dues à leur siège, aux dangers auxquels elles exposent, à la facilité ou la possibilité d'un traitement opératoire. Nous ne pouvons donner une vue d'ensemble du traitement de ces cas particuliers et nous renvoyons aux chapitres qui traitent des régions correspondantes. Telles sont :

La phlébite des sinus craniens et de la jugulaire interne (crâne);

La phlébite des veines variqueuses aux membres inférieurs (varices), au cordon (varicocèle), à l'anus et au rectum (hémorrhoïdes).

Ces diverses phlébites sont du reste les plus intéressantes au point de vue de la thérapeutique chirurgicale, car le traitement y peut et y doit souvent

---

[1] Trzebicki et Kaspinski. *Arch. f. Klin. Chir.*, 1893 et *Semaine médicale*, 8 juillet 1893, p. 336.

[2] In thèse de Robineau. 1898.

[3] Brohl. *Centralbl. für Chir.*, 1896, p. 408.

[4] Robineau. Thèse de Paris, 1898. *Traitement chirurgical des phlébites*, p. 28 et suiv.

être actif et opératoire ; mais en dehors de celles-ci, il ne nous reste ici à étudier que les phlébites des veines superficielles ou profondes des membres dues soit à une plaie infectée soit à une cause générale (infection puerpérale, tuberculose, fièvre typhoïde, etc., etc.).

Jusqu'à présent le traitement de ces phlébites, dont la phlegmatia alba dolens est le type le plus fréquent, n'est pas opératoire : le repos absolu et l'enveloppement ouaté non compressif en sont les indications capitales.

Le membre œdématié et douloureux sera donc enveloppé complètement d'une épaisse couche d'ouate, ce pansement étant fait avec de grandes précautions pour ne pas provoquer de mouvements brusques qui puissent détacher un caillot. Puis le tout sera immobilisé dans une gouttière de fil de fer, pendant au moins six semaines à deux mois.

Une bonne pratique consiste à ne permettre les mouvements qu'un mois après la chute complète de la température.

Les seules indications opératoires consistent dans l'ouverture et le drainage d'un abcès périphlébitique s'il s'en produit un, ce qui est rare.

Les frissons, l'élévation de la température sans inflammation localisée, faisant craindre la généralisation de l'infection, indiqueront le traitement de la septicémie ou de l'infection purulente que nous avons déjà étudié.

Contre une phlébite des veines superficielles à allure grave, faisant craindre la généralisation ou ayant déjà déterminé des accidents dus à de petites embolies, on peut comme l'a fait le premier Rigaud en 1875, lier la veine en une région saine [1], il s'agissait dans ce cas d'une phlébite des veines superficielles du membre inférieur. Rigaud lia la saphène interne à la cuisse ; Isch-Wall fit de même [2]. Nous verrons du reste en parlant des phlébites variqueuses que l'intervention opératoire est absolument admise aujourd'hui dans ces cas, même pendant la période aiguë s'il y a danger à attendre.

Demons [3] contre une phlébite des veines du pli du coude fit une véritable désinfection de ces veines qu'il incisa et ouvrit jusqu'en région saine, au bras, en comprimant au-dessus et au-dessous, et qu'il toucha avec une solution de chlorure de zinc au 1/12e.

En pareille occurence, rare du reste, nous préférons de beaucoup la ligature au-dessus, vers la racine du membre, en région saine, à l'ouverture directe des vaisseaux veineux ; ligature suivie, s'il est besoin, de la désinfection des veines enflammées.

Mais il ne s'agit dans toutes ces observations que des veines superficielles et c'est le plus souvent aux membres inférieurs, sur des varices enflammées que l'on a ainsi à agir ; nous verrons plus tard, ce qu'il convient de faire dans ce cas particulier.

Contre les phlébites des gros troncs veineux profonds, le traitement par l'immobilisation a seul été fait jusqu'à présent et il mène ordinairement à la guérison ; seule l'embolie est à craindre et l'unique moyen qu'on ait encore aujourd'hui pour l'éviter est l'immobilité absolue.

---

[1] *Bull. et Mém. Soc. chir.*, 1875, p. 464.

[2] *Idem*, 1893, p. 553.

[3] *Idem*, 1884, p. 838.

Robineau[1] dans sa thèse se demande si, « dans le phlegmatia alba dolens des maladies aiguës, l'apparition d'embolies graves, de pyohémie, lorsque la mort n'est pas immédiate » n'autoriserait pas une intervention opératoire qui consisterait à lier l'iliaque externe ou l'iliaque primitive.

Une telle intervention n'a pas encore été tentée, du moins à notre connaissance; et, faite chez des malades très affaiblis, en puissance d'une infection grave, que l'on ne peut remuer sans grand danger, elle offrirait bien peu de chances de succès, tout en ne pouvant arrêter avec certitude l'infection déjà généralisée ou les accidents provoqués par les embolies déjà faites.

VAISSEAUX ET GANGLIONS LYMPHATIQUES

1° **Vaisseaux lymphatiques.** — Les vaisseaux lymphatiques peuvent être atteints de lésions inflammatoires : *lymphangite aiguë et chronique;* en outre, ils peuvent subir des dilatations spéciales, en rapport souvent avec la filariose connues sous le nom de *varices lymphatiques* et d'*adéno-lymphocèles* dans les ganglions correspondants. Le traitement de ces affections rares varie avec la région où elles siègent et ne peut être étudié utilement qu'à ces régions; nous verrons ainsi l'adénolymphocèle dans les tumeurs de l'aine, les varices lymphatiques aux membres inférieurs, aux organes génitaux externes. Enfin des tumeurs formées par les vaisseaux lymphatiques comme le sont les angiomes par les vaisseaux sanguins constituent les *lymphangiomes*. Cet état néoplasique se présente sous des formes différentes, donnant tantôt naissance à des déformations hypertrophiques, et nous les verrons en étudiant les maladies de la langue, des lèvres (macroglossie, macrocheilie); tantôt à des lymphangiomes circonscrits ou diffus du tissu cellulaire sous-cutané, adhérents à la peau et comportant les mêmes indications que les hémangiomes correspondants : extirpation au bistouri lorsqu'elle est possible, électrolyse si la trop grande étendue est une contre-indication. De Vlaccos[2] dit avoir obtenu par l'électrolyse deux résultats très satisfaisants, mais ce traitement est très long et peut demander cinquante et même cent séances.

Ou enfin ce sont des lymphangiomes kystiques ou kystes séreux congénitaux qui siègent surtout au cou et au périnée, à la région sacro-coccygienne où nous les retrouverons.

Lymphangite. — La lymphangite est aiguë ou chronique; cette dernière, tuberculeuse ou cancéreuse, est ordinairement secondaire à des lésions voisines de même nature et comporte le même traitement qu'elles; ablation large pour le cancer tant qu'elle est possible. La lymphangite tuberculeuse comporte le même traitement que la tuberculose cutanée et sous-cutanée que nous avons déjà étudiées : extirpation si possible, sinon grattage, et cautérisation au fer rouge.

Nous n'insisterons un peu que sur la lymphangite aiguë : on décrit à la

---

[1] Robineau. Thèse de Paris, 1898, p. 83.

[2] De Vlaccos. *Bulletin de la Société de chirurgie*, 1900, p. 183.

lymphangite aiguë de nombreuses formes étiologiques, anatomiques, etc., qui ne nous intéressent pas ici.

La lymphangite est *superficielle* ou *profonde*, la première peut se montrer sous forme de plaques ou de nappes (lymphangite réticulaire) ou de cordons, de traînées rouges le long des trajets lymphatiques ; les deux formes coexistent souvent. Leur traitement est le même et nous le connaissons déjà, c'est celui du phlegmon et de l'abcès chaud. Tant que la lymphangite n'est pas suppurée, elle réclame le traitement du phlegmon simple : repos, pansements humides, balnéation ; dès qu'elle suppure, il faut traiter l'abcès comme d'habitude par l'incision et le drainage (voir *Phlegmon circonscrit et abcès chaud.*)

Certaines formes très graves, rares il est vrai, s'accompagnent de symptômes généraux alarmants ou de phénomènes septicémiques qui nécessiteront la thérapeutique indiquée pour la septicémie ; d'autres (lymphangite gangréneuse) déterminent la formation de plaques de gangrène auxquelles on devra appliquer le traitement déjà indiqué des gangrènes septiques.

Mais ce qui diffère ici, ce qui est spécial à la lymphangite, c'est que, outre la lésion inflammatoire des réseaux et troncs lymphatiques, il en existe une autre, celle qui a servi de point d'inoculation, la *lésion initiale, et il ne faut jamais négliger de traiter celle-ci avec autant de soin que la lymphangite elle-même.* Ces soins sont du reste ceux qu'on doit appliquer à toutes les plaies septiques.

La lymphangite profonde, beaucoup plus rare, comporte aussi les mêmes indications thérapeutiques que les phlegmons profonds et les phlegmons diffus, c'est-à-dire incisions longues et multiples dès que la formation du pus est nette, ou avant qu'elle le soit, si la réaction générale et la température sont inquiétantes.

2° Ganglions lymphatiques. — Nous avons ici à étudier successivement : les adénites aiguës ; les adénites vénériennes ou bubons ; les adénites chroniques simples et tuberculeuses ; et les tumeurs ganglionnaires parmi lesquelles nous comprendrons le lymphadénome, dont l'origine infectieuse n'est pas encore suffisamment établie.

Adénite aiguë. — Pour les adénites aiguës nous ne pouvons répéter que ce que nous avons dit à propos des lymphangites aiguës :

1° Soigner très attentivement la plaie d'origine, la porte d'entrée de l'infection. Très souvent une adénite peu grave rétrocédera à mesure que la lésion initiale deviendra moins septique ;

2° Contre l'adénite elle-même, à sa période inflammatoire, proscrire tous les emplâtres, vésicatoires et pommades résolutives qui ne peuvent rien contre l'inflammation ganglionnaire et ont le grand tort de dépouiller la peau ou de l'enduire de corps gras et septiques qui favorisent l'infection et rendent plus difficile le traitement ultérieur de l'adénite suppurée ;

3° A la période de suppuration de l'*adéno-phlegmon*, une seule et nette indication : incision et drainage. Les difficultés de l'incision et de l'ouverture de la collection varient avec le siège de l'adéno-phlegmon et nous les indiquerons en traitant les maladies des régions.

Bubon. — Les adénites vénériennes sont dues à la syphilis, à la blennor-ragie, au chancre mou. Nous ne parlerons pas des premières, à quelque période qu'elles appartiennent, le traitement ordinaire de la syphilis leur est applicable; si par suite d'une cause quelconque banale une adénite inflam-matoire se greffe sur l'adénite syphilitique, le traitement de l'adénite ordinaire sera ajouté à celui de la syphilis.

Les adénites blennorragiques ne sont pas très fréquentes, elles ne récla-ment pas d'autre traitement que celui des adénites banales (incision lors-qu'elles suppurent), en même temps qu'est institué le traitement de la blen-norragie.

L'adénite chancreuse ou chancrelleuse arrive le plus souvent très vite à la suppuration. On a bien tenté de faire avorter ces adénites par des injections interstitielles, mais sans grand succès. Avant la suppuration, le repos, les pansements chauds, humides et compressifs doivent être ordonnés, puis dès que la fluctuation existe, il faut inciser. On fera en sorte, dans les panse-ments ultérieurs, de ne pas toucher au bubon après avoir nettoyé le chancre lui-même. On sait aujourd'hui que presque toujours l'infection chancrelleuse du bubon n'est que secondaire et par apport extérieur. On évitera ainsi les décollements et les suppurations prolongées et surtout le phagédénisme.

Donc, faire de la propreté, éviter de faire successivement le pansement du chancre, puis du bubon, inciser largement et drainer.

Contre le *phagédénisme*, s'il se produit, de nombreux moyens ont été proposés; Forgue et Reclus après en avoir expérimenté un bon nombre, recommandent de « promener le fer rouge sur toute la surface chancrelleuse, pourchasser le pus virulent en tous ses clapiers; suivre les contours et les sinuosités des bords ulcéreux, prendre à revers la peau décollée et en rôtir la face profonde ». « Entre deux séances on maintiendra sur l'abcès chan-crelleux des applications antiseptiques très chaudes. » On pourra du reste alterner les cautérisations au fer rouge avec des applications de teinture d'iode ou de chlorure de zinc. L'eau oxygénée trouverait peut-être là encore une nouvelle indication.

Adénite chronique, adénite tuberculeuse. — En dehors de la tuberculose l'adénite chronique est rare; résidu d'adénite aiguë ou adénite chronique d'emblée, elle peut être due à des lésions peu graves mais persistantes de la peau, des muqueuses; notamment pour la région cervicale, les lésions den-taires et celles du pharynx et du rhino-pharynx (amygdales, tumeurs adé-noïdes). Ces lésions pouvant empêcher la guérison d'une adénite subaiguë, en faire un point d'inoculation pour la tuberculose, pouvant en outre empê-cher la guérison d'une adénite déjà tuberculeuse doivent toujours être traitées avec soin. En présence d'une adénite chronique de quelque nature qu'elle soit, *il est donc tout d'abord absolument indiqué de supprimer toute cause d'in-fection ganglionnaire chronique* (excoriations, fissures, ulcérations de la peau et des muqueuses, carie dentaire, adénoïdes, etc...).

Il existe en outre des adénites chroniques, surtout cervicales, pour lesquelles ces causes n'existent pas et dans lesquelles les recherches bactériologiques et les inoculations n'ont pu faire découvrir la tuberculose[1]. Le traitement de ces adénites sera le même que celui des adénites tuberculeuses non abcédées et non fistulisées.

L'adénite tuberculeuse est une affection malheureusement aussi fréquente que difficile à traiter. La grande difficulté réside en ce que, lorsque le seul traitement général ne les guérit pas, les moyens de traitement locaux non sanglants sont souvent insuffisants, et les interventions sanglantes les plus radicales ne mettent pas sûrement à l'abri de la récidive.

On peut cependant guérir les adénites tuberculeuses à condition de ne pas attendre qu'elles soient fistulisées, adhérentes et multipliées de façon à rendre toute intervention impossible.

Les moyens que nous possédons pour lutter contre la tuberculose ganglionnaire sont :

Le TRAITEMENT GÉNÉRAL tantôt employé seul, tantôt comme adjuvant d'un traitement local.

Les TRAITEMENTS LOCAUX sont les uns *non sanglants*, les autres *sanglants*. Nous allons en faire l'exposé. Parmi les premiers, nous ne parlerons pas d'applications externes de vésicatoires, emplâtres, pommades et résolutifs de toutes sortes qui ne sont d'aucune utilité et nous retiendrons seulement les *injections médicamenteuses*. Elles sont *interstitielles*, lorsqu'elles sont pratiquées dans les ganglions non ramollis, non suppurés, à l'état cru ; elles sont *cavitaires*, lorsque le ou les ganglions sont ramollis et suppurés et qu'il faut commencer par les évacuer.

Ces injections ont été faites avec nombre de substances : liqueur de Fowler, chlorure de zinc, teinture d'iode, gaïacol, huile créosotée, etc..., on emploie surtout aujourd'hui l'éther ou la glycérine iodoformée et le naphtol camphré.

Les injections interstitielles faites dans les ganglions crus sont destinées à les faire résorber ; elles sont faites dans l'épaisseur même du ganglion, isolé et maintenu entre les doigts, à l'aide d'une seringue de Pravaz aseptisée contenant soit du naphtol camphré tiède dont on injecte 2 à 10 gouttes soit de l'éther ou de la glycérine, iodoformés à 5 ou 10 p. 100, dont on injecte une demi-seringue.

Les injections sont répétées tous les huit ou quinze jours suivant la tolérance du malade et le traitement devra durer plusieurs mois. Si le ganglion suppure, on le traitera par les mêmes injections après évacuation de son contenu.

Les injections cavitaires sont faites de même avec l'iodoforme dans l'éther ou la glycérine, ou le naphtol camphré, la technique est la même que pour les autres abcès froids (voir *Abcès froids sous-cutanés*).

Les *méthodes sanglantes* consistent dans l'*extirpation* des ganglions tuberculeux ou leur *curettage*.

Ces différentes méthodes ne peuvent et ne doivent pas être mises en parallèle, il est plus rationnel d'examiner successivement les divers cas cliniques qui peuvent se présenter et de rechercher quelle méthode donne les meilleurs résultats ou est seule applicable dans chacun d'eux.

[1] Ricard. *Congrès de chirurgie français*, 1889, p. 676.

Nous considérerons séparément les adénites non suppurées et les adénites suppurées, celles-ci pouvant être encore fermées ou fistulisées.

ADÉNITES NON SUPPURÉES. — Les adénites non suppurées peuvent se présenter sous plusieurs aspects : la *micro-polyadénite* que l'on rencontre chez les enfants souvent atteints d'autres tuberculoses viscérales : de nombreux ganglions petits, durs et mobiles siègent dans toutes les régions. Cette adénopathie n'est pas du ressort de la chirurgie.

Les *adénites multiples* mais non généralisées, chez des enfants ou des adolescents, sous forme de chaînes ganglionnaires, sans groupes formant tumeurs. Dans ces adénopathies, disséminées en plusieurs régions, le traitement général doit être suivi avec persistance, ainsi que le traitement des lésions locales pouvant entretenir l'adénite.

Il est évident que le traitement général ne peut être appliqué seul aux adénites de ce groupe, mais même dans ce cas il devra être suivi avec grand soin et considéré comme un adjuvant très utile du traitement local.

Ce traitement général est celui que nous avons indiqué déjà dans la tuberculose : hygiène, bonne alimentation, vie au grand air, séjour au bord de la mer très important dans le cas particulier, sauf s'il existe des lésions pulmonaires qui le contre-indiquent. Dans ce cas, séjour dans les stations d'eau chlorurées sodiques (Salins, Salies de Béarn, etc., etc.).

En même temps, à l'intérieur, l'huile de foie de morue à haute dose ou à son défaut l'iode et le fer, l'arsenic.

Enfin nous répétons qu'il est de toute importance de supprimer toute cause locale d'inflammation ganglionnaire chronique, surtout au cou où elles sont nombreuses.

Il n'y aurait d'indication à une intervention locale que si un groupe ganglionnaire se développait spécialement, il faudrait le traiter comme les cas suivants.

Les *adénites conglomérées*, formant tumeur, accompagnées ou non de ganglions isolés dans d'autres régions ou dans la même, doivent aussi tout d'abord être soumises au traitement général, avec d'autant plus de persistance que le malade est plus jeune.

En cas d'insuccès du traitement hygiénique, au bout d'un temps suffisamment long et variable avec l'âge du malade, l'état de ses viscères, sa position sociale; il faut intervenir plus activement.

Bien entendu, il ne peut être question d'intervention chez les tuberculeux pulmonaires avancés, la tuberculose ganglionnaire perd alors de son importance et ne peut être traitée qu'à titre palliatif, si elle vient à suppurer.

Le traitement local contre ces masses ganglionnaires petites ou grosses a donné lieu à de nombreuses discussions, à d'abondantes publications exposant tour à tour les avantages et les inconvénients des méthodes sanglantes et non sanglantes, les premières représentées par l'*extirpation* et les secondes par les *injections interstitielles*. Il nous paraît, par les observations et mémoires publiés, par les cas que nous avons pu observer nous-même que la méthode des injections interstitielles dans les ganglions non suppurés donne rarement des guérisons complètes, quelquefois des améliorations, mais que l'application en est fort longue, souvent douloureuse et pas toujours exempte de dangers.

Parfois les ganglions ainsi injectés suppurent; l'opération ultérieure si elle devient nécessaire, est rendue alors plus pénible par les adhérences et la sclérose que ces injections déterminent.

D'autre part, c'est surtout au cou que l'on hésite à pratiquer l'extirpation; à l'aisselle, à l'aine elle est acceptée beaucoup plus facilement pour des cas analogues. La difficulté de l'opération n'est pas beaucoup plus grande au cou, les dangers, ne sont pas plus graves, la question de la cicatrice intervient surtout.

Pour les petites tumeurs mobiles, l'incision nécessaire étant minime n'est pas une contre-indication; pour les grosses tumeurs, accompagnées de ganglions isolés faisant chaîne, les incisions doivent être plus grandes; mais dans ces cas, les injections interstitielles ont bien peu de chance de réussir et la difformité donnée par les ganglions n'est pas plus agréable qu'une cicatrice linéaire peu visible.

En outre l'extirpation a l'avantage de guérir plus vite et n'expose pas plus aux récidives que le traitement par les injections, c'est donc à l'*extirpation* que nous donnons la préférence dans ce cas, la mettant en parallèle non avec les injections interstitielles mais avec le traitement général employé seul.

Quand devra-t-on décider d'intervenir? Combien de temps devra-t-on continuer le traitement hygiénique? Toute la question est là, et elle est impossible à régler de façon fixe et pour tous les cas.

Cela dépend de l'âge, de la condition sociale, de la facilité d'application de ce traitement tonique, de l'état général du malade, de l'état de ses poumons. En principe, il faudra continuer le traitement général le plus longtemps possible, sauf si la tumeur augmente de volume ou tend à suppurer, et ne prendre le bistouri que lorsqu'il sera bien évident que l'autre traitement ne peut amener la guérison. Cependant « pour peu que le mal dure, dit Lannelongue[1], l'intervention est nécessaire et il est prudent de la faire précoce, car les difficultés et les dangers augmentent avec la temporisation.

C'est pour ces motifs que je préconise l'intervention hâtive et radicale, c'est-à-dire l'extirpation des ganglions. » C'est l'avis auquel nous nous rangeons dans le cas d'adénites persistantes et non suppurées.

Cette extirpation se fera suivant les règles opératoires que nous indiquons ailleurs et qui varient du reste suivant le siège de la tumeur.

ADÉNITES SUPPURÉES. — Les adénites suppurées sont *fermées*, ce sont des abcès froids ganglionnaires uniques ou multiples; ou sont ouvertes, *fistulisées*, formant soit une masse unique, soit des masses multiples, les unes fermées, les autres ouvertes remplissant une région ganglionnaire ou même plusieurs.

Abcès froid ganglionnaire fermé — Les adénites fermées, véritables abcès froids ganglionnaires sont justiciables du même traitement que les abcès froids siégeant en d'autres régions. Lorsqu'il sera possible d'en-

[1] Lannelongue. La tuberculose chirurgicale. *Encyclopédie Léauté*, Paris, Masson, p. 152.

lever, par une extirpation, à la fois l'abcès froid et le point malade, il faudra le faire; lorsque l'ablation complète de tout le mal est impossible il faut commencer par les injections d'éther iodoformée ou de naphtol abcès froids siégeant en d'autres régions. Lorsqu'il sera possible d'en-camphré.

Cependant cette conduite n'est pas absolue et au cou notamment, afin d'éviter une longue cicatrice, il sera indiqué de tenter d'abord, même dans le cas de tumeur isolée et bien limitée, le traitement par les injections. Comme ailleurs, les injections peuvent être répétées plusieurs fois jusqu'à guérison, à moins d'ouverture spontanée ou de fistulisation de la poche au point de la ponction. Dans ce cas, il faudra agir comme pour les adénites suppurées ouvertes, fistulisées que nous devons étudier maintenant.

Signalons cependant les cas peu fréquents dans lesquels la suppuration d'une adénite tuberculeuse revêt d'abord une allure aiguë et chaude; le traitement par les injections ou par l'extirpation est alors impossible. Il existe ordinairement des infections secondaires et il faut agir comme si l'on était en présence d'un véritable abcès chaud, quitte ensuite à traiter l'adénite refroidie comme une adénite fistulisée.

Adénites fistulisées. — Les injections médicamenteuses donnent ici beaucoup moins de succès, le liquide ne pouvant être maintenu dans la poche, il faut agir directement soit par l'extirpation, soit par l'incision et le curettage. Évidemment, l'extirpation serait le traitement le plus satisfaisant puisqu'elle enlève la fistule et la lésion; mais elle est assez rarement possible. Il faut pour cela avoir à traiter une tumeur unique, limitée, extirpable en totalité sans de trop grands sacrifices de peau ; ce sera donc le traitement des adénites fistulisées formant une masse unique et localisée.

Mais en présence de ces adénites multiples suppurées, les unes fermées, les autres ouvertes avec fistules multiples siégeant en une ou plusieurs régions, chez des sujets souvent atteints de tuberculose pulmonaire nette, ces opérations larges ne sont pas indiquées et il faut se contenter d'inciser, de réunir les orifices des fistules, de curetter à fond en poursuivant tous les trajets visibles, puis de toucher au chlorure de zinc toutes les parties mises à nu. Souvent plusieurs curettages seront nécessaires, souvent les fistules se reformeront sans qu'il soit possible chez ces malades affaiblis de tenter une opération radicale, trop grave pour eux.

En résumé donc, tant que la tuberculose ganglionnaire n'est pas suppurée nous demandons beaucoup au traitement général ; si l'amélioration ne se produit pas nous recourons à l'extirpation des masses ganglionnaires aussi complète que possible, en une ou plusieurs séances opératoires si plusieurs régions sont atteintes.

Si les ganglions sont suppurés, essayer de les guérir par les injections avant qu'ils ne s'ouvrent et s'ils sont ouverts extirper ceux qu'il sera possible d'enlever en totalité, inciser et curretter les autres.

Du reste, ce ne ne sont là que des indications générales sur lesquelles il nous faudra revenir et qu'il nous faudra modifier en étudiant les régions (cou, aisselle, aine); il est évident qu'on se décidera plus facilement à une intervention large et précoce dans les régions où les cicatrices ne sont pas visibles.

Tumeurs des ganglions lymphatiques. — Les tumeurs malignes des ganglions lymphatiques sont le plus souvent *secondaires* à des néoplasmes des régions tributaires; les indications thérapeutiques sont intimement liées à celles de la lésion primitive. Si on opère celle-ci, il faut toujours enlever en même temps les ganglions malades correspondants, même si leur nature néoplasique n'est pas absolument certaine. Si l'ablation totale et large des ganglions n'est pas possible, c'est une contre-indication absolue à toute intervention sur la lésion primitive.

En dehors de ces adénopathies secondaires, existent des néoplasmes *primitifs* des ganglions ; ils n'ont guère été décrits qu'à la région cervicale et c'est là que nous les étudierons.

Lymphadénome. — Nous avons fait rentrer dans ce chapitre le *lymphadénome ganglionnaire* dont la nature véritable et dont l'existence même en tant que groupe pathologique indépendant sont encore en question.

Non seulement la thérapeutique mais aussi le diagnostic de cette affection sont extrêmement difficiles.

Écartons d'abord les cas faciles dans lesquels l'hypertrophie ganglionnaire est généralisée, la rate est hypertrophiée avec ou sans augmentation du nombre des globules blancs dans le sang; cette affection n'est pas du ressort de la chirurgie.

Mais lorsqu'il n'existe d'hypertrophie ganglionnaire qu'en une seule région avec peu ou pas de ganglions ailleurs, le diagnostic peut être impossible avec la tuberculose. Il a d'autre part une grande importance, le pronostic étant tout à fait différent et aussi, pour beaucoup d'auteurs, le traitement.

L'examen complet du malade et de ses antécédents ne montrant aucune trace de tuberculose, le siège cervical à début angulo-maxillaire, l'indépendance et l'indolence absolue des ganglions hypertrophiés et non suppurés ne sont pas des signes suffisants pour affirmer le lymphadénome; et la tuberculose étant beaucoup plus fréquente, c'est à elle qu'on pense d'ordinaire.

Dans certaines formes malignes, l'accroissement rapide de la tumeur avec amaigrissement du malade fait porter le diagnostic ; dans les formes lentes qui évoluent d'abord silencieusement, ce n'est guère qu'à la période d'accroissement rapide, plus ou moins longue à survenir, ou par une généralisation rapide qu'on pense au lymphadénome.

Pendant la première période, le traitement de la tuberculose sera institué comme nous l'avons indiqué plus haut, la nature de l'adénopathie n'étant pas soupçonnée. Si d'après les indications données plus haut, on se décide alors à intervenir, l'examen histologique pourra montrer la nature du néoplasme et faire réserver le pronostic, en même temps qu'on fera suivre le traitement interne par l'arsenic.

Lorsque par la marche rapide d'emblée ou l'accroissement de la seconde période, on pensera au lymphadénome, quelle conduite tenir ?

L'*extirpation* de la tumeur lorsqu'elle est encore possible semblerait devoir être, comme pour les néoplasmes malins, la seule règle ; mais après ces opérations des récidives et des généralisations rapides ont été observées : « J'ai vu opérer sept lymphadénomes cervicaux, dit Reclus[1] et les sept malades n'ont pas quitté l'hôpital, le mal a récidivé dans la place et ils sont morts au bout de quelques semaines ou tout au plus de quelques mois. » Aussi Reclus proscrit-il absolument toute extirpation « même partielle, pour asseoir le diagnostic ».

D'autre part Terrier[2] dit « je crois qu'il serait même prudent d'opérer dès le début du lymphadénome pour éviter la propagation ». Malheureusement le diagnostic n'est généralement pas posé alors et croyant à de la tuberculose on institue le traitement médical qui convient à celle-ci.

En dehors de l'extirpation, le seul traitement qui ait paru donner non des guérisons durables, mais des améliorations, est le *traitement arsénical*.

Ce traitement se compose d'une médication interne et d'injections dans la tumeur. L'arsenic est ordinairement administré sous forme de liqueur de Fowler à doses progressives et élevées, Reclus est allé jusqu'à soixante-cinq gouttes par jour ; en même temps des injections interstitielles sont poussées dans la tumeur, faites avec la même liqueur de Fowler étendue de son volume d'eau stérilisée, à la dose de quatre gouttes tous les deux jours, dose augmentée aussi progressivement. Reclus a ainsi associé jusqu'à vingt gouttes de liqueur dédoublée aux soixante-cinq gouttes prises par le tube digestif.

De petits abcès peuvent se former à la suite de l'injection, ils guérissent très rapidement sans laisser de fistules. Des accidents d'intoxication (sécheresse de la gorge, inappétence, fièvre, diarrhée) peuvent obliger à cesser le traitement momentanément ; mais d'ordinaire les tumeurs croissent de nouveau, dès la cessation du traitement.

Malheureusement ce traitement guérit bien rarement, est souvent impuissant ; les récidives ou la continuation de l'accroissement ne sont pas rares. D'autre part des guérisons assez longues ont été signalées après l'extirpation ; avant toute récidive, et le coup de fouet imprimé à la maladie par l'opération est loin d'être constant. Enfin les injections interstitielles sont, comme le dit Terrier[3] « une opération aussi sérieuse que l'extirpation », et il n'hésite pas à leur préférer cette dernière.

Aussi pensons-nous que loin de considérer le traitement arsénical comme le traitement de choix, on ne doit le conseiller que lorsque l'extirpation est impossible.

Dès qu'on soupçonnera le lymphadénome, si la tumeur est localisée, s'il n'existe pas d'autres hypertrophies ganglionnaires faisant craindre un début de généralisation, il vaudra mieux extirper cette tumeur complètement lorsque ce sera possible ; c'est-à-dire lorsque la dissection ne devra pas

---

[1] *Bulletins de la Société de chirurgie*, 1889, p. 721.
[2] *Bull. Soc. de chirurg.*, 1889, p. 726.
[3] *Bullet. Soc. de chirurg.*, 1889, p. 738.

entraîner des délabrements trop considérables : cette opération aura en outre l'avantage de permettre le contrôle du diagnostic par l'examen histo·logique et les inoculations destinées à déceler la tuberculose. Si le diagnostic de lymphadénome est confirmé, après ablation de la tumeur, on instituera le traitement arsénical interne par la liqueur de Fowler à dose élevée avec intermittences, et on réservera le pronostic en vue de la récidive et de la généralisation.

Si la tumeur est jugée inopérable ou s'il y a plusieurs tumeurs, il ne restera qu'à suivre le traitement par l'arsenic donné à la fois à l'intérieur et par injections interstitielles, sans compter trop sur le succès de cette thérapeutique.

NERFS

Les lésions chirurgicales des nerfs sont le résultat de traumatismes ou sont constituées par les tumeurs qui se développent sur les troncs nerveux périphériques.

Les affections désignées sous le nom de névralgies et localisées à certains territoires nerveux (trijumeau et ses branches, sciatique, etc.) ne se prêtent pas facilement à une description d'ensemble, la thérapeutique qui leur est applicable variant avec les fonctions motrices ou sensitives du nerf et sa situation anatomique ; aussi c'est aux chapitres traitant des régions (face, membres inférieurs, thorax, etc.) que nous parlerons de ces maladies.

1° **Lésions traumatiques.** — Les lésions traumatiques sont dues au trauma lui-même ou à des complications inflammatoires de celui-ci (névrite).

Dans le premier cas, il y a une plaie récente des parties molles ou une cicatrice résultant d'une plaie ancienne. S'il existe des troubles classiques et bien connus de paralysies sensitivo-motrices, on songera immédiatement à une *section nerveuse* récente ou ancienne, ou dans le cas de cicatrice, à une *compression* par englobement cicatriciel surtout si des symptômes douloureux intenses ont précédé des signes de paralysies et les troubles trophiques.

S'il n'existe pas de plaie ni de cicatrice, les troubles nerveux ne peuvent être attribuables qu'à des lésions moins bien connues de *commotion*, de *contusion*, de *distension* et de *déchirure* des nerfs ou à la *compression* par un cal, une esquille, les fragments d'un os fracturé. Nous avons déjà étudié aux fractures ces dernières lésions, nous n'y reviendrons pas.

Enfin il existe une dernière lésion traumatique sous-cutanée qui n'a été signalée que sur un seul tronc nerveux : le nerf cubital au coude, c'est la *luxation*, affection nettement régionale dont la description doit être reportée au chapitre *Coude*.

Les lésions traumatiques que nous avons à voir sont donc les plaies, les compressions autres que celles déterminées par les fractures ou les cals, les contusions, puis les lésions peu nettes de commotion, élongation, distension et déchirures.

Plaies récentes. — Il est d'abord un principe absolu et d'importance capitale, c'est de ne jamais fermer ou panser une plaie, même minime, située dans une région où passent les troncs nerveux importants sans s'assurer d'abord de l'état de ces nerfs par l'étude de la sensibilité et de la motricité dans la zone d'innervation correspondante.

Si l'anesthésie, la paralysie musculaire montrent la possibilité d'une plaie nerveuse, il faut absolument et sans tarder aller à la recherche du tronc supposé blessé et le suturer s'il est sectionné.

Dans une plaie large ayant intéressé les tendons, les vaisseaux et les nerfs, il faut encore recoudre les nerfs comme on le fait pour les tendons.

Le principe est donc simple : Dans toute plaie récente ayant intéressé un tronc nerveux, *il faut faire toujours la suture immédiate du ou des nerfs sectionnés.*

Il faut bien savoir que cette suture ne rétablira pas immédiatement la fonction des nerfs, et sans vouloir rappeler ici les discussions nombreuses et les travaux auxquels a donné lieu la régénération des nerfs, nous pouvons dire qu'il est aujourd'hui établi que la réunion immédiate anatomique du nerf n'empêche nullement la dégénérescence de toute la portion périphérique des cylindraxes, qui devront se régénérer par prolifération du bout central.

Mais comme on sait d'autre part que cette régénération du bout périphérique ne peut se faire que si les segments coupés sont remis en contact ou en continuité, il est facile de comprendre néanmoins la nécessité absolue de la suture immédiate. Comme en outre la guérison fonctionnelle s'obtient beaucoup plus vite lorsque la suture est faite immédiatement, il y a un intérêt considérable à ne pas laisser passer inaperçue une section nerveuse ; car la suture secondaire, toujours plus difficile à faire, aura en outre laissé s'atrophier les muscles et ne peut assurer une restitution des fonctions que beaucoup moins complète et beaucoup plus tardive.

Un autre point est aussi important dans cette réunion immédiate, c'est l'observation stricte de l'asepsie et la désinfection la plus complète possible de la plaie si elle est infectée, en se gardant cependant d'employer des antiseptiques puissants et caustiques.

En effet les *névrites consécutives*, dont nous aurons à nous occuper dans un instant, sont le plus souvent dues à l'infection de la plaie et on a pensé en outre, comme nous le verrons, que l'emploi de caustiques peut aussi leur donner naissance alors même que la plaie ne suppure pas.

Quant à la manière dont sera faite cette suture, c'est affaire de technique opératoire ; on choisira en général le procédé le plus simple, celui de la suture directe (procédé de Nélaton).

Plaies anciennes et compression. — Si au contraire les troubles paralytiques et trophiques se présentent sur un ancien blessé et qu'on trouve une cicatrice sur le trajet ou près du trajet du tronc nerveux, il y a lieu de supposer une section ancienne ou une compression dans le tissu de cicatrice ; il n'est du reste pas toujours possible de dire d'une façon certaine s'il y a section ou englobement simple. Une observation récente de Poirier[1] montre

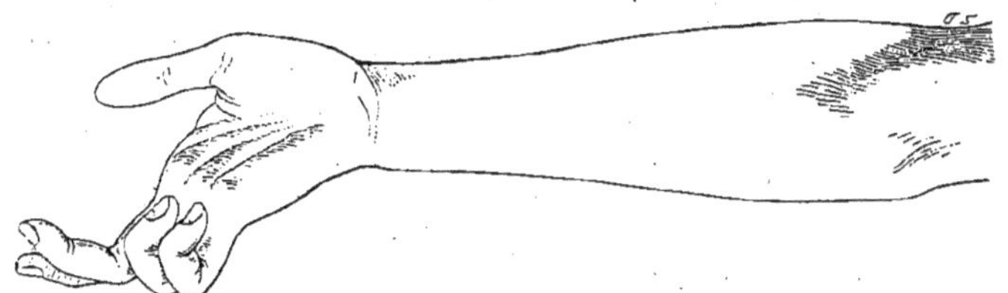

Fig. 19. — Section du nerf cubital. Griffe cubitale (Letiévant).

encore cette difficulté, il s'agissait du nerf sciatique englobé dans une gangue

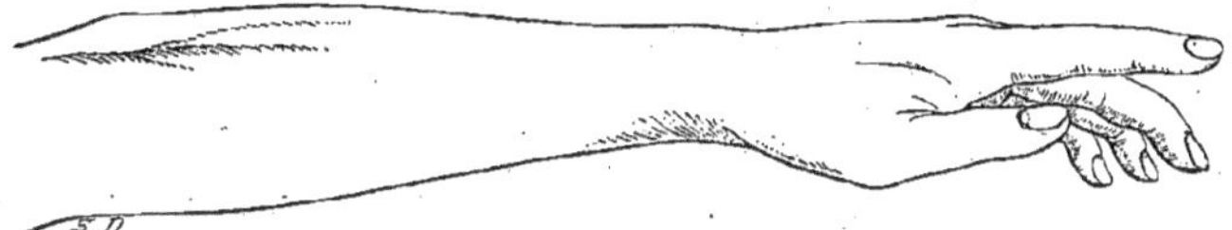

Fig. 20. — Section du nerf médian (Letiévant).

cicatricielle consécutive à une plaie par arme à feu qui pouvait avoir sec-

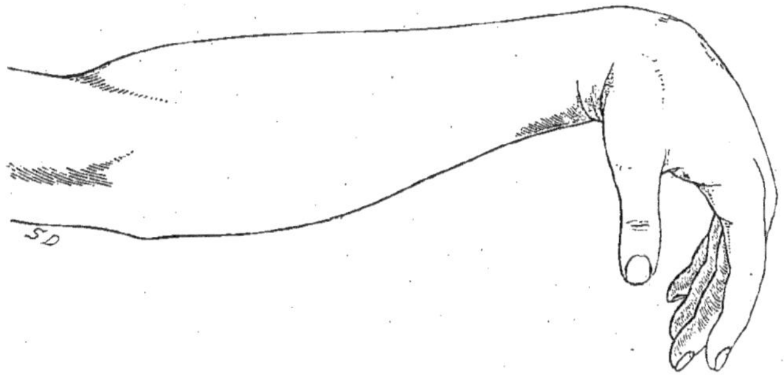

Fig. 21. — Section du nerf radial. Chute du poignet (Letiévant).

tionné le nerf au moins en partie. Le dégagement du nerf amena une guéri-

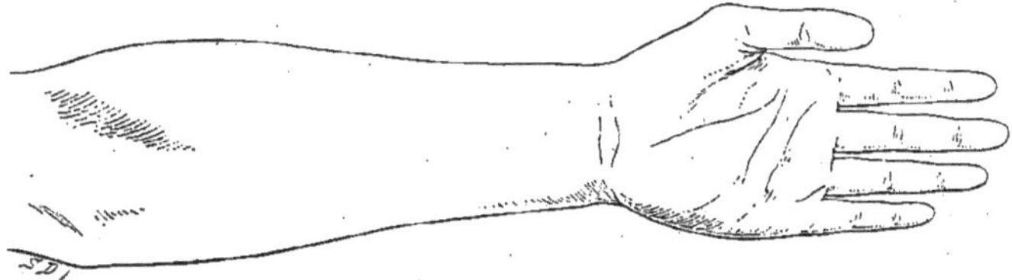

Fig. 22. — Section du nerf médian (Letiévant).

son complète et rapide. Du reste, à moins que l'atrophie des muscles, l'étendue des troubles trophiques ne soient telles qu'il est impossible d'espérer

[1] *Bulletin de la Société de chirurgie*, 1899, p. 15.

une amélioration fonctionnelle, il est indiqué dans les deux cas de mettre à découvert le tronc nerveux dans une région saine située au-dessus ou au-dessous et de le dégager. En cas de section il faudra, pour les mêmes raisons que nous avons exposées plus haut, mais avec un pronostic moins bon pour la fonction, remettre les deux segments en continuité par suture bout à bout ou par un des procédés de suture à distance ou par anastomose. Le mieux, si l'on a les deux bouts des nerfs et si après résection du renflement et de la portion fibreuse cicatricielle, on ne peut les mettre en contact; est de pratiquer la suture à distance par tresse de catguts ou de fils, cette suture étant plus simple et tout aussi efficace que les procédés de greffe, de dédoublement ou de transplantation.

Dans le cas de compression cicatricielle, il faut s'appliquer à dégager le nerf complètement, comme dans la compression par cal, puis à supprimer tout le tissu cicatriciel autant qu'il est possible, enfin à obtenir une réunion par première intention afin d'éviter la récidive, signalée plusieurs fois, par nouvelle formation de tissu inodulaire.

Toutes ces interventions auront donc pour résultat immédiat de rétablir la continuité macroscopique, anatomique des nerfs; il est même assez fréquent qu'elles rétablissent immédiatement la sensibilité dans le territoire anesthésié, mais la guérison fonctionnelle est encore lointaine. Alors il faut commencer un long et patient traitement par l'électrisation des muscles atrophiés, le massage des articulations enraidies, traitement qui devra durer des mois et souvent plus d'une année et qui pendant longtemps ne donnera d'abord aucun résultat apparent. Il faudra cependant le continuer avec persévérance, en employant au début de préférence le courant galvanique, le muscle dégénéré n'étant plus sensible au courant faradique.

W. Gleiss[1] dans une étude portant sur 13 cas de sutures nerveuses primitives ou secondaires montre la guérison survenue dans 12 cas, dont 3 de façon incomplète au point de vue fonctionnel et 9 d'une façon complète, c'est-à-dire avec retour complet des mouvements volontaires et de la motilité électrique. Ces guérisons furent obtenues dans un temps variant entre huit mois et six ans et demi et les premiers signes de restauration motrice apparurent dans le courant du deuxième ou troisième mois.

Si du reste au bout de cinq, six mois au plus, aucune trace de retour fonctionnel n'apparaît, on est autorisé, comme l'a fait Bruns[2] dans deux cas, à découvrir de nouveau le nerf pour exciser un noyau cicatriciel développé au niveau de la suture ou pour dégager le nerf pris dans une masse de tissu fibreux. Pour empêcher le retour de cet englobement, Bruns engaina la suture dans un tube d'os décalcifié suivant la méthode de van Lair.

CONTUSION. — La contusion nerveuse guérit facilement par l'électrisation ou, au contraire, se complique d'accidents névritiques qui comportent les

---

[1] W. Gleiss. Suture des nerfs. *Beitrage z. Klin. chir.*, X, 2, 1893, et *Semaine méd.*, 18 oct. 1893.

[2] Cité par Gleiss. *loc. cit.*

mêmes indications que les névrites d'autre cause que nous étudierons plus loin.

Commotion, distension, etc. — Enfin restent les accidents encore mal connus, complications des luxations et des traumatismes violents, quelquefois difficiles du reste à séparer des accidents de l'hystéro-traumatisme, et qui ont surtout été observés au niveau du plexus brachial. Ils ont donné lieu à quelques tentatives d'intervention opératoire dont nous parlerons à propos des affections de l' « Aisselle ».

2° Névrites. — Nous avons vu au début de ce chapitre, que les lésions nerveuses pouvaient dépendre soit du traumatisme directement, soit des complications inflammatoires, déterminant la névrite dont nous devons nous occuper maintenant.

Les névrites « peuvent être divisées en deux grandes classes bien distinctes. A la première appartiennent les névrites qui sont sous la dépendance de lésions des centres nerveux..., la seconde classe comprend les névrites dites périphériques ou primitives. Dans les observations qui composent ce groupe, *les nerfs ne sont altérés qu'à leur périphérie, dans une étendue plus ou moins grande, et leurs centres trophiques paraissent complètement normaux, ou bien ne présentent que des lésions superficielles.*

Il est incontestable qu'une partie des névrites de cette seconde classe sont à proprement parler périphériques, indépendantes de toute perturbation centrale. Ce sont les névrites de cause externe, qui doivent leur origine à un traumatisme, ou a un agent de compression tel qu'une tumeur ou un phlegmon » (Babinski [1]).

C'est seulement de ces dernières névrites *de cause externe* que nous voulons parler ici ; les autres névrites périphériques, de cause interne, infectieuse ou toxique sont d'ordre exclusivement médical.

Comme nous l'avons vu plus haut, ces névrites peuvent être consécutives à des lésions de voisinage : tumeurs, exostoses, lésions inflammatoires ; dans ces cas la première indication est de traiter la lésion causale ; si ensuite la névrite ne guérit pas, son traitement sera le même que celui de la névrite traumatique.

Celle-ci est causée par les plaies intéressant ou non des troncs nerveux importants et *surtout par l'infection* de ces plaies. Ces dernières peuvent du reste être accidentelles ou opératoires et les moignons d'amputations ont été longtemps sujets à des névrites beaucoup plus rares aujourd'hui. (Nous n'emploierons pas pour désigner ces névrites des nerfs des moignons le terme de « Névromes » encore employé quelquefois, car il est bien entendu aujourd'hui que le mot de névrome ne s'applique qu'aux néoplasmes constitués par du tissu nerveux, il ne peut donc désigner une lésion purement inflammatoire.) Citons encore les piqûres nerveuses et les névrites consécutives aux brûlures et aux gelures que nous avons signalées.

Il n'est pas nécessaire qu'une plaie soit infectée pour qu'elle soit suivie de névrite ascendante. Quénu a signalé des cas dans lesquels la réunion

[1] Babinski. *Traité de médecine,* Charcot-Bouchard, 1894, t. VI, p. 649.

par première intention avait été obtenue [1], et il pense que l'action chimique exercée par des antiseptiques caustiques, ou les cicatrices vicieuses avec adhérences nerveuses peuvent être alors mises en cause.

Aussi ne suffit-il pas, pour éviter ces cicatrices douloureuses et ces névrites consécutives, de ne pas infecter les plaies ; il faut encore ne pas y répandre des solutions antiseptiques fortes. Enfin on doit toujours réséquer les troncs nerveux dans les moignons ; ce qui du reste est classique depuis fort longtemps.

Quoi qu'il en soit, lorsqu'à la suite de ces plaies, les signes de névrite se montrent : douleurs violentes, hyperesthésies, contractures musculaires puis paralysies, troubles trophiques, que faut-il faire ?

Le plus souvent le traitement médical, par les médicaments antinévralgiques ne donne aucun résultat, il ne faudra pas s'y attarder, car on laisse ainsi s'étendre des lésions qu'il sera plus difficile de guérir.

D'autre part il faut savoir qu'une thérapeutique uniforme est impossible à donner, car il s'ajoute à la question d'inflammation nerveuse, celle du terrain qui a une grande importance : ce sont souvent des névropathes qui se plaignent de ces douleurs et chez eux la guérison peut survenir seule ou avec la moindre intervention, ou au contraire des récidives se produire malgré des interventions importantes et portant sur un point très élevé des nerfs. Terrier[2] insiste sur ce rôle joué par le terrain ; il peut quelquefois être possible, grâce à un examen attentif, de reconnaître l'hystéro-traumatisme, et d'éviter ainsi des opérations inutiles.

La névrite étant reconnue et les recherches ayant fait écarter l'hystéro-traumatisme et les névrites de cause interne, il faut intervenir ; car la névrite peut prendre une marche ascendante. Une extension rapide peut même aller jusqu'à déterminer des troubles myélitiques contre lesquels on ne pourra plus rien.

L'*électricité* a souvent été conseillée, mais ordinairement avec peu de succès.

Quant au traitement chirurgical, il consiste dans la *compression*, l'*excision de la cicatrice*, la *réamputation*, l'*élongation*, les *névrotomie et névrectomie à distance*, enfin lorsque tout le tronc nerveux est pris, on a tenté la *résection intra-durale des racines postérieures*.

Ces différentes opérations portent sur des niveaux du nerf d'autant plus éloignés de la plaie primitive que la névrite remonte plus haut.

Parmi les premières, l'*excision de la cicatrice* et la *réamputation* ne peuvent viser qu'à l'ablation des extrémités névritiques, or il est bien rare qu'au moment où on intervient, l'inflammation soit encore limitée à la plaie primitive; aussi l'excision de la cicatrice seule ne suffit-elle pas. D'autre part une nouvelle amputation plus élevée qui a le tort de raccourcir encore le membre tout en n'amenant pas la guérison certaine, doit céder le pas à des opérations moins mutilantes et plus efficaces. Beausse (*loc. cit.*), dans une thèse inspirée par Quénu, a montré en effet les bons résultats de la *névrec-*

---

[1] In Thèse de Beausse, Paris, 1896. *Traitement des moignons douloureux par la névrectomie à distance.*
[2] *Bull. Soc. chir.*, 1896, p. 605.

tomie à distance. Nous ne parlerons pas de la *névrotomie* seule qui laisse les bouts nerveux au contact, et permet leur cicatrisation et le retour des accidents.

Jusqu'à présent donc la névrectomie à distance, supprimant la continuité du nerf en un point sain, éloigné de la plaie est préférable aux opérations portant sur cette plaie. La discussion n'est pas possible s'il ne s'agit que de nerfs superficiels, uniquement sensitifs dont la suppression n'entraîne pas de désordres et de paralysies graves au point de vue fonctionnel ; mais lorsqu'il s'agit de nerfs mixtes, la résection peut occasionner des troubles graves et la perte d'un membre.

Pour ces cas, l'*élongation* doit être recommandée ; faite loin de la périphérie et méthodiquement, cette opération est inoffensive et peut donner d'excellents résultats.

En opposition avec la névrectomie pour les nerfs sensitifs, l'élongation pour les nerfs mixtes, Delorme [1] met une autre méthode simple, non opératoire : la *compression* qui lui aurait donné de nombreux succès. Il cite notamment un malade [2], atteint d'une névrite des nerfs de la main et du bras partie d'une blessure de l'auriculaire. Ce malade avait subi déjà la névrectomie à distance ; il fut très amélioré par la compression.

Mais, un autre malade qu'il présenta comme guéri en 1896, récidiva rapidement et dut subir ultérieurement la résection intra-durale des racines postérieures [3].

Voici comment se fait cette compression : « On exerce avec les pouces et sur tous les points périphériques hyperesthésiés une compression aussi énergique que possible. Lorsque les parties molles douloureuses ne reposent pas sur un plan osseux, on les pince, on les comprime latéralement entre le pouce et les autres doigts. Il suffit généralement d'une séance très courte pour obtenir le résultat cherché ; dans quelques cas rares on doit revenir à la compression à deux, trois ou quatre reprises à quelques jours d'intervalle. Un pansement ouaté maintenu pendant quelques jours recouvre la région comprimée.

Cette compression forcée, périphérique, amène la disparition rapide des douleurs, des troubles trophiques, des sueurs et de la cyanose ». (Note communiquée par Delorme à Schwartz, in *Traité de chirurg.*, Le Dentu-Delbet, t. IV, p. 117).

Cette méthode est simple en effet et peut être essayée, mais les observations ne sont pas assez nombreuses pour qu'on en puisse tirer une conclusion nette. En cas d'échec, il ne faudra pas hésiter à recourir à la névrectomie à distance ou à l'élongation, dans les conditions précédemment indiquées.

Certaines névrites, rapidement extensives, reviennent après ces interventions, ou sont trop étendues lorsque le malade se présente pour qu'on puisse les proposer.

---

[1] *Académie de médecine,* 28 mars 1895 et *Soc. chir.,* 1896, 1898.

[2] *Soc. chirurg.,* 1896, p. 851.

[3] *Bull. Soc. chir.,* 1898, p. 288.

Dans ces cas, et si l'intensité des symptômes est due nettement à la lésion nerveuse et non au malade, il ne reste à essayer contre les douleurs intolérables et qui résistent aux narcotiques, que la *résection intra-durale des racines postérieures* (Bennett, Abbe, Horsley, Chipault). Deux malades opérés ainsi par Chipault[1] ont guéri de douleurs intenses persistant depuis longtemps. Chez l'un d'eux, il s'agissait d'une névrite du membre supérieur correspondant à la 8e racine postérieure cervicale droite ; l'affection durait depuis quatre ans, on avait essayé toutes les médications et plusieurs opérations dont la section du nerf cubital. La résection des racines rachidiennes postérieures détermina la guérison complète qui durait depuis deux ans et demi, lorsque le malade fut présenté à l'Académie.

L'autre malade, observé par Monod, avait aussi subi des amputations successives et des névrectomies sans succès durable. La résection intra-durale des racines postérieures du plexus brachial fit disparaître les douleurs. Mais le malade, qui était hystérique et morphinomane, ne fut pas suivi ; aussi cette observation n'est-elle pas probante.

En somme, on ne devra recourir à cette intervention très grave, que si la vie n'est plus supportable pour le malade qui réclame une intervention quelle qu'elle soit.

3° **Tumeurs des nerfs.** — Les néoplasmes des nerfs, qu'il ne faut pas confondre avec les névromes ou tumeurs formées par du tissu nerveux, peuvent être secondaires à des tumeurs voisines ayant envahi, englobé ou comprimé ces nerfs, nous n'avons pas à en parler ici, mais à propos de ces tumeurs elles-mêmes.

Les tumeurs primitives sont des fibromes, des myxomes, des sarcomes et fibro-sarcomes.

Il existe une tumeur sur le trajet d'un cordon nerveux, tenant à lui intimement, et cette tumeur provoque des douleurs sur le trajet du nerf.

Dans ce cas, il faut opérer et enlever la tumeur.

Peut-on savoir, pour le pronostic, si la tumeur est bénigne ou maligne ? Le volume, la consistance, surtout la rapidité de la marche et peut-être l'altération de l'état général peuvent faire penser au sarcome.

Peut-on connaître les connexions de la tumeur avec le nerf, ce qui a une certaine importance au point de vue du résultat fonctionnel? A moins de tumeur mobile unie par un pédicule et séparable du cordon, cela est ordinairement impossible.

Donc il faut opérer, mais si en général dans le cas de tumeur bénigne on peut espérer enlever le néoplasme sans léser le nerf, la nécessité d'enlever largement et la crainte de la récidive rendent quelquefois nécessaire dans le cas de sarcome la résection du nerf, ce qui aggrave singulièrement le pronostic au point de vue fonctionnel.

Si la tumeur est *bénigne*, elle peut être pédiculée, alors l'opération est très simple et exempte de danger : isolement, ligature du pédicule, sutures.

Si elle fait corps avec le nerf, elle peut être périphérique ou centrale.

[1] *Académie de médecine*, 19 janvier 1897, et *Soc. de chir.*, 1898, p. 288.

Dans le premier cas, il faut dénuder le nerf avec attention s'il est abordable par un point de la périphérie, ou fendre la tumeur et y disséquer le tronc nerveux avec le plus grand soin.

Lors de tumeur centrale ayant refoulé et éparpillé à sa périphérie tous les faisceaux nerveux, il faut se livrer à une dissection minutieuse de tous les filets, isolant ainsi peu à peu la tumeur qui peut être enfin énucléée ; si quelques filets nerveux ont été sectionnés, on les suturera avec soin.

Dans ces cas, le pronostic est bon ordinairement, mais en présence d'un *sarcome* cette dissection risque de laisser des parcelles de la tumeur, exposant à la répullulation immédiate ; d'autre part l'extirpation large nécessite la résection d'un long trajet de nerf et rend le membre inutile. S'il s'agit d'un nerf important, mieux vaudrait souvent alors l'amputation.

La dissection n'est donc à conseiller que si elle peut enlever toute la tumeur.

Si la dissection est impossible ou si l'on se trouve en présence d'une récidive, deux alternatives restent : la résection large du nerf avec la tumeur, ou l'amputation si elle est faisable, c'est-à-dire si la tumeur ne siège pas à la racine d'un membre.

La résection est-elle large mais permettant encore le rapprochement des bouts, sectionnés à une distance peu grande ; on peut la faire en opérant ensuite l'élongation des bouts pour les rapprocher et pratiquant une suture à distance.

Sinon on peut essayer la résection sans suture, quelquefois les muscles voisins peuvent suppléer à la paralysie ainsi déterminée (mobilité par suppléance de Letiévant). Il serait du reste toujours temps ultérieurement de recourir à l'amputation, si le membre devenait gênant par sa paralysie.

Enfin, en cas de tumeur inopérable ou récidivée plusieurs fois, l'amputation peut être proposée s'il n'existe aucun signe de généralisation, comme pour les ostéosarcomes. Cette mutilation est-elle refusée ou existe-t-il ailleurs des noyaux sarcomateux, les douleurs intolérables peuvent parfois conduire, si elles résistent à la morphine, à des névrotomies ou des névrectomies, bien rarement indiquées du reste.

DEUXIÈME PARTIE

MALADIES PARTICULIÈRES AUX RÉGIONS

CHAPITRE PREMIER

CRANE ET ENCÉPHALE[1]

I. — PARTIES MOLLES PÉRI-CRANIENNES

A. — TRAUMATISMES

Les traumatismes présentent sur les parties molles du crâne quelques particularités dues : 1° à l'adhérence de l'aponévrose épicranienne aux téguments ; 2° à sa mobilité sur le périoste sous-jacent ; 3° à la situation des principaux troncs vasculaires dans le tissu conjonctif dense qui unit la peau à l'aponévrose. Cette disposition empêche l'affaissement ou la rétraction des vaisseaux après leur section, favorise l'hémorragie et rend l'hémostase difficile.

Contusions. — Les contusions déterminent au crâne des *hématomes* qui peuvent siéger sous la peau, sous l'aponévrose ou sous le périoste. Les premiers, bien limités dans le tissu conjonctif serré, constituent les *bosses sanguines* si fréquentes chez les enfants. Lorsque cette bosse sanguine a persisté quelque temps, sa partie centrale devient molle et est entourée d'un cercle périphérique dur et saillant, si accentué, qu'il semble exister une dépression centrale qui a pu en imposer parfois, à un examen superficiel, pour un enfoncement osseux.

[1] *N.-B.* — Ne voulant parler dans cet ouvrage que de ce que nous avons pu étudier et voir par nous-même, nous n'aborderons pas la thérapeutique des organes des sens (œil, oreille, nez, larynx). Cependant certaines portions de ces organes sont superficielles et il n'est pas nécessaire pour les examiner de connaissances, ni d'instruments spéciaux, d'éclairages particuliers ; la thérapeutique de ces régions rentre dans notre cadre et nous devons l'examiner. C'est ainsi que nous devons étudier dans l'oreille, le pavillon, le conduit auditif externe et l'apophyse mastoïde, laissant de côté la caisse et l'oreille interne ; dans l'œil, il nous faudra étudier les paupières, etc., etc.
L'étude ainsi très réduite de ces organes spéciaux ne comporte plus un chapitre particulier et nous étudierons chacun d'eux en même temps que les régions auxquelles ils appartiennent. Rattachant ainsi l'oreille au crâne, l'œil et le nez à la face, le larynx au cou, nous aurons à parler dans ce chapitre du pavillon de l'oreille avec les parties molles péri-craniennes, et de la mastoïde avec le crâne osseux.

La compression est le seul traitement à opposer à ces bosses sanguines ; le mieux est de la faire à l'aide d'un tampon d'ouate et d'une bande de flanelle ou de toile souple. S'il existe une légère plaie cutanée, on devra veiller à sa propreté afin d'éviter la suppuration, rare du reste, de l'hématome.

Sous l'aponévrose, l'épanchement sanguin est moins bien limité et peut être beaucoup plus abondant ; le même traitement doit lui être appliqué. Si l'hématome persistait cependant et, très etendu, mettait un temps fort long à se résorber, on pourrait être autorisé à l'évacuer à l'aide d'une minime incision, qu'on ferait suivre d'un pansement compressif.

Plaies. — Plaies linéaires. — Les plaies ordinaires sont des *coupures* ou des *plaies contuses*. — Linéaires, elles sont plus ou moins béantes suivant leur profondeur, c'est-à-dire suivant que l'aponévrose épicranienne est ou non intéressée.

La première indication est de raser largement la région blessée. Chez l'homme, on peut ainsi supprimer largement les cheveux sans inconvénient ; chez la femme, on sera souvent obligé de s'en tenir au minimum, c'est-à-dire raser la région blessée en dépassant le pourtour de la plaie d'au moins un ou deux centimètres. On nettoiera et savonnera la plaie de façon à la débarrasser de tous les corps étrangers et des caillots qui la recouvrent. Si l'hémorragie abondante gêne ce nettoyage, une lanière de gaze aseptique introduite dans la plaie l'arrêtera, en comprimant.

Après ce nettoyage, complété par un lavage à l'aide d'un tampon imbibé d'alcool, on s'occupera de l'hémostase. Les lèvres de la plaie entr'ouvertes, on nettoiera les plans profonds par essuyage à l'aide de compresses ou de tampons d'ouate stérilisée. Souvent le seul moyen d'arrêter l'hémorragie est de suturer la plaie : des points de suture prenant en masse toute l'épaisseur des lèvres de la section en accolent les bords. Si la plaie est très souillée et si le nettoyage est jugé insuffisant, il faut drainer au point déclive et se tenir prêt à couper les sutures au premier signe d'infection. Ce sont d'ailleurs les règles générales du traitement des plaies que nous avons déjà étudié ailleurs.

Si, parce que les bords irréguliers et écrasés ne peuvent s'accoler, ou parce que la plaie semble trop infectée, on ne veut pas suturer, pour tarir l'hémorragie, on essaierait vainement de pincer ou de lier les vaisseaux contenus dans le tissu dense sous-dermique ; il faut alors se contenter de la compression à l'aide de gaze tassée, si l'hémorragie est peu abondante ; ou si un vaisseau artériel important saigne, recourir au moyen suivant recommandé par Gérard Marchant : éverser la lèvre de la plaie de façon à montrer sa face profonde, enfoncer une aiguille de Reverdin courbe dans les plans profonds du cuir chevelu au-dessous de l'artère coupée, un peu en arrière du bord de la plaie, tirer ainsi un catgut autour du vaisseau et lier.

Plaies a lambeaux. — Lorsqu'au lieu d'être linéaires, les plaies déterminent la formation de lambeaux plus ou moins grands et décollés, en plus de la désinfection et de l'hémostase, la suture du lambeau devient nécessaire.

Donc après avoir soigneusement rasé toute la surface décollée en la dépassant de toutes parts ; après avoir lavé, savonné la plaie et le lambeau qu'il est pour cela nécessaire de soulever ou de renverser ; après avoir enlevé tous les caillots et corps étrangers, il faut réappliquer le lambeau dans sa place et affronter par sutures les bords de la plaie. Mais comme il y a souvent des décollements étendus, que la désinfection est incertaine, il sera prudent de laisser un ou deux drains aux points déclives. Si aucune réaction ni suppuration ne se produisent, ces drains seront supprimés au bout de deux ou trois jours ; sinon ils seront maintenus plus longtemps, et même si le gonflement, la douleur et la température l'indiquent, les sutures seront coupées, et des contre-ouvertures pratiquées au niveau des décollements et des clapiers.

Un pansement sec, ouaté et compressif sera appliqué et maintenu par des bandes de tarlatane enveloppant la tête. Ce pansement sec sera remplacé par un pansement humide, si les signes d'infection surviennent. Mais ce sont là les indications générales du traitement des plaies que nous avons déjà exposées, et qu'il est inutile de répéter.

Si une lamelle osseuse détachée (coup de sabre) se trouvait adhérente à la face profonde d'un lambeau, mieux vaudrait après nettoyage la laisser en place ; elle peut rester vivante et adhérer à la surface osseuse dont elle était détachée ; si elle se nécrose, il sera toujours temps de l'enlever dans la suite.

PLAIES PAR ARMES A FEU. — Les plaies par armes à feu sont plus rares (sauf bien entendu en chirurgie de guerre dont nous ne nous occupons pas) ; le point important est de savoir si le projectile a simplement blessé les parties molles, ou si la plaie du crâne est pénétrante. Quelques indices peuvent mettre sur la voie : la balle se retrouve sous la peau plus ou moins loin de la plaie d'entrée, ou il y a une plaie de sortie peu éloignée, après un trajet en séton. Dans ces cas, il faut se conduire comme précédemment, raser et nettoyer d'abord l'extérieur ; puis si le projectile est sous la peau, mieux vaut l'extraire et désinfecter le trajet en même temps, soit en agrandissant l'orifice d'entrée soit par une autre incision, à l'aide de l'anesthésie cocaïnique. Enfin, on appliquera un pansement sans suturer complètement la ou les plaies.

En cas de doute sur la pénétration du projectile, mieux vaut s'en assurer directement en agrandissant, à l'aide de la cocaïne, la plaie minime du projectile pour examiner directement le plan osseux. Cette petite intervention ne peut aggraver une plaie non pénétrante tout en permettant une désinfection plus soignée ; elle offre l'avantage de ne pas laisser passer inaperçue une perforation cranienne qui peut, comme nous le verrons plus loin, nécessiter une intervention immédiate.

PLAIES PAR ARRACHEMENT. — Enfin, il existe au cuir chevelu des plaies par arrachement, décollant une étendue variable des téguments du crâne avec ou sans l'aponévrose épicranienne et dont le pronostic est fort différent suivant qu'elles sont complètes ou incomplètes, c'est-à-dire suivant que le lambeau arraché tient encore par un pédicule plus ou moins large ou est complètement détaché.

C'est ordinairement dans les usines et uniquement chez les femmes, dont la chevelure s'enroule autour d'un cylindre tournant rapidement, qu'on rencontre ces accidents [1].

Si l'arrachement est incomplet, nous nous trouvons dans les conditions des plaies à lambeaux déjà étudiées et la conduite à tenir est absolument la même.

Lors d'arrachement complet, on a tenté de réappliquer le lambeau détaché après l'avoir rasé, savonné et nettoyé. Il y a bien peu d'espoir pour que cette greffe puisse vivre ; car le plus souvent elle ne peut être faite immédiatement et le lambeau arraché a été fortement infecté. Comme d'autre part, il n'y a aucun inconvénient à essayer cette réimplantation, on devra le faire après nettoyage de la plaie et du lambeau, en fixant ce lambeau au pourtour de la plaie par des points de sutures en nombre suffisant quoique multipliés le moins possible, et en plaçant plusieurs drains.

Le plus souvent, le sphacèle forcera le médecin à détacher le lambeau après quelques jours. Lorsque cette vaste plaie sera bourgeonnante et granuleuse, il faudra s'ingénier à la recouvrir ou au moins à en diminuer l'étendue par des greffes variées ou même par des autoplasties successives.

Il faut bien savoir en outre que lorsque l'arrachement complet est étendu, le pronostic immédiat peut être fort grave, la vie du malade pouvant être menacée ; il sera bon alors de lutter contre le shock par des injections de sérum artificiel, comme pour les brûlures étendues.

B. — LÉSIONS INFLAMMATOIRES

Les **abcès chauds**, succédant à un hématome ou compliquant une lymphangite, ne présentent ici rien de particulier.

Pour les abcès froids, ici comme ailleurs, il sera bon de tenter d'abord la ponction suivie d'injection d'éther iodoformé ou de naphtol camphré, ou bien si les fistules s'établissent chercher à supprimer la lésion osseuse causale dont nous nous occuperons plus loin (*Ostéite tuberculeuse du crâne*).

C. — TUMEURS

Les tumeurs que l'on rencontre dans les parties molles péri-craniennes sont *vasculaires, kystiques ou solides*.

Tumeurs vasculaires. — Les tumeurs vasculaires comprennent des anévrismes et des angiomes.

Les *anévrismes artériels* sont rares au crâne, et les *artério-veineux* exceptionnels.

Les premiers siègent le plus souvent sur le trajet de l'artère temporale ; ils sont de petit volume et ne se trouvent pas sur le trajet d'une

[1] Thèse de Joseph Parisot, Paris, 1898. *Plaies du crâne par arrachement.*

artère terminale, par conséquent la crainte de gangrène qui peut exister ailleurs est supprimée ici. Aussi le seul traitement rationnel, rapide et radical est l'extirpation de la poche anévrismale ainsi que nous l'avons indiqué à propos des anévrismes artériels.

Le crâne est un siège d'élection de l'*anévrisme cirsoïde ;* nous avons étudié précédemment la thérapeutique de la tumeur cirsoïde au crâne et aux membres, et nous avons vu que, sauf contre-indication tirée de la trop grande étendue de la tumeur conduisant à une suppression trop grande de téguments, le traitement de choix était l'extirpation avec hémostase préalable par une bande ou un tube de caoutchouc encerclant la tête au-dessus des oreilles.

Si la tumeur est trop étendue, ce qui est rare, mieux vaudrait peut-être recourir à des extirpations partielles successives qu'aux injections de chlorure de zinc que l'on a préconisées.

Les *angiomes* sont assez fréquents au cuir chevelu et leur traitement ne comporte rien de spécial, il suffira de suivre les indications que nous avons données précédemment.

Tumeurs kystiques. — Les *kystes* sont le plus souvent des *kystes sébacés* ou loupes dont le siège au crâne est très fréquent, nous en avons déjà indiqué le traitement (page 68). Elles peuvent se trouver en grand nombre, et dans ce cas, on peut ou bien endormir le malade et les extirper toutes en une seule séance, ou bien intervenir en plusieurs fois sous l'anesthésie cocaïnique.

On rencontre aussi au crâne des *kystes dermoïdes ;* ils siègent surtout au niveau de la fontanelle antérieure ou dans son voisinage, à la partie supérieure du frontal ; et encore au pourtour de l'oreille, à la région mastoïdienne (Lannelongue).

Ces kystes sont plus profonds que les précédents ; sous-aponévrotiques ou sous-musculaires, ils adhèrent au squelette et à leur niveau se trouve souvent une petite dépression, une cupule osseuse.

Cette situation profonde et cette adhérence au plan osseux rendent leur extirpation un peu plus délicate, mais sans danger ; la dissection profonde se fera soit à l'aide des ciseaux courbes, soit à la rugine. Certains kystes dermoïdes communiquent à travers les os ou les fontanelles avec l'intérieur du crâne, l'extirpation de la portion intra-cranienne peut être alors rendue fort difficile et dangereuse par son adhérence à la dure-mère, surtout si le kyste dermoïde était déjà infecté, comme dans un cas de Tillaux et Walther [1].

Si cette extirpation est impossible sans ouverture de la dure-mère, mieux vaut gratter la paroi à la curette et réunir incomplètement, nous étudierons du reste ces kystes avec les tumeurs intra-craniennes.

Tumeurs solides. — Parmi les tumeurs solides, les *fibromes*, les *lipomes* sous-cutanés ou sous-épicraniens seront extirpés comme partout ailleurs.

Les productions *cornées* seront enlevées avec leur base d'implantation, puis la plaie réunie par première intention.

[1] Walther. *Presse médicale*, 1895. Kyste de l'inion.

Enfin les *épithéliomes*, primitifs ou dus à la transformation d'un kyste sébacé, comportent le même traitement que ceux que nous verrons à la face, c'est-à-dire l'extirpation large suivie de réunion immédiate tant qu'elle est possible, ou d'autoplastie dans le cas contraire. Ordinairement une légère autoplastie par glissement suffit.

Comme les cancroïdes du crâne siègent surtout à la région frontale, les procédés d'extirpation et d'autoplastie sont pour eux les mêmes qu'à la face où nous les verrons.

D. — PAVILLON DE L'OREILLE ET CONDUIT AUDITIF EXTERNE

Les contusions, plaies et tumeurs ordinaires ne présentent ici aucune indication particulière, la réunion par suture des plaies devra être faite avec un affrontement soigné pour éviter la difformité des cicatrices.

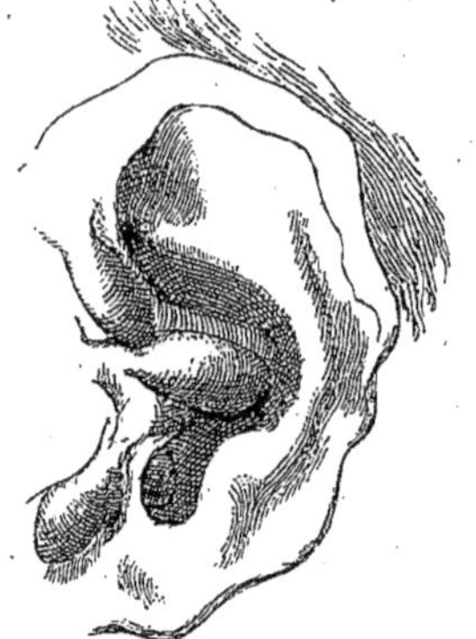

Fig. 23. — Fibro-chondromes multiples du pavillon de l'oreille (Kirmisson).

Les **tumeurs** seront enlevées facilement (fibro-chondromes congénitaux) (fig. 23) ou en même temps que la portion correspondante du pavillon (épithéliomes adhérents), sans qu'il y ait, en général, à faire des autoplasties.

L'**hématome** du pavillon de l'oreille ou *Othématome*, traumatique ou non, qu'il se présente ou non chez un aliéné, formant une saillie variable dans la cavité de l'hélix, nécessite exceptionnellement une intervention. Lorsqu'il est volumineux et qu'il tarde à se résorber, une petite incision aseptique permet d'en évacuer le contenu.

Fibromes et chéloïdes. — Enfin, au lobule de l'oreille existent des fibromes et des chéloïdes souvent du reste confondus l'un avec l'autre. L'extirpation en est facile mais est souvent, dans le cas de chéloïde, suivie de récidive. Comme d'autre part le diagnostic différentiel est souvent impossible à faire, on pourra toujours tenter cette extirpation en prévenant le malade de la possibilité d'une récidive. Si celle-ci se produit il vaudra mieux recourir aux divers modes de traitement des chéloïdes (scarification, électrolyse) que nous avons déjà étudiés.

Corps étrangers du conduit auditif. — Les corps étrangers introduits dans l'oreille, les bouchons de cérumen ne doivent jamais être l'objet de tentatives d'extraction avant d'avoir été nettement vus. Il faut donc avant tout commencer par examiner le conduit, bien éclairé, à l'aide du spéculum, de l'otoscope.

La présence de corps étrangers nettement constatée, l'extraction sera tentée d'abord par les grands lavages, sans l'aide d'aucun instrument dans le conduit. Une seringue à hydrocèle, dont la canule est dirigée vers la paroi postéro-supérieure du conduit mise au jour par traction en haut et en arrière sur le pavillon, injecte fortement de l'eau bouillie tiède à plusieurs reprise; souvent le corps étranger est ainsi expulsé. Si l'injection reste sans résultat, il vaut mieux ne pas se presser, faire instiller dans l'oreille quelques gouttes de glycérine neutre et recommencer le lendemain.

Ce n'est que lorsque ce moyen échoue qu'on pourra, si l'objet est peu enfoncé, essayer, en le voyant et jamais à l'aveugle, de le saisir dans une petite pince à griffes et de l'attirer. Si, au contraire, il est profondément enclavé, et si plusieurs séances consciencieuses d'injections ont échoué, si des douleurs, des vertiges exigent une extraction plus rapide, on devra recourir au décollement du pavillon pour aborder la profondeur du conduit et voir le corps étranger. Le pavillon est décollé et rabattu avec une partie du conduit membraneux à l'aide d'une incision courbe postérieure ou supérieure. Il est exceptionnellement nécessaire de désenclaver le corps étranger à l'aide de la gouge et du maillet, agissant en haut et en arrière sur la paroi externe de l'*aditus ad antrum* (voir *Mastoïde*).

Furoncle du conduit. — Le furoncle du conduit auditif externe est souvent extrêmement douloureux. L'incision, même précoce, diminue la tension toujours pénible et favorise l'élimination du bourbillon.

Cette incision doit aussi être faite en s'éclairant à l'aide du spéculum; elle est pratiquée avec un bistouri fin et pointu, car la peau est épaisse et dure à traverser. Des lavages fréquents à l'eau bouillie chaude, l'application d'une lanière de la gaze aseptique complètent le traitement.

II. — CRANE ET ENCÉPHALE

A. — TRAUMATISMES

Les traumatismes craniens se présentent sous des aspects et avec des degrés de gravité extrêmement variables, depuis la commotion légère qui guérit rapidement jusqu'aux fractures à grand fracas tuant sur le coup.

Si le blessé échappe aux dangers du premier moment, il peut être exposé à des complications plus ou moins tardives dues soit aux épanchements sanguins, soit aux compressions osseuses, au corps étranger, soit à l'infection méningo-encéphalique généralisée ou localisée.

Etant donné ces variétés très nombreuses dans les accidents immédiats et tardifs, les indications sont en général assez difficiles à poser dans le but de parer aux premiers dangers et de prévenir, si possible, les accidents tardifs.

Ce qui augmente encore ces difficultés, c'est que lorsque la boîte osseuse est fracturée, les règles générales qui nous guident dans le traitement des fractures s'appliquent mal ici.

Non seulement, comme ailleurs, l'infection du foyer de la fracture est le gros danger, mais ce danger est ici particulièrement grave à cause du contenu de la boîte cranienne et de son infection possible. Or, si dans les fractures des membres, les dangers d'infection n'existent que dans le cas de fracture ouverte, c'est-à-dire fracture avec plaie des parties molles extérieures; au crâne, on peut presque dire que toute fracture, même sans plaie apparente, est une fracture ouverte et exposée à l'infection. En effet, le plus souvent la fracture ne reste pas limitée à la voûte, elle irradie à la base, ou même siège entièrement à la base. Elle se trouve ainsi au niveau d'ouvertures naturelles : conduit auditif, nez, pharynx, trompe d'Eustache, par lesquelles les dangers d'infection sont grands.

Or s'il est possible à la voûte, comme dans n'importe quelle autre fracture, de désinfecter la fracture ouverte en traitant la plaie comme nous l'avons déjà vu, il est impossible jusqu'à présent de désinfecter d'une façon réelle et efficace, les conduits naturels dans lesquels sont ouvertes les fractures de la base.

Aussi ne pouvons-nous, dans notre exposé, diviser les fractures du crâne en fractures ouvertes et fractures fermées ; mais comme certaines indications précises découlent de la présence d'une plaie, nous maintiendrons la division générale en *fractures sans plaies et fractures avec plaies*. En outre nous étudierons successivement les indications thérapeutiques qui résultent des *accidents immédiats* (A), puis des *accidents consécutifs* (B).

A. — Accidents immédiats.

1° Traumatismes craniens sans plaie. — Le point important, en présence d'un traumatisme cranien sans plaie des parties molles, le blessé étant en état de shock plus ou moins prononcé, est de savoir s'il existe une fracture du crâne, puis si cette fracture comporte une indication opératoire immédiate.

α. AUCUN SIGNE DE FRACTURE DE LA VOUTE. — *Commotion, contusion, fractures de la base.* — S'il n'existe sur la voûte cranienne aucune dépression, aucun enfoncement et même aucun point douloureux à la pression réveillant un instant le malade de sa torpeur, s'il n'y a aucun signe de compression cérébrale, il peut y avoir simplement une *commotion cérébrale*. Cette commotion, si elle est légère, dure très peu de temps ; plus grave, elle provoque quelque temps le coma sans qu'aucun autre symptôme survienne, puis peu à peu tout rentre dans l'ordre.

La thérapeutique ici est à peu près impuissante : le repos, l'isolement par le silence et la tranquillité, la vessie de glace sur la tête en sont les seuls éléments.

Ou bien, c'est une *contusion* de l'encéphale, s'accompagnant ou non d'une fissure osseuse non perceptible au toucher à travers les téguments. La contusion encéphalique est difficile à différencier, au début du moins, de la commotion ; elle peut déterminer, dans la suite, des contractures ou des paralysies plus ou moins localisées, suivant le siège des points contus. Ces lésions peuvent rétrocéder ou au contraire être suivies d'une méningo-encéphalite mortelle.

Bien qu'on ait conseillé la trépanation pour la contusion seule ; en réalité, il y a peu à faire. Les lésions sont multiples, diffuses et la trépanation ne peut avoir la prétention de permettre de donner des soins utiles à tous ces foyers

Aussi en l'absence de symptômes de fracture de la voûte ou de la base, ou de compression cérébrale, devra-t-on se contenter du repos, du silence, de la glace, et peut-être de la très vieille application de sangsues dans la région mastoïdienne.

Lorsque, toujours sans signes extérieurs siégeant sur la voûte, sans symptôme de compression cérébrale, il existe cependant des signes de *fracture de la base du crâne* : écoulements sanguin et séreux par l'oreille, le nez ou la bouche ; ecchymoses mastoïdienne ou oculo-palpébrale présentant les caractères connus des vraies ecchymoses de fracture ; paralysies des nerfs craniens (facial, moteur oculaire externe, moteur oculaire commun, etc.) ; il n'y a rien non plus à tenter immédiatement. Les dangers tiennent d'une part à la contusion cérébrale qui accompagne la fracture et contre laquelle la trépanation ne pourrait rien, d'autre part à l'infection possible des méninges par la fissure basilaire et venant des cavités naturelles, oreille, nez ou pharynx.

Dans le but de prévenir cette infection, on a bien tenté la trépanation au niveau de la base (frontal, occipital) suivie de nettoyage et de drainage[1] ; mais c'est là une intervention qui pour être effective et prévenir l'infection, doit être très précoce et appliquée à tous les cas, puisqu'on ne peut prévoir ceux qui s'infecteront ; et qui d'autre part est d'une gravité considérable en présence d'une lésion qui guérit souvent seule, lorsque le blessé échappe aux premiers dangers du shock et de la contusion cérébrale.

Heureusement en effet l'infection n'est pas fatale et les soins de propreté peuvent suffire le plus souvent. Ces soins consistent dans le nettoyage des cavités naturelles ; facile relativement pour le conduit auditif externe que l'on essuie, lave et tamponne avec de la gaze ; difficile au contraire pour le nez et le pharynx nasal que l'on peut laver, mais qu'il est à peu près impossible de tamponner d'une façon efficace et continue.

On se contentera donc dans ces cas, en dehors des précautions générales de tranquillité physique et mentale, de laver le conduit auditif externe (si l'écoulement sanguin s'est produit de ce côté) à l'aide d'eau stérilisée ou d'une solution très faible de sublimé ou de formol (1/10000ᵉ), puis de tamponner le conduit avec de la gaze stérilisée ; enfin de pratiquer de même des lavages du nez et de l'arrière-cavité des fosses nasales, à cause de l'embouchure de la trompe d'Eustache. Le tamponnement du cavum ne pouvant qu'être insuffisant et mal supporté, ne sera généralement pas fait. Si l'écoulement du sang s'est fait par la bouche ou le nez, ces derniers lavages suffisent.

β. ENFONCEMENT ET COMPRESSION CÉRÉBRALE. — *Fractures de la voûte.* — Sauf dans les fractures à grand fracas avec fragments osseux multiples mobiles, coma, stertor, relâchement musculaire complet, où il n'y a rien à faire pour éviter une mort très rapide ; l'indication est au contraire beaucoup plus nette lorsqu'on constate sous les téguments intacts, une dépression osseuse, l'enfoncement d'un fragment ; ou lorsque des symptômes d'irritation corti-

---

[1] Pilcher, Walker, Warren, voir Chipault. *Chirurgie cranio-cérébrale*, Rueff, 1804, p. 583 et suiv., et *Traité de chirurgie*, Le Dentu-Delbet, t. IV, p. 642.

cale (contractures localisées, épilepsie jacksonienne) ou de compression cérébrale existent.

Le cas le plus simple est celui de l'enfoncement palpable, net ; cette dépression osseuse s'accompagne ou non de symptômes fonctionnels consistant surtout en paralysies des membres seuls ou des membres et de la face.

Enfoncement sans signes fonctionnels. — Si l'enfoncement existe seul sans que, le malade sorti de sa torpeur, on constate aucun signe de lésions de l'écorce, on peut être tenté de ne rien faire, et, de fait, la guérison peut suivre cette abstension et rester définitive. Cependant le blessé, même guéri de ses premiers accidents, peut dans la suite présenter des symptômes d'irritation ou de compression corticale, de l'épilepsie traumatique qui nécessiteront une intervention tardive, mais beaucoup moins bonne, car des lésions définitives pourront exister dans la substance cérébrale.

D'autre part, si l'on est sûr de son asepsie, il n'y aucun danger à ouvrir le foyer de la fracture et à relever ou enlever suivant les cas, le fragment enfoncé. C'est là une opération rapide et qui permet de débarrasser le cerveau des esquilles et des fragments qui le blessent et le compriment, sans aggraver le pronostic immédiat.

Si l'on se trouvait dans des conditions telles que l'asepsie ne puisse être rigoureuse, mieux vaudrait laisser fermée cette fracture que d'exposer le malade à une infection mortelle.

Enfoncement avec signes fonctionnels. — Si avec l'enfoncement, on constate une monoplégie ou une hémiplégie, du côté opposé, correspondant par conséquent à la lésion, il n'y a plus d'hésitation possible. Il faut absolument relever le ou les fragments déprimés suivant la technique indiquée ailleurs.

Le lambeau relevé, les esquilles d'une fracture comminutive seront soulevées, celles qui sont complètement détachées seront supprimées ; on relèvera seulement, en les replaçant, celles qui tiennent par le périoste ou des parcelles osseuses à l'os voisin ; la lame plus ou moins large d'une *embarrure* sera soulevée et remise en place si elle tient encore par un de ses bords et si elle ne tend pas de nouveau à s'enfoncer, elle sera supprimée dans le cas contraire.

Signes fonctionnels sans enfoncement. — Mais les signes fonctionnels, paralysies ordinairement, contractures quelquefois, peuvent exister sans que l'on puisse trouver d'enfoncement net.

Alors tantôt une zone douloureuse, de l'œdème, une contusion des parties molles montrera le point de la voûte frappé et ce point correspond au siège indiqué par les signes fonctionnels ; l'indication est encore nette, il faut trépaner en ce point et l'on trouvera soit des esquilles de la table interne, soit un épanchement sanguin. On enlèvera les premiers, on traitera le second comme nous le verrons dans un instant.

Tantôt au contraire les signes locaux du côté du crâne ne correspondent nullement au siège indiqué par les phénomènes paralytiques :

Si les signes locaux craniens sont nets (douleur localisée, contusion des parties molles, légère dépression) il faut d'abord trépaner à leur niveau, quitte plus tard, si les paralysies ne rétrocèdent pas, à discuter l'opportunité d'une seconde intervention.

Si les signes locaux craniens sont douteux ou multiples, si les phénomènes paralytiques sont bien localisés et indiquent nettement une lésion corticale limitée, il faut trépaner au siège de cette localisation corticale sans s'occuper des lésions craniennes ; il peut y avoir là un épanchement sanguin.

Les paralysies sont-elles, au contraire, mal délimitées, il faut penser à la contusion cérébrale, et dans ce cas, nous l'avons vu, la trépanation est contre-indiquée.

Epanchement sanguin intra-cranien. — Enfin, sans enfoncement notable de la voûte, il peut survenir, mais non immédiatement, des symptômes de compression cérébrale (perte de connaissance, ralentissement du pouls, respiration stertoreuse avec hémiplégie plus ou moins complète et même quelquefois hyperthermie dont, dans les premières heures du moins, il ne faut pas faire un signe d'infection) ; ces signes de compression n'ont pas été immédiats, ils se sont établis peu à peu quelques heures après l'accident, succédant à une période de lucidité. Du reste cette intervalle peut être cachée par l'état d'ivresse ou la commotion et la contusion cérébrales précédant la compression.

Il y a dans ce cas compression cérébrale par *épanchement sanguin intra-cranien*, et cet épanchement est dû le plus souvent à une rupture de l'artère méningée moyenne, ou plus rarement à la déchirure d'un sinus veineux[1] sans qu'il soit possible actuellement de pouvoir préciser d'avance la source de l'hémorragie. Cet épanchement siège le plus souvent entre la dure-mère et l'os ; dans la zone décollable de cette membrane (Gérard-Marchant), c'est-à-dire surtout au niveau du pariétal et de l'écaille du temporal ; et rarement en dedans de la dure-mère, sans que du reste les signes constatés puissent l'indiquer.

Cette compression diagnostiquée, l'indication est précise, sans hésitation possible, quel que soit l'état du blessé. Il faut trépaner pour faire cesser la compression et arrêter l'hémorragie.

Malheureusement, comme nous l'avons vu, à la compression se joint le plus souvent un degré variable de commotion ou de contusion dont l'évaluation par l'état du pouls et de la respiration est en général impossible et qui rend difficile l'établissement du pronostic ; aussi celui-ci devra-t-il toujours être fort réservé.

L'indication n'en reste pas moins absolue ; sans intervention la mort est presque fatale. La statistique de Wiesmann[2] montre bien cette nécessité ; sur 147 épanchements non trépanés, 131 ont été mortels, soit 90 p. 100, et 36 sur 110 trépanés soit 33 p. 100.

Il faut donc trépaner, mais à quel endroit ? S'il existe un signe local quelconque indiquant le point traumatisé sur le crâne, c'est là qu'il faut agir. On recherchera donc avec soin, le crâne complètement rasé, une plaie légère,

---

[1] Dechaume-Moncharmant. Thèse de Lyon, 1899. — Gangolphe et Piery. *Revue de chirurgie*, 1899, p. 227. — G. Luys. Thèse de Paris, 1900.

[2] Citée par Broca et Maubrac. *Chirurgie cérébrale*, Masson, 1896, p. 168.

une dépression, un enfoncement, une fissure perceptible à travers les téguments ou même un point douloureux fixe dont la pression provoque des mouvements de défense ou des gémissements de la part du blessé.

Si on ne trouve aucune indication du côté du crâne, on trépanera du côté opposé à l'hémiplégie et au lieu le plus fréquent de la blessure vasculaire, c'est-à-dire sur le trajet de la branche antérieure de l'artère méningée moyenne, possible à déterminer à l'aide de points de repère que nous indiquons ailleurs et qui correspond à l'angle antéro-inférieur du pariétal (voir *Technique chirurgicale*). Au cas peu probable où l'on ne trouverait rien à ce niveau, malgré une trépanation large, il faudrait pratiquer une seconde ouverture au niveau de la branche postérieure de la même artère, au-dessus et en arrière de la mastoïde.

Le crâne ouvert au niveau d'une fracture ou au lieu d'élection de l'hématome, l'opérateur découvre le foyer hémorragique extra-duremérien, évacue doucement et légèrement les caillots, en vidant complètement la cavité, puis recherche le point qui saigne. Alors ou bien le vaisseau ouvert est visible, et l'hémostase est faite soit par ligature de tous les points saignants; soit si cela est impossible par ligature du tronc artériel dans la dure-mère au-dessous du point déchiré, vers la base du crâne, en utilisant le procédé déjà indiqué pour le cuir chevelu : passer un fil à travers la dure-mère à l'aide d'une aiguille de Reverdin et lier en comprimant le vaisseau. Ou bien l'hémorragie est diffuse, son origine n'est pas visible, on tamponnera la cavité avec de la gaze stérilisée. Cette dernière pratique, a l'inconvénient de continuer la compression sur l'encéphale, mais on sait qu'au bout de vingt-quatre ou mieux quarante-huit heures, on pourra facilement la faire cesser en enlevant les mèches de gaze et il n'y a pas ainsi à s'inquiéter de la persistance des troubles paralytiques ou même de l'apparition de nouveaux, ils disparaîtront avec le tampon compresseur, une fois l'hémostase obtenue.

En présence d'une hémorragie venant d'un sinus veineux, la compression sera facilement obtenue et efficace, soit en tamponnant à l'aide de lanières de gaze stérilisée, soit en bourrant la cavité de pelotons de catgut comme le conseille L. Championnière. Cette dernière pratique a l'avantage de ne pas exposer à une nouvelle hémorragie par suppression du tampon de gaze, puisque le catgut se résorbant de lui-même, il n'y a plus à s'en occuper.

Si, le crâne ouvert à l'endroit indiqué, on ne trouve pas d'hématome, l'hémorragie peut être intra-duremérienne.

Si la méninge est blessée, l'ouverture agrandie mènera sur le foyer ; si elle est intacte, le bombement, la teinte bleuâtre de la membrane peuvent indiquer l'existence de l'épanchement sanguin profond ; il faut alors inciser la dure-mère et se comporter comme précédemment.

Lorsque enfin l'aspect de la méninge n'indique rien il faut cependant, fort du diagnostic de compression, inciser celle-ci et on pourra découvrir ainsi un foyer profond et guérir son malade. Broca et Maubrac citent plusieurs observations de ce genre.

2° Traumatismes craniens avec plaie. — Nous avons déjà étudié les plaies des parties molles sans retentissement osseux ou cérébral.

Pour les *fractures avec plaies,* nous devons distinguer les fractures par coups de feu des autres fractures ouvertes.

α. Fractures avec plaie. — Pour celles-ci les indications précédentes persistent : relèvement des fragments enfoncés, trépanation dans les cas de compression cérébrale, etc., avec cet avantage que le lieu où doit porter l'intervention est toujours indiqué par la plaie ; même si les signes fonctionnels du côté des membres ne concordent pas avec la situation de celle-ci.

Lors donc que, par la plaie, on constatera l'existence certaine d'une fracture grâce à l'issue de substance cérébrale, grâce à l'hémorragie à travers la voûte osseuse, la présence d'enfoncements et d'esquilles, il faudra toujours intervenir immédiatement : agrandir la plaie des parties molles, mettre largement à découvert le foyer de la fracture, enlever les esquilles, relever ou supprimer un large fragment enfoncé, et nettoyer la plaie. C'est en somme la conduite indiquée dans toute fracture ouverte.

Si au-dessous des fragments enlevés ou soulevés existe un hématome extra ou intra-duremérien, il faudra le traiter comme précédemment dans les fractures fermées.

Fissure. — Mais la conduite est beaucoup moins nette lorsqu'au fond d'une plaie des parties molles on trouve une fissure osseuse, visible ou sensible au toucher, la désinfection de la plaie n'empêche pas l'infection profonde à travers cette fissure. S'il n'existe pas de signes fonctionnels de

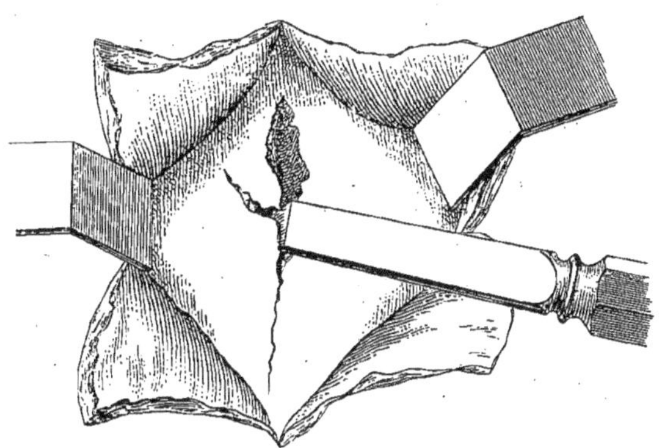

Fig. 24. — Evidement, au ciseau, d'une fissure de la table externe
(d'après Lejars, *Chirurgie d'urgence*).

lésion cérébrale, une trépanation préventive peut sembler au moins inutile, la guérison pouvant survenir sans accident.

Malheureusement, il est souvent trop tard pour intervenir lorsque ces accidents éclatent et mieux vaut opérer immédiatement à condition d'être rigoureusement aseptique.

Si donc on ne peut opérer aseptiquement, il est préférable d'attendre en traitant la plaie du cuir chevelu et surveillant le blessé pour agir au moindre signe d'infection profonde; mais, s'il est possible, mieux vaut après avoir rasé la tête, nettoyé et agrandi la plaie, explorer la fracture. Comme le conseille Lejars[1], si le choc a été violent, si la fente osseuse est un peu large et de niveau inégal sur les deux berges, si du sang continue à suinter entre les bords ou que des cheveux, de la terre y soient interposés, ouvrez le foyer de la fracture à l'aide du maillet et du ciseau tenu obliquement (en dédolant) pour explorer, nettoyer, enlever les esquilles profondes de la table interne ; vous pourrez ainsi éviter la méningo-encéphalite qui menace ces blessés (fig. 24).

β. PLAIES DU CRANE PAR ARMES A FEU. — Il faut d'abord distinguer les plaies par armes de guerre, des plaies par armes du commerce. Les premières, de l'avis des chirurgiens militaires, produisent des lésions considérables, des éclatements du crâne avec fragments et esquilles multiples, elles sont presque toujours mortelles rapidement; en tous cas la contusion et la commotion qui les accompagnent rendent dangereuses des interventions immédiates, qui pour nettoyer tous les foyers, devraient être longues et étendues.

Du reste, nous ne nous occupons ici que de pratique courante et par conséquent des plaies produites par des projectiles peu résistants, de faible calibre et de projection restreinte, ainsi qu'on les rencontre dans les cas de suicide, ou d'accidents ou de tentatives criminelles.

Dans ces diverses circonstances, les projectiles pénètrent soit par la voûte cranienne (région temporale dans les suicides) soit par la base (oreille et mastoïde, orbite et région péri-orbitaire, bouche).

La thérapeutique des plaies pénétrantes du crâne se complique ici de la pénétration d'un projectile entraînant ordinairement avec lui des débris de cheveux et d'os, et par conséquent de la possibilité d'une infection profonde.

Nous avons admis précédemment que, dans les plaies pénétrantes du crâne par agents contondants, il est nécessaire d'agrandir la plaie d'entrée, d'aborder l'orifice osseux, de nettoyer le foyer et de le débarrasser du sang des caillots, des débris osseux qui faciliteraient l'infection, enfin de drainer ce foyer ainsi mis au net. Il n'y a aucune raison pour changer cette conduite lorsque la plaie est produite par un projectile, la seule question est de savoir si l'intervention doit aller plus loin, s'il faut rechercher les corps étrangers enfoncés dans la substance cérébrale. Une réponse nette peut être donnée aujourd'hui grâce aux résultats des discussions de la Société de chirurgie en 1888 et 1894, grâce aux expériences de Pierre Delbet et Dagron, de Delorme.

Les balles arrivant dans les tissus, après avoir traversé téguments et vêtements sont en réalité septiques (Messner, Habart, Laveran, Tavel) et il y aurait intérêt à les extraire si on pouvait le faire sans produire de dégâts graves, et sans augmenter les dangers qui menacent le blessé. En pratique, ces balles septiques peuvent l'être assez peu pour ne jamais déterminer d'infection et être indéfiniment tolérées ; les exemples en sont très nombreux.

D'autre part, les lésions produites par la balle dans l'encéphale sont

[1] Lejars. *Chirurgie d'urgence,* 2ᵉ éd., 1900, Masson, p. 36.

irréparables chirurgicalement, et la recherche des projectiles ne peut que les augmenter.

Par conséquent si cette recherche n'est pas extrêmement simple et facile, les dangers auxquels elle expose sont beaucoup plus graves que ceux qui peuvent résulter de l'abandon du projectile dans les tissus.

Or, lorsque la balle n'est pas immédiatement sous les téguments ou dans la plaie osseuse, sa recherche dans la substance cérébrale est presque toujours infructueuse et conduit en outre à la production de fausses routes, de trajets supplémentaires et par suite de lésions nouvelles (expériences de Delorme[1]).

La recherche des projectiles dans le cerveau ou le cervelet étant inutile et dangereuse, ne devra donc jamais être faite immédiatement.

En résumé, nous pensons qu'on devra agir dans les plaies par armes à feu comme dans les autres plaies pénétrantes du crâne : mettre à nu le foyer de fracture ou de pénétration, l'agrandir, enlever les esquilles et les corps étrangers sans toucher à la dure-mère si celle-ci est intacte ; en agrandissant son ouverture si elle est déchirée ou perforée, pour enlever les caillots et les corps étrangers que l'on trouvera en dedans de cette membrane, et enfin drainer.

Si dans cette exploration la balle est visible, soit sous les téguments, soit dans la plaie osseuse, soit dans la plaie cérébrale, il faudra évidemment l'enlever au même titre que les esquilles et corps étrangers; mais si le projectile ne se rencontre pas sous la main, il ne faut pas le rechercher loin de la plaie.

Si sa présence provoque plus tard des accidents, nous verrons plus loin comment il est bon d'agir contre ces lésions secondaires.

Cette conduite ne met pas sûrement à l'abri des complications infectieuses secondaires, si le malade résiste aux premiers accidents de shock et de contusion cérébrale ; mais elle réduit au minimum le danger de ces complications. Cette règle générale posée, il nous faut voir si elle est toujours applicable et comment elle l'est.

Les coups de feu pénétrant dans le crâne, y entrent, nous l'avons vu, par la voûte ou par la base.

Voûte. — Les plaies de la voûte siègent le plus souvent à la région temporale; là ou ailleurs les règles précédentes sont possibles à appliquer, la région est facilement abordable.

Mais le projectile n'a pas toujours produit une perforation de la voûte, on le trouve quelquefois au fond de la plaie des parties molles, enfoncé dans l'os, ou bien ayant glissé sur l'os pour sortir plus loin. Doit-on alors ouvrir le crâne ? Nous sommes en face des fractures de la voûte, ne présentant qu'une fissure, fractures que nous avons déjà étudiées.

Si la lésion osseuse est minime et ne s'accompagne d'aucun signe fonctionnel, il faut s'arrêter là, pour n'intervenir qu'en cas d'accidents infectieux ou compressifs. Si au contraire un fragment est enfoncé ou si des phénomènes d'irritation ou de destruction corticale (contractures ou paralysies

[1] *Gazette des Hôpitaux*, 1894, p. 228, 235, 283.

localisées) font craindre un enfoncement de la table interne seule, on devra trépaner à ce niveau pour soulever et enlever les esquilles profondes.

Base. — Les plaies de la base sont dues à des coups de feu tirés dans l'oreille ou la mastoïde, dans l'orbite ou la région péri-orbitaire, dans la bouche.

Région auriculaire. — Les coups de feu dans l'*oreille ou la région mas-toïdienne* doivent être traités comme à la région temporale : à la région mastoïdienne l'agrandissement de la plaie, l'exploration de la lésion osseuse sont faciles ; si la balle est incrustée dans l'apophyse, il faut l'enlever à l'aide de la gouge ou d'une curette ; si l'apophyse est fracturée, après ablation des esquilles on peut trouver une lésion du sinus latéral qu'il faudra tamponner avec des lanières de gaze stérilisée ou avec des paquets de catgut.

Le projectile tiré dans le conduit auditif externe peut s'y être arrêté d'où l'indication de nettoyer et laver ce conduit pour le débarrasser du sang et explorer, puis enlever le projectile si on le rencontre.

Si la balle est peu enfoncée, cela est facile à l'aide d'une pince ou d'une curette ; si elle siège au fond du conduit ce peut être plus délicat et l'on peut être amené à décoller en haut et en arrière le conduit membraneux pour l'inciser et aborder plus facilement le conduit osseux d'où on désenclave la balle.

Si enfin le projectile n'est pas visible, il est dans le rocher ou dans le crâne, l'hémorragie indiquant les lésions du conduit et du tympan, la paralysie faciale celles du rocher.

Ici une intervention large serait grave, délicate, et surtout exposerait à la destruction des parties de l'oreille restées intactes. L'intervention immédiate se bornera donc à laver soigneusement, par irrigation à l'aide d'un bock et d'eau bouillie chaude ; à enlever par le conduit les esquilles et corps étrangers visibles et à tamponner avec de la gaze.

Alors tantôt rien ne se produit et la guérison survient sans incident ; ou bien l'hémorragie continue nécessitant de nouveaux tamponnements (à moins de blessure de la carotide interne, qui exige la ligature immédiate de la carotide primitive pour arrêter une hémorragie considérable). Tantôt au contraire la fièvre s'allume et rend urgent le nettoyage du foyer profond en rabattant le pavillon de l'oreille et évidant à la gouge et au maillet la paroi supéro-postérieure du conduit auditif ; ou bien enfin, une suppuration chronique s'établit autour du corps étranger, sans réaction générale, et nécessite de même l'extraction. Mais dans ce cas, on aura soin de déterminer auparavant son siège par la radiographie.

Si du reste la paroi endocranienne du rocher est effondrée, il peut se développer rapidement une méningo-encéphalite diffuse contre laquelle on ne pourra plus rien, mais que n'aurait pu éviter une intervention difficile et incomplète au fond du conduit auditif.

Région orbitaire. — Les plaies de l'*orbite et de la région péri-orbitaire* indiquent de même une opération immédiate variable.

Dans l'orbite, il y a le plus souvent lésion grave du globe oculaire, et l'intervention commence par l'énucléation qui permet ensuite d'explorer les parois supérieure et interne de la cavité. S'il y a pénétration, on doit comme précédemment nettoyer sans aller plus loin, puis tamponner à la gaze aseptique.

Dans la région péri-orbitaire, il faut aussi mettre à nu l'orifice de pénétration osseuse, enlever les lamelles détachées aussi loin que possible en reclinant le globe oculaire s'il n'est pas lésé ; mais souvent le nerf optique aura été touché dans l'orbite ou dans le crâne sans qu'il soit possible d'y remédier.

Bouche. — Enfin les coups de feu tirés dans la bouche, le canon de l'arme dirigé en haut vers le crâne, ne permettent pas d'intervention immédiate sérieuse. Les lavages du nez et de la bouche à l'eau bouillie, ou chloralée ou naphtolée résument toute la thérapeutique possible et peu efficace applicable à ces cas.

B. — Accidents consécutifs.

Les traumatismes craniens que nous venons d'étudier peuvent, suivant leur gravité, provoquer la mort immédiate, avec ou sans intervention précoce, se terminer par la guérison définitive, ou enfin déterminer des accidents plus tardifs dus les uns à l'infection, les autres à l'évolution progressive de lésions primitives, ou encore à l'apparition de lésions après guérison apparente plus ou moins prolongée.

Nous diviserons tous ces accidents consécutifs en *accidents infectieux* et *accidents compressifs ou cicatriciels* et nous dirons quelques mots des accidents dus aux *corps étrangers intra-craniens*.

Accidents infectieux. — Nous avons vu que les fractures du crâne étaient exposées à l'infection, même lorsqu'elles ne s'accompagnent pas de plaie des parties molles ; on a même observé l'infection de foyers de contusion cérébrale, alors que la boîte osseuse ne présentait aucune solution de continuité.

Hernie traumatique. — Signalons d'abord la possibilité de la hernie traumatique de l'encéphale à travers une perte de substance accidentelle ou opératoire du crâne, accident rare et le plus souvent lié à l'infection de la plaie. Aucun traitement actif ne doit être entrepris, au début : faire d'abord cesser les phénomènes inflammatoires par une désinfection soignée et des pansements appropriés, évacuer le pus d'un abcès sous-jacent à la portion herniée s'il existe, puis comprimer ; au besoin, si les portions herniées ne sont le siège d'aucune localisation fonctionnelle connue, exciser la masse contuse herniée.

Ostéite. — L'infection peut se localiser à la boîte osseuse, dans une fracture infectée de la voûte ; on assiste alors au développement d'une ostéite ou d'une ostéomyélite traumatique, avec fistule et suppuration prolongée.

Nous étudierons plus loin ces lésions infectieuses du crâne et de son contenu, que leur origine soit traumatique ou non (voir *Ostéites du crâne*).

Paralysie faciale. — Dans une fracture du rocher, pendant la période de réparation, peut survenir une paralysie faciale tardive (Demoulin) qu'il ne faut pas confondre avec celle qui se produit au moment de la fracture. Cette hémiplégie faciale tardive, due à la compression du nerf dans son canal osseux enflammé, contrairement à l'autre, guérit le plus souvent, sans qu'on soit obligé d'intervenir autrement que par l'électrisation.

Méningite et encéphalite. — Qu'il y ait eu ou non plaie des parties molles, l'infection peut s'étendre aux méninges et à l'encépale soit sous forme diffuse ; *méningo-encéphalite diffuse ;* soit sous forme localisée donnant lieu aux *abcès intra-craniens* corticaux ou profonds. Or les fractures infectées ne sont pas les seules causes de ces infections profondes, et cette cause particulière n'influe en rien sur le traitement ; nous étudierons donc ces infections d'origine traumatique en même temps que les autres, en traitant des affections inflammatoires du crâne et de l'encéphale.

Accidents compressifs et cicatriciels. — Si une trépanation immédiate n'a pas remédié aux accidents primitifs produits par un enfoncement ou par les esquilles d'une fracture, des paralysies peuvent persister et s'aggraver. Quoique les résultats des trépanations secondaires soient souvent moins bons que ceux de l'intervention immédiate, il est absolument indiqué d'avoir alors recours à la trépanation.

Dans d'autres cas, une fracture a paru guérir simplement et ce n'est que plusieurs mois ou plusieurs années après que surviennent des symptômes quelquefois paralytiques, le plus souvent convulsifs (épilepsie jacksonnienne) ou simplement une céphalalgie intense et persistante, des vertiges, de la perte de la mémoire. Ces symptômes fonctionnels joints à la connaissance d'un traumatisme antérieur et à la constatation de traces, de signes extérieurs résultant de ce traumatisme, doivent conduire à des indications opératoires.

Il sera bon toutefois auparavant, surtout si les symptômes fonctionnels ne sont pas nettement localisés et ne concordent pas avec les signes extérieurs du crâne, de penser à l'hystéro-traumatisme et d'examiner avec soin, et de façon suivie, le malade à ce point de vue.

L'indication d'une trépanation sera très nette dans un certain nombre de cas et le sera moins dans d'autres. Avec Broca et Maubrac[1], nous pouvons les classer de la façon suivante :

1° Il y a concordance absolue entre le signe extérieur (cicatrice, point douloureux du crâne, dépression) et le signal-symptôme (premiers spasmes musculaires par lesquels débute la contraction dans l'épilepsie traumatique).

2° Le signal-symptôme existe seul sans signe extérieur ;

3° Il y a épilepsie généralisée et signe extérieur net ;

Dans ces cas, la trépanation est absolument indiquée et son siège est nettement marqué par la localisation correspondant au signal-symptôme, ou par le signe extérieur cranien ou par les deux à la fois ;

4° Il n'y a pas concordance entre le signal-symptôme, la localisation indiquée par la contracture partielle, et le signe extérieur cranien. Ici la question est délicate, les uns ayant foi entière en la localisation cérébrale et trépanant au point qu'elle indique ; les autres préférant trépaner au lieu de l'accident, sur la cicatrice, le point douloureux ou la fistule, quitte à trépaner secondai-

[1] Broca et Maubrac. *Chirurgie cérébrale.* Masson, 1896, p. 88.

rement au lieu de la localisation, si la première opération n'a pas donné de résultat.

En cas de lésion nécessitant une intervention par elle-même (fistule suppurante), il a tout intérêt à commencer par traiter cette lésion et trépaner en ce point, pour recommencer au second point en cas d'insuccès ; mais si la lésion cranienne est minime et sans importance par elle-même (cicatrice cutanée, légère douleur localisée) mieux vaut, avec un diagnostic bien posé de localisation, commencer par le point indiqué par la contracture, quitte à ouvrir le premier s'il est nécessaire ;

5° Il y a épilepsie généralisée sans signe extérieur cranien, sans renseignement net sur le lieu et l'intensité du traumatisme. Ce cas rentre dans l'épilepsie essentielle dont nous aurons à parler plus loin, le traitement en est le même, fort discutable en tant que traitement chirurgical et très peu efficace jusqu'aujourd'hui.

La trépanation indiquée et son emplacement désigné d'après ce que nous venons de dire, l'ouverture cranienne devra être large. Tantôt on trouvera un épaississement osseux, une hyperostose plus ou moins nette dans la lame enlevée ; il sera bon alors de ne pas s'arrêter, mais d'inciser la dure-mère pour voir s'il n'existe pas une lésion corticale sous-jacente. Il n'est pas besoin de dire qu'en pareil cas il ne faut pas remettre en place la lame osseuse enlevée.

Tantôt des adhérences unissant la dure-mère à l'os d'une part, à l'arachnoïde d'autre part ; tantôt un épaississement de la dure-mère, une pachyméningite hémorragique nécessiteront la résection d'une portion de cette membrane.

D'autres fois enfin les lésions siègent sur le cerveau lui-même : ce sont des kystes sanguins ou séreux, ou des cicatrices sclérosées de l'écorce, ou des plaques de ramollissement. Les parois des kystes seront excisées, on a gratté les plaques de ramollissement, on a excisé les cicatrices blanches. Enfin, dans certains cas où aucune lésion n'apparaissait, on a excisé le centre cortical désigné par la contracture (Horsley, Bergmann) après avoir déterminé ce centre avec certitude par l'exploration électrique.

Malheureusement, les résultats sont en général assez faibles lorsqu'on ne trouve pas de lésion nette ou lorsque cette lésion siège sur l'écorce même ; cependant des succès ayant été obtenus, et l'opération faite aseptiquement ne présentant pas de danger par elle-même, il n'y a aucune raison pour ne pas la tenter.

Corps étrangers intra-craniens. — Dans les plaies par armes à feu nous avons vu que le plus souvent l'intervention immédiate se bornait au nettoyage et à la régularisation de la plaie cranienne et cérébrale superficielle, que le plus souvent le projectile et même des esquilles restent dans la profondeur.

Ces corps étrangers peuvent être indéfiniment tolérés, et il n'y a plus alors à s'en occuper ; mais ils peuvent déterminer dans la suite des accidents qui nécessiteront leur recherche et leur extraction.

Ce sont des vertiges, la perte de la mémoire, des troubles intellectuels divers et surtout des douleurs persistantes. L'impossibilité de retrouver ces corps étrangers dans la masse encéphalique et l'absence de toute indication sur leur siège, faisaient reculer autrefois devant l'intervention dans ces cas, si un symptôme de localisation ou la menace d'accidents infectieux (abcès) ne venait forcer la main. Grâce à la radiographie, on peut aujourd'hui rechercher et trouver ces corps étrangers, et un certain nombre d'observations encourageantes ont été publiées en ces derniers temps. La localisation d'un

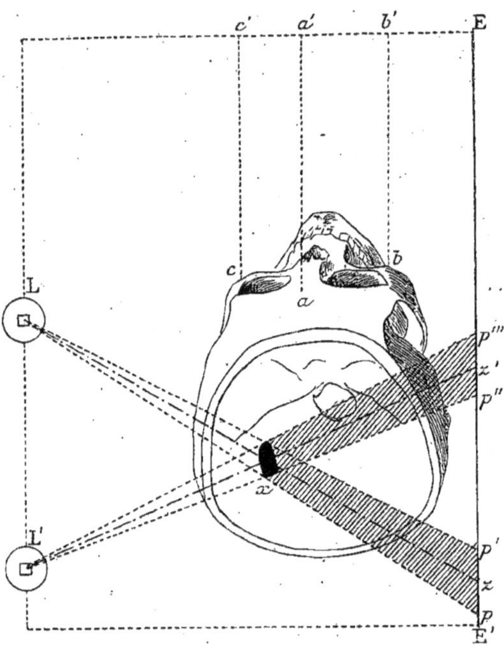

Fig. 25. — Schéma montrant un crâne ouvert, contenant une balle.

L'immobilité du crâne étant obtenue dans une sorte de cadre représenté en plan, si deux tubes de Crookes sont placés à une certaine distance l'un de l'autre sur l'un des côtés de ce cadre en L et L', par exemple, et si le côté opposé est occupé par une plaque sensible E E', il suffira d'actionner le tube L pour obtenir la projection de la balle sur cette plaque sensible en P, L, P'. Remplaçant ensuite cette première plaque sensible par une seconde plaque et actionnant le tube L' on obtiendra une deuxième projection de la même balle en P'', L', P'''. Dès lors, il n'y aura plus qu'à rejoindre par des fils tendus (après enlèvement du cadre) les centres des projections de la balle (L et L') et les foyers d'émission des rayons X. Le point d'entrecroisement des fils indiquera exactement l'emplacement du centre de la balle par rapport aux trois points de repère a, b, c, c'est-à-dire par rapport aux extrémités des trois tiges qui déterminent les points a, b, c. — Les trois tiges représentées schématiquement par les lignes pointillées $a'a$, $b'b$, $c'c$, constituent à elles seules un dispositif distinct, relié à l'ensemble de l'appareil et complété par une quatrième tige dont la pointe peut venir relever, après enlèvement du crâne le point d'entrecroisement des fils — le système de tiges est dénommé compas-repère. — Il porte à lui seul les indications nécessaires pour la recherche chirurgicale du projectile, c'est-à-dire les trois points de repère a, b, c, et le point d'entrecroisement des fils X, qui est l'emplacement précis de la balle par rapport à ces trois points (Contremoulins).

projectile dans la cavité cranienne est rendue plus difficile qu'ailleurs par l'existence d'une enveloppe osseuse complète. Des photographies radiographiques prises en deux sens différents n'indiquent pas suffisamment le siège précis des corps étrangers et peuvent occasionner des recherches dangereuses dans le tissu nerveux.

L'appareil ingénieux de Contremoulins permet la détermination de ce siège précis, grâce à la pointe d'une aiguille indicatrice montrant la direction et la profondeur du corps étranger par rapport à un point de la surface du crâne. Il nous est impossible de donner ici la description de cet appareil très compliqué et dont le maniement pour la détermination de la position de l'aiguille est fort délicat[1] (fig. 25).

Les résultats qu'il a donnés aujourd'hui prouvent que, le compas d'opération une fois repéré, la recherche du projectile devient, grâce à celui-ci, d'une précision pour ainsi dire mathématique.

« Le seul inconvénient, dit Tuffier, de l'appareil de M. Contremoulins, c'est la complexité de l'étude radiographique, la précision pour le réglage du compas que nécessite son emploi exige plus de science chez le radiographe que chez le chirurgien.

C'est un mince inconvénient, si on le compare à l'avantage qu'il nous donne d'épargner tout délabrement cérébral inutile. »

B. — AFFECTIONS INFLAMMATOIRES
(Cràne. Mastoïde. Encéphale.)

Les affections inflammatoires peuvent porter sur les os du crâne ou sur le contenu de la boîte cranienne, méninges, encéphale, sinus veineux.

1° Lésions inflammatoires osseuses

Les infections osseuses du crâne sont les mêmes qu'ailleurs, mais acquièrent un danger spécial par le voisinage des méninges et l'ouverture de la cavité viscérale ; ce sont les différentes espèces d'ostéite : ostéite traumatique, ostéomyélite infectieuse, ostéite tuberculeuse, syphilitique et actinomycosique.

Cependant l'*actinomycose* des os du crâne n'est jamais qu'une complication, qu'une extension de lésions semblables des maxillaires et c'est là que nous devons l'étudier.

En dehors de ces lésions d'ostéites semblables à celles des autres os plats que l'on rencontre à la voûte cranienne, il existe au niveau de la base du crâne des infections osseuses secondaires à des infections muqueuses ayant débuté dans des organes spéciaux : ainsi les ostéites de la base consécutives aux sinusites osseuses frontales, éthmoïdales et sphénoïdales ; et les ostéites mastoïdiennes consécutives aux infections de l'oreille. Pour les premières, infections sinusiennes, elles compliquent des maladies dont nous aurons à parler avec celles de la face, ces sinus entourant les fosses nasales et le pharynx, nous les étudierons alors. Les secondes, infections mastoïdiennes, constituent des complications chirurgicales de maladies d'un organe spécialisé, l'oreille, dont nous n'étudions pas la thérapeutique ; nous ne parlerons ici que de ces complications et des indications que peut en tirer le chirurgien.

Nous avons donc à voir successivement :

Les ostéites traumatiques ;

[1] Académie de médecine, séance du 23 novembre 1897. — Académie de médecine, 31 octobre 1899. — *Presse médicale*, 20 décembre 1899, p. 353 (article de Tuffier).

Les ostéomyélites infectieuses ;
Les ostéites tuberculeuses ;
Les ostéites syphilitiques ;
Les mastoïdites.

Ostéite traumatique. — A la suite des plaies du crâne ayant intéressé et infecté la paroi osseuse, à la suite des fractures accompagnées de plaies et infectées, nous avons vu que l'ostéite de la voûte peut exister seule, sans complications profondes. Un trajet reste fistuleux, le stylet rencontre l'os dénudé sur une surface variable. Du pus peut même s'accumuler entre l'os et la dure-mère donnant naissance à des accès fébriles, à des douleurs.

Il est de toute nécessité de tarir ces suppurations menaçant de s'étendre aux méninges ; il est vrai qu'elles seront beaucoup moins à craindre si l'on applique aux fractures avec plaie, le traitement immédiat que nous avons indiqué.

Ici comme pour tout foyer d'ostéite, il faut après avoir rasé les cheveux, agrandir la plaie, ouvrir largement le clapier sous-cutané, puis enlever au ciseau l'os nécrosé ou infecté (tout ce qui est friable), nettoyer et ouvrir largement par une brèche osseuse suffisante les clapiers profonds extra dure-mériens, puis drainer et traiter comme une plaie infectée, par les pansements humides d'abord. Il suffit d'appliquer ici les règles générales que nous avons énoncées déjà, la difficulté opératoire est seulement un peu accrue par le voisinage des méninges, mais l'indication n'en est que plus pressante.

Ostéomyélite. — L'infection non traumatique des os du crâne existe au même titre qu'ailleurs, et reconnaît les mêmes causes : ostéomyélite des adolescents à staphylocoque, etc. (voir *Ostéomyélite*). Le diagnostic en est difficile souvent dans la forme aiguë, des symptômes généraux simulant la fièvre typhoïde attirant surtout l'attention. Aussi la véritable lésion est-elle souvent méconnue, et la mort rapide en est le résultat. Une intervention précoce, plus encore même que dans l'ostéomyélite aiguë des os longs, peut seule en effet éviter ce dénouement fatal, sans du reste que la guérison soit certaine à sa suite. La difficulté est donc d'abord de poser un diagnostic précis, et ceci fait il faut, sans attendre, ouvrir le foyer, évacuer le pus s'il existe et réséquer largement à la gouge puis à la pince-gouge toute la portion malade, enlevant les séquestres qui se forment ici avec une rapidité remarquable.

« Ainsi est assurée, dit Gérard Marchant, l'opération totale, la désinfection du foyer, la mise à l'abri des complications cérébrales. »

Ostéite tuberculeuse. — La tuberculose des os du crâne est rare et produit des lésions assez spéciales sur lesquelles a insisté Volkmann et que montre bien une pièce de Gangolphe [1] (fig. 26 et 27).

Elle siège de préférence sur les pariétaux et le frontal et offre une tendance particulière à la perforation de l'os.

---

[1] Gangolphe. *Maladies infectieuses et parasitaires des os,* 1894, p. 203 et 204.

Il existe presque toujours un séquestre infiltré de substance caséeuse,
séparé des parties molles saines par un sillon plus ou moins large. Ce

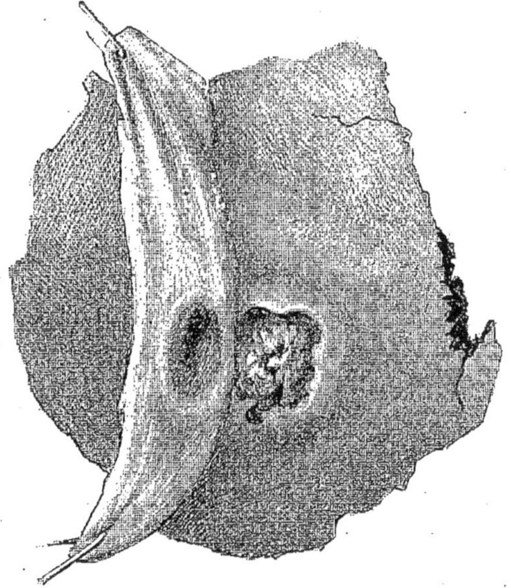

Fig. 26. — Tuberculose du pariétal (face externe) (Gangolphe).

·séquestre peut même être plus large dans sa partie profonde, dure-mérienne,

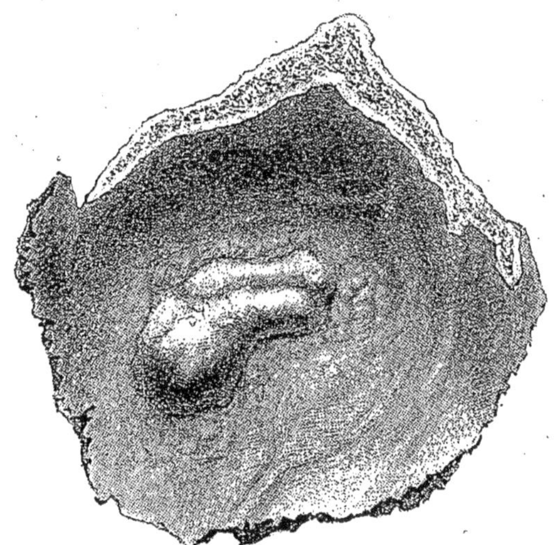

Fig. 27. — Tuberculose du pariétal (face interne) (Gangolphe).

que dans la partie superficielle, et ne pouvoir être facilement extrait par
l'orifice de l'os sain.

. Enfin il existe au-dessus et au-dessous de lui des collections purulentes presque constantes (Gangolphe).

Le seul traitement est l'ouverture, le curettage des fongosités, l'ablation du séquestre en agrandissant au besoin l'orifice osseux ; et le nettoyage de la cavité profonde, en instituant le traitement général de la tuberculose.

Mais les lésions du crâne peuvent retentir sur le cerveau : « Presque toujours on observe le développement de tubercules sur la dure-mère et les méninges avoisinant le foyer osseux ; quelquefois une méningite suraiguë qui enlève le sujet peut être regardée comme le résultat d'une propagation et d'une généralisation de proche en proche. » (Gangolphe. *Loc. cit.*, p. 177.)

Ostéite syphilitique. — La syphilis acquise et la syphilis héréditaire déterminent sur les os du crâne des lésions sensiblement semblables pour que nous n'ayons pas besoin ici de les séparer.

C'est au frontal et aux pariétaux que s'observent surtout ces lésions ; ce sont tantôt des *ulcérations*, tantôt des *hypérostoses*. Nous n'avons pas à décrire ici ces ulcérations osseuses syphilitiques siégeant surtout au frontal, à forme hélicoïdale plus ou moins nette, lorsque plusieurs bourgeons gommeux se sont confondus, ou donnant l'aspect de bois vermoulu et rongé des vers. Quelquefois un séquestre s'isole qui nécessitera une intervention chirurgicale.

La forme hyperostosique donne naissance aux exostoses et aux énostoses syphilitiques ; nous les étudierons plus loin (tumeurs du crâne) avec les exostoses d'autre nature.

Pour les lésions ulcéreuses, le traitement spécifique suffit le plus souvent, sauf dans les cas où un séquestre volumineux ne peut s'éliminer. Une opération chirurgicale devient alors nécessaire, surtout si des phénomènes de compression coexistent, comme dans cette observation de Verchère[1] où ce chirurgien dut enlever à la gouge et à la pince-gouge des ponts osseux très durs qui maintenaient le séquestre en place.

Mastoïdite. — La mastoïdite est une étape de l'évolution des infections de l'oreille moyenne, infection débutant ordinairement par la trompe d'Eustache, les cellules mastoïdiennes communiquant librement avec la caisse. L'évolution n'arrive pas fatalement à cette étape, mais elle y arrive souvent ; l'infection de l'antre pétro-mastoïdien, confluent des cellules mastoïdiennes et aboutissant de l'aditus qui le fait communiquer avec la caisse du tympan, peut se faire rapidement au cours d'une otite aiguë ou lentement dans une otite chronique ; dans les deux cas, elle peut présenter une allure aiguë ou chronique.

Cette mastoïdite peut elle-même, par propagation de l'infection, se compliquer de lésions profondes : méningite, abcès intra-craniens, phlébite des sinus ; mais ces complications pouvant aussi relever directement de l'otite et de la carie du rocher, ou d'une lésion non auriculaire du crâne (fractures infectées, ostéites), nous ne ferons que les signaler maintenant, devant en

---

[1] Verchère. Société de dermatologie et de syphiligraphie, séance du 13 juin 1895.

étudier le traitement ensuite en un chapitre spécial ; il nous suffira pour le moment d'indiquer les moyens qui peuvent permettre d'éviter leur production.

La mastoïdite aigue peut survenir dans le cours d'une otite aiguë ou chronique ; elle donne naissance à des symptômes nets en général, et « tout de suite assez marqués pour reléguer au second plan les signes qui accompagnent la simple otite muqueuse[1] » ; la complication devient l'affection principale. Lorsque donc, chez un malade atteint d'otite, même si celle-ci n'a pas préoccupé le malade, la température monte plus ou moins, des douleurs surviennent ou se réveillent dans la région mastoïdienne avec irradiations vers le cou, quelquefois avec un certain degré de torticolis ; et qu'à l'examen, la pression exagère les douleurs de la mastoïde, surtout à sa base, il faut penser à la suppuration de la mastoïde.

Si avec ces signes, il existe du gonflement, de la rougeur, de l'œdème de la région mastoïdienne, en même temps que par l'examen du conduit auditif on constate l'abaissement, « la chute » de la paroi postéro-supérieure de ce conduit ; ou même enfin si la fluctuation indique l'existence d'un abcès sous-cutané, l'hésitation n'est plus permise. On s'assurera facilement qu'on n'a pas affaire à une lymphangite rétro-auriculaire due à un furoncle du conduit, ou à une adénite suppurée rétro-auriculaire (évolution de la maladie, non-effacement de sillon rétro-auriculaire, existence d'une porte d'entrée).

Les signes précédents indiquant l'existence d'une mastoïdite aiguë, il y a ou non un abcès sous-cutané. Cette collection a été attribuée dans certains cas à une simple périostite mastoïdienne, et on a préconisé contre elle l'incision simple (incision de Wilde). Quelques succès ont pu être obtenus ainsi ; mais comme il est impossible d'affirmer avec certitude qu'il n'y a pas alors de pus dans l'antre, que d'autre part il serait essentiellement dangereux de ne pas libérer ce pus, et qu'enfin la périostite simple est en tout cas extrêmement rare, le mieux est de ne pas en tenir compte et de ne jamais s'arrêter à la simple incision. Si par hasard les cellules mastoïdiennes n'étaient pas prises, la guérison ne s'ensuivrait pas moins ; si au contraire on omettait d'ouvrir un abcès mastoïdien, les accidents les plus graves pourraient en être la conséquence.

Donc, il faudra toujours admettre qu'il existe du pus dans la profondeur et *trépaner la mastoïde*. Dans ces formes aiguës, c'est toujours d'abord à la trépanation simple, à l'ouverture de l'antre (voir *Technique chirurgicale*) qu'il faudra s'en tenir, quitte à faire davantage ultérieurement si la durée de la suppuration y oblige (évidement pétro-mastoïdien) ou si des complications intra-craniennes surviennent.

Cependant l'abcès peut n'être pas rétro-auriculaire, mais cervical (mastoïdite de Bezold[2]), sous l'apophyse, sous le sterno-mastoïdien, derrière l'angle de la mâchoire ; le traitement est alors le même, mais se fait en deux temps : ouverture de l'abcès du cou, trépanation de la mastoïde et ouverture de l'antre.

---

[1] Broca et Lubet-Barbon. *Suppurations de l'apophyse mastoïde*. Steinhel, 1895, p. 29.

[2] F. de Quervain. *Semaine médicale*, avril 1897, p. 133. — Jacques Fournié. Thèse de Paris, 1899.

Il peut arriver qu'un certain nombre de symptômes fassent penser à l'abcès mastoïdien (fièvre, douleur spontanée et provoquée) sans qu'il existe de signes extérieurs rétro-auriculaires prouvant la rétention du pus dans les cellules. Il faut alors s'assurer que le tympan est ouvert et largement ouvert, agrandir l'ouverture si elle s'est faite spontanément, la créer si le tympan est intact.

Si aucune rétention purulente n'est possible dans la caisse, le traitement de la suppuration otitique par les insufflations ou les lavages faits par la trompe d'Eustache, traitement qui ressortit au spécialiste et sur lequel nous ne pouvons insister, doit être institué. En cas d'échec de ce traitement, de persistance de la douleur aiguë, de la fièvre, et des phénomènes généraux ; il faut en venir à la trépanation comme dans le cas précédent, sans attendre l'éclosion de complications plus graves.

La cavité purulente devra être laissée largement ouverte, l'incision cutanée étant à peine réduite par des sutures si elle est très grande, des mèches de gaze tamponneront la cavité qui se comblera lentement, en plusieurs semaines.

La MASTOÏDITE CHRONIQUE succède à l'ouverture spontanée d'une mastoïdite aiguë ou à la non-cicatrisation d'une trépanation dans le même cas, il existe alors une *fistule mastoïdienne* qu'il ne faut pas laisser persister, pas plus que toute autre fistule symptomatique d'une lésion osseuse, d'autant plus qu'elle laisse ici la porte ouverte aux complications intra-craniennes dont nous avons déjà parlé du côté des méninges, de l'encéphale ou des sinus veineux.

Cette fistule siège le plus souvent sur la mastoïde même, mais peut exister aussi en avant, dans le conduit auditif. Le diagnostic de cette dernière, et sa différenciation d'avec une perforation tympanique peut être faite seulement à l'aide de l'otoscopie [1] et demande une certaine expérience dans cet examen.

La fistule constatée, il faut faire ce qu'on fait ailleurs, mettre l'os atteint d'ostéite à nu et gratter, curetter, enlever à la gouge tout l'os malade. Mais ici la lésion vient de plus loin, de la caisse, et si l'on n'ouvre pas largement cette caisse pour la curetter et la nettoyer, on ne tarira pas le plus souvent la suppuration. Aussi sera-t-on amené à faire plus que la trépanation, l'*évidement pétro-mastoïdien*, abattant la paroi antéro-externe de l'aditus et faisant communiquer largement la caisse du tympan avec la mastoïde ouverte et le conduit auditif externe (voir *Technique chirurgicale*). Le traitement consécutif sera long, nécessitera des pansements répétés ; mais la guérison définitive dépend du soin et de la patience avec lesquels ils seront faits et supportés.

Enfin il existe un troisième ordre de faits qui pourront nécessiter une action chirurgicale du côté de la mastoïde et de la caisse du tympan : la *suppuration chronique de l'oreille moyenne*. Les otorrhées sont du ressort de l'auriste et doivent être soumises longtemps au traitement local et spécial ; mais un certain nombre de cas peuvent faire décider une intervention

---

[1] Lermoyez. *Presse médicale*, juin 1900, p. 340.

chirurgicale [1]. Et d'abord l'existence de symptômes mastoïdiens, nous l'avons vu ; puis l'existence de complications d'autre nature que nous verrons (méninges, etc.,) qui nécessiteront d'abord l'évidement pétro-mastoïdien ; enfin, sans complications d'aucune sorte, mastoïdienne ou autre, la durée de la suppuration, ou l'existence de lésions incurables par les autres traitements. Dans ces cas, la décision est délicate à prendre et devient affaire d'appréciation particulière soit de l'auriste qui soigne, soit du chirurgien appelé à donner son avis ; mais surtout du premier qui peut apprécier par l'examen local le degré des lésions et la possibilité de leur guérison.

L'*évidement pétro-mastoïdien* peut seul mettre à découvert les lésions profondes, et permettre d'y porter la curette et de faire des pansements ultérieurs.

2° Lésions inflammatoires intra-craniennes

a. **Méningite, méningo-encéphalite aiguë, phlébite des sinus, abcès encéphaliques.** — Trop souvent encore les soins immédiats n'ayant pas été régulièrement donnés, la suppuration s'étant établie, ou d'autre part un traitement suffisant n'ayant pas été appliqué aux suppurations chroniques de l'oreille, des complications infectieuses graves éclatent du côté des méninges, de l'encéphale ou des sinus veineux. Il est inutile de faire observer que ces complications seront d'autant moins fréquentes qu'on observera mieux les règles du traitement immédiat ; il est possible d'éviter ces accidents, il est presque impossible de les enrayer lorsqu'ils sont établis.

Lorsqu'ils éclatent, il est en général fort difficile de savoir si l'on se trouve en présence d'une méningite aiguë, d'une méningo-encéphalite diffuse, d'un abcès du cerveau ou du cervelet, ou d'une phlébite des sinus.

Eliminant d'abord la méningite aiguë et la phlébite des sinus de cause générale, médicale, le plus souvent très vite généralisée et contre laquelle aucune intervention ne peut être tentée ; éliminant de même la phlébite sinusienne consécutive aux phlébites pharyngiennes ou faciales et débutant par les sinus de la base, notamment le sinus caverneux sur lequel on n'a encore aucun moyen d'action ; il reste à étudier le traitement possible : 1° dans les traumatismes craniens infectés ; 2° dans les ostéites du crâne propagées à l'encéphale, à ses enveloppes ou aux sinus.

De même pour les abcès : en dehors des abcès consécutifs aux traumatismes et aux ostéites, il n'existe que des abcès métastatiques contre lesquels il n'y a plus rien à faire, l'infection générale dominant la scène ; ou bien des abcès consécutifs aux suppurations et gangrènes pulmonaires qui comportent, s'ils sont diagnostiqués, le même traitement que les abcès d'origine traumatique.

Traumatismes et ostéites sont donc les deux grandes causes des infections intra-craniennes susceptibles d'un traitement chirurgical. Pour plus de clarté nous examinerons successivement les trois classes suivantes :

1° Fractures de la base du crâne ;

2° Ostéites de la voûte d'origine traumatique ou sanguine ;

[1] Lombard. Thèse de Paris, 1899.

3° Ostéites de la base (oreille moyenne et mastoïde, sinus frontaux, sphénoïdaux, orbite).

FRACTURES DE LA BASE. — Nous avons vu plus haut que l'intervention
immédiate était impossible et que le gros danger résidait dans l'infection
méningo-encéphalique qu'aucun moyen ne peut prévenir avec certitude.

Malheureusement lorsqu'au bout de quelques jours, ou même de quelques
semaines, les accidents infectieux centraux éclatent (céphalalgie, vomissements, constipation, fièvre élevée, etc...) il n'y a non plus rien à tenter. On
a bien comparé l'infection méningée à l'infection péritonéale et proposé
d'ouvrir le crâne comme on ouvre l'abdomen ; mais si l'on obtient déjà bien
peu de succès par la laparotomie, on ne peut même pas compter sur ces
résultats par une trépanation qui, même large, n'ouvre que peu le crâne et
surtout ne permet pas le nettoyage et le drainage de la cavité entière,
comme dans l'abdomen.

OSTÉITES DE LA VOUTE. — Lorsque nous avons étudié ces ostéites précédemment nous avons vu qu'il était indispensable de les traiter immédiatement, qu'elles soient traumatiques ou spontanées, par l'ouverture large
et l'évacuation du foyer osseux et sous-dure-mérien.

Malheureusement, ce traitement n'est pas toujours appliqué et des accidents plus graves peuvent éclater . méningite ou méningo-encéphalite généralisée, sinusite du sinus longitudinal supérieur ou étendue à tous les sinus,
abcès de l'encéphale qui peut être sous dural, cortical ou profond ; lésions se
traduisant par des signes d'infection (température élevée) et de compression
cérébrale en cas d'abcès.

Si la plaie ou une fistule existent encore, l'indication est, comme précédemment, d'agrandir et de trépaner largement à ce niveau pour se comporter
suivant la lésion trouvée. Cette trépanation est indiquée même s'il y a des
signes de méningite généralisée , ceux-ci pouvant être occasionnés par une
lésion encore localisée.

Si la plaie primitive est cicatrisée, c'est encore à ce niveau qu'il faut
trépaner, à moins d'indication très nette donnée par une localisation (contracture ou paralysie).

L'ouverture osseuse pratiquée, il peut n'y avoir aucune altération de la
dure-mère, l'abcès étant profond ; alors peut exister le signe de Rose-Braun :
bombement de la dure-mère avec absence de pulsations cérébrales, indiquant un abcès sous la dure-mère. Ce signe n'est pas constant, mais qu'il
existe ou non si l'on soupçonne une collection, il faut toujours inciser la
méninge et examiner l'écorce cérébrale.

Lorsqu'enfin l'écorce même ne présente rien d'anormal, le chirurgien
pourra chercher la collection à l'aide de ponctions faites plutôt avec le bistouri qu'avec un trocart ou une aiguille qui se bouchent facilement par le
pus ou la substance cérébrale. Malheureusement, les cas sont nombreux
dans lesquels les recherches n'ont pas su déceler un abcès profond qui
était cependant abordable.

Si la collection est trouvée, il faut l'ouvrir largement, la drainer sans lavage et maintenir longtemps le drainage, jusqu'à cessation absolue de la suppuration.

Il arrive souvent que, après une amélioration passagère, le blessé succombe à la diffusion de l'infection ou à la multiplicité des lésions ; ou bien, il est exposé à la récidive, après guérison apparente de l'abcès et même fermeture complète de la plaie. Enfin, on a signalé des accidents mortels tardifs, alors qu'on ne trouvait à l'autopsie qu'une cicatrice sans trace d'abcès. Il faut donc s'attendre à des échecs nombreux, mais comme d'autre part la terminaison fatale est la règle sans intervention, l'indication opératoire n'en reste pas moins précise.

Lorsque le malade guérit, il conserve souvent les paralysies dues à la destruction d'une portion de substance cérébrale, et déjà établies avant l'intervention.

La *phlébite du sinus longitudinal supérieur* ne donne lieu à aucun symptôme précis et ne pourra être découverte qu'au cours d'une intervention indiquée par d'autres lésions ; le traitement de cette phlébite serait le même que celui que nous exposerons pour le sinus latéral infecté dans l'otite.

Ostéites de la base. — Les complications infectieuses intra-craniennes peuvent succéder aux ostéites de la base dues à l'infection des cavités en rapport avec cette base : sinus sphénoïdaux, orbite, sinus frontaux, oreille moyenne et mastoïde.

Sinus osseux. — Nous verrons plus loin (face) le traitement des infections des sinus osseux, traitement qui doit prévenir les complications plus profondes; mais lorsque ces dernières existent, elles sont absolument inabordables pour les *sinus sphénoïdaux*. Pour la *paroi supérieure de l'orbite*, l'intervention n'est possible qu'après énucléation du globe et éviscération de la cavité osseuse nécessitée du reste par l'infection orbitaire. En cas de lésions méningo-encéphaliques, l'ouverture de la paroi supérieure de l'orbite est possible, mais la voie peu large et les recherches profondes bien difficiles.

Au contraire, l'effondrement de la paroi postérieure du *sinus frontal*[1], après ouverture de ce dernier (voir face), est possible et peut donner une large voie vers les méninges ou le cerveau. La conduite en ce cas serait du reste la même que pour les lésions de la voûte cranienne.

Oreille et mastoïde. — Nous avons dit déjà que toute suppuration prolongée de l'oreille moyenne, rebelle aux pansements et aux grattages par le conduit, que toute fistule mastoïdienne persistante indiquent l'évidement pétro-mastoïdien complet. Lorsque ces fistules et suppurations sont abandonnées à elles-mêmes elles peuvent déterminer des complications intra-craniennes graves. Une otite aiguë, légère ou sérieuse, guérie en apparence pendant longtemps, peut provoquer de même ces accidents.

α. *Il n'existe pas de signes de localisation.* — Ces accidents sont le plus souvent vagues au début, marqués par de la céphalgie, de la torpeur, de la fièvre, des vomissements, en même temps que souvent l'écoulement

[1] Luc. Société française d'otologie, laryngologie et rhinologie, session 1897, séance du 3 mai.

de l'oreille se tarit. Ce peut être un début de méningite ou une pseudo-méningite, accident mal expliqué comparable au péritonisme ; ou un abcès encéphalique ; ou même une phlébite du sinus latéral ne donnant pas encore de signe net du côté du cou.

Qu'il y ait ou non mastoïdite il faut alors, comme l'ont bien montré Broca, Lubet Barbon, et Maubrac, ouvrir l'antre pétro-mastoïdien, si cela n'est pas déjà fait, et pratiquer l'évidement complet pétro-mastoïdien. Quelquefois les accidents cesseront et la guérison sera obtenue ; il y avait alors seulement lésion de l'oreille interne, du labyrinthe, ou réaction méningée sans méningite véritable.

Le plus souvent du reste cela ne suffit pas et pour peu que les symptômes graves persistent après l'intervention, pendant vingt-quatre ou quarante-huit heures, il faut faire plus ; mais quoi ?

Est-ce une méningite, contre laquelle la trépanation né fera probablement rien ? Est-ce un abcès du cerveau, du cervelet, une phlébite du sinus latéral ?

Il peut exister des symptômes faisant prévoir la lésion cérébrale ou cérébelleuse, ou montrant nettement une sinusite latérale, nous les verrons un peu plus loin, ils sont d'un grand secours et permettent de choisir le genre d'intervention et le procédé opératoire.

Mais souvent rien n'indique quelle est et où se trouve la lésion principale, la thérapeutique de ces cas est fort difficile.

S'il existait une mastoïdite, il faut avant tout, en évidant la mastoïde et enlevant à la curette tout l'os malade, mettre à nu et examiner le sinus latéral, on trouvera quelquefois un abcès extra-veineux, extra-dural. En ce cas il faut s'arrêter là, à moins que les signes de pyohémie ou la phlébite de la jugulaire au cou n'indiquent nettement la participation du sinus lui-même à l'inflammation. Nous verrons plus loin ce qu'il faut faire alors.

Si l'exploration du sinus ne montre rien de ce côté ou si même la carie osseuse mène d'emblée vers le crâne, c'est de ce côté qu'il faut aller à la recherche d'un abcès soit sous-dural, soit encéphalique. Broca et Brun insistent sur la valeur diagnostique de la somnolence et du ralentissement du pouls pour faire penser à un abcès encéphalique ; mais nous ne savons si la collection est cérébrale, c'est-à-dire temporale, ou bien cérébelleuse. En dehors de tout symptôme indicateur, il faut aller au plus fréquent, l'abcès temporal. Nous verrons ailleurs (*technique chirurgicale*) qu'il existe plusieurs procédés d'ouverture de la loge temporale pour la recherche de ces abcès : les uns trépanent le crâne sans profiter de la voie mastoïdienne, en un lieu variable (procédés pré-auriculaires, sus-auriculaires et sus-mastoïdiens) ; les autres profitent de l'ouverture de l'antre et de l'aditus pour pénétrer dans le crâne en effondrant la paroi supérieure du conduit et agrandissant l'ouverture à volonté (procédé mastoïdien, de Wheeler).

Lorsqu'il n'existe aucun signe de localisation, il nous paraît plus prudent d'employer la voie mastoïdienne, comme le conseillent fortement Février et Picqué, Broca, Berger, Brun [1].

---

[1] Picqué et Février. *Annales des maladies de l'oreille et du larynx*, 1892. — Berger, Picqué. *Bulletins de la Société de chirurgie*, 1894, p. 815. — Broca et Maubrac. *Chirurgie cérébrale*, 1896, Masson et Soc. de chir., 1896, p. 651. — Brun, *Soc. de chir.*, 1896, p. 681.

Enfin si l'ouverture du crâne dans la région temporale ne montre d'abcès ni sous-dural, ni profond, après attente de vingt-quatre heures, les symptômes persistant, il faudra explorer la loge cérébelleuse, soit par la même voie mastoïdienne, soit par une trépanation spéciale (voir *technique chirurgicale*).

Du reste, on peut se trouver en présence de lésions complexes dont le traitement complet sera impossible et le résultat souvent défectueux ; mais la mort est inévitable sans intervention et celle-ci peut amener la guérison grâce à l'ouverture d'un abcès bien et assez longtemps drainé.

En résumé, en l'absence de signes montrant la nature et le siège de la lésion, mais en présence de symptômes généraux alarmants, il faut procéder par étapes successives à la recherche des diverses lésions qui peuvent exister : sinusite latérale, abcès temporal, abcès cérébelleux.

β. *Il existe des signes de localisation.* — Outre les symptômes généraux communs aux lésions encéphaliques (compression) : céphalalgie dont le siège fixe ne donne pas d'indication certaine, vertiges, vomissements, ralentissement du pouls et névrite optique ; outre les signes d'infection, qui peuvent du reste ne pas exister : fièvre avec dépression générale ; on peut trouver dans certains cas des symptômes ou des groupes de symptômes indiquant qu'il s'agit soit d'une phlébite du sinus latéral avec thrombose, soit d'un abcès du lobe temporal, soit d'un abcès cérébelleux ; les indications sont alors plus précises et l'action plus directe.

La **phlébite du sinus latéral**, d'après Broca et Maubrac, débute le plus souvent par une mastoïdite aiguë, subaiguë ou chronique et les symptômes généraux précédents ; puis plus ou moins vite arrivent les signes d'infection veineuse : oscillations thermiques et frissons, c'est-à-dire les signes de pyohémie.

Si la marche n'est pas trop aiguë, surviennent ensuite la gêne des mouvements du cou, la raideur de la nuque, et l'apparition d'un cordon dur et douloureux sous le bord antérieur du sterno-mastoïdien (thrombose de la veine jugulaire interne). En même temps la gêne de la circulation se traduit par l'œdème de la face, par des étourdissements et des vertiges.

En présence de ces signes il faut, comme toujours, évider la mastoïde et ouvrir la caisse, mais cela ne suffit plus, il faut traiter la thrombo-phlébite du sinus.

Deux cas se présentent donc : ou bien le diagnostic de phlébite de la jugulaire interne et du sinus est fait d'avance et l'opération sera dirigée dans ce sens, dès le début. Ou bien le diagnostic de phlébite du sinus n'est fait qu'au cours d'un évidement mastoïdien par l'aspect, la coloration du sinus et l'absence de battements dans ses parois. Il faut alors opérer comme dans le cas précédent, mais avec d'autres instruments que ceux qui ont servi pour la mastoïde et en recommençant à fond le nettoyage des mains. En effet le premier temps de l'intervention consiste alors dans la ligature de la veine jugulaire interne dans le cou, en région encore aseptique et qu'il importe de ne pas infecter.

Cette ligature, premier temps du traitement de la phlébite, sera faite autant que possible au-dessous du caillot veineux reconnu à l'exploration, et à ce niveau, le plus souvent à hauteur du confluent hyoïdien ou thyro-linguo-facial, on sectionnera la veine entre deux ligatures.

Si le caillot descend jusqu'à la base du cou, au-dessous du point où on peut encore l'atteindre, Broca conseille de lier quand même, bien qu'alors le pronostic soit désespéré.

Les ligatures et la section faites au cou, laissant la plaie ouverte pour revenir au bout supérieur de la veine plus tard, on se porte au crâne.

Là, avant d'ouvrir le sinus, Jones, Chipault[1] conseillent de lier le sinus transverse près du pressoir d'Hérophile afin d'isoler le segment veineux que l'on veut désinfecter. Robineau[2] discutant l'utilité de ce temps opératoire montre que « la disposition anatomique du pressoir ne peut que difficilement favoriser les embolies », et que d'autre part « la phlébite envahit bien souvent le confluent, le dépasse et atteint d'autres sinus » sans qu'on puisse savoir où s'arrête le caillot ; enfin la phlébite ne peut guère être arrêtée par une ligature, mais seulement par une résection veineuse, et par suite la ligature du sinus transverse, tout en compliquant l'opération, n'atteint pas le but cherché.

On se contentera donc de la ligature de la jugulaire au cou, qui au moins met à l'abri de l'embolie et de l'hémorragie par le bout central lorsqu'on ouvrira le sinus.

Cette ligature faite, si l'antre et la caisse ne sont pas encore ouverts, on en pratique l'ouverture ; puis on met à nu le sinus (voir pour les détails *technique chirurgicale*), on l'incise sur une longueur de 2 à 3 centimètres et on extrait le caillot qui le remplit en extirpant tout le bout qui descend dans la jugulaire. Pour l'autre bout du caillot, quelques auteurs conseillent son ablation qui est suivie d'un fort jet de sang arrêté par tamponnement. Malheureusement, un caillot va se reformer de ce côté et il n'est peut être pas utile de déboucher le sinus vers le pressoir d'Hérophile.

Le sinus ouvert et nettoyé par la plaie mastoïdienne, il ne reste qu'à revenir au cou pour ouvrir le bout supérieur de la jugulaire au-dessus de la ligature faite au début, afin de laver le sinus de haut en bas et drainer la veine en son point déclive.

On a pu, grâce à ce traitement délicat et complexe, obtenir des guérisons véritablement inespérées.

L'abcès du lobe temporal, lorsqu'il se manifeste par des signes spéciaux, ce qui est rare, donne lieu, en dehors des signes communs, à de l'aphasie, non à l'aphasie motrice de la circonvolution de Broca, mais à l'aphasie sensorielle, à la cécité verbale qui peut être liée à l'hémianopsie[3]. En dehors de ces signes de localisation indiquant l'abcès cérébral (temporo-occipital) les autres symptômes, contracture ou paralysie, ne sont pas assez précis ordinairement.

Dans ce cas, la trépanation peut être faite directement sur la lésion à

---

[1] Chipault. *Chirurgie opératoire du système nerveux*, 1894, t. I, p. 549 et *Académie méd.*, 9 février 1897.

[2] Robineau. *Traitement chirurgical des phlébites*. Thèse de Paris, 1898, p. 73.

[3] Dieulafoy. Académie de médecine, 27 juin 1900 et *Presse méd.*, 1900, 1er semestre, p. 313.

l'aide de la topographie cranio-cérébrale et de la connaissance des localisations (Voir *technique chirurgicale*) ; mais il faudra toujours aussi ouvrir l'antre et la caisse ; et il sera même utile, si la carie osseuse y conduit, d'effondrer la paroi cranienne de l'aditus pour évacuer un abcès sous-dural possible.

Aussi beaucoup d'opérateurs préfèrent-ils profiter de la voie créée par cet évidement, pour ouvrir le crâne par le procédé de Wheeler (voie mastoïdienne).

L'abcès cérébelleux donne aussi rarement des symptômes assez nets et assez purs pour qu'on le puisse diagnostiquer d'emblée. Il existe cependant un syndrome cérébelleux qui peut y faire penser quelquefois (Th. Acland et Ballance[1], Picqué et Mauclaire[2], Dieulafoy[3]). Ce syndrome consiste surtout en céphalée, vomissements sans efforts, constipation et vertiges, névrite optique, ralentissement du pouls comme pour les abcès cérébraux ; puis, en perte d'équilibre, titubation pendant la marche et la station debout, comparée à celle de l'ivresse alcoolique ; tendance à la rotation vers le côté de la lésion.

Acland et Ballance ont constaté comme dans l'expérimentation physiologique :

1° La paralysie du membre supérieur du côté de la lésion, avec faiblesse des membres inférieurs ;

2° L'exagération du réflexe rotulien du côté de la lésion ;

3° La déviation conjuguée des yeux du côté opposé à la lésion.

Malheureusement des lésions labyrinthiques peuvent simuler ce syndrome ; bien qu'ici, dit Dieulafoy, la céphalée soit moins intense, moins persistante, moins localisée ; que la fièvre n'existe pas ; que les symptômes une fois parus s'atténuent, contrairement à ceux de la lésion cérébelleuse.

La localisation cérébelleuse diagnostiquée, la connaissance de l'otite ancienne ou récente, l'évolution plus rapide feront penser à l'abcès plutôt qu'à une tumeur.

Ce diagnostic porté, où trépaner ? Nous savons par les études de Picqué et de Mauclaire que l'abcès peut siéger, (sans parler des abcès extra-duraux ne donnant pas de signes de localisation) en avant et en dedans près du sommet du rocher, en avant et en dehors près de la mastoïde et du sinus, en arrière et en dedans près du vermis cérébelleux.

Les plus fréquents sont les antéro-externes, près de la lésion osseuse d'origine otitique ; pour les aborder, on peut employer soit la voie mastoïdienne après évidement petro-mastoïdien en passant au-dessus ou au-dessous du sinus latéral, voie dangereuse à cause du sinus ; soit la voie occipitale par un des procédés que nous indiquons ailleurs. Brun[4] trouvant que pour le cervelet la voie mastoïdienne donne un accès restreint, préfère la trépanation classique sur l'occipital.

Dans tous les cas, si on ne commence pas par ouvrir l'antre et la caisse,

---

[1] Acland et Ballance St. *Thomas Hospital Reports* et *Presse méd.*, 6 janvier 1897, p. 6.

[2] Picqué et Mauclaire. *Congrès de chirurgie*, 1898, et *Société de chirurgie*, 1898, p. 1058 et 1094.

[3] Dieulafoy. *Presse médicale*, 27 juin 1900, p. 313.

[4] Brun. *Bullet. Soc. chirurgie*, 1896, p. 683.

il faudra le faire après ouverture de l'abcès, pour ne pas laisser persister la lésion osseuse causale et même un abcès sous-dural correspondant.

b. **Méningite tuberculeuse.** — Il nous reste à étudier rapidement les essais opératoires peu fructueux tentés contre une affection méningée chronique, la méningite tuberculeuse.

Les tentatives faites ou proposées sont de deux ordres : méthode directe ou curative, méthode décompressive ou palliative.

La première s'attaque aux lésions de la voûte ou de la base, elle n'a pas encore été appliquée. Chipault propose d'attaquer les lésions de la base par une trépanation au niveau du lac sylvien et d'introduire une lame de gaze iodoformée ressortant par la plaie [1].

La seconde cherche à décomprimer l'encéphale en ponctionnant les ventricules pour évacuer l'épanchement, ou en ouvrant l'espace sous-arachnoïdien soit au crâne, soit par une ponction rachidienne lombaire (ponction de Quincke). Les résultats sont peu brillants, et Broca [2] conclut en disant : « Tout ce que nous ferions, et encore ne l'avons-nous jamais proposé ni pratiqué, c'est la ponction lombaire à laquelle Quincke, Ziemssen, Ewald, Marfan ont dû quelques améliorations, peut-être quelques prolongations d'existence avec atténuation des symptômes. C'est une opération facile, relativement bénigne, qui ne nécessite pas la chloroformisation, et qui dès lors est justifiée ».

Ces essais sont trop peu encourageants pour que nous puissions les conseiller.

C. — TUMEURS

(Crâne-encéphale).

Lorsqu'une tumeur cranio-encéphalique a été diagnostiquée, que son siège est déterminé, l'indication est nette, il faut intervenir à moins que l'état du malade ne soit par trop mauvais.

Cette intervention pourra être du reste simplement *exploratrice ;* ou *décompressive* (palliative), si la tumeur est inextirpable ou inabordable ; ou enfin *curative*, si l'ablation peut en être pratiquée.

Malheureusement, si le diagnostic de tumeur et celui de son siège sont faciles lorsque le néoplasme fait saillie à la surface du crâne ; ils sont extrêmement difficiles lorsque la tumeur est complètement renfermée dans la boîte osseuse, et réellement intra-cranienne.

Des tumeurs (et au crâne le mot tumeur s'emploie avec son sens clinique, de grosseur, et non avec son sens anatomique) qui font saillie à l'extérieur, les unes sont développées aux dépens des os du crâne ou sont dues à des lésions de ces os, les autres sont des tumeurs d'abord intra-craniennes ayant soulevé ou perforé la couche osseuse (nous avons étudié précédemment les

---

[1] Chipault. *Chirurgie opératoire du système nerveux*, 1894, t. I, p. 724 et *Trait. chir.*, Le Dentu Delbet, t. IV, p. 771.

[2] Broca et Maubrac. *Chirurgie cérébrale*, 1896, p. 473.

tumeurs des parties molles péri-craniennes). Le premier fait frappant dans
ces cas est la saillie, puis la constatation de symptômes de compression
cérébrale, lorsqu'ils existent; au contraire ces signes de compression existent seuls dans les tumeurs intra-craniennes.

Nous étudierons donc les indications thérapeutiques dans les trois variétés
suivantes :

a. Tumeurs faisant saillie à la surface et non accompagnées de signes
fonctionnels ;

b. Tumeurs faisant saillie à la surface et accompagnées de signes fonctionnels ;

c. Tumeurs intra-craniennes proprement dites.

a. TUMEURS FAISANT SAILLIE. PAS DE SIGNES FONCTIONNELS. — Etant donné
le sens large dans lequel on emploie le mot tumeur au crâne, nous ferons
rentrer dans ce cadre des lésions qui ne sont nullement des néoplasmes au
sens anatomique du mot; c'est ainsi que dans ce chapitre prendront place la
pneumatocèle et le cœphalématome qu'il est plus rationnel de rattacher aux
lésions des os du crâne qu'aux parties molles péricraniennes. Outre ces
deux affections, nous rencontrons dans ce cadre les exostoses des os du
crâne et les sarcomes. (Les kystes hydatiques des os du crâne se développent dans le sinus frontal, c'est là que nous les verrons).

Pneumatocèle. — L'épanchement d'air entre les os du crâne et leur
périoste, la pneumatocèle, est d'origine traumatique ou spontanée ; cette
dernière comprenant les pneumatocèles produites par usure et raréfaction
non expliquées de l'os et surtout les perforations par ostéites.

Qu'une fracture ou une ostéite mette en communication la cavité du sinus
frontal ou des cellules mastoïdiennes avec la face externe de l'os, et décolle
le périoste, la pneumatocèle frontale ou mastoïdienne sera constituée, reconnaissable à la saillie sous la peau normale d'une tumeur molle, sonore,
réductible, se reproduisant et augmentant sous l'influence des efforts et produisant souvent, lors de la réduction, une sorte de sifflement perçu par le
malade.

L'origine traumatique, lorsqu'elle existe, est nette à retrouver ; l'origine
inflammatoire a été prouvée, pour le sinus frontal, par deux observations du
mémoire de Thomas[1]; une observation de Malapert (de Poitiers)[2] ; les
remarques de Berger et de Kirmisson à la Société de chirurgie ont mis en
évidence le rapport de la pneumatocèle mastoïdienne avec les ostéites suites
d'otites moyennes.

Cette affection n'est pas dangereuse mais est assez gênante pour que le
malade demande à en être débarrassé au prix d'une opération.

Le traitement le plus simple est celui qui a été proposé par Denonvilliers.
La réduction complète si la tumeur est petite ou la ponction si elle est
grosse, suivie d'une compression ouatée régulière et énergique; mais la
récidive se produit le plus souvent.

[1] Louis Thomas. Thèse de Paris, 1865.
[2] *Bulletins de la Société de chirurgie,* 1899, p. 946 et 959.

Pour éviter celle-ci, on a bien proposé d'injecter de l'iode dans le but de provoquer une ostéite qui puisse oblitérer l'orifice de communication, mais ce moyen aveugle ne peut être admis aujourd'hui. Le séton et les mèches ne sont plus en rapport avec la chiurgie actuelle.

L'incision a été faite dans le but d'évacuer et de provoquer l'adhérence du périoste ; faite à plusieurs reprises dans l'observation, précédemment citée de Malàpert, elle ne donna pas de résultat.

Berger, dans son rapport, parle bien « d'inciser largement la tumeur, de déterminer le siège de la perforation, et s'il était possible, de fermer celle-ci par une opération ostéoplastique dont le résultat serait assuré par la compression ». Mais l'orifice de communication est ordinairement impossible à découvrir, on n'a pas pu le trouver quelquefois même à l'autopsie, aussi ce procédé ne pourra être employé le plus souvent.

« Dans ces conditions, dit Berger, l'incision suivie de la rugination de la surface osseuse altérée, est la pratique qui semble avoir donné le plus grand nombre de succès ».

Cœphalematome. — Le cœphalematome des nouveau-nés est une affection essentiellement bénigne, tendant spontanément à la guérison et ne réclamant aucun traitement ; tout au plus des lotions d'eau bouillie tiède, afin de ne pas paraître inactif.

Donc en présence d'une tumeur apparue un, deux ou trois jours après la naissance, dans la région pariétale le plus souvent, quelquefois frontale ou occipitale, présentant sous la peau, normale et sans ecchymose, une saillie convexe et élastique entourée du bourrelet osseux, du rebord saillant et résistant caractéristique, on saura qu'il ne s'agit que d'une affection bénigne, d'un épanchement sanguin venant des vaisseaux d'un os incomplètement développé, et que peu à peu le bourrelet s'avançant de la périphérie au centre, la tumeur diminuera en s'indurant, pour disparaître complètement en six semaines environ.

Il est cependant des cas dans lesquels une fracture a été produite au moment de la naissance, au cours d'un accouchement laborieux ; cette fracture s'accompagne d'un épanchement sanguin sous-périosté qui peut communiquer avec un hématome intracranien. Ces cas tout à fait différents sont au contraire très graves ; mais ce sont des fractures du crâne chez le nouveau-né, et non le cœphalematome classique dont il était question tout à l'heure.

Exostoses. — Les exostoses syphilitiques, développées malgré le traitement spécifique, les exostoses appelées ostéogéniques bien que le développement de cette variété soit encore mal expliqué au crâne, ne comportent comme ailleurs qu'un seul traitement : l'ablation au ciseau, au ras de la surface osseuse en ruginant la base d'implantation ; nous avons étudié ce traitement en parlant des exostoses, en général, il ne diffère en rien ici.

Sarcomes. — L'ostéo-sarcome se rencontre aux os du crâne comme dans le reste du squelette, il peut y être périostique ou central. Pendant un certain temps ce sarcome reste extérieur, extracranien, puis perforant l'os il devient intracranien; mais il est alors impossible de le différencier du sarcome perforant venu de la dure-mère.

Nous verrons dans un instant les tumeurs perforantes, mais nous devons nous occuper ici des tumeurs osseuses encore extra-craniennes, ne donnant naissance à aucun signe de compression cérébrale.

Ces tumeurs doivent être opérées, à moins qu'il n'y ait généralisation ou que la tumeur n'ait atteint une largeur telle que la perte de substance ne soit trop considérable pour être comblée, même par autoplastie.

Du reste, comme il est nécessaire d'enlever largement l'os qui porte la tumeur, si la brèche osseuse est grande on pourra essayer de la combler par une ostéoplastie ainsi que fit Ricard[1] pour un sarcome de l'os frontal dont il combla la perforation à l'aide de l'os coxal d'un chien sacrifié au même moment.

La greffe réussit et persista, puisque cinq ans après l'opération la malade fut revue, en pleine généralisation, mais portant encore solide sa greffe frontale.

b. TUMEURS FAISANT SAILLIE. SIGNES FONCTIONNELS. — Lorsqu'une tumeur d'abord externe perfore l'os et devient intracranienne (ostéo-sarcomes perforants), ou qu'une tumeur d'abord intracranienne perfore le crâne et devient extérieure (tumeurs perforantes du crâne); des symptômes de compression cérébrale s'ajoutent aux signes extérieurs du néoplasme.

Sarcomes perforants. — Ces tumeurs malignes sont plus souvent des sarcomes de la dure-mère que des ostéo-sarcomes ayant évolué vers l'intérieur du crâne ; exceptionnellement, ce sont des tumeurs du cerveau.

Lorsque la tumeur est d'origine osseuse, les symptômes de compression cérébrale ne viennent que tard et la tumeur peut ne pas adhérer à la dure-mère. Lorsqu'elle est d'origine méningée, la période des signes de compression encéphalique (douleurs, vertiges, vomissements, etc.) est la première, elle est suivie de la période extra-cranienne et dans l'intervalle existe un stade pendant lequel on peut sentir une mince lamelle osseuse recouvrant la tumeur et donnant la sensation de crépitation parcheminée.

Comme en toutes régions, ces sarcomes peuvent être télangiectasiques et présenter des battements et des pulsations avec réductibilité incomplète.

Le seul traitement est l'extirpation ; et, si elle est jugée impossible, l'abstention avec morphine contre les douleurs et pansements désinfectants, lorsque la tumeur a perforé la peau, restent les seuls moyens.

L'extirpation de ces tumeurs est une opération grave, qui nécessite une large résection osseuse, et qui expose souvent à des hémorragies immédiates considérables.

Cependant comme il n'est pas d'autre moyen de les traiter, que d'autre part une survie assez longue peut suivre l'opération, celle-ci est justifiée malgré les dangers de mort immédiate auxquels elle expose.

[1] Ricard. *Académie de médecine*, février 1898 et *Gazette des Hôpitaux*, 1898, p. 121.

Dans une discussion sur ce sujet à la Société de chirurgie[1], Schwartz dit en effet avoir noté, en compulsant un certain nombre d'observations, plusieurs cas de mort sur la table d'opération.

D'autre part, le malade opéré par Delagenière, ayant été réopéré dix-huit mois après pour une récidive, mourut seulement quatre ans après et d'une affection intercurrente.

On est donc en droit de tenter l'extirpation, en prenant ses précautions contre l'hémorragie grave possible ; si la tumeur n'adhère pas à la dure-mère, l'opération est simplifiée ; dans le cas contraire il faut réséquer largement la portion de dure-mère adhérente.

Le crâne sera perforé à une certaine distance du néoplasme et une rondelle osseuse sera enlevée avec celui-ci.

Kystes dermoïdes. — A côté des tumeurs malignes qui forment la presque totalité des tumeurs perforantes du crâne, signalons la possibilité d'un kyste dermoïde à la fois intra et extracranien, les deux portions étant réunies par un canal traversant l'os. Tillaux et Walther[2] en ont rapporté un cas opéré par eux, on dût laisser adhérente à la dure-mère une portion de la poche profonde dont la dissection était impossible et dont l'extirpation eut nécessité non seulement l'ablation d'une surface étendue de méninge, mais aussi l'ouverture large du sinus latéral.

Tumeurs sanguines communiquant avec les sinus craniens. — Enfin nous rattachons à ce groupe les tumeurs veineuses communiquant avec les sinus craniens dont la réduction peut provoquer quelquefois des symptômes de compression cérébrale.

Ces tumeurs molles, fluctuantes, indolores, complètement ou incomplètement réductibles, augmentant de volume lorsque la tête est penchée en avant ou en bas, siégent au niveau du sinus longitudinal supérieur, à la région frontale ou occipitale.

Avec Lannelongue[3], nous en distinguerons deux sortes : les unes congénitales sont soit des angiomes extracraniens, soit des hernies du sinus veineux ; les autres acquises, soit qu'un traumatisme ait ouvert le sinus et ait produit un hématome sous-périosté communiquant, soit qu'une perforation se soit produite au niveau d'un corpuscule de Pacchioni, (Duplay).

Pour les angiomes, Lannelongue conseille l'abstention en principe, l'électrolyse peut être employée en cas d'accroissement, ou l'extirpation avec ligature préalable du pédicule ou des veines émergentes.

Pour les hématomes et dilatations veineuses, Lannelongue conseille la compression directe et proscrit toute intervention opératoire.

c. Tumeurs intracraniennes proprement dites. — Les tumeurs intracraniennes peuvent ne donner naissance à aucun symptôme net et jamais l'in-

---

[1] *Bulletin de la Société de chirurgie*, Paris, 1900, p. 240.

[2] Tillaux. *Septième Congrès de chirurgie français*, 1893, p. 787. — Walther. *Presse médicale*, 1895, p. 123.

[3] Lannelongue. *Congrès français de chirurgie*, 1886, p. 411.

tervention ne sera proposée alors. Le diagnostic de ces tumeurs est du reste souvent si difficile que beaucoup de cas ne sont pas opérés ou le sont trop tard.

Cependant dans quelques circonstances, un diagnostic peut être posé qui contre-indique une opération ou justifie un traitement médical.

Tumeurs secondaires. — Ainsi toute tumeur intracranienne secondaire à une tumeur maligne qui existe ailleurs, ou qui a été opérée avec ou sans récidive, contre-indique une intervention curative malgré un succès remarquable de Macewen.

Tout au plus pourrait-on, dans ces cas, être amené, en présence de douleurs violentes à pratiquer une opération palliative, décompressive, telle que nous l'indiquerons plus loin.

Syphilis. — D'autre part, si le praticien se trouve en présence d'un malade nettement syphilitique et présentant des signes de compression générale encéphalique avec ou sans symptômes de localisation, il doit penser à la possibilité d'une gomme, d'un syphilome et instituer immédiatement le traitement mixte intensif. L'échec de ce traitement ne prouvera nullement la nature non syphilitique de la tumeur mais ne suffira pas pour légitimer une intervention ; bien que certains opérateurs aient enlevé des gommes cérébrales qui avaient résisté au traitement.

Tumeurs primitives. — En dehors de ces cas, lorsque des symptômes de compression générale, (céphalalgie, affaiblissement intellectuel, convulsions, vertiges, vomissements, stase papillaire...) s'unissent à des signes permettant une localisation plus ou moins précise dans l'encéphale ; même si on n'a trouvé dans les antécédents du malade aucune trace de syphilis, il sera bon d'instituer d'abord un traitement d'essai ; l'évolution de la maladie ayant pu passer inaperçue. Cependant, ainsi qu'y insiste Horsley, ce traitement médical ne devra pas être prolongé au delà de six semaines, à moins qu'une amélioration notable ne se manifeste dans les symptômes. Il vaut mieux, en effet, si l'on doit opérer, le faire de bonne heure.

L'essai ayant été négatif, les signes de compression intracranienne étant nets, peut-on avoir quelques notions sur la *nature* du néoplasme et en tirer des indications pour le pronostic ?

Les antécédents seuls du malade donneront généralement quelques indications : la tuberculose, l'existence antérieure d'un kyste hydatique ailleurs. Peut-être pourra-t-on penser à un anévrisme s'il existe des battements nets et réguliers ; mais en général, en dehors de la syphilis ou de la tuberculose que l'on peut soupçonner, on n'aura aucune indication nette sur la nature du mal.

Plus importante est la notion de *siège* permettant de savoir si la tumeur est abordable, c'est-à-dire siège sur la face convexe du cerveau ou dans son voisinage ou dans le cervelet ; et indiquant par où il faut l'aborder.

Ce diagnostic sera rarement posé et l'on saura seulement qu'il existe une tumeur cérébrale en précisant le côté où elle siège par la prédominance des symptômes.

Une tumeur de la *base* sera indiquée par des lésions des nerfs craniens qui contre-indiquent toute opération ayant un but curatif.

Une tumeur du *cervelet* pourra être soupçonnée en présence des symptômes que nous avons déjà donnés à propos des abcès de cette région et notamment l'ataxie cérébelleuse, unie aux vomissements.

Une tumeur de la *voûte* peut donner naissance à des signes de localisation qui en montreront le siège d'une façon suffisamment précise pour l'opérateur, surtout si elle se trouve dans la zone rolandique ou dans les régions temporale ou occipitale, donnant de l'hémianopsie ou diverses formes d'aphasie sensorielle (voir *Localisations* in *Technique chirurgicale*).

Mais la notion de siège ne suffira pas pour savoir si la tumeur est extirpable : elle peut être diffuse et infiltrée, très volumineuse, siéger dans l'écorce à une profondeur variable sur le trajet des fibres blanches venant des zones localisées, sans qu'il soit possible de le savoir cliniquement.

Cependant comme il n'y a d'espoir de guérison qu'en cette extirpation, et que d'autre part une ouverture simple du crâne n'est pas une opération grave si elle est aseptique, la trépanation est indiquée ; même limitée à cette ouverture, l'intervention peut être utile en décomprimant l'encéphale et diminuant l'intensité des symptômes dits de compression.

Étant donné l'incertitude habituelle du diagnostic, l'innocuité ordinaire de la trépanation simple, l'utilité considérable que peut avoir l'opération considérée soit comme palliative, soit comme curative, enfin l'impossibilité d'une guérison par d'autres moyens ; le chirurgien est autorisé dans ces cas, après essai raisonnable du traitement médical, à intervenir.

L'opération peut être, ainsi que nous venons de le voir :

Exploratrice et rester uniquement exploratrice ou devenir palliative ou curative.

Palliative ou décompressive, soit d'emblée, soit parce qu'on n'a pu terminer une opération désirée curative.

(Dans le but de décomprimer, on a aussi proposé d'évacuer du liquide céphalo-rachidien par une ponction ventriculaire cérébrale ou par la ponction sacro-lombaire de Quincke. Ces interventions, sauf la dernière, sont alors aussi graves que la trépanation simple et ne peuvent avoir le même résultat.)

Curative lorsque la tumeur est enlevée.

Dans ces conditions, quels procédés d'ouverture cranienne devra-t-on employer ? L'ouverture doit avant tout et toujours être très large, c'est le seul moyen de voir et d'agir. Mais devra-t-on remettre en place la lame osseuse coupée et laissée adhérente au lambeau par son périoste (trépanation ostéo-plastique et craniectomie temporaire), ou enlever d'emblée et de parti pris la portion de crâne nécessaire sans combler cette ouverture osseuse ?

Évidemment la craniectomie temporaire est absolument contre-indiquée lorsqu'on fait volontairement une opération palliative, décompressive, ce serait illogique. Et même dans ce cas, afin d'éviter une compression secondaire, il peut être utile de réséquer la dure-mère correspondante en conservant quatre lambeaux suffisants pour suturer cette dure-mère au périoste cranien. Par ce procédé conseillé par Berezowski et Chipault[1], employé par Tuffier[2] et par Schwartz[3], on empêche la reproduction secondaire d'os par la dure-mère, on borde l'orifice osseux et on arrête du même coup le suintement sanguin du diploé (Tuffier).

Mais lorsque la trépanation est exploratrice, il n'y a aucun inconvénient à employer la crâniectomie temporaire, quitte si l'opération doit devenir palliative et décompressive, à enlever la lame osseuse avant de refermer; mais au moins si l'extirpation a été possible, on aura l'avantage de ne pas laisser ouverte une large perte de substance crânienne.

Enfin, l'intervention, quel que soit son but définitif, doit-elle être pratiquée en une seule séance ou en deux séances comme le préconise Horsley; la première séance comprenant l'ouverture osseuse sans ouverture de la dure-mère; la seconde, à deux ou trois jours d'intervalle, ouvrant la dure-mère, explorant et extirpant s'il est possible?

La raison d'être de cet intervalle est le choc opératoire considérable produit par « l'hémorragie, la mise à nu et l'ébranlement du cerveau, la longue durée de l'opération et l'absorption d'une grande quantité de chloroforme » (Broca et Maubrac), et qui fait que nombre d'opérés meurent en quelques heures sans reprendre connaissance.

Les *dangers* auxquels expose la trépanation pour tumeurs intra-craniennes sont : le shock opératoire considérable; l'hémorragie abondante et qui peut être très difficile à arrêter dans la pie-mère (la compression par tamponnement serré à la gaze aseptique est alors nécessaire); l'ouverture du ventricule latéral, signalée surtout dans l'ablation de tumeurs diffuses ou de kystes hydatiques lorsqu'on enlève la poche, accident rapidement mortel; l'œdème aigu du cerveau mortel, signalé à la suite d'ablation de grosses tumeurs ; enfin la hernie de l'encéphale souvent due à une infection plus ou moins grave et qui par suite peut entraîner la mort en un temps variable par diffusion de l'infection.

Quant aux *résultats* de ces opérations, ils sont essentiellement variables, suivant le genre de l'opération : curative ou palliative; et la nature du néoplasme. Un travail de Chipault[4] nous permet d'évaluer ces résultats :

Dans l'*opération curative*, lorsqu'elle a pu être faite et que le malade a survécu, c'est-à-dire dans les cas de tumeurs encapsulées ordinairement, corticales ou sous-corticales (tubercules solitaires, sarcomes, cysticerques, kystes hydatiques), les signes de compression générale disparaissent vite; mais des symptômes dus à la dilacération de l'écorce nécessitée par l'ablation de la tumeur apparaissent. Ce sont des paralysies qui, d'abord étendues, se restreignent ensuite le plus souvent. Plus tard peuvent survenir des douleurs et des crises épileptiformes dues aux cicatrices, elles sont ordinairement transitoires.

Enfin il est satisfaisant de constater que la récidive est rare dans ces

---

[1] Berezowski et Chipault. Académie de médecine, séance du 18 avril 1899.
[2] *Bulletin de la Société de chirurgie*, 1899, p. 428.
[3] *Bulletin de la Société de chirurgie*, 1899, p. 755.
[4] Chipault. *Gazette des Hôpitaux*, 1895, p. 1411 et 1439.

tumeurs encapsulées, sauf cependant pour la tuberculose. Les résultats sont du reste assez peu encourageants pour la tuberculose ; Krönlein[1] réunissant 14 observations avec intervention, constate que 4 fois seulement il y eut guérison opératoire, et il explique, avec Bergmann, ces insuccès par la coexistence d'autres lésions tuberculeuses chez le malade, la multiplicité assez fréquente des néoplasmes tuberculeux du cerveau, les difficultés opératoires et le danger de méningite tuberculeuse.

Dans les *opérations palliatives*, *l'extirpation partielle* de la tumeur, opération déplorable ailleurs, a pu produire ici l'atténuation des symptômes par diminution de la tension intracranienne. Cette amélioration peut durer quelques mois.

La *ponction* d'un kyste hydatique après trépanation peut de même donner une atténuation remarquable des symptômes pendant un temps assez long, or l'extirpation de ce kyste expose le plus souvent à l'ouverture ventriculaire dont la mort est la conséquence. Toutefois, n'y aurait-il pas lieu de réformer ce qui a été dit à ce sujet, et en se bornant, au cerveau comme au foie, à la simple extirpation de la membrane germinative, ne pourrait-on pas par cette opérrtion simple, obtenir une guérison définitive ?

La *trépanation* décompressive faite de parti pris pour tumeur inabordable (base, tubercules multiples), ou faite parce que la tumeur n'a pu être trouvée ou extirpée, procure un soulagement au malade et peut prolonger son existence, en lui rendant celle-ci moins pénible. Ces opérations palliatives peuvent du reste être faites à nouveau, si au bout de quelque temps les symptômes réapparaissent.

D. — MALFORMATIONS CRANIO-ENCÉPHALIQUES

Il nous reste à étudier la thérapeutique d'une affection congénitale nettement justiciable d'un traitement chirurgical, l'*encéphalocèle*, et à dire deux mots des traitements opératoires proposés dans quelques affections congénitales ou non (*hydrocéphalie, microcéphalie, épilepsie essentielle*) affections où l'intervention chirurgicale est au moins fort discutable.

Encéphalocèle. — Berger[2] distingue au point de vue thérapeutique deux variétés d'encéphalocèles congénitales. (Il n'est pas question ici de l'encéphalocèle acquise, traumatique, déjà étudiée sous le nom de hernie du cerveau).

1° Les tumeurs petites, ne provoquant pas d'accidents, et ne présentant aucune tendance à l'accroissement

Ces tumeurs petites sont plus fréquentes à la région antérieure, à l'union du crâne et de la face, à la racine du nez, dans l'angle interne ou l'angle externe de l'œil. Pour ces encéphalocèles, l'abstention est ordinairement conseillée ; la seule thérapeutique, jusqu'ici conseillée, est le port d'un appareil contensif et protecteur.

[1] Kronlein. *Beiträge z. Klin. Chir.*, XV, 1.
[2] Berger. *Revue de chirurgie*, 1890, p. 269.

Cependant nous ne voyons pas pourquoi, puisque l'opération des grosses tumeurs est suivie souvent de succès, on n'opérerait pas ces petites tumeurs antérieures, au moins disgracieuses ; d'autant plus qu'on pourra ici, n'étant pas poussé par des accidents imminents, attendre que l'enfant soit plus âgé et par suite mieux en état de supporter une intervention opératoire. L'opération serait du reste conduite comme dans les cas suivants.

2° Les encéphalocèles volumineuses, qui siègent le plus souvent à la région occipitale, présentant un accroissement plus ou moins rapide avec menace de rupture. Celles-là doivent être opérées « ces sujets étant voués, si on abandonne leur mal à la nature, à une mort rapide ou à l'idiotie. » (Broca et Maubrac).

Le moment auquel on interviendra varie avec les dimensions de la tumeur, la tendance à l'accroissement, l'imminence de la rupture et l'état général de l'enfant. Il vaudra mieux, si on le peut, ne pas opérer dans les deux ou trois premières semaines après la naissance, le pronostic étant alors plus grave.

Quant au pronostic il ne peut être donné d'avance, car il diffère avec la variété (méningocèle, hydrencéphalocèle, encéphalocèle), et le diagnostic différentiel de ces variétés est impossible à faire ; on ne peut savoir si l'on sera conduit ou non à réséquer de la substance cérébrale.

Ainsi que le conseillent Perier et Berger, incisant la peau en gardant à la base du pédicule deux petits lambeaux cutanés suffisants pour la réunion si la tumeur est volumineuse, on disséquera la poche et le pédicule jusqu'au niveau et même au delà de l'orifice qui donne passage à la tumeur, sans ouvrir le sac. « Le plus souvent après avoir disséqué la poche jusqu'à la perforation cranienne sans l'ouvrir, et en avoir évacué le contenu par une ponction, on pourra juger par la palpation de l'importance des parties qu'elle renferme et en faire, s'il y a lieu, l'extirpation après avoir étreint sa base par plusieurs points de suture. On expose moins l'enfant, en agissant de la sorte, aux chances fatales qui peuvent résulter de l'évacuation subite et massive du liquide céphalo-rachidien[1].

L'excision de la portion solide de la tumeur ne doit pas faire craindre de grands délabrements encéphaliques ; on sait en effet aujourd'hui que le plus souvent la portion herniée est représentée par un néoplasme, un encéphalome, et non une portion normale d'encéphale. En outre lorsque la portion herniée est normale, elle fait ordinairement partie des régions non essentielles du cerveau. Enfin cette portion herniée, fort compromise elle-même au point de vue fonctionnel, constitue un grand danger pour la vie de l'enfant. « On est en droit de leur sauver la vie et d'étudier ensuite dans quelles conditions leur état cérébral pourra devenir suffisant. » (Broca et Maubrac.)

La tumeur enlevée, on suture la plaie, et Broca et Maubrac conseillent même d'assurer l'oblitération de l'orifice par la suture profonde de petits lambeaux périostiques.

C'est la seule méthode opératoire applicable aujourd'hui, elle a donné

[1] Berger. (Rapport sur une communication de Picqué). *Société de chirurgie*, 1891, p, 257.

déjà de beaux résultats, et les anciennes méthodes (ponctions, injections interstitielles, ligatures) sont complètement abandonnées.

Hydrocéphalie. — On a cherché dans l'hydrocéphalie à diminuer la tension intracranienne en supprimant une partie du liquide céphalo-rachidien. Quel que soit le procédé employé les résultats sont souvent déplorables, jamais bons ; à peine a-t-on quelques atténuations.

Broca et Maubrac[1] faisant une longue étude des divers procédés et de leurs résultats (ponction cranienne, trépano-ponction, ponction rachidienne, drainage ventriculaire ou sous-arachnoïdien), arrivent à ces conclusions : « La trépanation avec drainage ventriculaire doit être rejetée lorsque le crâne est encore largement membraneux. Dans ces conditions elle a été constamment suivie de mort rapide. Quant à la trépanation non suivie de drainage, elle est inutile, et si l'on veut intervenir, on aura recours à la ponction à travers les parties membraneuses du crâne.

L'efficacité de cette ponction simple est des plus problématiques. On semble toutefois avoir obtenu quelques résultats palliatifs.

Lorsque le crâne est ossifié, l'intervention est justifiée (après avoir bien averti les parents qu'elle ne peut être que palliative) lorsque survient un symptôme par excès de tension intracranienne..... « L'opération doit alors, bien évidemment, commencer par une trépanation si l'on veut opérer au crâne ; mais nous croyons inutile la craniectomie préliminaire proposée par Piéchaud. Puis on peut drainer le ventricule latéral. La voie temporale nous semble la meilleure. Si l'on n'a pas l'intention de drainer, la ponction lombaire est préférable. »

Kirmisson[2] à ce sujet dit : « Quand l'hydrocéphalie est menaçante par son volume et par les accidents auxquels elle donne lieu, la meilleure méthode nous paraît encore, à l'heure actuelle, celle des ponctions successives ».

Microcéphalie. — A la suite des publications de Lannelongue (*Académie des sciences*, juin 1890) on crut pouvoir améliorer l'idiotie des microcéphales par des ouvertures artificielles, des craniectomies qui permettent à des crânes, prématurément ossifiés et soudés, de se développer.

Mais aujourd'hui, devant les résultats absolument nuls fournis par toutes les observations, malgré les espoirs qu'avaient pu donner des apparences d'amélioration immédiate, en présence des conclusions anatomo-pathologiques de Bourneville[3] montrant l'absence de synostose prématurée des os du crâne chez les microcéphales et les lésions diverses existant dans le cerveau, la conclusion est facile à tirer : l'opération est absolument inutile.

Epilepsie. — L'épilepsie n'est pas une maladie unique et bien définie, mais répond à un certain nombre d'états pathologiques encore mal classés.

ÉPILEPSIE PARTIELLE. — L'épilepsie est partielle ou généralisée. Lorsqu'elle

---

[1] Broca et Maubrac. *Chirurgie cérébrale*, 1896. p. 514.

[2] Kirmisson. *Traité des maladies chirurgicales d'origine congénitale*, 1898, p. 79.

[3] Bourneville. *Bulletin de la Société anatomique*, 1896, p. 49. Crânes et cerveaux d'idiots. Craniectomie.

est partielle, elle est souvent symptomatique de lésions corticales traumatiques ou néoplasiques. Nous avons étudié précédemment les indications opératoires fournies par ce symptôme et nous avons vu qu'il conduisait toujours à une trépanation au moins exploratrice, et que dans les cas où les signes fonctionnels et la lésion sont bien localisés, les résultats de l'opération sont bons le plus souvent.

Il peut arriver cependant qu'une épilepsie jacksonienne nette ne corresponde à aucune lésion visible, macroscopique de l'écorce cérébrale ; et c'est dans ces cas que nous avons vu Horsley rechercher électriquement le centre correspondant aux contractures pour l'exciser, conduite fort discutée à cause des paralysies déterminées par cette ablation d'une partie de l'écorce.

Il est vrai que les paralysies ainsi produites ont été souvent, mais non toujours, passagères ; cependant il faut avoir une foi bien absolue dans les localisations cérébrales pour se déterminer à supprimer une partie d'écorce cérébrale saine, au moins en apparence, alors surtout que la cessation des crises épileptiques n'est pas certaine.

ÉPILEPSIE GÉNÉRALISÉE. — L'épilepsie généralisée peut aussi, nous l'avons vu en étudiant les complications des traumatismes craniens, survenir à la suite de ces traumatismes ; nous avons dit que dans ces cas, où un traumatisme cranien antérieur a laissé une trace visible ou seulement une zone douloureuse fixe à la pression, la trépanation était indiquée sans que l'on puisse affirmer d'avance qu'elle sera suivie de guérison ; mais le succès est possible et a été maintes fois signalé.

A côté de ces épilepsies consécutives aux traumatismes craniens se rangent les épilepsies réflexes que l'on peut rattacher à une lésion périphérique, cicatrices surtout, siégeant en un point quelconque du corps, et dont la pression provoque les accès ; l'ablation de cette « zone épileptogène » peut quelquefois supprimer les crises.

Mais contre l'épilepsie vraie, essentielle, les tentatives opératoires n'ont pas encore donné, jusqu'aujourd'hui, de résultats bien probants. De nombreuses améliorations sont signalées, pour la plupart passagères si les malades sont suivis pendant un assez longtemps. L'appréciation des guérisons définitives est du reste bien difficile à faire, car on sait que de longues rémissions peuvent survenir dans le cours de la maladie, soit spontanément, soit à la suite d'une affection quelconque, et durer plusieurs mois ou même des années.

Il est d'abord bien entendu que le traitement chirurgical ne pourra être tenté qu'en cas d'échec absolu du traitement médical longtemps prolongé.

Parmi les interventions proposées contre l'épilepsie essentielle, quelques-unes sont complètement abandonnées : la compression et la ligature des gros vaisseaux du cou notamment. Les deux opérations défendues encore aujourd'hui sont la trépanation cranienne avec ou sans ouverture de la dure-mère, et la résection du grand sympathique cervical.

Pour la *trépanation*, Broca [1] étudiant la statistique intégrale de Cham-

---

[1] Broca et Maubrac. *Chirurgie cérébrale*, 1896, p. 574.

pionnière montre que les améliorations nettes et les guérisons obtenues l'ont été lorsqu'il existait un signe spécial au crâne (nous avons vu ces cas plus haut); mais chez les malades qui n'avaient pas ce signe particulier, les résultats ont été nuls, et ces résultats sont identiques dans les observations d'autres auteurs. Pour le moment donc, la trépanation ne paraît donner rien d'utile dans l'épilepsie essentielle.

La *résection du grand sympathique cervical* faite par Alexander en 1883, puis par Kummel, Jackosh, Jaboulay, est préconisée par Jonnesco [1] et Chipault [2].

Jonesco, qui résèque la totalité du grand sympathique cervical des deux côtés, annonce 9 guérisons complètes datant de neuf mois à un an et demi, sur 15 cas suivis assez longtemps.

Chipault sur 30 observations étudiées constate 13 guérisons complètes dont neuf seulement suivies de huit mois à trois ans.

Ces résultats seraient très beaux déjà s'ils étaient probants, mais la question ne peut encore être résolue, les malades devront être suivis longtemps, plusieurs années ; les expériences de Laborde sur les animaux sont peu favorables à ce genre de traitement; Féré, Dejerine, dans les discussions sur ce sujet à la Société de biologie objectent les rémissions fréquentes rencontrées dans l'épilepsie sans qu'on puisse en saisir la raison et cela à la suite d'un traumatisme banal, d'une opération quelconque.

Il n'est donc pas non plus prouvé aujourd'hui que la résection du sympathique cervical, uni ou bilatéral, améliore d'une façon sensible et prolongée les épileptiques, mais comme c'est là une opération essentiellement bénigne par elle-même, il n'y a pas de raison de la refuser d'une façon absolue pour les cas d'épilepsie grave, dans l'espoir d'un soulagement possible.

[1] Jonnesco. Académie de médecine, Paris, 1898, séance du 19 avril et *Gazette des Hôpitaux*, 1898, p. 424.

[2] Chipault. Académ. de méd., 1er février 1898 et Société de Biologie, 21 janvier, 11 mars 1899.

CHAPITRE II

RACHIS ET MOELLE

A. — Traumatismes

Les traumatismes, directs et indirects de la région vertébrale, peuvent atteindre seulement le canal osseux ou à la fois le rachis et son contenu; ils s'accompagnent ou non de plaies.

Parmi ces lésions d'origine traumatique, les unes n'offrent que très peu d'intérêt au point de vue thérapeutique : entorse et diastasis vertébral, commotion médullaire; les autres, au contraire, donnent lieu à des indications dont l'appréciation est souvent fort difficile : luxations des vertèbres, fractures du rachis, plaies du rachis et de la moelle.

1° **Entorse vertébrale.** — Les douleurs et la gêne des mouvements de la colonne vertébrale, consécutives à des efforts violents de redressement ou de torsion du tronc et connues sous le nom d'entorse et de diastasis des vertèbres, ne comportent comme traitement que le repos au lit plus ou moins prolongé, le massage et les ventouses scarifiées.

2° **Commotion médullaire.** — Contre les accidents passagers de parésie provoqués par un choc violent, difficiles à différencier de l'hystéro-traumatisme, aucune thérapeutique active n'est nécessaire; le repos absolu au lit jusqu'à guérison suffit. Peut-être, dans certains cas, la ponction lombaire devenue si réglée et si simple dans sa technique, pourrait, en diminuant la tension du liquide céphalo-rachidien, hâter la disparition des accidents.

3° **Luxation des vertèbres.** — Le déplacement traumatique permanent des surfaces articulaires de deux vertèbres est une affection extrêmement rare, exceptionnelle même à la région dorso-lombaire où son existence n'est pas absolument certaine; elle a été signalée surtout à la région cervicale inférieure (dans les cinq dernières vertèbres cervicales) et quelquefois à la région cervicale supérieure, entre l'atlas et l'axis.

Faut-il réduire une luxation cervicale?

La crainte d'accidents mortels immédiats pendant les manœuvres de réduction a fait conseiller l'abstention. Cela est possible lorsque le déplacement est très léger, que le diagnostic n'est pas certain, que la radiographie même ne donne que des renseignements peu précis, qu'il n'y a aucun accident médullaire mais seulement un peu de gêne dans les mouvements du cou accompagnant une difformité très peu marquée. Mais on ne peut hésiter en présence des cas nets de déplacement avec flexion notable de la tête en avant ou latéralement, avec symptômes paralytiques ou asphyxiques. Malgaigne conseille alors, et tout le monde avec lui conseille la réduction. Celle-ci se fait par des manœuvres d'extension sur la tête et de contre-extension sur les épaules, conduites lentement et prudemment ; lorsque le relâchement musculaire est suffisant, quelques mouvements de rotation dans le sens contraire à la déviation, ou d'avant en arrière si la flexion est directe, achèvent la réduction.

Ainsi que le fait remarquer Morestin [1] à propos d'un cas de luxation de l'atlas sur l'axis qu'il eut à réduire, il y a grand avantage, pour effectuer cette réduction, à endormir le malade, en le maintenant solidement afin d'éviter des mouvements violents. Sous le chloroforme, les manœuvres de réduction sont beaucoup plus simples et par conséquent moins graves.

La luxation réduite, il faut immobiliser quelques jours, mais le moins longtemps possible, le cou à l'aide d'un des appareils que nous étudierons à propos du mal de Pott cervical.

4° **Fractures.** — Dans les fractures des vertèbres, nous devons distinguer tout d'abord les *fractures du rachis proprement dit*, c'est-à-dire celles qui divisent la colonne vertébrale en deux segments mobilisables l'un sur l'autre, des *fractures partielles des vertèbres* qui ne détruisent pas la continuité de l'axe rachidien ; ce sont les fractures qui portent sur l'arc postérieur vertébral : apophyses épineuses et lames.

Arc postérieur. — Ces dernières fractures plus rares que les autres, ne s'accompagnent pas de déformation du rachis, de gibbosité ; mais elles peuvent néanmoins provoquer des symptômes de lésions de la moelle ou des racines rachidiennes analogues à ceux des fractures de la colonne vertébrale. La mobilité anormale, la douleur, l'enfoncement quelquefois d'une portion ou de la totalité de l'arc vertébral postérieur indiquent le siège et la nature de la fracture.

Ici l'indication thérapeutique est précise : s'il existe des symptômes médullaires il faut absolument, comme dans un enfoncement cranien, extraire les esquilles et lames osseuses déplacées qui blessent le tissu nerveux. S'il n'existe pas de signes indiquant une lésion de la moelle ou des racines, on peut être tenté de laisser les choses en l'état, se contentant de l'immobilisation, et mieux vaut s'en tenir là si l'on ne peut opérer aseptiquement. Mais l'intervention en elle-même étant fort bénigne, l'immobilisation étant difficile ; la mobilité des fragments, la saillie possible d'un cal offrant des dangers pour l'avenir, mieux vaut, si on le peut, extraire comme dans le cas précédent, les fragments mobiles.

Donc, en présence d'une fracture d'un arc postérieur, avec ou sans symptômes médullaires ; mettre à nu le foyer de la fracture par une incision mé-

<hr>

[1] Morestin. *Bulletin de la Société anatomique*, mai 1900. Traumatismes du rachis cervical, p. 420.

diane suivant l'axe de la colonne, et extraire à l'aide de pinces et d'une rugine les esquilles et fragments mobiles ou enfoncés, nettoyer et refermer sans drainage.

Il suffira ensuite d'appliquer une épaisse couche d'ouate maintenue par un bandage de corps et de tenir le malade au lit pendant une quinzaine de jours environ.

Fractures de la colonne vertébrale. — Il est assez difficile de se prononcer aujourd'hui sur le traitement de ces fractures, car on a tenté depuis plusieurs années de leur appliquer un traitement opératoire qui paraît théoriquement rationnel, mais dont les résultats sont jusqu'à présent peu encourageants. Il y a du reste lieu de considérer plusieurs cas différents pour lesquels, ainsi que toujours, le traitement ne peut être semblable.

Laissant de côté les fractures rapidement mortelles, ordinairement cervicales ou dorsales élevées, et dans lesquelles aucun traitement ne peut être institué, nous étudierons successivement la thérapeutique des :

1° *Fractures ne s'accompagnant d'aucune déformation appréciable du rachis, mais de symptômes médullaires plus ou moins prononcés;*

2° *Fractures avec déformation nette et désordres médullaires ;*

3° *Accidents tardifs dans les fractures guéries ou d'abord méconnues.*

Nous devons, en outre, tenir compte du degré tout à fait variable de gravité suivant le *niveau de la fracture.*

1° *Pas de déformation appréciable, symptômes médullaires.* — Ici, il ne peut être question de réduction, puisqu'aucune déformation n'existe. Le siège de la fracture n'est indiqué que par le niveau auquel remontent la paralysie et l'anesthésie et par une douleur vive réveillée en un point fixe par l'examen direct.

A quoi sont dus les désordres médullaires ? A de la commotion ou à la compression d'un hématorachis ? Le diagnostic est peu facile à porter, peut-être peut-il être soupçonné si les accidents médullaires n'existent pas d'emblée, mais s'établissent lentement et progressivement après le traumatisme[1].

Contre la commotion et les hémorragies interstitielles de la moelle[2] nous ne pouvons rien, ce sont des lésions établies d'emblée, tantôt réparables, tantôt suivies de myélite secondaire qui entraîne la mort ou des acccidents tardifs dont nous aurons à parler plus loin. Peut-être aussi peut-on recourir à la ponction lombaire?

L'hémorragie intra-rachidienne produisant de la compression pourrait être atteinte par une laminectomie, mais ces épanchements se résorbent et les symptômes s'atténuent souvent peu à peu pour disparaître.

En présence de l'incertitude du diagnostic, du peu d'action possible sur les lésions établies, mieux vaut se contenter dans ces cas de l'*immobilisation* du blessé dans une gouttière de Bonnet, en veillant aux soins de propreté, à l'asepsie des cathétérismes nécessités par la rétention d'urine, en luttant contre la constipation par les moyens habituels. Si des escarres se

---

[1] Lejars. *Gazette des Hôpitaux*, 1894, n° 64, p. 595.

[2] Schmaus, Gussenbauer, cités par Lejars dans l'article précédent.

produisent, des pansements aseptiques renouvelés souvent en éviteront l'infection ; enfin, lors de la convalescence, l'électricité aidera au retour des mouvements.

2° *Déformation rachidienne et troubles médullaires.* — C'est le cas ordinaire ; la gravité en est variable suivant le siège de la fracture. A la région cervicale supérieure (atlas et axis) la mort rapide est la terminaison habituelle ; à la région cervicale inférieure et dorsale supérieure, la mort survient par asphyxie, si la moelle est atteinte au-dessus de l'émergence du phrénique ; la mort est plus lente par myélite ascendante ou infection pulmonaire lorsque la fracture siège plus bas ; dans la région dorsale et dorso-lombaire, siège ordinaire de la fracture, le malade peut succomber dans les premiers jours, ou ayant échappé aux premiers accidents de shock, succomber lentement par infection de la vessie et des escarres, ou enfin survivre en conservant la déformation rachidienne et la paralysie des membres inférieurs atrophiés. Plus bas, au-dessous de la deuxième lombaire, la guérison peut se faire dans de meilleures conditions, ne laissant même qu'une déformation plus ou moins accentuée ; mais là, ce n'est plus la moelle, mais la queue de cheval qui est lésée, et le pronostic est moins sombre.

Enfin, outre la persistance des lésions primitives, on peut observer des accidents tardifs, de même ordre, étudiés par Tuffier et Hallion, par Heurtaux, dans les cas de fractures n'ayant présenté d'abord aucun signe médullaire ou même chez des blessés dont la fracture avait été méconnue d'abord, la gibbosité n'étant apparue que tardivement.

Le pronostic de ces fractures est donc fort grave, même lorsque le blessé survit, même lorsqu'il semble d'abord peu atteint ou guéri de lésions peu graves.

L'immobilisation, c'est-à-dire le maintien des fragments comprimant la moelle, ne peut en rien lutter contre ces accidents primitifs et éloignés, une intervention, sanglante ou non, le peut-elle ?

La gravité immédiate et lointaine du traumatisme est due aux lésions de la moelle écrasée, détruite, ou au moins fortement comprimée et contuse par les saillies antérieure et postérieure, dans le canal rachidien, des fragments de la colonne brisée, et contre ces lésions, on ne peut rien, la moelle ne se répare pas. Mais il est impossible, par les seuls signes constatés, de connaître l'étendue du mal ; dans de rares cas, la moelle peut n'être que comprimée, non détruite, il peut alors y avoir intérêt à lever la compression. Comme d'autre part le pronostic est déplorable si on laisse les choses en l'état, ne vaudrait-il pas mieux agir ?

Mais comment agir ?

Pour obtenir cette libération de la moelle et des racines, deux moyens existent : la réduction, la laminectomie. La *réduction* peut être *lente*, par extension continue, il est reconnu depuis longtemps qu'elle ne donne aucun résultat sous cette forme ; ou *rapide* (le terme brusque employé d'ordinaire est mauvais, car jamais la réduction ne doit être brusque), soit par traction, soit par suspension cervico-axillaire suivant la méthode de Sayre (voir *Mal de Pott*).

Par les tractions, le malade ayant été endormi, la réduction est obtenue en faisant tirer sur les pieds et les épaules par des aides vigoureux, pendant que l'opérateur dirige la coaptation en appuyant sur la gibbosité. Les tractions doivent être régulières, progressives sans à-coup, elles ne doivent pas cesser brusquement.

Par la méthode de Sayre la réduction est obtenue par suspension cervicoaxillaire à l'aide de l'appareil connu, et maintenue par un corset plâtré (voir *Mal de Pott*).

A côté de cette méthode non sanglante s'est ajoutée, depuis quelques années, l'ouverture du foyer de la fracture destinée à supprimer l'agent de compression. Cette ouverture se fait par une laminectomie, une résection des arcs postérieurs des vertèbres au niveau de la fracture, examen du canal médullaire, évacuation des caillots, ablation des esquilles, etc. ; enfin, pour être complète, elle doit, comme l'indique Chipault[1], s'attaquer encore à l'élément antérieur de la compression, « l'opérateur doit donc, après reclinaison du fourreau méningé soit tenter de réduire la saillie du corps vertébral par des manœuvres prudentes d'extension et de contre-extension, de coaptation, les fragments étant suivis au doigt et à l'œil, soit, lorsque ces tentatives ne réussissent pas, abraser l'arête saillante (du corps vertébral) à la gouge et au maillet. Le coin osseux qu'il faut supprimer est parfois considérable, lorsqu'il est enlevé le canal doit avoir repris son calibre et sa direction normales ».

La réduction rapide par la suspension de Sayre, nous paraît bien dangereuse, nécessitant des mouvements et des déplacements considérables pour un malade dont la moelle est comprimée entre des fragments osseux ; par la méthode des tractions, elle paraît moins dangereuse, mais peu efficace ; quelques améliorations ont été signalées, mais pas de guérison nette.

Plus rationnelle, plus attrayante que cette méthode aveugle, était la laminectomie, ou plutôt la réduction sanglante ; malheureusement les résultats recueillis par Chipault[2], par Kirmisson dans son rapport au Congrès de chirurgie[3], par Thornburn[4], par Roux de Brignolles[5] sont détestables : « sur les 167 cas qui représentent la statistique des laminectomies pour fractures, je relève 73 morts ; des 94 opérés qui ont survécu, 33 seulement ont été améliorés, et, comme nous allons le voir, à un degré très variable ; 8 n'ont recueilli, pour tout bénéfice, qu'un rétablissement partiel de la sensibilité, sans que fussent modifiées en aucune façon, ni la paraplégie, ni, le plus souvent, les désordres vésico-rectaux ; chez 3 autres, les fonctions du sphincter anal et vésical ont seules reparu ; 5 autres ont recouvré partiellement la motilité et la sensibilité, l'un d'eux succomba plus tard ; chez 9 autres on signale le retour à peu près complet de la sensibilité et du mouvement, mais souvent dans des termes qui ne laissent pas que de prêter à un certain scepticisme : 2 d'entre eux marchaient ou se tenaient debout

---

[1] Chipault. *Études de chirurgie médullaire,* Paris, 1894, p. 82.

[2] Chipault. *Chirurgie médullaire,* Paris, 1894, et *Gazette des Hôpitaux,* 1894, n° 113, p. 1045.

[3] Kirmisson. *Rapport au Congrès de chirurgie français,* Paris, 1894 et *Traité de chirurgie,* Duplay-Reclus, t. III, 2° éd., p. 615.

[4] Thornburn. *British med. Journal,* juin 1894.

[5] Roux de Brignolles. *Fractures de la colonne vertébrale,* Masson, 1898.

avec des béquilles, 1 autre serait devenu de nouveau paraplégique. J'arrive aux cas de guérison complète, ou donnés comme tels, et j'en trouve 10 : 2 sont absolument sans détails et de ce fait ne sauraient légitimement figurer dans la discussion » (Lejars[1]). Il reste enfin 8 cas (sur 167) parmi lesquels un est absolument probant, les autres étant signalés comme se tenant debout sans soutien ou faisant quelques pas. Et depuis 1894, les résultats ne se sont pas améliorés.

Les partisans de cette méthode accusent, pour les insuccès, la timidité des opérateurs, l'insuffisance de l'ouverture rachidienne, l'époque trop tardive de l'opération. Les résultats seraient meilleurs avec des opérations larges et précoces.

Cependant il faut remarquer que les chances de succès augmentent à mesure que le siège de la fracture est plus bas, et qu'au-dessous de la deuxième lombaire, les lésions portant sur des nerfs de la queue de cheval, peuvent jusqu'à un certain point être réparables avec le temps, si la compression est supprimée.

Etant donné ces résultats explicables par le degré de gravité des lésions médullaires irréparables, et malgré la légitimité apparente de l'intervention, il nous paraît que, dans les fractures fermées de la colonne vertébrale (et non des arcs vertébraux), la laminectomie ne doit être appliquée que lorsque les lésions siègent au-dessous de la première lombaire.

En résumé, la conduite différera suivant le siège de la fracture et l'état du blessé.

Un malade en état de shock ne peut être traité que par l'immobilisation ; plus tard, si le malade sort de sa torpeur ; pour une fracture de la région cervicale, dorsale ou dorso-lombaire, l'intervention sanglante ne nous apparaît pas encore d'une utilité assez nette pour que nous puissions la recommander. La réduction par tractions progressives et régulières, avec immobilisation dans une gouttière de Bonnet, nous semble le seul traitement possible.

A la région lombo-sacrée, la libération des nerfs de la queue de cheval peut se faire et est utile, le pronostic immédiat est moins grave, et l'intervention peut être tentée.

Mais faut-il opérer immédiatement après l'accident? non, l'opération doit être précoce, c'est vrai, mais quelques cas peuvent guérir spontanément (contusion, hémorragies) et ce n'est que si après quatre ou cinq semaines, aucune amélioration ne se produit, qu'on ouvrira le canal rachidien.

Dans tous les cas de rétention d'urine, le cathétérisme vésical sera pratiqué aseptiquement matin et soir, et les mêmes soins aseptiques seront donnés aux escarres.

3° *Accidents tardifs dans les fractures du rachis guéries ou d'abord méconnues.* — Ou bien les symptômes du début se sont atténués, puis reprennent après un arrêt plus ou moins prolongé ; ou bien, alors qu'il n'y avait eu au début que peu de signes fonctionnels, ou même que par suite de l'absence primitive de déformation la fracture avait été méconnue, des accidents médullaires s'établissent tardivement.

Lejars. *Loc. cit. Gaz. des Hôp.*, p. 594.

Dans ces cas aussi, on a proposé la laminectomie, ou même la réduction par la méthode de Sayre (cas de Papail, *Thèse de Paris*, 1887).

Cette dernière n'est possible que si la fracture n'est pas encore consolidée et les dangers de la méthode sont alors beaucoup moins grands qu'au début; son utilité pour la consolidation définitive, en évitant une aggravation dans la courbure du rachis, est possible.

Quant à la laminectomie recommandée par Tuffier et Hallion, Chipault, Roux de Brignolles, elle a donné peu de résultats et ne peut guère agir sur les dégénérescences secondaires de la moelle. Peut-être seulement pourrait-elle être utile au niveau de la queue de cheval dont les nerfs, dit Chipault, offrent, ainsi que les nerfs périphériques, une résistance sérieuse et longue aux agents traumatiques.

5° Plaies du rachis et de la moelle. — Les plaies du rachis peuvent être produites par des projectiles d'armes à feu ou par des instruments piquants ou coupants (armes blanches).

a. Armes blanches. — Une plaie dans la région de la colonne vertébrale peut atteindre une vertèbre sans pénétrer dans le canal rachidien ou, au contraire, blesser la moelle; l'existence de symptômes médullaires permet de le reconnaître. Nous laissons de côté les cas rapidement mortels contre lesquels nous ne pouvons rien.

Rarement une partie de l'arme brisée ou l'arme entière reste dans la plaie; dans ce cas, l'indication n'est pas douteuse, il faut extraire ce corps étranger, et le mieux pour ne pas aggraver les lésions est d'agrandir la plaie d'entrée pour écarter les parties molles et extraire doucement la lame ou la pointe, au lieu d'arracher à l'aveugle.

Si aucune portion d'instrument n'est demeurée dans la plaie, qu'il y ait ou non symptômes médullaires, comme nous ne pouvons rien sur la section totale ou partielle de la moelle, il est inutile d'intervenir immédiatement sur celle-ci.

En effet, le seul danger à craindre, en dehors des lésions médullaires produites, et irréparables chirurgicalement; c'est l'infection des méninges et de la moelle; or, cette infection n'est pas certaine. Sans placer de sutures, à moins de large écartement; après avoir nettoyé avec soin la plaie superficielle et les téguments voisins, en appliquera un pansement aseptique bien fait et bien fixé, se gardant d'occlure la plaie à l'aide de collodion.

Alors ou bien cette plaie n'est pas infectée et elle se réunira facilement, laissant seulement persister les lésions dues à la destruction de la moelle; ou bien la plaie est infectée, ce que l'on saura par l'aspect de celle-ci et surtout la température et l'état général du blessé. Dans ce dernier cas et sans attendre, il faut agrandir largement la plaie jusqu'en ses plans profonds, ouvrir le canal rachidien par laminectomie si la plaie pénètre dans le canal, et mettre à découvert les méninges rachidiennes, nettoyer le tout par essuyage à l'aide de compresses aseptiques, enfin drainer largement sans rien fermer. C'est, en somme, appliquer le traitement ordinaire des plaies infectées.

b. ARMES A FEU. — Mettant à part les grands délabrements, rapidement mortels, exceptionnels en pratique civile, nous n'aurons ici qu'à appliquer les règles générales déjà souvent données pour les plaies par armes à feu.

Le projectile ne doit pas être recherché pour lui-même, l'ignorance où l'on est de son siège, et de son degré de septicité rendent au moins inutile, sinon dangereuse, cette recherche dans les premiers moments.

Une intervention immédiate n'est indiquée que par la constatation de lésions produites par le projectile et curables chirurgicalement.

Une intervention retardée peut être nécessitée par des signes d'infection ou de compression déterminés par le projectile, mais après qu'on aura pu déterminer le siège de celui-ci par la radiographie.

Les désordres primitifs qui peuvent nécessiter ici une intervention immédiate sont : la fracture constatée d'une portion de vertèbre avec esquilles qui peuvent être un danger pour la moelle ; des signes d'une lésion médullaire quelle qu'elle soit. En effet, il est impossible, dès le début, de savoir si les paralysies et anesthésies constatées sont dues à la compression par des débris osseux ou par le projectile, où à la section partielle du cordon médullaire. Il y a grand intérêt à supprimer la compression, on n'aggravera rien si la moelle est contusionnée ou sectionnée en partie, et l'on pourra au moins, même dans ce cas, supprimer des esquilles osseuses et des caillots sanguins qui peuvent gêner la réparation. Cette réparation est possible, si la section n'est que partielle. Bien entendu l'intervention immédiate ne modifiera en rien le pronostic déplorable d'une destruction étendue de la moelle.

Donc, lorsque des symptômes indiquent la pénétration du projectile dans le canal rachidien et une lésion de la moelle, l'intervention immédiate peut être inutile, n'a aucune chance (sauf infection opératoire bien entendu) d'être nuisible, elle a des chances d'être très utile, elle est donc indiquée.

Cette opération consiste dans l'ouverture du canal rachidien par laminectomie étendue au niveau de l'orifice de pénétration, ablation des esquilles, évacuation des caillots sanguins et extraction de tous les corps étrangers rencontrés. On soulèvera avec précaution et écartera le fourreau méningé pour rechercher en avant, vers les corps vertébraux, si le projectile fixé là ne comprime pas ; enfin, si la dure-mère est ouverte, la plaie sera agrandie, les caillots enlevés et toute hémorragie arrêtée. On fermera ensuite la plaie en drainant ou tamponnant suivant qu'il sera ou non nécessaire d'arrêter un suintement sanguin.

Lorsque aucun signe n'indique d'abord que la moelle ou les racines rachidiennes sont touchées par la balle, il n'y a aucune raison de se presser d'opérer ; le projectile peut être resté dans les parties molles péri-rachidiennes ou dans l'épaisseur d'une vertèbre sans rien comprimer. La radiographie faite lorsque le blessé sera remis de ses premiers troubles (shock, syncope) montrera le siège du projectile et indiquera s'il peut être utile d'en pratiquer l'extraction. La plaie fermée par un pansement aseptique sera surveillée, et agrandie largement au moindre signe local ou général d'infection ; il pourra alors être utile d'enlever des débris d'arcs vertébraux brisés et de nettoyer le foyer de la fracture en laissant le tout largement ouvert.

Enfin, si le projectile abandonné est infecté et détermine la formation de fistule purulente, d'ostéite vertébrale, une intervention appropriée, variable du reste avec le siège du corps étranger, permettra son ablation et mettra fin aux accidents. L'opérateur se guide alors sur l'anatomie de la région, choisissant de préférence la voie postérieure et ouvrant au besoin le canal rachidien. Si la balle est située au devant de la colonne vertébrale comme cela se présente au cou, mieux vaut pénétrer par la partie latérale du cou, devant le sterno-mastoïdien, que par la cavité bucco-pharyngienne, voie étroite et infectée.

Il est de toute évidence que si le projectile a déterminé d'autres lésions que celles du rachis, dans le cou, le thorax ou l'abdomen, une intervention spéciale pourra être nécessitée par ces lésions, telle que nous l'indiqueront en étudiant ces diverses régions.

B. — Lésions inflammatoires

1° Ostéomyélite vertébrale. — L'ostéomyélite des vertèbres est extrêmement rare ; les cas connus sont des cas aigus. Leur pronostic est variable avec la localisation : très grave dans les corps vertébraux avec abcès prévertébraux, moins grave dans les arcs postérieurs. Cette dernière localisation est du reste plus fréquente que la première et permet d'aborder chirurgicalement la lésion ; la gravité de l'affection est accrue par la possibilité des complications infectieuses du côté des méninges et de la moelle.

L'indication thérapeutique est la même que pour toute ostéomyélite aiguë ; lorsque le diagnostic est porté, et il ne le sera guère que dans le cas de lésion des arcs postérieurs, ouvrir la collection purulente, arriver sur le point osseux malade et supprimer les points nécrosés (lame, apophyses épineuse, transverses) autant qu'il est possible. « Tous les chirurgiens ont remarqué la grande épaisseur de tissus indurés qu'il est alors nécessaire de traverser pour atteindre le pus resté sous-jacent aux couches musculaires » (Chipault [1]).

2° Tuberculose vertébrale. — La tuberculose vertébrale peut, avec une fréquence très variable, se localiser en plusieurs régions, et les indications thérapeutiques ne sont pas identiques dans tous ces cas. Nous considérerons successivement le traitement :

I. De la *tuberculose vertébrale postérieure*, c'est-à-dire localisée aux arcs postérieurs des vertèbres ;

II. De la tuberculose des corps vertébraux ou *mal de Pott* véritable dans les régions dorsale et dorso-lombaire.

III. De la tuberculose vertébrale des vertèbres cervicales supérieures ou *mal vertébral sous-occipital* et *cervical inférieur ou cervico-dorsal*.

I. Tuberculose vertébrale postérieure. — Qu'elle s'accompagne ou non de symptômes de compression médullaire, la tuberculose des arcs postérieurs des vertèbres rentre dans le cadre des tuberculoses osseuses abor-

---

[1] Chipault. Ostéomyélite vertébrale. *Gazette des Hôp.*, décembre 1896, n° 143, p. 1398,

dables chirurgicalement et doit être soumise aux règles générales que nous avons indiquées déjà dans ces cas (voir *Tuberculose osseuse*).

La tuberculose osseuse est ouverte ou fermée, dans ce dernier cas, il existe ordinairement un abcès froid.

Lorsque la lésion est fermée, malgré l'espoir que l'on pourrait avoir d'enlever en totalité la lésion, abcès et ostéite, mieux vaut chercher d'abord la guérison par la ponction et les injections modificatrices (voir pour la technique, page 61), répétées au besoin plusieurs fois. Si la guérison est ainsi obtenue, ce qui n'est pas rare, elle l'est beaucoup plus facilement et plus simplement que par une opération; si non, ce traitement ne gêne en rien l'intervention sanglante.

Cette dernière devient nécessaire lorsque la lésion est déjà ouverte et fistulisée, au moment où le malade se présente, lorsqu'une infection secondaire force à inciser l'abcès, lorsque des essais persévérants de ponctions suivies d'injections ont échoué, lorsque, enfin, des symptômes de compression médullaire réclament un traitement plus rapide.

L'opération consistera dans l'extirpation de l'abcès avec sa paroi s'il est possible, sinon dans l'ouverture avec grattage soigné, puis grattage ou résection de portions osseuses malades (lames, apophyses épineuses ou transverses) et réunion avec ou sans drainage.

Malheureusement, il est souvent difficile de faire une destruction complète de la paroi tuberculeuse et une fistule est trop souvent la conséquence et la terminaison de l'acte opératoire.

II. **Mal de Pott dorsal et dorso-lombaire**. — Depuis fort longtemps la base du traitement du mal de Pott, de la tuberculose des corps vertébraux, est l'immobilisation obtenue par des moyens variés et destinée à permettre l'évolution spontanée des foyers tuberculeux vers la guérison, vers l'ankylose ; même lorsque cette ankylose ne peut s'obtenir qu'au prix d'une difformité, la gibbosité, celle-ci doit être respectée. Cependant, cette difformité n'est pas inévitable, et la guérison par ankylose rectiligne peut s'obtenir lorsque le traitement est suffisamment précoce.

Depuis fort longtemps aussi, certains opérateurs n'ont pas considéré comme l'idéal cette guérison avec gibbosité, et ont tenté, lorsqu'elle n'avait pas été évitée, de la corriger, de la réduire dans l'espoir d'obtenir une guérison par ankylose en rectitude. Ces tentatives toujours timides et peu acceptées, ont été reprises, avec retentissement, dans ces dernières années.

Etant donné la possibilité d'une guérison sans déformation sous condition d'un diagnostic précoce et d'un traitement rapidement institué et sévèrement suivi, nous devrons tout d'abord étudier les moyens qui peuvent mener à ce résultat.

Puis, considérant ensuite les cas dans lesquels la maladie ayant évolué, des accidents sont survenus, nous étudierons la thérapeutique à instituer contre ces accidents : gibbosité, paraplégie, abcès froids.

Nous verrons donc :

a. Traitement précoce ;

b. Traitement des accidents.

a. Traitement précoce. — Ce traitement n'est possible que si le diagnostic est porté avant l'apparition des accidents qui le rendent évident, gibbosité, paraplégie ou abcès par congestion ; ce diagnostic n'est pas toujours possible, et même la maladie peut ne se révéler d'abord que par l'apparition d'un de ces symptômes.

Il est bien entendu d'abord que, ici comme pour toute tuberculose, le traitement général hygiénique est d'importance capitale et doit être suivi en même temps que tout autre traitement dirigé contre la lésion locale.

Ce traitement local est, à cette période, uniquement orthopédique et bien observé il doit souvent amener la guérison dans de bonnes conditions.

Le diagnostic ayant été porté grâce aux douleurs spéciales, spontanées et provoquées; grâce à la contracture musculaire immobilisant le segment correspondant du rachis ; grâce même à une légère déformation, un début de gibbosité, la saillie d'une apophyse épineuse (nous ne pouvons nous étendre sur les signes qui permettent ce diagnostic précoce), l'immobilisation devra être de suite installée.

Au début, l'*immobilisation* doit être aussi complète que possible, et il est nécessaire de maintenir le malade couché.

C'est en général au décubitus dorsal que l'on a recours, cependant on a depuis longtemps essayé quelquefois le décubitus abdominal, dans l'espoir de redresser la colonne vertébrale ; le Dr Bouquet (de Boissy en Brie) l'a employé encore récemment chez un malade dont il communiqua l'observation à la Société de chirurgie[1]. Mais un séjour prolongé dans cette position offre de grandes difficultés qui en rendent l'indication rare : lorsque le décubitus dorsal provoque de vives douleurs, par exemple.

On a décrit un grand nombre d'appareils et de lits destinés à maintenir le malade immobile dans la position couchée, le mieux et le plus simple est d'employer une planche solide plus large et plus longue que l'enfant, munie de poignée pour qu'on la puisse transporter.

Un orifice assez large peut être pratiqué au niveau de l'anus pour permettre la défécation. La planche est recouverte d'un matelas dur rempli de crin et muni au besoin d'un orifice semblable.

Des sangles ou ceintures se fixant par des boucles aux bords de la planche servent à recouvrir le thorax d'une part, le bassin et les cuisses d'autre part (fig. 28). Le lit de Lannelongue pour la coxalgie peut servir de modèle.

Les sangles et ceintures sont facilement enlevées tous les jours pour permettre la toilette du malade. Grâce aux poignées, on peut porter l'appareil et l'enfant à l'air et même le promener dans une voiture appropriée.

Évidemment, ces transports et ces manœuvres sont beaucoup plus difficiles pour un adulte que pour un enfant et l'on sera souvent obligé de laisser l'adulte dans un lit, sur un matelas dur reposant sur une planche, tous les soins devront alors porter sur l'aération régulière et large de la chambre.

La gouttière de Bonnet est aussi un excellent appareil, mais difficile à tenir propre et en outre d'un prix fort élevé.

---

[1] *Bulletins de la Soc. de chirurgie,* Paris, 1900, p. 291.

On peut aussi pendant cette période d'immobilisation complète, appliquer un appareil plâtré tel que nous le décrirons plus loin, à condition d'exiger avec cet appareil une immobilité aussi rigoureuse qu'avec les lits et les sangles. Cependant, pendant toute la première période du traitement durant laquelle ce décubitus est indispensable, ce corset plâtré n'immobilise pas mieux que les sangles, empêche l'examen fréquemment répété pour la recherche des abcès froids et de la gibbosité, et supprime les soins quotidiens de toilette et d'hygiène si nécessaires à cette période. Aussi préférons-nous ne mettre l'enfant dans le plâtre que lorsque les phénomènes aigus ont disparu et que la guérison est en bonne voie.

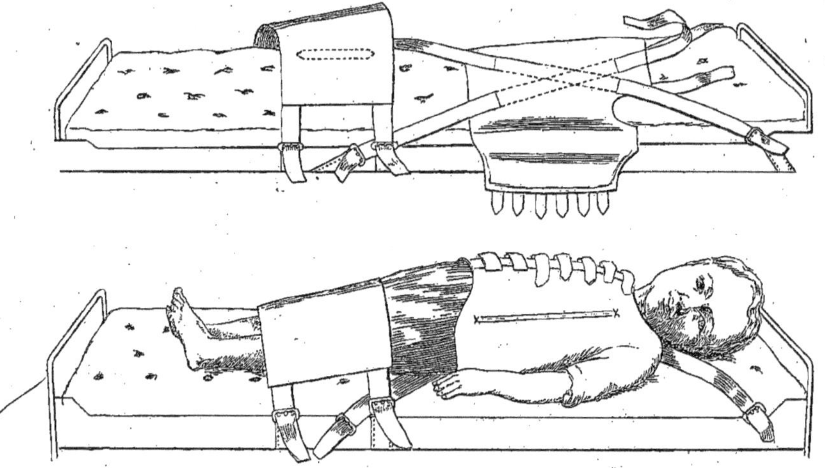

Fig. 28. — Lit de Mal de Pott (Ménard).

A l'immobilisation, on a voulu joindre l'*extension continue;* possible à la région cervicale où nous l'étudierons, elle est difficilement réalisable pour les régions dorsale et lombaire.

Quant au maintien de sangles ou de coussins placés sous la région malade et destinés à lutter contre un début de cyphose, leur efficacité est bien douteuse et leur emploi peu facile.

Cette immobilisation complète devra être rigoureusement maintenue sans permettre au malade de se tourner ni de s'asseoir, tant qu'existeront des douleurs spontanées et irradiées, ou provoquées sur le rachis, tant que persistera la contracture des muscles vertébraux. La durée de cette période est essentiellement variable, mais est toujours de plusieurs mois, ce n'est que lorsque toute douleur aura disparu depuis un temps suffisamment long (un à deux mois) qu'on pourra songer à faire lever le malade avec un *appareil de soutien,* un corset qui supprime en grande partie les mouvements du rachis, laisse se consolider l'ankylose commencée, et permet cependant l'exercice, la marche et le grand air.

Le seul appareil de soutien qu'il faille d'abord appliquer est un corset plâtré; les corsets orthopédiques en cuir avec attelles et béquillons ne peuvent servir que lorsque le malade est considéré comme guéri, ce sont des appareils de convalescence.

Le *corset plâtré* s'applique suivant la *méthode de Sayre*. Le malade est suspendu au trépied par la tête et les épaules et soulevé doucement par la corde qui passe sur la poulie (fig. 29). Les pieds ne doivent pas quitter terre mais reposer encore par leur partie antérieure.

Si l'on ne peut se procurer l'appareil à suspension de Sayre on pourra s'ingénier à le copier comme le fait Dénucé[1] : « Je remplace le trépied par un crochet vissé dans une poutre du plafond, ou au besoin dans un dessus de porte ; la moufle par une simple poulie dans la gorge de laquelle passe une corde solide. L'arc et le collier de Sayre ne sont pas indispensable non plus. Une bande de cuir souple, large de $0^m,06$ à $0^m,08$ et longue de $0^m,60$ à $0^m,70$, fendue longitudinalement en une boutonnière où passe la tête, remplace parfaitement le collier. On peut joindre les deux extrémités de cette bande au moyen d'une cordelette de $0^m,50$ à $0^m,60$ de long, qui sera nouée par sa partie moyenne à la corde de suspension, et tenir les extrémités écartées au moyen d'un bâton taillé en encoche à ses deux bouts.

« Je supprime habituellement les bracelets auxiliaires (pour l'aisselle) qui sont gênants. Si la suspension cervicale seule fatigue trop le malade, il vaudra mieux employer le dispositif de Beely (fig. 30) qui fait, de chaque côté, de l'extension sur les membres supérieurs élevés en même temps que sur la tête, soit en faisant de la traction sur des bandes fixées aux avant-bras comme pour la réduction d'une

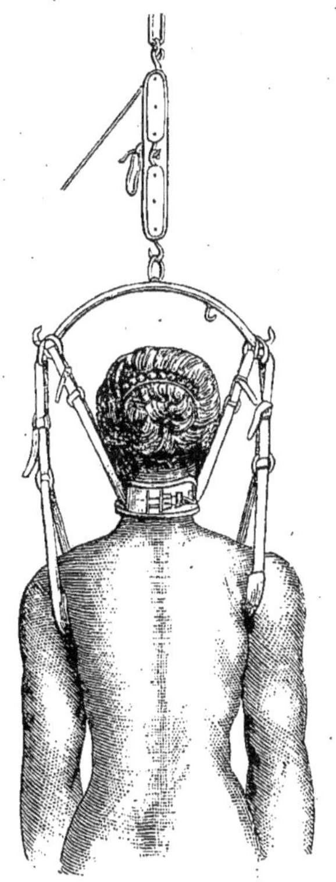

Fig. 29. — Appareil à suspension de Sayre.

luxation du coude, soit en donnant à tenir à l'enfant, s'il est assez âgé, des anneaux ou des barres transversales attachés à des cordes. Ces cordes devront être fixées assez en dehors du crochet médian de suspension et leur longueur sera soigneusement réglée ».

Il est bon d'exercer le malade à la suspension progressive pendant quelques jours avant l'application de l'appareil.

Le malade revêtu d'un jersey appliqué directement sur la peau enduite de vaseline, est enveloppé des aisselles au bassin d'une mince couche d'ouate, largement renforcée de lames supplémentaires au niveau du rebord iliaque et surtout des épines iliaques antérieures et supérieures. Une bande de tarlatane moule le tout sur le thorax.

---

[1] Denucé. Mal de Pott. *Bibliothèque Charcot-Debove*. Rueff, 1896, p. 176.

On a à sa disposition une dizaine de bandes de tarlatane larges de 10 centimètres environ et longues de 5 mètres, roulées serré, et une abondante quantité de plâtre gâché comme pour la fabrication des appareils de fracture.

On commence alors à enrouler lentement les bandes autour du thorax en même temps qu'un aide imbibe et recouvre ces bandes de bouillie plâtrée prise à pleine main et régulièrement étendue avec le plat de la main à mesure que la bande se déroule. L'appareil doit aller des aisselles au bassin, enveloppant le bord supérieur de celui-ci et recouvrant complètement les épines iliaques. Il faut de temps en temps lisser avec la main et appuyer pour faire sortir l'excédent d'eau et de plâtre, et bien mouler les bandes sur le corps. Pendant tout ce temps le malade doit largement respirer.

Le nombre de bandes à appliquer varie nécessairement avec la taille de l'enfant, il faut en mettre assez pour la solidité et pas trop à cause du poids ; c'est affaire de pratique.

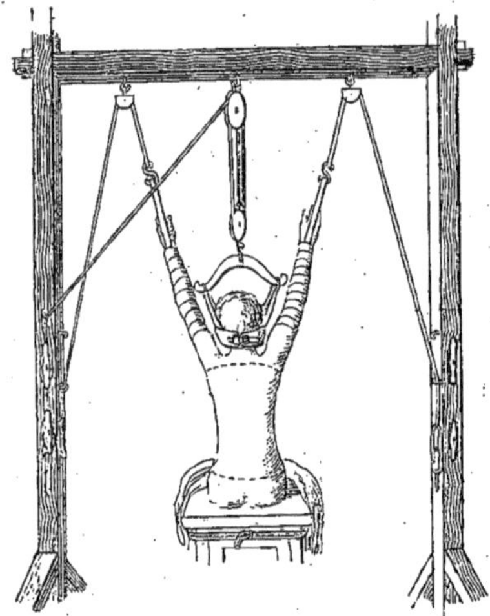

Fig. 30. — Appareil à suspension de Beely.

Le plâtre sec, on détache l'appareil de suspension, régularise le corset aux aisselles et au bassin, le borde de diachylon aux bords supérieur et inférieur.

Pour rendre le corset plus solide, on peut introduire entre les bandes, pendant sa confection, des lames de zinc découpées d'avance à la longueur suffisante et dont les angles ont été arrondis.

On a cherché à remplacer le plâtre par de nombreuses substances : feutre plastique, silicate, cuir moulé, celluloïde, etc. Aucun n'a sur lui des avantages marqués ; en outre, on peut trouver partout les matériaux nécessaires à la confection d'un appareil plâtré dont l'application est simple, alors que les autres appareils en feutre, en celluloïde, nécessitent une expérience et un technique tout particulières.

Il vaut mieux, croyons-nous, ne pas rendre amovible ce corset en le fendant sur la ligne médiane ou en deux valves, ce qui lui enlève sa solidité ; on peut remplacer le corset plâtré tous les deux mois environ, et profiter de cet intervalle pour nettoyer complètement l'enfant.

Cet appareil de soutien devra être maintenu et renouvelé pendant fort longtemps, douze, quinze, dix-huit mois. On ne le supprimera que lorsque la solidité du rachis ankylosé paraîtra suffisante depuis déjà un mois ou deux ; mieux vaut le laisser trop longtemps que le supprimer trop tôt. Le traitement peut durer plusieurs années.

Enfin on pourra, faire porter pendant quelque temps dans la suite, un corset orthopédique à béquillons soutenant les aiselles et appuyé sur une ceinture pelvienne.

Pendant toute la durée de ce traitement, on devra surveiller l'apparition d'une bosse ou d'abcès ossifluents, en pratiquant un examen minutieux à chaque changement d'appareils ; et s'il en survient, se comporter comme nous le verrons dans un instant.

b. TRAITEMENT DES ACCIDENTS. — Les accidents qui peuvent survenir en l'absence de tout traitement, s'observent aussi à la suite d'un traitement insuffisant ou même bien conduit ; ils peuvent enfin apparaître comme premier signe de la maladie, ce sont :

α. La gibbosité ;

β. Les paralysies ;

γ. Les abcès par congestion.

α. GIBBOSITÉ. Nous devons d'abord séparer les *gibbosités ankylosés*, des *gibbosités non ankylosées*. Pour les premières, l'accord est maintenant unanime, il n'y a rien à faire, il faut les respecter ; Calot, lui-même, a abandonné dans sa communication au congrès de Moscou (1897) les manœuvres violentes qu'il conseillait pour ces gibbosités, dans sa communication de 1896 à l'Académie de médecine.

Si toute douleur, toute sensibilité a disparu depuis longtemps, le mal est guéri, il n'y a rien à faire. Si cette gibbosité s'accompagne encore de paralysie, nous verrons plus loin si quelque chose doit être tenté.

Mais comment savoir si une gibbosité est ankylosée ? Ce n'est ni la durée de la maladie, ni les dimensions de la saillie qui peuvent l'indiquer, seul l'examen sous chloroforme montre si des tractions légères peuvent modifier la courbure.

Pour les *gibbosités non ankylosés*, deux méthodes sont en présence. L'une comporte le respect de la gibbosité, de l'affaissement des corps vertébraux, nécessaire pour obtenir une guérison dans des conditions de sécurité suffisante ; l'autre comptant sur une soudure des arcs postérieurs et peut-être sur des jetées osseuses périphériques faisant contrefort, n'hésite pas à redresser la gibbosité, à écarter les corps affaisés, et à maintenir cet écartement jusqu'à guérison complète ; Chipault et Calot en sont les promoteurs actuels.

Immobilisation. — Dans la première méthode, le traitement est simple : c'est l'immobilisation avec ou sans extension continue, en décubitus dorsal tant qu'il y a douleur et contracture, avec un corset de Sayre, appliqué soit dès le début du traitement et pendant l'immobilisation absolue, soit lorsque le malade peut être mis debout sans danger. Les principes sont les mêmes que pour le traitement précoce indiqué plus haut, il faut simplement avoir soin de bien rembourrer d'ouate ou de coussins les points où appuie la gibbosité soit dans la position couchée, soit dans le corset, afin d'éviter les escarres.

Si l'enfant est très jeune, pendant la première année, l'application de ce traitement est plus délicate ; Frœlich de (Nancy) l'a réglé dans une étude sur le mal de Pott chez le nourrisson[1] : « Une planchette, ayant la longueur de l'enfant depuis les genoux jusqu'au delà de la tête et dont la longueur dépasse quelque peu celle de l'enfant, est capitonnée avec du crin végétal et recouverte d'une toile imperméable. L'enfant est couché sur cette planchette : il y est fixé en haut par une ceinture en coutil passant sous les aisselles et clouée sur la planchette, et en bas par une ceinture passant sur les fesses et le bassin et également clouée.

La ceinture du haut porte, des deux côtés de l'enfant, entre le sternum et l'aisselle, une bretelle fixée au bord supérieur de la planche par un bouton. La ceinture pelvienne porte également des sous-cuisses fixées aux bords latéraux de la planchette.

Enfin l'appareil est complété par un coussin en forme de boudin que l'on remplit plus ou moins de crin végétal et qui est placé sous la colonne lombaire, sur la gibbosité. L'enfant est par conséquent fixé en lordose sur la planchette.

Le nourrisson est placé tout habillé sur l'appareil, ce dernier n'empêche ni les tétées, ni les soins de propreté ; il est facile à défaire et facile à replacer, et ne gêne que très peu ».

Chez l'enfant qui a dépassé un an et qui est fort, l'emploi du corset plâtré est possible, sauf si l'enfant souffre des intestins et a le ventre gros ; alors Frœlich le remplace par deux anneaux plâtrés placés l'un sous les aisselles, l'autre autour des fesses et du bassin, les deux anneaux sont réunis par quatre attelles en feutre plastique, placées deux en arrière des deux côtés de la colonne vertébrale, les deux autres dans la ligne axillaire. Enfin l'appareil est rendu amovible en fendant les anneaux en avant.

Redressement. — Le manuel du redressement des gibbosités est simple, aujourd'hui que toute action violente et brusque sur le bosse est abandonnée et que tout redressement doit être fait lentement et prudemment.

L'enfant est tout d'abord complètement endormi, puis Chipault obtient le redressement par tractions sur les aisselles et sur les membres inférieurs faites par deux aides.

Calot, retournant l'enfant endormi, dispose six aides : trois à chaque extrémité du corps. Ceux de la tête prennent : l'un le bras gauche et l'autre le droit, le troisième tire sur la tête au moyen d'une double fronde occipitale et mentonnière analogue à la sangle de l'appareil de Sayre. Les extrémités de la fronde sont attachées à la barre métallique de l'appareil de Sayre, et l'aide tire sur cette barre.

Les trois autres aides prennent les membres inférieurs ; le thorax et le bassin reposent sur des supports mobiles. La traction est de 30 à 80 kilogrammes, exercée pendant quelques secondes et suivie immédiatement de l'application des pouces d'un assistant de chaque côté des apophyses épineuses saillantes pour faire une pression de 10 à 40 kilogrammes.

Redard, toujours après anesthésie, opère à l'aide d'un appareil spécial (fig. 31). « Cet appareil agit surtout par une extension puissante, mais

---

[1] Frœlich. Mal de Pott chez le nourrisson. *Congrès de chirurgie français*, Paris, 1898, p. 232.

mesurée, obtenue au moyen de traction par des vis agissant sur les deux extrémités du rachis, sur la tête et sur les membres inférieurs.

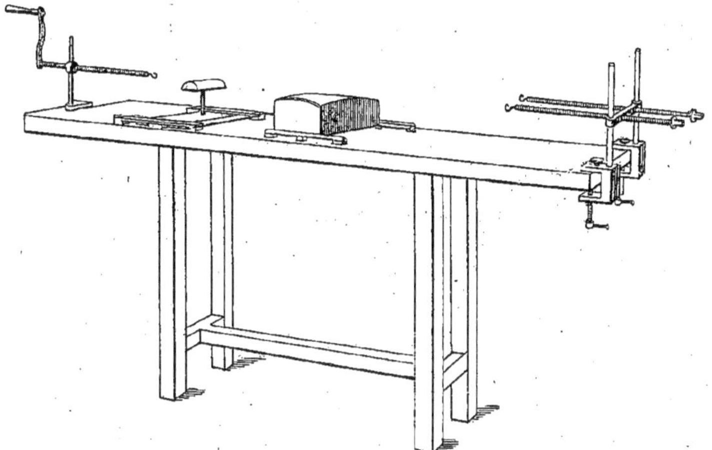

Fig. 31. — Appareil pour la réduction des gibbosités pottiques de P. Redard.

« Une vis sans fin mue par une manivelle vient tirer sur l'étrier de l'appareil de traction de la tête.

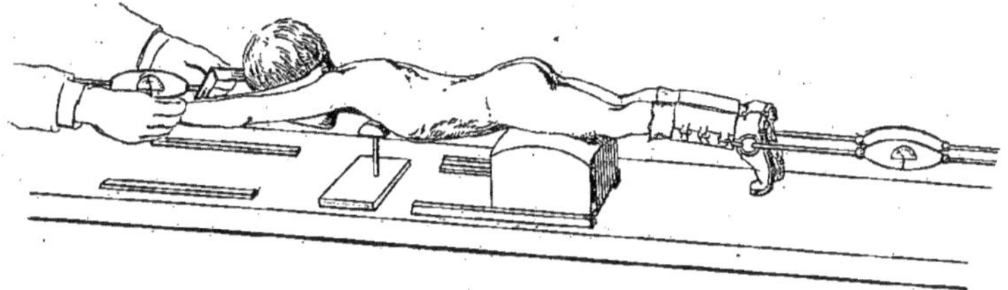

Fig. 32. — Position de l'enfant pour la réduction (P. Redard).

« Deux vis semblables agissent sur deux guêtres fixées sur les membres inférieurs. Des dynamomètres, placés du côté de l'extrémité céphalique et

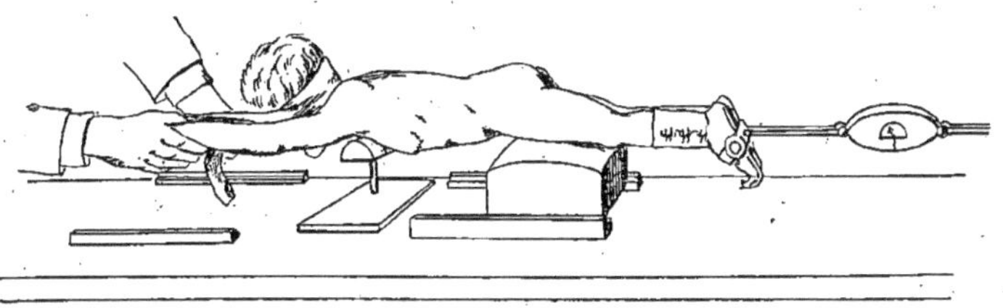

Fig. 33. — Après la réduction (P. Redard).

du côté des membres inférieurs, indiquent exactement la force de traction développée.

« Un assez large coussin donne un point d'appui solide au bassin et aux cuisses, un support rembourré avec tige doit soutenir le thorax au niveau de sa partie supérieure. Ces deux pièces sont mobiles et peuvent être plus ou moins éloignées ou rapprochées, grâce à des rainures latérales, disposées de chaque côté de la table sur laquelle repose tout l'appareil. La force de traction nécessaire pour obtenir une extension complète du rachis et la réduction de gibbosités moyennes, mesurée au dynamomètre est d'environ 20 kilogrammes (fig. 32 et 33).

« Nous avons pu atteindre sans inconvénient chez de jeunes sujets et des adolescents 50 et même 70 kilogrammes. Si la gibbosité, après l'extension du rachis, ne se réduit pas, nous faisons de très légères pressions au niveau de la bosse, souvent avec nos deux pouces placés de chaque côté de la saillie. »

La réduction obtenue, il faut la maintenir.

Dans ce but Chipault pratique la ligature apophysaire proposée par Hadra : le malade endormi, l'opérateur commence par mettre à nu la saillie des apophyses épineuses, puis redresse par traction, et enfin lie entre elles les apophyses épineuses de la bosse à l'aide d'un fil d'argent ou à l'aide de griffes métalliques spéciales [1], puis referme la plaie.

Le malade est ensuite immobilisé sur une planche spéciale composée d'une large pièce de bois blanc encadrée de chêne, perforée d'un orifice en entonnoir, caoutchouté, pour la défécation, et d'une série de petits orifices disposés deux par deux, sous les aisselles, au-dessus des hanches, au-dessus et au-dessous des genoux, aux cous-de-pied, orifices destinés à passer des sangles qui entourent le sujet.

Calot préfère, pour l'immobilisation, l'application d'un grand appareil plâtré embrassant la tête et le tronc jusqu'au bassin, le simple corset de Sayre étant insuffisant. Il rejette les ligatures apophysaires, mais accepte quelquefois d'aider à la consolidation postérieure par une dénudation des lames vertébrales, l'avivement de leurs bords qui sont en contact ou mêmes imbriqués, et le rabattement, par-dessus les lames, du périoste soulevé avec les parties molles (*Onzième Congrès de Chirurgie, Paris*, 1897).

Broca [2] après avoir opéré le redressement par traction dans la position horizontale et sous chloroforme, redresse l'enfant dans la position de Sayre en supprimant les brassières et remplaçant le collier en cuir par deux bandes de toile solidaires soulevant le menton et la nuque. Le chloroforme est continué sans inconvénient dans cette position, et le relâchement musculaire ainsi obtenu permet l'application rapide d'un corset plâtré qui pour les gibbosités dorsales, dorso-lombaires et lombaires ne prend pas la tête, mais les épaules, en enserrant le cou dans une sorte de collier, et descend au-dessous des épines iliaques antéro-supérieures (fig. 34). Broca réserve le grand appareil de Calot aux gibbosités dorsales supérieures et cervicales.

Indications. — Quelle méthode faut-il choisir dans les différents cas ?

A priori il est souhaitable de pouvoir guérir sans gibbosité les malades

---

[1] Voir pour la description de ces griffes : *Gazette des Hôpitaux*, 12 août 1897, n° 91, p. 900.

[2] Broca et Mouchet. Traitement du mal de Pott. *Revue pratique d'obstétrique et de pédiatrie*, n° 145, 1900, p. 202.

chez qui celle-ci n'a pu être évitée, mais le redressement peut-il être obtenu sans danger, est-il efficace, est-il durable ?

Les dangers auxquels expose le redressement, même modéré, ont été étudiés par Wiart[1], dans une étude critique sur cette opération ; ce sont d'abord quelques cas de mort par chloroforme, en assez petit nombre, pour que la proportion ne dépasse pas la moyenne obtenue dans les autres chloroformisations. La position suspendue de Sayre ne gêne nullement la chloroformisation d'après les nombreuses observations publiées, et Broca rapporte une centaine d'anesthésies pratiquées ainsi sur des enfants de deux à seize ans sans aucun accident.

On a signalé aussi des accidents médullaires, phénomènes de paralysie, peu intenses et ordinairement fugaces.

On a aussi accusé l'intervention de généraliser l'infection tuberculeuse, mais ce danger a été signalé dans toutes les interventions chez les tuberculeux et nous avons vu qu'il n'y a pas à en tenir compte. Les grosses objections sont la possibilité de déchirures d'abcès par congestion s'évacuant dans le médiastin, de déchirures des vaisseaux, de fractures du rachis avec conséquences ordinaires pour la moelle. On a surtout reproché le vide antérieur que produit l'écartement des vertèbres affaissées, vide qui ne peut se combler par du tissu osseux en cette région malade, et qui rend la consolidation au moins douteuse.

Mais ce sont là des objections théoriques et tirées d'études expérimentales[2], qui ne tiendraient pas devant la constatation clinique de résultats satisfaisants et durables.

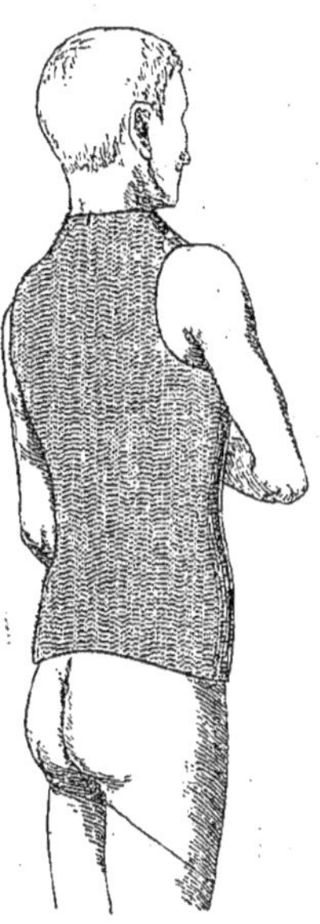

Fig. 34. — Appareil plâtré scapulo-thoracique (Ménard).

D'autre part, ces graves désordres ne sont possibles qu'avec, soit les gibbosités ankylosées que personne ne redresse plus, soit les gibbosités non ankylosées mais de grande courbure et de date ancienne.

Nous pouvons donc tout d'abord établir quelques *contre-indications* du redressement : constatation d'un abcès par congestion, état cachectique du malade, existence d'autres lésions tuberculeuses avancées, surtout pulmonaires ; enfin, on évitera de redresser des gibbosités volumineuses et peu récentes.

En outre, avec beaucoup de chirurgiens, nous ne croyons pas indiqué de pratiquer les ligatures ou soudures apophysaires avec ou sans résections, ces petites opérations sont peu compatibles avec l'application du corset plâtré et leur utilité est fort douteuse.

Réduit aux gibbosités récentes et peu volumineuses, le redressement est donc possible sans danger sérieux. Est-il utile ?

<hr>

[1] Wiart. *Revue de chirurgie*, septembre 1898, p. 777, et 1899, p. 23 et 170.

[2] Ménard. Etude anatomique et expérimentale de redressement, etc. *Presse médicale.* juillet 1897, p. 17.

Pour le savoir, il faudrait connaître une série d'observations suivies plusieurs années, car le traitement est fort long, et étudiées autant que possible par le même observateur. Broca et Mouchet (*loc. cit.*) nous fournissent cette étude. Ces auteurs ont suivi, pendant trois ans, 46 cas de maux de Pott traités par le redressement brusque, laissant ensuite l'enfant dans le décubitus dorsal maintenu par un corset plâtré pendant un an au moins, pour ne permettre ensuite, pendant encore de longs mois, que la station debout et la marche modérée, avec le corset ; et voici leurs conclusions :

« La correction, même si elle semble complète après le redressement brusque, ne l'est plus au bout d'un temps assez rapide, bien que l'enfant ait été maintenu rigoureusement dans le décubitus dorsal. Quand il survient une escarre au niveau de la gibbosité, et c'est presque la règle en pareil cas, l'ouverture creusée dans le plâtre pour permettre le pansement nous montre la bosse tendant à faire hernie au dehors. Nous avons systématiquement reporté sur le papier la courbe de toutes les gibbosités, obtenue à l'aide d'un ruban de plomb flexible, et cela avant le redressement, comme à chaque renouvellement d'appareil. Or nous avons eu le regret de constater qu'au bout de quelques mois, la difformité se reproduisait presque aussi accentuée qu'auparavant. »

Il semble donc, et l'on n'a pas encore montré d'exemple probant du contraire, que le résultat facile à obtenir dans les conditions que nous avons indiquées, ne se maintient pas ; et que, par conséquent, le traitement par le redressement ne doit pas être préféré au simple traitement orthopédique.

Cependant ces tentatives auront eu un grand avantage sur lequel insiste Broca, c'est de montrer la possibilité de l'application du corset plâtré dans la position de Sayre sous l'anesthésie chloroformique, et l'utilité d'un corset plâtré plus étendu que celui de Sayre.

Sous le chloroforme, par simple suspension, et sans pression sur la bosse, les gibbosités légères et récentes se redressent facilement ; on ne gagne rien à presser sur les autres, c'est-à-dire sur les gibbosités accentuées ou anciennes.

Nous concluerons donc en conseillant, lorsque la gibbosité est produite et non encore ankylosée, d'appliquer sous chloroforme la suspension suivant la méthode Sayre. La gibbosité se redressera ou ne se redressera pas, mais on ne pratiquera à son niveau aucune pression, et on appliquera immédiatement un grand appareil plâtré, prenant, pour les cas dont nous nous occupons (dos et lombes) la partie supérieure du bassin, le thorax et les épaules jusqu'à la base du cou, une fenêtre abdominale pourra y être pratiquée après dessiccation pour faciliter la respiration et la digestion (fig. 34).

Enfin le malade sera maintenu avec cet appareil dans le décubitus horizontal pendant plusieurs mois, un an ; puis laissé debout ensuite avec le corset pendant de longs mois encore ; « c'est par années que se chiffre la durée de ce traitement » (Broca).

Le corset plâtré sera en général renouvelé tous les 2 ou 3 mois ; si une escarre survient au niveau de la gibbosité, ce qui se traduit par des douleurs et le dégagement d'une odeur spéciale au niveau du corset, une fenêtre sera pratiquée dans le plâtre, à son niveau, pour permettre les pansement β. *Paraplégie.* — Les paralysies pottiques sont rarement des paralysies par compression médullaire osseuse, outre qu'elles peuvent exister sans déformation vertébrale, elles sont quelquefois transitoires et guérissent malgré une déformation très accentuée, par le traitement orthopédique du mal de Pott.

D'autre part, cette paralysie, souvent guérissable par le traitement non-opératoire de la tuberculose vertébrale, peut aussi prendre une allure rapidement progressive, ou rester indéfiniment stationnaire, s'accompagnant de paralysies vésico-rectales et d'escarres et par conséquent exposant aux dangers ordinaires de ces complications : infection, septicémie lente et mort.

En tous cas, comme il est impossible de savoir au début si cette paralysie est transitoire, si elle est due à une compression osseuse directe, ou due à un abcès froid intra-rachidien, ce qui est exceptionnel, et que d'autre part les lésions méningées qui la provoquent sont guérissables par le traitement ordinaire du mal de Pott, il est avant tout indiqué d'instituer ce traitement tel que nous venons de l'exposer par l'immobilisation et les corsets plâtrés.

S'il existe une gibbosité, la suspension sous chloroforme par l'appareil de Sayre est utile. En effet si la gibbosité est récente le redressement peut améliorer beaucoup la paralysie ainsi qu'en témoignent nombre d'observations ; si la gibbosité ne se redresse pas, l'appareil sera cependant mieux et plus facilement appliqué.

Mais en présence de paralysies complètes, surtout élevées amenant des complications d'ordre respiratoire ; en présence de paralysies non améliorées après un long traitement orthopédique, ou enfin de paralysies produites ou aggravées par un traumatisme déterminant une fracture au niveau du mal de Pott ; on a proposé d'ouvrir le canal rachidien par laminectomie pour lever l'agent de compression : fongosités, plaques indurées, saillie d'un corps vertébral. Malgré un succès de Delagenière [1] dans un cas de fracture au niveau d'un mal de Pott, les résultats donnés sont absolument déplorables, nuls ou incomplets et suivis de récidive.

Les cas peu nombreux dans lesquels au lieu d'ouvrir le canal rachidien on est allé drainer le foyer de tuberculose des corps en passant sur les côtés de la colonne vertébrale (nous retrouverons dans un instant ces opérations en étudiant le traitement des abcès froids et des foyers tuberculeux), n'ont pas non plus donné de résultats plus probants, et en général mieux vaut s'abstenir.

Pendant les premiers mois, il sera bon d'électriser les muscles des membres inférieurs afin de lutter contre leur atrophie, et faciliter le retour fonctionnel si la guérison doit se faire. L'électrisation et le massage ne seront abandonnés que lorsque toute amélioration sera reconnue impossible.

γ. *Abcès par congestion.* — Les abcès froids dus à la tuberculose vertébrale antérieure doivent, encore plus que les abcès froids osseux superficiels, être traités sans ouverture par les ponctions et injections répétées telles que nous

---

[1] *Treizième Congrès de chirurgie français,* Paris, 1899, p. 362.

les avons déjà décrites (voir page 61). On sait à quels dangers d'infection secondaire et de septicémie expose l'ouverture de ces grosses poches appendues à la colonne vertébrale, et cela malgré les soins apportés aux pansements.

Lorsque l'abcès est encore profondément situé dans l'abdomen, le traitement général et le traitement orthopédique doivent seuls être appliqués ; lorsque l'abcès vient faire saillie sous la peau, dans quelque région que ce soit, il faut évacuer lentement son contenu et pratiquer l'injection d'éther ou de glycérine iodoformée, ou de naphtol camphré, et répéter cette opération lorsque l'abcès se remplit, en ponctionnant en un autre point que la première fois. Tous les efforts doivent tendre à éviter l'ouverture spontanée de l'abcès ou sa fistulisation ; l'asepsie la plus absolue pendant la ponction et l'injection concourent puissamment à ce résultat. — C'est dire que nous rejettons toute idée de cure radicale de ces abcès par ouverture et grattage, ou par dissection ou par essai de curettage du point de départ osseux ainsi que l'ont entrepris Schœffer, Ménard, Auffret, Vincent (de Lyon) (voir *Technique chirurgicale*). Ces interventions sont d'avance frappées d'impuissance, elles ne peuvent être que fort incomplètes, se réduire à quelques grattages suivis de drainage ; or nous savons quels mauvais résultats donnent, dans la tuberculose osseuse, ces opérations parcimonieuses.

Cependant lorsqu'un abcès par congestion est secondairement infecté, après une ponction septique ou pour toute autre cause, lorsqu'un de ces abcès s'est fistulisé par un orifice étroit mais persistant malgré les pansements et les injections iodoformées, mieux vaut l'ouvrir largement en un point choisi afin de pouvoir nettoyer et tamponner la cavité suppurante. Pour cela, quelques indications sur le meilleur lieu d'ouverture de ces abcès aux régions dorsale et lombaire sont nécessaires (nous verrons plus loin les abcès cervicaux).

Venant des lombes, si l'abcès fait saillie à la région inguinale ou crurale, on peut l'ouvrir au niveau de cette saillie, c'est facile ; mais il peut être préférable de l'ouvrir par la région lombaire comme l'a indiqué Trèves, en passant sur les côtés de la colonne lombaire et pénétrant sous le psoas vers les corps vertébraux.

A la région dorsale, l'incision d'un abcès ne peut être indiqué que si celui-ci fait saillie sur les côtés du rachis, ce qui est rare ; l'incision se fera au point saillant et fluctuant ou au niveau de la fistule.

Le traitement consécutif sera celui d'un abcès chaud tant qu'il existera des phénomènes inflammatoires ; puis lorsque ceux-ci ont disparu, on cherchera la fermeture lente et progressive, en modifiant la paroi par des applications de topiques et des lavages variés, comme pour un abcès froid superficiel. Mais il faut compter alors sur la persistance des fistules inguérissables et la possibilité d'infection secondaire presque inévitable.

Aussi insistons-nous encore sur l'avantage considérable qu'il y a à guérir ces abcès sans les ouvrir, et nous répétons à dessein que la meilleure guérison sera obtenue par les injections médicamenteuses.

III. — **Mal de Pott cervical supérieur et cervical-dorsal.** — Pour le mal de

Pott cervical, qu'il soit inférieur, cervico-dorsal; ou supérieur, occipito-atloïdo-axoïdien, un seul traitement est possible, l'immobilisation complète par l'extension continue.

Si le diagnostic est porté de bonne heure, avant toute luxation, le malade sera couché sur le lit dur, matelas de crin reposant sur une planche, avec un mince coussin sous la nuque; ce lit sera relevé du côté de la tête de façon à faire opérer par le corps lui-même la contre-extension. L'extension sera faite sur la tête au moyen d'un collier semblable à celui de l'appareil de Sayre, que l'on peut du reste confectionner avec des bandes de toile passant sous le menton et sous la nuque, cousues ensemble au-dessus des oreilles. Le collier est fixé à la tête du lit.

Lannelongue fait l'extension et la contre-extension à l'aide d'un collier composé de deux pièces, l'une inférieure s'appuyant sur les épaules et la partie supérieure du tronc, l'autre soutenant la base du crâne et la mâchoire. Les deux pièces sont réunies par deux montants métalliques dont la longueur, variée à l'aide d'une camaillère, règle le degré d'extension (fig. 35).

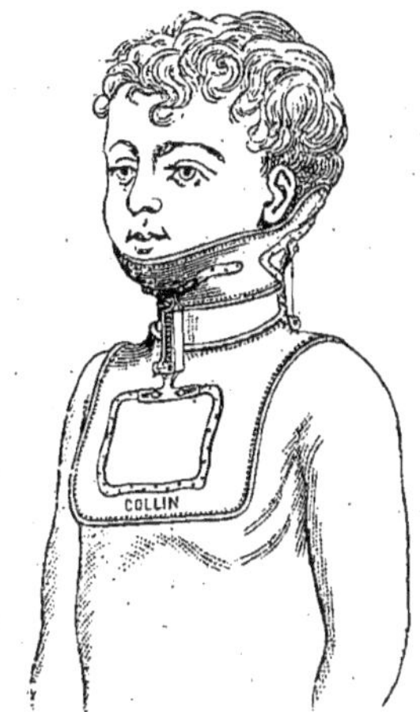

Fig. 35. — Collier de Lannelongue (mal de Pott cervical).

On pourra enfin maintenir l'immobilité à l'aide d'un appareil plâtré, embrassant le cou et la partie supérieure du thorax (fig. 36); mais ces appareils ne suppriment nullement la nécessité du décubitus dorsal absolu, pendant toute la période aiguë de la maladie.

Ce n'est, comme du reste pour le mal de Pott dorsal, que lorsque toute douleur et toute contracture auront disparu, après des mois, plus d'une année quelquefois, qu'on pourra permettre au malade la station debout et la marche modérée avec un appareil de soutien, formé soit du collier de Lannelongue, soit d'une minerve plâtrée, soit de l'appareil de Furneaux-Jordan décrit partout (fig. 37) :

La tête maintenue en extension (sans suspension bien entendu), une large bande plâtrée est appliquée par son plein sur le front au-dessus des sourcils, puis passée sur les oreilles matelassées d'ouate et les deux chefs sont croisés derrière la nuque puis

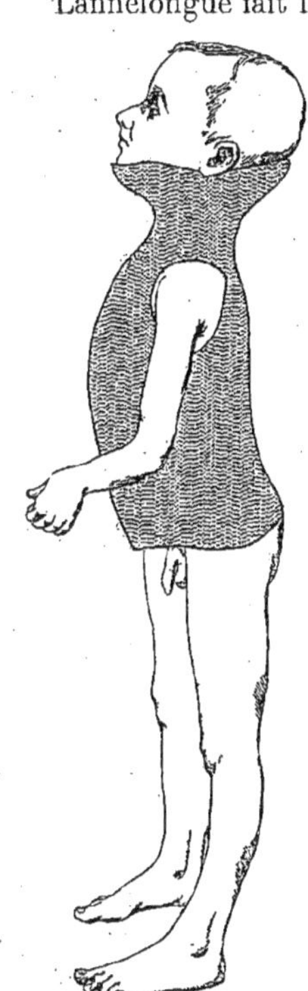

Fig. 36. — Appareil plâtré cervical (Ménard).

ramenés de chaque côté du cou en avant où, croisés de nouveau, ils viennent se joindre et se souder à un corset plâtré de Sayre court.

On peut encore appliquer le jury-mast de Sayre (fig. 38) uni au corset plâtré.

Lorsqu'il existe une luxation, la réduction brusque par suspension ou par tout autre moyen est ici beaucoup trop dangereuse pour qu'on y puisse songer.

L'extension continue et l'immobilisation sont alors seules applicables, la réduction peut s'opérer lentement; sinon la consolidation, si elle se fait,

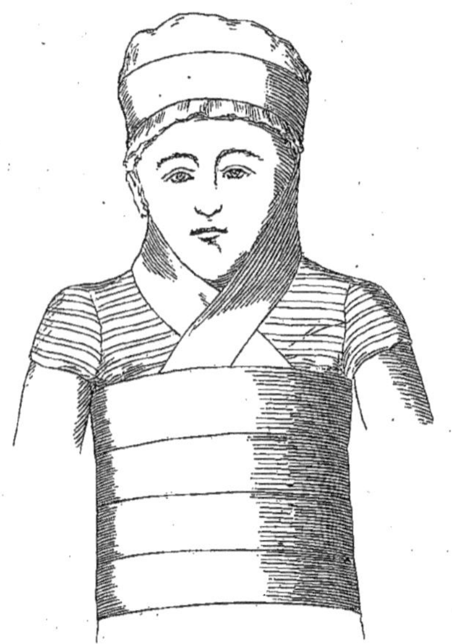

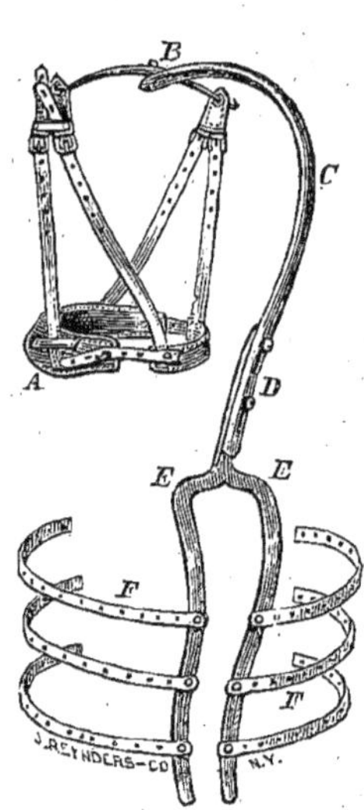

Fig. 37. — Appareil de Furneaux-Jordan.   Fig. 38. — Jury-mast.

laissera une déformation inévitable. Malheureusement la mort rapide ou lente est le résultat fréquent de cette luxation, sans qu'on puisse espérer agir sur elle d'une façon très efficace.

Les *abcès par congestion* consécutifs à la tuberculose vertébrale cervicale, sont soit cervicaux, sur les parties latérales du cou et descendant vers le creux sus-claviculaire; soit rétro-pharyngiens.

Pour les premiers, les indications déjà données sont applicables; il faut les traiter par les injections médicamenteuses.

Les seconds provoquant de la gêne de respiration et de la déglutition ne peuvent être traités ainsi et doivent être ouverts.

Leur ouverture par la bouche doit, autant que possible, être rejetée, à cause des infections inévitables qui s'ensuivent.

Leur ouverture latérale, lorsqu'elle est possible, doit être préférée; on y arrive en passant soit en avant, soit en arrière du sterno-mastoïdien.

L'ouverture et la fistulisation à peu près inévitables de ces abcès viennent du reste encore aggraver le pronostic déjà sombre de cette maladie.

Sans abcès, et avant luxation, la guérison peut être obtenue au bout d'un long traitement, par ankylose définitive de la colonne cervicale.

C. — Tumeurs

Les TUMEURS DES PARTIES MOLLES PÉRI-RACHIDIENNES ne présentent d'intérêt particulier que si elles envoient un prolongement à l'intérieur du rachis et viennent comprimer la moelle ; on a ainsi cité des *lipomes* et des *kystes hydatiques*.

L'ablation des tumeurs sans prolongements ne présente rien de spécial ; s'il y a prolongement, il est nécessaire pour l'extirper, d'agrandir à la gouge l'orifice de pénétration.

Les TUMEURS OSSEUSES RACHIDIENNES susceptibles d'un traitement chirurgical sont exceptionnelles. On ne touche pas évidemment aux tumeurs malignes, le plus souvent secondaires du reste, *sarcomes* ou *épithéliomes*.

Enfin le traitement chirurgical des TUMEURS INTRA-RACHIDIENNES n'a pas encore donné les résultats qu'on en aurait pu attendre.

Le diagnostic, la localisation précise en sont très difficiles.

S'il existe des signes nets de compression médullaire, bien localisés à un niveau précis, signes du reste difficiles à bien analyser et pour l'interprétation desquels une grande habitude de la neuro-pathologie est nécessaire ; si toute idée de tumeur maligne ou de syphilis est écartée par l'étude du reste de l'organisme et par un traitement d'épreuve, il est indiqué d'ouvrir le canal rachidien, par laminectomie étendue, pour voir. Si l'on rencontre une tumeur méningée extirpable, non diffuse (plaque de tuberculose, fibrome, myxome, etc.), l'opération est indiquée et quelques-unes ont été suivies de succès remarquables ; mais si la tumeur est diffuse, ou intra-médullaire, il faut s'abstenir plutôt que de faire une opération incomplète ou de provoquer des paralysies définitives par destruction de la moelle.

D. — Vices de conformation du rachis

Ce chapitre comprend les déviations acquises de la colonne vertébrale sans traumatisme ni ostéite des vertèbres : scolioses, lordoses et cyphoses ; puis un vice de conformation congénitale du rachis et de son contenu : le spina bifida.

1° Déviations du rachis. — Les déviations du rachis non consécutives aux traumatismes ou aux lésions inflammatoires des vertèbres peuvent se faire suivant différentes directions : courbure à concavité antérieure ou *cyphose*, courbure à concavité postérieure ou *lordose*, courbure à concavité latérale ou *scoliose* : la fréquence relative de ces trois formes est très différente, mais ceci nous importe peu, le traitement devant pour toutes suivre les mêmes indications générales et ne variant que dans l'application immédiate de ces principes.

DÉVIATIONS SECONDAIRES. — Nous devons tout d'abord nous débarrasser d'un certain nombre de déformations qui ne constituent pas la maladie elle-même, mais ne sont que le résultat d'affections soit générales, soit du voisinage. Dans ces cas, tout l'effort thérapeutique doit d'abord porter sur la cause, et si, celle-ci supprimée, la·difformité persiste, elle relève du même traitement que des difformités primitives.

Telles sont les déviations vertébrales (cyphoses, scolioses infantiles) dépendantes du rachitisme et qui relèvent du traitement de cette maladie ; les scolioses consécutives aux pleurésies, aux sciatiques, aux affections de la moelle ; les déformations (lordoses et scolioses) secondaires au développement vicieux ou aux maladies articulaires des membres inférieurs ; les déviations signalées comme complication des tumeurs adénoïdes, de l'occlusion des fosses nasales, des vices de réfraction oculaires qu'il faut toujours corriger, etc.

Il importe donc tout d'abord d'étudier soigneusement le malade, de rechercher par un examen complet de toutes les parties du corps si une cause quelconque peut tenir sous sa dépendance la déviation rachidienne, et pendant l'application du traitement de cette affection causale, de conseiller les précautions hygiéniques et statiques employées dans le traitement de la scoliose au début.

Scolioses essentielle des adolescents. — Dans la scoliose vraie, dite essentielle, la scoliose des adolescents, nous devons distinguer plusieurs variétés.

Il est d'abord certaines variétés à marche progressive rapide, dans lesquelles la déformation principale augmente rapidement, s'accompagnant de courbures secondaires et de déviations thoraciques, en même temps que l'état général s'affaiblit et le malade maigrit.

Contre cette *forme aiguë*, le repos au lit prolongé, ou même absolu au début, aidé de l'extension continue faite comme dans le mal de Pott cervical, sur un lit en plan incliné, sera nécessaire. Le traitement ordinaire de la scoliose ne sera applicable que plus tard, lorsque la marche aura pris une allure moins aiguë et que l'état général sera amélioré par le repos, le séjour à la campagne et l'alimentation.

Le plus souvent la marche de la scoliose est *chronique*, et progresse lentement pendant tout le temps de la croissance, avec temps d'arrêt plus ou moins prolongé. Pendant cette évolution, la maladie parcourt plusieurs degrés dont la connaissance est nécessaire pour régler les indications thérapeutiques.

Au début, la déformation est peu accentuée et se traduit surtout par des attitudes vicieuses du malade, la saillie d'une épaule ou d'une hanche. La scoliose doit alors être recherchée, la colonne vertébrale redevient droite lorsqu'on suspend l'enfant par les épaules ou l'allonge sur un lit ; le rachis est encore souple.

A un deuxième degré plus avancé, la déformation est nettement visible, mais, s'il y a des rétractions fibreuses, il n'y a pas ankylose et la mobilisation est encore possible.

Enfin dans un *troisième degré*, le rachis dévié est fixé dans sa position, le thorax, le bassin sont déformés, la scoliose est ankylosée.

Nous ne pouvons donner ici les symptômes qui permettent de reconnaître cette affection au début, avant que la déformation ne soit nettement visible, mais il importe de les connaître, car la maladie prise à ce moment peut guérir dans d'excellentes conditions ; non qu'une radiographie ne puisse encore montrer une déviation légère, mais l'apparence extérieure est satisfaisante et aucune difformité appréciable ne persiste.

L'examen par les rayons Roetgen peut aider au diagnostic précoce.

Au début, ou même lorsqu'aucune déformation rachidienne n'est démontrée par l'examen radioscopique ou par l'examen attentif de la colonne vertébrale, mais que la mauvaise attitude de l'enfant fait craindre une scoliose, le traitement est surtout général.

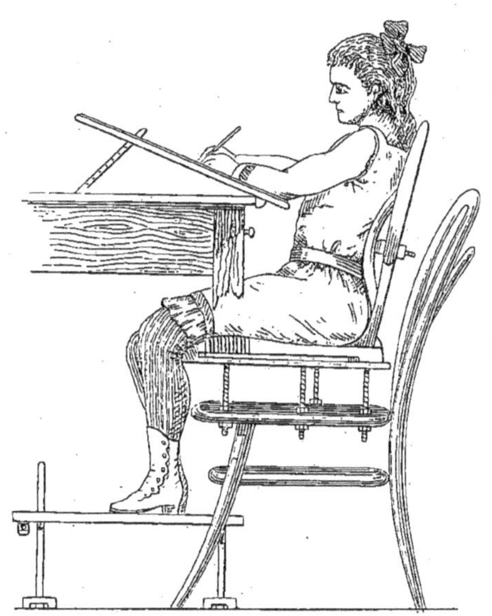

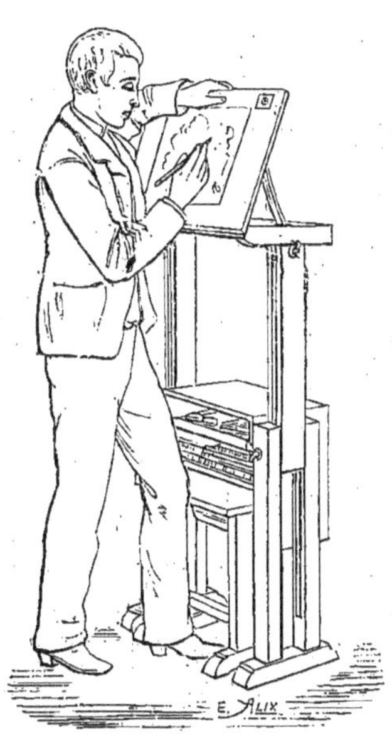

Fig. 39. — Siège et pupitre de Lorenz.   Fig. 40. — Table Féret.

Eviter les fatigues physiques et cérébrales, faire coucher l'enfant sur un lit dur et horizontal, (un matelas de crin reposant sur une planche, sans oreiller) ; recommander l'hydrothérapie froide : le tub, la douche rapide, suivies de frictions sèches ; surveiller l'attitude pendant la marche, la station assise ; faire étudier l'enfant sur une table scolaire, remplissant les indications suivantes : « Le siège doit être disposé de telle sorte qu'il fournisse constamment au dos de l'enfant un appui solide. Pour cela, il sera légèrement incliné d'avant en arrière et de haut en bas ; le dossier lui-même sera incliné en arrière ; il remontera jusqu'au niveau des épaules et présentera, dans sa partie inférieure, une courbure à convexité antérieure sur laquelle s'appuiera la concavité normale de la région lombaire. La hauteur du siège permettra à l'enfant d'appuyer les pieds à terre, ou si cette condition n'est pas remplie, on lui procurera un tabouret de dimensions convenables. Quant au pupitre, incliné à 15° environ, il devra présenter une hauteur et un écartement du siège calculés de telle façon que l'enfant puisse commodément y appuyer les bras en écrivant sans avoir besoin de se pencher en avant. » (Kirmisson) (fig. 39).

Ou encore on emploiera une table dont l'élévation et l'inclinaison du pupitre sont variables et peuvent être réglées, telle que la table Féret (fig. 40, 41, 42).

Au besoin l'enfant sera couché pendant une heure ou deux dans la journée sur le lit dur et exécutera quelques-uns des exercices gymnastiques que nous indiquerons plus loin, tel que l'exercice de la porte.

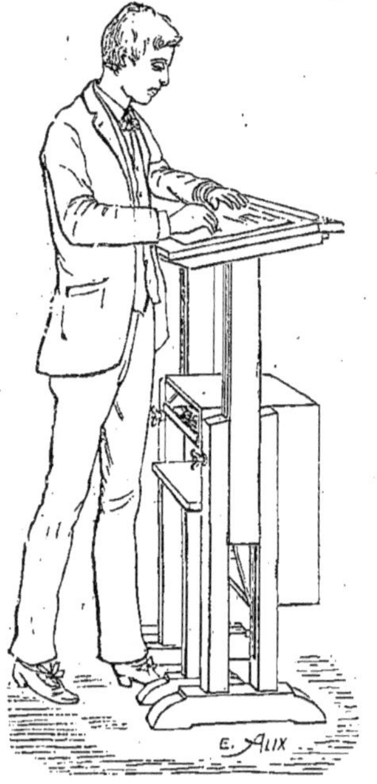
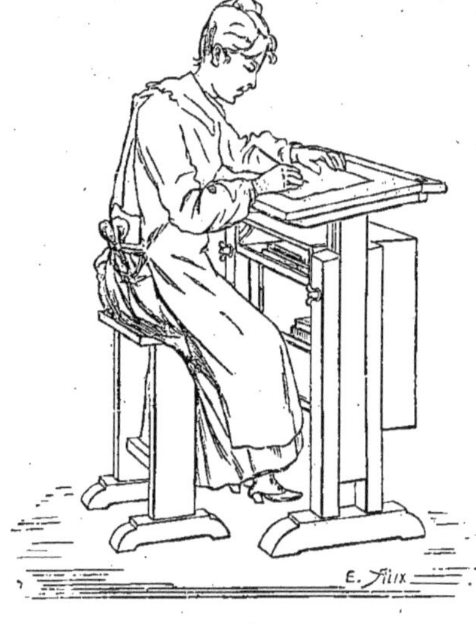

Fig. 41. — Table Féret.   Fig. 42. — Table Féret.

Enfin le massage des masses musculaires vertébrales et même leur électrisation, mais très légère, compléteront le traitement.

L'examen attentif répété de temps en temps montrera l'amélioration, l'état stationnaire ou l'aggravation; et dans ce dernier cas, un traitement plus actif deviendra nécessaire.

Au DEUXIÈME DEGRÉ, lorsque la difformité existe, mais encore simple et très mobilisable, le traitement hygiénique et général ne suffit plus; il doit toujours être institué, mais complété par des manœuvres appropriées.

Pour arriver à redresser la déviation rachidienne, ou si elle est légère à l'arrêter dans son évolution, de très nombreux moyens ont été décrits, dans le détail desquels nous ne pouvons entrer; nous ne pouvons qu'indiquer leur moyen d'action, leur but et leurs indications, renvoyant aux traités spéciaux d'orthopédie pour la description des appareils et des manœuvres spéciales de gymnastique et de massage.

Les moyens employés sont :

La *gymnastique* comprenant des exercices spéciaux composés dans le but de corriger les attitudes vicieuses du tronc et du rachis, d'assouplir les parties molles du côté de la concavité, de fortifier les muscles atrophiés ou affaiblis. Ces exercices comportent des mouvements extrêmement variés qui doivent être combinés en vue de chaque variété de déviation rachidienne, il nous est impossible de les décrire ici, on les trouvera dans les traités spéciaux d'orthopédie et entre autres, dans l'article de Bouvier et Bouland, in *Dictionnaire encyclopédique* (dict. Dechambre), tome I, 3e série, page 639, dans le *Traité pratique des déviations de la colonne vertébrale* de P. Redard, Masson, 1900, page 304 et le traité récent *des difformités acquises de l'appareil locomoteur* de Kirmisson

Parmi ces exercices, Kirmisson recommande tout particulièrement l'exercice de la porte décrit par Golding-Bind :

« Le malade se tient debout, les talons réunis, le dos appuyé à une porte ou à un mur. Il étend le tronc par un effort musculaire, autant que possible, en laissant la partie postérieure de la tête et les épaules sur le plan situé derrière lui, au moyen d'une sorte de mouvement de reptation. Il atteint ainsi la position la plus élevée possible, et les pieds restent appuyés sur le sol.

« Les bras, qui jusque-là étaient pendants le long du corps, sont maintenant élevés, puis complètement étendus, jusqu'à ce que les mains arrivent à se rejoindre au-dessus de la tête.

« Ensuite, par un mouvement inverse, ils sont lentement ramenés sur les côtés du tronc, et le malade relâchant son système musculaire, revient à la position de repos. Tout l'exercice prend trente à quarante secondes. Après un court repos, il est répété et ainsi de suite, pendant cinq à dix minutes. »

Ces exercices gymnastiques sont, de l'avis de tous les orthopédistes, d'une utilité considérable dans le traitement de la scoliose encore mobile, et dans le traitement préparatoire des scolioses ankylosées.

A côté des exercices de gymnastique se placent les *manipulations* et *pressions manuelles*, destinées à aplatir la convexité de la courbure et à mobiliser les diverses pièces du rachis, en s'aidant du massage.

Les *machines* à pression et à détorsion agissent de même, mais plus puissamment, au moyen de tractions en différents sens et de pressions obtenues par des plaques, pendant la suspension suivant la méthode de Sayre. La description de ces appareils très nombreux (voir l'ouvrage déjà cité de P. Redard, p. 344 à 377) est longue, pénible et sans grande utilité ; il faut être en présence de la machine elle-même pour en saisir le fonctionnement.

Les *lits orthopédiques* cherchent à obtenir pendant le repos, et surtout pour la nuit, le redressement des déviations à l'aide de pressions et de tractions variées, pendant que l'enfant repose sur le lit dur dont nous avons déjà parlé.

Les *corsets et ceintures* poursuivent le même but pendant la station verticale du patient, mais sont en général peu employés parce qu'ils se maintiennent difficilement en place et deviennent ainsi d'une faible utilité. Seuls sont souvent employés les *corsets plâtrés inamovibles*, appliqués pendant la suspension suivant la méthode de Sayre, comme nous l'avons vu en traitant du mal de Pott, ou après redressement de la déformation ; nous y reviendrons.

A ce deuxième degré de la scoliose, sont indiqués outre la gymnastique générale et le traitement hygiénique, les exercices spéciaux de gymnastique indiqués plus haut, les manipulations et pressions manuelles, la suspension dans l'appareil de Sayre, le massage, et les lits orthopédiques destinés à maintenir pendant la nuit la correction obtenue.

Autant que possible, il faut éviter les corsets orthopédiques qui fatiguent les muscles et laissent se reproduire la déformation ; mieux vaut, entre les exercices, faire porter au malade un corset de coutil solide renforcé de baleines ou de lames d'acier au niveau des points qui ont besoin d'être soutenus.

Lorsque les manipulations et exercices précédents continués pendant des mois ont assoupli et mobilisé la colonne vertébrale, qu'une correction suffisante peut être obtenue, il peut être utile de faire porter pendant quelques temps un corset plâtré de Sayre inamovible, embrassant le tronc, les épaules et le cou, comme pour un mal de Pott dorsal supérieur.

Enfin AU TROISIÈME DEGRÉ, dans les déviations accentuées et peu mobiles ou ankylosées, la correction est beaucoup plus difficile, souvent impossible ; il est à craindre que ces cas ne restent que peu modifiables malgré les espérances qu'ont fait concevoir les tentatives de redressement forcé, analogues à celles des gibbosités pottiques.

En tous cas, le même traitement très prolongé par les mobilisations, les manipulations, les appareils à pression et à détorsion lente, doit être employé pour assouplir autant que possible le rachis enraidi. A ces manœuvres, quelques auteurs veulent ajouter le redressement forcé et brusque par tractions dans le sens de la longueur et pressions latérales sur la gibbosité, suivi d'application d'un grand appareil plâtré, comme dans le mal de Pott.

Chipault ajoute même à ce redressement, la fixation du rachis par les ligatures apophysaires ou l'application de griffes spéciales sur les vertèbres déviées.

En tous cas, si malgré les tentatives de mobilisation, et peut-être même de redressement forcé, la déviation persiste en tout ou partie, le port longtemps prolongé d'un corset orthopédique à béquillons, est indiqué, plutôt à titre palliatif, et pour éviter une augmentation de difformité, qu'à titre curatif.

2° **Spina bifida**. — La fente vertébrale congénitale postérieure qui laisse passer hors du canal rachidien soit les méninges, soit avec elles (sauf cependant la dure-mère) une portion variable d'éléments nerveux, siège le plus souvent à la région dorso-lombaire ou lombo sacrée, rarement à la région cervicale. Quel qu'en soit le siège, les indications thérapeutiques sont les mêmes.

Le diagnostic de la variété, c'est-à-dire du contenu de la tumeur, étant ordinairement impossible, aucune indication ne peut être tirée de cette connaissance.

En principe général, on doit intervenir pour guérir le spina bifida, nous verrons dans un instant par quels moyens.

Mais, d'autre part, cette malformation met l'enfant qui en est atteint dans des conditions de vitalité variables, dont il faut tenir grand compte dans les indications.

Il y a en effet un assez grand nombre de cas qui ne sont justiciables d'aucun traitement. Si la tumeur lombaire s'accompagne d'hydrocéphalie, de paralysies des membres inférieurs avec ou sans pieds bots, de paralysies viscérales (vessie, rectum), le pronostic est fort mauvais et l'expectation est seule indiquée. Beaucoup de ces petits malades meurent rapidement, qu'une intervention n'aurait pu améliorer même si elle avait pu être supportée. Si, plus tard, l'état général s'améliore, la question pourra se poser d'une indication thérapeutique.

Dans les cas où la tumeur lombaire existe seule, avec peut-être un peu de parésie des membres inférieurs, il peut se manifester une augmentation rapide de volume qui dénote une production abondante de liquide céphalo-rachidien et doit arrêter toute tentative de traitement curatif; l'hydrocéphalie consécutive à l'opération étant inévitable et de pronostic fatal. On a essayé dans ces cas, sans succès du reste, de diminuer la tension du liquide par des ponctions faites soit dans la tumeur rachidienne, soit au niveau du crâne. Ces enfants succombent le plus souvent.

Si l'enfant est bien portant, se nourrit et se développe, s'il n'est pas atteint d'hydrocéphalie, le traitement curatif doit être tenté. Voyons d'abord quels moyens sont à notre disposition, et après avoir choisi parmi ces méthodes, nous chercherons quel moment est préférable pour mettre en pratique ce traitement.

Nous ne parlerons pas des méthodes anciennement appliquées et reconnues aujourd'hui inefficaces ou dangereuses. La compression, la ponction simple, l'électrolyse, les ligatures simples ou élastiques, l'écrasement du pédicule, etc.

Deux méthodes sont encore employées aujourd'hui. *Les injections iodées, la cure opératoire.*

Injections iodées. — Les injections iodées suivant la méthode de Velpeau-Brainard (teinture d'iode injectée sans évacuation de liquide), sont délaissées aujourd'hui pour les injections iodo-glycérinées de Morton. La solution renferme 2 p. 100 d'iode et 6 p. 100 d'iodure de potassium ; après avoir évacué 2 centimètres cubes du liquide céphalo-rachidien de la tumeur par ponction, on injecte, en obturant avec le doigt l'orifice de communication osseuse, de 1 à 4 grammes de la solution. Souvent une deuxième injection est nécessaire, au bout de quelques semaines.

Cette méthode a donné des succès incontestables, elle expose d'ailleurs aux mêmes dangers immédiats que la cure opératoire et n'empêche pas plus qu'elle le développement ultérieur de l'hydrocéphalie.

Elle n'a donc sur la cure sanglante que l'avantage de la simplicité, mais elle a l'inconvénient d'être d'une durée plus longue comme traitement, et d'être une intervention aveugle ; on ne peut savoir en effet si l'oblitération de l'orifice osseux sera suffisante et si on n'injectera pas au loin la solution iodée.

Aussi voyons-nous, depuis dix ou quinze ans, cette méthode peu à peu délaissée pour la cure opératoire.

Cure sanglante. — Celle-ci a été faite aujourd'hui un grand nombre de fois, elle consiste dans l'ouverture du sac mince de la tumeur, l'évacuation lente du liquide contenu, l'excision du sac et la fermeture du canal. Nous exposons dans un autre ouvrage les détails de cette opération, les points importants sur lesquels nous devons insister ici sont la conduite à tenir envers le tissu nerveux contenu dans le sac, et le mode de fermeture du canal rachidien.

Des prolongements nerveux qui se rencontrent dans le spina bifida, les uns, sortant du canal rachidien, s'incurvent dans la poche à laquelle ils adhèrent plus ou moins, se fusionnent souvent avec elle, pour rentrer en bas dans le canal rachidien. Cette portion recourbée peut être la moelle elle-même ou seulement sa portion postérieure, si le canal épendymaire est distendu par le liquide ; les nerfs rachidiens peuvent alors aussi adhérer aux parois avant de passer par les trous de conjugaison.

Les autres, sortant du canal rachidien, viennent s'implanter et se terminer dans la poche, que ce soient des nerfs ou la portion terminale de la moelle, le filum terminale.

Enfin, il peut exister dans le canal rachidien, en même temps qu'un spina-bifida, une tumeur développée aux dépens du cône terminal et appendue à l'extrémité inférieure de la moelle. Il est important de connaître l'existence, très rare, il est vrai, de ces tumeurs, car la cure opératoire doit viser leur extirpation si l'on ne veut pas voir se développer ensuite les symptômes de compression des nerfs de la queue de cheval[1].

Comme il est impossible de connaître d'avance l'importance physiologique des portions nerveuses qui ne font que traverser la poche en y adhérant, il faut s'efforcer de les conserver en excisant seulement les portions de la poche qui sont libres et refoulant le reste dans le canal, ou si toute excision est impossible en réduisant le tout après évacuation du liquide.

Quant aux portions nerveuses qui se terminent dans la poche on peut les exciser sans danger, ainsi que cela a été fait souvent sans aucun accident. (Thèse de Bellanger 1891, observation de Ricard, *Société de chirurgie*, 1893, et rapport de Picqué, p. 198 ; communication de Monod, ibid., p. 207.)

La poche réséquée et les portions non excisées refoulées dans le canal rachidien, il faut obturer l'orifice osseux. En général, la grande jeunesse de l'opéré, son état de résistance assez faible, font choisir le procédé le plus simple et le plus rapide, la suture ou la ligature de ce qui reste du sac ; mais si l'enfant est plus âgé, plus résistant, si les dimensions de la perte de substance osseuse font craindre l'insuffisance de cette obturation, on pourra employer un des nombreux procédés d'ostéoplastie que nous exposons ailleurs (voir *Technique chirurgicale*), en prenant l'os ou le périoste à un ani-

---

[1] Dufour. Thèse de doctorat, Paris, 1896. Lésions de la queue de cheval, etc., et *Bullet. de la Société anatomique*, 1897, p. 623. Étude sur le spina bifida sacré dans ses rapports avec les tumeurs congénitales de la partie inférieure de la moelle.

mal (Mayo Robson, Berger) ou au sujet lui-même aux dépens des vertèbres ou de l'os iliaque (Dollinger, Senenko, Broça, Bobroff).

Chez l'enfant où le pansement est difficile à maintenir propre, il sera utile d'appliquer un pansement collodionné ou fait à l'aide d'une pâte adhérente du genre des colles de Unna (voir chapitre I, pansements);

Cette opération est généralement suivie d'un bon résultat opératoire, bien qu'on ait signalé plusieurs fois la non-réunion immédiate de la suture cutanée sans trace d'infection, absence de réunion attribuée au défaut de vitalité des tissus. Un écoulement persistant de liquide céphalo-rachidien peut en résulter qui épuise le malade et amène la mort. D'autre fois la réunion est obtenue secondairement après suintement de liquide céphalo-rachidien par la plaie pendant quelques jours.

Mais si le résultat immédiat est généralement bon, le résultat éloigné l'est beaucoup moins. Dans la grande majorité des cas, l'hydrocéphalie guette ces malades et les emporte au bout de quelques mois. Cependant il faut remarquer que ce danger existe d'autant moins que l'opération est faite sur un sujet plus âgé.

L'explication de ce fait est du reste facile à saisir et Félizet l'expose dans une discussion à la Société de chirurgie[1] :

« Un nouveau-né atteint de spina-bifida est, d'une manière générale, un être en grand danger.

« Les relevés de Clément, (de Nancy) de Demme et de Bellanger nous apprennent qu'à la fin de la première année, la mort a déjà frappé les enfants atteints de cette malformation, dans la proportion de 80 p. 100.

« Les 20 p. 100 qui survivent sont déjà des êtres qui ont fait la preuve, soit de lésions anatomiques plus compatibles avec la vie, soit d'une résistance exceptionnelle.

« Mais cette faucherie des 80 p. 100 n'est encore que le premier degré d'une sélection dont le travail d'élimination se continue avec le temps, de telle sorte que sur ces vingt spina-bifida qui ont résisté à la mort pendant la première année, plus de la moitié est emportée avant que la cinquième année ait commencé.

« A l'âge de cinq ans, nous avons donc cinq survivants sur cent et la petite colonne doit s'éclaircir encore, puisqu'on compte dans la sixième les rares adultes atteints de spina-bifida. »

Il y a donc intérêt à opérer tard, pour ne pas opérer inutilement des enfants voués à la mort soit par leur état de faiblesse, soit par l'hydrocéphalie; cependant quelques circonstances peuvent obliger à opérer très tôt, et il est bon de savoir qu'au point de vue opératoire, l'âge n'a pas d'importance, que les nouveau-nés résistent fort bien. La principale indication d'une opération précoce est la minceur de la membrane pellucide qui enveloppe la tumeur; la menace de sa rupture ou même cette rupture effectuée, le danger imminent d'infection des méninges rachidiennes doit faire décider l'intervention immédiate qui a été ainsi faite avec succès dans les premières vingt-quatre heures ou dans les premiers jours.

[1] *Bul. de la Soc. de chir.*, 1893, p. 213.

En dehors de ces cas d'urgence, nous croyons, ainsi que l'indique Broca au Congrès de chirurgie de Lyon en 1894, que chez le nouveau-né, il sera souvent bon de rester dans l'expectative pour voir ce que deviendra le cerveau. Tout danger de rupture étant écarté, il sera temps d'opérer si après un an ou deux l'enfant s'élève bien sans hydrocéphalie.

En attendant le moment propice, un bandage protecteur légèrement compressif sera maintenu sur la tumeur, et si une ulcération se produit, elle sera soignée par des pansements aseptiques bien faits.

CHAPITRE III

FACE

(Orbite. — Nez. — Bouche et annexes)

Nous étudierons d'abord les lésions des parties molles de la face, traumatiques, inflammatoires, néoplasiques, qui ne présentent rien de bien particulier par leur localisation. Nous verrons successivement les indications thérapeutiques chirurgicales qui se déduisent des lésions de l'orbite et des paupières; du nez, de l'arrière-cavité des fosses nasales et des sinus osseux, laissant de côté les affections qui nécessitent pour l'examen et le traitement une technique, un éclairage, un matériel spéciaux comme nous l'avons fait pour l'appareil auditif; ces affections sont du ressort de l'ophtalmologie et la rhinologie. Enfin nous passerons en revue les diverses maladies chirurgicales de la bouche et de ses annexes : mâchoires, langue, glandes salivaires.

Nous avons ainsi quatre chapitres distincts dont la séparation est un peu factice, mais nécessaire pour la netteté de l'exposition.

1° Face; 2° Orbite; 3° Nez, arrière-nez et sinus; 4° Bouche et annexes.

I. — FACE

A. — TRAUMATISMES

Ne pouvant renfermer dans une étude commune les fractures des divers os de la face, nous n'étudierons ici que les traumatismes intéressant les parties molles, remettant aux chapitres orbite, nez, mâchoires l'étude de ces fractures ouvertes ou fermées.

Contusions. — Les contusions de la face non accompagnées de fractures des os sont très fréquentes et peu intéressantes, elles donnent naissance à des ecchymoses étendues, des œdèmes, des épanchements sanguins et bosses sanguines dont le traitement ne diffère en rien de celui que nous avons indiqué au chapitre « Contusions » : asepsie soignée des plaies légères pour éviter l'infection d'hématomes profonds, compression ouatée légère et repos.

Les plaies et les **brûlures** réclament de même les soins indiqués dans l'étude générale de ces lésions : le nettoyage soigné et la suture avec ou sans drainage pour les plaies, les pansements indiqués pour les brûlures. On peut rencontrer à la face comme au cuir chevelu des plaies à lambeaux et à décollements qui réclament les mêmes soins.

Chaque fois que cela sera possible, que les bords de la plaie seront nets faciles à nettoyer, on emploiera la suture intradermique afin d'éviter des cicatrices disgracieuses.

Les plaies par armes à feu peuvent produire du côté des parties molles et des os de grands délabrements dont la réparation s'accompagne de difformités contre lesquels des opérations ultérieures pourront être nécessaires (voir *Fractures des mâchoires*).

Les corps étrangers (fragments d'instruments, projectiles) comportent les mêmes indications générales qu'ailleurs : pas de recherche immédiate, recherche tardive guidée par la radiographie, si des signes d'infection ou de compression l'indiquent.

Les *complications particulières aux plaies de la face* sont : l'emphysème, les hémorragies, les blessures du canal de Sténon et de la glande parotide, les plaies intéressant les orifices muqueux, enfin la cicatrisation vicieuse des plaies ou des brûlures.

L'*emphysème*, si le traumatisme a ouvert des cavités aériennes de la face, est ordinairement fugace et sans gravité, il ne donne naissance à aucune indication particulière. Si la communication aérienne persistait, au niveau du sinus frontal notamment, le traitement de la pneumatocèle que nous avons étudié ailleurs deviendrait nécessaire.

L'*hémorragie*, dans les plaies superficielles, est facilement arrêtée par les moyens habituels (ligature, suture) ; mais elle peut devenir grave dans les plaies intéressant une artère profonde, la maxillaire interne par exemple, ou même les plexus veineux profonds. Dans ces cas, l'hémostase est rendue difficile par la profondeur et l'étroitesse de la plaie ; la forcipressure à demeure ou le tamponnement serré à la gaze stérilisée en auront habituellement raison. On a cependant été obligé quelquefois, devant une hémorragie artérielle primitive persistante ou en présence d'une hémorragie secondaire inquiétante, de lier les troncs d'origine. Il vaut mieux alors pratiquer d'emblée la ligature de la carotide externe que d'essayer successivement la ligature de la faciale, de la linguale ou de tout autre tronc secondaire.

Les blessures par instruments tranchants ou par armes à feu de la joue et de la région parotidienne, outre l'hémorragie difficile à arrêter, peuvent encore occasionner des blessures de la *glande parotide* ou du *canal de Sténon* suivant la siège de la blessure.

Au niveau de la glande une suture régulière, après régularisation des bords de la plaie s'il est nécessaire, évitera le plus souvent la formation d'une fistule, qui du reste se ferme souvent spontanément.

Notons qu'en même temps peuvent avoir été sectionnés quelques filets du *nerf facial*, d'où résulte une paralysie plus ou moins étendue des muscles de la face.

Au niveau du canal excréteur, au contraire, la fistule salivaire sera rarement évitée. Si la fistule se fait du côté de la muqueuse, cela n'offre aucun inconvénient, la salive se déversant dans la bouche ; du côté de la peau, la fistule persiste et nécessite une opération ultérieure.

Aussi devra-t-on, chaque fois qu'on le pourra, favoriser la formation de la fistule muqueuse. Dans la région bien connue du canal de Sténon, au niveau de la joue, une plaie complète perforant la joue et ouvrant la bouche sera drainée par la bouche et suturée complètement du côté cutané; une plaie incomplète ayant de façon certaine sectionné le canal de Sténon sera complétée par incision de la muqueuse et traitée de même. Pendant tout le temps de la cicatrisation, on interdira au malade la parole et la mastication.

Si la section du canal de Sténon passe inaperçue et que l'on fasse la suture, on pourra voir s'installer soit une fistule cutanée, soit une tumeur salivaire se remplissant pendant la mastication et qui se fistulisera plus tard ou qu'on pourra inciser par la bouche afin d'éviter cette fistule.

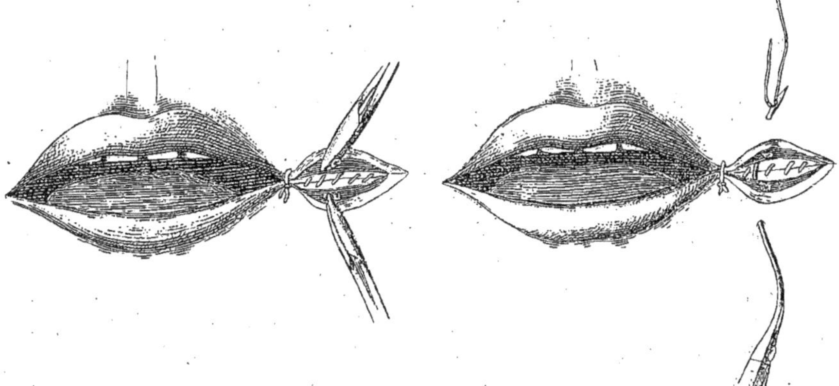

Fig. 43. — Suture d'une plaie de la commissure labiale. Plan profond (Lejars).   Fig. 44. — Suture d'une plaie de la commissure labiale. Plan superficiel (Lejars).

Dans tous les cas si la fistule salivaire n'a pu être évitée (blessure méconnue du canal, blessure dans la région massétérine) elle devra être traitée, après guérison de la plaie accidentelle, d'après les principes que nous indiquerons plus loin (voir *Bouche, joue*).

Les *plaies intéressant les orifices bordés de muqueuse* doivent être réunies avec le plus grand soin en bordant par des sutures l'orifice sectionné (paupière, narine, lèvre).

A la *paupière*, un point de fil fin réunit d'abord le bord libre; puis la suture est complétée sur la muqueuse au catgut; sur la peau, au crin de florence ou au catgut.

Aux *narines* de même, le pourtour de l'orifice sera d'abord reconstitué, puis le reste de la plaie, en réunissant par des points profonds les plaies des cartilages, s'il en existe.

Disons en passant et nous l'avons déjà vu, qu'en cas de *section complète du lobule* du nez, la réimplantation avec sutures peut être tentée et a réussi plusieurs fois, à condition que l'opération soit pratiquée peu de temps après l'accident et que les surfaces cruentées soient bien nettoyées.

Aux *lèvres*, si la section siège au niveau de la commissure, la suture de la muqueuse au catgut et la réfection du bord libre sera suivie de la suture des plans superficiels de la joue (fig. 43 et 44). Si la coupure siège sur une des lèvres, l'hémorragie est momentanément arrêtée par les doigts comprimant toute l'épaisseur de la lèvre de chaque côté de la plaie et à quelque distance d'elle (fig. 45) ; puis, après nettoyage soigné, la muqueuse et le bord libre sont affrontés attentivement, et des sutures au crin de florence, prenant toute l'épaisseur de la lèvre sauf la muqueuse, ferment la plaie et arrêtent le sang en comprimant les coronaires.

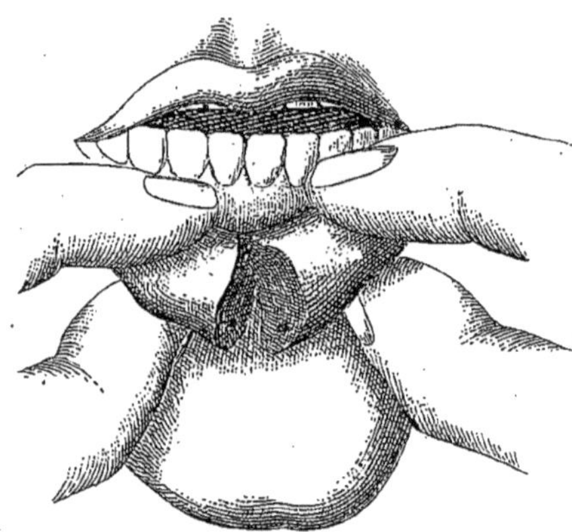

Fig. 45. — Plaie profonde de la lèvre. Hémostase avant la suture (d'après Lejars. Chirurgie d'urgence).

La *cicatrisation vicieuse* par rétraction des tissus est à craindre après les plaies contuses suivies de sphacèle plus ou moins étendu, les pertes de substance cutanées, les brûlures ; la surveillance attentive pendant la cicatrisation peut diminuer cette rétraction cicatricielle dangereuse au niveau des orifices de la face, mais ne permet pas toujours de l'éviter. Lorsque la plaie bourgeonne, l'application des greffes de Thiersch peut être fort utile ou même une véritable autoplastie indienne ou italienne faite avant cicatrisation complète ; aux paupières l'occlusion par une tarsorraphie temporaire peut éviter la rétraction. Cependant il n'est pas rare de voir l'éversement ou ectropion des paupières, des lèvres, l'occlusion plus ou moins complète de la bouche, des narines, la rétraction des parties molles de la joue avec constriction permanente des mâchoires.

Lorsque ces difformités sont établies, il ne reste qu'à les supprimer par des opérations plastiques, variables suivant la région et que nous étudierons plus loin (voir *Orbite, nez, bouche, joue*).

B. — Lésions inflammatoires

Les lésions inflammatoires doivent à la face être traitées comme partout ailleurs, les *phlegmons*, les *abcès* par les pansements humides sans antiseptiques et l'ouverture avec drainage dès que le pus est collecté ; il ne faut pas hésiter à inciser ces abcès lorsqu'ils saillent à la peau, par crainte des cicatrices ultérieures, ces cicatrices après guérison rapide seront toujours moins disgracieuses que les cicatrices déprimées et irrégulières qui succèdent aux longues suppurations dues à une ouverture insuffisante spontanée ou chirurgicale.

Il peut exister à la face des **adénites**, suppurées ou non, siégeant dans les ganglions géniens le long du trajet de la veine faciale ; leur traitement est celui que nous avons indiqué ailleurs (ganglions lymphatiques).

Au niveau des mâchoires, et surtout de la mâchoire inférieure, les abcès ou les **fistules** purulentes sont presque toujours dues à une *carie dentaire* et, après incision ou ouverture de l'abcès, tout traitement local de la fistule (pansements, grattages, injections) échoue inévitablement. C'est à la lésion causale qu'il faut s'adresser, et toute fistule de la face au niveau des maxillaires doit faire pratiquer un examen attentif du système dentaire et instituer le traitement de cette lésion, dont la guérison peut seule amener celle de la fistule.

Au-dessus ou au-dessous de l'orbite des fistules purulentes peuvent aussi résulter d'une ostéite ou d'une suppuration d'un sinus frontal ou maxillaire dont nous étudierons plus loin le traitement.

Les **furoncles** et les **anthrax** réclament à la face le traitement ordinaire, ils provoquent un gonflement considérable. Les pulvérisations chaudes à l'eau bouillie, les pansements humides, et l'incision au bistouri suivie ou non de cautérisation ignée si les douleurs violentes ou l'extension rapide l'indiquent, sont les principales indications.

La **phlébite de la veine faciale** consécutive à ces furoncles et anthrax de la face, et surtout de la lèvre supérieure, s'accompagne souvent d'infection rapidement généralisée, de septicémie, et de phlébite des sinus craniens amenant la mort en deux ou trois jours, avant qu'on ait rien pu faire d'utile. Dans quelques cas peu fréquents, l'infection marche plus lentement et on peut voir la période de phlébite faciale, avant sa propagation aux veines de l'orbite. Alors, dès que le cordon induré sur le trajet de la veine est senti, que l'œdème palpébral apparaît, il faut d'abord débrider largement l'anthrax.

On a proposé de sectionner la veine entre deux ligatures au niveau de l'angle interne de l'œil, pour s'opposer à l'extension de la phlébite : Lancial[1] a guéri ainsi un malade en sectionnant au thermocautère « tous les tissus le long du bord inférieur de l'orbite, allant en dedans jusqu'à l'os nasal pour diviser l'angulaire ». Sébileau a présenté une observation semblable[2].

Rappelons que la face est un siège de prédilection pour la *pustule maligne* dont le traitement a déjà été exposé et dont l'œdème malin est une forme particulière à la face.

Les lésions **syphilitiques**, en voie d'évolution, sont justiciables du traitement spécifique ; la chirurgie n'intervient que tardivement pour réparer par des opérations plastiques les déformations consécutives (voir *Rhinoplasties*).

La **tuberculose** se présente sous forme d'abcès froids sous-cutanés ou d'origine osseuse, leur traitement n'offre ici rien de spécial ; ou sous forme de lupus dont le traitement, ainsi que nous l'avons vu, consiste dans l'extirpation si la lésion est peu étendue, ou plus souvent en grattage, curettage et cautérisations profondes, sous anesthésie chloroformique. Après cicatrisation, comme pour la syphilis, des difformités consécutives peuvent nécessiter des réparations que nous étudierons plus loin (voir *Paupières, nez, lèvres, joues*).

[1] *Congrès de chirurgie français*, 1896, p. 309.

[2] Sébileau. *Bull. de la Soc. de chir.*, 1901, p. 123.

Enfin l'**actinomycose**, chez l'homme, a son siège le plus fréquent à la face et au cou. A la face, la lésion siège autour de l'articulation temporo-maxillaire, aux régions massétérine et temporale ; on décrit des formes temporo-maxillaire (Poncet), labiale, bucco-linguale.

L'affection, caractérisée par les douleurs, le trismus, le gonflement avec

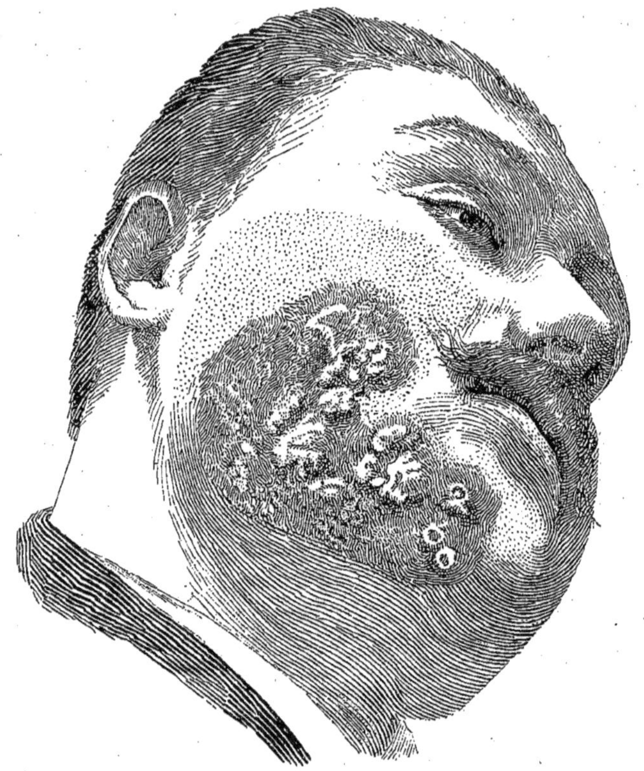

Fig. 46. — Actinomycose cervico-faciale (Duguet).

consistance spéciale « intermédiaire entre la mollesse de l'œdème inflammatoire et la dureté des néoplasmes solides, de sarcome et d'inflammation[1] », les élevures et les fistules (fig. 46), enfin la constatation au microscope des grains jaunes caractéristiques, nécessite le traitement que nous avons déjà indiqué : l'iodure de potassium à l'intérieur, l'ouverture et l'évacuation au bistouri des petites collections et des fistules, avec curettage des trajets et cautérisation ignée.

On peut aussi s'aider d'injections interstitielles faites dans les tissus malades et dans les trajets fistuleux avec des solutions concentrées d'iodure de potassium ou même de teinture d'iode injectée à des intervalles de huit jours (Duguet).

[1] Bérard. *Gazette des Hôpitaux*, 1896, p. 261.

C. — Tumeurs

Les tumeurs bénignes ou malignes de la face, c'est-à-dire de la peau et des tissus sous-cutanés, seront traitées comme dans toute autre région ; nous avons donné les indications générales en parlant des tumeurs de la peau et du tissu cellulaire sous-cutané. Les tumeurs des os, les tumeurs ayant pris naissance sur les muqueuses ou au niveau des orifices cutanéo-muqueux donnent lieu, de par leur situation, à des indications spéciales que nous étudierons plus loin aux divers chapitres correspondants (orbite, nez, bouche).

Aussi ne nous reste-t-il à faire qu'une énumération rapide.

Les **tumeurs bénignes** et les productions épidermiques rencontrées à la face réclament les unes l'extirpation totale avec leur base d'implantation cutanée, suivie de suture complète, opération simple et sans danger : telles les cornes cutanées, les angiomes formant tumeurs ; les autres, l'ablation sous-cutanée par dissection : kystes sébacés, kystes dermoïdes de la queue du sourcil, du nez ou de la joue, kystes séreux de la joue ou lymphangiomes kystiques.

Les verrues et les croutelles connues sous le nom de crasses des vieillards n'exigent que des soins de propreté, des cautérisations au besoin, ou mieux, si on craint leur transformation, l'extirpation.

Le traitement des nœvi, des taches sanguines non extirpables a déjà été longuement étudié.

Nous étudierons, au nez, le traitement de l'acné hypertrophique ou éléphantiasis du nez ; enfin les adénomes sudoripares ou sébacés[1] devront être enlevés avec la portion de peau correspondante, leur dégénérescence épithéliomateuse étant à craindre.

Restent les **épithéliomes** cutanés, les cancroïdes de la face ; les autres cancers issus des muqueuses devant être étudiés plus loin.

Nous avons déjà indiqué les tentatives de traitement de ces tumeurs par les applications de topiques, notamment le bleu de méthyle, le chlorate de potasse, les pâtes arsenicales ; nous croyons qu'il est toujours préférable, plus rapide et plus sûr, de recourir d'emblée et le plus tôt possible à l'extirpation large suivie de suture, ou même, s'il est besoin, d'une autoplastie légère et facile par glissement. Nous verrons en étudiant les paupières, le nez, les lèvres, quelles opérations plastiques peuvent être nécessitées par l'ablation de certains épithéliomes.

Tant que cette autoplastie pourra être faite par des lambeaux pris dans le voisinage et mobilisés sans délabrements étendus, elle devrait être pratiquée immédiatement ; il n'y a aucun avantage à attendre la diminution de la plaie par cicatrisation spontanée. Si la perte de substance est très grande on la réduira immédiatement par une suture, dans la mesure du possible ; puis, on attendra que la plaie bourgeonne pour appliquer des greffes de Thiersch ou au besoin une autoplastie italienne.

[1] Curtis et Lambret. *Revue de chirurgie*, 1900, p. 147.

Le pronostic de ces cancers cutanés est du reste meilleur que celui des cancers des muqueuses et surtout que celui des orifices cutanéo-muqueux, la récidive est beaucoup plus tardive.

S'il existe une adénopathie secondaire, celle-ci devra, bien entendue, être enlevée en même temps.

D. — VICES DE CONFORMATION

Les vices de conformation de la face sont congénitaux ou acquis, les *malformations congénitales* sont multiples et fréquentes, en rapport avec le développement complexe de cette région, leur traitement uniquement opératoire varie avec leur siège et nous étudierons chacun d'eux à la région correspondante : paupières, bouche (fissure médiane inférieure, fissure génienne, colobome, fissure médiane de la lèvre supérieure, bec de lièvre).

Les *difformités acquises* sont dues à la cicatrisation vicieuse de pertes de substance résultant de plaies contuses, de brûlures, de lésions tuberculeuses (lupus) ou syphilitiques, de gangrène (noma) ; ou à l'ablation chirurgicale de néoplasmes.

L'attention apportée aux soins primitifs, aux pansements, l'application de greffes épidermiques diminuent la fréquence de ces difformités, mais lorsqu'on n'a pu les éviter ou que les soins ont manqué, il faut y remédier par des opérations plastiques que nous étudierons à propos de chaque région. Les difformités sont des fistules (buccales, salivaires), des adhérences dans la profondeur, des soudures de bords libres (paupières, lèvres), des rétrécissements d'orifices (palpébral, nasal, buccal), des renversements (ectropions et entropions), etc., etc. Nous indiquerons le traitement qu'elles nécessitent, en étudiant les maladies des paupières, du nez, des lèvres, des joues.

E. — AFFECTIONS DES NERFS

Nerf facial. — Les maladies des nerfs qui intéressent la chirurgie à la face ne siègent guère que sur le trijumeau et ses diverses branches, signalons cependant une tentative faite par J. L. Faure[1] pour régénérer le bout périphérique du nerf facial lorsque ce nerf a été sectionné ou détruit dans sa portion intra-pétreuse. Ce chirurgien a proposé d'anastomoser le tronc périphérique du facial à sa sortie du rocher avec la branche externe du nerf spinal et plus particulièrement avec la branche trapézienne de ce nerf, sectionnée en un point convenable. L'opération fut faite d'abord sur un malade paralysé depuis dix-huit mois, le résultat était nul neuf mois après l'anastomose ; mais l'insuccès peut être dû à l'époque trop tardive de l'opération, alors que la dégénérescence était probablement complète. L'anastomose a été suivie de disparition d'une contracture dans un cas de Kennedy (de Glascow)[2], et répétée par Morestin[3] récemment.

[1] Faure et Furet. *Gazette des Hôpitaux*, mars 1898, p. 258 et *Congrès français de chirurgie*, 1898, p. 490.

[2] Bréavoine. *Thèse de Paris*, 1901. — J.-L. Faure. *Congrès de chirurgie*, 1901, p. 896.

[3] Morestin. *Congrès de chirurgie*, 1901, p. 905.

Trijumeau, névralgie faciale. — Le traitement de la névralgie du trijumeau dépend tout d'abord de la thérapeutique médicale, et ce n'est en tout cas que lorsque tous les médicaments indiqués en pareil cas (antipyrine, phénacétine, bromhydrate ou valérianate de quinine, opium, extrait thébaïque à doses élevées et progressives [1], etc., etc.), auront échoué que le chirurgien devra intervenir.

Il faut éviter l'emploi de la morphine, car les malades deviennent rapidement morphinomanes.

Il convient en premier lieu de rechercher la cause de ces névralgies pour pouvoir en déduire une thérapeutique rationnelle : cicatrices douloureuses, corps étrangers, cals, tumeurs sur le trajet des branches nerveuses, sinusite de la face ; malheureusement ces cas sont rares.

Assez souvent les dents, ou le rebord alvéolaire, semblent pouvoir être incriminés, et le traitement doit commencer par la suppression de cette région suspecte d'où part l'*aura* douloureux. C'est ainsi que si les douleurs s'irradient en partant d'une mâchoire, toute dent cariée devra être soignée ou enlevée.

Les dents sont souvent tombées ou ont été enlevées successivement dans le but de faire cesser les douleurs, et dans ces cas de *névralgies des édentés,* étudiés par Gross de Philadelphie, Duplay, Jarre, la résection étendue du rebord alvéolaire douloureux peut amener une guérison complète et définitive. L'opération est facile et n'offre aucun danger : après incision, la muqueuse est ruginée et décollée sur les deux faces de la gencive, et le rebord osseux plus ou moins atrophié est réséqué à la pince gouge ou avec tout autre instrument, aussi largement que possible. La muqueuse est ensuite simplement rabattue.

En dehors de ces cas, où une cause supposée peut être supprimée, le plus souvent la cause véritable de la maladie est inconnue. D'ailleurs après amélioration plus ou moins longue due à la médication, ou à la résection alvéolaire, la récidive n'est pas rare ; les interventions sur les nerfs eux-mêmes deviennent alors nécessaires.

L'étude des opérations pratiquées sur les branches du trijumeau est surtout une étude de technique opératoire dont nous ne nous occupons pas ici nous ne pouvons qu'indiquer le genre et le but de ces opérations et choisir parmi elles, celles qui offrent le plus de chances de succès.

Il n'est plus question aujourd'hui dans le traitement des névralgies du trijumeau, de l'*élongation*, opération insuffisante sur les nerfs sensitifs purs et qui est réservée aux nerfs mixtes ou moteurs (voir *Maladies des nerfs*) ; ni de la *névrotomie simple*, qui permet la régénération nerveuse ; seule la résection d'un segment plus ou moins étendu, la *névrectomie* est à conseiller.

Nous ne pouvons aussi que signaler les tentatives encore trop récentes et trop peu nombreuses faites par Chipault de *résection du ganglion cervical supérieur du grand sympathique* [2] dans la névralgie trifaciale.

---

[1] Voir : Gilles de la Tourette. *Semaine médicale*, 24 juin 1896, p. 249.

[2] *Congrès international de médecine*, 1900, Paris. Section de chirurgie, réponse au Dr F. Krause, in *Revue de chirurgie*, 1900, n° 9, septembre, p. 393.

Les *névrectomies* s'adressent à toutes les portions du trijumeau et peuvent être réunies en trois groupes :

1° Résection des branches périphériques ;

2° Résection des troncs principaux ;

3° Résection du ganglion de Gasser.

La résection, à quelque niveau qu'elle porte, consiste à supprimer une portion aussi longue que possible du nerf, en attirant ou arrachant le bout central du segment réséqué.

1° LES RÉSECTIONS DES BRANCHES PÉRIPHÉRIQUES portent sur tous les rameaux terminaux des trois branches principales du trijumeau que l'on peut aborder chirurgicalement, les rameaux frontal et nasal externe de l'ophtalmique de Willis ; le sous-orbitaire pour le maxillaire supérieur ; les nerfs mentonnier, dentaire inférieur, lingual, buccal, temporal superficiel pour le maxillaire inférieur. Nous donnons ailleurs les procédés opératoires qui permettent de pratiquer ces résections pour la plupart faciles.

Le nerf mis à découvert est attiré à l'aide d'une pince et sectionné le plus loin possible de son point d'émergence à la face, puis une seconde fois près de sa terminaison, de façon à en supprimer un segment aussi long qu'on le peut.

Thiersch[1] recommande pour le nerf sous-orbitaire, au lieu de la névrectomie simple, l'*extraction du nerf*, c'est-à-dire l'arrachement du bout central d'abord, puis du bout périphérique ensuite avec le bouquet des filets terminaux, en enroulant sur une pince spéciale le nerf à sa sortie du trou sousorbitaire et imprimant à la pince un mouvement de torsion très lent, d'un demi-tour par seconde au plus, jusqu'à rupture du nerf ; la torsion est alors faite en sens inverse jusqu'à ce que les ramifications terminales cèdent à leur tour.

On peut ainsi arracher 3 à 4 centimètres de nerf.

2° LA RÉSECTION DES TRONCS PRINCIPAUX ne peut être faite que pour les deux dernières branches du trijumeau : nerfs maxillaires supérieur et inférieur, la branche ophtalmique ne peut être réséquée en totalité indépendamment des deux autres.

Le *nerf maxillaire supérieur* est réséqué avec le ganglion de Meckel dans la fosse ptérygo-maxillaire, soit en passant le long du plancher de l'orbite, soit en traversant le sinus maxillaire (Carnochan), soit en abordant en dehors cette fosse par le procédé de Lossen-Braun-Segond ou par le procédé de Kocher, après résection temporaire de la paroi externe de l'orbite.

Ce n'est du reste que par la voie externe que l'on pourra couper le nerf à sa sortie du crâne, la voie antérieure ne peut mener jusque-là.

Le tronc du *nerf maxillaire inférieur* est réséqué en totalité au-dessus du trou ovale, dans sa portion intracranienne, suivant le manuel indiqué par Quénu et Sébileau, après trépanation de la base du crâne et ouverture du trou ovale[2]. On arrive ainsi au tronc lui-même plus aisément qu'en traversant et disséquant pour ainsi dire la fosse zygomatique, les muscles pté-

[1] Thiersch. *Verhandl. der deutsch. Gesellsch. f. chir.*, 18, Congress.

[2] *Académie de médecine*, 9 janvier 1894 et *Gazette des Hôpitaux*, 11 janvier 1894, p. 38.

rygoïdiens et l'artère maxillaire interne suivant le procédé de Kronlein pour la résection du nerf maxillaire.inférieur seul ; et, l'on voit mieux qu'en recherchant le nerf à sa sortie du trou ovale sans ouverture cranienne (Salzer) (voir pour les procédés : *Technique chirurgicale*).

Enfin on peut réséquer en une seule séance les *deux troncs principaux* maxillaires supérieur et inférieur à leur émergence des trous grand rond et ovale suivant une technique compliquée indiquée par Kronlein et qui comporte la résection temporaire de l'arcade zygomatique avec abaissement du masseter, résection temporaire de l'apophyse coronoïde du maxillaire inférieur avec relèvement du muscle temporal, ligature de la maxillaire interne, désinsertion du muscle ptérygoïdien externe pour aborder la base du crâne et le trou ovale, puis en avant la fosse ptérygo-maxillaire et re cher-cher les deux troncs nerveux.

Il ne nous paraît pas plus compliqué de suivre la technique déjà indiquée de Quénu, la trépanation cranienne n'ajoute pas à la gravité de l'opération, et l'abord direct de la base du crâne en réclinant en bas toutes les parties molles (comme pour la résection du ganglion de Gasser), après résection temporaire de l'arcade zygomatique, ne comporte pas cette dissection délicate et permet de trépaner d'abord au fond de la région temporale puis d'agrandir à la pince gouge jusqu'au trou ovale.

On peut aborder ainsi non seulement la troisième branche du trijumeau, mais aussi la deuxième branche située auprès.

3° La résection du ganglion de Gasser, commun aux trois branches, se fait par une trépanation temporo-sphénoïdale analogue à celle que nous venons de voir pour la résection du nerf maxillaire inférieur ; la trépanation sphénoï-dale, à la base du crâne, au niveau du trou ovale, suivant le procédé de Rose qui fit le premier cette extirpation, est abandonnée aujourd'hui pour une méthode synthétique des procédés primitifs de Rose, de Horsley, de Hartley et de F. Krause, méthode synthétique employée par Doyen et claire-ment réglée par Poirier (voir *Technique chirurgicale*). Le crâne ouvert, on se sert du nerf maxillaire inférieur comme guide pour arriver jusqu'au ganglion que l'on dissèque en le séparant de la dure-mère et que l'on résèque en coupant les deuxième et troisième branches et arrachant par tor-sion le tronc du trijumeau, puis la branche ophtalmique. L'opération est dif-ficile, s'accompagne souvent d'une abondante hémorragie veineuse fort gênante, expose à des dangers opératoires sérieux : hémorragies de l'artère méningée moyenne, blessure du sinus caverneux, blessure de la carotide interne, ouverture de la dure-mère, compression du cerveau ; elle est suivie quelquefois de lésions trophiques du côté de l'œil amenant la perte de cet organe. Mais les récidives après les opérations périphériques et l'intensité des douleurs devenues insupportables l'ont fait pratiquer déjà un nombre de fois suffisant pour savoir que l'opération est possible et peut amener la gué-rison définitive.

Indications. — Les résultats donnés par ces diverses opérations sont des plus variables et dépendent évidemment, en dehors de la cause que nous ne connaissons pas, de l'étendue et du degré des lésions.

Il est certain tout d'abord qu'en présence d'une névralgie récente et

limitée à une des branches secondaires, après échec de la médication interne
ou électrique, la résection périphérique de la branche malade sera seule
indiquée, et souvent suivie de guérison.

Malheureusement la récidive survient souvent au bout de quelques
semaines ou de quelques mois. Malgré le traitement médical, ou malgré la
résection du rebord alvéolaire ou de branches nerveuses périphériques la
névralgie réapparaît, s'étend et même se généralise à tout le trijumeau.

Cependant, malgré la possibilité, la fréquence même des récidives, en
présence de la simplicité et de la bénignité absolue des névrectomies périphériques, accompagnées ou non d'arrachement, cette névrectomie devra
toujours être tentée d'abord, même si plusieurs nerfs, appartenant à des
troncs différents, sont douloureux. Il ne sera pas inutile de pratiquer l'arrachement dans les deux sens, suivant le mode de Tiersch, afin de supprimer un plus grand segment de nerf, et d'éviter peut-être la récidive
par anastomoses périphériques.

Il peut alors y avoir guérison définitive ou insuccès complet, après une
accalmie de quelques semaines ou de quelques mois.

Que faire alors? Ces malades souffrant extrêmement, réclament une
nouvelle intervention et la veulent définitive, doit-on d'emblée pratiquer la
résection du ganglion de Gasser, ou faut-il faire une deuxième étape avant
cette grave opération, pratiquer la résection du tronc principal atteint?

Nous l'avons vu, la résection du ganglion du Gasser est une opération
grave, la mortalité opératoire par l'opération faite par voie temporale ou
temporo-sphénoïdale est assez grande : 12, 1 p. 100 dans la statistique de
Gérard-Marchant et Herbet[1], la statistique de Mauclaire[2] accuse 13, 3 p. 100;
un travail de Tiffany[3] prenant en bloc les opérations de Rose et celles par
la voie temporo-sphénoïdale donne 22,2 p. 100 (24 sur 108 cas).

Des troubles oculaires ont été notés plusieurs fois après l'opération ;
atrophie papillaire, fonte de l'œil, malgré les précautions prises, au préalable,
du côté de la conjonctive.

La récidive enfin peut se faire, elle est notée 4 fois sur 95 observations
par Gérard-Marchant et Herbet, 4 fois sur 108 par Tiffany ; il est vrai que
l'extirpation reste souvent incomplète, mais est-on certain de pouvoir toujours la faire complète?

On voit qu'il est sage de n'avoir recours à l'extirpation du ganglion de
Gasser qu'en dernier ressort, et qu'il faut auparavant essayer tout ce qu'il est
possible de faire.

Les résections des troncs principaux sont en effet, beaucoup moins
graves, la résection du nerf maxillaire supérieur dans la fosse ptérygo-
maxillaire ne présente pas de dangers sérieux en dehors de l'infection
qu'il faut savoir éviter ; la résection du nerf maxillaire inférieur par le procédé
intracranien de Quénu est beaucoup moins grave que la résection du ganglion de Gasser.

[1] G. Marchant et Herbet. *Revue de chirurgie*, 1897, p. 287.

[2] Mauclaire. *Presse médicale*, juin 1897, p. 261.

[3] Tiffany. *Annals of Surgery*, 1896, nᵒˢ 47 et 48.

Comme, d'ailleurs, les succès durables sont fréquents à la suite de ces opérations, après insuccès des autres médications et des résections périphériques, c'est aux résections des troncs principaux maxillaires supérieur ou inférieur qu'il faudra recourir.

Si les douleurs siègent sur toutes les branches du trijumeau, mieux vaut alors extirper le ganglion de Gasser que de s'exposer à la récidive après résection simultanée, presque aussi difficile, des deuxième et troisième branches.

« Lorsqu'une névralgie a atteint les trois branches du trijumeau, qu'elle a résisté à toutes les méthodes thérapeutiques médicales variées, *successivement, patiemment et longuement essayées;* que même les procédés chirurgicaux simples, tels que les sections ou résections portant sur les branches terminales nerveuses sont restées infructueuses... C'est dans ces conditions qu'on sera autorisé à proposer une intervention portant sur le ganglion de Gasser (G. Marchant.) »

Cependant il ne faut pas reculer devant les dangers de la résection du ganglion de Gasser en présence d'une maladie aussi terrible que certaines névralgies rebelles, qui poussent les malades jusqu'au suicide.

II. — ORBITE

Ne voulant étudier que les maladies de l'appareil oculaire qui se rattachent à la chirurgie générale, nous diviserons cet article en trois parties : 1° les paupières, 2° le globe oculaire, 3° l'orbite, parois et contenu sauf le globe.

Laissant complètement de côté les maladies des voies lacrymales, les maladies de la conjonctive et du globe lui-même, nous n'étudierons que les soins immédiats à donner dans les traumatismes et les phlegmons de l'œil. Nous laisserons aussi l'étude du strabisme dont le traitement comporte, en dehors des indications opératoires, l'étude de la réfraction, l'emploi de verres que nous ne pouvons indiquer.

1° PAUPIÈRES

Pour les paupières nous avons parlé déjà des traumatismes et des tumeurs (face) ; les *tumeurs* cutanées ou sous-cutanées, papillomes, angiomes, lipomes, névromes plexiformes, épithéliomes cutanés nécessitent les mêmes interventions que celles de la face ; l'ablation large d'un épithéliome nécessite une perte de substance ordinairement trop grande pour être réunie par simple suture, et doit être suivie de réparations plastiques que nous étudierons avec celles que réclament les vices de conformation.

Chalazion. — Le chalazion, propre à la paupière, inflammation chronique du cartilage tarse et des glandes de Meibomius, constitue une tumeur ovoïde bombant vers la peau ou la conjonctive, et qu'il faut enlever, sauf pendant les périodes d'inflammation aiguë qui surviennent de temps en temps. Pendant la période aiguë les pansements humides, l'ouverture si un abcès se forme, sont le seul traitement.

En dehors d'une période aiguë, l'extirpation est faite après incision et dissection de la peau ou de la conjonctive suivant le côté où saille la tumeur; l'hémostase est obtenue à l'aide de la pince de Desmarres, ou celle de Snellen (fig. 47 et 48), la plaque pleine étant placée du côté opposé à celui où l'on opère. Quelques gouttes de cocaïne à 1/20 ont insensibilisé d'abord la

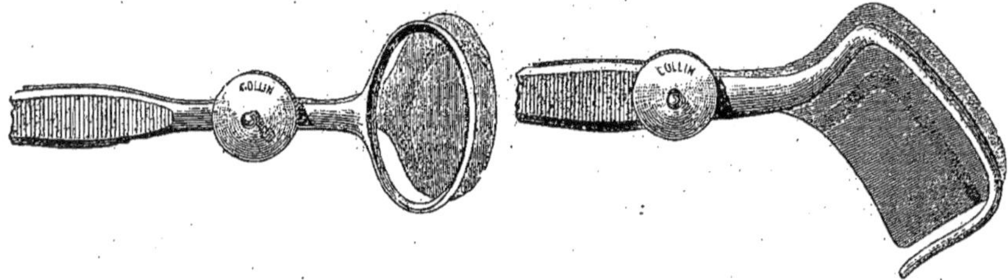

Fig. 47. — Pince de Desmares.   Fig. 48. — Pince de Snellen.

conjonctive, et une seringue de Pravaz d'une solution à 1/100 injectée dans l'épaisseur de la paupière insensibilise celle-ci. La tumeur découverte est excisée aux ciseaux avec la portion de tarse où elle est implantée et la place qu'elle occupait grattée à la curette. Puis, deux fils de catgut referment les téguments et un pansement occlusif est maintenu pendant deux jours. Ce pansement est remplacé ensuite par un peu de stérésol ou d'un agglutinatif propre quelconque, si l'incision portait sur la peau.

Vices de conformation. — Les *vices de conformation* congénitaux ou acquis sont fort nombreux et sont traités par de petites opérations plastiques : le COLOBOME PALPÉBRAL ou division du bord de la paupière analogue au bec-de-lièvre, avec ou sans adhérence au globe, se répare par libération du bord, avivement et suture; l'ÉPICANTHUS est un repli semi-lunaire cutané qui cache une commissure, le plus souvent l'interne, il est uni ou bilatéral; unilatéral, il ne demande que l'excision du repli cutané à sa base suivie de suture; bilatéral et interne, il est corrigé par l'opération de von Ammon, la rhinorraphie, qui consiste dans l'excision d'un pli vertical médian pris sur la peau du nez, pli vertical qui efface les replis latéraux des commissures palpébrales; la plaie nasale est ensuite affrontée et suturée. Comme cette difformité peut disparaître spontanément chez l'enfant, il ne faut pas se presser de l'opérer.

Le TRICHIASIS ou déviation des cils vers le globe oculaire, pallié par l'arrachement des cils, n'est guéri que par une opération qui consiste à reporter plus en dehors le bord ciliaire lui-même, d'après des procédés nombreux parmi lesquels nous citerons ceux d'Anagnostakis et de Panas.

Le renversement en dedans de la paupière, ENTROPION, nécessite les mêmes soins; le renversement en dehors ou ECTROPION peut être dû au gonflement de la muqueuse avec rétraction du derme, ou à la rétraction cicatricielle de la peau. Dans le premier cas, ectropion sénile, qui siège à la paupière inférieure, des opérations simples suppriment un segment externe de la paupière inférieure avec un lambeau cutané temporal et reportent en haut et en dehors la paupière inférieure qui se trouve ainsi redressée. Une suture du bord des paupières ou tarsorraphie maintient les paupières fermées pendant la cicatrisation. Nous donnons ailleurs un certain nombre de procédés opératoires qui conduisent à ce résultat (Dieffenbach, Szymanowski, V. Ammon, Walher).

L'ectropion cicatriciel ne peut être redressé que par une autoplastie plus étendue après excision de tout le tissu cicatriciel, autoplastie faite d'après les méthodes française ou indienne et suivant des procédés nombreux dont nous indiquons les principaux dans la *Technique chirurgicale*.

L'ANKYLOBLÉPHARON ou soudure des paupières, est facilement libéré par section simple s'il occupe le bord libre, et nécessite une réparation autoplastique s'il siège au niveau de la commissure. Cette opération est la canthoplastie, qui consiste à fendre la commissure et à refaire un bord cutanéomuqueux par sutures.

Le SYMBLÉPHARON est l'adhérence des paupières au globe oculaire, il est total ou partiel et coexiste souvent avec la destruction du globe oculaire (brûlures par acides). Contre l'adhérence totale, de nombreux procédés autoplastiques ont été tentés sans grand résultat, la cavité créée est trop petite pour admettre un œil artificiel. Les adhérences partielles doivent être détruites et le sont facilement, mais elles se reproduisent avec autant de facilité.

Il faut s'efforcer de recouvrir de conjonctive toute la surface dénudée par la dissection et la libération de la paupière, et cela au moyen de sutures, de lambeaux pris sur la muqueuse voisine (procédé de Teale), de lambeaux pris sur des conjonctives d'animaux, chiens, lapins ; malheureusement les insuccès sont fréquents.

Le PTOSIS ou chute de la paupière supérieure, est congénital ou paralytique. Pour relever la paupière supérieure qui reste abaissée par absence ou paralysie de son muscle releveur, on anastomose la partie solide de cette paupière, le cartilage tarse ou le ligament suspenseur, à un autre muscle, le frontal ordinairement ; c'est ce que réalise l'opération de Panas. Motais (d'Angers) a préconisé récemment[1] un autre procédé qui emprunte le secours du muscle droit supérieur de l'œil, au lieu du muscle frontal. Cet opérateur divise le tendon du droit supérieur, en détache une portion qu'il passe à travers une boutonnière de la conjonctive de la paupière supérieure, puis suture cette languette tendineuse au cartilage tarse. Mais Brun fait observer, à ce propos, que ce procédé ne peut être applicable qu'au ptosis congénital dans lequel le droit supérieur n'est pas paralysé, et nullement au ptosis paralytique, le plus fréquent, dans lequel le droit supérieur participe à la paralysie.

Blépharoplasties. — Les pertes de substances résultant de l'ablation des tumeurs malignes des paupières seront réparées par autoplastie. Celles-ci se feront d'après les principes généraux déjà indiqués.

C'est-à-dire que les lambeaux seront pris dans le voisinage et mobilisés par glissement, à la française ; ou par torsion sur le pédicule, à l'indienne ;

---

[1] *Bulletin Soc. de chirurgie*, 1898, p. 614.

nous avons donné plus haut des exemples de ces deux modes opératoires utilisés pour la réparation des difformités cicatricielles.

Si la perte de substance est trop étendue pour qu'on puisse utiliser ces procédés, il faudra recourir soit à l'autoplastie italienne, soit à l'hétéroplastie.

L'autoplastie italienne n'offre rien de spécial ici et les règles générales que nous avons déjà données suffisent à son application.

L'hétéroplastie se fait par les divers procédés que nous avons exposés : épidermique, dermo-épidermique, cutanée ; pour la réparation des paupières, ces greffes ne valent pas les autoplasties précédentes. Panas[1] qui les a essayées, constate « que de pareils lambeaux bien que vivants et bien vascularisés, subissent peu à peu une résorption molléculaire profonde qui au bout d'un an ou deux les réduit au simple chorion et à la couche épidermique. « Lorsqu'il s'agit de la création de toute pièce d'une nouvelle paupière, l'avantage revient très certainement à la première méthode (l'autoplastie). »

2° GLOBE OCULAIRE

Ainsi que nous l'avons dit, nous nous bornerons à indiquer les mesures immédiates à prendre en présence d'une lésion traumatique du globe oculaire ou d'une suppuration grave du globe consécutive à une plaie.

Les autres lésions, inflammatoires, trophiques ou néoplasiques des diverses parties du globe, comportent des méthodes d'examen, des indications thérapeutiques spéciales exposées dans les traités d'ophtalmologie.

TRAUMATISMES. — Les **plaies** par instruments piquants ou tranchants peuvent intéresser la cornée ou la conjonctive et la sclérotique, puis, plus profondément les parties profondes de l'œil ; les plaies par armes à feu peuvent s'accompagner de corps étrangers (grains de plomb).

Les plaies de la cornée sont superficielles ou profondes, ces dernières peuvent s'accompagner de lésions de l'iris et du cristallin ; du sang peut s'épancher dans la chambre antérieure (hypohéma).

Il suffit dans ces cas de nettoyer avec le plus grand soin la conjonctive et la cornée à l'aide de lavages à l'eau bouillie tiède et d'appliquer un pansement aseptique sur l'orbite. Les dangers à craindre sont, outre la hernie immédiate ou tardive de l'iris qui nécessitera une intervention spéciale, mais non immédiate, l'infection consécutive qui peut se généraliser à tout le globe et produire une panophtalmie.

Si la plaie s'infecte, les ophtalmologistes conseillent de la toucher au thermocautère, et Panas recommande l'emploi du bleu d'éthyle. En tout cas, on devra appliquer sur l'orbite des compresses stérilisées imbibées d'eau bouillie sans imperméable, compresses évaporantes.

Les plaies de la sclérotique, lorsqu'elles sont petites, réclament les mêmes soins immédiats ; mais plus étendues et laissant passer le corps vitré, elle nécessitent la suture après nettoyage de la surface. La suture faite au catgut

[1] Panas. *Traité des maladies des yeux*, Masson, 1894, t. II, p. 176 et 178.

fin ne doit comprendre que la conjonctive et la partie superficielle de la sclérotique, sans la perforer. Si l'infection s'établit cependant, elle devra être traitée comme nous le verrons plus loin (panophtalmie). Bien entendu le pronostic de la vision devra être fort réservé, il dépend des lésions profondes et de la réunion aseptique.

Les **ruptures** de la sclérotique, consécutives aux contusions violentes du globe, s'accompagnent ou non de déchirure de la conjonctive. Si le choc a été violent, le cristallin peut être luxé soit au dehors, soit sous la conjonctive, l'iris est en partie arraché et hernié dans la plaie, une partie du vitré s'échappe et du sang s'accumule en quantité variable dans le globe.

Si la conjonctive est intacte, un pansement occlusif est le seul traitement immédiat, après nettoyage des paupières et de la conjonctive à l'aide d'un courant d'eau tiède. Les lésions iridiennes et cristalliniennes seront soignées plus tard s'il est nécessaire.

Si la conjonctive est déchirée, il est conseillé ordinairement de la suturer afin de s'opposer à l'issue du vitré.

Il vaut mieux ne pas pratiquer immédiatement l'extraction du cristallin luxé sous la conjonctive, mais attendre la résorption des épanchements sanguins et la disparition de l'œdème.

Corps étrangers. — Les corps étrangers superficiels, sur la conjonctive, et sur la cornée, doivent être extraits le plus tôt possible. Pour la conjonctive il faut, après instillation de quelques gouttes de cocaïne à 1/20ᵉ, ren-

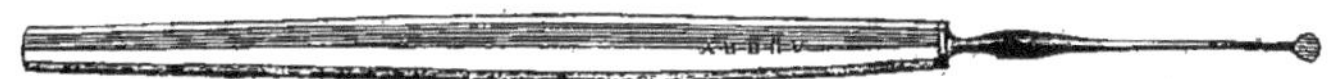

Fig. 49. — Palette tranchante pour corps étrangers de la cornée.

verser les paupières et explorer les culs-de-sac à l'aide d'une spatule ou d'une petite curette mousse.

Pour la cornée, l'ablation avec la pointe d'une aiguille à cataracte ou la pointe d'un bistouri est facile lorsque le corps étranger n'a pas pénétré profondément; s'il a pénétré dans les couches profondes, sans avoir perforé, il faut inciser légèrement les couches superficielles pour débrider.

S'il menace de perforer et de pénétrer dans la chambre antérieure, l'opération est plus délicate, car il faut s'opposer à cette pénétration à l'aide d'un instrument (pique ou couteau de Grœfe) introduit dans la chambre antérieure en évitant l'écoulement de l'humeur aqueuse.

Enfin si le corps étranger est tombé dans la chambre antérieure, une incision de la cornée à sa partie inférieure devient nécessaire.

Un pansement aseptique est maintenu sur l'œil pendant quelques jours.

Si un corps étranger a pénétré dans le globe par la sclérotique, il faut l'extraire et se comporter comme nous l'avons dit pour la plaie sclérale.

INFLAMMATIONS. — **Panophtalmie.** — Lorsque les plaies du globe s'infectent légèrement, elles peuvent guérir cependant et se cicatriser après suppuration légère, grâce aux thermo-cautérisations profondes. Les dangers d'ophtalmie sympathique consécutifs ne peuvent nous occuper ici.

Si l'infection s'étend et se généralise au reste du globe, il y a panophtalmie, et le danger est grave, il faut intervenir immédiatement comme dans tout abcès chaud.

Faut-il énucléer le globe, faut-il l'ouvrir largement, faut-il vider la coque sclérale de son contenu, faire l'éviscération du globe ?

L'ouverture large avec ou sans curettage du contenu est faite dans le but de conserver un meilleur moignon pour la prothèse. De Lapersonne[1] a récemment proposé de faire cette éviscération au thermocautère avec section en croix de la cornée. Panas reproche à l'éviscération du globe de ne pas toujours faire cesser les souffrances vives du malade, de laisser un moignon suppurant dont la cicatrisation, longue, s'accompagne de gonflement des paupières et de signes réactionnels vifs, et professe que « l'énucléation pratiquée antiseptiquement, et par la méthode de Bonnet de Lyon, constitue l'opération par excellence pour tout œil franchement panophtalme. »

3° ORBITE

TRAUMATISMES. — Les contusions et plaies superficielles de l'orbite atteignant les paupières et le pourtour de la cavité ont été étudiées plus haut (face), elles peuvent s'accompagner de fractures des rebords osseux. Ces dernières ne peuvent acquérir de gravité que si elles sont ouvertes et infectées, par l'ostéite consécutive.

Contusion. — Plus violente, la contusion peut produire des ruptures vasculaires profondes, avec *hématome de l'orbite* et exophtalmie, des *fractures* des parois de l'orbite qui peuvent ouvrir les cavités sinusiennes et donner naissance à de l'emphysème sous-cutané, exceptionnellement de l'emphysème du tissu cellulaire de l'orbitre.

Quant aux fractures de la voûte orbitaire, elles rentrent dans l'étude des fractures de la base du crâne que nous avons déjà faite.

La *luxation du globe oculaire* hors de l'orifice palpébral peut se produire à la suite de certains traumatismes ; cette luxation est simple si les muscles et le nerf optique sont intacts, les paupières seulement passées derrière le globe ; ou compliquée de déchirures musculaires, d'arrachement du nerf optique, c'est alors l'avulsion.

Dans le premier cas il suffit, après avoir endormi le malade s'il est possible, d'écarter les paupières à l'aide d'écarteur ou de pinces pour remettre le globe en place. Dans le second cas, si quelques ruptures musculaires existent seules, on rentrera de même le globe après suture musculaire et conjonctivale, en débridant au besoin l'angle palpébral externe ; si au contraire les désordres sont plus étendus et portent sur le globe oculaire ou nerf optique, mieux vaut faire l'ablation du globe devenu inutile.

Plaies. — Les plaies de l'orbite par instruments piquants et tranchants, intéressant ou non le globe ne réclament immédiatement qu'un pansement

---

[1] De Lapersonne. Académie de médecine, avril 1900.

après nettoyage des parties superficielles et traitement des plaies du globe comme nous l'avons indiqué.

L'hématome consécutif, comme après la contusion, ne demande aucun soin spécial ; mais lorsqu'il y a plaie, les dangers d'infection sont plus grands et les nettoyages et pansements doivent être faits avec grands soins.

Les *plaies par armes à feu* peuvent pénétrer dans l'orbite seulement, ou le traverser pour pénétrer dans le crâne, nous avons déjà parlé de ces cas.

Le danger est la pénétration cranienne ; si le globe est détruit par le projectile, le mieux est d'énucléer immédiatement et d'explorer les parois supérieure et interne de l'orbite, d'enlever les esquilles et les corps étrangers que l'on rencontre s'il y a pénétration ; si non, l'opération consiste en un nettoyage de la cavité, ablation sans recherche des corps étrangers, pansement sans suture conjonctivale.

Si le globe peut être conservé, il faut se comporter comme ailleurs, appliquer un pansement et n'intervenir en ouvrant l'orbite que si les accidents d'infection éclatent.

Quant au projectile lui-même, il ne sera pas recherché immédiatement. Si sa présence occasionne plus tard quelque trouble ou quelque gêne, la radiographie, ayant indiqué sa situation, permettra son extraction avec le minimum de recherches, en abordant l'orbite au-dessus ou au-dessous du globe à travers la base de la paupière, ou en ouvrant l'orbite par sa paroi externe, comme nous le verrons à propos du traitement des tumeurs.

LÉSIONS INFLAMMATOIRES. — L'**ostéo-périostite** des parois de l'orbite peut amener la formation d'un abcès au niveau de cette paroi, cette inflammation osseuse est le résultat d'un traumatisme infecté ou la propagation d'une inflammation des sinus osseux ou des fosses nasales. La localisation des phénomènes inflammatoires, le refoulement du globe oculaire, les douleurs localisées à la pression du doigt montrent le siège de l'abcès qu'il faut ouvrir le plus tôt possible, avant l'apparition de la fluctuation à la surface. Une incision de la paupière mène dans l'orbite ; Panas conseille alors, afin de ménager les vaisseaux orbitaires, de prendre la sonde cannelée pour pénétrer jusqu'à l'os malade. On peut ainsi rencontrer un sequestre qu'il faut extraire à l'aide d'une pince, puis on draine et traite cet abcès comme partout ailleurs, par les pansements humides à l'eau bouillie et le raccourcissement progressif du drain.

En même temps il faut rechercher la lésion primitive (nez, sinus) et la soigner.

Le **phlegmon de l'orbite** qui peut compliquer toutes les infections du globe, de l'orbite, des parois osseuses ; reconnu aux douleurs vives, au gonflement général, à l'exophtalmie directe, à la température générale et à l'évolution rapide de la maladie, expose à des complications graves du côté des veines de l'orbite et des sinus de la dure-mère ou du côté des méninges ; il doit être comme tout abcès chaud, incisé le plus tôt et le plus largement possible. Si un point proémine au pourtour du globe, c'est là, à travers la paupière, qu'il faut inciser ; sinon on choisira de préférence le bord inférieur de l'orbite, du côté externe, pour faciliter l'écoulement du pus en un point déclive.

Si le globe oculaire est gravement atteint, par suppuration ou tout autre lésion, l'énucléation permettra une ouverture plus large et un drainage meilleur.

Tumeurs. — Le diagnostic des tumeurs de l'orbite est le plus souvent fort difficile et les indications du traitement ne peuvent être, ordinairement, basées sur la connaissance de leur nature.

Quelques-unes peuvent cependant être reconnues qui nécessitent une thérapeutique particulière; nous les verrons d'abord.

a. **Tumeurs pulsatiles.** — Les tumeurs pulsatiles, désignées sous le nom d'*Exophtalmie pulsatile*, d'origine spontanée ou traumatique, se reconnaissent à l'exophtalmie unilatérale; au souffle ordinairement continu avec renforcement, perçu au niveau de l'œil et de la tempe ; aux battements visibles ou sensibles, accompagnés souvent de thrill; enfin à la réductibilité plus ou moins complète de l'exophtalmie. Quelquefois une partie de la tumeur vient faire saillie à l'angle supéro-interne de l'orbite, présentant les mêmes symptômes et facilitant le diagnostic.

Les bruits et bourdonnements perçus par les malades sont les phénomènes dont ils se plaignent le plus et pour lesquel ils réclament un traitement.

Mais l'exophtalmie pulsatile n'est pas toujours due à une même lésion, si les cas d'origine traumatique (fractures de la base du crâne, plaies de l'orbite) correspondent toujours à des lésions du sinus caverneux et de l'artère carotide interne, les cas d'origine spontanée comprennent, en dehors des lésions vasculaires (carotide interne, artère ophtalmique), des tumeurs vasculaires (angiomes) ou vascularisées (sarcomes télangiectasiques) dont le traitement ne peut être le même.

Panas[1] ajoutant aux 106 observations de Sattler, celles qu'il a recueillies depuis, arrive à un total de 157 dont 64 d'origine spontanée, et sur ces 64, il trouve 12 observations se rapportant à des angiomes ou à des sarcomes.

Est-il possible de reconnaître la nature d'un exophtalmos pulsatile?

Pour l'*angiome*, Panas dit que « on tiendra compte d'angiomes craniofaciaux remontant à l'enfance et s'étant accrus avant l'apparition de l'exophtalmie, des battements et du souffle.

L'asymétrie de la face et la coexistence d'un molluscum à la région sourcilière méritent également d'être notés. » La saillie de la tumeur ailleurs qu'au niveau de l'angle supéro-interne de l'orbite doit faire penser à autre chose qu'à un anévrisme artério-veineux.

Les *sarcomes vasculaires* font saillie sous forme de bosselures dont l'aspect et la consistance varient dans les divers points, et Le Fort[2] insiste beaucoup sur ce que le cancer de l'orbite se développe surtout vers la partie externe, en dehors de l'œil, ne débute pas brusquement et ne présente que

---

[1] Panas. *Traité des maladies des yeux*, Paris, 1894, t. II, p. 393.
[2] Le Fort. *Revue de chirurgie*, 1890, p. 467.

très peu de réductibilité. En somme le plus souvent le diagnostic est fort difficile; on pensera d'abord à l'anévrisme artério-veineux de la carotide et du sinus caverneux, et l'idée d'une tumeur animée de battements ne viendra à l'esprit que si les signes observés ne concordent pas bien avec le diagnostic d'anévrisme.

Si l'existence d'une de ces tumeurs était soupçonnée, il faudrait la traiter comme nous l'indiquerons plus loin en parlant des angiomes et des sarcomes de l'orbite.

Nous n'envisagerons maintenant que le traitement de l'exophtalmie pulsatile par *anévrisme artério-veineux de la carotide et du sinus*.

Le pronostic en est grave par accroissement progressif, troubles cérébraux, lésions du globe oculaire, hémorragies nasales qui peuvent être mortelles (premier malade de Nélaton).

Cependant la guérison spontanée est possible, elle a encore été signalée récemment par Gayet[1], Dieu[2], Picqué et Despagnet[3].

D'autre part les moyens ordinairement employés contre les anévrismes artério-veineux des membres (quadruple ligature, extirpation) ne sont pas applicables ici, et parmi les traitements essayés (injections coagulantes, électrolyse, compression instrumentale, etc.), seules méritent d'être conservées la compression digitale et la ligature de la carotide primitive.

Cependant la compression digitale de la carotide primitive, inoffensive par elle-même, est difficilement supportée, provoque des étourdissements, des troubles de la vue, des douleurs, et ne peut être appliquée qu'en séances courtes et répétées; il est vrai qu'on peut apprendre au malade à la pratiquer lui-même. En outre, d'après les recherches de Delens, de Sattler, de Le Fort, de Panas, cette méthode a donné fort peu de succès.

La ligature de la carotide primitive reste donc, bien qu'on ne s'explique pas bien son mode d'action, la seule méthode chirurgicale à employer. Dans les 62 observations de Le Fort[4], elle a donné 34 guérisons complètes et 4 guérisons partielles.

En tant qu'opération, la ligature de la carotide n'est pas grave; elle ne l'est que par les accidents qu'elle peut provoquer du côté du cerveau ou de l'œil; or, d'après Le Fort, ces accidents observés dans les ligatures pour anévrisme de la carotide primitive ou du tronc brachio-céphalique, et que nous verrons au chapitre traitant du « cou », sont beaucoup plus rares dans le cas d'anévrisme artério-veineux au niveau du sinus; en outre la mortalité est aussi alors beaucoup plus faible : 12 p. 100 lors d'exophtalmos contre 40,7 p. 100 par la ligature de la carotide pour autres lésions[5]; mais cette ligature n'assure pas la guérison et dans la statistique, citée plus haut, de Le Fort, il y a 14 récidives et 2 insuccès complets.

Aussi ne doit-on pas se presser d'intervenir par la ligature; tant que les accidents dus à l'anévrisme ne sont pas graves, que la tumeur semble sta-

[1] *Revue de chirurgie*, 1881 et *Société de chirurgie*, 1893, p. 308.
[2] *Bulletin de la Société de chirurgie*, 1891, p. 516 et 1893, p. 670.
[3] *Société de chirurgie*, 1893, p. 303.
[4] Le Fort. Exophtalmos pulsatile. *Revue de chirurgie*, 1890, p. 369 et 457.
[5] Le Fort. *Loc. cit.*, p. 481.

tionnaire dans son évolution, on doit attendre, instituer le traitement médical par le repos et l'iodure de potassium, comme pour l'anévrisme de l'aorte ; on peut en même temps essayer la compression digitale de la carotide primitive, en courtes séances répétées, si elle est supportée par le malade. La guérison peut ainsi se faire, nous l'avons vu.

Au contraire, si la tumeur s'accroît, si le malade ne peut plus tolérer les bruits intracraniens, les battements, et réclame une intervention, la ligature de la carotide primitive est la seule intervention qui puisse être tentée.

On a même été conduit à pratiquer, quelque temps après la première, la ligature du côté opposé par suite d'insuccès ou de récidive. Le Fort la fit pour une exophtalmie bilatérale.

Nous ne ferons que signaler, à côté de ces exophtalmies pulsatiles, une variété d'*exophtalmie non pulsatile*, mais d'origine vasculaire veineuse, alternant quelquefois avec de l'exophtalmie, sans battements ni souffles, et attribuée à des dilatations veineuses de l'orbite. Il peut y avoir une tumeur veineuse faisant saillie au niveau de l'angle supéro-interne de l'orbite ; l'exophtalmie se produit ou augmente lorsque le malade penche la tête en avant, fait effort ou qu'on comprime la jugulaire. L'affection n'est ni grave ni gênante sauf au point de vue plastique, on n'y a guère opposé que l'électrolyse.

En dehors des tumeurs précédentes, les tumeurs de l'orbite se présentent avec des caractères communs qui font porter le diagnostic de tumeur, sans qu'on puisse souvent en préciser la nature.

Deux cas peuvent se présenter : la tumeur fait saillie en un point quelconque de l'orbite, faisant dévier le globe, ou il existe seulement de l'exophtalmie, directe ou oblique, sans saillie autour du globe.

b. **Tumeurs faisant saillie hors de l'orbite.** — Lorsqu'une portion de la tumeur vient soulever la paupière, on peut acquérir sur elle quelques notions qui permettront d'en connaître l'espèce : la tumeur est fluctuante, c'est ou bien un *lipome*, fort rare dans l'orbite ; ou bien un *angiome ;* ou une tumeur liquide, un *kyste*, dermoïde, hydatique ou séreux congénital, celui-ci siégeant dans l'angle inféro-interne de l'orbite et faisant saillie sous la paupière inférieure. Le traitement de ces kystes, dont la nature exacte ne sera souvent connue qu'après l'opération, est l'extirpation par dissection.

Toutes ces tumeurs siégeant le plus souvent dans la partie interne de l'orbite seront abordées directement par la face antérieure à travers une incision de la paupière correspondante ; le globe oculaire doit toujours être respecté, même si la vision est diminuée ou abolie, car celle-ci peut s'améliorer après l'extirpation. Dans le cas de kyste séreux, il faut s'attendre à trouver un pédicule prolongeant la poche vers le fond de l'orbite et adhérant quelquefois au globe, ce pédicule sera coupé après dissection.

Si la consistance de la tumeur offre plus de résistance, est élastique sans fluctuation, ou complètement dure ; il faut d'abord s'assurer, en examinant avec soin toutes les régions avoisinantes, qu'elle n'est pas un prolongement d'une tumeur voisine ayant envahi l'orbite : tumeurs des fosses nasales, des sinus osseux, du crâne.

Lorsqu'on est en droit de croire que la tumeur a pris naissance dans l'orbite, il importe de savoir si l'on a affaire à une tumeur bénigne ou maligne, l'intervention n'étant pas la même dans les deux cas. L'évolution rapide ; la saillie contre les parois osseuses autour du globe oculaire refoulé de bosselures de consistance variables, dures ou molles ; l'augmentation progressive de volume font penser à une tumeur maligne, un sarcome ordinairement. Cependant l'erreur est possible avec certains kystes ou angiomes si la tumeur n'est pas encore volumineuse.

La consistance absolument dure, l'indolence, le siège ordinaire en haut et en dedans, l'évolution très lente font penser à un ostéome, qui vient le plus souvent du sinus frontal ou de la paroi ethmoïdale. Ces tumeurs osseuses sont tantôt pédiculées, tantôt implantées par une large base, tantôt enfin ce sont de véritables hyperostoses diffuses, dont Dianoux (de Nantes) a présenté récemment une observation [1].

Les *ostéomes* doivent être enlevés, cependant il faut se rappeler que lorsqu'ils siègent à la voûte, ils peuvent avoir perforé la paroi cranienne d'où possibilité de la mise à nu de la dure-mère par leur ablation. L'ouverture du sinus frontal augmentant les dangers d'infection, de minutieuses précautions d'asepsie doivent être prises pour l'éviter.

Si la tumeur est pédiculée, la section du pédicule au ciseau est simple après isolement de la tumeur ; si la base d'implantation est large, il faut sculpter cette base au ciseau et au maillet, en faisant attention de ne pas dépasser les parois de l'orbite. Enfin dans le cas d'hyperostose étendue, on se contentera de supprimer la portion orbitaire de la tumeur en rendant à la cavité ses dimensions naturelles, ainsi qu'il fut fait avec succès dans l'observation que nous citions précédemment.

Dans le cas de *tumeur maligne*, si le diagnostic est net, l'énucléation et l'extirpation de la tumeur ne suffisent pas, la récidive étant fort à craindre ; il faut opérer largement et vider l'orbite par l'exentération (voir *Technique chirurgicale*). Si le diagnostic est hésitant, une incision exploratrice permettra d'abord l'examen direct de la tumeur puis le choix du mode d'intervention.

c. **Tumeurs ne faisant pas saillie.** — Lorsqu'il existe seulement de l'exophtalmie, sans tumeur appréciable à la vue ou au toucher, le point important est de s'assurer que cette exophtalmie est due à une tumeur orbitaire, en éliminant successivement les diverses causes d'exophtalmie connues (hématomes, corps étrangers, maladie de Basedow, etc).

Lorsque par l'évolution, les douleurs, la forme de l'exorbitis, on croit se trouver en présence d'une tumeur du fond de l'orbite, il est ordinairement impossible de pousser plus loin le diagnostic ; l'intervention doit être à la fois exploratrice et curative au besoin. Dans ces cas, il est indiqué de respecter le globe oculaire intact, aussi est-il peu pratique d'employer la voie antérieure et d'inciser par la paupière supérieure. Mieux vaut alors aborder l'orbite par sa paroi externe, suivant la voie indiquée par Krönlein [2], employée

---

[1] Académie de médecine, avril 1900.

[2] Krönlein. *Beitrage zur Klin. Chir.*, IV, 1, Tübingen, 1887.

par Valude[1] et par Quénu[2], en faisant une résection temporaire de cette paroi osseuse, ouvrant l'orbite pour explorer et extraire la tumeur sans toucher au globe ni au nerf optique, et remettant enfin la paroi osseuse en sa place normale.

III. — NEZ ET SINUS DE LA FACE

Nous diviserons ce chapitre en quatre parties : 1° *nez*, comprenant le revêtement ostéo-cutané et les narines ; 2° *fosses nasales*, c'est-à-dire la muqueuse, la cloison, les cornets ; 3° *arrière cavité des fosses nasales* ou pharynx nasal ; 4° les *sinus osseux* frontal, sphénoïdal, maxillaire et les cellules ethmoïdales.

Comme pour l'œil et l'oreille, nous n'étudierons pas les lésions qui nécessitent l'éclairage et l'instrumentation spéciaux du rhinologiste.

1° NEZ

LÉSIONS TRAUMATIQUES. — Les **contusions** et **plaies** du nez ont été étudiées avec la face, nous n'y reviendrons pas ; l'épistaxis qui en est souvent la conséquence sera étudiée avec les fosses nasales, seules les fractures des os du nez nous arrêteront un instant.

Fractures. — Les fractures des os du nez peuvent ne donner lieu à aucune déformation et le traitement ne diffère pas alors de celui des contusions ; mais elles peuvent aussi occasionner des déplacements soit dans le sens latéral, soit par enfoncement. La fracture peut d'abord passer inaperçue grâce au gonflement considérable de la région, et se consolider en mauvaise position d'où difformité plus au moins choquante et possibilité de gêne respiratoire. Aussi faut-il s'efforcer, lors de traumatisme sérieux, de reconnaître une fracture par la palpation attentive et la recherche des signes ordinaires. La fracture reconnue, il faut la réduire soit par coaptation directe avec les doigts, soit surtout en s'aidant d'un instrument rigide (sonde cannelée, pince fermée, etc.), introduit par les narines et agissant concurremment avec le doigt.

Malheureusement si la réduction s'obtient en général, elle se maintient difficilement ; on a inventé, pour cette contention, un très grand nombre d'appareils dont les uns agissent par l'extérieur en enveloppant le nez et se moulant sur l'organe après réduction (plomb, gutta-percha, plâtre), ou en prenant appui sur le front ou le visage, et pressant sur le nez à l'aide de vis dans le sens opposé à la déviation ; et dont les autres agissent par l'intérieur des fosses nasales pour s'opposer à l'enfoncement des fragments.

Tous ces appareils s'appliquent difficilement, sont mal supportés et n'empêchent pas toujours un certain degré de déformation. On obtiendra souvent

---

[1] Valude. *Académie de médecine,* 29 mai 1900. Opérations sur l'orbite par voie temporale.

[2] Quénu. *Société de chirurgie,* 11 juillet 1900, p. 819.

des résultats satisfaisants par le repos et le massage ; ce dernier s'opposant à la reproduction d'un grand déplacement.

Lésions inflammatoires. — Les lésions inflammatoires des os et de la peau ont été étudiées aussi avec la face, et nous avons parlé alors des déformations consécutives dont nous étudierons le traitement avec les vices de conformation.

Tumeurs. — Nous n'avons rien à ajouter à ce que nous avons dit précédemment sur les tumeurs de la face et qui s'applique à celles du nez ; l'*épithélioma* devra être aussi enlevé au bistouri le plus tôt possible, sans s'attarder à l'emploi des pommades et des caustiques.

On pourra ainsi quelquefois opérer avant que les os et cartilages ne soient envahis ; l'opération respectant la charpente nasale permettra une réparation autoplastique beaucoup plus facile et plus satisfaisante.

Lorsque la charpente ostéo-cartilagineuse est envahie, il faut la réséquer largement avec la muqueuse nasale sans s'inquiéter d'abord de la réparation. Puis, si la perte de substance n'a intéressé qu'un peu de cartilage, la cavité nasale sera d'abord fermée par suture et rapprochement de ce qui reste, et le revêtement cutané refait ensuite par autoplastie ; si cette fermeture est impossible, il faudra employer

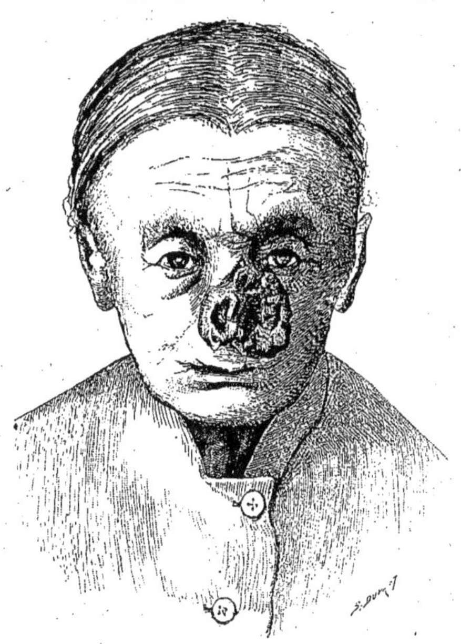

Fig. 50. — Épithélioma du nez. (Cerny et Trunecek).

un des procédés de rhinoplastie plus complexe dont nous parlerons tout à l'heure.

Acné hypertrophique. — Il existe une forme de tumeur spéciale au nez, connue sous le nom d'acné hypertrophique du nez, ou d'éléphantiasis du nez, de fibrome tubéreux, qui réclame un traitement particulier.

Elle est caractérisée par l'hypertrophie totale de la peau du nez et des glandes sébacées ; elle se présente sous forme de tumeurs séparées ou d'hypertrophié généralisée, diffuse mais irrégulière et formant des tubérosités plus ou moins grosses.

Dans le cas de tumeur isolée ou de plusieurs tumeurs séparées, le seul traitement est l'excision cunéiforme de la portion de peau correspondante, suivie de suture.

Lorsque l'hypertrophie est totale, depuis longtemps Ollier (1873) a montré qu'on peut obtenir un bon résultat par une opération très simple, la décortication du nez.

Voici comment opère Le Dentu [1] : « J'introduis l'index de la main gauche dans l'une des narines de manière à tendre les tissus et j'abrase toutes les masses exubérantes, après en avoir circonscrit le contour avec un bistouri. Pour cette abrasion, je me sers soit du bistouri, soit de ciseaux courbes et j'ai soin de bien niveler les tissus, en approchant le plus possible des cartilages sans les entamer. J'en fais autant de l'autre côté du nez. Sur le moment l'hémorragie est assez forte, mais on s'en rend maître sans trop de peine avec les pinces hémostatiques, le tenaculum ou la pointe du thermocautère appliquée légèrement sur les vaisseaux qui donnent. Pour pouvoir ensuite placer un pansement compressif sur le nez, il faut bourrer mollement les narines avec de la gaze ». « A partir du dixième jour commence un bourgeonnement si actif de la plaie que bientôt on est obligé de cautériser vigoureusement au nitrate d'argent tous les jours ou à peu près ». La cicatrisation s'obtient en quelques semaines.

Cette décortication doit être faite au bistouri, et non au thermocautère, comme on l'a conseillé pour éviter l'hémorragie abondante, car il y a intérêt capital à ne pas entamer, ni léser les cartilages, ce qui est difficile avec le fer rouge. L'hémorragie s'arrête d'ailleurs facilement par compression, et la cicatrisation se fait plus simplement et plus rapidement après l'opération au bistouri. Il n'y a jamais à réparer la perte de substance à l'aide d'une autoplastie ; la cicatrisation se faisant fort bien d'elle-même et donnant un nez d'aspect beaucoup plus normal que celui qu'on pourrait obtenir par la meilleure des autoplasties.

VICES DE CONFORMATION ET DIFFORMITÉS. — Les vices de conformation congénitaux ou acquis peuvent intéresser l'orifice nasal antérieur, les narines ; ou le dos du nez ; c'est du reste à peu près toujours contre les difformités acquises que l'on intervient (tuberculose, syphilis, néoplasmes opérés).

L'orifice des narines peut être oblitéré ou rétréci.

Le nez lui-même peut être aplati, déformé de façon variable, la difformité plus fréquente étant due à l'affaissement après destruction des os par ostéite syphilitique et donnant le nez en lorgnette ; ou il présente une perte de substance plus ou moins grande pouvant aller jusqu'à la suppression de la saillie nasale et laissant un orifice béant.

Rétrécissements. — L'oblitération d'une narine est exceptionnelle, le plus souvent c'est un rétrécissement plus ou moins accentué contre lequel plusieurs traitements ont été proposés : La *dilatation* avec laminaires ou sondes métalliques, l'*incision* du pourtour suivie de dilatation ; ces moyens sont longs et incertains. L'*autoplastie* est préférable ; elle consiste dans l'excision, sur le pourtour de la narine, d'une languette de peau de 5 ou

---

[1] Le Dentu. *Bullet. Soc. chirurg.*, 1888, p. 788.

6 millimètres, laissant la muqueuse, puis celle-ci est renversée en dehors et suturée à la peau incisée (Velpeau et Jobert).

Ou bien, pour éviter la saillie disgracieuse que fait alors la sous-cloison, au lieu d'exciser la peau, on peut disséquer celle-ci sous forme d'un lambeau rectangulaire, exciser le tissu de cicatrice sous-jacent, et faire une autoplastie par inflexion ou bordage en renversant du côté de la narine le lambeau de peau laissé adhérent à l'aile du nez (Kirmisson).

Quénu a, dans un cas, libéré ce qui restait de l'aile du nez et l'a réunie à un lambeau pris sur la joue qui avait l'avantage, par sa rétraction externe, de lutter contre la rétraction interne de la narine [1].

Les **difformités du nez** par affaissement ou par perte de substance seront réparées par la *rhinoplastie.*

Rhinoplastie. — Nous n'étudierons pas dans cet article la technique opératoire des rhinoplasties, variétés des autoplasties dont nous avons donné déjà les principes généraux; cette technique sera exposée ailleurs (*Technique chirurgicale*), mais nous devons en indiquer les principales formes pour en déduire les indications, suivant les cas.

Les difficultés de la réparation diffèrent beaucoup suivant que la charpente nasale existe encore ou est détruite.

La *rhinoplastie avec charpente* se propose de refaire un nez soit entièrement détruit, soit affaissé et en partie détruit, mais dont la charpente ostéocartilagineuse, le soutien, a disparu. Par la *rhinoplastie sans charpente*, il ne s'agit que de réparer une perte de substance d'une partie ou de la totalité du revêtement, la charpente étant conservée complètement ou à peu près; elle est totale ou partielle.

A. Rhinoplastie avec charpente. — La rhinoplastie avec charpente est fort difficile à réaliser, non qu'on ne puisse trouver de l'étoffe pour refaire le nez, mais parce qu'il est à peu près impossible de rétablir une charpente osseuse durable par ostéoplastie et que les supports métalliques sont le plus souvent mal tolérés.

La rhinoplastie dans ces cas a été tentée (nous ne suivons pas l'ordre chronologique des tentatives) à l'aide de lambeaux seulement cutanés (*a*), de lambeaux cutanés soutenus par des lames osseuses (ostéoplasties) (*b*); ou soutenus par des appareils métalliques (*c*).

a. *Cutanée.* — Les lambeaux cutanés peuvent être appliqués suivant les trois grandes méthodes autoplastiques que nous connaissons déjà : méthodes française, italienne et indienne. Nous connaissons déjà les principes de ces opérations, nous indiquons ailleurs (*Technique chirurgicale*), les divers procédés qui en sont dérivés; il nous suffit ici, afin de pouvoir faire un choix entre les diverses variétés de rhinoplastie, de savoir que, dans la méthode française, les lambeaux sont pris sur les joues et ramenés par glissement sur le nez où ils sont suturés ; dans la méthode italienne, le lambeau est pris sur le bras que l'on maintient au contact du

[1] Terrier. *Chirurgie de la face*, Paris, Alcan, 1897, p. 212.

nez à l'aide d'un appareil immobilisant pendant au moins huit jours ; enfin la méthode indienne prend le lambeau au front, laissant un pédicule inférieur situé au niveau de la racine du nez ou sur le côté, autour duquel le lambeau est rabattu pour être appliqué sur le nez et modelé selon les besoins.

Tous ces lambeaux cutanés présentent leur face épidermique au dehors et leur face cruentée vers les fosses nasales ; pour obtenir un revêtement épithélial profond, et éviter la torsion du lambeau indien, Verneuil a proposé une autoplastie à deux plans cutanés, adossés par leurs faces cruentées : l'un, le profond, est pris sur le front et renversé directement sur son pédicule sans torsion; l'autre est formé de deux lambeaux latéraux pris à la française sur les joues et recouvrant le profond par glissement.

b. *Ostéo-cutanée.* — Les lambeaux cutanés soutenus par des lames osseuses sont de plusieurs ordres : on peut chercher à obtenir la portion osseuse à l'aide d'une lame périostique transplantée avec le lambeau cutané, ou bien l'os est emprunté au squelette qui environne l'orifice nasal (front, maxillaires), ou enfin l'os est emprunté à une portion éloignée du squelette du malade lui-même (voir *Ostéoplasties*).

Les lambeaux de périoste frontal essayés par Ollier[1], n'ont donné, d'après l'auteur, que de mauvais résultats.

Les lambeaux osseux sont pris au front (Ollier, *loc, cit.*, Kœnig[2], Nélaton[3]), en complétant la charpente par des lames osseuses mobilisées sur le maxillaire ou les os propres du nez ; ils varient du reste suivant que l'on doit soutenir un nez affaissé mais ayant conservé sa peau, ou refaire un nez détruit.

Dans le premier cas, on ne cherche qu'un support, qu'on a pris (Ollier) aux dépens des os propres du nez séparés, relevés sur la ligne médiane et accolés face à face, et soutenus latéralement par des lambeaux ostéo-muqueux pris sur les apophyses montantes.

Dans le cas de destruction, on peut chercher à prolonger ce qui reste du nez en dédoublant l'auvent nasal (os propres), c'est-à-dire en détachant un des os propres et le fixant par suture au bout de l'autre (Ollier), mais il est fort difficile de le soutenir en place. Ou bien, on abaisse le rebord nasal rétracté en le séparant de la base du nez, pour en faire les narines du futur nez, puis on comble le vide laissé entre cet auvent abaissé et le front par un lambeau frontal ostéo-cutané (Ollier, Ch. Nélaton, *loc. cit.*).

Enfin on a cherché dans le cas d'affaissement du nez en lorgnette, à soutenir les parties molles effondrées à l'aide d'une tige osseuse prise sur le sujet lui-même en un point éloigné du squelette : un fragment de tibia (Ollier, *loc. cit.*, p. 824), un métatarsien (Ricard[4]), extirpée au moment de l'opération, insinuée dans l'épaisseur des parties molles et implantée dans le frontal.

c. *Support métallique.* — La rhinoplastie sur support métallique entre-

---

[1] Ollier. *Traité des résections*, 1891, t. III, p. 820.
[2] Kœnig. *Archiv. für Klin. Chirurg.*, 1886, t. XXXIV, p. 165.
[3] Ch. Nélaton. *Bull. de la Soc. chir.*, Paris, 1900, p. 663.
[4] *Gazette des Hôpitaux*, 1898, 3 février, p. 122.

prise par Letiévant[1], par Poncet[2] à l'aide des appareils construits par Claude Martin[3]; consiste dans l'introduction sous le lambeau autoplastique, d'une charpente en platine (fig. 51, 52 et 53) fixée par des pointes dans les os qui bordent l'orifice nasal et destinée à rester indéfiniment en place pour soutenir les parties molles du nez.

Si ces parties molles existent et ne doivent pas être reconstituées par autoplastie, l'appareil est introduit sous la peau après rabattement du nez (voir *Technique chirurgicale* pour les détails de la pose de l'appareil).

L'appareil était d'abord placé directement sous la peau, libre du côté des fosses nasales, et exposé aux infections multiples de ces cavités ; par suite, bien qu'un certain nombre d'entre eux aient été tolérés longtemps (Ollier en cite trois tolérés quatre ans[4]), ces appareils sont difficilement supportés par les tissus.

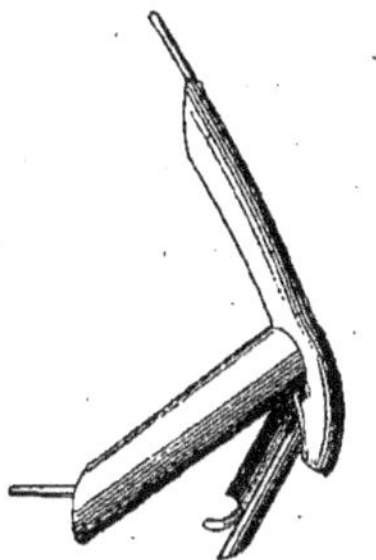

Fig. 51. — Support métallique à trois pieds (Martin).

Et de fait l'élimination a été signalée plusieurs fois (Delorme[5], Chaput, malade réopérée par Ricard[6], C. Martin[7]), aussi afin d'éviter l'infection par

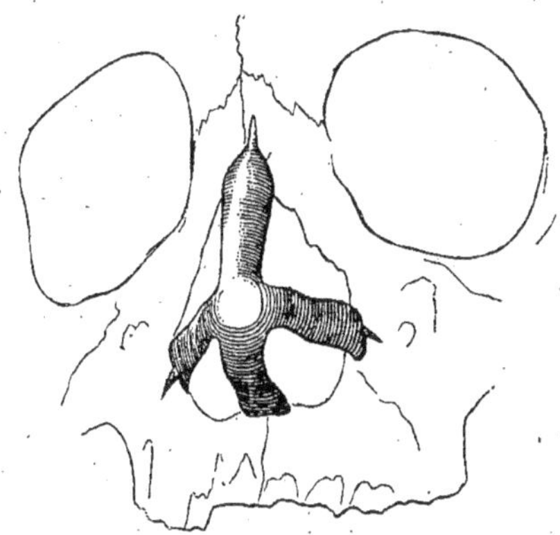

Fig. 52. — Support métallique à quatre pieds (Martin).

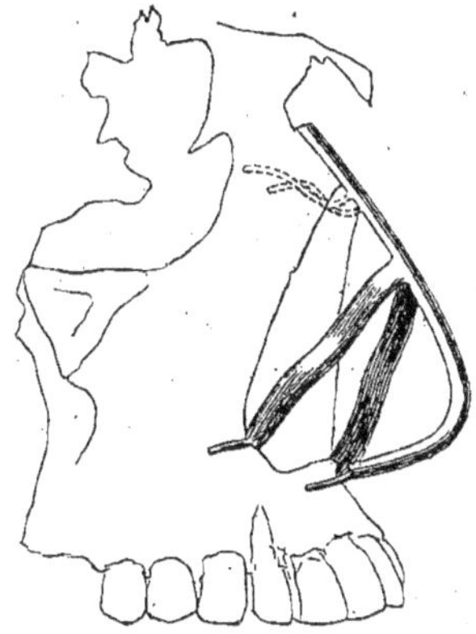

Fig. 53. — Autre forme de support métallique à quatre pieds (Martin).

la face profonde, Chaput[8] a proposé d'enfouir l'appareil entre deux plans : l'un cutané et l'autre muqueux si les parties molles sont conservées ; l'un et l'autre cutanés par autoplastie à double plan, si les parties molles n'existent

---

[1] Letiévant. *Association française pour l'avancement des sciences*, Paris, 1878.

[2] Poncet. *Association française pour l'avancement des sciences*, Nancy, 1886.

[3] Claude Martin, Paris, 1889.

[4] Ollier. *Traité des résections*, Paris, Masson, 1891, t. III, p. 828, note 1.

[5] Delorme. *Gazette des Hôpitaux*, janvier 1895, p. 65.

[6] Chaput. *Bull. Soc. de chirurg.*, 1894, p. 845 et Ricard. *Gazette des Hôp.*, 1898, p. 122.

[7] Cl. Martin. *Revue de chirurgie*, 1899, p. 189.

[8] Chaput. *Soc. chir.*, 1894, p. 845.

plus. Chaput décrit les procédés opératoires permettant de réaliser ces dissections, Cl. Martin (*loc. cit.*), Vautrin [1], Berger [2] en ont aussi décrit.

d. *Discussion.* — Parmi ces procédés tous ne sont pas utilisables pour la réfection totale du nez : les procédés uniquement cutanés, à une ou deux plans, ne contenant aucun support, ne donnent que des nez aplatis qui se rétractent encore par la suite et amènent l'oblitération des orifices ; ils doivent être rejetés lorsque la charpente ostéo-cartilagineuse est détruite.

Restent les procédés à support, les uns osseux, les autres métalliques. Les premiers donnent immédiatement des résultats souvent satisfaisants ; mais toujours, que la greffe osseuse soit prise aux environs ou dans une autre région du squelette, ces os se résorbent, ne laissant que des tissus fibreux dont la résistance est faible. Toutefois après résorption de l'os, la lame fibreuse qui reste, bien que laissant le nez mobile et souple, peut maintenir encore une correction suffisante pour qu'on s'en puisse contenter (Ricard).

Les supports métalliques donnent aussi de bons résultats immédiats, mais le plus souvent l'appareil ulcère la peau et doit être retiré. Cet accident se produit même lorsque l'appareil prothétique a été placé entre deux plans cutanéo-muqueux ou cutanés, puisque la malade à qui Ricard implanta un métatarsien avait été opérée de cette façon et avait éliminé son trépied.

La rhinoplastie dans le cas où la charpente est détruite donnera donc souvent des échecs, qu'elle soit faite pour affaissement ou pour destruction ; mais étant donné l'absence de tout danger opératoire, et la laideur de la difformité, on sera toujours autorisé à tenter la correction sous le couvert d'une asepsie absolue, soit avec le support métallique à condition qu'il soit placé entre deux plans, soit avec un des procédés ostéoplastiques.

Nous reviendrons du reste sur les indications générales de la rhinoplastie après avoir vu les procédés de rhinoplastie sans charpente.

B. RHINOPLASTIE SANS CHARPENTE. — La rhinoplastie sans charpente est beaucoup plus simple que la précédente, la charpente nasale est conservée en totalité ou suffisamment pour assurer la solidité, et il suffit de réparer les pertes de substance superficielles, cutanées.

Les procédés d'autoplastie cutanée réussissent ici toujours et donnent d'excellents résultats, quelle que soit la méthode employée, française, italienne ou indienne.

Cette restauration peut viser des pertes de substance étendues du nez (elle est *totale*) ou seulement des portions de lobule, la sous-cloison ou l'aile (elle est *partielle*).

Totale. — Après l'ablation d'un épithéliome, d'une lésion tuberculeuse, d'une cicatrice difforme la réparation d'une partie de la face dorsale du nez, ou de la presque totalité, peut être faite par une quelconque des méthodes autoplastiques, mais l'indienne et la française suffisent le plus souvent. Toutefois l'italienne peut être nécessaire si les téguments de la face ne sont pas utilisables ou si la plaie est très étendue ; la française et l'indienne

1. Vautrin. *Revue de chirurgie*, 1899, p. 289.
2. Berger. Académie de médecine, mars 1900.

seront employées suivant la disposition et l'étendue de la plaie, le goût de
l'opérateur.

Partielle. — Le *lobule* se répare par le procédé de Rouge (de Lausanne)
qui emprunte la peau au dos du nez par glissement, c'est une application de
la méthode française.

La *sous-cloison* est restaurée par autoplastie indienne à l'aide d'un lambeau pris soit à la lèvre supérieure soit au dos du nez (Hueter).

Enfin pour l'*aile du nez*, on mobilise des lambeaux à la française, pris sur
le nez ou sur la joue (Le Fort-Malgaigne, A. Nélaton, Denonvilliers, Tillaux).

INDICATIONS GÉNÉRALES. — En somme, la rhinoplastie s'applique dans trois
cas bien différents :

1° *Il y a perte de substance plus ou moins étendue des parties molles
avec conservation, complète ou presque, de la charpente.* Les procédés de
rhinoplastie sans charpente, totale ou partielle, que nous venons de voir
sont excellents.

2° *La perte de substance intéresse les parties molles et la charpente
ostéo-cartilagineuse en grande partie :* c'est un procédé de rhinoplastie avec
charpente qu'il faut. Dans ce cas l'autoplastie cutanée, même à double plan,
donne des nez flasques et mous qui se rétractent et s'oblitèrent par la
suite. D'autre part, s'il n'y a plus assez d'étoffe pour introduire un support
quelconque dans les parties molles, le mieux est de faire une autoplastie
à double plan cutané dont les surfaces cruentées sont adossées, en introduisant entre les deux soit de l'os pris avec le lambeau frontal, soit un
fragment osseux pris sur une autre partie du squelette. Nous préférons le
support osseux, qui se résorbera, il est vrai, mais pourra laisser un nez
suffisant, aux supports métalliques qui exposent aux ennuis si fréquents de
l'élimination lente par suppuration, même lorsqu'on a soin de les placer
entre deux plans de tissus (procédés de Chaput, Vautrin, Martin, Berger).

Quant aux lambeaux cutanés ils seront pris au front et sur les joues
autant que possible, sinon l'un d'eux sera pris au bras par la méthode italienne ; le procédé de Nélaton, qui abaisse l'auvent nasal pour confectionner
des narines rigides, donne d'excellents résultats. Il a encore été peu expérimenté, c'est peut-être le procédé de l'avenir.

3° *Les parties molles sont conservées, la charpente est détruite*, le nez
est enfoncé, aspiré comme dit Ollier, en lorgnette. C'est un support qu'il
faut introduire entre la peau et la muqueuse ; or les supports métalliques se
placent très difficilement ici où la peau, plus ou moins cicatricielle, se laisse
insuffisamment distendre pour l'introduction de l'appareil, aussi préférerions-
nous soit insinuer une tige osseuse (procédé de Ricard) soit abaisser la
partie saillante du nez, l'écarter de la base et combler l'intervalle par un
lambeau ostéo-cutané frontal (procédé de Kœnig).

2° FOSSES NASALES

Les lésions traumatiques de la *cloison des fosses nasales* sont les *fractures*, qui peuvent être isolées dans la partie antérieure et occasionner une

déformation prononcée, obturant une des narines; le redressement est facile et maintenu par un tamponnement serré à la gaze.

On peut encore constater des *hématomes* sans gravité, qu'on évacue par ponction s'ils sont très volumineux ; et des *abcès*, dus le plus souvent à la suppuration d'un hématome ; ils sont incisés au point déclive comme n'importe quel abcès.

Les déviations de la cloison, le plus souvent dues à un vice de développement, consistent en une saillie plus ou moins prononcée de la cloison dans une des narines. Pour la redresser on peut la fracturer à l'aide d'une pince spéciale (Lannelongue, Collin, etc.), mais le maintien de la correction est difficile ; ou employer la méthode sanglante.

Les procédés opératoires sont extrêmement nombreux (voir *Technique chirurgicale*) et consistent en général dans la dissection et le relèvement de la muqueuse qui recouvre la saillie, et la résection ou l'amincissement de la saillie jusqu'à rectitude ; on remet ensuite le lambeau muqueux en place. Si une petite perforation se produit à ce niveau, il n'en résulte aucun inconvénient.

Épistaxis. — L'épistaxis, quelle qu'en soit la cause, doit être traité localement, en même temps qu'une médication appropriée agit sur l'état général, si une cause générale a été trouvée.

Léger, l'écoulement sanguin sera facilement arrêté par l'introduction dans la narine qui saigne d'un tampon imbibé d'une solution de chlorhydrate de cocaïne à 1/50ᵉ ou d'antipyrine à 1/20ᵉ.

On a essayé avec peu de succès les injections de sérum gélatiné (5 à 10 parties de gélatine pour 100 de sérum artificiel ordinaire stérilisé à l'étuve. Le liquide se solidifie à froid, et on le plonge dans le bain-marie au moment de s'en servir).

Le point qui saigne est assez souvent à la partie inférieure et antérieure de la cloison; si on peut le découvrir, sa cautérisation au thermocautère arrêtera le saignement.

Inquiétante par son abondance, l'hémorragie sera arrêtée par tamponnement. Ce tamponnement peut être antérieur seulement ou antérieur et postérieur. On a accusé le tamponnement complet, antérieur et postérieur, de provoquer les accidents d'infection de la trompe d'Eustache et de l'oreille, on a dit que le tampon postérieur était quelquefois difficile à enlever [1]. Évidemment si le tamponnement est mal fait, si le fil du tampon postérieur a été oublié, si le tamponnement est laissé trop longtemps en place, ces accidents peuvent se produire; mais ils peuvent être facilement évités avec quelques précautions.

Souvent un tamponnement antérieur bien fait peut suffire et doit être essayé : après nettoyage des fosses nasales par irrigation chaude à l'aide d'un bock et d'eau bouillie, on tassera à l'aide d'une pince ou d'une sonde cannelée, aussi loin que possible dans la fosse nasale, et sans omettre aucun recoin, une longue lanière de gaze aseptique, coupée étroite.

---

[1] Willemetz. Thèse de Paris, 1899.

Si l'hémorragie s'arrête, on laissera ce tamponnement en place quarante-huit heures ; sinon il faudra faire le tamponnement complet.

Le manuel opératoire de ce dernier est bien connu, le procédé de la sonde de Belloc n'est plus guère employé, celui de la sonde molle de caoutchouc est plus simple.

Deux tampons d'ouate sont préparés, un antérieur ovoïde, un postérieur façonné, comme le recommande Tillaux, en un cylindre de 3 centimètres de haut sur un centimètre et demi de large pour pénétrer à frottement dans l'orifice postérieur.

Le tampon postérieur est muni de quatre longs fils, deux antérieurs, deux postérieurs. Le tout a été bouilli et les tampons exprimés fortement.

Après irrigation, la sonde molle est poussée dans la narine qui saigne, le long du plancher d'avant en arrière, l'index recourbé en crochet va chercher son extrémité derrière le voile du palais et l'amène dans la bouche. On fixe alors aux trous de la sonde un des deux fils doubles du tampon postérieur et on retire la sonde en tirant fortement sur le fil pour que le tampon vienne boucher l'orifice postérieur. Le doigt a dû aider au passage du tampon sous le voile du palais. Le deuxième double fil reste dans la bouche.

Le tampon antérieur est placé dans la narine et enserré fortement dans les deux chefs du fil antérieur noués ensemble sur lui. Le double fil passant par la bouche est fixé sur la joue par un peu de collodion.

Le tamponnement est laissé quarante-huit heures en place, puis levé en coupant le fil de la narine, ce qui permet de supprimer le tampon antérieur et libère le postérieur. Il suffit alors de tirer sur le fil buccal pour avoir le tampon postérieur. Une large irrigation chaude est faite dans la narine et si l'hémorragie reprend, ce qui est rare, on recommence.

Corps étrangers. — Les corps étrangers des fosses nasales doivent être extraits le plus tôt possible. Le diagnostic de la présence du corps étranger, soupçonnée par les commémoratifs, le gonflement unilatéral de la racine du nez propagé à l'orbite (Félizet), sera confirmé par l'examen à l'aide d'un stylet qui sent le corps s'il est dur, ou rencontre un obstacle si le corps étranger est mou.

Si l'objet introduit est visible, peu enfoncé, récemment introduit, on peut le saisir avec des pinces et l'attirer, ou le cueillir avec une curette ; mais pour peu que la manœuvre soit difficile, il vaut mieux ne pas insister par crainte d'enfoncer davantage.

Si le corps étranger est profond ou même n'est pas visible, le mieux est d'employer l'artifice indiqué par Félizet[1] : « Je suppose un noyau, une perle, ou un haricot logé dans la *narine gauche*. On ne le voit pas ; le stylet le heurte ; la fosse nasale est absolument bouchée.

« Il suffit d'engager horizontalement *dans la narine droite*, l'embout d'une seringue de 300 à 500 grammes, épousant nettement le pourtour de la narine.

« La poussée d'eau tiède, faite horizontalement, est lente et douce pour

_____
[1] Félizet. *Bull. Soc. chir.* 1898, p. 1010.

commencer, afin que le voile du palais ne soit pas surpris et se tende bien et surtout afin que la trompe d'Eustache ait le temps de se fermer. La foulée s'accentue ensuite, on a le sentiment d'une résistance, et cette résistance vaincue se traduit soit par la projection du corps étranger au dehors, soit par la saillie d'un jet de liquide, sous lequel on voit, à proximité de la narine, le corps étranger mobilisé, prêt à sortir et facile à prendre.

« Comme la pression ne semble pas dépasser, avec le plus grand effort du piston, les deux tiers d'une atmosphère, on peut admettre que les trompes d'Eustache ne courent pas le risque d'être incommodées, en même temps que la caisse, comme on en a fait l'objection théoriquement.

« Je n'ai d'ailleurs jamais remarqué, pour ma part, un accident quelconque du côté de l'oreille moyenne.

« Dans le cas où le diagnostic ne serait pas ferme, dans le doute sur la présence d'un corps étranger, l'injection nasale forcée nous permettra d'être fixés, sans avoir acquis la certitude aux prix des grandes douleurs et parfois même des réels dangers que les explorations instrumentales répétées peuvent occasionner chez les petits malades. »

Tumeurs. — Les tumeurs des fosses nasales sont des myxomes ou polypes muqueux, des ostéomes et des tumeurs malignes.

Les *myxomes* peuvent être enlevés par arrachement avec la pince, mais c'est un procédé brutal et aveugle ; mieux vaut s'éclairer largement et pratiquer l'ablation à l'anse galvanique, mais il faut pour cela éclairage, installation électrique, l'opération est du ressort de la rhinologie.

Les *ostéomes* et les *tumeurs malignes* ne peuvent être opérés qu'après qu'on s'est fait une voie large par une *rhinotomie*. Depuis le procédé latéral de Chassaignac qui n'est plus employé, les procédés d'ouverture du nez ont été multipliés [voir *Technique chirurgicale*, (Lawrence, Bœckel, Chalot, Castex)] mais le plus employé, celui qui donne le plus de jour, est le rabattement du nez par incision en fer à cheval à la racine, suivant la manière d'Ollier[1].

Des trois procédés qu'indique le chirurgien lyonnais, le premier, procédé nasal, est suffisant pour les tumeurs des fosses nasales, même avec prolongement vers les sinus.

Cependant si une seule des deux cavités nasales devait être ouverte, le procédé de Chalot qui sectionne le nez sur la ligne médiane pourrait être employé.

3° ARRIÈRE CAVITÉ DES FOSSES NASALES

Végétations adénoïdes. — Nous ne parlons ici que du traitement des véritables tumeurs adénoïdes, formant des saillies visibles et tangibles dans le rhino-pharynx et non de ces cas d'inflammation chronique dans lesquels on sent surtout une muqueuse boursoufflée, tomenteuse qui peut faire croire à l'existence de végétations, mais relève du seul traitement

[1] Ollier. *Traité des résections*, Paris, Masson, 1891, t. III, p. 843.

médical (résorcine) et hygiénique (air marin); la curette ne détacherait là aucune tumeur.

Lorsque l'aspect caractéristique du malade, les troubles de la respiration et surtout l'examen digital du pharynx nasal auront montré l'existence de végétations adénoïdes chez un enfant (entre cinq et quinze ans le plus souvent), le seul traitement à instituer est l'ablation de ces tumeurs. Elles constituent, par leur accumulation dans le cavum, et les diverticules nombreux qu'elles forment, à la fois un obstacle mécanique à la respiration et un milieu d'infection permanent qui retentissent sur le développement de l'enfant. Elles sont en outre un danger permanent pour l'oreille moyenne dont l'infection se fait par l'intermédiaire de la trompe d'Eustache; enfin elles ne peuvent être suffisamment influencées par un traitement médical.

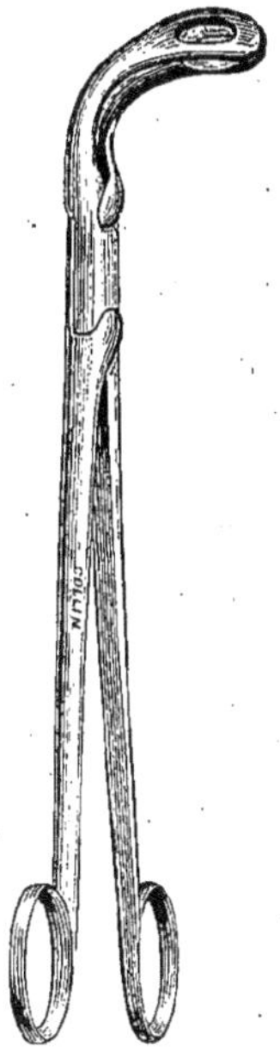

Cependant le traitement général (huile de foie de morue, hygiène, air marin) doit venir en aide au traitement local, surtout pour favoriser les effets de celui-ci.

Le traitement local consiste dans l'extirpation des végétations.

Chez l'enfant très jeune, le nourrisson même quelquefois, l'anesthésie est inutile; l'ablation se fait à la *pince coupante*, en une ou deux prises.

Chez l'enfant plus âgé et chez l'adolescent, l'opération peut aussi être faite à la pince, mais la curette est plus ordinairement employée, l'anesthésie générale est

Fig. 54. — Pince de Ruault pour végétations adénoïdes.

obtenue au moyen du bromure d'éthyle, l'enfant étant maintenu dans la position assise sur les genoux d'un aide qui l'endort et l'immobilise. Lorsque

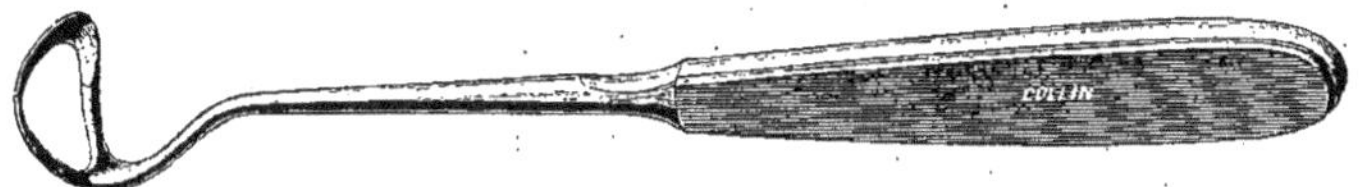

Fig. 55. — Couteau de Schmidt.

la résolution musculaire est obtenue (résistance des sterno-mastoïdiens) un abaisse-langue ouvre la bouche pendant que l'aide maintient la tête sur sa poitrine, et l'opérateur tenant l'abaisse-langue de la main gauche, introduit

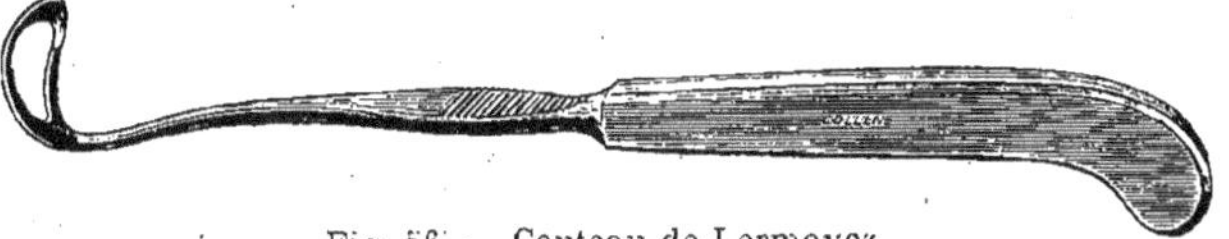

Fig. 56. — Couteau de Lermoyez.

de la main droite l'instrument (curettes de Gottstein, de Schmidt, de Lermoyez, etc.), qui contourne le voile du palais et râcle successivement et méthodiquement les parois postérieur, gauche et droite du cavum. La courte

période d'anesthésie obtenue par le bromure est cependant suffisante pour
faire le curettage complet et même passer une seconde fois la curette.
L'hémorragie immédiate est considérable, le sang sort par le nez et la
bouche en abondance, mais s'arrête vite.

Pendant quelques jours avant l'opération et quelques jours après, il est
bon de nettoyer l'arrière-cavité des fosses nasales. Dans ce but les uns

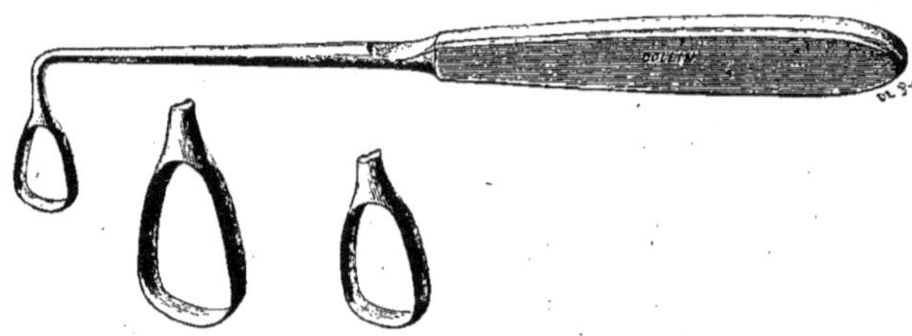

Fig. 57. — Couteau d'Hartmann.

recommandent les douches nasales chaudes, à l'aide du syphon de Weber,
avec de l'eau bouillie chaude, faites matin et soir ; les autres craignant la
pénétration du liquide dans les trompes d'Eustache et l'infection de l'oreille
moyenne, préfèrent insuffler de la poudre d'aristol, ou introduire dans le
naso-pharynx de la vaseline salolée ou boriquée à 1/10e ou résorcinée.

Les seuls accidents très rares signalés sont la chute des végétations
dans le larynx, facilement enlevés avec le doigt, et l'hémorragie qu'il est
exceptionnel de voir assez abondante pour nécessiter le tamponnement de
l'arrière-cavité à l'aide de gaze tassée.

Quant à la récidive, elle ne serait due, d'après tous les auteurs, qu'à
l'ablation incomplète, qu'à un curettage superficiel ayant laissé des végétations dans le pharynx nasal.

Lorsqu'une hypertrophie des amygdales existe en même temps, ce qui
n'est pas rare, cette hypertrophie doit être traitée par l'excision, ainsi que
nous le verrons plus loin, dans la même séance ou dans une séance précédente.

Polypes naso-pharyngiens. — On comprend ordinairement sous le nom de
polypes naso-pharyngiens les fibromes et fibro-sarcomes implantés sur
l'apophyse basilaire, descendant vers le voile du palais, poussant des
prolongements dans les fosses nasales et quelquefois vers l'orbite, la fosse
zygomatique et même le crâne.

Il existe cependant dans le naso-pharynx des *polypes fibro-muqueux* ou
des petits polypes muqueux semblables à ceux des fosses nasales et implantés du reste au pourtour des choanes. Ces polypes ne ressemblent en rien
aux premiers par les symptômes fonctionnels, par leur aspect à la rhinoscopie postérieure ou au toucher digital ; leur traitement est le même que
celui des myxomes du nez, l'ablation à l'anse galvanique, et ne doit pas
être exposé ici.

Le pronostic des polypes naso-pharyngiens est grave ; évoluant pendant
l'adolescence, ils diminuent de volume et peuvent même disparaître lorsque

le malade peut arriver à l'âge adulte, vers vingt-cinq ou trente ans. Malheureusement avant d'en arriver à cette période les chances de mort que cour-
rent ces malades sont très grandes, par hémorragies, septicémie, prolongement intracranien, asphyxie; aussi est-il absolument indiqué de chercher
la suppression de cette tumeur dès qu'elle est reconnue. Outre la gravité des
opérations que nécessite cette ablation, le pronostic de la maladie est
encore assombri du fait de la fréquence des récidives, bien que la nature histologique de la tumeur enlevée ne puisse pas toujours donner d'indications
précises à ce point de vue. Si la tumeur enlevée est nettement du sarcome,
la récidive est à peu près certaine; mais les fibromes purs peuvent aussi
récidiver sous forme de fibro-sarcomes sans que rien puisse le faire prévoir
dans les caractères macroscopiques ou microscopiques de la tumeur, ni
dans la forme de son évolution.

La destruction du polype s'obtient par plusieurs moyens que nous allons
étudier. Nous verrons ensuite par quelle voie on peut aborder cette tumeur
pour appliquer le traitement précédent; enfin nous rechercherons, dans les
diverses formes qui se présentent suivant le degré d'évolution, la consistance
et la vascularisation, quelle est la meilleure méthode de destruction et la
meilleure voie d'accès.

Deux grandes méthodes ont été employées pour la destruction du polype :
la *méthode lente*, par ablation partielle et cautérisation; la *méthode rapide*
ou extirpation en un seul temps.

LA MÉTHODE LENTE comporte l'*excision* des prolongements gênants au
point de vue fonctionnel, et la *cautérisation* de la masse principale à l'aide
du thermocautère enfoncé dans son épaisseur ou de caustiques chimiques
parmi lesquels Verneuil a recommandé l'acide chromique. Ces diverses opérations se font en séances successives et la destruction est fort longue..

On peut aussi détruire lentement le polype par l'*électrolyse*[1] à l'aide
d'anses ou de pointes métalliques enfoncées dans la tumeur ou l'enserrant, et
on fait passer le courant pendant douze ou quinze minutes avec une force de
20 à 30 milliampères (Lermoyez); les séances sont espacées de quinze à
vingt jours et il faut ainsi plusieurs mois, plus d'une année pour amener la
diminution, et non la destruction de la tumeur.

LA MÉTHODE RAPIDE permet, avec ou sans opération préliminaire, l'extirpation des tumeurs en un seul temps. La ligature, l'écrasement, l'arrachement ne sont plus employés. Le principe de la méthode est la section de la
tumeur au niveau de son implantation.

Tantôt on a d'abord excisé les gros prolongements, morcellé la tumeur
pour arriver au pédicule et le sectionner; tantôt on est allé d'emblée à ce
pédicule en contournant le polype. La base d'implantation, large ou étroite,
peut être coupée au bistouri, ou avec de forts ciseaux, à l'anse galvanique,
ou mieux à l'aide de la rugine qui sépare la tumeur de l'os où elle s'im-
plante.

L'anse galvanique passée par le nez ou la bouche est placée autour de la
tumeur aussi haut que possible, puis rougie pour couper lentement.

---

[1] *Gazette des Hôpitaux*, 1897, p. 1320.

Maintenant que nous connaissons les méthodes étudions les voies d'accès qui permettent de les appliquer.

On peut employer les *voies naturelles* nasale ou buccale, sans opération préliminaire ; ou les *voies artificielles* dans lesquelles une opération permet d'approcher du polype, d'entrer dans le pharynx nasal.

Voies naturelles. — Par les fosses nasales, on peut passer les fils d'une anse galvanique, ou une rugine destinée à couper le pédicule, un doigt placé dans l'arrière cavité par la bouche guidant l'instrument.

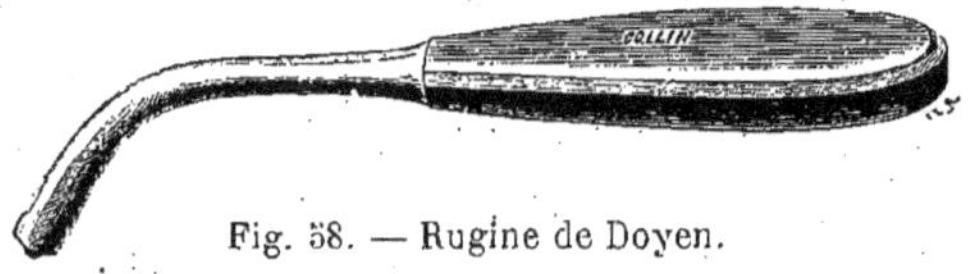

Fig. 58. — Rugine de Doyen.

Par la bouche on peut de même passer l'anse galvanique qui est soulevée à l'aide de la sonde de Belloc ou d'une sonde urétrale passée par les fosses nasales, et guidée par un doigt buccal. On peut aussi par la bouche, sans section du voile du palais, passer des rugines pour couper la tumeur à sa

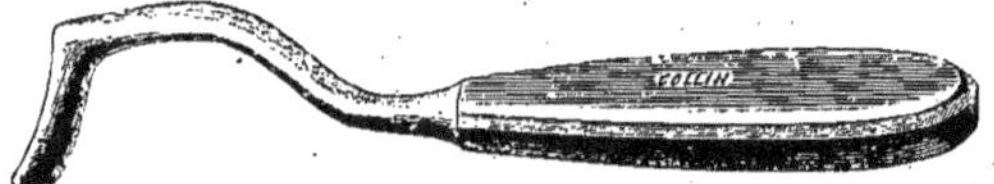

Fig. 59. — Rugine de Doyen.

base. Doyen a fait construire à cet effet des rugines à courbure appropriée. (fig. 58 et 59).

Les voies artificielles sont au nombre de trois : nasale, maxillaire et palatine.

La *voie nasale* mène à l'arrière cavité par résection temporaire et abaissement du nez dont nous avons déjà étudié les divers procédés (fosses nasales et *Technique chirurgicale*), le procédé d'Ollier étant le plus employé.

Voie maxillaire. — La voie maxillaire permet l'accès du polype par une résection du maxillaire supérieur qui peut être totale et définitive, le massif osseux étant supprimé ; partielle et définitive, si l'on enlève seulement une portion supérieure ou inférieure de l'os ; temporaire, si l'os laissé adhérent aux parties molles sur une de ses faces, est luxé autour de ces parties molles comme charnière puis remis en place après ablation du polype. Cette dernière résection peut aussi du reste être totale ou partielle (Voir pour les procédés de résection : *Technique chirurgicale*).

Voie palatine. — La voie palatine utilise soit la section du voile seulement, soit cette section augmentée d'une résection plus ou moins large de la voûte osseuse dans sa partie postérieure. Le voile du palais est incisé entièrement sur la ligne médiane et d'avant en arrière (Manne) ou incomplètement, laissant la luette intacte (Dieffenbach, Maisonneuve), ou encore l'incision est transversale (E. Bœckel) ; ces dernières incisions ne donnent que des boutonnières au lieu de la fente complète que donne la première. Cette fente peut être agrandie en avant par résection d'une portion de la voûte osseuse après décollement de la fibro-muqueuse (Nélaton). Enfin on peut utiliser la voie palatine sans diviser le voile, par résection définitive ou temporaire de la voûte palatine osseuse (Chalot) (voir pour les procédés : *Technique chirurgicale*).

Restauration. — Ces opérations préliminaires donnent du jour mais occasionnent de grands délabrements ; aussi a-t-on cherché à restaurer les parties détruites, soit immédiatement, soit quelque temps après l'extirpation du polype.

Cette restauration se fait d'elle-même dans les résections temporaires nasales et maxillaires.

Dans la résection définitive du maxillaire, lorsqu'elle est totale, les gros inconvénients sont surtout la chute du globe oculaire qui n'est plus soutenu par le plancher de l'orbite, et le trou béant laissé ouvert dans la bouche par la suppression d'une moitié de la voûte palatine osseuse et de sa muqueuse, cause de troubles de la phonation et de la mastication. Nous verrons plus loin qu'on a construit des appareils prothétiques en caoutchouc destinés à combler la cavité laissée par la résection.

Une résection large peut laisser une partie du plancher orbitaire, surtout dans sa portion postérieure, ou sa portion externe (Berger[1]), ce qui suffit à soutenir le contenu de l'orbite. Pour remplacer la voûte palatine osseuse, Larghi, Langenbuck, Billroth, Ollier[2], et récemment Leprévost[3], Tuffier[4] ont employé avec succès la muqueuse du pli gingivo-génien suturée aux parties molles du côté sain. Cette restauration se fait « en taillant un lambeau de muqueuse qui comprend *toute la muqueuse conservée du repli géno-gingival* et une partie de la muqueuse de la joue ; le tout est suturé sur la ligne médiane à la partie correspondante de la voûte palatine et au voile du palais en arrière » ; en outre « en conservant le plus possible de la fibro-muqueuse de la voûte du palais du côté opéré, on aurait un lambeau interne qui, suturé au lambeau externe obtenu par le décollement de la muqueuse géno-gingivale, donnerait une bonne voûte palatine immédiate ».

Lorsqu'on emploie la voie palatine, la restauration du voile du palais et même de la voûte, après le procédé de Nélaton, s'obtient par une suture médiane semblable à celle de la staphylorraphie dans les divisions congénitales et plus facile à réaliser dans ce cas particulier (voir *Technique chirurgicale*).

Indications. — Voyons maintenant quel choix doit être fait : 1° parmi les deux principales méthodes de traitement du polype lui-même ; 2° parmi les voies d'accès de la tumeur ; 3° parmi les procédés opératoires, si la voie choisie comporte une opération préliminaire. En outre, nous aurons à discuter 4° la question de la restauration immédiate ou tardive après ces opérations préliminaires et celle de la récidive.

---

[1] Berger. *Soc. chirurg.*, 1894, p. 767.
[2] Ollier. *Traité des résections*, 1891, t. III, p. 777.
[3] Leprévost. *Soc. de chirurg.*, 1889, p. 549.
[4] Tuffier. *Soc. chirurg.*, Paris, 1894, p. 766.

1° *Choix de la méthode.* — Si la méthode rapide était radicale et sans danger, il n'y aurait pas lieu à discussion ; mais les récidives sont fréquemment signalées après les opérations les plus larges, et l'hémorragie considérable qui accompagne souvent l'opération a, de tous temps, effrayé les chirurgiens tant par la perte abondante de sang que par sa pénétration dans les voies respiratoires pendant l'anesthésie.

D'autre part la méthode lente demande un temps considérable, ne procure souvent qu'une diminution de la tumeur attaquée, permet l'accroissement des prolongements ; et par cette longueur, la situation des plaies dans un milieu septique, expose fatalement à l'infection.

« Quel qu'ait été l'agent caustique employé, j'ai toujours été frappé de la longueur du temps nécessaire, de l'affaiblissement des malades soumis à des opérations successives, de l'état de demi-septicémie dans lequel ils se trouvent par le fait de leur suppuration pharyngienne » dit Berger[1].

Or il faut remarquer avec Quénu[2], que la récidive n'est souvent qu'une repullulation : « Ces malades que l'on traite par des interventions successives ne sont point atteints, en réalité, de récidive. On a affaire à des portions de tumeur non enlevées et qui végètent de nouveau tout simplement. »

Or à côté de ces inconvénients de la méthode lente, il est bon de faire voir que les dangers de la méthode rapide peuvent être assez souvent atténués ou évités.

Nous possédons aujourd'hui un certain nombre de moyens pour l'hémorragie, ou du moins la rendre inoffensive.

Contre la perte de sang elle-même, le tamponnement du pharynx et des fosses nasales avec de la gaze tassée, serrée ; au besoin si l'anémie opératoire est grande, le sérum artificiel suffisent. On a aussi proposé la ligature préventive d'une ou des deux carotides externes. Contre l'introduction du sang dans les voies respiratoires, on a depuis longtemps fait la trachéotomie préventive, le chloroforme étant donné par la

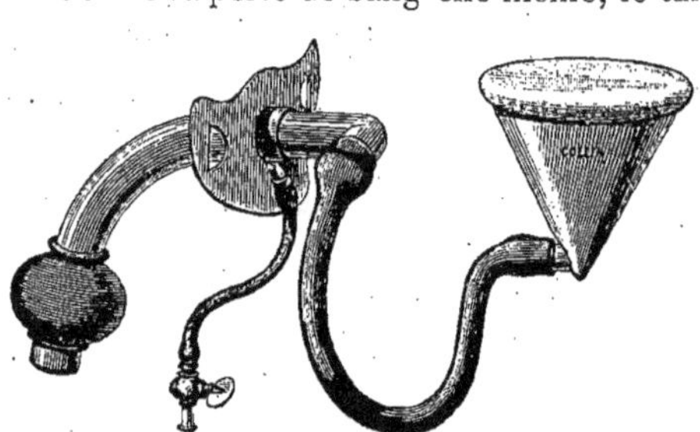

Fig. 60. — Canule de Trendelenburg.

trachée ; Trendelenburg a inventé une canule tampon qui s'introduit par la plaie de la trachéotomie et bouche complètement la trachée par gonflement d'un ballon de caoutchouc insufflé (fig. 60). Kocher au lieu de tamponner la trachée autour de la canule, tamponne à la gaze serrée le pharynx. Doyen a fait construire un tube laryngien, d'après le modèle des appareils à tubage dans le croup, et muni d'un tube de caoutchouc et d'un entonnoir pour l'anesthésie (fig. 61). Enfin la position de Rose, dans laquelle la tête du malade, renversée au bout de la table d'opération, présente la voûte

[1] *Société de chirurgie*, 1894, p. 809.
[2] *Société de chirurgie*, 1894, p. 811.

palatine directement à la vue, permet le tamponnement immédiat de l'arrière-cavité, et s'oppose efficacement à la chute du sang dans le larynx.

Grâce à tous ces moyens, les ligatures des carotides ne sont que rarement employées et diminuent du reste peu l'hémorragie, le tamponnement rapide et serré suffit ; la trachéotomie avec ou sans canule-tampon paraît au moins inutile à la plupart des opérateurs [1], la position de Rose donnant toute facilité pour traiter l'hémorragie pendant l'opération et pour pratiquer un bon tamponnement après l'ablation du polype.

Enfin il faut savoir que l'hémorragie, extrêmement abondante, dès qu'on touche ou entame la surface de la tumeur, s'arrête facilement et vite dès que celle-ci est complètement désinsérée. Aussi est-il classique, depuis fort longtemps, de pratiquer rapidement cette ablation en ruginant au plus vite la base d'implantation et extirpant la masse par tractions avec des pinces solides ; dès que la tumeur est détachée, l'hémorragie s'arrête ou diminue, un tamponnement serré à la gaze en a raison.

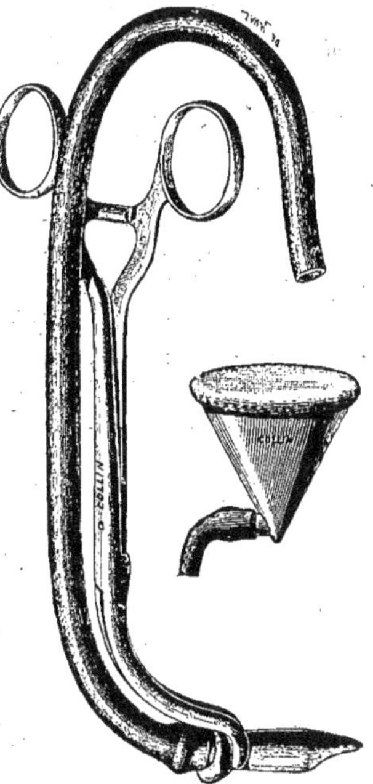

Fig. 61. — Tube laryngien de Doyen.

L'instrument le plus employé pour détacher la tumeur est la rugine ; l'anse galvanique nécessite une installation électrique puissante, ne rase pas facilement la base même d'implantation et exige des manœuvres quelquefois difficiles pour la pose du fil [2].

L'opération rapide peut donc être menée à bien malgré les difficultés que peuvent créer la vascularisation, le volume et les prolongements de la tumeur ; elle doit être préférée à la méthode lente, trop longue et trop incertaine.

Il faut réserver celle-ci aux cas inopérables par la méthode rapide, c'est-à-dire aux tumeurs avec prolongements diffus dans les sinus, l'orbite, la fosse ptérygo-maxillaire. Dans ces tumeurs complexes, la cure lente patiemment poursuivie a pu donner quelques succès (Verneuil).

Chez des sujets affaiblis et pas trop jeunes, la méthode lente par thermocautérisation et acide chromique peut permettre d'atteindre l'époque à laquelle la tumeur regresse normalement.

2° *Choix de la voie d'accès.* — Il est évident qu'on ne peut indiquer une règle absolue pour la voie d'accès à choisir dans tous les cas de polype nasopharyngien. Tant que la voie naturelle buccale pourra être employée, elle

---

[1] *Discussion de la Soc. de chirurg.*, 1893, p. 258-270.

[2] Voir à ce sujet la *Discussion de la Société de chirurgie.* 1898, p. 1050.

devra l'être, en s'aidant au besoin de la section du voile du palais ; mais les limites de cette possibilité sont impossibles à donner, et là entre en jeu le tempérament et les goûts particuliers de l'opérateur.

En tous cas, la section du pédicule par des instruments introduits par les fosses nasales sans opération préliminaire est trop aveugle et dangereuse.

Il semble en outre acquis que la rhinotomie d'Ollier, si utile dans les tumeurs des fosses nasales, est moins bonne pour les polypes naso-pharyngiens, la voie est étroite et le point d'implantation profond ; sans parler de la déformation faciale qu'elle laisse, plus apparente que la résection du maxillaire supérieur [1].

Restent donc la voie maxillaire ou faciale, la voie palatine et la voie naturelle buccale.

Cette dernière est le plus souvent insuffisante, mais il n'y a aucun inconvénient, lorsqu'on peut passer par la bouche, à inciser le voile du palais pour le réparer ensuite soit immédiatement, soit plus tard, comme nous le verrons dans un instant.

Entre les voies palatine et maxillaire qui restent en ligne, le choix est impossible à préciser. La première laissant moins de déformation devra être préférée, la deuxième ne sera donc qu'une voie de nécessité. En effet, avec la position déclive de la tête, en attaquant d'emblée à la rugine, la base d'implantation, on peut enlever de fort grosses tumeurs, en fendant le voile du palais et réséquant au besoin un peu du palais osseux. Sans compter que, dans le jeune âge, la résection du maxillaire supérieur conduit à un développement asymétrique et irrégulier de la face qui peut donner, après quelques années, un résultat déplorable, ainsi que Verneuil en a signalé un cas remarquable [2].

La voie de choix est donc, pour nous, la voie palatine, et la voie maxillaire une voie de nécessité, malheureusement la plus fréquemment indiquée.

Quelles causes peuvent la rendre nécessaire ?

Les prolongements de la tumeur dans les fosses nasales et le sinus maxillaire, ou dans la fosse zygomatique ; le volume considérable de la tumeur empêchant toute opération par la voûte palatine ; la tendance grande de certaines tumeurs aux hémorragies qui se produisent au moindre attouchement ; enfin la nécessité d'opérer une tumeur récidivée après ablation par la voie palatine, et reconnue ou soupçonnée d'être un sarcome. Dans tous ces cas, la voie palatine est insuffisante, il faut se faire du jour pour être certain de tout enlever et pouvoir lutter contre une hémorragie inquiétante.

3° *Choix du procédé.* — Pour la voie palatine simple, la section complète du voile du palais sur la ligne médiane est préférable aux sections incomplètes laissant intact le bord libre et à l'incision transversale de Bœckel.

Si une résection osseuse palatine est nécessaire, nous préférerions l'opération de Nélaton qui prolonge la brèche du voile, à l'opération de Chalot, résection de la voûte osseuse définitive, qui laisse le voile intact, mais détruit la totalité de la voûte osseuse.

---

[1] *Soc. de chir.*, 1893, p. 143 et suiv.

[2] *Bulletin de la Soc. de chirurg.*, 1894, p. 806.

Quant aux procédés de résection temporaire de la voûte palatine osseuse, procédés à trappe uni où bilatérale, proposés par Chalot, ils n'ont pas encore été exécutés sur le vivant.

Pour la voie maxillaire, il faut autant que possible éviter les déformations de l'orbite et de la voûte palatine consécutives à la résection totale. Pour cela on peut employer soit une résection temporaire, soit une résection définitive partielle. Les résections temporaires sont des opérations difficiles ; la présence de l'os luxé gêne beaucoup les manœuvres ultérieures, que cette résection temporaire soit totale ou partielle ; on préférera donc une résection partielle définitive. Cette résection partielle devra conserver au moins le plancher de l'orbite ; si la résection palatine est totale on pourra, pour obvier à ses inconvénients, pratiquer la restauration autoplastique que nous avons indiquée précédemment.

4° *Restauration immédiate ou tardive, récidive.* La voûte palatine ayant été ouverte, par incision buccale ou par résection de la mâchoire, faut-il pratiquer immédiatement la restauration de cette voûte (parties dure et molle) par les moyens que nous avons indiqués plus haut ?

La restauration immédiate par staphylorraphie ou par autoplastie muqueuse, suivant le genre d'opération pratiqué, a pour avantage de supprimer les troubles de phonation et de mastication occasionnés par ces mutilations.

Quant à la réunion spontanée du voile après sa fente, elle est exceptionnelle, il n'y faut point compter.

Les inconvénients qui font rejeter la restauration immédiate par un certain nombre de chirurgiens sont la nécessité du tamponnement hémostatique après l'opération, et surtout la fréquence de la récidive qu'il faut pouvoir surveiller par la brèche laissée, pour l'attaquer immédiatement.

Quénu[1], qui défend la prati quede la restauration immédiate, montre que si le tamponnement doit être maintenu dans l'arrière-cavité (ce qui n'est pas constant), ce tamponnement sera mieux maintenu par un voile réparé qui servira de soutien.

Pour la surveillance de la récidive, le doigt et la rhinoscopie postérieure permettent de la faire avec autant de soin et d'attention.

Si la récidive ne se produit pas, on aura évité le nasonnement, et la rééducation nécessaire après la restauration tardive.

Par conséquent il nous paraît que la restauration immédiate présente de grands avantages, sans empêcher la surveillance attentive des récidives.

Si cette récidive se produit que faire ? Devra-t-on chercher sa guérison par les procédés lents ou faire une seconde opération ? Tout dépend de son degré, quelques bourgeons sans tendance à un accroissement rapide, surtout si la tumeur enlevée était du fibrome, seront détruits par le fer rouge ou par l'acide chromique après fente du voile palatin.

Si au contraire la récidive est grave, rapide, prend l'allure d'une tumeur maligne, il faut alors opérer de nouveau, et par une voie plus large, la voie maxillaire.

---

[1] *Soc. chir.*, 1894, p. 520 et 811.

4° Sinus osseux

Le traitement des **sinusites de la face** se fait dans le plus grand nombre de cas par voie nasale ; il consiste en inhalations, insufflations de poudres, cathétérismes par les orifices naturels et lavages, ou même création d'orifices artificiels par les fosses nasales (sinus sphénoïdaux, cellules ethmoïdales) ; ce sont manœuvres et procédés en usage courant chez les rhinologistes, nous ne les étudions pas ici. Dans certains cas de sinusite suppurée aiguë, et surtout dans les sinusites chroniques ayant résisté au traitement par la voie nasale, une intervention par voie externe devient nécessaire et nous devons en parler. Ces sinusites deviennent d'ordre chirurgical.

Les tumeurs des sinus sont des *ostéomes*, des *kystes* et des *tumeurs malignes*. Les ostéomes ont déjà été étudiés avec l'orbite et les fosses nasales ; nous retrouverons, avec les tumeurs des mâchoires, les kystes et tumeurs malignes du sinus maxillaire.

Nous avons à étudier ici le traitement chirurgical des *empyèmes chroniques et des fistules* des sinus frontaux et maxillaires et des cellules ethmoïdales.

Il n'est pas toujours facile d'établir le diagnostic dans les formes latentes ou frustres ; cependant on le peut grâce à la rhinoscopie, au cathétérisme, à l'éclairage de la face par transparence, et même grâce à la ponction exploratrice. Dès que ce diagnostic de suppuration est précisé, il faut donner issue au pus. Malheureusement, il est difficile d'obtenir la fermeture de la cavité suppurante, car les parois de ces cavités osseuses sont rigides, ne peuvent s'accoler, ce qui augmente les difficultés du traitement.

En principe, l'ouverture d'une sinusite suppurée par la voie nasale est insuffisante, il faut ouvrir par l'extérieur, en un point choisi d'avance ou au niveau d'une fistule s'il s'en est fait une ; puis curretter avec soin la cavité du sinus tapissée de fongosités, enlever les corps étrangers qu'elle peut contenir, enfin drainer autant que possible par les fosses nasales en refermant la plaie extérieure ; les procédés sont différents pour les divers sinus.

Sinus frontal. — L'ouverture du sinus frontal peut se faire soit par sa paroi antérieure ou frontale, soit par sa paroi inférieure ou orbitaire, soit à la fois par les deux.

Le drainage nasal est établi par la voie normale du canal naso-frontal ou par création d'une communication artificielle à travers l'ethmoïde.

La trépanation par la *paroi orbitaire* seule est facile, la lame osseuse étant mince à ce niveau, mais ce procédé « crée une communication anormale qui ne tend pas à rétablir les conditions physiologiques consistant à laisser écouler les liquides par le canal fronto-nasal. De plus il provoque presque toujours des fistules interminables qui restent de longs mois sans se fermer (Terrier[1]). »

Lorsqu'un abcès ou une fistule existe du côté de l'orbite, il est néces-

[1] Terrier. *Chirurgie de la face*, F. Alcan, 1897, p. 256.

saire d'effondrer cette paroi, mais l'opération devra toujours être complétée par la résection de la paroi frontale et le drainage intra-nasal.

L'ouverture par la *paroi frontale* est un peu plus pénible, l'os étant plus épais ; un lambeau comprenant toutes les parties molles et le périoste, est limité par des incisions disposées de façon à ce qu'elles soient le moins apparentes possible, et relevé à la rugine (voir *Technique chirurgicale*), puis la paroi antérieure du sinus est enlevée dans sa partie inférieure, près de la racine du nez, à la gouge et au maillet. L'ouverture faite il faut, comme le recommande Luc [1], à l'aide d'une pince-gouge, réséquer la totalité de cette paroi antérieure si le sinus n'est pas très grand, ou une grande partie si ce sinus s'étend trop loin. Enfin si la paroi inférieure est très saillante, il est bon de s'attaquer au rebord orbitaire lui-même en réséquant la paroi orbitaire du sinus pour supprimer toute anfractuosité, toute cavité anguleuse.

Le sinus largement ouvert il faut en curetter avec soin toute la paroi postérieure et les recoins pour supprimer toutes les fongosités ; puis établir le drainage nasal.

Panas [2] établit ce drainage par le canal naturel à l'aide d'un cathéter spécial en acier flexible et à courbure calculée, et muni d'un chas à son extrémité. Le cathéter est enfoncé de haut en bas après trépanation et ramène le drain de bas en haut.

Le plus souvent, on crée une communication artificielle en perforant les lamelles de l'ethmoïde qui forment les cellules antérieures, cette perforation se fait avec une sonde cannelée, ou à l'aide d'une tréphine ou d'un trocart, et un drain est poussé à travers l'orifice jusqu'à la narine, ou attiré de bas en haut avec un stylet.

Luc conseille, dans tous les cas, l'ouverture et le curettage des cellules ethmoïdales, celles-ci étant souvent infectées en même temps que le sinus (Jansen, Luc), et d'autre part leur ouverture indépendante par les fosses nasales étant incertaine et dangereuse.

Le drainage bien établi par les fosses nasales, il est inutile d'en maintenir un autre du côté de la peau et la plaie sera suturée complètement en vue d'une réunion immédiate et d'une cicatrice moins difforme. Cependant l'accolement des parties molles au fond de la cavité osseuse, nécessaire pour la guérison, entraîne une déformation disgracieuse. « Mais, dit Terrier (*loc. cit.*), étant donnée la difficulté qu'on a à guérir ces suppurations, on est pleinement autorisé à faire ces larges pertes de substance ».

Par le drain, des lavages seront pratiqués jusqu'à suppression de toute la suppuration, ce qui peut demander plusieurs semaines.

Évidemment si les deux sinus sont pris, la même opération doit être appliquée aux deux par une seule incision, la cloison sera abattue et le drainage établi par une seule narine.

CELLULES ETHMOÏDALES. — Une suppuration chronique des cellules ethmoïdales peut amener la nécrose des lamelles osseuses et nécessiter une inter-

---

[1] Luc. *Semaine médicale*, 16 juin 1894, p. 277.
[2] Panas. *Traité des maladies des yeux*, Paris, Masson, 1894, t. II, p. 474.

vention par voie extérieure ; c'est, qu'il y ait ou non fistule, par la paroi
interne de l'orbite qu'on pénètre dans le massif des cellules.

Par incision des téguments de l'angle interne de l'orbite, toutes les parties molles orbitaires sont écartées et l'os dénudé par rugination, toutes les
parties malades et les fongosités sont alors enlevées à la curette et le drainage établi par le nez.

« Toutes les cellules ethmoïdales peuvent être atteintes et curettées par
le procédé que nous venons d'indiquer. C'est ainsi que lorsque l'interven-

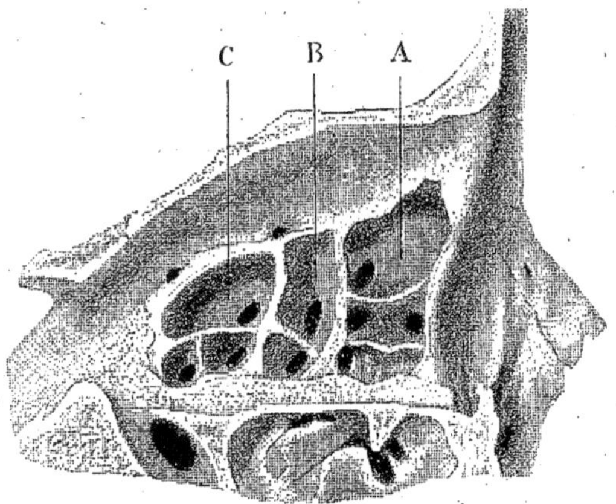

Fig. 62. — Paroi interne de l'orbite droite, montrant les cellules ethmoïdales ouvertes par
la résection de l'os planum et de l'unguis (d'après Ranglaret).

A, groupe antérieur; B, groupe moyen; C, groupe postérieur.

tion devra plus spécialement porter sur les cellules postérieures ; on prendra
comme point de repère le trou orbitaire antérieur.

« On sait qu'une ligne partant de ce point et se portant un peu obliquement en bas et en arrière vers la paroi inférieure de l'orbite marque la limite
des deux groupes de cellules antérieures et postérieures. En avant de cette
ligne ou tombera dans les cellules antérieures et le méat moyen. En arrière
de cette ligne la curette pénétrera dans les cellules postérieures et le méat
supérieur » (Ranglaret[1]) (fig. 62).

Sinus maxillaire. — L'ouverture du sinus maxillaire, hors la voie nasale
dont nous ne parlons pas et qui est insuffisante dans les suppurations chroniques, peut se faire par la *paroi inférieure* du sinus (rebord alvéolaire),
ou par sa *paroi antérieure* (fosse canine). Dans le premier procédé, il faut
enlever une dent, soit une dent cariée située au niveau du sinus (canine et
molaires) soit une dent saine et alors on choisit généralement la première
grosse molaire ou la deuxième petite molaire; puis on traverse le fond de
l'alvéole avec un perforateur à main ou une fraise mue par un tour.

Pour la trépanation de la paroi antérieure, on peut aborder le sinus par une

[1] Ranglaret. *Anatomie et pathologie des cellules ethmoïdales*, Steinheil, 1896. Thèse de
Paris.

incision buccale ou une incision cutanée. Cette dernière laissant sur la joue une cicatrice très visible doit être rejetée. Même lorsqu'il existe une fistule ou un abcès, il est préférable de passer par la bouche, la cicatrice de l'orifice fistuleux étant moins disgracieuse que celle de l'incision.

Passant par la bouche, on incise la muqueuse du sillon gengivo-génien (voir *Technique chirurgicale*), et rugine la paroi antérieure au niveau de la fosse canine. Le relèvement de toutes les parties molles de la joue par un écarteur expose bien à nu la paroi antérieure du sinus, que l'on effondre alors plus facilement avec le ciseau et le maillet qu'avec les perforateurs souvent recommandés.

L'ouverture doit être le plus large possible et remonter jusqu'à la perforation osseuse s'il y a une fistule de la joue, elle permet le curettage soigné de tous les coins du sinus et le badigeonnage avec du chlorure de zinc ou tout autre médicament.

Dans les sinusites qui suppurent, on commence généralement par la trépanation alvéolaire, drainant le sinus par cette ouverture buccale au moyen d'un drain de caoutchouc fixé par un fil maintenu dans le sillon gengivo-génien, ou par une canule d'argent. Par le drain, on fait des lavages qui peuvent amener la guérison et la fistule se ferme ensuite spontanément.

Si la suppuration est grave ou rebelle, il faut rapidement trépaner la paroi antérieure qui permet un traitement plus actif.

Dans ce cas, le drainage peut se faire par la bouche, mais se maintient difficilement et l'orifice a grande tendance à se fermer. Comme pour le sinus frontal, mieux vaut drainer par le nez comme le recommandent Caldwell[1] et Luc[2], en perforant à la gouge la partie la plus antérieure de la paroi nasale du sinus, immédiatement au-dessus du plancher de l'antre, et cela de l'antre vers le nez, après trépanation.

Le drain établi, on referme la plaie buccale, et les lavages, si on les juge nécessaires, sont faits par le drain.

Ces lavages et même ce drainage paraissent inutiles à Lubet-Barbon[3].

Lorsqu'on a maintenu pendant longtemps le drainage par la voie buccale, alvéolaire ou canine, il peut arriver, bien que ce soit exceptionnel et que la fermeture trop hâtive soit plus à craindre, que la fistule s'épidermise et reste perméable, permettant la pénétration d'aliments ou le passage de l'air de la bouche aux fosses nasales ou inversement à travers le sinus. Quénu[4] a fait dans un cas semblable une petite autoplastie à double plan de muqueuse, l'un pris au palais et tourné épithélium en haut, l'autre à la joue, épithélium en bas, il obtint la fermeture du trajet fistuleux.

Du reste, après évacuation du pus il faudra toujours supprimer les causes qui peuvent entretenir l'infection : dents cariées, polypes des fosses nasales, etc., et surveiller avec soin le sinus frontal et les cellules ethmoïdales qui peuvent être prises avant ou après le maxillaire.

---

[1] Caldwell. *New-York medical journal*, 4 novembre 1893, cité par Luc à la *Société française d'otologie, rhinologie*, etc., mai 1898.

[2] Luc. *Société fr. d'oto. lar. rhin.*, mai 1897, in *Presse médicale*, mai 1897, p. 192.

[3] Thèse de Llambey. Janvier 1897, p. 47.

Bullet. de la Soc. chir., 1888, p. 267.

Dans le cas de sinusites complexes plusieurs interventions sont nécessaires, dirigées contre chacune des cavités infectées.

IV. — BOUCHE ET ANNEXES

Bien que très artificielle, la division en régions distinctes est nécessaire pour la description ; nous étudierons successivement les articles suivants :

1° Lèvres, 2° joues, glandes parotides et canal de Stenon ; 3° gencives, voûte palatine et voile, amygdales ; 4° mâchoires supérieures et inférieures ; 5° langue ; 6° plancher de la bouche, glandes sous-maxillaire et sublinguale.

1° Lèvres

Nous connaissons déjà (face) le traitement des plaies et des lésions inflammatoires de l'orifice buccal, il nous reste à voir les tumeurs et les vices de conformation et difformités.

Tumeurs. — Les **angiomes**, les **lipomes sous-muqueux**, les **fibromes**, seront excisés ou disséqués ici comme ailleurs, l'hémostase temporaire étant faite par la compression des doigts d'un aide qui saisit toute l'épaisseur de la lèvre près des commissures et la tend en même temps.

Pour les angiomes que leur étendue en surface ne permet pas d'extirper sans grands délabrements, l'électrolyse ou l'ignipuncture profonde peuvent donner de bons résultats (voir *Angiomes*).

Les **tumeurs des glandes salivaires labiales** sont des kystes que l'on extirpe complètement par dissection, ou des tumeurs mixtes qu'il faut enlever le plus tôt possible, car elles présentent la même structure complexe que celles de la parotide que nous étudierons plus loin, et par conséquent le même pronostic de malignité possible à une période avancée de leur développement. L'ablation en est simple du reste soit par énucléation, soit en excisant la muqueuse correspondante et respectant la face cutanée de la lèvre.

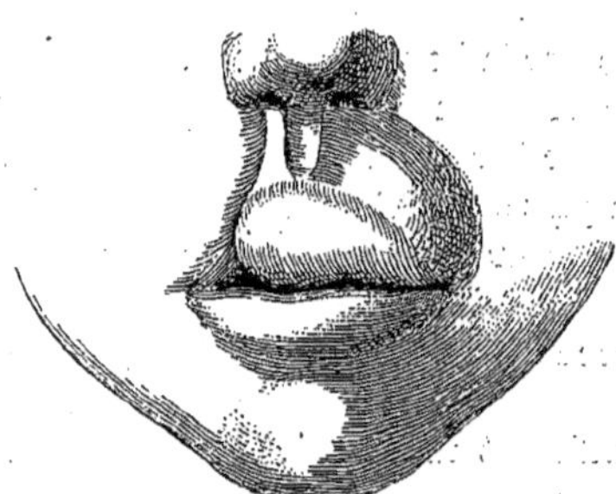

Fig. 63. — Hypertrophie congénitale partielle de la lèvre supérieure (Lannelongue et Achard).

Enfin, avant de parler des cancers de la lèvre, nous devons signaler la **macrocheilie**, le lymphangiome de la lèvre (fig. 63 et 64), qui, lorsque la lésion est limitée à une lèvre et ne s'étend pas à la face, est justiciable d'une intervention opératoire. Cette opération consiste dans la dissection d'une partie de l'épaisseur de la lèvre, laissant peau et muqueuse profonde intacte, et enlevant un prisme à base extérieure semblable à un quartier d'orange, limité par deux incisions parallèles aux bords de la lèvre et interceptant une portion de tissu variable avec le volume de la tumeur

Les **épithéliomes** doivent en principe être opérés très largement et dès

que le diagnostic est posé. Si les symptômes ne sont pas certains, ce qui
est rare, et qu'on hésite entre un cancer et un chancre labial, un traitement
d'essai doit être institué par le mercure et l'iodure à haute dose (6 à 8 grammes
par jour); mais jamais ce traitement ne devra être prolongé plus de trois
semaines, et il devra être arrêté beaucoup plus tôt, si la tumeur s'étend.

Les contre-indications tirées de l'état local sont rares à la lèvre où de
larges ablations sont toujours possibles; cependant si le cancer a envahi

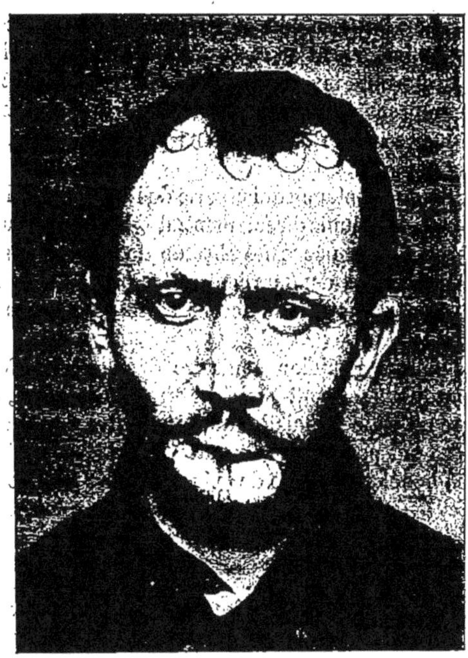

Fig. 64. — Macrochilie (Ricard).

après la lèvre inférieure, la joue, la muqueuse gengivo-labiale, s'il adhère à la
mâchoire, en même temps qu'existent de grosses masses ganglionnaires, on
pourra reculer devant une intervention qui entraînerait la résection d'une
partie de la mâchoire et laisserait une vaste plaie faciale difficile à combler;
le problème est alors le même que pour les cancers de la joue que nous étudierons dans un instant et nous verrons alors quelles sont les indications
opératoires applicables aussi dans les cas dont il s'agit.

Pour les cancers limités à la lèvre, qu'il y ait ou non adénopathie secondaire, il faut opérer, et le plus tôt possible. Toujours, il faudra disséquer
avec soin la région ganglionnaire correspondante si l'on a trouvé le moindre
ganglion suspect, et au besoin des deux côtés s'il existe des ganglions dans
les deux régions sous-maxillaires, ou dans la région sous-mentale.

Cette extirpation, faite en tissus non infectés, devra être pratiquée
avant celle du cancer labial, qui ne sera attaqué que lorsque les autres

plaies sus-hyoïdiennes seront suturées et protégées par des compresses.

Pour la lèvre, il faut d'abord enlever largement toute la portion atteinte en dépassant ses limites de un centimètre environ, sans se préoccuper de l'étendue de la plaie ni de la façon dont on pourra la réparer ; et toujours enlever du même coup la muqueuse correspondante. Par conséquent nous rejetons tous les procédés d'exérèse qui gardent, en vue d'une réparation plus facile, la muqueuse au niveau de la tumeur labiale.

Deux alternatives se présentent : la lésion est assez limitée pour qu'on puisse, après ablation large, réunir sans opération complémentaire et sans rétrécir trop l'orifice buccal. Et du reste on peut enlever ainsi de larges portions de lèvre, la difformité immédiate se corrige rapidement. Dans ces cas l'excision en V comprenant toute l'épaisseur de la lèvre est préférable à l'excision semi-lunaire du bord libre, qui se prête moins bien à la réunion si elle est assez large.

Lorsque la perte de substance qui résulte de l'extirpation large du cancer est trop grande pour être réunie directement, il faut recourir aux autoplasties, rendues difficiles ici par la nécessité absolue de doubler les lambeaux de muqueuse. Nous étudierons dans un instant les procédés de réparation des lèvres (Cheiloplasties) et nous indiquerons alors ceux qui nous paraissent préférables.

En tous cas, malgré l'opinion contraire défendue par Verneuil et par Forgue[1], ces réparations devront être faites immédiatement, afin de rendre plus vite une lèvre utile à ces malades que la récidive guette toujours et parfois rapidement ; et qui peuvent, si l'on attend plusieurs mois la réparation spontanée, ne pas bénéficier même de l'illusion d'une guérison définitive, la récidive survenant avant la cicatrisation, d'autant qu'aujourd'hui ces opérations plastiques n'aggravent pas le pronostic opératoire.

Vices de conformation et difformités. — Les difformités labiales sont congénitales ou acquises, elles sont toujours réparables par des opérations plastiques, mais les indications différentes nécessitent ici l'étude séparée des vices de conformation et des difformités acquises.

1° **Fissures congénitales. Bec-de-lièvre.** — Des fissures congénitales peuvent exister sur tout le pourtour de l'orifice buccal ; mais la fissure habituelle, que l'on désigne sous le nom de bec-de-lièvre, est la fente latérale de la lèvre supérieure. Les autres fissures sont rares : fente médiane de la lèvre supérieure, fissure oblique ou colobome facial, fissure commissurale ou macrostomie avec ses deux degrés, fissure médiane de la lèvre inférieure ou pertuis médians de cette lèvre.

La fente labiale est simple ou s'accompagne d'une fissure osseuse sous-jacente qui, à la lèvre inférieure, peut séparer complètement les deux moitiés du maxillaire et nécessiter une suture osseuse[2] ; et, à la lèvre supérieure, fend souvent la voûte palatine et le voile du palais, rendant nécessaire une réparation spéciale.

---

[1] Forgue. Thèse de Métaxas-Zani. Paris, 1887. *Thérapeutique chirurgicale*, 1898, t. II, p. 348.
[2] Redard et Fr. Michel. *Presse médicale*, septembre 1899, p. 191.

Le traitement de toutes ces malformations est le même pour la réparation des parties molles : avivement et libération des bords, puis sutures, et comme le bec-de-lièvre véritable, ou fente latérale de la lèvre supérieure, est le plus fréquent, celui dont les détails opératoires ont été le mieux étudiés, c'est lui que nous prendrons pour type.

Le bec-de-lièvre est uni ou bilatéral, simple ou compliqué suivant que la fente occupe seulement les parties molles ou se prolonge sur l'arcade alvéolaire et la voûte palatine. Les indications thérapeutiques comportent l'étude de l'âge auquel on peut opérer les diverses variétés, et les procédés applicables aux différents cas, procédés dont les détails opératoires sont indiqués dans les ouvrages de technique chirurgicale.

Tout d'abord, disons que nous ne nous occuperons ici que de la division de la lèvre et du rebord alvéolaire. Tout le monde est absolument d'accord pour reconnaître que la restauration des fissures palatines qui compliquent le bec-de-lièvre ne doit pas être faite à la même époque. Ce sont en réalité deux traitements totalement différents, applicables à des époques différentes aussi, et dont l'étude n'a pas besoin d'être réunie. Nous étudierons donc, en parlant les maladies de la voûte palatine, le traitement de la division congénitale de cette voûte, qu'elle accompagne ou non un bec-de-lièvre.

Voyons maintenant successivement le bec de lièvre simple, uni ou bilatéral, c'est-à-dire la restauration des parties molles ; puis le bec de lièvre complexe uni ou bilatéral, c'est-à-dire la restauration du rebord alvéolaire.

Le-BEC-DE LIÈVRE SIMPLE doit être opéré, mais il ne suffit pas ordinairement d'aviver et de suturer les bords de la fente ; les lésions sont plus complexes

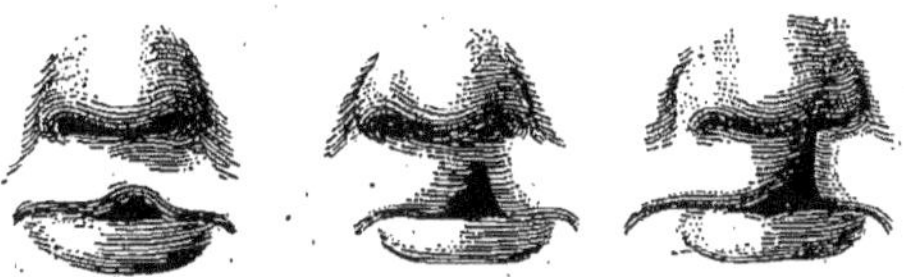

Fig. 65. — Bec-de-lièvre simple.

et suivant l'expression d'A. Broca[1], le bec-de-lièvre anatomiquement simple peut être chirurgicalement complexe. En effet, si la lésion peut se borner à une simple échancrure de la lèvre remontant plus ou moins haut, sans adhérences profondes ni déformation nasale, le plus souvent la fente remonte jusqu'à la narine ; les bords écartés de la fissure ont contracté des adhérences avec la gencive, la narine correspondante est aplatie, élargie par écartement vers la joue de l'aile du nez (fig. 65), enfin, sans qu'il y ait de fissure du bord alvéolaire, il peut exister une atrophie de ce rebord au niveau de la fente avec proéminence de l'os intermaxillaire du côté interne, saillie qui peut gêner la réparation en refoulant la lèvre.

Nous devons donc voir non seulement comment se fait l'avivement, mais encore comment il faut libérer les bords de la fente et mobiliser les lambeaux, corriger la déformation de la narine, la saillie de la mâchoire.

Avivement. — L'avivement doit être complété par la taille d'un ou de

[1] A. Broca. *Gazette hebdomadaire,* 12 janvier 1896, p. 37.

deux lambeaux rabattus en bas et destinés à combler l'échancrure que laisserait sur la lèvre le simple rapprochement des bords. On emploie généralement le procédé de Mirault à un seul lambeau pris sur le bord externe, le procédé de Clémot-Malgaigne à deux lambeaux donnant une saillie disgracieuse à la lèvre ; le lambeau est rabattu le long du bord de la lèvre, le pourtour de la fente est avivé, puis suturé (voir *Technique chirurgicale*).

Lorsque le bec de lièvre est peu élevé, la lèvre libre d'adhérence, cette opération simple suffit. Kirmisson[1] dans ces mêmes cas incomplets, au lieu d'aviver, abaisse le bord échancré, en le libérant par une incision transversale de toute l'épaisseur de la lèvre, incision transversale qu'il transforme en verticale, par traction sur le bord libre, et suture dans ce sens.

Libération. — Mais lorsque la fente s'élève, les bords adhèrent par des replis muqueux à la gencive ; il faut disséquer ces adhérences largement pour pouvoir mobiliser et affronter sans traction les deux bords de la fente dans toute sa hauteur. Ces dissections donnent du sang et sont souvent faites au thermocautère pour éviter l'hémorragie. Broca conseille le bistouri ; car la compression bien faite suffit à tarir le sang.

Restauration de la narine. — Avant de suturer, si l'aile du nez est étalée, il faut rétrécir l'orifice nasal. Les aiguilles de Philipp, et les serre-fines de Guersant qui embrochaient et serraient les narines pendant la cicatrisation, ne sont plus employées. La fermeture de la narine se fait soit par mobilisation en dedans de l'aile du nez et de la lèvre supérieure ensemble, après libération de leur face profonde et affrontement direct (Broca[2]), ou torsion du bord externe de la fissure qu'on relève vers la narine (Kirmisson[3]), soit par de véritables autoplasties : en séparant l'aile du nez de la lèvre par une incision transversale et réunissant séparément la lèvre puis la narine que l'on rétrécit en suturant l'aile à la sous-cloison (Berger[4]) ; ou bien en taillant des lambeaux qui s'intercalent à la façon de Giraldès (voir *Technique chirurgicale*). Le procédé le plus simple est le meilleur dans ces cas, et le plus souvent la correction est obtenue par mobilisation large et avivement élevé des lambeaux de la lèvre, sans incisions libératrices.

Saillie de l'intermaxillaire. — Enfin lorsque, sans fissure alvéolaire, l'os intermaxillaire est très saillant et refoule en avant les parties molles, risquant de distendre la suture, il faut l'abraser au ciseau et niveler le bord.

Pour le *bec-de-lièvre simple bilatéral*, beaucoup plus rare (fig. 66), la restauration est double et utilise le bourgeon médian cutané, en opérant chaque fente par un Mirault, à moins que ce bourgeon médian ne soit fort petit auquel cas le procédé de Clémot-Malgaigne est nécessaire (voir *Technique chirurgicale*) ; les principes sont les mêmes et doivent être appliqués à chacune des deux fissures.

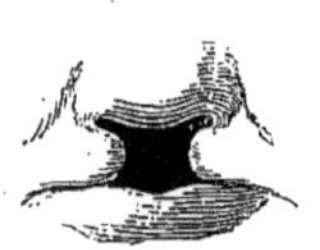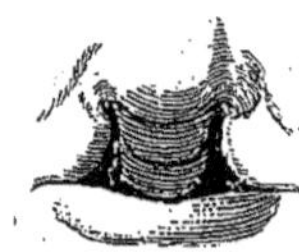

Fig. 66. — Bec-de-lièvre double.

[1] *Maladies chirurgicales d'origine congénitale*, Paris, Masson, 1898, p. 113.
[2] Broca. *Gazette hebdomadaire*, 12 janvier 1896, p. 38.
[3] Kirmisson. *Maladies chirurgicales congénitales*, 1898, p. 113 et *Soc. chir.*, 1896, p. 243.
[4] Berger. *Société de chirurgie*, 1896, p. 240.

Bec-de-lièvre complexe. — La restauration du bec de lièvre complexe (le traitement de la fissure palatine étant toujours réservé) comprend le traitement des parties molles de la lèvre et le traitement du rebord osseux alvéolaire.

Il peut arriver que la fissure alvéolaire peu large, dans un bec-de-lièvre unique, ne provoque pas de saillie de l'intermaxillaire et même dans le bec-de-lièvre double, le tubercule médian formé par l'intermaxillaire peut aussi ne pas être saillant. Dans ces cas, le bec-de-lièvre complexe est simple chirurgicalement et l'intervention se borne à la restauration de la lèvre comme dans les cas simples. Peu à peu du reste, la fissure se réduit et peut disparaître après l'opération.

Mais souvent dans les fissures unies ou bilatérales, l'os intermaxillaire fait saillie hors de la mâchoire supérieure.

Dans le *bec-de-lièvre unilatéral*, lorsque le bord interne de la fente osseuse est peu saillant, on peut, comme nous l'avons vu déjà, abraser cette saillie pour niveler, mais si le ressaut est assez prononcé, l'abrasion laisserait une brèche qu'il faut éviter.

On nivelle alors la gencive par le procédé de Duplay[1] qui consiste à mobiliser un segment triangulaire du rebord alvéolaire en dedans de la fissure

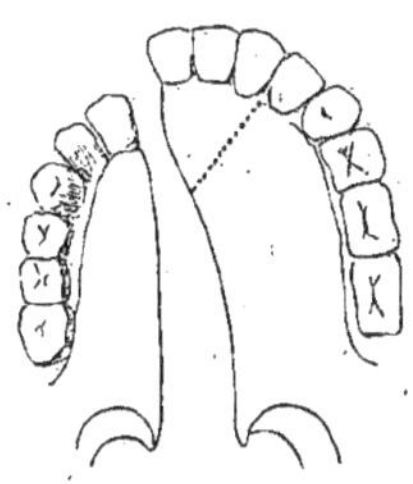

Fig. 67. — Ostéotomie du palais.

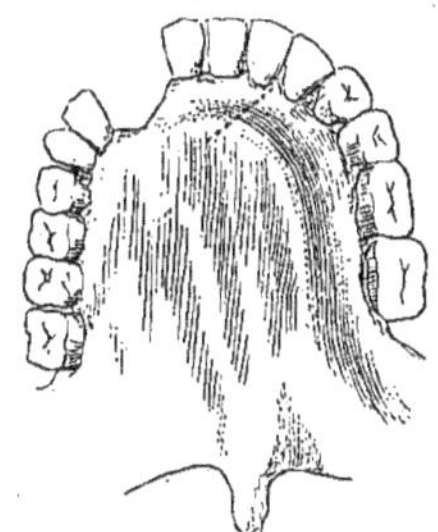

Fig. 67 *bis*. — Ostéotomie dans les cas où la voûte est intacte (Le Dentu).

et à basculer vers le bord externe de la fissure ce segment, séparé par ostéotomie du maxillaire supérieur et de la cloison nasale (fig. 67). Après bascule du segment, et avivement des bords de la fissure congénitale, les os sont suturés. Le Dentu[2] recommande à cet effet un mode spécial de suture dans lequel l'ablation des fils peut être faite par la bouche pour ne pas gêner la réparation de la lèvre (voir *Technique chirurgicale*). Cependant les fils d'argent coupent facilement l'os peu résistant chez les jeunes enfants, et A. Broca (*loc. cit.*) pense qu'on peut souvent se passer de cette suture.

La lèvre est ensuite réparée dans la même séance par les procédés ordinaires.

Dans le *bec-de-lièvre bilatéral complexe* (fig. 68), le tubercule médian, composé d'une partie de la lèvre et de l'os intermaxillaire, peut se trouver

[1] Duplay. *Bullet. de la Soc. de chir.*, Paris, 1873, 3e série, t. II, p. 573.

[2] Le Dentu. *Académie de médecine*, 2 avril 1895 et *Traité de chirurgie*, Le Dentu-Delbet, t. V, p. 730.

rapproché de la mâchoire ou porté très en avant vers la pointe du nez. Dans les deux cas il faut ou supprimer ou refouler le tubercule osseux, puis utiliser au mieux la portion molle du tubercule soit pour aider à la restauration de la lèvre s'il est peu déplacé, soit pour refaire une sous-cloison du nez, s'il est très en avant.

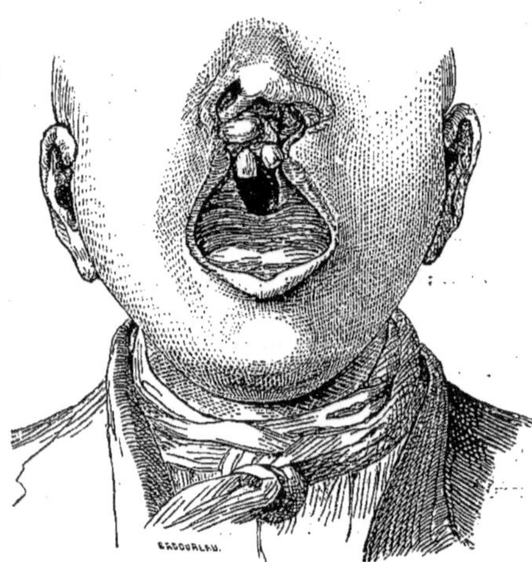

Fig. 68. — Bec-de-lièvre complexe.

Le tubercule osseux gênant pour la réparation de la lèvre est très facile à supprimer, mais cette suppression simple (Franco, Dupuytren), ou sous-périostée (Piéchaud) laisse une large brèche, enlève tout soutien à la lèvre restaurée et rend impossible la réparation ultérieure de la fente palatine. Pour ces raisons, le tubercule doit être conservé et refoulé dans la fissure alvéolaire. Le refoulement mécanique par pression lente (Desault) ou par fracture (Gensoul) est insuffisant ou dangereux et c'est au refoulement par résection de la cloison nasale qu'on a recours aujourd'hui. On résèque sur la cloison du nez, en arrière du pédicule qui supporte le tubercule, un triangle à base inférieure ; ce qui permet de reculer, par fracture du pédicule, le tubercule dans la fente alvéolaire. Cette résection de la cloison se fait aux ciseaux ou à la pince coupante (les écraseurs de Guersant et de Richet ne sont plus employés), soit avec la muqueuse (Blandin) soit mieux en ruginant le périoste (Mirault, Chassaignac, A. Guérin, A. Broca). Le tubercule refoulé, on le suture au fil d'argent pour le maintenir en place; puis on répare les parties molles. Cependant malgré l'avivement et la suture osseuse, le tubercule peut rester mobile et devenir assez gênant pour qu'on soit obligé de l'enlever plus tard. En tout cas il faut le conserver d'abord et ne le sacrifier que si une deuxième tentative de suture faite après quelques mois d'attente n'a pas mieux réussi (Le Dentu).

Pour la réparation de la lèvre, si le tubercule médian est à peu près à sa place normale, on l'utilise pour refaire la lèvre, comme nous l'avons déjà vu. Si, au contraire, il est appendu en avant, il faut l'utiliser en le renversant pour refaire une sous-cloison et réparer la lèvre, par de véritables cheiloplasties, en mobilisant les lambeaux par des incisions libératrices que nous étudierons plus loin.

AGE AUQUEL ON PEUT OPÉRER. — Nous avons vu par quels moyens peuvent être restaurées les difformités simples et complexes de la lèvre, mais à quel âge peut-on le faire? Il est d'abord entendu qu'il ne s'agit que des restaurations labiales et alvéolaires, nous verrons que les réparations palatines se font à une époque différente.

Il est fort difficile d'indiquer d'une façon précise l'époque la meilleure pour ces opérations. Les statistiques, les discussions à ce sujet sont multiples [1], mais arrivent toutes à des conclusions différentes. Deux faits cependant ressortent nettement : d'abord l'opération d'un bec-de-lièvre simple sans adhérences est absolument bénigne et peut être faite dans les premiers jours de la naissance ; mais d'autre part cette précocité n'offre aucun avantage puisque les enfants peuvent se nourrir fort bien. Aussi vaut-il mieux laisser passer les premières semaines, l'enfant prendra des forces et n'en supportera que mieux l'opération.

D'un autre côté la durée de l'opération, l'hémorragie surtout, la faible résistance de l'enfant doivent faire toujours retarder la restauration d'un bec-de-lièvre complexe qui nécessite des opérations osseuses, malgré les prières des parents désolés de l'aspect de leur enfant. On ne peut, cependant, reculer trop loin l'époque opératoire ; car plus on attend, plus la difformité s'accentue, plus la réparation est difficile.

Il faut autant que possible laisser passer la période délicate de la dentition, et n'opérer que dans le courant de la deuxième année, mais il ne faut pas, sauf contre-indication absolue résultant de la débilité de l'enfant ou d'une maladie intercurrente, dépasser la deuxième année.

Il existe des fissures qui nécessitent la dissection d'adhérences, la restauration de la narine, l'abrasion d'une saillie de l'intermaxillaire, dont le seul danger est l'hémorragie.

Grâce à quelques artifices opératoires, à un tamponnement bien fait et fait à propos (voir *Technique chirurgicale*) l'hémorragie peut être insignifiante. Aussi Broca opère-t-il ces enfants de quatre à six mois, mais à condition qu'ils ne soient pas hospitalisés. Chaque fois qu'un enfant dans ces conditions ne pourra pas être surveillé attentivement et à tout instant ; être isolé et écarté de toute contagion possible, il faudra reculer l'époque de l'opération, comme pour les fentes complexes.

Bien soigné, bien surveillé, l'enfant peut être opéré plus tôt, avant le commencement de la dentition ; il y gagnera probablement une réduction dans la fissure palatine, si elle existe, et en tout cas. un développement plus régulier des os de la face.

Par conséquent, en divisant les cas d'après leur complexité, l'époque opératoire, sous réserve de toute cause imprévue la faisant retarder, peut être :

a. Pour les encoches simples, les fentes sans adhérences, ni déformation de la narine : vers deux ou trois mois.

b. Pour le bec-de-lièvre simple uni ou bilatéral, avec adhérences, réfection des narines et même simple abrasion du rebord alvéolaire ; pour les becs-de-lièvre complexes anatomiquement mais simples chirurgicalement, dont la fente alvéolaire ne nécessite aucune opération : trois à six mois à condition que l'enfant ne soit pas à l'hôpital ou dans un milieu de contagion, sinon on attendra la fin de la première année.

c. Enfin pour les becs-de-lièvre complexes, avec réfection du rebord

---

[1] Voir : Forgue. *Gazette hebdomadaire,* 1890, p. 124 et *Thérap. chirurg.,* 1898, t. II, p. 380.

alvéolaire par ostéotomie, ou refoulement d'un tubercule médian, il faut attendre l'âge de un an à deux ans, en ne dépassant pas autant que possible cette limite. Pendant ce temps l'enfant sera alimenté à la cuiller s'il ne peut téter.

(Pour les précautions à prendre pendant et après l'opération ; pour les pansements, voir *Technique chirurgicale*).

2° Extrophie des lèvres. — La saillie, au dehors de la lèvre normale, d'un repli muqueux plus ou moins accentué, formant une *double-lèvre*, nommée *ectropion muqueux* ou *exstrophie de la lèvre*, non seulement est disgracieuse mais encore gêne, s'ulcère et s'enflamme. La difformité est facile à corriger par excision du bourrelet suivie de suture au catgut.

3° Cicatrices vicieuses. — La cicatrisation vicieuse de plaies, de brûlures, d'ulcérations peut occasionner le *rétrécissement ou l'atrésie* de l'orifice buccal, ou le renversement en dehors d'une lèvre, *ectropion cicatriciel*, qui doivent être corrigés par des opérations plastiques analogues à celles que nous avons étudiées aux paupières.

Une bride simple, une cicatrice étroite et rétractile seront excisées et la plaie sera suturée avec soin, suivant les principes déjà vus, applicable aux corrections des cicatrices vicieuses en général ; ou encore la cicatrice sera disséquée, comprise dans un lambeau triangulaire dont le sommet est éloigné du bord libre de la lèvre, et dont la base est laissée adhérente, puis la lèvre redressée, l'incision primitive en V sera suturée en Y après ascension du lambeau triangulaire.

Mais si la zone cicatricielle est plus large, adhère à la mâchoire, mieux vaut la disséquer, la supprimer et refaire la lèvre par un des procédés de cheiloplastie.

CHEILOPLASTIE. — Pour combler les pertes de substance des lèvres, résultant de traumatismes, d'extirpation de néoplasmes étendus, de dissections cicatricielles pour réparer des déformations dues à des cicatrices vicieuses, il faut souvent chercher ailleurs qu'à la lèvre les éléments de la réparation. Il s'agit soit d'agrandir l'orifice buccal retréci par une cicatrice (stomatoplastie), soit de refaire une lèvre en tout ou partie.

a. Pour agrandir l'orifice buccal, on avait autrefois inventé des procédés complexes afin d'empêcher la soudure secondaire de la plaie produite par incision simple ; le meilleur consistait à créer au niveau de la future commissure un orifice épidermisé grâce au maintien d'un corps étranger (fil de métal) dans une perforation de la joue, puis d'inciser ensuite le pont intermédiaire ; mais aujourd'hui que la suture doit donner une réunion par première intention, cette cicatrisation n'est plus à craindre. On fend la commissure suffisamment pour rétablir une bouche normale, et l'on suture la peau à la muqueuse (Serre) ; ou mieux on résèque un petit lambeau cutané pour pouvoir éverser la muqueuse, faire une autoplastie par ourlet ou inflexion et obtenir un rebord muqueux (Werneck, Dieffenbach).

b. La restauration d'une portion étendue ou de la totalité d'une lèvre est plus difficile à obtenir. En effet la lèvre à créer doit, pour être utile, remplir un certain nombre de conditions : être souple, assez ample pour recouvrir les dents, et surtout ne pas se rétracter secondairement. Elle ne doit donc pas seulement comprendre un lambeau cutané extérieur, mais aussi être revêtu du côte buccal d'un lambeau muqueux.

Toute lèvre refaite à l'aide d'un simple lambeau cutané est condamnée à la rétraction, à l'amincissement et donne un mauvais résultat.

Il serait utile aussi de rétablir des fibres musculaires pour remplacer l'orbiculaire, mais cela est le plus souvent impossible.

Par conséquent nous devons rejeter tous les procédés qui emploient uniquement un lambeau cutané ; tels que les procédés de Chopart, de Roux, de Berg, etc. (Voir *Technique chirurgicale*), et les lambeaux cutanés pris au bras par la méthode italienne. Cependant ces autoplasties cutanées peuvent être utilisées lorsque le revêtement muquéux de la lèvre peut être rétabli au préalable : ainsi dans certains ectropions cicatriciels, dans les pertes de substances ayant laissé des bourrelets muqueux que l'on peut disséquer et étaler face cruentée en dehors ; Polaillon[1], Berger[2] purent opérer ainsi. Il suffit ensuite d'appliquer sur cette muqueuse labiale relevée et suturée aux commissures, un lambeau cutané pris à la région sus-hyoïdienne par méthode française (Chopart) ou indienne (Berg, etc.), ou au bras par méthode italienne. Schulten[3] indique un moyen de trouver de la muqueuse pour border le lambeau cutané : il dissèque sur la lèvre saine un lambeau muqueux, en forme de pont, tenant par les deux extrémités qui correspondent aux commissures et comprenant la muqueuse et un peu de sphincter ; ce lambeau est attiré sur l'autre lèvre et suturé d'une part à la muqueuse gingivale, d'autre part au rebord cutané. La perte de substance de la lèvre saine est fermée par suture.

Lorsqu'il est impossible de refaire sur place le revêtement muqueux, il faut absolument transporter un lambeau cutanéo-muqueux comprenant toute l'épaisseur des parties molles d'une des parois de la bouche : reste de la lèvre malade, lèvre saine, joues.

Les procédés permettant de restaurer dans ces conditions les lèvres supérieure ou inférieure sont très nombreux, nous en indiquerons ailleurs les principaux (voir *Technique chirurgicale*), parmi lesquels le choix doit être fait d'après la forme, l'étendue et la situation de la plaie à combler, sans qu'il soit possible de donner à cet égard des règles précises.

Ces lambeaux sont pris sur les lèvres et les joues du côté correspondant à la plaie, en les faisant glisser suivant la méthode de Celse ou en les tordant à l'indienne sur leur pédicule, ou bien ils sont pris sur la lèvre saine et tordus ou inclinés vers la lèvre opposée ; ces derniers procédés (Estlander, Larger[4] Guinard[5]) ont du reste l'inconvénient de rétrécir beaucoup l'orifice buccal, ce qui pourrait être réparé ensuite, comme nous l'avons vu plus haut.

---

[1] Polaillon. *Bull. Soc. Chir.*, Paris, 1889, p. 486.

[2] Berger. *Bull. Soc. Chir.*, Paris, 1891, p. 735 et Huitième Congrès de chirurgie français, tenu à Lyon, octobre 1894.

[3] Schulten. Congrès de l'Association des chirurgiens du Nord, Góthembourg, juillet 1893 et *Semaine médicale*, juillet 1893, p. 351.

[4] Larger. *Bull. Soc. Chir.*, Paris, p. 641.

[5] Thèse Audoucet. Paris, 1895.

On devra toujours donner tous ses soins à la restauration du rebord muqueux, et autant que possible, réaliser là l'autoplastie par ourlet ou inflexion dont nous avons déjà parlé.

2° Joue, glandes parotides, canal de Sténon

Nous avons étudié avec la face, les lésions inflammatoires et les tumeurs des parties superficielles de la joue, peau et tissu cellulaire sous-cutané, nous n'avons à voir ici que :

a. Les lésions inflammatoires de la glande parotide (parotidite suppurée, lithiase) ;

b. Les tumeurs de la joue profondes, ou nées sur la muqueuse et devenues superficielles, les tumeurs de la glande parotide.

c. Les vices de conformation et difformités de la joue et de la région parotidienne.

Lésions inflammatoires. — **Parotidite suppurée.** — La suppuration de la glande parotide donne lieu à des douleurs intenses, à un gonflement considérable, le pus bridé sous l'aponévrose de la glande ne peut se faire jour au dehors que très tard et cette situation empêche de trouver la fluctuation tant que la collection n'est pas devenue sous-cutanée ; or le pus peut aussi fuser vers le pharynx ou vers le cou. Aussi ne faut-il pas attendre la fluctuation pour inciser ; dès que la température générale, la tension, le gonflement, l'œdème, les douleurs indiquent qu'une parotidite suppure, il faut inciser prudemment, couche par couche, sous anesthésie générale, en évitant de blesser le nerf facial. L'incision sera faite, un peu oblique en bas et en avant, derrière la branche montante de la mâchoire, mais aussi loin d'elle que possible, sur la tuméfaction descendant au-dessous de l'angle et restant en haut à distance du conduit auditif. Il sera prudent après avoir traversé la peau, le tissu sous-cutané et ouvert l'aponévrose, de prendre la sonde cannelée ; le plus souvent on ne trouvera pas un abcès collecté qui se vide facilement, mais une infiltration purulente de la glande ou de petits abcès multiples ; la sonde cannelée ouvrira sans violence ces foyers, puis on drainera largement. Le soulagement est généralement rapide même lorsqu'on n'a pas fait sortir de pus et la guérison s'obtient, le plus souvent, après de nouveaux et multiples débridements ; à moins qu'une infection générale, dont dépendait la parotidite, n'emporte le malade.

Dans le cas de guérison, la plaie se cicatrise fort bien et, malgré l'incision des lobules glandulaires, il n'y a pas à craindre la formation d'une fistule salivaire.

Calculs salivaires. — Les calculs salivaires de la glande parotide et du canal de Sténon sont bien plus rares que ceux de la glande sous-maxillaire et du canal de Wharton, ils donnent lieu du reste aux mêmes indications thérapeutiques ; nous parlerons donc peu de ces calculs devant étudier plus longuement ceux du plancher buccal.

Dans la glande même, l'existence d'un calcul n'est le plus souvent révélée que par la formation d'un abcès dont l'incision montre la cause.

Dans le canal de Sténon, si l'écoulement de la salive est encore libre, le calcul n'occasionne que peu de gêne, il peut s'éliminer spontanément par l'orifice normal. Sinon, il peut se former derrière lui une tumeur salivaire qu'on incisera par la bouche, ou un abcès dont l'ouverture spontanée ou chirurgicale sera souvent suivie, malgré l'extraction du calcul, d'une fistule qu'on devra traiter comme nous le verrons.

Si l'existence du calcul est reconnue avant qu'il se soit déclaré des accidents inflammatoires ou de rétention, l'extraction devra en être pratiquée par la bouche soit en débridant l'orifice, soit par incision directe de la muqueuse, suivant son siège.

Tumeurs. — Les tumeurs bénignes ou malignes de la peau, les tumeurs directement sous-cutanées (lipomes superficiels, adénopathies géniennes, etc.) ne présentent rien de particulier dans cette région, nous les avons étudiées déjà (face).

1° Joue. — Les tumeurs plus profondes faisant surtout saillie du côté muqueux de la joue sont les lipomes profonds et les tumeurs des glandes salivaires buccales, nous devons aussi signaler les kystes dermoïdes de la fente inter-maxillaire.

Les **lipomes profonds**, quelquefois appelés à tort lipomes sous-muqueux sont, comme le fait remarquer Tillaux[1], situés au-dessous de l'aponévrose buccinatrice, mais séparés de la muqueuse buccale par le muscle buccinateur, ils font saillie surtout du côté de la bouche et ne gênent que par leur volume. Leur extirpation est faite de préférence par la bouche, ce qui a l'avantage de ne pas laisser de cicatrice, et surtout permet d'éviter la blessure du canal de Sténon ; il faut traverser muqueuse et muscles. L'extirpation en est facile.

Les **tumeurs des glandes salivaires de la muqueuse buccale**, semblables à celles que nous avons trouvées aux lèvres et que nous retrouverons au voile du palais, assimilées ordinairement aux tumeurs mixtes des grosses glandes salivaires[2], développées pour Veau et Cunéo, aux dépens des deuxième et troisième arcs branchiaux[3], évoluent pendant longtemps comme des tumeurs bénignes, mais peuvent prendre un jour une allure maligne.

Ces tumeurs peuvent atteindre le volume d'un œuf de poule, sont situées sous la muqueuse, mais sans y adhérer ; elles sont arrondies, lobulées, élastiques. Etant donné la gravité de ces tumeurs, lorsqu'elles sont arrivées à la période maligne, il faut les opérer le plus tôt possible pendant la période d'évolution lente ; elles sont alors du reste énucléables et facilement opérables. Il sera prudent cependant ne pas se contenter de l'énucléation, mais d'extirper aussi la capsule d'enveloppe afin de diminuer les chances de récidives.

[1] Tillaux. *Anatomie topographique*, édit. 1892, p. 293.

[2] Perrochaud. Thèse de Paris, 1884-85. De Larabrie. *Bull. Soc. Chir.*, 1890, p. 48 et *Arch. gén. méd.*, 1890.

Cunéo et Veau. *Congrès international*, Paris, 1900, sect. Chirurgie générale, p. 278.

Les **kystes dermoïdes de la fente intermaxillaire**[1] beaucoup plus rares que dans les autres régions de la face ou du cou doivent, s'ils sont petits, être extirpés par la bouche ; mais ils ne peuvent l'être que par une incision cutanée si leur volume est un peu considérable. Il faut, en effet, extraire toute la paroi du kyste pour obtenir la guérison, et la dissection peut en être délicate, surtout à cause du danger de blesser le canal de Sténon ou les filets du nerf facial. L'incision cutanée devra être horizontale pour éviter la blessure de ces organes ; en cas de section du canal de Sténon, on pourra l'aboucher à la muqueuse buccale par une néostomie, comme nous le verrons plus loin en parlant des tumeurs de la parotide accessoire.

Les **épithéliomes** nés sur la muqueuse (nous avons étudié à « Face » les cancroïdes cutanés) au niveau de la ligne interdentaire ou du cul-de-sac gingivo-génien inférieur, quelquefois sur une plaque de leucoplasie comme à la langue, ou bien propagés de la commissure buccale, comportent un pronostic extrêmement grave. Leur marche envahissante est très rapide, la tumeur se propageant à la gencive, au maxillaire inférieur puis au pilier antérieur et à l'amygdale, pendant que souvent sont envahis les ganglions géniens. Bientôt la joue est trouée d'une perforation qui s'agrandit progressivement. Même opérés de bonne heure, ces cancers récidivent très vite et deviennent rapidement inopérables.

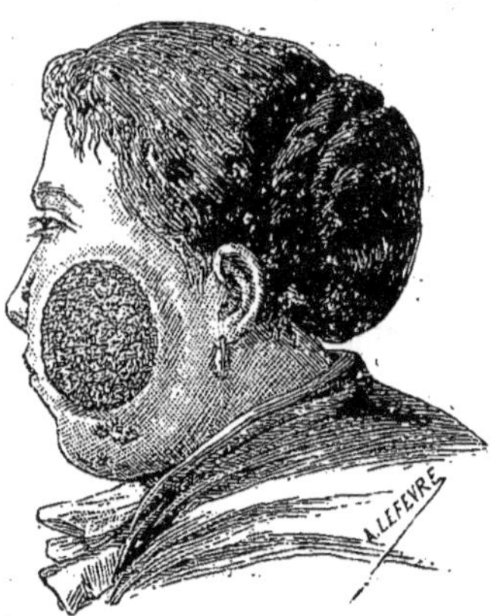

Fig. 69. — Épithélioma de la joue (Ricard et Bousquet).

Morestin[2] qui a fait dernièrement une étude de ces cancers de la joue, reconnaît qu'il y a « beaucoup de ces malades pour lesquels les soins palliatifs seront les seuls indiqués. C'est, on peut le dire, le cas de la majorité au moment où ils se présentent à notre observation ».

Lorsque le cancer est encore limité à la joue, qu'il n'a pas perforé ; n'est pas adhérent à la mâchoire ; qu'il y ait ou non adénopathie, il faut opérer. Peut-être la récidive ne sera-t-elle pas trop rapide ? Mais il faut alors opérer largement, ne pas ménager les téguments externes dans le but d'une réunion immédiate. Il faut circonscrire au loin la lésion, débridant au besoin la commissure et sans penser alors à la façon dont on réunira ; toute adénopathie est enlevée dans la même séance. Pour la réunion, il est quelquefois possible de suturer muqueuse et peau sans opération complémentaire, mais il faut souvent recourir à une génoplastie.

Comme pour la lèvre, cette autoplastie ne peut être uniquement cutanée ;

---

[1] Lannelongue. *Bulletins de la Soc. de chirurg.*, Paris, 1889, p. 72.

[2] Morestin. *Treizième Congrès international*, Paris, 1900, sect. Chirurgie générale : Cancer de la joue, p. 264.

la rétraction cicatricielle, la constriction des mâchoires, la suppuration intra-buccale s'y opposent. Il faut des lambeaux à double revêtement épidermique et si la muqueuse est insuffisante on devra employer les autoplasties à double plan cutané pris au cou et au thorax (Israël, Lauenstein, von Eiselsberg, voir *Technique chirurgicale*).

Cependant si la réunion peut être faite à peu de frais en laissant une perforation peu large, il faut mieux s'en tenir là ; ces perforations s'obturent spontanément avec assez de rapidité.

En tous cas si une autoplastie est nécessaire, mieux vaut, pour les raisons que nous avons déjà indiquées, la faire immédiatement, que d'attendre la rétraction cicatricielle comme le conseillait Verneuil.

Lorsque le néoplasme est plus étendu, adhérent à la mâchoire, s'accompagne d'une adénopathie sous-maxillaire volumineuse, l'opération à pratiquer est fort grave et la survie le plus souvent très courte, aussi est-on en droit de s'abstenir et de prescrire seulement des lavages locaux et des calmants pour les douleurs.

Morestin cependant (*loc. cit.*) propose une technique opératoire pour ces cas graves; enlevant en bloc : maxillaire, tumeur génienne et masse sous-maxillaire, et réparant à l'aide de la muqueuse du plancher de la bouche et de la langue disséquée et recouverte d'un lambeau cutané autoplastique. Sur cinq malades opérés ainsi Morestin compte une mort immédiate et quatre opératoirement guéris. De ceux-ci, un a été perdu de vue, les trois autres ont récidivé et ont succombé de trois à huit mois après l'opération. Les résultats sont donc bien peu encourageants.

2° GLANDE PAROTIDE. — En principe, toute tumeur de la glande parotide doit être opérée, cependant cette opération est rarement possible dans de bonnes conditions pour les tumeurs malignes.

Au point de vue opératoire, les tumeurs de la parotide se présentent sous deux aspects : les unes sont limitées, circonscrites, énucléables, ce sont des *tumeurs bénignes* : kystes salivaires, lipomes, tumeurs mixtes à leur période bénigne ; les autres diffuses, infiltrées, adhérentes dans la profondeur et aux parties superficielles, s'accompagnant de douleurs vives, de paralysie faciale, sont des *tumeurs malignes* : tumeurs mixtes à leur seconde période d'évolution rapide, épithéliomes de la parotide.

Les **tumeurs bénignes** : petites ou grosses, mais mobiles, encapsulées, ayant refoulé le nerf facial sans le comprimer, doivent être opérées sans attendre ; car cette tumeur, en apparence bénigne, peut être une tumeur mixte dont le pronostic est toujours grave si on la laisse évoluer, et qui au contraire, opérée de bonne heure, ne récidive pas ou récidive tard.

Les **kystes salivaires** de la glande, tumeurs rares, peuvent guérir par ponction et injection iodée mais la guérison en est longue et incertaine ; mieux vaut tenter l'extirpation. Si la poche mince ne peut être disséquée, elle sera curettée et touchée au chlorure de zinc ; la cicatrisation sera lente mais ne laissera pas de fistule.

Les lipomes parotidiens (il n'est pas question des lipomes superficiels de la région parotidienne qui ne présentent rien de particulier) sont très rares.

Baudet[1], dans une étude récente, n'a pu en réunir que 11 observations. La tumeur siège tantôt directement sous l'aponévrose et l'énucléation est facile ; tantôt dans la glande même, et alors il faut pour l'atteindre traverser une plus ou moins grande épaisseur de tissu glandulaire. Pour éviter la blessure du facial, il faut pénétrer dans la glande à sa partie inférieure et postérieure. Dans un cas de Richet, le lipome intra-glandulaire était infiltré, non encapsulé, et il fallut disséquer dans la glande même en coupant la carotide externe et une branche du facial.

Enfin il existe une observation, due à Demarquay, de lipome sous-parotidien profond qu'on dut aller énucléer, en traversant la glande en bas et en arrière.

Les **tumeurs mixtes** encore mobiles et encapsulées sont faciles à énucléer ; en incisant en arrière de la mâchoire, verticalement, on évitera la blessure du nerf facial qui du reste est souvent refoulé par la tumeur.

Si elles sont volumineuses, leur extirpation doit encore être faite, et peut être menée à bien sans blessure du nerf facial, grâce à la capsule qui les enveloppe.

Quelquefois la tumeur siège à la joue, dans la glande parotide accessoire, et son extirpation mène à la section du canal de Sténon. Schwartz[2] dans un cas semblable put aboucher, après extirpation de la tumeur, le bout central du canal dans une boutonnière de la muqueuse, au bord antérieur du masséter. Cette néostomie du canal de Stenon réussit parfaitement et évita la fistule.

Les **tumeurs malignes** ou devenues malignes au contraire sont en général considérées comme inopérables.

« L'extirpation ne sera complète qu'avec la presque certitude d'intéresser la carotide interne, la veine jugulaire interne et les nerfs qui l'accompagnent dans le trou déchiré postérieur : pneumogastrique, glosso-pharyngien et spinal. La crainte légitime qu'éprouve le chirurgien en arrivant au fond de la région fait qu'il abandonne à peu près toujours le prolongement pharyngien, ainsi que le démontrent les autopsies, qui ne tardent pas généralement à suivre l'opération.

L'extirpation de ces tumeurs étant inutile lorsqu'elle est incomplète, à peu près fatalement mortelle lorsqu'elle est totale, je considère qu'on ne doit pas la tenter » (Tillaux[3]).

C'est aussi la conclusion à laquelle arrive Michaux[4]. Cependant Terrier[5], Hartmann[6] pensent que dans quelques circonstances, au début, alors que la tumeur est encore limitée à la loge parotidienne, on est autorisé à tenter l'extirpation d'une parotide cancéreuse ; et J. L. Faure[7] a décrit une technique opératoire permettant de faire, avec méthode, cette extirpation complète.

---

[1] Baudet. Lipomes de la parotide. *Gazette des Hôpitaux,* octobre 1900, p. 1247.

[2] Shwartz. *Bulletin de la Société de chirurgie,* Paris, 1898, p. 39.

[3] Tillaux. *Anatomie topographique,* édit., 1892, p. 275.

[4] Michaux. Thèse de doctorat, 1883, Paris, p. 59.

[5] Terrier. *Chirurgie de la face,* Alcan, 1897, p. 122.

[6] Hartmann. *Traité chirurg.,* Duplay-Reclus. t. V, p. 300.

[7] J.-L. Faure. *Gazette des Hôpitaux,* 23 mars 1895.

Malheureusement la récidive, après cette opération qui sacrifie le facial, est le plus souvent rapide et la morphine devient alors la seule ressource.

Vices de conformation et difformités. — Les malformations congénitales de la joue sont représentées par les fissures, qui partent de l'orifice buccal et que nous avons étudiées avec les lèvres.

Les difformités acquises comprennent les fistules buccales, les cicatrices vicieuses entraînant une constriction permanente des mâchoires, les fistules salivaires du canal de Sténon.

Fistules buccales. — Après la guérison d'ulcérations ou de plaques de sphacèle, après des traumatismes graves et infectés, il peut, bien que rarement, persister un orifice faisant communiquer la cavité buccale avec l'extérieur et permettant l'écoulement de la salive. Le plus souvent ces fistules se ferment spontanément. Si elles persistaient malgré les cautérisations, il ne resterait qu'à disséquer et supprimer le trajet pour suturer complètement si les tissus sont encore souples ; ou après dissection, à faire une autoplastie à double plan épithélial comme après l'ablation des néoplasmes. En présence d'une perforation peu large, le plan qui doit remplacer la muqueuse peut être pris aux dépens de la peau qui entoure l'orifice, peau que l'on dissèque en laissant un bord adhérent au niveau de la fistule et que l'on renverse face cruentée en dehors, pour recouvrir le tout par la peau de la joue disséquée et mobilisée au-dessus et au-dessous, puis suturée ; à moins qu'on ne préfère les greffes de Thiersch ou un lambeau italien pour ce deuxième plan extérieur.

Cicatrices vicieuses, constriction cicatricielle des mâchoires. — A la suite des ulcérations, gangrènes, brûlures, pertes de substances larges de la joue avec ou sans fistule, il existe des rétractions cicatricielles muqueuses et cutanées, des adhérences de la joue aux mâchoires qui empêchent l'écartement des dents et constituent la forme cicatricielle de la constriction permanente des mâchoires. Le traitement en est fort difficile ; après s'être assuré par un examen, sous chloroforme au besoin, que la rétraction musculaire et les articulations temporo-maxillaires ne sont pour rien dans la constriction (voir *articulation temporo-maxillaire*), il faut rechercher avec soin la disposition et l'étendue des brides cicatricielles. Comme l'a fait observer Verneuil[1], les brides muqueuses peuvent siéger en avant, près de l'orifice buccal, ou en arrière près des grosses molaires ; cette situation influe beaucoup sur le traitement.

La mobilité de la mâchoire ne peut être rendue, en effet, que par deux moyens : supprimer les tissus cicatriciels et restaurer la joue par des lambeaux autoplastiques souples, ou créer une nouvelle articulation sur la mâchoire en avant du siège de la constriction. On ne peut compter sur la dilatation lente ou rapide par des coins de bois ou des ouvre-bouche.

La seconde opération n'est qu'un moyen de nécessité, la section ou la

[1] Verneuil. *Société de chirurgie*, 1863, p.314.

résection d'un segment du maxillaire inférieur au niveau de son corps, en avant de la branche montante (Esmarch-Rizzoli), permet l'ouverture et la fermeture de la bouche, mais par les muscles masticateurs du côté sain ; en outre elle dévie la mâchoire, et détruit la concordance des arcades dentaires sauf à la partie postérieure du côté sain.

Aussi le traitement par les autoplasties est-il préférable, parce qu'il tend à réaliser l'état normal. Malheureusement, l'étendue des cicatrices, la nécessité de créer des pertes de substance trop grandes pour pouvoir être obturées, en limitent les indications.

Lorsque la cicatrice, muqueuse ou totale, siège en avant, près de la commissure, ne s'étend ni trop en arrière ni dans le sens de la hauteur, la dissection et l'ablation de tout le tissu rétracté créera une perforation de la joue que l'on comblera par une génoplastie à double plan, comme après l'ablation d'un néoplasme. S'il existe en même temps de la rétraction musculaire du masséter ou du temporal, il sera nécessaire de désinsérer ces muscles (voir *constriction par ankylose temporo-maxillaire*), pour mobiliser la mâchoire avant de faire la restauration ; pendant les jours qui suivent l'opération, l'écartement sera maintenu par la dilatation avec coins de bois ou ouvre-bouche.

Lorsque les adhérences sont très larges ou trop postérieures, la réparation par autoplastie devient impossible, il faut recourir à l'opération d'Esmarch ou de Rizzoli. Elle consiste dans la section du corps du maxillaire inférieur ou dans la résection d'un coin de ce corps à base inférieure, le plus près possible de l'angle de la mâchoire, mais en avant de l'obstacle ; et la création en ce point d'une pseudarthrose par interposition de fibres musculaires entre les fragments osseux avec mobilisation immédiate, (voir *Technique chirurgicale*). La mâchoire inférieure mobile n'est plus élevée ou abaissée que par le côté sain, aussi cette opération n'est-elle possible que si la lésion est unilatérale.

Polaillon[1] a, dans un cas complexe, combiné la méthode autoplastique et la résection de la mâchoire : il a réséqué environ 3 centimètres du corps du maxillaire au niveau où cet os adhérait à la cicatrice jugale ; puis il a ensuite réparé la joue, qui était perforée, par des opérations plastiques successives ; le résultat fut bon, puisque le malade pouvait ensuite mâcher et parler convenablement.

Lorsque la constriction est bilatérale et inopérable par autoplastie, toute opération osseuse est contre-indiquée, et il ne reste plus qu'à extraire quelques dents pour permettre l'alimentation. A. Ceci[2] obtint cependant un bon résultat, dans un cas de constriction cicatricielle bilatérale très large, en disséquant sur les deux joues un lambeau cutané qui, rabattu, permit de supprimer les cicatrices muqueuses et d'écarter les dents après désinsertion des muscles rétractés. L'opérateur refit alors, dans la même séance et des deux côtés, la muqueuse buccale à l'aide de deux lambeaux frontaux renversés à l'indienne, face cruentée en dehors, et qui comprenaient toute la

---

[1] Polaillon. *Bull. Soc. Chir.*, Paris, 1887, p. 92.

[2] Antonio Ceci. *Douzième Congrès de chirurgie*, Paris 1898, p. 185.

peau du front. Les lambeaux géniens furent replacés sur la face cruentée des lambeaux frontaux et l'immense plaie du front couverte de greffes de Thiersch prises sur un autre individu. Cette opération dura quatre heures et demie, mais fut suivie de succès.

Fistules salivaires. — Nous ne parlerons que des fistules du canal de Sténon, nous savons en effet que les fistules de la glande ont grande tendance à se fermer spontanément, et si elles tardent à le faire, les cautérisations de l'orifice au fer rouge, au nitrate d'argent, au chlorure de zinc suffisent.

Les fistules du canal de Sténon, dues à des plaies de la joue, à des abcès, des calculs, des ulcérations du canal, siègent soit en avant au niveau du muscle buccinateur, soit en arrière au niveau du masséter. Nous avons indiqué (face) comment, dans les

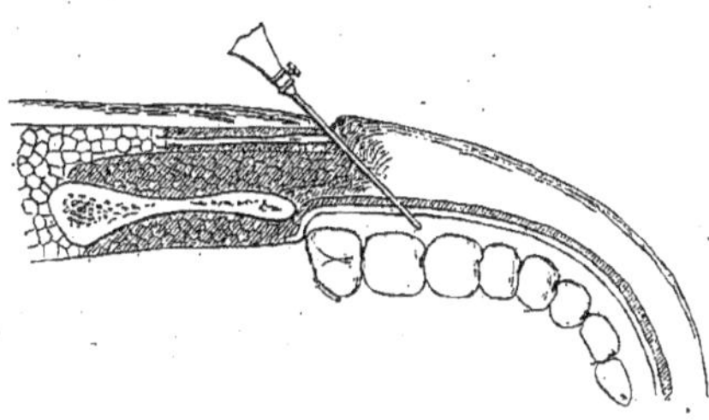

Fig. 70. — Fistule salivaire. Procédé de Desault.

plaies de la joue, il était possible de prévenir la formation de ces fistules.

Pour les guérir, il existe deux moyens : soit rétablir le cours normal de la salive, soit créer un nouvel orifice buccal au canal et remplacer la fistule cutanée par une fistule muqueuse qui est sans inconvénient. Les moyens proposés pour amener l'atrophie de la glande et la suppression de la sécrétion (injections dans le canal, ligature du canal) ne donnent pas de résultats et sont abandonnés.

Pour rétablir le cours normal de la salive, il est nécessaire de recourir au cathétérisme du bout antérieur et son drainage par un fil qui sort dans la bouche et dans la fistule (Louis, Morand). Ce procédé n'est plus guère employé parce que le cathétérisme du bout antérieur est fort difficile, lors-

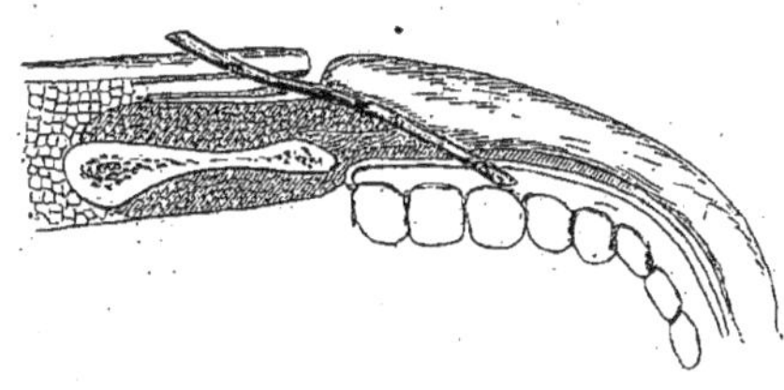

Fig. 71. — Fistule salivaire. Procédé de Richelot.

qu'il n'est pas rendu impossible par rétrécissement, que le traitement est long et incertain, et que l'autre méthode comporte des procédés simples et non dangereux.

La deuxième méthode comprend plusieurs procédés : le principe est de perforer la muqueuse buccale en avant du masséter en passant par la fistule, et de maintenir béant cet orifice pour en faire le nouvel ostium du canal de Sténon. L'abouchement peut être obtenu par perforation et cicatrisation lente ou par création d'une néostomie par suture du bout postérieur disséqué, à la muqueuse.

La perforation de la muqueuse se fait par la fistule, à l'aide d'un trocart ou d'un bistouri, soit directement si la fistule est buccinatrice, soit obliquement en avant si la fistule est massétérine. Cette perforation peut être unique

(Deroy, Moro, Pozzi, Richelot) ou double (Deguise) (voir *Technique chirur-gicale*). Par la *ponction simple*, on crée un seul orifice qu'il faut maintenir béant par un corps étranger, un drain (fig. 70). Richelot[1] y ajoute une modifi-cation qui consiste à faire passer l'extrémité externe du drain non par la fistule mais par une perfo-ration cutanée située en arrière de celle-ci, le drain longe ainsi la fistule sans la traverser (fig. 71).

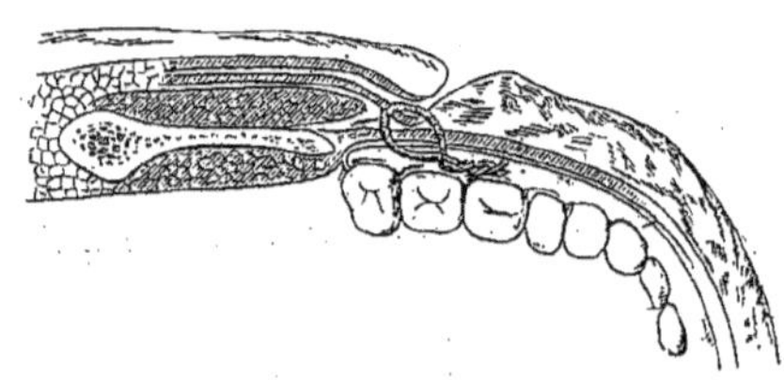

Par la *ponction double*, on crée deux orifices muqueux par-tant tous les deux de la fistule unique et séparés par un pont de

Fig. 72. — Fistule salivaire. Procédé de Deguise.

tissus de un centimètre de large environ ; un fil passé en anse dans les deux orifices et noué du côté buccal assure la béance et coupe peu à peu le pont, créant un orifice large (fig. 72).

La *néostomie* par suture (Langenbeck, Ribéri, Schwartz[2], Reynier[3], Bouglé[4]) se fait en disséquant le bout central du canal et le suturant à une boutonnière de la muqueuse dont on attire un cul-de-sac si le bout de canal est trop court.

Terrier[5] reproche à ce dernier procédé de n'être applicable qu'aux fistules très antérieures et de donner un orifice buccal ayant toujours tendance au rétrécissement.

Fera-t-on la ponction simple ou la ponction double ? Les deux moyens donnent des succès ; du reste, ils ne sont pas toujours tous applicables ; dans les fistules postérieures, massétérines, la ponction simple avec ou sans la modification de Richelot est seule applicable.

Dans les fistules antérieures, la ponction double avec fil (crin de Florence ou fil d'argent) enserrant le pont intermédiaire est d'application facile, donne un orifice large, sans tendance au rétrécissement.

Après ponction et placement du drain ou du fil suivant le procédé em-ployé, faut-il aviver et suturer l'orifice cutané de la fistule ? On le conseille ordinairement, mais la réunion peut manquer par défaut d'asepsie ; d'autre part, il n'est pas rare que l'orifice se ferme de lui-même dans les jours qui suivent l'opération. Cependant cette suture n'aggrave nullement l'opération, et peut se réunir par première intention ; aussi doit-on la tenter, à condition d'exciser le pourtour fibreux et de décoller les bords pour les bien affronter.

3° GENCIVES, VOUTE PALATINE ET VOILE DU PALAIS, AMYGDALES

Les maladies des dents et des gencives sont traitées le plus souvent par le dentiste et nous n'avons pas à nous en occuper ; toutefois quelques

---

[1] Richelot. *Bull. Soc. chir.*, Paris, 1882, p. 532.

[2] et [3] *Bulletins de Soc. Chir.*, Paris, 1898, p. 39 et 40.

[4] Bouglé. *Bull. de Soc. Chir.*, 1901, p. 199.

[5] Terrier. *Chirurgie de la face*, Alcan, 1897, p. 118.

indications thérapeutiques intéressent le chirurgien, venant compléter et aider le traitement spécial dirigé contre l'affection dentaire.

Gencives. — Les **abcès dentaires** consécutifs à la carie, qui soulèvent la muqueuse gingivale près du rebord, ou la muqueuse du sillon gingivo-génien ou labial et déterminent d'autre part la formation d'une saillie sous-cutanée à la face externe d'un des maxillaires, doivent être incisés le plus tôt possible par la bouche; ce qui se fait très facilement en enfonçant la pointe d'un bistouri au point saillant et incisant parallèlement au bord alvéolaire. L'abcès siège plus rarement en dedans du rebord, à la voûte palatine; il est aussi facile à ouvrir. Il faudra, aussitôt après cessation des douleurs et des phénomènes inflammatoires aigus, pratiquer l'ablation de la dent cariée ou au moins la faire traiter, pour empêcher la récidive, certaine sans cela.

Ou l'infection peut s'étendre rapidement au périoste du maxillaire supérieur ou inférieur et déterminer des accidents beaucoup plus graves que nous étudierons plus loin (ostéo-périostite des maxillaires); ou bien l'ouverture de la petite collection s'est faite spontanément soit à la muqueuse gingivale, soit plus souvent à la peau après un trajet plus ou moins long et contourné. La persistance de la cause, la carie dentaire, rend ces *fistules dentaires* inguérissables par tout autre moyen que l'extraction, ou la guérison si elle est possible, de la dent malade. L'orifice cutané de la fistule est quelquefois fort éloigné de la dent qui en est la cause, et le diagnostic de fistule d'origine dentaire n'est pas toujours posé. Mais une fistule de la face ou du cou, autour des mâchoires supérieure et inférieure doit toujours faire penser à la carie dentaire et l'existence du trajet induré perceptible au fond du sillon gingivo-génien, l'examen des dents, la douleur permettent de localiser la lésion. Du reste, si plusieurs dents cariées existent, toutes doivent être également soignées. Mais celle qui est cause de la fistule doit être extirpée.

Après extraction ou guérison des lésions dentaires, la fistule se ferme presque toujours d'elle-même; rarement il est nécessaire, si elle n'est pas fermée au bout de quinze jours ou trois semaines, d'agrandir un peu l'orifice pour gratter à la curette l'os malade et quelquefois ramener un petit séquestre.

Les **accidents de la dent de sagesse** sont remarquables par leur variété et leur gravité possible au moment de l'éruption, lorsque celle-ci est vicieuse.

Ces accidents fréquents entre vingt et trente ans, surtout à la mâchoire inférieure, sont de plusieurs genres.

Les uns sont bénins : les angines, les amygdalites, les stomatites ne nécessitent souvent qu'un traitement médical; ils cessent en général, après l'éruption de la dent. S'ils se répètent fréquemment, on extrait cette dent. D'autres fois la dent refoule, en sortant, un repli muqueux qui l'encapuchonne, s'ulcère et s'infecte; il faut exciser ce pli, et ne pas se contenter de l'inciser, pour mettre fin aux accidents infectieux. Enfin l'éruption de la dent peut être déviée, et se faire vers la langue ou la joue qu'elle ulcère; il faut alors extraire cette dent.

Plus graves, les accidents sont surtout dus à une infection plus virulente et propagée plus loin : l'ostéo-périostite du maxillaire avec phlegmon, l'adéno-phlegmon sous-maxillaire ou sous-angulo-maxillaire, le phlegmon sous-maxillaire à allure septicémique appelé quelquefois angine de Ludwig, abcès du plancher buccal. Nous étudierons plus loin (mâchoires, plancher buccal, phlegmons du cou) le traitement de ces accidents. Mais lorsqu'on a reconnu qu'ils sont causés par l'éruption vicieuse d'une dent de sagesse, il faut en même temps s'attaquer à leur cause. Le seul traitement utile est l'avulsion de la dent de sagesse, qu'elle soit cariée ou non ; sans ignorer que cette extraction est rendue souvent fort difficile par la constriction des mâchoires, l'enclavement de la dent, ou même son inclusion dans la mâchoire inférieure.

Il est tout d'abord nécessaire d'endormir le malade, souvent on peut alors écarter suffisamment les mâchoires à l'aide d'écarteurs pour atteindre le fond de la bouche. Si la dent est enclavée entre la deuxième grosse molaire et la branche montante du maxillaire, l'extraction de la molaire peut être nécessaire pour arriver à celle de la dent visée. Si la dent n'est pas sortie ou l'est insuffisamment, la gouge doit ouvrir le bord alvéolaire pour lui faire une voie ; enfin si la dent est encore incluse dans la mâchoire où elle fait saillie sur la face externe, si la constriction est grande, on peut être obligé d'inciser les parties molles de la peau vers l'os pour ouvrir le maxillaire à la gouge et au maillet, et en extraire la dent, cause des accidents douloureux et infectieux.

Tumeurs. — Outre ces accidents inflammatoires dus à l'infection ou à l'éruption vicieuse des dents, on rencontre, au niveau du rebord alvéolaire, des tumeurs ; le plus grand nombre de celles-ci sont en réalité des tumeurs des mâchoires dont une partie fait saillie à la gencive (kystes des mâchoires, ostéomes, etc...), nous les étudierons avec les tumeurs des maxillaires.

Seules nous restent ici les tumeurs qui siègent sur le bord libre, au niveau des dents et ne s'étendent pas au corps des mâchoires : ce sont rarement des *fibromes* muqueux ou sous-muqueux dont l'ablation se fait d'un coup de ciseaux ; très rarement aussi un *épithéliôme primitif de la gencive* (nous ne parlons pas ici des cancers voisins propagés à la mâchoire) dont l'extirpation sera faite largement avec la portion du rebord osseux attenant ; le plus souvent c'est un *ostéo-sarcome*, ordinairement à myéloplaxe, connu sous le nom d'*épulis* formant une saillie arrondie, rougeâtre, peu volumineuse, débordant l'alvéole d'une dent tombée ou qu'on arrache parce qu'elle est douloureuse. Heureusement ces sarcomes n'ont pas la malignité habituelle de l'ostéo-sarcome, ils ne récidivent presque jamais après une opération suffisante. Le seul traitement est l'extirpation non seulement de la tumeur, mais aussi, à la pince-gouge, du rebord alvéolaire au niveau de l'implantation. L'hémorragie provoquée par l'ablation de ces tumeurs, quelquefois très vasculaires, peut être assez forte, mais cède vite à la compression ou au fer rouge.

Les soins consécutifs consistent en lavages buccaux à l'eau chloralée ou naphtolée.

Voûte palatine et voile. — Sur la muqueuse de la voûte palatine et surtout du voile prennent naissance des tumeurs d'origine glandulaire (*tumeurs des glandes palatines*) dont les indications thérapeutiques sont simples.

Tumeurs. — Les *tumeurs malignes* primitives de la voûte palatine sont extrêmement rares, et leur ablation large détermine, après cicatrisation, des perforations justiciables des mêmes indications que les autres pertes de substance palatine. L'envahissement secondaire de la voûte ou du voile par un épithéliome du voisinage est au contraire fréquent, mais le traitement dans ce cas ne peut être étudié qu'avec les maladies de l'organe primitivement atteint (joue, maxillaire supérieur, pharynx et amygdale). En général cette extension de la tumeur primitive constitue une contre-indication opératoire.

Les tumeurs bénignes siègent toujours ou presque toujours au niveau du voile, exceptionnellement sous la muqueuse de la voûte. Au voile, elles siègent à la face buccale, et ce sont des *tumeurs mixtes glandulaires* analogues à celles que nous avons déjà rencontrées aux lèvres et aux joues ; les observations de fibromes purs se rapportent probablement aussi à des tumeurs mixtes. Quelques cas ont été signalés à la face supérieure du voile, évoluant vers les fosses nasales et l'arrière-cavité [1] ; ces tumeurs doivent être opérées comme les tumeurs du rhino-pharynx, après section médiane du voile palatin.

Les tumeurs mixtes de la face buccale sont, comme les autres tumeurs mixtes des glandes salivaires, bénignes pendant une période variable, puis peuvent devenir malignes. Leur ablation dès la constatation de leur existence est donc absolument indiquée, d'autant que l'opération est alors simple et la guérison ordinairement définitive.

Comme aux lèvres, aux joues, à la parotide, l'ablation se fera par incision de la muqueuse et énucléation de la tumeur, on curettera, si l'on craint la récidive, la paroi enkystante, puis on fermera la plaie par quelques sutures au catgut.

Si l'évolution en est à la période rapide, l'extirpation est alors beaucoup plus sérieuse, la tumeur étendue n'est plus énucléable, c'est l'opération d'un cancer de l'arrière-bouche que nous étudierons plus loin (voir *Cancer du pharynx*).

Divisions et perforations. — Les fentes ou perforations de la voûte et du voile du palais sont congénitales ou acquises. Les premières coexistent souvent avec un bec-de-lièvre ainsi que nous l'avons vu, mais dans ce cas le traitement de la division palatine est distinct de celui de la lèvre et du rebord alvéolaire, celui-ci doit toujours précéder celui-là ; nous considérerons donc la lésion palatine comme existant seule, la lésion labio-alvéolaire ayant été réparée lorsqu'elle existait.

Les perforations acquises sont dues à des traumatismes de la bouche, surtout des coups de feu ; à des ostéites avec élimination de séquestres presque toujours syphilitiques ; à des troubles trophiques décrits sous le

[1] Malade opéré par Quénu. *Bull. Soc. chir.*, 1893, p. 292.

nom de mal perforant buccal et probablement sous la dépendance de lésions nerveuses centrales [1], à des opérations pour tumeurs malignes limitées à la voûte. Enfin, après résection totale du maxillaire supérieur, la moitié de la voûte est ouverte et nous avons vu comment on pouvait corriger cette difformité dans les résections préliminaires pour aborder le rhino-pharynx. Cette restauration est bien entendu impossible dans les résections pour tumeurs du maxillaire qui nécessitent une opération large.

Avant qu'on puisse songer à une opération réparatrice, il est nécessaire que la maladie causale soit complètement guérie, et que la perte de substance soit cicatrisée. Sous cette condition expresse pour les perforations non congénitales, les indications de réparation sont les mêmes pour toutes les divisions palatines.

Chaque fois qu'il sera possible, la réparation sera faite chirurgicalement, par une autoplastie ; la prothèse ne sera utilisée qu'en cas d'impossibilité opératoire ou de refus absolu d'opération.

On conseillera donc la prothèse, à l'aide d'appareils maintenus aux arcades dentaires, pour les cas de pertes de substance très larges ne laissant

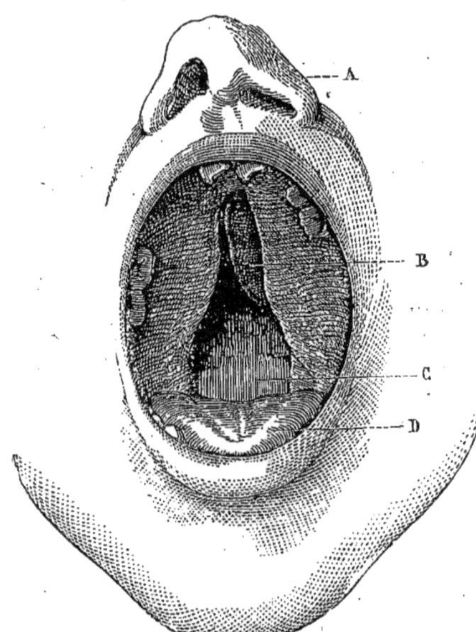

Fig. 73. — Division congénitale de la voûte palatine et du voile.

pas d'étoffe en quantité suffisante pour la réparation sur place ou nécessitant des lambeaux trop grands pour les prendre à distance ; les limites ne peuvent être indiquées, elles varient avec les appréciations individuelles des opérateurs. La prothèse est la dernière ressource après échec par sphacèle des lambeaux d'une opération plastique ; enfin elle est seule employée dans les perforations trophiques, l'autoplastie étant regardée comme inutile ici, bien que possible opératoirement, parce que les lésions trophiques persistent et que la chute des dents qui accompagne toujours la maladie nécessite déjà par elle-même le port d'un dentier qui bouchera facilement la perforation voisine du rebord alvéolaire.

En dehors de ces cas, l'opération doit toujours être conseillée parce que, faite dans de bonnes conditions, elle est sans danger ; qu'elle donne de meilleurs résultats que la prothèse au point de vue fonctionnel, et supprime le port de ces appareils coûteux et fragiles.

L'autoplastie décidée, les procédés peuvent être variables pour la prati-

[1] Baudet. Thèse de Paris, 1898. — Letulle. *Presse médicale*, avril 1898, p. 161.

quer, mais un d'eux représente le procédé type que l'on ne remplace par un autre que lorsque la situation de la perforation ou le manque d'étoffe y contraint ; c'est le procédé à double pont de Baizeau pour la restauration de la voûte osseuse ou *uranoplastie*. Deux incisions libératrices très latérales, près du bord alvéolaire, forment à droite et à gauche deux ponts limités en dedans par la fente à réparer, adhérents en avant et en arrière, et comprenant toute l'épaisseur des parties molles détachées de l'os par rugination. Ces deux ponts mobiles sont ramenés sur la ligne médiane et suturés. Quant à la réparation du voile (*staphylorraphie*), elle se fait par avivement et suture, après mobilisation des lambeaux par des incisions libératrices.

Dans les divisions complètes, l'uranoplastie et la staphylorraphie se font en une seule opération *urano-staphylorraphie*.

Si la division est incomplète, elle est postérieure et porte sur le voile et une partie du palais ; ou si une perforation existe seule à la voûte palatine, l'opération est la même, les incisions libératrices seront moins longues mais « quelle que soit la largeur de la perforation, les incisions latérales doivent toujours porter sur le même point, c'est-à-dire tout près des arcades alvéolo-dentaires et parallèlement à ces arcades (Tillaux[1]) ».

Outre ce procédé classique d'urano-staphylorraphie, dont les détails opératoires ont été bien mis au point par U. Trélat et peu modifiés depuis (voir *Technique chirurgicale*), on a employé pour combler des perforations larges et peu étendues d'avant en arrière, ou situées latéralement et près des arcades alvéolaires, des procédés autoplastiques variables, analogues à ceux que nous avons déjà décrits aux lèvres et aux joues.

Nous ne parlerons pas des procédés ostéo-muqueux cherchant à mobiliser une partie de la voûte osseuse, complication opératoire fort importante et absolument inutile.

Les lambeaux muqueux destinés à boucher la perforation sont uniques ou à double plan épithélial. Unique, le lambeau peut être pris sur la cloison nasale, lorsque cette cloison s'unit obliquement à un des bords de la fente palatine (procédé naso-vomérien de Lannelongue) ; ou bien il est pris à la joue ou à la lèvre (Delorme [2]) et rabattu autour de son pédicule par-dessous l'arcade dentaire ; ou même on a employé la peau du front descendue à travers les narines (Blasius). Quénu[3] a employé un procédé à double plan muqueux dont l'un est disséqué à la voûte palatine près de la perforation, et renversé la face cruentée en dehors, et l'autre pris à la lèvre supérieure et retenu par un pédicule, recouvre par sa face cruentée celle du lambeau précédent.

Les résultats de l'opération sont le rétablissement fonctionnel au point de vue de la mastication et de la déglutition, le retour de la phonation normale lors de perforation acquise. Mais dans les divisions congénitales la phonation reste aussi défectueuse après l'opération, si l'on ne fait pas subir à l'opéré une longue et patiente éducation phonétique.

[1] Tillaux. *Traité d'anatomie topographique*, édit., 1892, p. 308.

[2] Delorme. *Gazette des Hôpitaux*, juin 1896, p. 646 et *Bull. Soc. chir.*, 1897, p. 251.

[3] Quénu. *Bull. Soc. chir.*, Paris, 1893, p. 369.

Souvent même la correction de la parole n'est jamais complète et le son reste nasillard à cause de la brièveté du voile palatin et de son manque de souplesse. Les opérations proposées pour diminuer l'espace compris entre la paroi postérieure du pharynx et le bord postérieur du voile raccourci ne font que compliquer, sans avantage réel, une intervention déjà délicate.

Les dangers de l'uranoplastie sont : l'hémorragie opératoire, la gangrène des lambeaux.

L'hémorragie opératoire peut être très faible, si l'on sait faire avec patience une compression suffisante après chaque temps sanglant de l'opération. Pour diminuer ces dangers, on a fait (Julius Wolff, Polaillon, Ehrmann[1]) l'opération en deux temps : dans un premier on taille et dissèque les lambeaux, et dans un deuxième quelques jours après, on les mobilise et les suture. Cette pratique n'offre pas, à notre avis, d'avantage suffisant pour faire accepter deux chloroformisations à quelques jours de distance et l'ennui de deux opérations au lieu d'une.

Le sphacèle peut être très limité, et siège alors habituellement sur le bord avivé et suturé des lambeaux, à la partie moyenne de la suture ; une désunion partielle, une fistule en est la conséquence. Souvent cette fistule se ferme spontanément en quelques jours. Si elle persiste, il faut, après une attente de un ou deux mois, recommencer une nouvelle opération semblable à la première mais moins étendue ; jamais un simple avivement suivi de suture ne réussit dans ces cas, sans incisions libératrices et décollement des lambeaux.

Si le sphacèle est total, il ne reste plus comme ressource que la prothèse, ainsi que nous l'avons déjà vu.

En somme, malgré une bonne technique et des soins assidus, on ne peut promettre d'avance la guérison en une seule opération ; il faut toujours prévoir une désunion partielle et la nécessité d'une opération complémentaire. En outre, pour éviter l'infection de la plaie si facile dans la bouche, il faut d'abord écarter toutes les causes d'infection surajoutées : curetter les adénoïdes, arracher ou guérir les dents malades, soigner un coryza, etc.

Ehrmann[2] (de Mulhouse) a aussi insisté sur la possibilité des fistules latérales, au niveau des incisions libératrices, dans les réparations de très larges divisions ; on peut être amené à boucher ces fistules par une autoplastie labiale ou jugale.

Une dernière question reste à traiter : le moment auquel on peut opérer. Pour les déformations acquises, attendre que la maladie causale (syphilis) soit sinon guérie du moins arrêtée dans son évolution, que la plaie palatine soit cicatrisée ; dans les traumatismes, attendre que les tissus contus et infectés aient repris leur souplesse et leur vitalité.

Pour les divisions congénitales quelques chirurgiens, surtout en Allemagne, sont partisans d'une opération précoce ; en France, on est d'accord pour attendre au moins cinq ans. On peut reculer à six ou sept ans en cas de faiblesse ou de maladie intercurrente. En effet, non seulement il faut pouvoir

---

[1] Ehrmann. *Bull. de l'Académie de médecine*, 15 octobre 1901 et *Bull. Soc. chir.*, 1902, p. 410.

[2] Ehrmann. *Acad. méd.*, 25 mai 1897, et *Gaz. Hôp.*, juin 1897, p. 659.

obtenir la tranquillité, le silence, la docilité pendant les jours qui suivent l'opération; mais encore il est nécessaire, pour retirer un bénéfice suffisant de l'intervention, d'entreprendre une éducation phonétique post-opératoire, impossible chez un enfant trop jeune. Enfin, on a constaté chez les enfants opérés trop tôt, un arrêt de développement au massif osseux de la face qu'on ne rencontre jamais chez les autres.

Amygdale. — Les maladies de l'amygdale qui réclament un traitement chirurgical sont inflammatoires : *abcès périamygdalien, calculs de l'amygdale, hypertrophie amygdalienne* ou néoplasiques. Ces dernières sont des tumeurs malignes représentées par l'*épithéliome,* impossible à séparer au point de vue thérapeutique du cancer du pharynx et le *lymphadénome.* Celui-ci s'accompagne souvent de lésions semblables des ganglions ; et dans ce cas, il ne peut être opéré (voir *lymphadénome ganglionnaire*). Lorsqu'il siège sur l'amygdale seule, le diagnostic en est rarement fait au début, et plus tard, s'il est encore opérable, il ne peut l'être que comme un cancer du pharynx dont il partage la thérapeutique.

L'amygdalite phlegmoneuse est presque toujours un abcès périamygdalien siégeant dans le tissu cellulaire qui enveloppe l'amygdale en avant, en dehors et en arrière. Le plus souvent c'est en avant, dans le pilier antérieur du voile du palais, que se collecte le pus.

Lorsque les douleurs et le gonflement sont intenses, le malade réclame une intervention. Si à ce moment, un point fait saillie et est particulièrement douloureux, surtout au niveau du pilier antérieur, un coup de bistouri donné en ce point évacue le pus et guérit le malade. Mais souvent, il sera impossible de déterminer le lieu exact où doit porter l'incision, et par suite, cette dernière ne donnera issue qu'à du sang. Heureusement rien de grave n'en résulte ; au contraire, le malade se trouve soulagé et l'ouverture spontanée se fait plus facilement ensuite, à moins qu'une deuxième intervention n'ouvre l'abcès. Des lavages buccaux à l'eau chloralée à 1 pour 100 ou 200 doivent être faits pendant quelques jours.

Les amygdalites répétées sont quelquefois causées par des concrétions, des *calculs* de l'amygdale dont l'ablation est indiquée lorsqu'on les voit ou les sent ; une petite incision sur le corps étranger rend son extraction très facile.

L'hypertrophie des amygdales nécessite un traitement chirurgical qui met fin à la gêne respiratoire, à la répétition fréquente des angines. Le but est de rendre aux amygdales hypertrophiées leur volume normal; les moyens conseillés sont la section ou amygdalectomie, soit au bistouri, soit avec l'amygdalotome ; le morcellement à l'aide de pinces coupantes ; la cautérisation profonde avec le thermo ou le galvanocautère.

L'amygdalectomie a l'avantage d'être faite en une séance. On lui reproche la possibilité des hémorragies immédiates ou tardives; il en existe des observations incontestables, dont quelques-unes mortelles.

Le morcellement, la cautérisation ignée nécessitent plusieurs séances espacées de huit à quinze jours ; ces méthodes ont été employées pour supprimer les craintes de l'hémorragie.

Le seul obstacle à l'amygdalectomie est donc la crainte de l'hémorragie; or, celle-ci n'a guère été signalée que chez l'adulte, aussi chez l'enfant qui supporte difficilement le morcellement, l'ignipuncture en plusieurs séances, choisira-t-on ce procédé.

Toutefois, il faut se garder d'opérer pendant une période inflammatoire, ce qui expose aux hémorragies. On attendra toujours la guérison complète d'une amygdalite pour intervenir.

L'opération est facile et rapide avec l'amygdalotome actuel (modèle de Collin) lorsque l'amygdale n'est pas trop grosse pour passer dans l'anneau ou qu'elle n'est pas enchatonnée entre les piliers. Dans ces cas, il est impossible de charger la glande et la section doit être faite au bistouri boutonné en tirant l'amygdale avec une pince à griffes latérales (voir *Technique chirurgicale*).

Chez l'adulte, l'ablation de l'amygdale est souvent faite à l'amygdalotome sans aucun inconvénient, à condition qu'elle soit toujours faite « à froid ».

Si on craint l'hémorragie, on emploiera une des pinces à morcellement actuellement connues ou l'ignipuncture au thermo ou au galvano-cautère, en séances espacées.

Si une hémorragie se produisait, il faudrait recourir à l'immobilité, aux boissons glacées, au collier de glace, ou mieux à la compression directe, soit digitale, soit à l'aide d'un compresseur.

4° MAXILLAIRE SUPÉRIEUR ET INFÉRIEUR

TRAUMATISMES. — MACHOIRE SUPÉRIEURE. — Les fractures de la mâchoire supérieure ou plutôt du massif osseux supérieur : maxillaires supérieurs, palatins, malaires, et apophyses zygomatiques sont tantôt peu graves et sans intérêt thérapeutique, lorsqu'elles atteignent seulement le rebord orbitaire, l'apophyse montante d'un maxillaire. Partielles, elles peuvent porter sur la voûte palatine et produire des pertes de substance qui devront être ensuite réparées par autoplastie ; ou effondrer la paroi antérieure du sinus maxillaire et donner de l'emphysème sous-cutané de la face.

Ces fractures peu étendues se réparent bien lorsqu'elles sont fermées ; elles peuvent laisser persister des déformations sans importance fonctionnelle. Ouvertes, ces fractures sont exposées comme ailleurs à l'infection, il peut y avoir nécrose osseuse et élimination de séquestres ; aussi, tous les soins doivent-ils porter ici sur le nettoyage et la désinfection des plaies cutanées ou buccales, par les moyens habituels.

Plus rarément, les fractures des os du massif maxillaire supérieur portent sur toutes les portions osseuses, produisant des enfoncements, des déformations accentuées, ouvrant les sinus maxillaires, déplaçant les arcades dentaires supérieures, applatissant les saillies faciales.

Ces graves désordres sont produits par de violents traumatismes directs; coups de pied de cheval, éboulements, etc., ou par des coups de feu tirés dans la face ou la bouche. Le danger immédiat réside souvent alors dans les lésions craniennes et encéphaliques: commotion ou contusion cérébrale; fractures de la base du crâne, pénétration de projectiles dans l'encéphale, et fait passer au second plan les désordres de la face. Cependant si le blessé a échappé à ces premiers dangers, et que malgré le gonflement on puisse constater les saillies et dépressions des fragments, on devra tenter une réduction, toujours incomplète, par des pressions appliquées sur la face, sur la voûte palatine et essayer de corriger la déformation des arcades alvéolaires par des moules en gutta-percha, maintenus appliqués sur l'arcade supérieure par l'inférieure, soutenue elle-même à l'aide d'une fronde.

On a, pour des cas particuliers, inventé divers appareils à tiges, ressorts et plaques qui doivent être modifiés suivant chaque cas et ne comportent pas une description générale.

Bien entendu, tous les soins de propreté et de désinfection doivent être appliqués aux plaies qui compliquent souvent ces fractures.

Le plus souvent, après guérison de ces graves traumatismes de la face, persistent des déformations importantes, effondrement du nez, perte d'une partie de la mâchoire supérieure, etc., auxquelles il faudra remédier soit par des autoplasties, soit par la prothèse.

Les autoplasties, souvent multiples, s'appliqueront à refaire les lèvres fendues, à obturer les perforations palatines, à restaurer une déformation nasale par les procédés que nous avons déjà indiqués.

La prothèse peut aussi remédier à ces accidents par des appareils remplaçant les arcades dentaires, le nez, les maxillaires supérieurs. Un blessé de Hassler [1] portait ainsi une portion de maxillaire inférieur en acier étamé, un maxillaire supérieur en caoutchouc vulcanisé et un trépied métallique de Martin, pour la rhinoplastie.

Mais ces appareils sont coûteux, souvent mal supportés, et comme le disent Berger et Delorme [2], au point de vue esthétique, l'autoplastie doit toujours être préférée, lorsqu'elle est possible.

Or, à la face on peut mobiliser des lambeaux ostéo-cutanés, réséquer des parties d'os saillantes, les réparations osseuses se font sans exubérance de cal.

« Réparer les parties molles, sculpter la face osseuse et lui rendre sa forme, telle paraît devoir être la formule opératoire ». (De Lapersonne et René Le Fort [3]).

MACHOIRE INFÉRIEURE. — **Fractures.** — Les moyens de contention imaginés pour maintenir en place les fragments d'un maxillaire inférieur fracturé sont multiples et comprennent : des bandages ; des appareils agissant sur les dents, soit pour les unir entre elles, soit pour y prendre appui en même temps qu'ils agissent sur le menton ; la suture et la ligature osseuses. La description détaillée de tous ces appareils est inutile, les uns sont complètement abandonnés aujourd'hui, les autres répondent à des indications particulières qu'il faut étudier.

Les fractures que l'on rencontre ordinairement portent sur le corps de la mâchoire, celles des branches montantes sont très rares. Ces dernières

---

[1] Hassler. *Huitième Congrès de chirurgie français.* Lyon, 1894.

[2] *Académie de médecine.* Séance du 9 octobre 1900.

[3] De Lapersonne et René Le Fort. Conséquences tardives des fractures graves des os de la face. *Presse médicale*, août 1900, p. 65.

offrent peu de déplacement, lorsqu'elles siègent sur la branche même, et nécessitent simplement le repos, l'alimentation liquide et le port d'un bandage simple, d'une fronde.

Lorsque la fracture détache le condyle, aucun appareil ne maintient en place les fragments. Le grand danger étant l'ankylose temporo-maxillaire, mieux vaut mobiliser de bonne heure.

Les fractures du corps sont à un ou deux traits de fracture, c'est-à-dire que la mâchoire est divisée en deux ou en trois fragments, le trait unique étant le plus souvent latéral et oblique en bas et en arrière.

Les caractères particuliers de ces fractures, au point de vue du traitement, sont : le déplacement des fragments qui peut être nul ou fort grand, et l'est surtout dans les fractures à trois fragments où la pièce intermédiaire tend à se renverser en dehors ; l'existence à peu près constante d'une fissure, d'une plaie de la muqueuse gingivale qui, même en l'absence de plaie cutanée, expose à tous les dangers des fractures ouvertes, accrus par son siège dans la bouche toujours septique.

Aussi n'est-il pas rare de voir se développer, pendant la durée du traitement, des abcès sous-maxillaires ou buccaux, des nécroses avec élimination de sequestres, complications que l'on devra traiter par les moyens habituels (incision, extraction des sequestres, drainage).

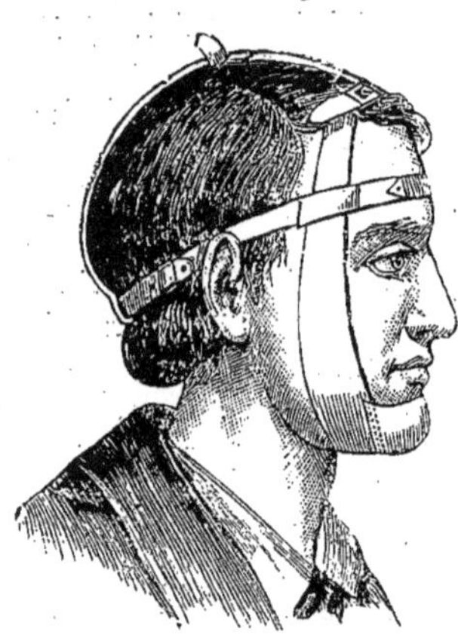

Fig. 74. — Fronde de Hamilton.

Une première indication, quel que soit le moyen de contention que l'on emploie, est donc de désinfecter la bouche par des lavages fréquents à l'eau chloralée (1 p. 100 ou 200), à l'eau naphtolée (25 centigrammes par litre), ou à l'eau phéniquée (1 ou 2 p. 100), à l'eau oxygénée (1 cuillerée à bouche par verre d'eau bouillie).

Pour le traitement de la fracture elle-même, la réduction du déplacement, lorsqu'il existe, est toujours facile ; le difficile est de la maintenir. Or une consolidation en bonne position est de toute importance pour le bon fonctionnement de la mastication, de la déglutition et de la parole.

Dans certains cas heureux, il n'existe *pas de déplacement* ou celui-ci est très faible. Des moyens simples peuvent alors être employés : *les bandages* principalement *les frondes* (fig. 74) maintiennent alors suffisamment la mâchoire. On peut aussi utiliser la *ligature des dents* voisines du trait de fracture à l'aide d'un fil métallique enroulé autour du collet, si l'état de ces dents le permet. La guérison s'obtient bien dans ces cas en trente ou quarante jours.

Mais lorsqu'il existe un *déplacement notable* au niveau de l'arcade alvéolaire, ces moyens ne suffisent plus et il faut agir soit sur l'os lui-même par suture, soit à la fois sur l'arcade dentaire et le menton par un appareil solide, immobilisant et permettant les lavages buccaux.

La *suture*, ou la *ligature osseuse* présente ici des inconvénients spéciaux ;

le plus grand est l'existence constante dans ces fractures à déplacement, d'une plaie de la muqueuse gingivale, ouvrant d'une façon permanente le foyer de la fracture dans le milieu septique buccal. Or l'asepsie, obtenue par les lavages antiseptiques, n'est que relative et ne peut donner aucune sécurité. Cependant, lorsque la plaie se réduit à une fissure, en appliquant le fil d'argent par une incision sous-maxillaire, en un point de l'os éloigné du bord alvéolaire, on a pu enregistrer des succès.

Cette suture est, d'ailleurs, fort difficile à pratiquer, l'os maxillaire est très dur à perforer, les fragments mobiles sont très difficilement fixés pendant le forage des trous, enfin une suture simple même serrée n'empêche pas toujours soit le glissement de haut en bas d'un fragment, soit le renversement en dehors de la pièce intermédiaire dans les fractures doubles. Pour toutes ces raisons la suture ne peut être, à la mâchoire, qu'un moyen de nécessité, et non un traitement de choix. Quant à la ligature simple, elle n'est applicable qu'avec un trait de fracture très oblique, et présente le gros inconvénient de faire passer le fil en haut directement sous la muqueuse où il s'infecte.

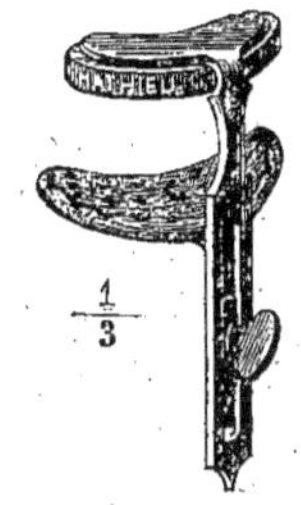

Fig. 75. — Appareil de Houzelot.

Les *appareils de contention*, qui peuvent être employés dans ces cas, sont en principe composés d'une pièce qui s'applique sur les dents, et d'une seconde placée sous le bord inférieur de la mâchoire, et réunie à la première pour enserrer entre elles deux le maxillaire brisé.

Ces appareils peuvent être divisés en deux catégories suivant que la pièce buccale est construite d'après un moulage de la mâchoire, ou qu'aucune prise d'empreinte n'a été faite [1].

α. Parmi ces derniers, citons l'*appareil de Houzelot* (fig. 75) composé d'une plaque de liège appliquée sur les dents, d'une plaque rembourrée placée sous le menton et d'une tige rigide à coulisse les réunissant. Cet appareil tient mal en place et son application est douloureuse.

L'*appareil de Morel-Lavallée* se compose d'une gouttière de gutta-percha appliquée molle sur les dents, puis durcie par refroidissement, et supportant un ressort métallique qui s'appuie au menton par une pelote; mais la gutta-percha conserve rarement, dans le milieu buccal, la rigidité qui lui est nécessaire.

β. Les appareils construits après prise d'empreinte sont plus difficiles à faire, mais immobilisent seuls d'une façon réelle les fragments déplacés; ils nécessitent, pour la fabrication, le concours d'un dentiste.

Ces appareils consistent dans la construction d'une pièce résistante (caoutchouc vulcanisé, plaque de métal) construite d'après un moulage exact pris sur la mâchoire après réduction de la fracture, comme pour la prothèse dentaire. Cette pièce métallique, moulée exactement sur le bord alvéolaire et les dents, est réunie d'une façon variable à une pièce mentonnière de manière à opérer une double pression en sens inverse.

[1] Thèse de Potelet. Paris, Steinheil, 1898.

Nous citerons l'appareil de Cunning[1], l'appareil de Kingsley, l'appareil de Cl. Martin (de Lyon)[2].

L'*appareil de Cunning* (fig. 76) est composé de deux gouttières en caoutchouc vulcanisé, l'une engainant l'arcade dentaire supérieure, l'autre l'inférieure, et réunies par quatre supports ou piliers de même matière ; ces supports sont placés au niveau des canines et des dernières molaires. Leurs bords émoussés ménagent entre eux trois ouvertures, hautes d'un centimètre environ, qui permettent l'alimentation liquide et les lavages buccaux.

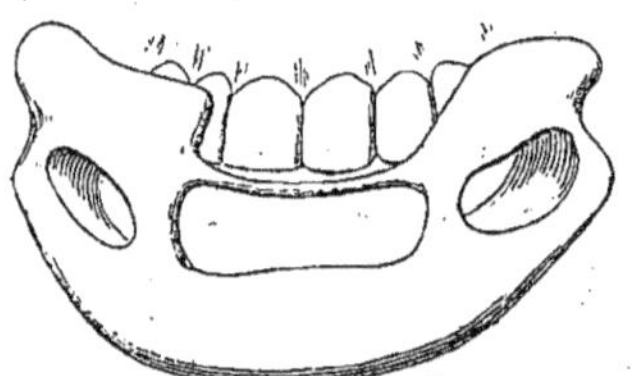

Fig. 76. — Appareil de Cunning.

L'*appareil de Kingsley* (fig. 77) est formé d'une gouttière buccale moulée sur l'arcade dentaire, en métal ou caoutchouc vulcanisé, munie de deux tiges métalliques qui sortent de la bouche par les commissures et longent les joues. Un bandage mentonnier en mousseline solide prend point d'appui sur ces tiges et relève le menton.

L'*appareil de Cl. Martin*, utilise la tôle d'acier pour la gouttière buccale moulée ; deux moules perforés de trous multiples (fig. 78, 79 et 80) sont appliqués l'un sur l'autre, le superficiel porte un ressort qui sort de la bouche et contourne le menton où il se fixe à une pièce sous-mentale en tôle vernie, tenue elle-même en place par une bande de caoutchouc venant se fixer au sommet de la tête. Martinier[3] remplace le ressort unique et médian par deux vis latérales unissant (voir fig. 81) les pièces buccale et sous-mentonnière, vis que l'on peut serrer à volonté à l'aide d'écrous, pour corriger les déplacements en hauteur.

Tous ces appareils construits, après empreintes, assurent une contention efficace et permettent les lavages buccaux et au besoin les pansements d'une plaie extérieure.

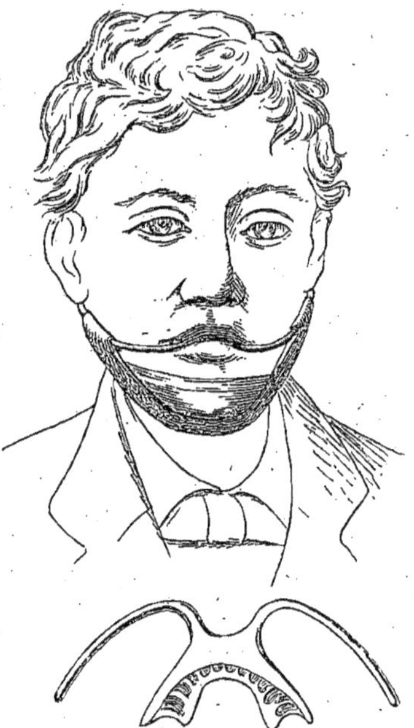

Fig. 77. — Appareil de Kingsley.

En résumé donc, dans les fractures sans déplacement ou avec faible déplacement, la contention par une fronde ou par la ligature dentaire suffit. Lorsqu'il y a déplacement avec un ou deux traits de fracture, le seul moyen efficace non sanglant est l'emploi d'appareils à double pression dont la pièce

[1] Cité par Potelet. *Loc. cit.*

[2] Cl. Martin. *Traitement des fractures du max. inf.*, etc., Paris, 1887. F. Alcan.

[3] *L'Odontolgie*, 1893 et Thèse de Potelet, 1898, p. 57.

intra-buccale doit être faite sur un moule pris par un dentiste ; l'appareil de Cunning, ou ceux de Martin et de Martinier répondent à ces indications.

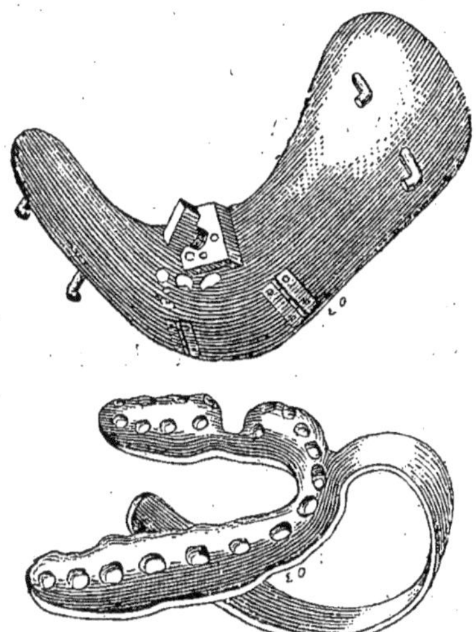

Si la contention est impossible à obtenir avec ces appareils, ou si leur construction n'est pas possible, mieux vaut employer la suture que la ligature osseuse, et cette suture est préférable aux appareils construits sans prise d'empreinte qui ne maintiennent pas suffisamment la fracture réduite. Si malgré toutes les précautions prises, le fil

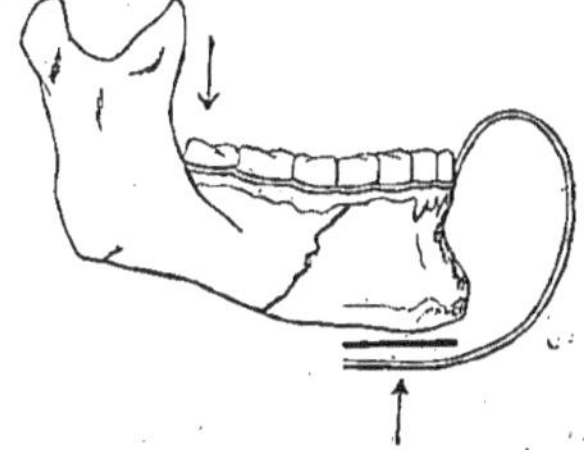

Fig. 78. — Appareil de Martin. Pièces buccale et mentonnière.

Fig. 79. — Schéma destiné à montrer l'action du ressort (Martin).

infecté n'est pas toléré, on le conservera aussi longtemps que possible pour obtenir au moins un début de consolidation, puis on l'enlèvera.

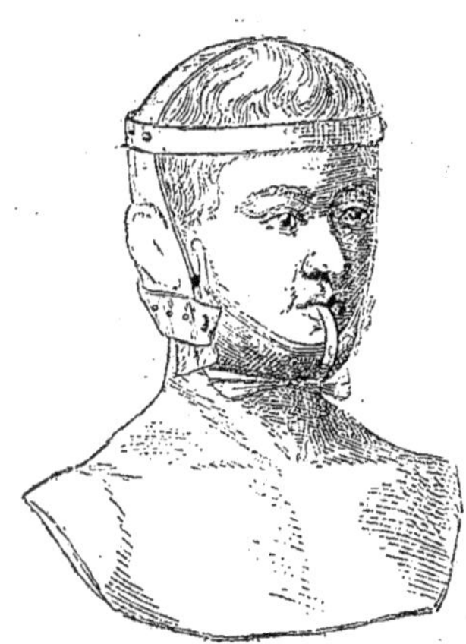

Fig. 80. — Appareil de Martin appliqué.

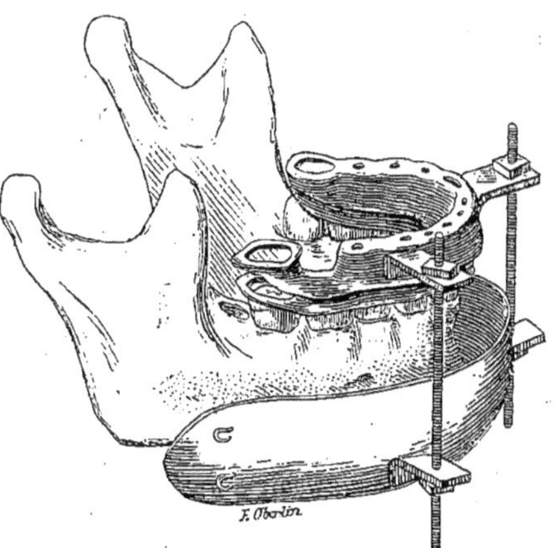

Fig. 81. — Appareil de Martin modifié par Martinier.

Dans le cas de suture, il peut en outre être utile, pour lutter contre la tendance au renversement en dehors d'un fragment isolé, d'ajouter la ligature dentaire au niveau d'un ou des deux traits de fracture.

Luxations — La luxation de la mâchoire inférieure, ordinairement bilatérale, est, le plus souvent, facile à réduire lorsqu'elle est récente. Comme l'a bien montré Farabeuf[1], les forces qui maintiennent la luxation et s'opposent à la rentrée du condyle, à sa place sont en avant les muscles temporal et masséter, en arrière les ligaments sphéno et stylo-maxillaires, ces deux forces maintiennent appliqué le condyle à la surface osseuse temporale.

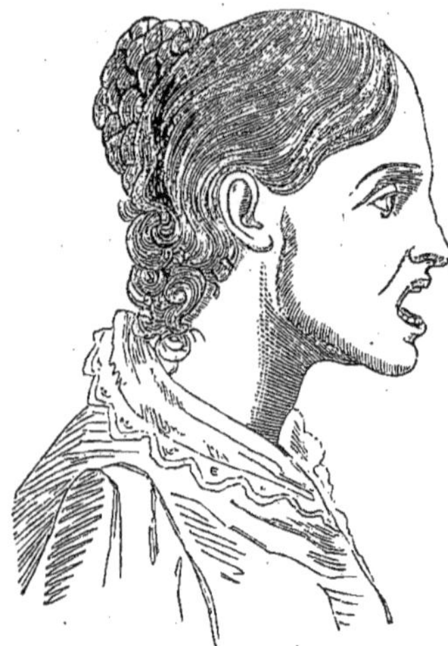

Fig. 82. — Luxation de la mâchoire.

La réduction doit donc chercher à vaincre ces résistances, non seulement la résistance musculaire active, mais la résistance ligamenteuse passive; il faut donc détendre ces ligaments postérieurs (fig. 83) en même temps qu'on lutte contre la contraction des muscles. La résistance musculaire est vaincue par l'appui sur la partie la plus reculée de la mâchoire inférieure; le relâchement des ligaments ne peut être obtenu que par l'abaissement du menton, l'ouverture de la bouche qui élève et porte en arrière l'angle du maxillaire.

Pour réduire, le malade étant assis et soutenu, ou mieux couché sur un

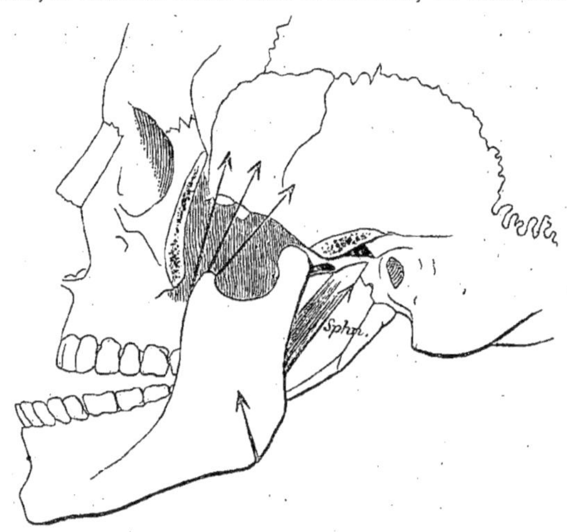

Fig. 83. — Luxation de la mâchoire inférieure. Tension des ligaments sphéno-maxillaires.
(d'après Farabeuf).

matelas à terre ou sur une table basse, on appuie les deux pouces enveloppés de linge, au fond du vestibule de la bouche, sur le bord antérieur et la base

[1] Farabeuf. *Bull. Soc. chiurg.*, 1886, p. 737 et A. Broca. *Gazette hebdomadaire*, 1886, p. 758.

de l'apophyse coronoïde, et non sur les dernières molaires, ce qui exposerait aux morsures lors de la réduction.

On exagère alors un peu la béance de la bouche pour relâcher la tension des ligaments postérieurs, et on appuie fortement sur la mâchoire pour abaisser le condyle. Le plus souvent la réduction se fait alors, le condyle abaissé glissant pour reprendre sa place.

Si après plusieurs tentatives, la réduction ne peut être abaissée, il faut endormir le malade pour faire cesser la résistance musculaire et recommencer dans les mêmes conditions.

En présence d'une *luxation ancienne*, non réduite, il faut d'abord essayer la réduction par les mêmes moyens, avec anesthésie générale, en cherchant au besoin à réduire séparément et successivement chaque condyle. En cas d'échec on peut employer une pince puissante pour écarter les mâchoires, la pince de Stromeyer (fig. 84) par exemple, mais en agissant avec prudence.

Si la réduction est impossible : ou bien les mouvements de la mâchoire, malgré la luxation, sont assez satisfaisants, et le mieux est de mobiliser le plus possible sans agir autrement; ou bien ces mouvements sont absolument insuffisants et on agira comme dans les cas d'ankylose temporo-maxillaire.

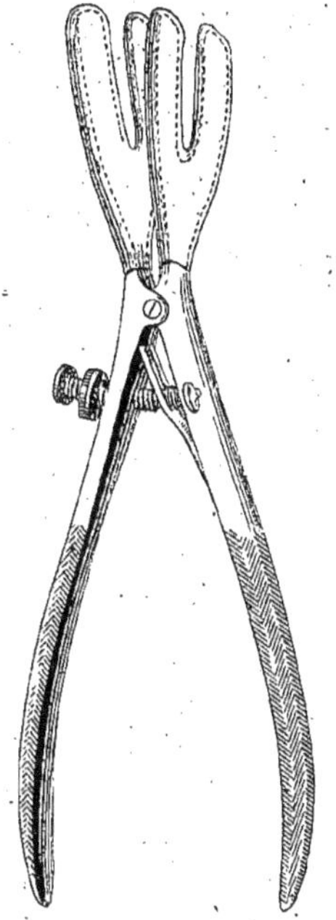

Fig. 84. — Pince de Stromeyer.

AFFECTIONS INFLAMMATOIRES ET PARASITAIRES. — Les inflammations osseuses et ostéo-périostiques offrent aux mâchoires une fréquence particulière, car outre les causes ordinaires de périostite et d'ostéo-périostite que l'on rencontre ailleurs, existe ici l'infection d'origine dentaire; la gravité de ces infections est accrue par le voisinage du milieu septique buccal. Les indications générales sont donc ici comme ailleurs : dans les infections pyogènes ordinaires, ouvrir et drainer les abcès, traiter la nécrose osseuse si elle se produit; mais en outre attacher une grande importance dans tous les cas aux nettoyages de la bouche par les lavages habituels (eau chloralée, naphtolée, phéniquée, oxygénée).

Dans les infections à évolution froide, la tuberculose osseuse, les indications sont aussi les mêmes que pour toute tuberculose osseuse superficielle.

Ces suppurations chaudes et froides, ces ostéites aiguës et chroniques conduisent souvent à une mortification plus ou moins étendue de l'os, à une nécrose, quelquefois favorisée par une intoxication générale, l'absorption des vapeurs du phosphore blanc; et dont il nous faudra étudier le traitement.

Enfin la mâchoire inférieure est le siège de prédilection dans le tissu osseux, d'une affection parasitaire non microbienne, l'actinomycose dont le traitement répond à des indications spéciales.

Nous étudierons d'abord les infections aiguës, la tuberculose, puis le traitement de la nécrose des maxillaires, enfin l'actinomycose.

Ostéo-périostites et ostéomyélites aiguës. — L'ostéo-périostite suppurée des mâchoires supérieure et inférieure est souvent consécutive à une périostite alvéolo-dentaire ayant évolué lentement, ou s'étendant rapidement de la gencive au corps de la mâchoire.

A la *mâchoire supérieure*, la collection purulente fait une saillie facile à voir dans le sillon gingivo-génien, et doit être ouverte à ce niveau, l'incision est déclive, peut être aussi grande qu'il est nécessaire, permet un drainage facile et enfin évite la cicatrice cutanée.

A la *mâchoire inférieure*, nous savons déjà que les petits abcès gingivaux guérissent facilement par ouverture au niveau de la muqueuse. Lorsque l'abcès est plus considérable et s'étend sous le périoste du corps de la mâchoire, s'accompagnant de trismus, de gonflement considérable de la joue, il serait logique de déduire des principes généraux que nous avons donnés que l'abcès doit être ouvert par la peau, pour être incisé et drainé en un point déclive. Cependant, un facteur nouveau intervient, surtout chez la femme, la crainte d'une cicatrice à la face ; facteur dont on doit tenir compte dans la mesure du possible. Or, deux cas se présentent dans ces abcès sous-périostiques : tantôt, il existe, en même temps que le gonflement externe une saillie notable, visible et tangible de la muqueuse dans le sillon gingivo-génien ; tantôt au contraire, le gonflement extérieur descendant bas vers la région sus-hyoïdienne et se rapprochant de celui qui répond aux phlegmons sous-maxillaires, aucune saillie appréciable ne peut être sentie par la bouche.

Dans le premier cas, l'incision muqueuse faite dans certaines conditions doit guérir le phlegmon sans qu'il soit nécessaire d'inciser la peau ; dans le second, l'incision cutanée peut seule guérir.

L'incision muqueuse, pour être suffisante dans la première forme, doit être très large, dépasser les limites de la saillie du sillon, ouvrir profondément la collection. Lorsque le pus est évacué, il faut tamponner à la gaze stérilisée la cavité de l'abcès, et renouveler tous les jours ce tamponnement. Il est nécessaire pour cela d'écarter fortement la joue pour voir le point à inciser. Même lorsque l'abcès menace de s'ouvrir à la peau, on peut obtenir ainsi la guérison sans cicatrice ; il sera toujours temps ensuite, si l'amélioration attendue ne se produit pas, de recourir à l'incision cutanée.

Lorsque l'examen du vestibule buccal ne fait découvrir aucune tuméfaction indiquant le siège de l'abcès, l'incision par la bouche est impossible, il faut ouvrir par la peau. Cette incision cutanée peut être faite horizontale, près du bord inférieur de la mâchoire, facilement cachée dans la barbe chez l'homme, toujours visible chez la femme ; mais elle seule peut ici empêcher l'extension de l'infection, et les décollements éloignés.

Il est prudent, après avoir coupé les téguments au bistouri, de prendre une sonde cannelée résistante pour dilacérer les parties molles jusqu'à l'os dénudé, afin d'éviter la section de l'artère ou de la veine faciales. Si, du reste cet accident arrivait, il suffirait de placer une ligature sur chaque bout du vaisseau coupé et pincé ; mais une ligature peut être difficile à faire dans ces tissus infiltrés et saignant de toutes parts, aussi vaut-il mieux ne pas s'y exposer.

Outre les suppurations sous-périostées d'origine dentaire, on peut rencontrer chez l'adulte des abcès dus à une *ostéomyélite traumatique*, lors de fracture des maxillaires par exemple ; nous avons vu ces cas déjà : si l'abcès survient, il suffit de l'ouvrir et de drainer. Chez l'enfant et l'adolescent, on peut quelquefois assister à l'évolution d'une *ostéomyélite aiguë*[1], soit comme localisation unique, soit après d'autres foyers des membres ; elle est généralement unilatérale et siège au maxillaire inférieur. A sa période aiguë, l'ostéomyélite offre la même gravité que sur les os longs, elle peut être rapidement mortelle. Il faut dès que le diagnostic est posé inciser les parties molles au point gonflé et douloureux et ouvrir la table externe de l'os dénudé, à la gouge ou à la curette.

L'abcès collecté sous le périoste peut s'ouvrir spontanément dans la bouche. Lorsque la phase aiguë est passée, il reste à traiter la nécrose des maxillaires.

Tuberculose. — La tuberculose des mâchoires est rare ; à la *mâchoire supérieure*, elle siège surtout au niveau de la branche montante, de la voûte palatine et du rebord orbitaire ; nous l'avons étudiée déjà avec la voûte palatine, le nez et l'orbite.

A la *mâchoire inférieure*, débutant par le rebord alvéolaire ou d'emblée dans le corps de l'os, elle produit soit un abcès froid, soit de la nécrose.

Le traitement de l'abcès froid ossifluent n'offre rien de spécial ici : éviter son ouverture, éviter les infections secondaires. Par conséquent les ponctions avec injections médicamenteuses doivent être d'abord essayées, la ponction étant bien entendu faite par la peau.

Malheureusement le voisinage de la bouche facilite l'infection secondaire ; l'abcès s'ouvre alors seul, ou le médecin est obligé de l'ouvrir et une fistule s'établit. Lorsque le foyer est ouvert, mieux vaut le mettre à découvert et curetter la lésion osseuse, mais la guérison sera longue à obtenir, si toutefois l'absence d'autres tuberculoses permet de l'espérer.

Quant à réséquer une portion du maxillaire suffisamment étendue pour dépasser les limites du mal et obtenir une guérison rapide[2], c'est faire beaucoup chez les malades souvent peu résistants ou déjà frappés d'ailleurs, et sans être certains de supprimer toute la zone infectée.

Nécrose. — La nécrose est le résultat des infections aiguës (ostéo-périostites, ostéomyélites), de la tuberculose et de la syphilis. Au *maxillaire supérieur* elle occupe surtout le rebord alvéolaire et la voûte palatine ; le séquestre enlevé, lorsque tout phénomène inflammatoire a disparu, il y a lieu de restaurer, par des opérations autoplastiques ou par la prothèse, les pertes de substance qui en résultent et qui ne se réparent pas.

Au *maxillaire inférieur*, la nécrose est beaucoup plus fréquente, c'est là aussi que l'on rencontre le plus souvent une forme spéciale d'ostéite nécrosante, la *nécrose phosphoée* qui se distingue des autres formes par la cause prédisposante particulière : l'absorption des vapeurs de phosphore

[1] Lannelongue. *Ostéom. aiguë.* Asselin, 1879, p. 95 et 97. — Broca. *Traité des maladies de l'enfance*, 1898. — Delucq. Th., Paris, 1897. — Atcham. Th., Paris, 1900.

[2] Starck. *Beitrage z. klin. chir.*, XVII, 1, et *Semaine médicale*, 1897, p. 64.

blanc par les ouvriers des fabriques d'allumettes; et par l'intensité et l'étendue de la mortification osseuse. Ce n'est pas ici le lieu d'étudier quelles sont les précautions spéciales à prendre ou les réformes à faire pour éviter l'intoxication par le phosphore blanc, nous devons seulement indiquer le traitement de la maladie constituée, le malade ayant tout d'abord été éloigné du milieu dangereux où il travaillait.

Dans toutes ces formes, la nécrose est toute la maladie, elle varie d'étendue : si une très petite partie du rebord alvéolaire (ostéopériostite dentaire) est atteinte, ou une portion peu étendue du corps de la mâchoire, les indications sont simples, il n'y a aucun danger à attendre, la suppuration n'est pas assez abondante pour mettre en danger la vie du malade, d'autant qu'elle peut être atténuée par les lavages de la bouche et des trajets fistuleux. Pendant ce temps, la séparation du mort et du vif s'accomplit, le séquestre devient mobile et facile à extraire. Cette extraction se fait par la bouche en débridant la gencive, si le siège de la fistule et du séquestre ne nécessitent pas l'incision cutanée au bord inférieur de la mâchoire ; l'os mort parti, la cicatrisation est rapide, à moins qu'il ne s'agisse de tuberculose, auquel cas plusieurs opérations sont souvent nécessaires.

Donc, dans les cas simples et nettement circonscrits, attendre la mobilisation du séquestre pour l'enlever.

Mais lorsque la gangrène de l'os est large, occupe une grande partie du corps ou des branches de la mâchoire, comme cela est fréquent dans la nécrose phosporée, la question est beaucoup plus difficile à résoudre. D'une part, il y a intérêt à attendre la délimitation et la mobilisation spontanée des séquestres afin de ne pas s'exposer, en réséquant les parties malades, à faire trop ou trop peu (Trélat), mutilant inutilement ou laissant le mal évoluer ; d'autre part, l'abondance extrême de la suppuration, l'absorption du pus par les voies digestives, l'état de septicémie plus ou moins grave qui en résulte font rechercher une guérison plus rapide et craindre la durée souvent très longue de la mobilisation du séquestre. C'est surtout en Allemagne qu'on a préconisé la résection précoce, résection véritable de l'os atteint, mais dont les portions mortifiées ne sont pas encore délimitées (Langenbeck, Pitha, Billorth), voulant ainsi arrêter les progrès de la nécrose et favoriser la régénération osseuse. Riedel, Bogdanik [1] se sont encore fait récemment les défenseurs de cette méthode; Poncet [2], Heydenreich [3] adoptent ces idées. Trélat, à la société de chirurgie en 1873, défendit chaudement le principe de Lorinzer, l'attente de la mobilisation.

C'est là évidemment affaire de tact et de raison pour ne pas tomber dans les deux excès : réséquer inutilement ou insuffisamment une grande portion de la mâchoire inférieure chez un sujet qui peut attendre et ne court pas de danger immédiat; ou attendre quand même la mobilisation de l'os mort chez un malade qui s'épuise et se cachectise, suppurant abondamment par des fistules multiples.

---

[1] *Vingt-cinquième Congrès de la Société all. de chir.*, Berlin, 1896, et *Sem. méd.*, juin 1896, p. 219.

[2] *Traité de chirurgie.* Duplay-Reclus, t. II, p. 913, 2⁰ édit.

[3] *Traité de chirurgie,* Duplay-Reclus, t. IV, p. 816, 2⁰ édit.

Il y a aussi là une erreur d'interprétation à éviter dans le diagnostic de la mobilisation : « Il faut par des explorations attentives établir si l'on a affaire à un séquestre *immobile*, avec une nécrose encore progressive, ou à un séquestre simplement *immobilisé*, enlacé par des adhérences, invaginé par l'os périostal. » (Forgue et Reclus[1].)

Mais une règle précise ne peut être donnée dans ces conditions ; il vaut mieux attendre en nettoyant de son mieux la bouche, ouvrant les abcès, laissant se former une lame résistante d'os nouveau. Si les forces du malade s'épuisent, si la température présente de larges oscillations, si l'on craint la septicémie, il faut enlever tout ce qui paraît mort, soit par la bouche, soit par une incision sous-maxillaire suivant les commodités opératoires. Souvent alors des opérations complémentaires seront nécessaires pour enlever de nouveaux séquestres.

Actinomycose. — La localisation de l'actinomycose au maxillaire inférieur est à peu près toujours consécutive à l'infection des parties molles de la région cervico-faciale par le parasite ; elle est assez rare chez l'homme. Poncet[2] décrit deux formes possibles d'actinomycose cervico-faciale à localisation osseuse prédominante, les parties molles étant aussi envahies : la la *forme térébrante*[3] observée au maxillaire supérieur est exceptionnelle ; la *forme néoplasique* vue au maxillaire inférieur donnant l'aspect soit d'une tuberculose à fistules multiples, soit d'un ostéo-sarcome. L'examen microscopique du pus recueilli dans les fistules ou après incision d'une portion ramollie pourra seule montrer les grains formés et le diagnostic.

Le traitement médical par l'iodure de potassium, tel que nous l'avons déjà indiqué, doit être institué dès le diagnostic fixé ; mais le plus souvent il ne suffit pas, même aidé, comme dans l'actinomycose des parties molles, par les injections d'iode ou d'iodure de potassium.

La lésion est grave, difficile à guérir, s'étend, retentit sur l'état général, les ulcérations et fistules s'infectent par le voisinage de la bouche ; aussi faudra-t-il en arriver au moins à ouvrir largement les cavités creusées dans l'os pour les nettoyer et les drainer.

Devant la gravité de la lésion, on a même conseillé[4] la résection du maxillaire supérieur dans la forme térébrante, et celle de la portion envahie dans la forme néoplasique du maxillaire inférieur.

Cependant avant d'en venir à ces opérations mutilantes, il sera bon d'ouvrir largement les parties infectées, de détruire à la curette tranchante, les cloisons osseuses qui les séparent afin d'en faire une cavité unique facile à nettoyer et à drainer.

Jalaguier par une opération semblable obtint ainsi une guérison presque complète chez une malade de Ducor[5] atteinte depuis neuf ans d'une actinomycose à forme néoplasique justiciable de la résection.

[1] *Thérapeutique chirurgicale*, 2ᵉ édit., t. II, Masson, 1898, p. 327.
[2] Poncet. *Traité de chirurgie*, Duplay-Reclus, 1897, 2ᵒ édit., t. II, p. 892.
[3] Quenet. Thèse de Lyon, 1895.
[4] Gangolphe. *Maladies infectieuses et parasitaires des os*, 1894, Paris, Masson, p. 706.
[5] Ducor. *Gazette des Hôpitaux*, 1896, p. 966, 1015, 1030 et 1071.

Hypérostose diffuse. — Avant d'étudier les tumeurs des mâchoires, nous devons signaler une affection rare des os de la face, de nature encore indéterminée, caractérisée par une hypertrophie diffuse du massif maxillaire supérieur : mâchoires, os malaires, os du nez, ethmoïde, et désignée sous les noms d'*hypertrophie diffuse des maxillaires*, de *leontiasis ossea* (Virchow) de *périostose diffuse des os de la face et du crâne* (Le Dentu). Cette augmentation de volume, par sa diffusion et son étendue, ne peut être traitée chirurgicalement dans un but de guérison, aucun traitement médical ne la modifie ; mais il peut être indiqué d'intervenir par des opérations partielles et palliatives (Le Dentu, Horsley), lorsque l'hypérostose envahit les cavités nasale ou orbitaire, pour s'opposer à une exophtalmie croissante ou à une obstruction nasale. L'opération, impossible à régler, consistera dans l'ablation, à la gouge ou au ciseau, de lamelles osseuses détachées peu à peu jusqu'à ce que le but libérateur cherché soit atteint.

Le Dentu[1] put, sur un de ses malades, un an après la suppression de masses nasales dépendant du maxillaire supérieur, constater le maintien du bon résultat obtenu.

Constriction permanente non cicatricielle des mâchoires — Les arthrites de l'articulation temporo-maxillaire, les ostéites et ostéomyélites de la branche montante, les fractures du col du condyle, les otites suppurées propagées à l'articulation peuvent se terminer par la soudure, l'ankylose de cette articulation, constituant la forme articulaire de la constriction permanente des mâchoires. Nous avons déjà vu la forme cicatricielle de cette maladie et nous avons dit alors que la rétraction cicatricielle s'accompagnait quelquefois de rétraction musculaire, contre laquelle devait être dirigée une partie du traitement opératoire.

De même, la constriction par ankylose temporo-maxillaire peut s'accompagner aussi de rétraction musculaire qu'il faudra traiter en même temps que l'ankylose ; mais il peut exister une constriction par rétraction musculaire seule, après accidents dans l'évolution de la dent de sagesse, après ostéo-périostite suppurée et myosite, etc.

LA CONSTRICTION D'ORIGINE MUSCULAIRE peut être guérie par des myotomies, [Dieffenbach, Dieulafoy (de Toulouse)], mais mieux par la désinsertion des muscles rétractés. Le Dentu[2] guérit ainsi une malade en désinsérant à la rugine les insertions inférieures du masséter et du ptérygoïdien interne, et maintenant l'écartement à l'aide d'un bâillon ; le muscle temporal était intact.

Kocher[3], dans un cas plus complexe, compléta l'opération par la désinsertion du muscle temporal au niveau de son insertion temporale.

Cependant la récidive est à craindre, elle s'est produite six ans après l'opération chez la malade de Kocher ; il faut alors recommencer.

[1] *Bulletin de la Société de chirurgie*, 1888, p. 166.
[2] *Bull. Soc. chir.*, 1891, p. 64.
[3] *Semaine médicale*, 1896, décembre, p. 493.

Même avec la possibilité de la récidive, cette opération vaut mieux que la création d'une pseudarthrose du corps de la mâchoire, en avant du masséter par l'opération d'Esmarch-Rizzoli dont nous avons parlé à propos de la rétraction cicatricielle. Ce n'est qu'après insuccès de la désinsertion musculaire ou après des récidives répétées qu'il faudrait y avoir recours.

La CONSTRICTION PAR ANKYLOSE articulaire réclame un tout autre traitement, il est évident que, si elle s'accompagne de rétraction musculaire, la désinsertion des muscles rétractés devra compléter le traitement de l'ankylose.

Il peut être tout d'abord difficile de reconnaître d'une part la cause exacte de la constriction, d'autre part la localisation unie ou bilatérale des lésions.

L'examen sous chloroforme renseignera sur la première question en montrant l'existence de quelques faibles mouvements articulaires; les commémoratifs peuvent renseigner sur le second point en montrant la cause unilatérale de lésion articulaire; l'examen sous anesthésie générale peut aussi faire trouver quelques mouvements dans une des articulations; enfin la radiographie pourra peut-être venir en aide.

Que l'ankylose soit unie ou bilatérale le traitement est le même; seulement il devra être répété des deux côtés, dans le second cas.

Ce traitement consiste dans la production opératoire d'une pseudarthrose, en un point aussi voisin que possible du lieu normal de l'articulation. Ce point le plus rapproché est évidemment l'articulation elle-même, la pseudarthrose étant obtenue par résection du condyle soudé au temporal. Nous disons résection, car la section simple du col du condyle est toujours suivie de récidive, et est aussi difficile à exécuter que la résection.

La difficulté de cette opération, accrue souvent par les déformations et les nouvelles productions osseuses, a fait chercher un procédé plus simple : l'ostéotomie de la branche montante, au-dessous de l'échancrure sigmoïde, en un point ordinairement sain et non déformé. Pour obtenir plus sûrement une pseudarthrose après cette ostéotomie, on a interposé entre les lèvres osseuses un faisceau musculaire (Rochet[1]); mais cette section assure moins bien la pseudarthrose nécessaire que la résection du condyle et en tous cas, a le gros inconvénient de placer la nouvelle articulation en un point éloigné de son siège normal.

Mieux vaut la résection du condyle de la mâchoire, à condition qu'elle *soit largement faite*, laisse un intervalle d'au moins un centimètre entre les os coupés et qu'elle soit suivie d'une mobilisation très précoce et longtemps prolongée.

Cette résection (voir *Technique chirurgicale*) sera souvent atypique, en présence des soudures étendues, des productions osseuses autour du condyle, de la fusion de l'apophyse coronoïde à l'arcade zygomatique qu'il faut détacher. Pour éviter la récidive à la suite de cette résection, Helferich[2] interposa une languette musculaire prise au temporal, Kouznetzoff[3] une

---

[1] Huitième Congrès de chirurgie français, Lyon, 1894.

[2] Vingt-troisième Congrès de chirurgie allemand, Berlin, 1894.

[3] Kouznetzoff. *Vratch.* 1898, n°ˢ 44 et 45, p. 1275 et 1311, et *Presse médicale*, 8 mars 1899, p. 115.

une languette musculaire prise au masséter. En général, ces interpositions musculaires sont inutiles si on fait une résection suffisamment large et si on mobilise assez tôt la mâchoire, en maintenant l'ouverture au moyen d'un coin de bois.

Si l'ankylose est bilatérale, les deux côtés doivent être opérés ensemble, sous peine de laisser s'ankyloser de nouveau la première articulation réséquée.

Après ces opérations, le résultat est satisfaisant, en ce sens que le malade peut ouvrir la bouche assez pour se nourrir et parler ; mais les mouvements ne retrouvent pas leur étendue normale, et le malade doit maintenir le résultat obtenu par une dilatation prolongée à l'aide de coins de bois appliqués chaque jour, pendant un temps variable longtemps après l'opération. Enfin les déformations qui existaient souvent avant l'opération surtout si l'ankylose datait du jeune âge : écartement et chevauchement des dents, atrophie du maxillaire, effacement du menton [1] ; persistent après la mobilisation de la mâchoire.

Tumeurs des machoires. — Les tumeurs des mâchoires, autres que celles du rebord alvéolaire que nous avons déjà étudiées, sont ordinairement divisées en deux groupes principaux suivant qu'elles tirent leur origine des dents et des débris épithéliaux paradentaires, ou qu'elles se développent dans les os maxillaires comme dans toute autre partie du squelette ; mais cette division ne peut être utile pour l'étude clinique et thérapeutique.

Nous considérerons successivement les tumeurs des mâchoires qui font saillie principalement sur la portion buccale de ces os, sur la *portion alvéolaire* ; et celles qui envahissent le *corps* des mâchoires, déformant la face tout en formant une tumeur plus ou moins considérable dans la bouche.

Les premières sont de petit volume ordinairement, nettement circonscrites, ce sont des *odontomes* et des *kystes;* les secondes, plus étendues, comprennent des tumeurs bénignes (*fibromes, chondromes, ostéomes*) et des malignes (*sarcomes, épithéliomes kystiques* et *solides*).

Tumeurs de la portion alvéolaire. — Les **odontomes**, tumeurs développées aux dépens des tissus dentaires en voie de formation, par suite d'un trouble survenu pendant l'évolution du follicule, sont fort rares. Des quatre variétés décrites par Broca, une seule rentre dans le cadre des tumeurs alvéolaires nécessitant une intervention chirurgicale : les *odontomes embryoplastiques* évoluent dans le corps de l'os comme des tumeurs malignes et comportent le traitement de celles-ci ; les *coronaires* et les *radiculaires*, développées pendant la période de développement de la couronne ou de la racine, sont enlevées avec la dent qui les porte soit à cause de leur volume, soit à cause des douleurs qu'ils provoquent. Les odontomes *odontoplastiques* forment au-dessus du rebord alvéolaire une tumeur dure, faisant saillie sur les deux faces de l'os, se développent dans le jeune âge, toujours avant la fin de l'évolution dentaire, il manque une ou plusieurs dents à ce niveau. L'ablation de ces odontomes inclus dans la mâchoire se fait par la bouche et

---

[1] Pierre Delbet, Michaux. In *Bull. Soc. chir.,* 1900, p. 35 et 37. — Baumgärtner, *Beitrage z. Klin. chir.,* XVII, 1.

nécessite la résection d'une lamelle osseuse de la mâchoire afin de les mettre à découvert. Donc inciser et rabattre la muqueuse gingivale, abraser au ciseau le bord alvéolaire ou la table externe du maxillaire et énucléer la tumeur lorsque la voie est suffisante.

Les **kystes des mâchoires** sont de deux espèces : les petits *kystes uniloculaires* et les *kystes multiloculaires* formant la maladie kystique des mâchoires ou épithéliome kystique qui rentre dans les tumeurs du corps des mâchoires; nous ne nous occupons ici que des premiers. Ceux-ci sont *dentifères* lorsqu'ils contiennent des dents ou des grains d'ivoire ou d'émail; *uniloculaires simples, radiculo-dentaires, périostiques*, etc… s'ils n'en contiennent pas. Le diagnostic différentiel de ces deux variétés, établi sur l'âge, l'état des dents et l'absence d'une d'entre elles, est peu certain[1] et n'est pas nécessaire pour formuler l'indication thérapeutique; ces kystes qui font une saillie d'étendue variable sur la portion alvéolaire d'une mâchoire, à la face externe, sont opérés par résection large de la paroi superficielle, de façon à ouvrir la cavité kystique au ras de la mâchoire; la paroi du kyste est extirpée soit par tractions, soit par curettage, et la cavité tamponnée à la gaze est nettoyée fréquemment pendant qu'elle se comble lentement. S'il existe une dent ou des grains, il faut les extraire complètement. La récidive a été signalée, elle est rare mais peut être grave, la nouvelle tumeur prenant une évolution maligne; aussi, doit-on s'efforcer d'extirper toute la paroi du kyste, quand on l'opère.

TUMEURS DU CORPS DES MACHOIRES. — Les tumeurs bénignes (fibromes, chondromes, ostéomes) sont très rares, les tumeurs malignes (sarcomes et diverses variétés d'épithéliomes, kystiques et solides) se rencontrent aux deux mâchoires supérieure et inférieure.

En règle générale, ici comme partout, l'ablation complète de la tumeur seule sans résection de l'os suffit aux tumeurs bénignes; l'ablation très large, c'est-à-dire la résection totale au maxillaire supérieur, la résection d'une large portion à la mâchoire inférieure est nécessaire pour les tumeurs malignes quelle qu'en soit la variété; mais des modifications à ces indications générales peuvent être nécessitées par certaines dispositions.

Tumeurs bénignes. — Les ostéomes du sinus maxillaire exceptés (ils sont semblables à ceux des fosses nasales que nous avons vus), ces tumeurs siègent le plus souvent au maxillaire inférieur. Elles peuvent être périphériques ou centrales; dans le premier cas on peut sentir la consistance de la tuméfaction et penser à un *fibrome* si la masse est résistante et élastique; les *ostéomes* sont d'une grande dureté. Centraux, ces néoplasmes sont d'abord renfermés entièrement dans l'os dont ils augmentent le volume, et le diagnostic de tumeur bénigne peut alors être seulement porté grâce à la lenteur de l'évolution et à l'absence de douleurs. Lorsqu'ils ont usé une des parois de la mâchoire, l'appréciation de leur consistance apporte de nouveaux éléments.

Ces tumeurs bénignes seront autant que possible enlevées sans suppri-

---

[1] Berger. *Presse médicale*, 13 décembre 1899, p. 348.

mer la continuité de l'os : tels les fibromes périostiques ; telles les productions osseuses sous-périostées développées à la suite de traumatisme, de lésion dentaire et notamment de l'évolution de la dent de sagesse comme les a décrites Jalaguier[1], sous le nom d'ostéomes sous-périostés, et que Berger[2] considère comme des hyperostoses causées par une périostite ossifiante. Tels sont encore les ostéomes superficiels rares comme celui qu'opéra Lejars[3], en abrasant la tumeur au ras de la face externe du maxillaire, après décollement du périoste (fig. 85). Dans ces cas de tumeurs osseuses, il sera bon d'examiner les autres os de la face afin d'y déceler la présence d'autres hyperostoses rattachant l'affection à l'hyperostose diffuse de la face, à la *léontiasis ossea* dont nous avons déjà étudié le traitement.

Mais il ne sera pas toujours possible d'opérer ainsi, et lorsque le néoplasme est central, que le diagnostic de tumeur bénigne soit porté ou qu'on pense à un ostéo-sarcome, on sera souvent amené à pratiquer la résection osseuse comme pour une tumeur maligne ; d'autant que la minceur de la coque osseuse restante ne permettrait pas de laisser intacte la continuité de la mâchoire. Berger[4] dans un cas d'ostéome central du maxillaire inférieur a dû faire la résection de la moitié de la mâchoire.

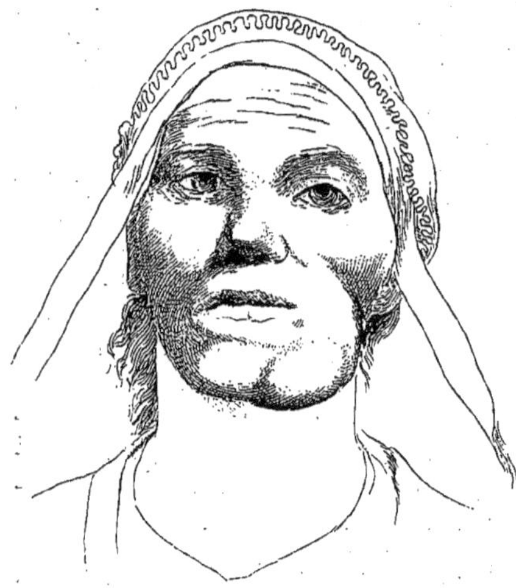

Fig. 85. — Ostéome du maxillaire inférieur (Lejars).

Tumeurs malignes. — Nous ne parlons ici que des tumeurs primitives des mâchoires, les épithéliomes secondaires aux cancers de la face ou de la langue sont étudiés ailleurs. Les *sarcomes* et les *épithéliomes :* épithéliome térébrant du maxillaire supérieur, épithéliome du sinus maxillaire, épithéliome solide de la mâchoire inférieure, maladie kystique ou épithéliome kystique, réclament tous une extirpation aussi large que possible de l'os où ils se développent, par conséquent la résection totale du maxillaire supérieur ; une résection partielle de la mâchoire inférieure dépassant largement les limites du mal et souvent étendue à la moitié du maxillaire .

Comme pour toute opération de cancer, si des ganglions existent, il faut les extirper dans la même séance ou à une date peu éloignée. Enfin comme pour les autres cancers, le développement trop grand de l'adénopathie, l'état

[1] Jalaguier. *Semaine médicale*, 1889, p. 431.
[2] Berger. *Bull. Soc. chir.*, 1896, p. 150.
[3] Lejars. *Bull. Soc. chir.*, 1896, p. 702.
[4] Berger. *Bull. de la Soc. de chir.*, 1896, p. 139.

trop avancé de cachexie, les limites trop étendues du néoplasme contre-indiquent l'opération.

Les dangers de l'opération, au maxillaire supérieur surtout, sont les mêmes que ceux de toutes les opérations buccales importantes : pénétration du sang dans les voies respiratoires. Nous verrons, à propos des opérations sur la langue, quelles précautions ont été proposées et doivent être prises pour y remédier.

Les dangers consécutifs (complications pulmonaires) sont aussi les mêmes et nous en parlerons alors, ils constituent une cause de mort assez souvent observée.

Au reste, la récidive est fréquente à la suite de ces opérations même largement faites, et elle est souvent rapide ; mais ce n'est pas là une raison pour ne pas faire bénéficier le malade

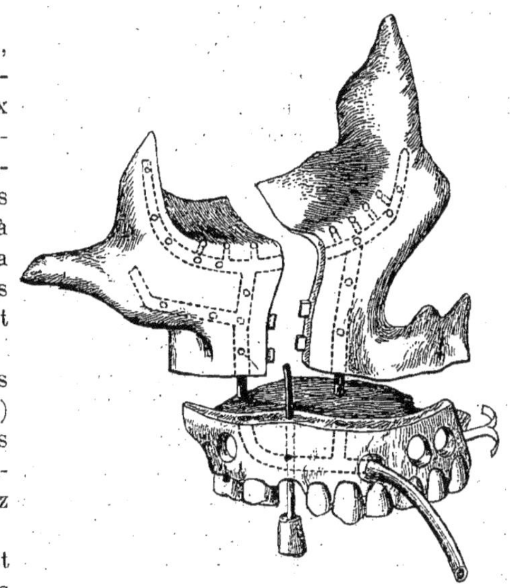

Fig. 86. — Pièce prothétique primitive pour résection de la mâchoire supérieure (Martin).

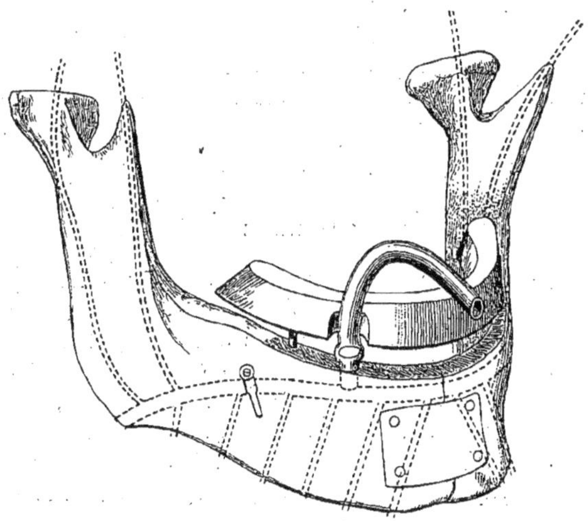

Fig. 87. — Pièce prothétique primitive pour résection de la mâchoire inférieure (Martin).

du seul espoir qu'il peut avoir aujourd'hui sinon d'une guérison, du moins d'une survie prolongée.

Après ces résections, la déformation de la face peut être assez grande, cependant elle l'est beaucoup moins qu'on pourrait s'y attendre pour la mâchoire supérieure. A la mâchoire inférieure, la résection d'une portion étendue du corps est suivie, après cicatrisation, de la déviation de la portion restante, les dents se croisent et ne se correspondent plus, la mastication et la phonation sont gênées.

Pour éviter ces accidents, on a employé la prothèse qui peut être immédiate ou tardive, suivant qu'on place l'appareil immédiatement après la résection ou qu'on attend la cicatrisation pour l'appliquer.

Dans la *prothèse immédiate* [1], l'appareil appliqué après l'opération n'est que provisoire, destiné à permettre la cicatrisation sans déformation (fig. 86, 87 et 88), et doit être remplacé alors par un appareil définitif portant des dents.

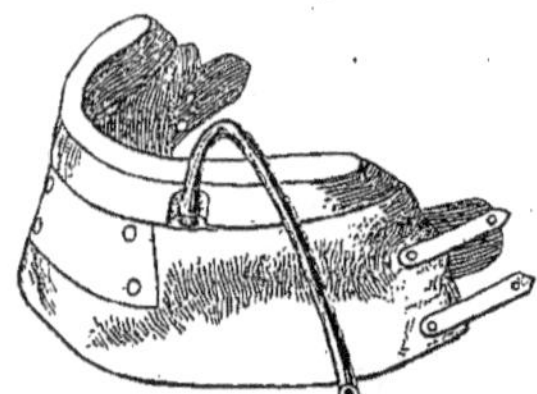

Fig. 88. — Pièce prothétique pour résection de la mâchoire inférieure (Martin).

L'utilité de la prothèse après la résection des mâchoires supérieure et inférieure n'est pas discutable, elle permet la mastication et la phonation normales, mais doit-on l'appliquer immédiatement ou attendre la cicatrisation régulière pour construire alors seulement un appareil?

Pour la mâchoire supérieure, la difformité consécutive étant faible, l'utilité de la prothèse immédiate n'est pas évidente, elle a en outre les inconvénients de tout corps étranger introduit dans une plaie : facilité des infections surtout au niveau de la bouche, retard de la cicatrisation, enfin il est à craindre que, dans les opérations pour tumeurs malignes, cette irritation constante ne hâte la récidive.

Au maxillaire inférieur, les déformations bien que non fatales [2], peuvent être assez accentuées pour que l'on tente la prothèse immédiate ; malheureusement la facilité de l'infection dans le voisinage de la bouche fait que ces appareils sont souvent mal supportés, occasionnant de longues suppurations et arrêtant la cicatrisation jusqu'à ce qu'on les ait supprimés.

5° LANGUE

A la langue, les *lésions traumatiques* sont le plus souvent sans importance, elles consistent surtout en brûlures sans intérêt thérapeutique, piqûres peu graves et coupures par les dents ; les *lésions inflammatoires* nécessitent rarement un traitement chirurgical et nous n'aurons à étudier que la glossite parenchymateuse aiguë qui conduit à l'abcès chaud, la tuberculose linguale et l'actinomycose. La syphilis linguale, dont les lésions ulcéreuses peuvent être fort difficiles à différencier des autres ulcérations linguales ne réclame comme thérapeutique que le traitement général de la syphilis à ses diverses périodes.

Parmi les *tumeurs*, celles que l'on rencontre souvent sont les épithéliomes, les tumeurs bénignes sont fort rares. A propos des tumeurs malignes, nous

[1] Cl. Martin. Prothèse immédiate, etc... Paris, 1889 et Thèse de Lyon, 1893.

[2] Voir : *Discussion de la Soc. de chir.*, 1896, p. 151, 152 et 153.

aurons à nous occuper de la leucoplasie buccale ; en outre, l'étude du cancer de la langue ne peut être séparée de celle du cancer du plancher de la bouche et du pharynx buccal ; ces régions n'étant le plus souvent atteintes que secondairement, et le traitement à leur appliquer lorsqu'elles sont le point de départ du mal étant le même que dans l'autre cas.

Enfin nous aurons à étudier le traitement de quelques rares vices de conformation et difformités de la langue.

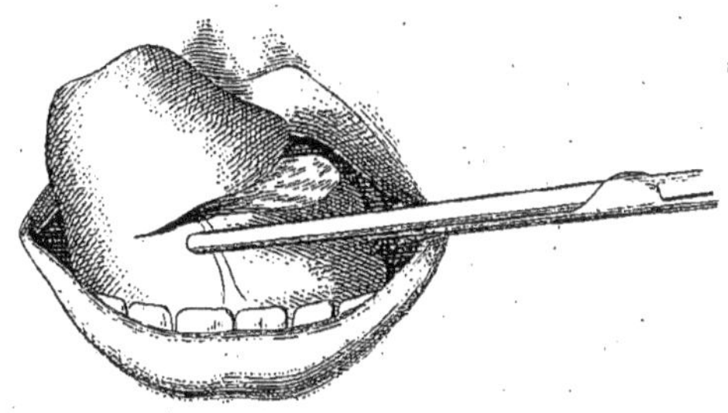

Fig. 89. — Section de la langue. Hémostase avant la suture (Lejars).

TRAUMATISMES. — **Plaies.** — Les coupures et morsures, que les bords de la plaie soient nets ou contus, seront suturées dès qu'elles seront un peu profondes et saignantes ; la suture sera pratiquée tant qu'un pédicule suffisant unira la pointe, séparée du reste par une large entaille. Cette suture a deux buts : arrêter l'hémorragie et éviter l'infection de la plaie.

Si le sujet est très jeune ou craint la douleur, si la plaie est postérieure et difficilement abordable, il faut endormir le blessé, attirer la langue avec une pince à griffes, nettoyer la bouche et la plaie avec des compresses, arrêter l'hémorragie si elle est artérielle par le pincement en masse de la lèvre postérieure (fig. 89), et enfin suturer en prenant dans les anses de fil séparées l'épaisseur entière de la langue (fig. 90) ; c'est le seul moyen d'arrêter l'hémorragie. Il faut prendre garde de serrer trop les anses de fil (soie ou fil de lin) de peur de couper les lèvres de la section et produire des plaies supplémentaires.

Bien entendu les fils non résorbables seront enlevés au bout de huit jours, ou plus tôt s'ils coupent ; et pendant ce temps

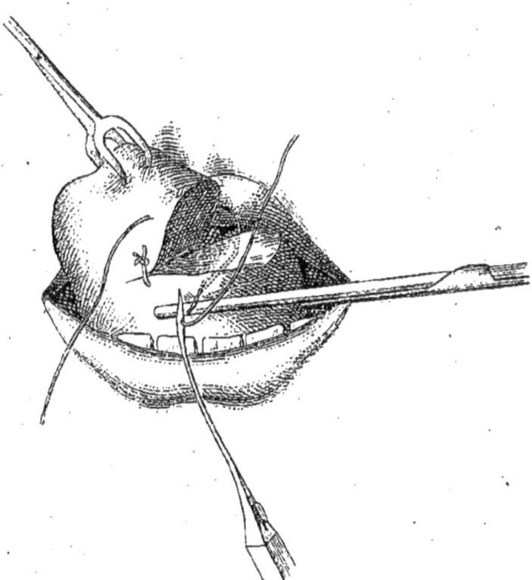

Fig. 90. — Section de la langue. Suture (Lejars).

de fréquents lavages seront faits avec l'eau chloralée à 1 p. 100 ou 200.

Ulcérations dentaires. — A côté de ces lésions produites par un traumatisme brusque, signalons les ulcérations produites sur les bords de la langue par les traumatismes répétés contre une dent cariée, morcellée et dont un fragment aigu se trouve au contact de la langue. Sans insister sur les difficultés de diagnostic auxquelles peut donner lieu cette ulcération lorsque, ancienne, elle repose sur une base indurée et provoque de l'adénite, disons que toujours il faut commencer par supprimer cette cause d'irritation constante en présence d'un ulcère du bord; correspondant à une aspérité dentaire reconnue par la vue ou l'exploration digitale. Tout le traitement de l'ulcère dentaire simple repose sur cette suppression (extraction, limage ou obturation de la dent); si l'ulcère n'est pas simple, cette suppression ne peut être favorable que pour son traitement ultérieur, médical ou chirurgical.

LÉSIONS INFLAMMATOIRES. — **Glossite aiguë.** — Les glossites légères liées ou non à la stomatite sont fréquentes, mais ne réclament qu'un traitement médical par les lavages et les collutoires ; certaines *glossites parenchymateuses aiguës* peuvent occasionner des accidents nécessitant une intervention active, elles peuvent être consécutives à l'infection d'une plaie dans laquelle séjourne un corps étranger.

Bien rares cependant sont aujourd'hui ces inflammations aiguës provoquant un gonflement tel de la langue, que non seulement la parole et la mastication sont impossibles, mais la dyspnée devient si grande qu'on a pu penser à la trachéotomie. Cette opération sera évitée par les longues et profondes incisions recommandées en pareil cas, faites sur le dos de la langue, dans le sens longitudinal et sur toute la longueur accessible par la faible ouverture de la bouche. Une ou deux incisions seront nécessaires suivant que toute la langue ou une moitié seulement est gonflée ; ordinairement elles ne donnent pas issue à du pus, mais suffisent pour faire tomber l'œdème et remédier aux accidents de suffocation.

Dans d'autres cas, c'est un abcès chaud qui se forme, soulevant la face dorsale de la langue ou bombant sur un des côtés, la fluctuation y est difficile à sentir et la dureté de la langue peut faire penser à une tumeur solide ; la rapidité de l'évolution, les phénomènes inflammatoires feront diagnostiquer l'abcès qu'on ouvrira au point le plus tendu et quelquefois rénitent.

Tuberculose. — La tuberculose linguale se présente sous deux formes d'inégale fréquence : l'ulcération tuberculeuse et l'abcès froid.

L'*abcès froid* est très rare, unique ordinairement et renfermé dans la langue, il forme une tumeur isolable que l'on peut enlever complètement par excision, puis suture. Il peut se fistuliser, donc il faut l'enlever avant qu'il s'ouvre. Si cependant le malade est atteint de tuberculose pulmonaire avancée il vaut mieux s'abstenir d'une opération large inutile et si la fistule s'établit se contenter d'un curettage de la cavité.

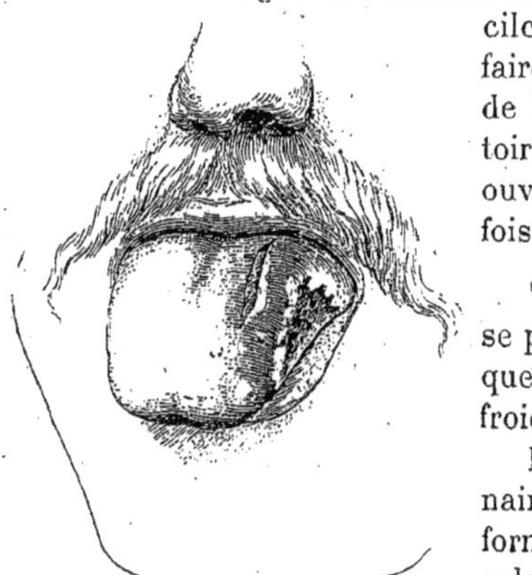

Fig. 91. — Tuberculose linguale (d'après Follin et Duplay).

L'*ulcération*, le plus souvent unique, reconnaissable à sa forme (fig. 91), à la présence de grains jaunes, au besoin à l'inutilité du traitement anti-syphilitique, à la persistance après l'extraction d'un fragment de dent, enfin à l'examen histologique d'une portion excisée, peut se présenter chez un sujet indemme de tuberculose pulmonaire ou très peu atteint, ou au contraire chez un tuberculeux avéré.

Dans ce dernier cas, le traitement médical local joint au traitement général sera seul employé, mais sans grand espoir de guérison; la disparition de l'ulcère ne peut guère être obtenue que par l'excision, comme pour un cancer limité, de la portion de langue qui le porte, en suturant ensuite la plaie. Cette excision à la pointe ou sur les bords, siège fréquent de la lésion, est simple et sans gravité; elle est indiquée chaque fois que l'état général ou l'état des voies respiratoires ne rendent pas inutile toute tentative de guérison. Il est vrai que d'autres ulcé-rations pourront reparaître ensuite, que l'on traitera d'après les mêmes principes.

Actinomycose. — L'actinomycose linguale primitive est rare et se présente sous un aspect un peu spécial[1], D'abord enfermée dans l'intérieur des muscles sous forme de un ou plusieurs noyaux durs, peu à peu, en plusieurs années, la lésion devient superficielle et saillante, puis fluctuante, s'ouvre et se fistulise (fig. 92). Le diagnostic en est difficile au début avec les tumeurs solides et les gommes syphilitiques, la ponction peut aider à le faire par

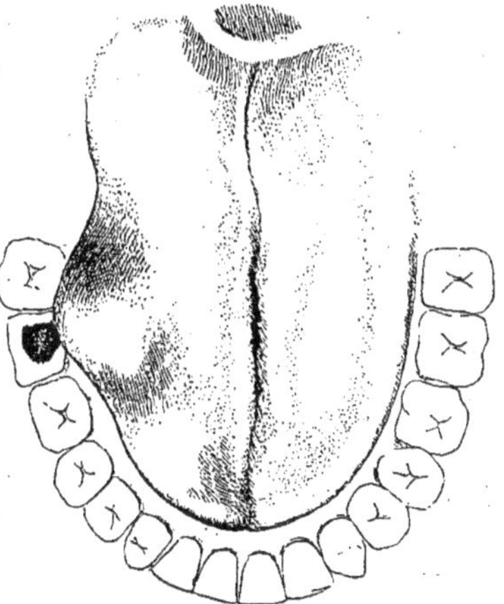

Fig. 92. — Actinomycose linguale (Paul Claisse).

l'examen du pus. Le traitement est celui de l'actinomycose en général : iodure de potassium à l'intérieur et lorsque le foyer est ouvert, applications ou injections interstitielles de teinture d'iode ou d'iodure de potassium (voir *Actinomycose faciale*); le pronostic en semble assez bénin ordinairement.

Tumeurs. — Toute confusion avec la syphilis gommeuse ulcérée ou non ayant été éliminée, soit parce que le diagnostic est net, soit grâce à un « traitement-épreuve » qui ne devra jamais dépasser une quinzaine de jours et sera arrêté immédiatement si la lésion s'aggrave, le diagnostic de tumeur de la langue peut être porté dans deux cas différents : la néoplasie est entièrement renfermée dans la langue, faisant saillie sous la muqueuse, ou elle siège à la surface et peut être alors ulcérée ou non.

1° Les *tumeurs interstitielles* sont rares, l'**épithéliome** et le **sarcome** sont exceptionnellement vus à cette période, quand ils débutent de cette façon;

[1] L. Bérard. *Gazette des Hôp.*, février, 1896, p. 261. — P. Claisse. *Presse médicale*, 31 mars 1897, p. 143. — Poncet. *Traité de l'actinomycose*, Paris. Masson, 1898.

les autres tumeurs sont des tumeurs bénignes peu fréquentes : **lipomes,
fibromes, et kystes séreux, muqueux, hydatiques**.

La sensation de fluctuation ou d'élasticité, de dureté fera penser au kyste
ou au fibrome; la limitation précise de la tumeur distinguera celle-ci du
cancer au début plus diffus et irrégulier de contours.

L'extirpation par la bouche, en excisant la portion de langue qui contient
la tumeur, est le seul traitement; cette excision se fera comme pour un
cancer superficiel limité que nous étudierons plus loin.

Cependant si la tumeur reconnue bénigne siège loin d'un bord et vers la
base, une incision longitudinale sur le dos de la langue en permettra la dissection et l'extirpation, suivie de suture totale.

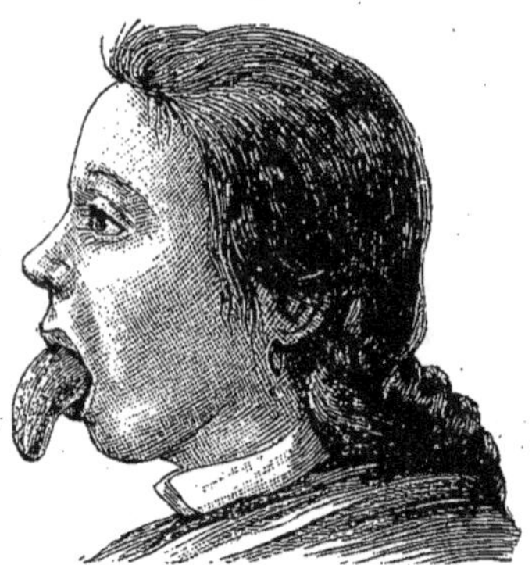

Fig. 93. — Macroglossie (Ricard et Bousquet).

Macroglossie. — A ces tumeurs interstitielles nous pouvons rattacher la macroglossie analogue à la macrochilie,
hypertrophie totale de la langue considérée aujourd'hui comme due le plus
souvent à un lymphangiome et séparée
des hypertrophies avec ou sans prolapsus, développées chez l'adulte à la suite
des glossites aiguës et chroniques surtout mercurielles et par suite exceptionnelles de nos jours. Ainsi comprise, la
macroglossie est congénitale; mais, peu
développée à la naissance, elle augmente
ensuite progressivement ou par poussées. Tant que la langue est encore contenue dans la bouche, que l'enfant tette et augmente bien, il suffit de faciliter
l'allaitement par le choix d'un sein à mamelon allongé ou par l'emploi du
biberon; plus tard, si le volume augmente et si la langue tombe hors de la
bouche, la muqueuse se dessèche, la mâchoire inférieure se déforme, les
dents poussent mal et se dévient, l'aspect devient repoussant (fig. 93). Dans
ces conditions, l'enfant étant alors développé et plus résistant, il ne faut pas
attendre, en essayant des moyens simples et inutiles (astringents, compression, etc.), que les déformations s'accentuent, il faut, aujourd'hui qu'on peut
le faire sans danger, amputer la portion qui dépasse l'arcade alvéolaire
supérieure. Cette amputation sera faite comme pour une tumeur de la
pointe, en excisant en **V** à pointe postérieure toute la partie antérieure de la
langue, avec hémostase préalable par deux clamps prenant toute l'épaisseur de la langue; on réunira ensuite les deux lambeaux latéraux ainsi formés par des sutures traversant toute l'épaisseur de la langue et accolant ces
lambeaux sur la ligne médiane. Cette suture assure l'hémostase et préserve
de l'infection, l'antisepsie buccale étant soigneusement faite par les moyens
habituels (lavages chloralés, naphtolés ou phéniqués).

La langue reprend ainsi sa forme et son volume. Toutefois ce prolapsus peut se reproduire, et nécessiter une seconde intervention semblable.

2° Lorsque la *tumeur est superficielle* ou arrivée de la profondeur à la surface, elle peut être ulcérée ou non.

Non ulcérée c'est une des tumeurs bénignes précédentes (kyste, lipome, fibrome), faisant saillie et comportant exactement le même traitement. Ce peut être un *angiome* ou un *sarcome*, le plus souvent ce dernier néoplasme est ulcéré lorsque le malade se présente, le traitement est le même du reste dans les deux cas, nous le verrons dans un instant.

L'angiome est limité, circonscrit, peu volumineux ou au contraire vaste et étendu à une grande partie de la langue. Dans le premier cas, le seul traitement radical est l'extirpation. S'il siège en avant, à la pointe ou sur un bord la chose est facile et se fait au bistouri par excision large suivie de suture ; s'il siège en arrière sur un bord, l'opération est encore possible et nous avons enlevé ainsi un angiome du volume d'un gros haricot, siégeant sur le bord gauche, près du pilier antérieur du voile du palais. Il suffit pour cela d'attirer fortement la langue au dehors à l'aide d'une pince, d'écarter de la joue par une valve assez large, et de comprimer la langue autour de la tumeur avec une pince très courbe. Grâce à la forcipressure préalable, à la suture complète ensuite, le bistouri est le meilleur instrument d'exérèse, l'hémorragie n'est pas à craindre. L'ablation doit être faite sans tarder, les dents pouvant ulcérer ou blesser la tumeur et provoquer une hémorragie grave ; d'autre part, il ne faut pas attendre la diffusion et l'extension progressive qui rendraient l'angiome inopérable.

Mais lorsque l'angiome volumineux s'infiltre au loin dans la langue, la conduite est plus délicate. En règle générale, tant que l'excision est possible sans une trop grande mutilation, elle constitue la meilleure thérapeutique ; mais dans les autres cas, parmi les traitements multiples des angiomes que nous connaissons, l'électrolyse resterait la seule ressource, les injections interstitielles ne pouvant être employées que lorsqu'on peut isoler la tumeur et dans ce cas l'excision est possible.

Cancer. — *Ulcérée*, la tumeur est un *épithéliome* ou un *sarcome*[1], cette dernière variété étant d'ailleurs très rare. Le plus souvent le diagnostic de cancer est indiscutable ; dans le cas contraire, la syphilis sera écartée par le traitement d'essai rapidement arrêté s'il donne une poussée, en tous cas prolongé au plus une quinzaine de jours. Les autres ulcérations de la langue en sont facilement distinguées, notamment par la guérison rapide après extraction d'une dent, si celle-ci peut être cause de l'ulcère.

Ces difficultés de diagnostic ne peuvent exister du reste qu'au début de la lésion, plus tard, lorsque l'ulcération est large et la tumeur étendue, l'hésitation devient impossible.

Il est d'autres cas dans lesquels l'embarras peut être grand : lorsque le cancer résulte de la transformation d'une plaque de *leucoplasie*, ainsi que cela peut se voir aussi à la face interne des joues et sur la muqueuse labiale.

Nous n'avons pas ici à nous occuper de savoir ce qu'il faut au juste com-

---

[1] Marion. *Revue de chirurgie*, 1897, p. 193 et 574. Melchior-Robert. *Revue de chirurgie*, 1899, p. 545.

prendre sous le nom de leucoplasic buccale et si certaines leukokératoses doivent en être écartées, les dermatologistes ne sont pas d'accord sur ce point; nous savons que l'évolution spontanée conduit un certain nombre de ces « plaques blanches » à la transformation cancéreuse[1]. L'épithéliome né de cette façon serait peut-être moins malin que dans les autres formes, mais ce n'en est pas moins un cancer qu'il faut traiter comme les autres, c'est-à-dire le plus tôt possible. Il est donc important de reconnaître quand une plaque leucoplasique est suspecte.

Toute plaque leucoplasique peut devenir cancéreuse, aussi faut-il éviter toute cause d'irritation locale ; on supprimera donc le tabac et les liqueurs, on soignera les dents et la bouche ; et sur la plaque elle-même, on conseillera les applications de chlorate de potasse, de borax, de chlorate de magnésie, de bichromate de potasse au 1/50e.

Dès que, sur la plaque, se produit un développement papillomateux, une induration, des fissures ou des exulcérations, il faut craindre la transformation épithéliomateuse et plutôt que d'employer le thermo ou le galvanocautère, mieux vaut extirper la plaque au bistouri, ou au moins la portion suspecte, largement circonscrite, en suturant la plaie. L'opération à ce moment n'est pas grave, elle permet en outre l'examen histologique de la lésion.

En dehors de ces cas où le cancer peut être surpris à son début, le plus souvent la lésion évolue déjà depuis quelque temps lorsque le malade se présente au chirurgien. Plusieurs cas sont alors à considérer : l'épithéliome est encore limité à la langue, qu'il y ait ou non adénopathie sous-maxillaire ou carotidienne, il siège en avant ou à la base près des piliers du voile du palais ; ou bien l'extension s'est faite soit sur le plancher de la bouche vers le maxillaire inférieur, soit en arrière sur le voile du palais et l'arrière-bouche.

Comme pour tout cancer, le seul traitement curatif, mais non radical, est encore le traitement opératoire ; s'il est reconnu impossible, il ne reste que quelques moyens palliatifs à employer contre les accidents graves.

Dans le cas particulier, il s'agit d'un cancer à évolution locale, sans tendance à la généralisation, mais présentant une gravité considérable par la fréquence et la rapidité des récidives.

a. Les cancers de la partie antérieure de la langue, pointe et bords, possibles à extirper par la bouche, doivent toujours être opérés, qu'ils soient ou non accompagnés d'adénopathie sous-maxillaire, et lorsque le plancher buccal est indemne. L'opération se fait par la bouche pour la langue ; par la voie sus-hyoïdienne pour les ganglions qu'on extirpe en totalité avec la glande sous-maxillaire.

b. D'autre part les cancers non opérés encore ou récidivés ayant envahi le plancher de la bouche, adhérents à la mâchoire inférieure, ou propagés au voile du palais et à l'arrière-bouche, avec adénopathie considérable sous-maxillaire et carotidienne ne doivent pas être opérés, l'intervention fut-elle

---

[1] Le Dentu. *Congrès de chirurgie*, Lyon, 1894 ; Paris, 1896. — *Revue de chirurgie*, décembre 1896. — Cestan. *Soc. anat.*, 1897, p. 320. *Archiv. gén. de méd.*, 1897, p. 45. — Gaucher et Sergent. *Archives de méd. expérimentale*, 1900, p. 465. — *Congrès international* de 1900 ; section de dermatologie (Perrin, Gaucher, Fournier, etc.).

possible ; la gravité en est trop grande pour ces malades cachectisés, le *traitement palliatif* leur est seul applicable et comprend la morphine à haute dose contre les douleurs, la trachéotomie en cas d'asphyxie, la sonde œsophagienne à demeure si la dysphagie est grande, les lavages buccaux antiseptiques contre l'odeur infecte qui s'exhale de la tumeur ulcérée..

Des hémorragies artérielles peuvent aussi nécessiter la ligature de la carotide externe, mieux que de la linguale, ligature qui peut être rendue fort difficile par la présence des ganglions cancéreux.

On a bien essayé dans les cas jugés inopérables, de produire l'atrophie et

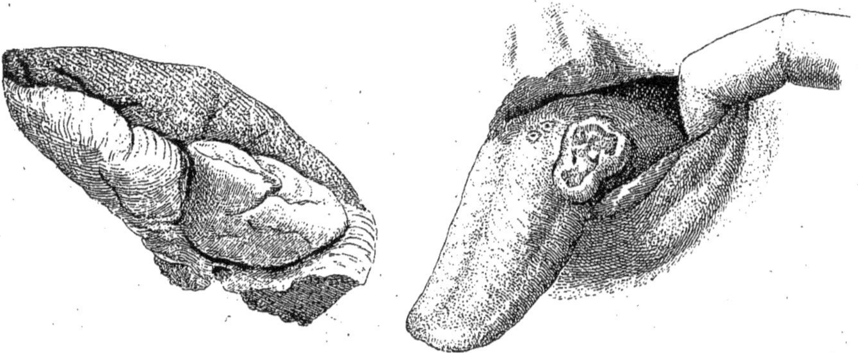

Fig. 94. — Sarcomes de la langue (d'après Marion).

l'affaissement de la tumeur par les ligatures des troncs artériels. Les *ligatures atrophiantes*, pratiquées autrefois par Mirault (d'Angers), P. Broca, Flaubert, Roux, Demarquay, ont été de nouveau essayées récemment pour la langue par Tuffier[1] qui pratiqua 7 fois la ligature de la carotide externe sans résultat appréciable ; Le Dentu[2] n'obtint pas plus par la ligature des deux linguales. Les ligatures artérielles ne sont donc utiles, dans les tumeurs inopérables, que pour arrêter une hémorragie inquiétante.

c. Entre ces cas extrêmes de tumeurs facilement extirpables sans opération préliminaire et de tumeurs manifestement inopérables, existent un grand nombre de formes pour lesquelles une décision est assez délicate à prendre : ce sont les cancers de la partie antérieure de la langue avec envahissement limité du plancher de la bouche et adénopathie sous-maxillaire, et les cancers postérieurs étendus au pilier du voile et à l'arrière-bouche, mais dans des limites peu grandes.

Pour enlever ces tumeurs, la voie buccale ne peut être employée, il faut ouvrir la bouche largement en fendant la joue ou réséquant la mâchoire, ou passer par la voie sus-hyoïdienne.

Les dangers de l'intervention se manifestent pendant et après l'opération. Pendant l'opération, l'hémorragie est à craindre non pour la perte du sang

[1] Tuffier. *Congrès de chirurgie*, Paris, 1897. Ligatures atrophiantes dans les tumeurs inopérables.

[2] Le Dentu. *Congrès de chirurgie*, Paris, 1898, p. 243.

mais pour la pénétration de celui-ci dans les voies respiratoires. Après l'opération, l'infection est facilitée par le siège intrabuccal de la plaie ; elle est
redoutable par sa propagation aux voies respiratoires et la production des
pneumonies par déglutition des produits septiques. Les chances de mort
soit immédiate, soit dans les jours qui suivent l'opération sont donc grandes.

Pour éviter ces complications plusieurs moyens sont employés. L'écoulement du sang dans les voies respiratoires peut être évité en liant au début
de l'opération la carotide externe, ou les linguales, et ne coupant ensuite les tissus qu'après les avoir pincés, pour rempla-cer les pinces par des ligatures après l'extirpation.

De même la trachéotomie préalable peut permettre de boucher la trachée à l'aide de la canule-tampon de Trende-lenburg ou de pratiquer le tamponnement du pharynx avec de la gaze en plaçant une canule dans la trachée.

Cette trachéotomie préalable permet aussi d'isoler les voies respiratoires après l'opération et d'éviter l'infection broncho-pulmonaire venant de la bouche, mais

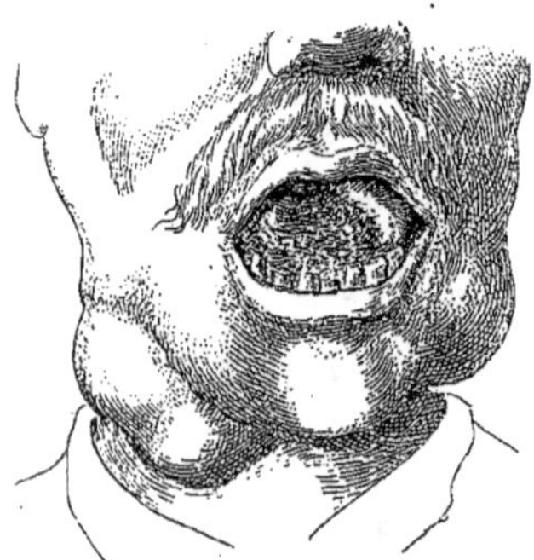

Fig. 95. — Cancer de la langue ulcéré;
adénopathie cervicale. (Th. Anger.)

elle expose elle-même aux complications pulmonaires ; aussi préfère-t-on le
plus souvent placer le malade dans la position de Rose, tête pendante, ou
simplement la face tournée sur le côté.

L'infection est fort diminuée si l'on prend soin, comme y insiste Berger [1],
de suturer complètement les plaies muqueuses, ce qui est facile dans les
amputations partielles mais peut être impossible dans les larges ablations
du plancher buccal.

Malgré ces précautions, la mortalité opératoire ou post-opératoire est
encore élevée, soit par la gravité du traumatisme chez des malades peu
résistants, soit surtout par la pneumonie consécutive, et par la difficulté de
l'alimentation qui doit être faite à l'aide d'une sonde œsophagienne, passée
par une narine.

D'autre part, la guérison opératoire étant obtenue, quel est l'avenir de
ces malades? Si pour les cancers limités, ceux de notre première catégorie,
de longues survies sont signalées, de trois, quatre, cinq, dix et douze ans ;
bien rares elles sont dans les cancers de la troisième catégorie, ceux qui ont
envahi plancher et ganglions ou sont propagés à l'arrière-bouche. Cependant les malades de Quénu [2], bien portant quatre ans et demi, de Jalaguier [3],
trois ans et demi après l'opération, avaient été opérés pour des cas de ce
genre.

Il faut donc s'attendre en opérant ces cas graves à des échecs nombreux

[1] *Société de chirurgie*, 1891, p. 86.

[2] *Société de chirurgie*, 1893, p. 290.

[3] *Société de chirurgie*, 1892, p. 124.

à des morts immédiates ou rapides, à des récidives précoces ; mais de temps en temps, un succès viendra justifier ces tentatives, d'autant plus légitimes que les malades souffrant de douleurs vives, ne pouvant plus se nourrir, viennent instamment réclamer une intervention.

Il nous reste à indiquer par quelles méthodes opératoires pourront être faites ces amputations dans des différentes variétés, renvoyant à la *technique chirurgicale* pour la description des procédés.

Les cancers antérieurs encore localisés à la langue peuvent être opérés par les *voies naturelles*, par excision en V d'une large portion de langue autour de la tumeur ou par excision large limitée par une incision médiane et une autre perpendiculaire à celle-ci en arrière de la tumeur ; après l'amputation, la langue est complètement suturée soit en ourlant la tranche, soit en accolant les surfaces de section.

Si la portion de langue à enlever est étendue, s'il existe des ganglions sous-maxillaires ou carotidiens, si le plancher buccal est envahi, ou enfin si le cancer siège en arrière vers la base de la langue, il faut prendre une *voie détournée*.

Pour aborder la langue autrement que par l'orifice buccal, trois voies sont possibles : la *voie génale* qui ouvre la joue, la *voie sus-hyoïdienne* qui traverse les parties molles en dedans de la mâchoire, la *voie trans-maxillaire* qui écarte ou supprime une partie de la mâchoire inférieure.

La *voie génale* comporte ou bien la simple incision commissurale de Jœger, ou la dissection de la joue suivant le procédé de Verneuil et Maunoury (de Chartres) ; ni l'un ni l'autre de ces deux procédés ne donne un jour suffisant.

La *voie sus-hyoïdienne* comporte plusieurs procédés suivant que l'incision des parties molles est médiane ou latérale. L'incision médiane et bilatérale (Regnoli-Billroth) désinsère en avant toutes les attaches de la langue ; l'incision latérale (Verneuil-Kocher) suffit le plus souvent puisque ordinairement un seul côté est envahi, elle permet de lier les artères carotide externe, linguale et faciale, d'extirper glande et ganglions sous-maxillaires, d'explorer la région carotidienne, puis de traverser le plancher buccal en enlevant tous les tissus malades et d'attirer enfin la langue dans la plaie pour en amputer la portion nécessaire. La suture muqueuse lorsqu'elle est possible, est facile à faire par cette voie et ferme la cavité buccale. Par cette incision latérale, qui peut être aussi longue que l'on veut et être, au besoin, prolongée du côté opposé, on peut non seulement atteindre les cancers antérieurs propagés au plancher ; mais aussi les cancers postérieurs, ceux de la base, même lorsqu'ils ont envahi le pilier antérieur du voile du palais ; *on peut donc opérer par cette voie tous les cancers opérables*.

La *voie transmaxillaire* comprend la section ou ostéotomie du maxillaire inférieur sur la ligne médiane (Roux-Sédillot) suivie d'écartement des deux valves produites ; ou la résection d'une partie latérale ou médiane du maxillaire inférieur, résection qui peut être définitive ou temporaire.

L'opération de Roux-Sédillot donne un large accès mais comporte un traumatisme important ; la résection d'une partie de la mâchoire peut être nécessaire si l'os est envahi par la néoplasie. Quant à la résection temporaire dans le but de se donner du jour, nous pensons avec Ollier[1] qu'il est préférable « de procéder par une autre voie quand l'os n'est pas malade, et de réséquer l'os lorsqu'il est atteint. Les récidives rapides des cancers du plancher de la bouche font perdre, en pratique, à ces opérations, les avantages qu'on pourrait théoriquement leur attribuer ».

La voie transmaxillaire n'est donc applicable que dans deux de ses formes : le Roux-Sédillot pour obtenir un large accès ; la résection définitive d'une partie de la mâchoire, quand on opère un cancer propagé jusqu'à l'os.

Il ne nous reste donc à choisir qu'entre la voie sus-hyoïdienne latérale et la voie transmaxillaire ainsi limitée ; ce choix ne peut être fait que d'après l'étendue du néoplasme et notamment son extension au maxillaire qui nécessite la résection. En dehors de ce dernier cas spécial, l'opération de Roux-Sédillot aggrave le pronostic immédiat en augmentant le traumatisme et allongeant la durée de l'opération ; elle peut en outre laisser persister une pseudarthrose.

C'est donc l'incision sus-hyoïdienne latérale qui, pour nous, est l'opération de choix.

Les mêmes indications sont applicables aux formes plus rares de *cancer primitif du plancher buccal.*

Vices de conformation et difformités. — L'absence congénitale ou acquise de la langue ne comporte aucun traitement; seule l'*ankyloglosse* peut nécessiter une intervention. Congénitale, elle peut être due à un prolongement trop antérieur du frein qui soude la pointe au plancher, ou rarement à une brièveté anormale de ce frein. Ces vices de conformation peu graves sont facilement corrigés par la section du frein ou filet.

A la suite de plaies ou brûlures, il est exceptionnel de voir des adhérences de la langue aux parties voisines, adhérences qu'il sera toujours facile de libérer par dissection, en suturant avec soin les muqueuses séparées.

6° Plancher buccal, glandes sous-maxillaires et sublinguales

Nous donnons au plancher buccal les limites anatomiques que lui donne Tillaux : « région limitée en haut par la cavité buccale et en bas par le muscle mylo-hyoïdien. Tout ce qui est au-dessus de ce muscle appartient à la bouche, c'est-à-dire à la face, tout ce qui est au-dessous se rattache au cou ».

Nous n'aurons donc à étudier ici que quelques rares phlegmons situés au-dessus du mylo-hyoïdien, et nous décrirons, avec ceux du cou, les phlegmons sous-maxillaires et sus-hyoïdiens. Cependant la glande sous-maxillaire, située ainsi dans le cou est plus en rapport pathologique avec la bouche par les lésions du canal de Wharton et la lithiase salivaire, aussi parlerons-nous maintenant du traitement des maladies des glandes sous-maxillaires. Il est impossible également de diviser l'étude de certaines tumeurs qui nées à la région sublinguale, peuvent se développer vers la région sus-hyoïdienne, les grenouillettes par exemple et nous devrons en

---

[1] *Traité des résections,* 1891, t. III, p. 798.

réunir les formes sublinguale et sus-hyoïdienne. Nous avons ainsi à étudier, pour le plancher buccal et les glandes salivaires, des affections inflammatoires (phlegmons, lithiase salivaire) et des tumeurs.

AFFECTIONS INFLAMMATOIRES. — **Phlegmon sublingual**. — Les phlegmons du plancher de la bouche, délimité comme nous venons de le faire, sont très rares; hormis les abcès linguaux, il n'existe là que des abcès de la loge sublinguale. La collection purulente petite, uni ou bilatérale, comprise entre la muqueuse buccale et le muscle mylo-hyoïdien peut être consécutive à des piqûres ou plaies de la muqueuse, mais le plus souvent est due à la propagation d'une périostite d'origine dentaire ou complique l'évolution vicieuse de la dent de sagesse. Le phlegmon peut revêtir deux allures bien différentes, tantôt il donne naissance à un *abcès bien circonscrit*, peu volumineux, grave seulement par l'œdème du plancher buccal et le refoulement de la langue; tantôt c'est une infiltration septique, un véritable *phlegmon diffus*, qui peut s'accompagner de productions gazeuses ou de sphacèle des téguments, grave alors non seulement par le gonflement des parties molles, la gêne de la respiration et de la déglutition, mais surtout par les symptômes généraux d'intoxication suraiguë : fièvre élevée, prostration, délire, pouvant se terminer par une mort rapide. On a décrit cette dernière forme sous le nom d'*angine de Ludwig* [1].

Dans les cas légers de phlegmon circonscrit, il faut donner issue au pus non pas par la bouche où cependant fait saillie la tuméfaction, mais par une incision sus-hyoïdienne; l'incision ordinairement employée est médiane et verticale, commençant un peu au-dessous de la symphyse du menton et se portant plus ou moins loin vers l'os hyoïde, la peau et le tissu cellulaire sont incisés jusqu'au plancher mylo-hyoïdien qui est divisé au bistouri ou à la sonde cannelée; on ouvre ainsi à droite ou à gauche de la ligne médiane, au-dessus des muscles mylo-hyoïdien, la petite collection que l'on draine.

Pour la forme diffuse, le pronostic est fort grave et la rapidité d'une intervention large ne sauve pas toujours le malade. Cependant l'intensité des phénomènes généraux et locaux fait hâter l'opération, aussitôt que le diagnostic est posé par le gonflement du plancher buccal, le refoulement de la langue, la dyspnée, l'induration quelquefois ligneuse de la région sus-hyoïdienne. L'intervention consiste en incisions larges et multiples de la région sus-hyoïdienne, sans qu'on puisse s'attendre à trouver de collection purulente. Une incision médiane est faite d'abord comme dans les cas précédents, puis une ou deux incisions latérales suivant que le gonflement siège d'un seul ou des deux côtés. Cette incision latérale faite dans la région sous-maxillaire, parallèlement au bord de la mâchoire, comme pour un adéno-phlegmon ordinaire, doit aller profondément jusqu'au muscle mylo-hyoïdien qu'il faut inciser pour placer le drain dans la région sublinguale.

En même temps, devront être employés les moyens que nous avons indi-

---

[1] Voir : La grande discussion qui eut lieu à ce sujet à la *Société de chirurgie*, en 1892, p. 491, 505, 526, 552. — Dumonteil-Grandpré. Th., Paris. 1873. — Demoulins. *Arch. gén. méd.*, février 1894. — Huguet et de Bovis. *Arch. gén. méd.*, 1894, p. 385. — Lyon. Th,. Montpellier, 1897. — Cocar. Th., Paris, 1899.

qués en cas de septicémie : injections sous-cutanées abondantes de sérum artificiel, alcool, etc.

Localement des lavages à l'eau oxygénée pourront être utiles, notamment s'il y avait production de gaz. Des microbes anaérobies ont en effet été trouvés dans un cas de Gérard-Marchant [1], et l'on sait que l'eau oxygénée est surtout utile dans ces cas.

Si le malade résiste à l'intoxication et survit, il est encore exposé à des hémorragies secondaires, dangereuses par leur abondance et surtout leur répétition. La septicité de la plaie explique ces accidents, et comme nous l'avons vu, le seul moyen de lutter contre la perte de sang est de rechercher par les lavages oxygénés et les applications de teinture d'iode dans la plaie, l'atténuation de l'infection.

Après guérison, dans tous les cas de phlegmon sublingual, il faudra rechercher si les accidents ne sont pas la conséquence d'une carie dentaire qu'il faudra faire soigner pour éviter un retour possible de l'infection.

Lithiase salivaire sous-maxillaire. — Les calculs de la glande sous-maxillaire et du canal de Wharton sont beaucoup plus fréquents que ceux de la parotide et de son canal excréteur. Les accidents provoqués par ces concrétions sont d'ordre inflammatoire et siègent le plus souvent au niveau de la muqueuse du plancher de la bouche, quelquefois au niveau de la glande même, dans la région sous-maxillaire, si le calcul est glandulaire.

Siégeant dans le canal excréteur, le calcul soulève la muqueuse et produit soit du gonflement avec écoulement du pus par l'ostium, soit un abcès. La sensation d'un corps dur, éprouvée pendant l'examen fait penser au calcul mais souvent celui-ci n'est vu que lors de l'incision de l'abcès. L'extraction de ce calcul se fait facilement par la bouche en agrandissant l'orifice normal, si le calcul y est arrivé ; ou incisant sur la tumeur elle-même, si la pierre est plus éloignée. Les lavages chloralés de la bouche amènent rapidement la guérison ; si de nouveaux calculs se forment, il faudra de nouveau en pratiquer l'extraction.

Rarement le calcul siège à la partie inférieure du canal et forme une tumeur sus-hyoïdienne. Tuffier [2] dans un cas semblable dut faire la taille du canal de Wharton par la région sous-maxillaire, il fit la réunion immédiate et obtint la guérison complète, en une semaine.

Enfin soit que le calcul siège dans la glande, soit qu'après la formation de calculs du canal, l'infection se soit propagée au tissu glandulaire, la glande sous-maxillaire peut devenir grosse et douloureuse, formant une véritable tumeur.

Cette inflammation glandulaire en se prolongeant détermine la sclérose et l'induration de la glande. Des observations de ce genre ont été présentées par Terrier [3], Berger [4], Launay [5], et montrent que le seul traitement utile

---

[1] Gérard-Marchant. *Bull. Soc. chir.*, 1892, p. 520. Examen bactériol. de Veillon.
[2] Tuffier. *Bull. Soc. chir.*, 1891, p. 304.
[3] Terrier. *Bull. Soc. chir.*, 1874. Rapport de Forget, 1874, p. 349.
[4] Berger. *Bull. Soc. chir.*, 1889, p. 599.
[5] Launay. *Bull. Soc. anatomique*, 1900, p. 76.

devient alors l'extirpation de la glande sous-maxillaire entière. Cette extirpation se fait par une incision parallèle au bord de la mâchoire. La glande est très adhérente aux plans environnants, ce qui en rend la dissection difficile, et on trouve le calcul ordinairement au-dessus et en dedans de la glande, sous la muqueuse. Il est utile, dans ces tissus infectés, de placer un drain pendant quelques jours.

TUMEURS. — Les tumeurs du plancher de la bouche et des glandes sous-maxillaires sont liquides ou solides.

Les premières comprennent des kystes salivaires appelés grenouillettes, des kystes indépendants des glandes salivaires, des angiomes nommés à tort grenouillettes sanguines.

Grenouillettes. — Les grenouillettes véritables sont des tumeurs kystiques d'origine salivaire ; nous devons en séparer cependant la *grenouillette aiguë* qui n'est pas une tumeur mais une lésion inflammatoire à marche aiguë, sous la dépendance d'un calcul ou d'un corps étranger et qui nécessite le traitement déjà indiqué pour les inflammations sous-muqueuses qui accompagnent les calculs du canal de Wharton.

Nous indiquerons aussi pour n'y pas revenir la *grenouillette congénitale* constatée à la naissance et attribuée ordinairement à la distension du canal de Wharton par imperforation de l'ostium ; il suffit d'exciser la petite poche kystique qui fait saillie sur le plancher de la bouche pour créer un orifice qui se maintient sans autre traitement.

Il existe aussi certaines *grenouillettes polykystiques* chez l'enfant, véritables lymphangiomes diffusés dans les muscles du plancher de la bouche. L'extirpation des gros kystes peut être nécessitée pour remédier à certains troubles de la mastication et de la déglutition, mais la cure complète de ces masses polykystiques est souvent difficile ; il faudra recourir avec prudence aux ponctions et injections iodées, l'extirpation complète étant impossible.

La *grenouillette de l'adulte* revêt deux formes : sublinguale, faisant saillie seulement dans la bouche ; sus-hyoïdienne, saillante sous la mâchoire et latéralement, accompagnant généralement ou succédant à la grenouillette sublinguale.

Cette tumeur de pronostic absolument bénin est gênante par le déplacement de la langue et les modifications dans la phonation. Sa guérison peut être difficile à obtenir ; le traitement du reste est différent suivant que la tumeur kystique proémine dans la bouche ou sous la peau.

Pour la *grenouillette sublinguale*, tous les traitements anciens ou récents qui se contentent de l'incision simple avec ou sans drainage, avec séton, avec renversement des bords (batrachosioplastie), de la ponction simple ou suivie d'injection modificatrice (iode, alcool, perchlorure de fer, chlorure de zinc, liquide ou déliquescent) doivent être abandonnés comme insuffisants et exposant trop à la récidive, ou dangereux par l'intensité des phénomènes inflammatoires.

Deux seuls procédés sont à recommander : l'excision partielle avec destruction du reste de la paroi par les caustiques, l'extirpation totale.

L'excision partielle est simple et facile :

La paroi du kyste et la muqueuse qui le recouvrent sont saisies au point culminant à l'aide d'une pince à griffes ou d'un ténaculum et d'un coup de ciseaux courbes cette partie saillante est excisée complètement; le contenu visqueux s'écoule en partie.et est évacué à l'aide de tampons montés, puis les bords de la poche sont excisés encore au ras du plancher buccal de façon à obtenir une large ouverture de la poche dans toute son étendue buccale ; on essuie enfin la paroi profonde avec un tampon sec et promène sur tous les points accessibles de la cavité soit un crayon de nitrate d'argent, soit un tampon imbibé de chlorure de zinc en solution au 1/10e. Il suffit de tamponner la cavité avec une lame de gaze aseptique qui ressort peu et de faire laver la bouche à l'eau chloralée à 1/200e.

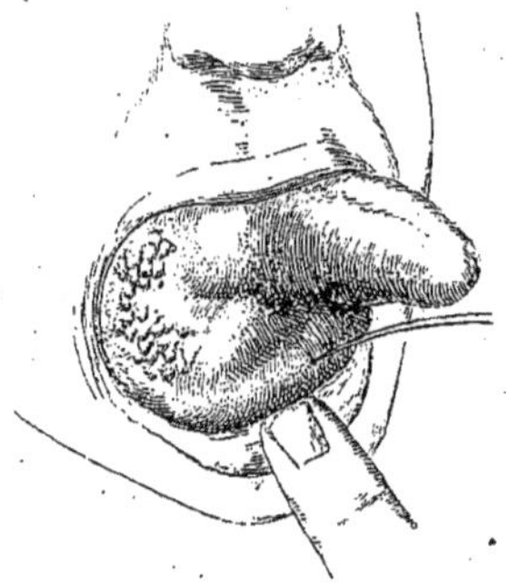

Fig. 96. — Grenouillette sublinguale. (Traité de chirurgie, Duplay-Reclus).

Les jours suivants, on enlève la mèche pour badigeonner la poche avec de la teinture d'iode pure et on place un nouveau tampon. Ces pansements doivent être quotidiens tant qu'il est nécessaire de tamponner; mais au bout d'une huitaine de jours environ la cavité est déjà en grande partie comblée, il n'est plus besoin de tampon et il suffit de toucher à l'iode, tous les deux ou trois jours, jusqu'à fermeture complète.

L'extirpation par la bouche est beaucoup plus difficile à cause de la friabilité de la paroi, de son adhérence à des organes importants : canal de Wharton, nerf lingual, vaisseaux de la langue; de l'hémorragie abondante avec hémostase peu aisée ; et des prolongements de la poche entre les muscles. Félizet[1] a indiqué que l'hydrotomie du tissu cellulaire qui enveloppe la poche en facilite la dissection ; il suffit pour cela d'injecter entre la muqueuse et la paroi 8 à 10 centimètres cubes d'eau stérilisée. Cependant même avec ce perfectionnement, l'opération est toujours difficilement complète et surtout laisse ouverte dans la bouche une plaie profonde qui est ainsi exposée à de graves infections pendant et après l'opération.

Pour toutes ces raisons l'extirpation totale, qui seule met sûrement à l'abri d'une récidive, est rarement pratiquée. L'excision a l'inconvénient d'être souvent suivie de récidive, et si une deuxième opération n'était pas plus radicale, il faudrait avoir recours à l'extirpation de la tumeur buccale. Si le kyste récidive dans la région sus-hyoïdienne, nous verrons dans un instant quelle conduite il conviendra de tenir.

Pour pratiquer l'extirpation, il faudrait endormir le malade, après avoir fait nettoyer la bouche pendant plusieurs jours, puis disséquer après évacuation du kyste, en s'aidant du doigt placé à l'intérieur et de tractions avec des pinces; on pourrait suturer les plans profonds en un surjet, sans drainage.

[1] *Bull. de la Soc. de chirurgie*, 1891, p. 603.

La *grenouillette sus-hyoïdienne* peut coexister avec une tumeur sublinguale ou succéder à la guérison de celle-ci.

Dans le premier cas, l'excision par la bouche suivie de cautérisation et de tamponnement doit être le premier traitement ; elle peut amener la guérison si la communication des poches est large, sinon il faut traiter ensuite la poche sus-hyoïdienne. La dissection de la totalité de la tumeur par la région sous-maxillaire serait en effet compliquée.

La tumeur sus-hyoïdienne peut être opérée comme l'autre par ouverture, cautérisation et tamponnement, mais cette méthode est longue, laisse une cicatrice déprimée et adhérente ; et comme d'autre part l'extirpation de la poche se fait sans ouverture de la cavité buccale, c'est une opération aseptique ordinaire qui n'offre pas les gros inconvénients de la dissection par voie buccale.

Il faut cependant savoir que cette dissection de la poche par l'incision sous-maxillaire peut être rendue pénible par la friabilité et la complexité de la paroi et de ses diverticules ; en outre, on peut être amené à extirper en même temps la glande sous-maxillaire origine du kyste [1].

Si l'extirpation complète de la poche est reconnue impossible au cours de l'opération et si on est obligé d'en abandonner une partie, il faut cautériser ces portions de poche au chlorure de zinc et drainer largement la plaie suturée.

Tumeurs sanguines. — Il existe au niveau du plancher de la bouche, et se prolongeant quelquefois à la région sus-hyoïdienne, des tumeurs sanguines peu fréquentes, angiomes profonds décrits par Dolbeau [2], et qui se présentent tantôt sous forme de kyste sanguin non réductible ni érectile, dont la dissection se fera comme pour un kyste salivaire par la bouche ou la région sous-maxillaire suivant son siège ; tantôt sous forme de tumeur érectile véritable, réductible, munie de battements et dont le traitement est celui des angiomes profonds. Le traitement de choix est l'extirpation, mais cette opération peut être fort laborieuse comme en témoigne une observation de Ricard donnée dans la thèse de Santa-Maria [2]. Dans ces cas l'électrolyse pourrait peut-être être tentée.

Kystes non salivaires. — En dehors des kystes d'origine salivaires, les tumeurs kystiques du plancher de la bouche sont rares. Les *kystes séreux congénitaux* ne sont pas limités à la région du plancher buccal et seront étudiés avec ceux du cou ; les *kystes hydatiques* très rares sont le plus souvent pris pour des grenouillettes et sont excisés ou extirpés ; les *kystes dermoïdes* sont les moins rares.

Ces kystes siégeant au-dessus du mylo-hyoïdien sont situés près de l'os hyoïde ou près de la mâchoire (adhyoïdiens et adgéniens de G. Marchant) où ils peuvent adhérer (fig. 97), et sont compris entre les muscles génio-hyoïdiens, ou plus haut entre les génio-glosses, ou entre ces deux plans ; ils sont

[1] Terrier. *Bull. Soc. chirurgie*, 1900, p. 525.
[2] Dolbeau. Mémoire, Paris, 1857. — Santa-Maria, Thèse de Paris, 1898.

médians ou latéraux. Le diagnostic de ces tumeurs est possible lorsqu'elles sont médianes, rarement posé dans les latérales ; le traitement ne peut être que l'extirpation ; tout autre, laissant la poche, permet la récidive. Cette extirpation peut se faire par la bouche ou par la région sus-hyoïdienne.

Si le kyste fait saillie au-dessus de l'os hyoïde, malgré l'ennui d'une cicatrice, c'est par la surface cutanée qu'il faut attaquer ; la dissection par la

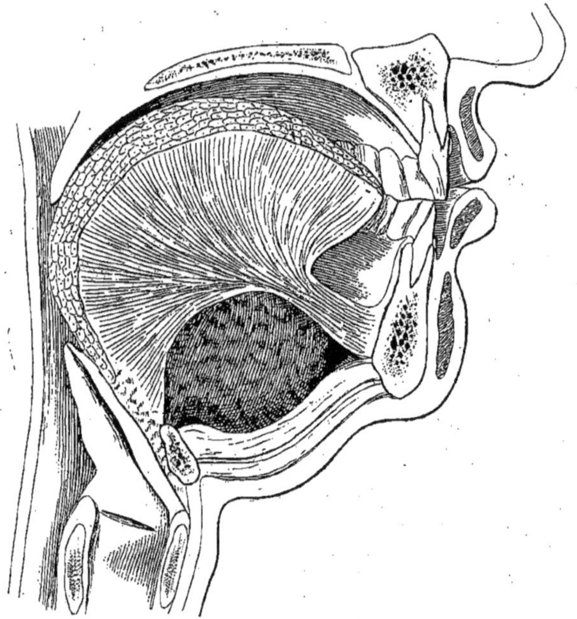

Fig. 97. — Kyste dermoïde du plancher buccal, kyste adhyoïdien (Gérard-Marchant).

bouche serait périlleuse ou impossible. S'il siège en avant de la région et fait saillie sous la muqueuse, la discussion est possible et la crainte de l'infection peut faire prendre la voie cutanée ; cependant, en préparant la bouche pendant quelques jours, et désinfectant pendant les jours qui suivent, l'infection est évitée [1] et la guérison obtenue facilement.

Tumeurs solides. — Dans le *plancher buccal*, prennent exceptionnellement naissance, au-dessus du mylo-hyoïdien, des *lipomes* dont l'extirpation s'est faite facilement par la bouche. Quant à l'*épithéliome* de la muqueuse du plancher buccal, nous en avons parlé à propos des cancers de la langue auxquels il est le plus souvent secondaire ; s'il a pris naissance sur le plancher même, le traitement et le pronostic sont du reste identiques. L'extirpation ne peut se faire par la bouche et il faut employer la voie sus-hyoïdienne ou la voie trans-maxillaire avec ostéotomie simple de la mâchoire et écartement, ou avec résection si l'os est envahi ; mais dans ces derniers

____
[1] *Bull. de la soc. de chir.*, 1891, p. 22 et 1892, p. 387.

cas le pronostic est tellement assombri par la rapidité de la récidive que le traitement opératoire est rarement entrepris.

Les *glandes salivaires sublinguales et sous-maxillaires* sont, beaucoup moins fréquemment que la parotide, le siège de tumeurs solides, tumeurs mixtes ordinairement. La constatation d'une tumeur solide de la glande sous-maxillaire mène à une extirpation totale ou partielle de cette glande par une incision sus-hyoïdienne, comme nous l'avons déjà dit à propos de la lithiase.

On a du reste décrit des hypertrophies des glandes salivaires sublinguales et sous-maxillaires analogues à celles que nous avons décrites dans la lithiase, mais sans qu'on ait trouvé de calcul salivaire lors de l'extirpation [1].

[1] Küttner. *Beilrage z. klin. chir.*, XV, 3. — Braquehaye et Sabrazès. *Bull. de la Société de chirurgie*, Paris (rapport de Broca), 1897, p. 567.

CHAPITRE IV

COU

Nous diviserons l'étude des maladies du cou en quatre parties : 1° les parties molles, peau, tissu cellulaire, muscles, vaisseaux et nerfs, ganglions, sous le titre : *cou;* 2° les maladies du *corps thyroïde ;* 3° celles du *larynx* et de la *trachée* y compris la portion thoracique de celle-ci ; 4° celles du *pharynx* et de l'*œsophage*, comprenant les portions buccale et laryngée du pharynx (nous avons étudié, avec le nez, le pharynx nasal), et l'œsophage jusqu'au cardia.

Les lésions de la colonne vertébrale cervicale et de la moelle ont été étudiées au chapitre « Rachis ».

I. — COU

LÉSIONS TRAUMATIQUES

A. **Traumatismes sans plaies.** — Ce sont des contusions et des fractures. Les **contusions** des parties molles n'offrent ici rien de spécial; celles de la région claviculaire pouvant atteindre le plexus brachial seront étudiées au membre supérieur avec la clavicule. Verneuil[1], A. Rivet[2] ont cité deux cas de contusion de la carotide en dehors de la pendaison, tous deux mortels. Les tuniques artérielles profondes étaient rompues au point contus et un caillot remontait jusque dans le crâne; une paralysie du côté opposé s'était développée pendant les quelques jours de survie.

Portant sur le larynx ou la trachée, la contusion n'occasionne le plus souvent que des accidents peu graves du côté de la voix et de la respiration, cependant le gonflement de la muqueuse peut être tel qu'il provoque des phénomènes de suffocation inquiétants, le traitement est alors le même que pour les fractures du larynx.

Les **fractures** intéressent l'os hyoïde, le larynx ou la trachée ; celles de la clavicule et les complications qui peuvent en résulter seront étudiées au membre supérieur.

Ces fractures produisent à des degrés variables de la dyspnée, du crachement de sang, de l'emphysème sous-cutané ; à ces signes s'ajoutent une

---

[1] Verneuil. *Académie de méd. de Paris*, 1872, p. 46.
[2] Ad. Rivet. *Semaine médicale*, 1898 p. 99.

déformation plus ou moins grande de la région, quelquefois de la crépitation et de la mobilité anormale des fragments. Les indications thérapeutiques se déduisent des symptômes respiratoires.

La première indication est de rétablir la respiration lorsqu'elle est gênée; vient ensuite la question de la déformation du conduit aérien et des conséquences tardives qui en résultent.

Pour assurer le libre cours de l'air, deux moyens sont possibles: la *trachéotomie* employée depuis longtemps et le *tubage*. La trachéotomie est souvent fort pénible à cause du gonflement considérable du cou, elle assure la respiration, mais ne fait rien contre le déplacement des fragments du larynx. Quant au tubage, il n'est pas applicable dans les fractures du larynx avec grande déformation et accidents graves immédiats, ni dans les fractures de la trachée.

Pour lutter contre la déformation, dans les fractures simples du larynx, on peut employer le *tubage* qui assure en même temps l'entrée de l'air, ou l'ouverture du larynx par *thyrotomie;* celle-ci peut-être employée seule, sans trachéotomie, et remplit à la fois les deux indications (Panas)[1], ou avec trachéotomie et est destinée alors seulement à redresser les fragments et à rétablir la lumière du canal (Wagner)[2].

Les indications diffèrent suivant la gravité des accidents et les cas peuvent être divisés en deux groupes: 1° écrasements; 2° fractures simples[3].

Dans les *écrasements*, l'urgence est extrême, le blessé asphyxie et la respiration peut être complètement arrêtée; l'introduction d'une canule dans la trachée est de nécessité immédiate.

Si l'écrasement porte sur le larynx, la trachéotomie doit être faite rapidement, malgré les difficultés que créent le gonflement, l'absence des repères normaux, la réplétion veineuse par asphyxie.

Si l'écrasement a brisé la trachée, la même conduite est indiquée, mais ici la trachée est déjà ouverte, et si la rupture est totale, il peut être fort difficile d'amener à la peau le bout inférieur rétracté; du reste, les parties molles incisées, on se trouve ici dans les mêmes conditions que pour les plaies contuses de la trachée que nous étudierons dans un instant, et les indications sont les mêmes.

La canule en place, si les mouvements respiratoires ont cessé, il faut pratiquer avec persévérance la respiration artificielle et l'aspiration des caillots qui encombrent le tube aérien.

Si la respiration se rétablit, et si le malade survit, on pourra, dans les jours suivants, ouvrir le larynx par thyrotomie pour redresser les fragments de cartilages enfoncés, et tamponner à la gaze la cavité laryngienne, afin de prévenir dans la mesure du possible les rétrécissements ultérieurs.

Dans les *fractures simples*, lorsque la respiration est gênée dès le début, il ne faut pas hésiter à l'assurer par trachéotomie ou tubage; lorsque rien d'inquiétant n'existe d'abord, on doit cependant toujours craindre l'as-

---

[1] Caterinopoulos, Thèse de Paris, 1879.

[2] Wagner. *Deutsche med. Wochenschr.* Berlin, 1880, p. 485.

[3] Lejars. *Chirurgie d'urgence*, 2° éd. 1900, p. 133.

phyxie rapide survenant tardivement. Aussi les uns veulent-ils ouvrir la trachée de façon préventive, alors que les autres veulent attendre les premiers accidents dyspnéiques.

A moins que le blessé ne soit éloigné de tout secours, impossible à surveiller, et que le diagnostic de fracture soit nettement posé par l'emphysème et l'expectoration sanglante, auquel cas la trachéotomie préventive est prudente, mieux vaut ne pas faire d'emblée une opération qui peut être inutile, tout en se tenant prêt à la pratiquer au moindre symptôme alarmant.

Faut-il faire la trachéotomie ou le tubage? La trachéotomie a fait ses preuves, le tubage est encore ici une indication théorique. L'ouverture de la trachée ne nécessite ni instrumentation, ni éducation spéciales; il faut, au contraire, savoir placer un tube laryngien, et ce tubage exige une surveillance constante et instruite, souvent bien difficile à réaliser.

B. **Plaies du cou.** — A la *nuque*, les plaies ne peuvent intéresser aucun organe important en dehors du rachis, elles n'offrent donc de particulier que leur étendue et leur profondeur possibles; le traitement indiqué aux plaies en général est applicable ici dans les divers cas de plaies récentes ou anciennes, large ou étroite, nette ou contuse.

Dans la *région antéro-latérale* du cou, les plaies sont produites par des instruments coupants, et sont plus ou moins larges; ou par des projectiles d'armes à feu et sont fort étroites, dans ces deux circonstances les accidents peuvent être très différents. Dans les coupures plus ou moins larges, les accidents graves sont immédiats et l'intervention doit être rapide; dans les plaies par balles, il peut n'y avoir tout d'abord aucun symptôme sérieux, mais des hémorragies tardives ou des lésions infectieuses peuvent survenir secondairement par chute d'un escarre et infection de la plaie. Quel que soit l'agent traumatique, nous avons donc à considérer des accidents immédiats et des accidents tardifs, ces derniers se rencontrant plus souvent dans les plaies par armes à feu.

Les accidents immédiats qui indiquent une intervention rapide sont de trois ordres : *Hémorragies abondantes artérielles et veineuses, plaies nerveuses, plaies viscérales* du conduit aérien ou du tube digestif.

Lorsque ces accidents immédiats n'existent pas, les indications du traitement sont celles de toute plaie simple : si la plaie est large, il faut nettoyer, faire l'hémostase complète, suturer les plans profonds puis la peau en drainant s'il est nécessaire (voir traitement des plaies en général); si la plaie est étroite, nettoyer la région et placer un pansement aseptique sans s'occuper tout d'abord du projectile, que l'on cherchera plus tard par radiographie, s'il provoque des accidents.

Il faut surtout se garder d'explorer cette plaie avec un stylet ou un instrument, manœuvre qui ne peut donner aucun renseignement utile, mais expose à l'infection, au déplacement d'un caillot ou à la blessure d'un organe quelconque.

ACCIDENTS IMMÉDIATS. — a) *Hémorragies*. — L'hémorragie est veineuse ou artérielle, souvent veineuse et artérielle; le sang s'écoule au dehors lorsque la plaie extérieure est large (*hémorragie externe*), s'infiltre dans le tissu cellulaire si cette plaie est étroite (*hémorragie interstitielle*), ou enfin pénètre dans une cavité viscérale ouverte par l'instrument (*hémorragie interne*).

1° *Hémorragie externe abondante.* — Un gros vaisseau artériel ou veineux est ouvert, et, si la compression immédiate, faite de quelque façon que ce soit, ne l'arrête, la mort est rapide.

Si l'on arrive à temps, on commence par installer, avec les doigts d'un aide, une compression provisoire au-dessous de la plaie si cela est possible, dans la plaie elle-même si l'on ne peut faire autrement ou si la compression au-dessous ne suffit pas à tarir l'écoulement.

Le danger immédiat étant conjuré, il faut se hâter de faire l'hémostase définitive ; que l'hémorragie soit artérielle ou veineuse, le principe est la *ligature, dans la plaie, des deux bouts du ou des vaisseaux coupés.* Mais ce principe n'est pas toujours applicable, soit que le siège de la blessure ne permette pas la recherche de ces deux bouts (région parotidienne), soit que les recherches ne puissent faire découvrir le vaisseau blessé (artère vertébrale, plaies de la base du cou). Il faut alors, s'il est possible, *lier le tronc vasculaire au-dessous de la plaie* si c'est une artère, ou se contenter de la *forcipressure à demeure* ou du *tamponnement à la gaze* lorsque la plaie artérielle ou veineuse ne peut être mise à découvert. Mais c'est là une mesure à laquelle il ne faut se résoudre que s'il est absolument impossible de faire autrement. Enfin, dans le cas de blessure d'un gros tronc veineux, l'indication peut se présenter d'une *ligature ou d'une suture latérales.*

Les conditions dans lesquelles peuvent s'appliquer ces divers procédés varient surtout suivant le siège de la blessure et la facilité des recherches ; nous considérerons successivement les régions moyenne, supérieure (de l'os hyoïde à la base du crâne) et inférieure (base du cou).

A la région moyenne, l'hémorragie artérielle, rapidement mortelle en dehors d'une compression immédiate, est due à la section complète ou incomplète de la *carotide primitive;* il faut lier les deux bouts directement; cela est possible en comprimant au-dessous.

Pour faire cette ligature, on agrandit la plaie d'entrée dans le sens qu'aurait l'incision de la ligature classique et on se rapproche ensuite le plus possible du manuel opératoire de cette ligature, cherchant les repères et se donnant du jour. Comme le conseille Lejars [1], il est préférable, lorsqu'on a pincé les deux bouts, qu'on s'est assuré que l'artère est seule prise, au lieu de poser un fil sous la pince, de dénuder l'artère au-dessus et au-dessous des points pincés, pour lier comme on le ferait sur l'artère intacte.

L'*hémorragie veineuse* importante est due ici à la blessure de la *veine jugulaire interne* au moins aussi redoutable que celle de la carotide. La veine est sectionnée complètement ou incomplètement, soit dans une direction perpendiculaire à l'axe du vaisseau, soit, dans une direction, plus ou moins parallèle à cet axe. Dans le premier cas, la seule indication et elle est urgente, est la même que pour l'artère; il faut débrider la plaie et lier les

---

[1] Lejars. *Chirurgie nerveuse,* 2ᵉ éd., 1900, p. 124.

deux bouts, ou placer un fil au-dessus et au-dessous de la plaie veineuse. Dans le deuxième cas, la ligature double arrête de même l'hémorragie; mais on a la ressource de ne pas supprimer le cours sanguin en employant l'oblitération latérale de la veine par forcipressure, ligature ou suture. La forcipressure latérale à demeure est mauvaise comme partout et ne doit pas être employée ici où la ligature totale est toujours possible; la ligature latérale est difficile à bien placer, le fil fronce les parois et glisse facilement, c'est un moyen peu sûr; la suture est possible et assure l'hémostase (voir plaies des veines), mais elle est plus longue à faire et plus minutieuse que la ligature totale, elle ne présente en outre sur la jugulaire interne qu'un faible intérêt. L'interruption du cours sanguin dans ce tronc veineux n'entraîne, en effet, aucun résultat fâcheux, la circulation collatérale étant largement suffisante. Aussi dans le cas particulier est-il plus simple, quelle que soit la blessure, de placer immédiatement la double ligature.

A la *région supérieure,* au-dessus de la bifurcation de la carotide, l'hémorragie à la fois artérielle et veineuse est due à l'ouverture de la *carotide interne,* de la *carotide externe* ou de *ses branches,* et à celle des grosses veines très nombreuses de la région.

Ici la complexité anatomique et la profondeur de la région empêchent la recherche directe difficile du ou des vaisseaux qui saignent; souvent, du reste, il faut se presser et ces recherches seraient trop longues, d'autant plus que la compression de la carotide primitive n'arrête qu'incomplètement l'hémorragie.

Ne pouvant lier directement, il faut lier au-dessous de la plaie le tronc artériel principal, à moins que les caractères de l'hémorragie ne la fassent considérer comme exclusivement veineuse.

Mais la ligature au-dessous n'arrête que l'hémorragie du bout inférieur, la principale; souvent le bout supérieur continue à saigner, il faudra donc agir aussi de ce côté.

L'écoulement sanguin de cette région étant reconnu artériel et d'origine profonde (une hémorragie superficielle comporte les indications ordinaires du traitement des plaies), il faut d'abord lier la carotide primitive à la partie moyenne selon les règles classiques, puis se porter à la plaie elle-même, l'agrandir s'il est besoin, voir s'il est possible de pincer un vaisseau qui saigne encore sans faire de large dissection; le vaisseau ne peut-il être saisi, il faut tamponner soigneusement et dans toute son étendue cette plaie avec de la gaze stérilisée, en nettoyant avec soin pour éviter autant que possible une infection qui faciliterait les hémorragies secondaires.

Au lieu de lier définitivement la carotide primitive, ce qui n'est pas sans inconvénient comme nous le verrons en parlant des anévrismes, on pourrait, agrandissant la plaie par en bas, découvrir la carotide, placer autour de l'artère un fil temporaire que l'on ne nouerait pas, arrêter le sang en soulevant ce fil et coudant le vaisseau. L'hémostase ainsi faite comme par la ligature, on chercherait dans la plaie s'il est possible de découvrir les vaisseaux coupés, quitte si cette recherche est infructueuse, à serrer définitivement le fil de la carotide, pour se conduire comme nous venons de l'indiquer plus haut.

A la *région inférieure,* à la *base du cou,* les difficultés sont encore plus grandes, de nombreux vaisseaux artériels et veineux peuvent être blessés, le diagnostic du tronc atteint et sa recherche sont fort difficiles : *l'artère carotide primitive* et la *veine jugulaire interne* à leur partie inférieure, *l'artère et la veine sous-clavière* et leurs branches, *l'artère thyroïdienne inférieure, l'artère vertébrale* avant son entrée dans le canal osseux, le *tronc veineux brachio-céphalique* peuvent être ouverts séparément ou plusieurs à la fois.

La ligature dans la plaie reste la règle, mais une règle souvent impossible à suivre. Dans ce cas, la compression préalable est difficile à faire et souvent inefficace. Lorsque la ligature directe est impossible, la ligature au-dessous l'est aussi, la plaie vasculaire siégeant trop près du thorax; il ne reste plus qu'à essayer la forcipressure à demeure ou la compression dans la plaie.

On ne peut souvent savoir au juste quel est le vaisseau qui saigne ; et les modifications du pouls radial ou temporal, inconstantes, donnent des renseignements d'interprétation quelquefois malaisée.

Le mieux, si l'hémorragie est abondante, est d'agrandir la plaie, le comprimer dans celle-ci au point où l'on voit saigner, puis d'essayer de reconnaître les repères malgré l'infiltration sanguine, de pincer et de lier ce qu'on peut, en ménageant le plexus brachial, le phrénique et le pneumogastrique. Si l'hémorragie s'arrête et si l'on peut reconnaître ce que l'on a pincé, on placera de solides ligatures sur les grosses artères, en les dénudant avec soin près de l'endroit pincé, comme nous l'avons dit pour la carotide primitive; on liera directement les artères de moindre calibre et les veines, sauf si l'on reconnaît une plaie d'un tronc brachio-céphalique veineux.

L'importance de ce confluent veineux, l'absence de vaisseau collatéral suffisant doivent faire choisir ici la suture veineuse si l'état du blessé et la disposition de la plaie s'y prêtent (voir plaies des veines) ; Ricard[1] obtint ainsi une guérison dans un cas de blessure opératoire du tronc veineux brachio-céphalique droit.

Si l'hémostase est obtenue par ligature, on ferme la plaie, en drainant ou non suivant le degré d'asepsie supposé; si cette hémostase est incomplète ou nécessite des pinces à demeure, la plaie est laissée ouverte en grande partie et soigneusement tamponnée à la gaze stérilisée.

2° *Hémorragie interstitielle ou interne.* — Les *hémorragies internes* s'accompagnent forcément de plaies viscérales qui permettent l'écoulement du sang dans les cavités : plaies bucco-pharyngiennes, laryngo-trachéales et qui réclament pour elles-mêmes une intervention spéciale que nous étudierons dans un instant. L'hémostase sera faite au cours de cette intervention.

Ou bien l'hémorragie, due à une plaie de la région sus-claviculaire, se fait dans la cavité pleurale ouverte par le même traumatisme, elle peut être rapidement mortelle à la fois par la perte de sang et la compression des organes thoraciques; sinon l'indication est la même que dans le cas d'hémorragie externe.

---

[1] Ricard. IXe *Congrès français de chirurgie;* Paris, 1895, p. 800.

L'*hémorragie interstitielle*, produite par une plaie étroite des téguments (piqûres, projectiles d'armes à feu) constitue un *hématome* plus ou moins étendu, *simple* si la plaie est veineuse, *anévrismal* si la plaie est artérielle. Cet épanchement lorsqu'il est abondant, est d'abord immédiatement dangereux par la compression qu'il exerce sur les conduits viscéraux et les vaisseaux du cou ; de plus, il peut s'étendre si l'hémorragie continue. L'indication est donc de tarir l'écoulement sanguin et d'évacuer les caillots du tissu cellulaire.

Les dangers de l'ouverture directe du foyer hémorragique ont fait préférer la ligature à distance au-dessous lorsqu'elle est possible. Mais il est utile d'ouvrir ensuite ce foyer lui-même, pour évacuer le sang épanché et lier le bout supérieur ou les branches secondaires qui peuvent saigner encore.

Aussi nous paraît-il préférable de comprimer d'abord le tronc au-dessous, soit à travers les téguments, soit si on le préfère, en découvrant l'artère et la soulevant sur un fil sans la lier, puis d'ouvrir l'hématome et, après nettoyage de la région, de rechercher et de lier tous les vaisseaux artériels et veineux blessés ; l'hémostase est ainsi plus certaine, la compression par l'épanchement et les dangers d'infection de cet hématome sont supprimés.

Certes, l'intervention peut n'être pas facile et la dissection dans ces tissus infiltrés de sang et teintés de façon uniforme peut être fort pénible, mais grâce à la compression ou à la ligature temporaire au-dessous, elle est ordirairement possible.

L'hémostase obtenue, la plaie devra être drainée, les dangers d'infection étant accrus par l'existence des caillots et les manœuvres prolongées nécessaires.

b) *Blessures des nerfs.* — Au cou, les troncs nerveux sont nombreux et souvent atteints par les plaies; mais ces blessures portent dans de nombreux cas sur les branches du *plexus cervical superficiel*, branches sensitives dont la section n'a d'importance que par les névralgies qu'elle peut déterminer plus tard si la plaie s'infecte. Plus graves sont les lésions des racines du *plexus brachial*, signalées surtout dans les plaies par armes à feu, celles du *phrénique* et du *pneumogastrique*, qui sont exceptionnelles.

Si la lésion nerveuse est reconnue immédiatement et découverte au cours de l'intervention nécessitée par l'hémorragie, il est indiqué de la traiter suivant les règles déjà énoncées aux « plaies des nerfs » (sutures et anastomoses) ; si elle n'est découverte que plus tard par les troubles moteurs et sensitifs qu'elle provoque, les indications d'une intervention semblable tardive demeurent les mêmes.

c). *Plaies viscérales.* — Les plaies viscérales atteignent le *larynx* et la *trachée*, le *pharynx* et l'*œsophage* ou la *plèvre et le poumon*. Celles des conduits aérien et digestif sont surtout dues aux instruments tranchants dans les tentatives de suicide. Celles qui ouvrent le sommet de la plèvre et blessent le poumon par la région sus-claviculaire sont, en général, produites par des armes à feu.

Ces dernières, reconnues par le crachement de sang et l'épanchement pleural ne réclament immédiatement d'autre traitement que celui que nécessite l'hémorragie du cou, plus tard d'autres indications pourront venir du fait de l'infection de l'épanchement pleural.

Les *plaies des voies aériennes* sont les plus fréquentes, elles portent sur le larynx ou la trachée et peuvent coexister avec des plaies du tube digestif.

L'ouverture du conduit respiratoire est étroite (piqûre) ou large et à section nette (coupure) ou large avec perte de substance (plaies contuses, plaies par armes à feu). La plaie extérieure est elle-même étroite ou large, dans ce dernier cas, la plaie viscérale se voit facilement. Lorsque la plaie d'entrée est étroite, si le diagnostic d'ouverture des voies aériennes est net, grâce à l'emphysème sous-cutané, à l'expectoration sanglante et à la gêne respiratoire, il est tout d'abord indiqué d'*agrandir la plaie des parties molles*, afin de mettre à découvert la plaie du canal respiratoire, pour éviter l'emphysème, l'infection profonde et la pénétration du sang dans la trachée et les bronches.

Nous considérerons donc la plaie des parties molles comme toujours large, qu'elle le soit d'emblée ou opératoirement. Sur le larynx et la trachée nous étudierons successivement les plaies étroites, les plaies larges à bords nets, les plaies contuses.

Les *plaies étroites* guérissent fort bien seules, si l'on évite l'infection et l'emphysème, en débridant les parties molles et faisant une hémostase soignée; ici il n'y a pas d'écartement et la question de la suture ne se pose pas. La seule indication possible est, comme dans les fractures fermées, la trachéotomie dans le cas d'accidents dyspnéiques, trachéotomie que l'on ferait au lieu classique sans s'inquiéter du siège de la plaie accidentelle.

Les *sections nettes* siègent à différents niveaux : sur la membrane thyro-hyoïdienne, sur le cartilage thyroïde, sur la membrane crico-thyroïdienne et le cricoïde, sur la trachée, ces dernières pouvant être complètes ou incomplètes.

Pour obtenir la guérison de ces plaies et éviter la fistulisation ou le rétrécissement, deux moyens sont en présence : le pansement simple, après hémostase, en maintenant la tête en flexion pour rapprocher les bords de la coupure ; ou la suture du tube aérien. Ce que nous avons dit de l'agrandissement de la plaie des parties molles dans le cas d'ouverture extérieure étroite implique qu'il ne peut être question de la suture simple de ces parties molles sans oblitération du tube aérien, les dangers de cette conduite sont trop grands sans qu'aucun avantage les compense.

La suture du conduit a l'avantage de rétablir immédiatement la respiration normale, de supprimer la gêne due aux débris cartilagineux mobiles, de permettre une réunion par première intention qui prévient le rétrécissement ultérieur ou les fistules consécutives aux réunions secondaires.

Cette suture est possible sur toute l'étendue du conduit respiratoire cervical; facile sur la membrane thyro-hyoïdienne, et la membrane crico-thyroïdienne, elle est plus difficile sur les cartilages thyroïde et cricoïde, mais peut cependant toujours être faite, l'ossification n'étant jamais complète lorsqu'elle existe.

Elle ferme le conduit laryngien, et par suite, peut exposer aux accidents des traumatismes fermés de cet organe ; aussi la fait-on quelquefois précéder d'une trachéotomie qui assure la respiration et isole la plaie. Mais des observations nombreuses[1] de guérisons existent sans trachéotomie ; il est d'ailleurs toujours possible si la respiration n'est pas absolument libre, de faire cette trachéotomie secondairement. Il sera prudent de la faire d'emblée si le malade ne peut être surveillé après la suture de son larynx. La canule sera supprimée après guérison de la plaie accidentelle.

Sur la trachée, la suture sans trachéotomie est absolument indiquée dans les sections partielles et réussit généralement. Dans le cas de section complète, elle est plus difficile, le bout inférieur a fui profondément vers le thorax, l'asphyxie est immminente.

Le premier soin consiste à aller chercher ce bout inférieur et l'attirer au dehors, en incisant au besoin verticalement les parties molles au-dessous de la plaie ; puis, la respiration assurée après aspiration du sang tombé dans la trachée, on peut suturer complètement les deux segments de la trachée, sans placer de canule, ou fendre en long le conduit pour placer la canule en assurant la suture circulaire. Une observation de Ricard[2] montre que la guérison est possible par la suture totale sans canule ; mais si l'on ne peut surveiller le blessé suffisamment, il est prudent de placer la canule trachéale jusqu'à cicatrisation complète de la plaie.

Ces indications générales données, il nous faut indiquer maintenant (sans entrer dans le manuel opératoire qui ressortit à la technique chirurgicale) la manière de faire ces sutures, le traitement de la plaie des parties molles, le pansement à appliquer.

Les sutures seront de préférence non perforantes, c'est-à-dire ne traverseront pas la muqueuse, et faites de fil résorbable, de catgut.

La plaie extérieure sera fermée en partie mais drainée, cette réunion partielle n'offrant guère d'inconvénient ; mais la suppression du drainage pourrait être imprudente si une désunion légère se faisait, ou si l'infection n'avait pu être évitée.

Enfin le pansement sera appliqué de façon à maintenir la tête en légère flexion sur le thorax pour éviter les tractions sur les sutures.

Les *plaies contuses* du larynx ou de la trachée s'accompagnent de pertes de substance au niveau de la plaie dont les bords ne peuvent être affrontés ; la suture n'est plus possible, il faut placer une canule dans la trachée, en régularisant la plaie du larynx par résection des lambeaux écrasés ou pendants à l'intérieur du canal. La plaie se réunira secondairement et si une fistule persiste, on pourra la traiter comme nous l'indiquerons plus loin.

La plaie siégeant sur la trachée, on placera de même une canule soit dans cette plaie, elle-même régularisée, soit en un lieu non atteint, suivant le siège de la blessure.

Les *plaies du tube digestif* sont plus rares et lorsqu'elles existent, accompagnent les précédentes ; l'indication immédiate est du reste la même : obturer par suture les plaies nettes en plaçant une sonde œsophagienne pour nourrir le blessé pendant les premiers jours ; laisser ouvertes et drainer

---

[1] Thèse de Mesnard, Paris, 1901.
[2] *In* Thèse Mesnard, Paris, 1901, p. 39.

argement les plaies contuses et irrégulières en recourant à la sonde pour l'alimentation.

ACCIDENTS TARDIFS. — Lorsqu'il n'y a pas d'accidents immédiats ou que ceux-ci ont été traités, il peut survenir dans les plaies du cou des accidents tardifs qui sont *hémorragiques, infectieux*, dus au séjour de *corps étrangers*, ou le résultat d'une *cicatrisation vicieuse*.

Les accidents infectieux déterminent des phlegmons du cou, des pleurésies purulentes dont le traitement sera indiqué ailleurs, il n'offre ici rien de spécial. Il ne faut pas hésiter à inciser lorsqu'une plaie par balle, plaie à orifice étroit, n'ayant occasionné aucun accident immédiat, provoque dans les jours suivants des symptômes d'infection, il ne faut pas attendre la formation d'un abcès.

La *cicatrisation vicieuse* peut produire sur les voies aériennes des fistules ou des rétrécissements dont le traitement sera étudié plus loin.

Les *corps étrangers* (balles), en dehors des accidents d'infection, peuvent comprimer des organes importants, notamment les troncs nerveux (plexus brachial) et devront être recherchés et enlevés après qu'on aura déterminé leur siège par la radiographie.

Les *hémorragies tardives* peuvent survenir sans qu'il y ait eu hémorragie immédiate (plaies par balles), ou après hémorragie primitive. Cette hémorragie secondaire étant ordinairement le résultat de l'infection de la plaie. Ces hémorragies tardives réclament absolument le même traitement que celles du début; même peu abondantes, elles sont un danger permanent pour le blessé qu'elles peuvent emporter très rapidement.

Mais ici, l'intervention est plus difficile à cause de la friabilité extrême des parois des vaisseaux dans les tissus infectés, et si l'infection est déjà ancienne, si le vaisseau se déchire, il vaut mieux lier au-dessous, en tissu sain ou moins infecté, lorsque la situation de la plaie le permet.

LÉSIONS INFLAMMATOIRES

Ces lésions comprennent les phlegmons du cou, l'actinomycose cervicale, les adénites cervicales aiguës et chroniques.

Phlegmons et abcès du cou. — Les phlegmons du cou sont presque toujours aigus ; la forme chronique est rare, si nous en éliminons les abcès froids dont les uns ont été étudiés déjà (abcès du mal de Pott cervical, voir *Rachis*), et les autres le seront plus loin (abcès froids ganglionnaires).

On a aussi rattaché aux phlegmons du cou (sous-maxillaires) quelques cas de la forme hypertoxique des phlegmons du plancher de la bouche connue sous le nom d'angine de Ludwig, nous l'avons vue avec les maladies du plancher buccal, nous n'y reviendrons pas ; enfin nous avons déjà étudié les abcès consécutifs à la mastoïdite et propagés à la région cervicale (mastoïdite de Bezold, voir mastoïde. Chap : *Crâne*).

Les PHLEGMONS AIGUS sont sous-cutanés ou profonds ; les premiers, qu'ils soient antérieurs ou postérieurs, ne nous arrêteront pas ; leur diagnostic

est facile et leur traitement celui de tout phlegmon et abcès chaud, l'incision
au point fluctuant.

Les abcès sous-aponévrotiques sont circonscrits ou diffus. On sait que
ce sont à peu près toujours des adéno-phlegmons, et la cause première
de l'infection ganglionnaire devra toujours être soignée en même temps que
l'abcès ou après sa guérison (Dents, ulcérations bucco-pharyngiennes ou
nasales, éruptions cutanées, etc.)

L'abcès chaud circonscrit, diagnostiqué par les signes habituels, devra
toujours être incisé de bonne heure, avant même que la fluctuation ne soit
manifeste, car ces collections sont profondes, sous-aponévrotiques, et la
fluctuation peut ne devenir évidente que fort tard. En ouvrant assez loin,
c'est-à-dire au delà du plan aponévrotique, on trouvera toujours le pus.
Le gonflement, la rougeur, la douleur, l'œdème sont suffisants pour faire
porter le diagnostic d'abcès et faire prendre le bistouri, avant toute fluctuation.

Cette incision varie de direction et d'étendue suivant le siège de l'abcès :
Les *phlegmons sus-hyoïdiens médians ou sous-mentaux* seront ouverts
par l'incision médiane sous-maxillaire, antéro-postérieure ou transversale
suivant la forme de la collection ; *les phlegmons sus-hyoïdiens latéraux
ou sous-maxillaires et sous-angulo-maxillaires* par l'incision horizontale
parallèle à la mâchoire et située à un ou deux centimètres au-dessous d'elle ;
les *phlegmons sous-hyoïdiens médians thyro-hyoïdiens* comportent l'incision verticale médiane ; on ouvrira la membrane thyro-hyoïdienne, et se
portera vers la base de la langue pour les abcès de la loge *glosso-thyro-
épiglottique* (Brousses et Brault) ; les *phlegmons péri-laryngés*, surtout
latéraux, sont incisés verticalement au point où ils font saillie. Pour les *abcès
circonscrits latéraux de la région sterno-mastoïdienne*, qu'ils soient dans
la gaine du muscle ou plus profonds, leur ouverture se fait par une incision
parallèle au bord antérieur ou postérieur du muscle suivant le siège du
gonflement ; c'est aussi au point saillant que sont ouverts les *abcès sus-
claviculaires*.

Toutes ces ouvertures seront faites au bistouri pour la peau, puis par
déchirure à la sonde cannelée pour l'aponévrose, de façon à éviter l'ouverture de vaisseaux profonds ; un large drain sera placé dans la cavité puis
supprimé peu à peu suivant les règles que nous avons indiquées pour le traitement des abcès chauds (première partie, chap. ii).

Restent parmi les phlegmons circonscrits, les phlegmons *péri-pharyn-
giens* dont nous n'avons pas encore parlé. Ils sont *rétro-pharyngiens* ou *latéro-pharyngiens* suivant qu'ils se développent d'abord dans le tissu cellulaire prévertébral ou dans l'espace maxillo-pharyngien. Les premiers, fréquents chez les jeunes enfants, soulèvent la paroi postérieure du pharynx à
un niveau variable, provoquant dyspnée et dysphagie, ils ne fusent que tard
vers l'angle de la mâchoire ; les seconds font saillie à la fois dans le pharynx, sur le côté, et sous le sterno-mastoïdien. Les deux formes se confon-
dent à une période avancée que l'on ne doit du reste jamais laisser survenir.

Deux voies sont possibles pour l'ouverture de ces abcès, la voie buccale
et la voie externe.

Pour les latéro-pharyngiens, l'incision par voie buccale est fort dangereuse à cause de la situation du paquet vasculo-nerveux. La voie externe est
tout indiquée par la tendance qu'ont ces abcès à se porter vers la peau.
L'incision est parallèle au sterno-mastoïdien et suit son bord antérieur ou son
bord postérieur ; cette dernière nous semble mieux permettre d'éviter le
paquet vasculo-nerveux et d'aborder la paroi latéro-postérieure du pharynx.

Pour les abcès rétro-pharyngiens l'ouverture par la bouche est simple, la
collection fait saillie de ce côté, près de la ligne médiane, l'incision verticale
peut se faire sans danger pour les organes profonds du cou. Elle doit
être assez longue pour permettre une facile évacuation dès qu'elle est
faite, il faut pencher en avant la tête de l'enfant afin d'éviter la pénétration
du pus dans les voies respiratoires. La possibilité de cet accident et l'ouverture dans le milieu septique bucco-pharyngien ont fait préférer à quelques chirurgiens (W. Cheynes, Burckhardt, Phocas) la voie externe comme
pour les précédents abcès ; mais les objections faites à l'ouverture buccale
sont surtout théoriques et les bons résultats ordinaires de ce traitement buccal doivent le faire préférer le plus souvent comme plus simple, plus facile
et tout aussi efficace lorsque l'ouverture est assez grande.

—Les *phlegmons diffus* du cou, développés devant l'aponévrose moyenne :
phlegmon large de Dupuytren, ou derrière cette aponévrose : *phlegmon
diffus profond*, sont plus graves par leur étendue, leur extension rapide, la
compression qu'ils exercent sur les tubes aérien et digestif, les fusées qu'ils
peuvent envoyer vers le médiastin. Ici de longues et multiples incisions doivent être pratiquées sur la ligne médiane, sur les bords antérieur et postérieur du sterno-mastoïdien, pour effectuer un large drainage.

— Les *complications* peuvent aussi réclamer une intervention spéciale,
surtout dans les phlegmons profonds : la menace imminente d'asphyxie a
pu quelquefois réclamer la trachéotomie qui sera toujours évitée par une
ouverture précoce et suffisante de l'abcès.

L'ulcération des gros vaisseaux artériels ou veineux se traduisant soit par
de petites hémorragies successives et répétées, soit par une hémorragie
foudroyante donne naissance aux mêmes indications que les hémorragies
secondaires des plaies du cou : la ligature au fond de la plaie si elle est possible, sinon, et sans attendre, la ligature du tronc au-dessous (carotide primitive).

Le PHLEGMON CHRONIQUE peu fréquent, est décrit sous le nom de phlegmon
ligneux (Reclus). Il présente une dureté remarquable qui l'a fait comparer à
un néoplasme (Reclus[1], Kusnetzoff[2]) ou à de l'actinomycose (Poncet[3]). Dans
la plaque indurée plus ou moins étendue, se forment des collections que l'on
ouvre successivement à mesure qu'elles se ramollissent ; l'affection guérit
lentement, en deux ou trois mois.

Actinomycose cervicale. — L'actinomycose est rarement localisée aux

[1] Reclus, Clinique de la Pitié, Masson, 1894, p. 140. *Bull. Soc. chirur.*, 1896, p. 450.
[2] Kusnetzoff. *Archiv. f. Klin. Chir.*, LVIII. 3, et *Semaine médicale*, 1899, p. 334.
[3] *Bull. Soc. chir.*, 1896, p. 454.

parties molles du cou, mais s'étend à la face et au cou, actinomycose cervico-faciale, envahissant la région sous-maxillaire et pouvant descendre jusqu'à la base du cou. Le traitement est le même que pour l'actinomycose des parties molles de la face que nous avons étudiée.

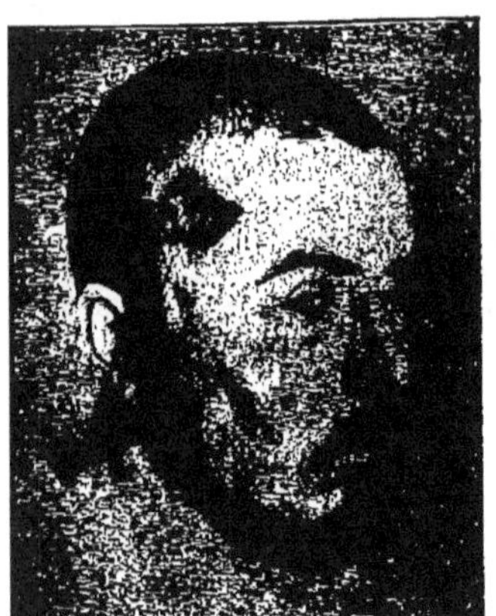

Fig. 98. — Actinomycose cervico-faciale (Poncet et Bérard).

Adénites cervicales. — Les ADÉNITES AIGUËS comportent comme partout le traitement de la lésion causale d'abord; ce seul traitement suffit généralement si les ganglions ne sont pas suppurés.

Les maladies des dents et de la bouche sont ici une cause des plus fréquentes. Si l'adénite suppure, devient un adénophlegmon, nous venons d'en voir le traitement (phlegmons et abcès du cou).

Les ADÉNITES CHRONIQUES sont simples, syphilitiques ou tuberculeuses. Nous avons déjà discuté la thérapeutique à appliquer à ces diverses adénites en général (maladies des ganglions); et nous avons dit alors la rareté, la difficulté du diagnostic des adénites *chroniques simples;* nous sommes arrivés à cette conclusion que l'on doit en somme les considérer en pratique et les traiter comme les adénites tuberculeuses non suppurées.

Quant aux adénites *syphilitiques*, elles n'offrent aucun intérêt chirurgical au point de vue thérapeutique et sont uniquement justiciables du traitement spécifique.

Les adénites *tuberculeuses* sont extrêmement fréquentes au cou; nous avons déjà discuté les diverses méthodes de traitement de ces adénites (maladies des ganglions), nous en avons écarté un certain nombre et nous avons donné pour celles que nous retenions des indications générales; nous ne pouvons revenir sur le détail de ces discussions, mais il nous faut voir dans quelles mesures peuvent être appliquées, à la région cervicale, les indications générales auxquelles nous nous sommes rattachés.

Reprenant la division donnée alors, nous considérerons successivement les adénites non suppurées et suppurées, et dans les premières les adénites multiples disséminées dans tous les groupes ganglionnaires du cou et même d'autres régions et les adénites conglomérées formant une tumeur de volume variable; dans les secondes les adénites suppurées fermées ou abcès froids ganglionnaires et les adénites suppurées ouvertes, fistulisées.

ADÉNITES NON SUPPURÉES. — Nous avons insisté, dans l'étude générale, sur l'importance considérable du traitement médical pour la guérison de ces tuberculoses. Ce traitement dont la base est surtout l'alimentation, l'huile de foie de morue, l'arsenic et l'air salin doit être continué fort longtemps, d'autant plus longtemps que le sujet est plus jeune. On ne saurait trop insister sur la possibilité de la guérison complète par ce traitement, chez les enfants et les adolescents. En outre, nous avons vu qu'il était indispensable de rechercher les causes possibles d'adénite chronique pour les traiter avec soin et notamment les lésions dentaires dont l'influence sur les ganglions cervicaux est si grande. La persévérance dans cette thérapeutique devra encore être exagérée chez les jeunes filles ; car nous avons vu que l'indication à laquelle mène l'échec de ce traitement est l'extirpation, avec tous les inconvénients, dans le sexe féminin, de la cicatrice cervicale. Enfin ce traitement est le seul possible dans la *forme multiple* où l'extirpation devient impossible.

Ce n'est que lorsque, après un essai persévérant de plusieurs mois, on constate une absence complète d'amélioration ou une aggravation, et cela dans la *forme d'adénite conglomérée*, qu'elle le soit d'emblée ou qu'un groupe de ganglions isolé ait seul grossi après guérison ou amélioration notable d'une adénite multi-ganglionnaire, que l'on pourra penser à un traitement direct de la masse glandulaire.

Après étude des diverses méthodes employées dans ce cas, nous sommes arrivés à la conclusion que l'extirpation était alors la conduite indiquée.

Il s'agit de tumeurs petites ou grosses mais dures, mobiles; l'extirpation est facile, elle n'a qu'un tort c'est de ne pouvoir être complète et de laisser des ganglions qui pourront par la suite s'hypertrophier à leur tour et donner naissance à une masse aussi grosse ou même plus grosse que la première.

Mais cette récidive n'est pas certaine, en outre l'opération est rendue nécessaire par l'échec du traitement médical bien et longtemps suivi; enfin, ces poussées secondaires seront souvent évitées si l'on a le soin de continuer, après guérison opératoire, l'application prolongée du traitement général.

L'extirpation sera pratiquée avec le minimum d'incision possible, sans cependant recourir au procédé de Dollinger, dans lequel la dissection se fait trop « à l'aveugle ». Il sera bon d'employer, pour la suture de la peau, la suture intra-dermique.

Cette nécessité d'insister sur le traitement général, avant de se décider au traitement opératoire, souffre cependant une exception dans ces formes de tumeurs absolument isolées, dont le diagnostic est parfois si difficile avec le lymphadénome et auxquelles, pour marquer cette ressemblance, Berger[1] donne le nom, employé par les Allemands, de lymphome tuberculeux. Ici le traitement général a peu d'action ; le doute sur la nature exacte pousse à une extirpation rapide qu'indique encore la localisation unique de la lésion.

Si, pendant l'essai de traitement général, le ganglion s'est ramolli, la thérapeutique est différente.

Adénites suppurées. — *Abcès froid ganglionnaire fermé.* — Dans certains cas cet abcès froid, infecté secondairement par une cause quelconque, revêt les allures d'un abcès chaud, qui peut aussi, d'après R. Petit[2], se voir quelquefois « sans le concours d'aucun microbe d'infection secondaire. » Ces

---

[1] Berger. Leçon clinique, 19 novembre 1897. Académie de médecine, septembre 1899, et Thèse de Bouvet. Paris, 1900, p. 71.

[2] Raymond Petit. Thèse de Paris, 1896, p. 57.

accidents aigus forcent à l'ouverture au bistouri comme pour un abcès chaud; à sa suite la guérison peut survenir, mais le plus souvent la fistulisation met l'adénite dans la situation des abcès froids ouverts et fistulisés que nous étudierons dans un instant.

L'abcès froid ganglionnaire fermé sera traité d'abord — nous avons exposé à l'étude générale de ces adénites les raisons de cette indication — par la ponction et l'injection modificatrice d'éther iodoformé, de glycérine, iodoformée ou de naphtol camphré. L'injection d'éther iodoformé devra à la région cervicale être faite avec plus de soins encore qu'ailleurs par crainte de la trop grande distension de la poche par les vapeurs d'éther, et du sphacèle de la peau qui produirait une cicatrice des plus disgracieuses.

Grâce aux précautions d'asepsie rigoureuse, on pourra éviter la fistulisation par l'orifice de la ponction et répéter l'injection plusieurs fois s'il est nécessaire. A la suite de ce traitement général et de ces injections, la guérison s'obtiendra souvent; dans d'autres cas, une infection secondaire exigera l'ouverture ou l'orifice de la ponction restera fistuleux, un autre traitement devient alors nécessaire.

Adénites fistulisées. — La conduite, dans quelques cas, est fort difficile.

Lorsqu'une seule fistule correspond à une masse ganglionnaire peu volumineuse, que d'autres glandes non suppurées existent ou non ailleurs, l'extirpation de cette masse ouverte permettra une guérison rapide et facilitera ensuite l'application du traitement général intensif. Cette adénite fistulisée peut être sous-maxillaire, carotidienne, sus-claviculaire, sous-mentale ou prélaryngée.

Dans ces cas, l'intervention opératoire, difficile quelquefois par les adhérences profondes est en tous cas toujours possible sans dissection étendue, sans larges délabrements, sans cicatrices énormes; en outre, la cicatrice opératoire sera toujours meilleure que la cicatrice déprimée, irrégulière qu'aurait pu obtenir un simple curettage du ganglion.

Mais pour ces adénites multiples étendues à un ou aux deux côtés du cou, aux régions sous-maxillaires et carotidiennes, avec fistules nombreuses, l'extirpation totale, bien que préconisée par quelques chirurgiens, est une opération grave, difficile, qui ne permet pas d'enlever tout ce qui est malade; et nous préférons alors la méthode des curettages successifs et répétés, non pas un curettage poussé jusqu'aux tissus sains[1] plus dangereux pour les vaisseaux que l'extirpation parce qu'il est plus aveugle, mais l'ablation à la curette des parties ramollies et mortifiées, en répétant plusieurs fois ces nettoyages et les faisant suivre de badigeonnages à la teinture d'iode ou même au chlorure de zinc. C'est en somme une régularisation et un nettoyage des foyers anfractueux qui n'amènera la guérison qu'à la longue et grâce à un traitement général, suivi en même temps. L'extirpation est beaucoup plus grave dans ces cas, et est aussi fréquemment suivie de fistules et de récidives.

---

[1] Poncet. *Lyon médical*, 13 janvier 1889, et Thèse de Michel, Lyon, 1889.

TUMEURS

Nous étudierons successivement les *anévrismes*, les *tumeurs liquides*, les *tumeurs solides*.

Anévrismes. — Ils sont artériels ou artério-veineux.

Anévrismes artériels. — Lorsque nous avons discuté la thérapeutique des anévrismes artériels en général, après avoir éliminé un grand nombre de méthodes insuffisantes ou dangereuses, nous sommes arrivés à cette conclusion (voir *maladies des artères*) que le traitement de choix des anévrismes externes est l'extirpation de la poche ; et lorsque celle-ci est impossible, pour une raison quelconque, la ligature, si faire se peut, entre la poche et le cœur suivant les méthodes d'Anel ou de Hunter, au delà de la poche par la méthode de Brasdor-Wardrop, dans le cas contraire. Enfin lorsque le traitement opératoire est contre-indiqué, c'est la compression indirecte digitale que nous avons conseillée.

Mais nous nous trouvons au cou dans des conditions particulières qui rendent le plus souvent impraticables l'extirpation et même la ligature au-dessous du sac.

Les anévrismes artériels siègent sur le tronc brachio-céphalique (que nous plaçons avec les anévrismes du cou parce que le diagnostic n'est posé que lorsque la tumeur apparaît au cou, qu'il coexiste assez souvent avec les anévrismes du cou et se traite comme ceux de la carotide primitive et de la sous-clavière à leur origine) ; sur l'artère sous-clavière, la carotide primitive, et beaucoup plus rarement sur la carotide externe et la carotide interne dans sa portion extra-cranienne ; nous avons vu avec les maladies de l'orbite (exophtalmie pulsatile) ceux de la portion intracranienne.

Tronc brachio-céphalique. — Il ne peut être question ici d'extirpation ni de ligature entre le cœur et la poche, ni de compression indirecte ou directe, les seuls moyens qui peuvent être utilisés sont le *traitement médical* et la *ligature au delà du sac*, par la méthode de Brasdor.

Le traitement médical par le repos et l'iodure de potassium essayé souvent donne des améliorations passagères, pas de guérison nette. Les injections de sérum gélatiné essayées chez un malade opéré ensuite par Gérard-Marchant [1], et chez un autre du professeur Tillaux, après insuccès des ligatures [2], n'ont donné aucun résultat.

Le traitement médical, qu'il faut d'abord instituer, ne sera cependant pas longtemps prolongé en présence d'un anévrisme siégeant nettement sur le tronc brachio-céphalique, qu'il empiète sur la crosse aortique ou même siège surtout sur l'aorte ascendante (ce qu'on ne peut ordinairement pas savoir par l'examen clinique), ou qu'il comprenne la naissance des branches carotide ou sous-clavière droite. En effet, l'attente permet à la tumeur pulsatile

---

[1] G. Marchant. *Bull. Soc. chir.* 1899, p. 295 et Académie de médecine, mars 1899, et août 1900 (Rapp. de Le Dentu).

[2] Observation publiée par Piquand et Grenet. *Bull. Soc. anat.*, 1900, p. 738.

de s'accroître, de se développer vers le cou et le creux sus-claviculaire, ce qui rend l'intervention chirurgicale non seulement plus difficile, mais aussi moins efficace. Les ligatures pratiquées dans les cas de tumeur volumineuse donnent en général de mauvais résultats : mort rapide, amélioration passagère, influence nulle sur l'évolution de l'anévrisme[1].

Par conséquent, en présence de l'insuccès évident du traitement médical et de l'apparition de la tumeur au-dessus du sternum ou de la clavicule, il faut intervenir chirurgicalement malgré les dangers possibles de cette intervention, le pronostic de l'anévrisme est en effet redoutable par les complications que le développement de la poche provoque du côté du cœur, du pneumogastrique, de la trachée, de l'œsophage, etc.

Le traitement chirurgical consiste dans la ligature au delà du sac par rapport au cœur, non pas du tronc, ce qui est impossible, mais des deux branches de bifurcation, carotide primitive et sous-clavière.

Sur la carotide, la ligature se fait toujours au même endroit, à sa partie moyenne; sur l'autre branche de bifurcation, le fil sera placé sur la sous-clavière en dehors des scalènes, ou sur l'axillaire, sous la clavicule.

On a d'abord fait ces ligatures soit sur *un seul tronc* artériel, soit sur *les deux successivement*, mais de toutes les statistiques publiées, il résulte que les meilleurs résultats ont été obtenus par la *ligature simultanée des deux troncs*.

Ces ligatures doivent autant que possible porter sur la carotide primitive au lieu d'élection et sur la sous-clavière en dehors des scalènes; mais cette seconde ligature peut être rendue impossible par le développement de la tumeur dans le creux sus-claviculaire, et le fil devra alors être placé sur l'axillaire sous la clavicule, comme le fit dans un cas de ce genre G. Marchant qui guérit son malade[2].

Toutefois cette opération qui a donné aujourd'hui bon nombre de guérisons ou d'améliorations notables, expose à des dangers qu'il faut signaler.

La ligature pratiquée lorsque la tumeur est volumineuse et le malade affaibli, peut n'arrêter en rien les accidents cardiaques et respiratoires, qui entraînent une mort rapide.

Dans d'autres cas, la double ligature, bien que pratiquée à temps, n'arrête pas l'évolution ou ne procure qu'une amélioration passagère ; ce qui peut être dû à la persistance de la circulation sanguine par les branches de la sous-clavière laissées perméables, ou par l'extension de la dilatation à la crosse aortique. Le Dentu donne alors les indications suivantes : « Si après un temps d'arrêt, la tumeur continue à se développer vers le creux sus-claviculaire droit et vers le creux sus-sternal, sans cependant s'élever jusqu'à

---

[1] Le Dentu. *Bull. Soc. chir.*, 1891, p. 562, et Académie de médecine, 21 février 1893. — Acosta-Ortiz. Th. Paris, 1893. — Poivet. Th. Paris, 1893. — Blacque. Th. Paris, 1895. — Lanessus, Th. Paris, 1896. — Guinard, *Annale mal. oreille et larynx*, novembre 1896. — Larrieu. Th. Paris, 1897. — Article de Delbet in *Traité Chirurgie*, Le Dentu-Delbet 1897, t. IV, p. 287. — Article Walther in *Traité Chirurgie*, Duplay-Reclus, 1898, 2ᵉ éd., t. V., p. 612. — Le Dentu. *Presse médicale*, 2 mars, 1898, p. 109. — Piquand et Grenet. *Bull. Soc. anat.*, 1900, p. 738. — Guinard, *Bull Soc Chir.*, 1902, p. 386.

[2] *Bull. Soc. Chir.*, 1899, p. 290.

a sixième vertèbre cervicale, on pourra parfois tenter la *ligature de la vertébrale* du même côté.

« Si la tumeur enrayée dans son développement à droite, tend à se développer vers le creux sus-claviculaire gauche, *on liera la sous-clavière gauche*, quelque temps après les deux branches de bifurcation du tronc brachio-céphalique. On devra éviter de lier la carotide primitive gauche, à moins que plusieurs mois ne se soient écoulés depuis l'opération du côté droit.

« Pour que cette témérité fut excusable, il faudrait être bien certain que les artères vertébrales sont en état, avec la circulation anastomotique développée au-dessus de la ligature de la carotide droite, d'assurer l'irrigation cérébrale. »

Enfin la ligature de la carotide primitive expose par elle-même à des accidents du côté du cerveau et de l'œil, dont nous aurons à parler à propos des anévrismes de cette artère. Ces accidents dus à l'arrêt brusque du sang dans ce vaisseau, ne se produisent pas fatalement, mais il est impossible de les prévoir. Malgré ces dangers, l'évolution spontanée de l'anévrisme étant rapidement grave, il est absolument indiqué, en cas d'insuccès du traitement médical, de recourir sans tarder à la double ligature simultanée.

Sous-clavière. — Les anévrismes de l'artère sous-clavière siègent le plus souvent sur la première ou la troisième portion de cette artère, rarement sur la seconde, entre les scalènes ; Tuffier, cependant, en a présenté un cas récent[1].

Les dilatations de la première portion siègent à droite et coexistent souvent avec un anévrisme du tronc brachio-céphalique, elles réclament le même traitement que celui-ci. Nous ne nous occuperons donc que des anévrismes des deuxième et troisième portions.

Le pronostic de cet anévrisme est extrêmement grave, l'évolution spontanée amenant souvent la rupture à l'extérieur ou dans la plèvre, et le traitement chirurgical ayant donné jusqu'à présent des résultats si déplorables que Delbet[2] conclut : « Ce n'est pas un chapitre de thérapeutique, c'est un martyrologe ! »

La statistique de Souchon (1895) citée par cet auteur et comprenant 56 cas d'anévrismes spontanés opérés, ne donne que 8 guérisons.

Le traitement a été soit l'incision du sac avec ligatures, soit la ligature seule placée sur toutes les portions de l'artère.

Nous ne parlons pas de la désarticulation de l'épaule proposée comme traitement et qui, pour un gros sacrifice, ne donne pas de meilleur résultat.

L'extirpation est le plus souvent impossible à cause des nombreuses connexions vasculaires et nerveuses du sac, cependant elle a pu être faite avec succès une fois (Schopf).

C'est donc aux ligatures qu'on est obligé d'avoir recours, soit au-dessus, soit au-dessous du sac ; du reste celles-ci ont donné deux succès dans ces dernières années : un de Monod[3] pour un anévrisme de la troisième

---

[1] *Bull. Soc. Chir.*, Paris, 1900, p. 1145.

[2] Delbet. *Traité de Chir.*, Le Dentu-Delbet, t. IV, p. 268.

[3] Monod. Académie de médecine, 24 juillet 1894, et janvier 1895, p. 97.

portion traité par la ligature simultanée de la sous-clavière au-dessus de la clavicule et de la carotide primitive ; et un de Tuffier[1] pour un anévrisme de la deuxième portion traité par la ligature en dedans des scalènes, la dissection du sac ayant été reconnue impossible.

Carotide primitive. — Le sac anévrismal siège à la portion inférieure ou en haut près de la bifurcation, rarement à la partie moyenne ; le traitement varie avec le siège.

Après essai du traitement médical par l'iodure, qui a donné quelques succès, et en cas d'échec, le traitement chirurgical doit être institué à moins que l'anévrisme ne soit stationnaire et bien supporté. Dans ce cas, le traitement opératoire n'étant pas exempt de danger, on peut attendre à condition de surveiller le malade.

L'anévrisme de la portion inférieure peut coexister avec une dilatation du tronc brachio-céphalique ; nous en avons vu le traitement. S'il existe seul, ce qui sera reconnu surtout par l'étude sphygmographique du pouls radial et temporal, la ligature seule de la carotide primitive par la méthode de Brasdor est nécessaire sans qu'elle puisse du reste assurer la guérison.

L'anévrisme de la portion supérieure est accessible à la plupart des méthodes de traitement des anévrismes : Compression, ligature, ouverture du sac, extirpation.

La compression digitale indirecte est difficile à appliquer et pénible pour le malade ; on peut la faire par le procédé de Rouge (de Lausanne) qui pince carotide et sterno-mastoïdien entre le pouce et les autres doigts. Elle est en tout cas d'application peu aisée, mais peut toujours être essayée.

La ligature entre le cœur et le sac est applicable à ce niveau, elle peut donner lieu à des accidents sur la pathogénie desquels on a beaucoup discuté et qui consistent surtout en paralysies et troubles de la vue. La paralysie est ordinairement une hémiplégie du côté opposé ; les troubles oculaires sont des troubles de la vision pouvant aller jusqu'à la cécité, des ulcérations de la cornée, formation de cataracte, strabisme, panophtalmie. Ce ne sont pas là seulement des lésions dues à des embolies septiques puisqu'on les a notées dans des cas récents où aucune trace d'infection n'existait. Delbet[2] pense cependant qu'elles sont dues à des « infections légères qui peuvent ne se traduire par aucun autre symptôme », et croit « qu'avec des ligatures faites dans des conditions d'asepsie parfaite les accidents cérébraux diminueront dans une notable proportion. »

En tout cas cette ligature a procuré la guérison de l'anévrisme dans le nombreux cas cités par Le Fort, Delbet et Walther.

L'incision du sac après ligature du côté du cœur et suivie de ligature du côté périphérique a aussi donné des succès. Quant à l'extirpation complète, elle a donné un beau résultat à Delagenière[3].

Chacune de ces méthodes peut donc amener la guérison, et toutes exposent aux mêmes accidents cérébraux que la ligature simple ; on devra se

---

[1] Tuffier. *Bull. Soc. chir.*, 1900, p. 1145, et 1901, p. 312.

[2] Delbet. *Traité de chirurgie*, Le Dentu, t. IV, p. 284.

[3] Delagenière. *Archives provinciales de chirurgie*, 1896, p. 225.

comporter suivant les facilités que peuvent offrir chacune d'elles dans chaque cas particulier.

En général la compression est impraticable ; lorsqu'on aura décidé d'opérer, on commencera par lier le bout central du vaisseau, puis on tentera la dissection du sac qui peut être rendue impossible par la friabilité des parois et leur adhérence à des organes importants, surtout aux nerfs. Si le sac s'est rompu, il faut lier le ou les bouts périphériques ; si non, on peut se contenter de la ligature centrale ou ouvrir le sac, le vider, le tamponner après ligatures périphériques, et laisser se fermer la plaie secondairement.

Carotide externe. — Les anévrismes siègent en général sur l'origine des branches. Ici comme pour la carotide primitive, on essaiera d'abord le traitement médical, puis la compression digitale, et si ces traitements échouent, la ligature est ordinairement la seule ressource.

Il est rare que cette ligature puisse porter sur la carotide externe à cause de la brièveté de ce tronc artériel et du volume de la tumeur ; il faut alors lier la carotide primitive si les accidents provoqués par l'anévrisme réclament une intervention.

Cependant Delbet recommande l'extirpation pour les anévrismes siégeant au-dessous de la parotide.

Carotide interne (portion extracranienne). — Ces anévrismes sont très rares, siègent au niveau du pharynx où ils font saillie. Angelo del Fabro (de Conegliano)[1] a donné, au Congrès de Paris de 1900, un cas de ce genre guéri complètement par la ligature de la carotide interne.

Anévrismes artério-veineux. — Leur pronostic est beaucoup moins grave que celui des anévrismes artériels ; extrêmement rares au niveau des carotides externe et interne, ils ne donnent lieu au niveau de la sous-clavière à aucun traitement chirurgical, car ils ne grossissent pas ou le font très lentement. Enfin les anévrismes artério-veineux de la carotide primitive et de la jugulaire interne évoluent aussi très lentement, mais peuvent provoquer à la longue des troubles respiratoires par compression du pneumogastrique et des troubles cérébraux.

Delbet conseille, si l'on était obligé d'intervenir, de tenter la suture de l'artère, ou en cas d'impossibilité la quadruple ligature artérielle et veineuse avec ou sans extirpation de sac (voir *Maladies des artères*) ; ces opérations n'ont pas encore été pratiquées.

TUMEURS LIQUIDES. — Ce sont des kystes congénitaux ou acquis.

Kystes congénitaux. — Les kystes congénitaux sont très fréquents à la région cervicale et sont *dermoïdes, mucoïdes, séreux;* les kystes branchiaux peuvent être consécutifs à une fistule branchiale fermée secondairement ou peuvent s'ouvrir et devenir une fistule d'origine congénitale.

Les uns se voient le plus souvent dès la naissance, kystes séreux; il est

---

[1] D' Angelo del Fabro. Un cas d'anévrisme de la carotide interne droite. Ligature XIII° Congrès international de médecine, section de chirurgie. Séance du 7 août (matin).

assez rare qu'ils se montrent seulement chez l'adulte, et c'est alors surtout à l'occasion d'une grossesse. Les autres peuvent se rencontrer dans le jeune âge ou ne devenir apparents que plus tard : kystes dermoïdes et mucoïdes. Les kystes séreux existent rarement à la nuque, plus souvent dans la région antéro-latérale, les kystes dermoïdes et mucoïdes ne se rencontrent au cou que dans cette dernière région.

En principe, il n'existe qu'un traitement pour tous ces kystes congénitaux, l'extirpation, mais ce traitement est applicable de façon différente suivant la nature du kyste.

Pour les kystes *dermoïdes* et *mucoïdes*, qu'ils soient médians ou latéraux, thyro-hyoïdiens (les sus-hyoïdiens ont été étudiés au plancher buccal), sous-maxillaires ou sterno-mastoïdiens, leur volume étant généralement peu grand, l'extirpation est possible; mais elle doit être absolument complète, toute parcelle de la paroi laissée produisant fatalement les récidives ou une fistule inguérissable spontanément. Or cette extirpation totale n'est pas toujours facile; dans les kystes latéraux les adhérences vasculaires, notamment à la veine jugulaire interne, rendent parfois la dissection pénible, exposent à la blessure et même à la résection veineuse. Cependant on arrive généralement à une dissection complète; en tous cas, on sait aujourd'hui que la résection d'un segment de veine jugulaire est possible sans accident.

A la région thyro-hyoïdienne, c'est l'adhérence à l'os hyoïde qui rend l'extirpation complète difficile et nécessite non seulement le grattage, la rugination du point adhérent, mais encore parfois la résection soit d'une partie du corps de l'os hyoïde, comme le conseille Kirmisson[1], soit de tout le corps de cet os, suivant le conseil de Broca[2].

Si du reste une récidive se produit ou une fistule persiste, il faut par une nouvelle opération aller à la recherche de ce qui peut rester, la guérison n'est possible qu'à ce prix.

Les *kystes séreux* sont souvent divisés en uniloculaires et multiloculaires, mais les premiers sont très rares et contiennent souvent dans leur paroi de petits kystes qui peuvent se développer à leur tour, nous considérerons donc tous ces kystes comme multiloculaires (fig. 99 et 100).

Ils sont latéraux ou médians, ces derniers offrant quelquefois un volume énorme et recouvrant les deux côtés du cou. Ces kystes sont en tous cas d'un volume toujours fort grand et présentent en tous sens des prolongements multiples, qui s'infiltrent sous les muscles, les vaisseaux, les viscères, vers le médiastin, adhèrent aux vaisseaux et surtout à la veine jugulaire interne.

On comprend que, dans ces conditions, le traitement par l'extirpation soit beaucoup plus grave et plus difficile que pour les kystes précédents. Cependant les autres moyens essayés : ponction simple, injections iodées, séton, électrolyse, sont insuffisants ou dangereux.

L'extirpation peut être complète ou partielle, cette dernière étant suivie

---

[1] Kirmisson. *Maladies chirurgicales d'origine congénitale.* Masson, 1898, p. 158.
[2] Broca. *Traité de chirurgie*, Duplay-Reclus, 2ᵉ éd., t. V, p. 55.

de l'abandon dans la plaie des parties restantes, ou de marsupialisation de ce qui reste de la poche.

A quel *âge* doit-on opérer les kystes reconnus à la naissance ? C'est là une tumeur bénigne, gênante par la difformité qu'elle occasionne, mais qui pendant longtemps ne donne lieu à aucun accident grave, seul l'accroissement de la tumeur par développement de nouvelles poches peut déterminer des troubles de compression du côté des voies respiratoires et du tube digestif, et entraîner un état de débilité inquiétant.

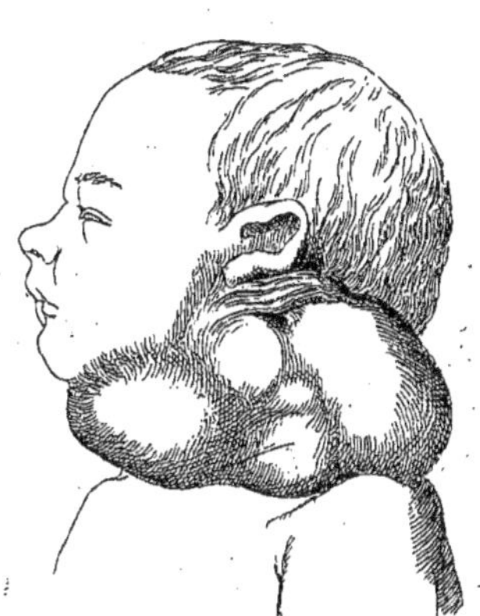

Fig. 99. — Kyste séreux multiloculaire du cou (Kirmisson).

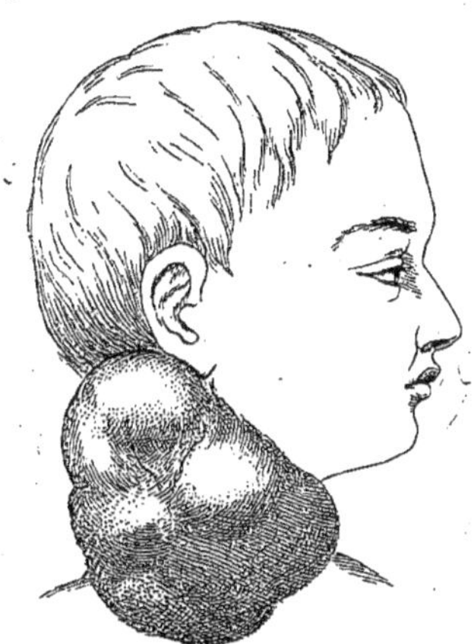

Fig. 100. — Kyste séreux multiloculaire du cou (Lannelongue et Achard).

Par conséquent, tant que la tumeur est stationnaire sans accidents, mieux vaut laisser l'enfant se développer et n'intervenir qu'à un, deux ou trois ans suivant l'état de résistance du sujet. Toutefois, les phénomènes de compression peuvent forcer à une opération hâtive, ainsi qu'il arriva pour un enfant de six mois dans l'observation citée par Walther [1].

Cette opération sera, en principe, l'extirpation complète qui seule permet une guérison rapide et définitive ; mais c'est une opération difficile, qui nécessite la dissection des prolongements dans les interstices musculaires, la dissection de l'artère carotide et de la veine jugulaire interne. Si souvent les adhérences de la poche à ces organes sont faibles et lâches, il arrive quelquefois qu'elles sont solides avec les muscles (Kirmisson [2]), avec la veine jugulaire surtout qui est souvent déchirée pendant la dissection [3].

Enfin dans d'autres cas, les adhérences sont si étendues dans la profondeur que la dissection complète est impossible, et force est de s'en tenir à une extirpation partielle. La guérison peut alors s'obtenir fort bien, soit qu'on abandonne à eux-mêmes les débris qui peuvent parfois s'atrophier

[1] Walther. *Traité de chirurgie*, Duplay-Reclus, t. V, p. 637, note du bas de la page.
[2] *Bull. Soc. chir.* Paris, 1897, p. 805.
[3] Buffet, Ricard. *Bull. Soc. chir.*, 1897, p. 802 et 804.

(Kirmisson), soit qu'on marsupialise la poche en la suturant à la peau (Verchère [1]).

A quel moment arrêter cette dissection pour éviter de graves désordres ?
« Ceci est bien difficile sinon impossible à formuler en règle précise », dit
Walther [2]. « C'est affaire de bons sens, de tact chirurgical. Ici, comme
ailleurs, le plus difficile est de savoir s'arrêter à temps, ni trop tôt, ni trop
tard. »

Kystes acquis. — Les *kystes sanguins* du cou forment une classe fort mal
connue de tumeurs variées dont les unes sont des tumeurs solides à grand
développement vasculaire, d'autres des angiomes profonds accolés à
la veine jugulaire, d'autres des kystes séreux à contenu hématique par
hémorragie dans la poche. Le traitement varie avec la nature de la tumeur,
c'est ordinairement l'extirpation, rendue un peu délicate par les connexions
fréquentes avec la veine jugulaire qui peut être ouverte.

Les *kystes hydatiques* sont fort rares, occupent le creux sus-claviculaire,
adhèrent au paquet vasculo-nerveux dont ils compriment les éléments.
L'extirpation de ces tumeurs est, pour ces causes, ordinairement impossible. Tillaux [3] obtint une guérison par ponction simple, mais ce traitement
suffit rarement, et, en règle générale on devra imiter la conduite de Routier [4] qui, après ouverture, enleva la membrane interne en entier et ferma la
poche.

Tumeurs solides. — Nous ne parlerons pas des tumeurs cutanées, produc-

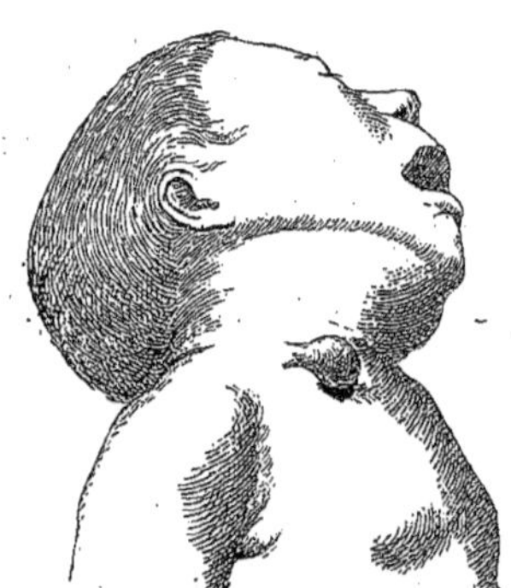

Fig. 101. — Fibro-chondrome branchial du cou (Kirmisson).

tions épidermiques, fibromes, angiomes
dont le traitement n'offre ici rien de spécial
(voir Peau et Tissu cellulaire, Ire partie,
chap. IV); signalons seulement les fibro-
chondromes branchiaux qui se voient dans
la région sus-claviculaire (fig. 101), et dont
l'ablation est simple et bénigne.

Nous avons ainsi à étudier les *lipomes*,
les *tumeurs ganglionnaires*, les *épithéliomes branchiaux du cou*.

Lipomes cervicaux. — Aucune indication
spéciale ne se présente au cou pour les
lipomes simples, isolés, sous-cutanés dont
l'ablation est aussi facile qu'ailleurs.

Il existe quelquefois aussi des lipomes
profonds dont l'ablation quoique plus difficile, n'en est pas moins indiquée;
Völcker [5] a signalé récemment un exemple de lipome s'enfonçant dans le

[1] Verchère. *Bull. Soc. chir.*, 1896, p. 711.
[2] Walther. *Bull. Soc. chir.*, 1896. p. 715.
[3] Cité par. Walther. *Bull. Soc. chir.*, 1900, p. 1062.
[4] *Bull. Soc. chir.*, 1900, p. 1061.
[5] Völcker. *Beiträge z. Klin. chir.*, XXI, 1, et *Semaine médic.*, 1898, p. 520.

creux sus-claviculaire jusqu'à la colonne vertébrale, au niveau de l'apophyse transverse de la cinquième vertèbre cervicale où il s'attachait par un pédicule.

Dans certains cas les lipomes cervicaux, surtout à la nuque, perdent leur caractère de tumeur encapsulée, se diffusent dans le tissu cellulaire et sont par suite plus difficiles à enlever, mais cette difficulté n'est jamais bien considérable.

L'indication opératoire est beaucoup plus difficile à préciser dans ces cas de lipomes multiples, symétriques ou non, sur la nature desquels on a récemment beaucoup discuté et que l'on a décrits sous des noms variés : lipomes symétriques d'origine nerveuse, lipomes diffus du cou et de la nuque, adéno-lipomatose symétrique à prédominance cervicale, lipome périganglionnaire d'origine inflammatoire [1].

Cette forme est caractérisée cliniquement par le volume et l'étendue des masses lipomateuses qui, au cou, entourent la mâchoire d'un bourrelet bilobé, s'étendent aux régions parotidiennes et préauriculaires, à la nuque.

Il ne peut être question d'enlever toutes les masses graisseuses, mais les phénomènes de compression, la gêne des mouvements peuvent rendre nécessaire l'extirpation de certaines portions. Au point de vue opératoire, ce lipome est difficile à disséquer, il plonge dans les aréoles du derme, il faut le sculpter pour ainsi dire, il ne s'énuclée pas.

Tumeurs des ganglions. — Ces tumeurs sont souvent *secondaires*, adénopathies cancéreuses accompagnant les épithéliomes de la bouche, du pharynx, de l'œsophage et siégeant dans la région sous-maxillaire et carotidienne, ou les épithéliomes du sein et siégeant dans le creux sus-claviculaire.

Ces cancers ganglionnaires doivent être extirpés avec la lésion primitive, si celle-ci est opérable ; respectés dans le cas contraire.

Quant à l'adénopathie sus-claviculaire gauche, consécutive aux néoplasmes abdominaux, elle n'est justiciable d'aucune intervention.

Primitives, les tumeurs des ganglions sont des lymphadénomes, des lymphosarcomes dont l'étude a été faite avec les maladies des ganglions (Ire partie, Chap. IX) ; leur siège le plus fréquent est au cou, mais ce siège ne modifie en rien les indications thérapeutiques que nous avons données.

Berger [2] a publié un cas de sarcome mélanique primitif des ganglions cervicaux, localisation très rare de ce néoplasme et qui comporte le même pronostic grave et les mêmes indications opératoires que le mélano-sarcome en général (Ire partie, Chap. IV).

Épithéliome branchial. — Enfin il existe à la région cervicale des tumeurs malignes primitives développées aux dépens de débris des arcs branchiaux (Volkmann, Gussenbauer, Veau [3], Leven [4]) ou aux dépens de lobules thy-

---

[1] Launois et Bensaude. *Presse médicale*, 1898, 1er juin, p. 293. Thèse Marçais, Paris, 1894. Milian. *Gaz. Hôp.*, 1895. Thèse Tapie. Paris, 1899. Discussions de la Société de chirurgie, 1898, p. 1110, 1115, 1161. Thèse Bonnefond, Paris, 1900.

[2] Berger. *Bull. de la Soc. de Chirurgie*, Paris, 1897, p. 526.

[3] Veau. *Revue de chirurgie*, 10 mars, 1900, p. 347 et Thèse de Paris, 1901.

[4] Leven. *Bull. Soc. anatomique*, mars 1900, p. 233.

roïdiens aberrants (Trèves, Plauth, Berger[1]), et décrits souvent comme épithéliome primitif des ganglions du cou.

Ces tumeurs se développent, dans l'âge mûr, à la région carotidienne, d'abord de consistance dure puis molle, elles peuvent devenir fluctuantes. Mobiles au début, elles adhèrent ensuite à la peau, aux muscles, aux os, et de bonne heure aux vaisseaux profonds, veine jugulaire surtout.

Leur évolution est rapide, leur aspect clinique éveille l'idée d'une néoplasie ganglionnaire que l'on suppose secondaire, mais il est impossible de découvrir une lésion primitive quelconque, l'examen microscopique montre qu'ils ne se développent pas dans les ganglions.

Le seul traitement utile est, comme pour tout cancer, l'extirpation complète et large faite de bonne heure ; malheureusement la récidive est souvent rapide : sur 32 extirpations citées par Veau, dont 15 sans renseignements ultérieurs, on note 5 morts immédiates et 10 récidives suivies de mort dans la première année, la récidive s'étant produite presque toujours de un à deux mois après l'ablation.

Cette extirpation, même dans les cas récents, mène souvent à la ligature de la veine jugulaire interne, et même à celle de la carotide qui présente ici les mêmes dangers que dans les anévrismes.

Enfin lorsque la tumeur, volumineuse, adhère fortement aux organes environnants, l'extirpation complète devenant impossible et très dangereuse à tenter, mieux vaut s'abstenir, se contenter de la morphine comme traitement palliatif, et de la trachéotomie en cas d'asphyxie menaçante.

MALFORMATIONS ET DIFFORMITÉS

Congénitales ou acquises, ces malformations comprennent les fistules congénitales, les cicatrices vicieuses ; nous y rattacherons le torticolis.

Fistules congénitales. — Les fistules congénitales du cou sont quelquefois secondaires à l'ouverture d'un des kystes que nous avons précédemment étudiés ; elles sont latérales ou médianes, ces deux variétés différant entre elles non seulement au point de vue pathogénique, mais aussi thérapeutique.

Les *fistules latérales* sont complètes et s'ouvrent dans le pharynx, ou borgnes externes et s'ouvrent à la peau par un orifice le plus souvent très petit, recouvert d'un opercule ou situé sur un petit mamelon. Cet orifice extérieur se trouve près du bord antérieur du sterno-mastoïdien entre le cartilage thyroïde et l'articulation sterno-claviculaire.

Le trajet qui fait suite monte obliquement vers le pharynx buccal, se mettant en rapport avec le paquet vasculo-nerveux du cou au niveau de la grande corne de l'os hyoïde, ces rapports sont importants à connaître pour le traitement (fig. 102).

Les *fistules médianes*, c'est-à-dire dont l'orifice extérieur s'ouvre près de

---

[1] Berger. XIe *Congrès de chirurgie français*, 1897, p. 15.

la ligne médiane, peuvent être des fistules latérales dont l'orifice est dévié en dedans. Hildebrand, cité par Kirmisson [1], rapporte plusieurs cas de fistules latérales de ce genre. Les véritables fistules médianes, situées dans la région thyro-hyoïdienne, ont un trajet ascendant vers l'os hyoïde et la base de la langue, ces fistules et les kystes de la même région reconnaissent la même origine et peuvent se transformer de l'un à l'autre par ouverture ou oblitération.

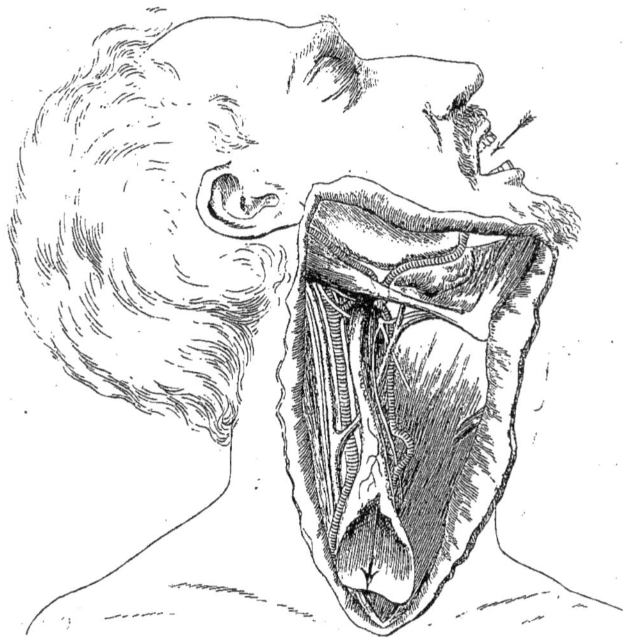

Fig. 102. — Rapport d'un trajet fistuleux congénital du cou (Watson).

Les indications thérapeutiques sont différentes pour ces deux espèces de fistules, latérales et médianes, et dépendent surtout de la situation anatomique du trajet.

Pour les *fistules médianes*, le cordon est court et ne traverse aucune région dangereuse, sa dissection peut être rendue pénible par l'adhérence à l'os hyoïde, comme pour les kystes, mais n'offre aucune difficulté sérieuse.

D'autre part les accidents de rétention, l'écoulement plus ou moins abondant de liquide, les poussées inflammatoires indiquent suffisamment l'intervention.

L'extirpation, comme pour les kystes, est le seul traitement à instituer ; on se guidera à l'aide d'un stylet introduit dans le trajet ; et, ici encore, il peut être nécessaire pour faire l'ablation complète indispensable, de réséquer une partie du corps de l'os hyoïde.

[1] Kirmisson. *Maladies chirurgicales d'origine congénitale*, Paris, 1898, p. 136.

Les *fistules latérales* ont un trajet beaucoup plus complexe, traversent une région beaucoup plus dangereuse où elles sont en rapport intime avec les gros vaisseaux et les nerfs; on comprend donc que l'indication de l'extirpation, qui pour être efficace doit être complète, soit plus discutable.

Cependant les autres traitements, malgré les cas heureux cités, ne donnent en général que des insuccès : injections d'iode, cautérisations ignées, électrolyse.

Aussi dans les cas semblables à celui de cette jeune fille dont parle Berger[1], où n'existe qu'un très petit orifice, sans déformation, sans gêne, où l'existence de la fistule ne se révèle que par un peu de gonflement de temps en temps, suivi au bout d'un jour ou deux de l'écoulement d'un peu de liquide, mieux vaut s'abstenir de tout traitement; la cicatrice qui résulterait de l'opération, même faite dans les meilleures conditions, serait toujours plus disgracieuse que la lésion elle-même.

Mais il n'en est pas toujours ainsi, et les accidents de rétention, l'écoulement abondant de liquide irritant la peau nécessitent un traitement; le seul traitement efficace est alors l'extirpation.

Si la fistule est borgne externe, la dissection complète est assez simple jusqu'à la corne de l'os hyoïde et peut être menée plus loin en introduisant une sonde dans le canal et opérant des tractions sur le cordon.

Mais lorsque la fistule est complète, non seulement la dissection de la partie profonde est délicate, mais encore l'extirpation du trajet ouvre le pharynx dans la plaie.

Cependant cette extirpation complète a pu être menée à bien (Cavazzani[2], Tricomi[3], Jalaguier[4]); et pour éviter cette ouverture du pharynx, Chalot[5] propose de commencer par fermer l'orifice pharyngien situé au niveau de l'amygdale, en le suturant directement par la bouche, puis quelques jours après d'extirper le trajet le plus haut possible depuis l'orifice externe jusqu'à la corne hyoïdienne et de curetter le reste du trajet qu'on ne peut extirper. Ce tronçon supérieur est laissé ouvert à l'extérieur au niveau de la corne hyoïdienne et se ferme secondairement; le reste de la plaie est suturé.

Cicatrices vicieuses. — Consécutives aux plaies, ulcérations, suppurations, mais surtout aux brûlures, les cicatrices vicieuses doivent être traitées au cou où elles sont visibles et gênantes. Si les pansements, le maintien en bonne position pendant la cicatrisation, l'application de greffes de Thiersch n'ont pu éviter la rétraction, le traitement opératoire est nécessaire, nous l'avons déjà indiqué dans ses principes généraux (Ire partie, chap. III, p. 47).

Les brides minces et courtes seront excisées et la plaie suturée ou recouverte de greffes dermo-épidermiques, mais le plus souvent une auto-

[1] Berger. *Bull. de la Soc. de chirurgie.* Paris, 1897, p. 99.
[2] Cavazzani. *Riforma med.*, 7 oct., p. 31, 1891.
[3] Tricomi. *Riforma. med.*, 28 août, p. 541, 1891.
[4] Jalaguier. *Soc. chir.*, juin 1902.
[5] Chalot. *Bull. Soc. chir.*, Paris, 1892, p. 286.

plastie sera nécessaire pour combler la plaie qui résulte de l'excision du tissu fibreux et du redressement de la tête.

Berger[1] a indiqué pour ces cas un procédé opératoire dont nous donnons les détails dans la « Technique chirurgicale », et qu'il appelle *autoplastie en cravate.*

Torticolis. — Il n'est question ici que du torticolis musculaire, les autres formes de torticolis dites cutanée ou cicatricielle, ostéo-articulaire, ont été étudiées avec les cicatrices vicieuses du cou et les maladies de la colonne vertébrale. (*Rachis,* IIe partie, chap. II.)

Le torticolis musculaire lui-même est aigu et passager ou chronique, le premier est une affection bénigne qui ne réclame comme traitement que l'enveloppement ouaté et le massage.

Le torticolis musculaire chronique est permanent ou intermittent.

LE TORTICOLIS PERMANENT est une maladie de l'enfance, débutant souvent à la naissance, que son origine soit du reste congénitale ou obstétricale. Le traitement de certaines lésions qui peuvent lui donner naissance est susceptible de l'éviter, si on les reconnaît à temps.

L'hématome du sterno-mastoïdien peut en effet être l'origine de la rétraction du muscle et doit être soigné par le massage et le maintien en bonne position.

De même pendant l'enfance, la surveillance attentive et la correction précoce des attitudes vicieuses involontaires ou volontaires peut éviter la formation d'un torticolis; ainsi que la correction convenable de vices de réfractions oculaires.

Le torticolis établi, il convient d'abord de reconnaître s'il est dû à la contracture musculaire, ou si la rétraction existe déjà, et dans quels muscles ou groupes musculaires siège la lésion.

Le sterno-mastoïdien d'un seul côté est ordinairement atteint; quelquefois la rétraction porte sur les muscles de la nuque, mais le sterno-mastoïdien est en même temps contracturé.

Dans beaucoup de cas la rétraction est évidente, le muscle tendu est dur et diminué de volume ; si le diagnostic est douteux, l'examen sous chloroforme montre le redressement possible si le muscle est contracturé, impossible s'il est rétracté. Cet examen permet aussi dans les cas difficiles de reconnaître une lésion vertébrale ; enfin dans le torticolis postérieur, le sterno-mastoïdien contracturé cède, mais les muscles de la nuque résistent à la réduction.

Le traitement du torticolis permanent comprend deux temps successifs : le redressement, le maintien de ce redressement.

Dans le *torticolis par contracture*, le redressement s'obtient facilement sous le sommeil anesthésique, le maintien se fait comme dans le torticolis par rétraction.

Le torticolis postérieur se redresse moins facilement et c'est dans ces cas que le massage forcé de Delore[2] se trouve indiqué, ce redressement

[1] Berger. *Bull. Soc. Chir.,* 1890, p. 170..

[2] Delore, Traitement du torticolis postérieur par redressement forcé. *Gaz. Hebdom.,*

forcé se fait, sous chloroforme, progressivement par des efforts manuels dirigés en sens inverse de la déviation, pendant cinq à dix minutes.

Le *torticolis par rétraction* du sterno-mastoïdien est celui qu'on a le plus souvent à traiter ; il s'accompagne souvent de déviations de la colonne vertébrale, consistant en une courbure cervicale latérale convexe du côté opposé à la lésion musculaire et une courbure dorsale dirigée en sens inverse (fig. 103) ; en outre il existe une atrophie plus ou moins marquée de la moitié de la face et du crâne correspondant au muscle rétracté.

Le traitement permet généralement d'obtenir le redressement de la tête, et en même temps disparaissent les déviations de la colonne vertébrale, mais si l'atrophie du crâne et de la face est prononcée, elle persiste après le redressement et fait paraître incomplet le résultat.

« C'est donc une raison pour agir le plus tôt possible, et ne pas laisser s'établir une atrophie que, plus tard, rien ne saurait corriger » (Kirmisson [1]).

Le traitement par excellence du torticolis par rétraction est la *ténotomie* du sterno-mastoïdien. Nous n'avons pas à décrire ici le manuel opératoire de cette opération, elle porte sur le seul faisceau sternal ou sur les deux chefs du muscle, elle se fait à ciel ouvert ou par la méthode sous-cutanée.

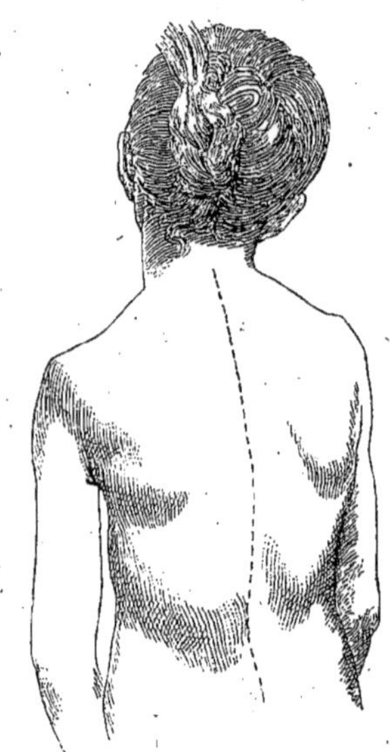

Fig. 103. — Torticolis du côté droit et scoliose secondaire (Kirmisson).

On coupera un seul des chefs ou les deux, suivant que la section du premier, le chef sternal, suffira ou non à permettre le redressement facile ; on ne peut souvent le savoir qu'après section du chef sternal par lequel il faut toujours commencer.

Emploiera-t-on la méthode sous-cutanée ou la section à ciel ouvert ? La question est toujours discutée et les arguments invoqués sont simples : la section à ciel ouvert est l'opération ordinaire, faite sans crainte d'accidents, elle permet d'éviter la blessure des grosses veines situées derrière le muscle ; la ténotomie sous-cutanée évite la cicatrice, c'est son seul avantage.

Lorsque le point de vue esthétique de la cicatrice, située bas sur le cou, n'existe pas, chez les garçons par exemple, on ne discute plus et c'est à l'ouverture franche que tout le monde se rattache. Chez les filles l'existence de cette cicatrice, qui peut devenir chéloïdienne, est évidemment fort ennuyeuse et il peut être indiqué d'employer la méthode sous-cutanée, surtout si l'on croit que la section du seul faisceau sternal suffira ; mais il ne

1878, 15 mars, et Association française pour l'avancement des sciences. Congrès de Saint Étienne, août 1897. *Presse médicale*, 28 août 1897.

[1] Kirmisson. *Maladies chirurgicales d'origine congénitale*, 1898, p. 186.

faudra pas hésiter, au moindre incident opératoire ou si la section du faisceau claviculaire devient nécessaire, à inciser franchement.

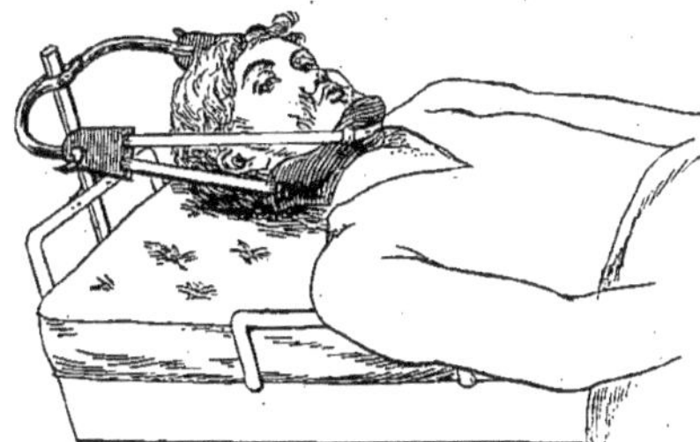

Fig. 104. — Lit à extension continue dans la position oblique, pour torticolis (Redard).

Trouvant insuffisante la simple section, certains auteurs ont fait l'*extirpation partielle* (Volkmann[1]) ou *totale* (J. Mikulicz[2]) du *sterno-mastoïdien* rétracté. Cette opération a le tort de laisser une longue cicatrice cervicale, de déformer le cou en supprimant la saillie musculaire, elle n'est guère acceptée en France et ne serait indiquée qu'en cas de récidive après la section complète du muscle et un traitement orthopédique longtemps prolongé.

La ténotomie faite, le redressement est effectué facilement et aujourd'hui tout le monde est d'accord, avec Tillaux[3], pour appliquer immédiatement l'*appareil de maintien*.

Le maintien de la correction est obtenu d'abord par un *appareil* placé après l'opération, puis par un long traitement consécutif à l'aide de *manœuvres orthopédiques*.

L'*appareil* peut être appliqué couché, à l'aide d'un lit à extension continue, comme dans le mal de Pott cervical (fig. 104); mais on préfère en général ne pas maintenir les malades au lit pendant des huit à dix jours que réclame cette partie du traitement, et appliquer soit un appareil plâtré (fig. 105) immobilisant la tête et le cou et enveloppant le thorax, soit mieux un appareil à traction élastique (Sayre, Kirmisson) composé de deux bandes plâtrées ou de diachylon « dont l'une embrasse le thorax et l'autre la tête et qui sont reliées ensemble par un tube en caoutchouc, imprimant à la tête un mouvement d'inclinaison latérale et de rotation en sens inverse de l'attitude vicieuse qu'on veut corriger[4] » (fig. 106 et 107).

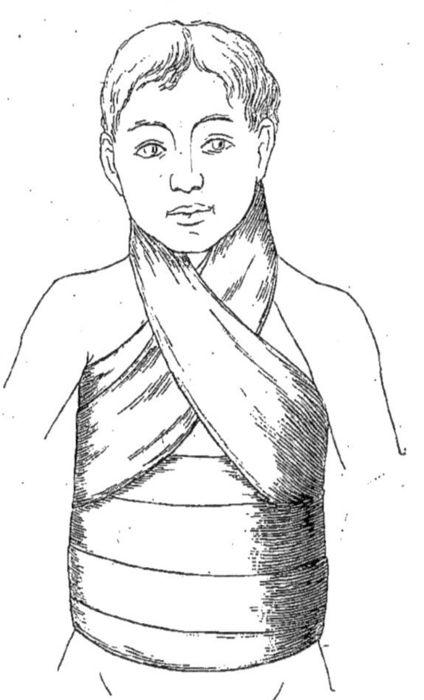

Fig. 105. — Appareil plâtré pour correction d'un torticolis opéré de ténotonie du sterno-mastoïdien gauche (Kirmisson).

[1] Volkmann. *Centralb. f. Chir.*, 1885, n° 14, p. 233.
[2] Mickulicz. *Centralb. f. Chir.*, 1895 n° 1, 5 janvier.
[3] *Bull. Soc. chir.*, 1890, p. 483.
[4] Kirmisson, *loc. cit.*, p. 191.

L'appareil maintenu jusqu'à cicatrisation complète, pendant huit à dix jours, est alors supprimé et on commence les *manœuvres orthopédiques* destinées à maintenir le résultat obtenu et à corriger les courbures vertébrales secondaires. Ces manœuvres consistent en massages, mouvements de redressement passifs dirigés par l'opérateur dans le sens contraire à la déviation, suspension par l'appareil de Sayre, exercices de redressement actifs par gymnastique, mouvements des bras, de la tête.

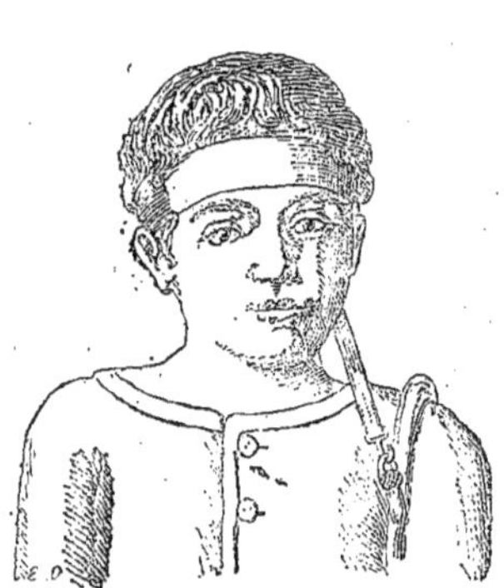

Fig. 106. — Appareil à traction élastique de L. A. Sayre.

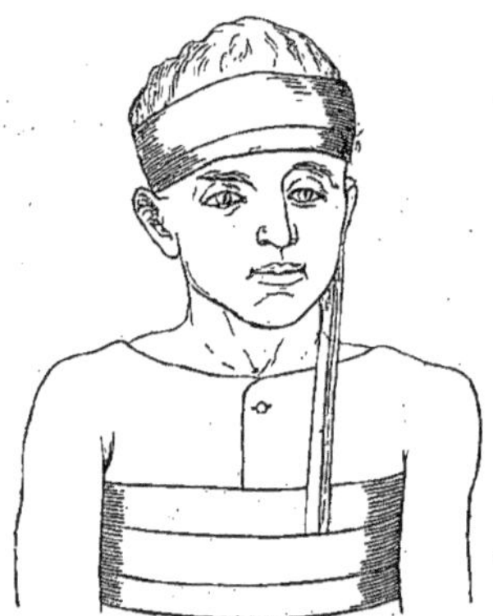

Fig. 107. — Appareil à traction élastique de Kirmisson.

Le torticolis intermittent caractérisé par la contraction spasmodique des muscles du cou, le sterno-mastoïdien ou les muscles de la nuque, est une affection du système nerveux, probablement central; dont le traitement doit avant tout être médical. Ce n'est que lorsque la médication antispasmodique et l'électrisation longtemps essayées auront été reconnues impuissantes qu'on pourra s'adresser à un traitement chirurgical.

Celui-ci porte son action sur les nerfs périphériques ou sur les muscles eux-mêmes, aucune tentative n'a encore été faite sur le système nerveux central. Les nerfs visés par l'acte opératoire sont la branche externe du spinal innervant le sterno-mastoïdien et le faisceau claviculaire du trapèze, ou les branches postérieures des nerfs rachidiens cervicaux innervant les muscles de la nuque. Les muscles sont le sterno-mastoïdien et les muscles trapèze, splénius, grand et petit complexus, grand oblique de la tête.

Le choix est bien difficile à faire entre ces méthodes. La *résection du spinal* (on a pratiqué aussi la ligature et l'élongation de ce nerf, mais sa résection n'a jamais donné lieu à aucune gêne fonctionnelle, les muscles qu'il innerve recevant aussi des filets des branches cervicales) a été faite souvent (Campbell de Morgan, Tillaux); Isidor[1] recueillant les résultats de 35 opérations trouve 6 guérisons, 14 améliorations et 15 insuccès. Mais ces résultats sont eux-mêmes difficiles à apprécier : « Des cas considérés comme guéris après leur opération ou au moment de l'opération sont revus plus tard ayant récidivé ; d'autres, au contraire, dont l'amélioration n'avait été

---

[1] Isidore. *Étude du torticolis spasmodique.*, Thèse de Paris, 1895.

que légère, se sont amendés petit à petit et sont parvenus à la guérison ou à une immense amélioration ».

La *section des nerfs rachidiens* (Keen, Gardner, Gilles) n'a été faite qu'après insuccès de la résection du spinal, elle porte sur les 2e, 3e et 4e nerfs, elle est extrêmement difficile (voir Technique chirurgicale) et ne donne dans la statistique d'Isidor que 2 guérisons sur 8 opérations.

Les *myotomies multiples* préconisées par Kocher[1] comportent deux séances opératoires distinctes, dans la première on fait la section du sterno-mastoïdien à son extrémité supérieure ; dans la deuxième, on coupe à leur extrémité supérieure les muscles postérieurs de la nuque. Ces deux opérations sont combinées suivant les cas, faites du côté opposé pour le sterno-mastoïdien et les muscles de la nuque dans les cas ordinaires, ou toutes deux sur le même côté de la tête si l'inclinaison latérale prédomine ; elles sont faites dans la même séance si elles siègent du même côté et à une quinzaine de jours de distance si elles siègent de côtés différents. F. de Quervain affirme qu'aucune gêne fonctionnelle ne s'ensuit et que le maintien de la tête continue à être parfait. Sur 12 opérés, 7 sont guéris complètement et cela, pour 5 d'entre eux, après un temps variant de six mois à douze ans ; trois ont été seulement améliorés ; deux enfin, du reste opérés incomplètement, n'ont tiré aucun bénéfice du traitement. Ces résultats sont évidemment encourageants, mais encore peu nombreux. D'autre part, les améliorations ou guérisons par la résection du spinal sont indéniables ; or cette dernière opération est beaucoup moins grave, ne nécessite pas comme les myotomies 2, 3 et 4 interventions successives. Aussi pensons-nous, écartant au moins pour le moment les résections des branches rachidiennes comme une opération fort grave et difficile à mener à bien, que si l'on se décide pour le traitement opératoire, on devra commencer par la résection de la branche externe du spinal, et n'entreprendre qu'en cas d'insuccès complet l'opération de Kocher.

II. — CORPS THYROIDE

Thyroïdite suppurée. — Lorsqu'une thyroïdite évolue vers la suppuration, ce qui est assez rare et se reconnaît surtout à la tuméfaction, la douleur, la température générale et les phénomènes dyspnéïques, il importe de savoir si l'infection a envahi une glande saine ou déjà atteinte de goitre.

Dans le cas d'abcès de la glande thyroïde non goitreuse, lorsque la présence du pus est reconnue aux symptômes inflammatoires, à l'œdème de la région, il faut intervenir avant que la fluctuation ne soit nettement perçue. En effet, comme dans la glande parotide, le pus se collecte tard, la fluctuation n'est perceptible qu'à une période avancée, et il importe de ne pas laisser augmenter les troubles respiratoires, ou permettre la pénétration du pus dans la trachée, ou la formation de fusées vers le médiastin. Ici le traitement est celui de tout abcès, l'incision large et le drainage.

Lorsque la suppuration atteint une glande goitreuse, les dangers de com-

[1] F. de Quervain. *Semaine médicale*, 14 octobre, 1896, p. 405.

pression sont plus grands et l'incision simple expose à des hémorragies sérieuses, en raison du grand développement vasculaire, fréquent dans les goitres. Aussi Kummer et Tavel[1] ont-ils pratiqué dans deux cas de ce genre l'extirpation du lobe tuméfié au lieu de l'incision simple.

Cette extirpation, malgré l'heureuse issue des deux opérations citées précédemment, risque de rompre la glande infiltrée de pus ou contenant un abcès et d'infecter la plaie ; elle est rendue plus difficile par les adhérences inflammatoires. Comme l'ouverture simple peut suffire pour amener la guérison de l'abcès, ce n'est qu'en cas d'insuccès qu'on aura recours à l'extirpation du goître, qui sera faite ensuite dans de meilleures conditions.

Thyroïdite chronique (Dégénérescence fibreuse du corps thyroïde)[2]. — Riedel, Taillefer, Ricard décrivent une lésion du corps thyroïde caractérisée par sa dureté extrême, l'envahissement progressif de tous les tissus du cou, et surtout des gros vaisseaux et des nerfs. Histologiquement, la masse est constituée par du tissu fibreux adulte.

La compression progressive de la trachée et de l'œsophage rend l'extirpation nécessaire, mais elle est périlleuse, peut entraîner la résection de la carotide primitive de la jugulaire interne et même du nerf pneumogastrique. Le canal thoracique fut même ouvert dans une opération de Ricard, il s'ensuivit un écoulement de lymphe par l'orifice du drain, écoulement qui dura une quinzaine de jours et fut arrêté par compression du creux sus-claviculaire.

Le traitement uniquement palliatif proposé par Taillefer : trachéotomie et gastrostomie pour lutter contre les troubles fonctionnels dus à la compression, est insuffisant. Pierre Delbet[3] pense qu'une extirpation partielle pourrait suffire, évitant les résections vasculo-nerveuses ; une opération incomplète de Riedel, suivie de guérison complète par disparition lente de ce qui restait, paraît justifier cette opinion. Mais le point difficile est de savoir quelle portion du néoplasme il faut enlever et dans quelle étendue doit être faite l'extirpation partielle.

Or, la seule raison d'être d'une extirpation partielle résidant dans les difficultés et les dangers d'une opération complète sur les cas avancés, il y a avantage à opérer de bonne heure, dès que le diagnostic est posé, pour éviter ces dangers.

Goitres. — Nous étudierons successivement, comme présentant des indications thérapeutiques tout à fait différentes, les kystes du corps thyroïde ; les goitres solides ou mixtes, c'est-à-dire contenant des kystes multiples dans la masse dégénérée ; le goitre exophtalmique.

Kystes du corps thyroïde. — Avec J. Reverdin[4], nous comprendrons, sous

---

Kummer et Tavel. *Bull. Soc. chir.*, 1891, p. 368. Rapp. Nicaise.

[2] Ricard. *Bull. Soc. chir.*, 1901, p. 758.

[3] Pierre Delbet. *Bull. Soc. chir.*, 1901, p. 812.

[4] M. J. Reverdin. *Rapport au XIe Congrès français de Chirurgie.* 1898, p. 450.

ce nom, les kystes uniques ou peu nombreux formant à eux seuls la tumeur. Dans cette forme, de volume très variable, et quelquefois considérable, le traitement médical, que nous exposerons dans un instant pour le goître solide, n'a aucune influence et ne doit pas être essayé; il faut en venir immédiatement aux moyens chirurgicaux, sans laisser la tumeur grossir davantage.

Ces moyens sont du reste de deux ordres : les uns cherchent à modifier les parois de la cavité vidée de son contenu; l'autre méthode est l'extirpation de la tumeur.

Les premiers comprennent l'électrolyse, la ponction simple ou suivie d'injection, le drainage, l'incision sans extirpation de la poche; nous n'en retiendrons que l'incision, les autres moyens insuffisants ou même dangereux quelquefois ne doivent plus être employés.

L'*extirpation* ou *énucléation* du kyste est la méthode de choix et généralement facile si le kyste n'a subi ni poussée inflammatoire ni tentative de traitement par cautérisations ou injections. La technique est la même que pour l'énucléation des noyaux solides que nous verrons plus loin.

Dans quelques cas très rares, à la suite d'infection ou de tentative thérapeutique antérieure, la paroi kystique adhère au tissu thyroïdien et ne peut être extirpée sans dangers d'hémorragies graves ou de dissections étendues; c'est alors que l'*incision* trouve son indication, à la condition de suturer la poche à la peau et de curetter la face interne du kyste pour détruire les bourgeons charnus saignants qui peuvent s'y trouver. Le tamponnement à la gaze aseptique et les attouchements à la teinture d'iode mèneront à la cicatrisation lente.

Goitres solides et mixtes. — Ce sont les goitres *parenchymateux, fibreux, colloïdes, vasculaires* dont la structure n'est ordinairement reconnue qu'après l'opération. Au point de vue qui nous occupe, ces goitres sont *diffus* ou *circonscrits* appelés encore nucléaires, enkystés. Dans les premiers, les parties saines et malades sont fusionnées intimement, aucune limite ne les sépare; dans les seconds le néoplasme, qui répond ordinairement au type adénome fœtal de Wölfler, est enveloppé par la glande saine refoulée peu à peu et dont il reste une plus ou moins grande épaisseur, mais toujours la ou les tumeurs sont séparables du tissu sain.

La disposition de ces tumeurs est variable : le goitre peut être *total,* répandu dans toute la glande, et peut même entourer œsophage et trachée d'un anneau constricteur; il peut être *partiel* et siège alors soit dans un lobe soit dans l'isthme, formant des tumeurs de volume variable, depuis les petites bosselures jusqu'aux énormes goitres retombant sur la poitrine, ou bien la tumeur prend une situation anormale formant les goitres *rétro-pharyngiens, rétro-œsophagiens, rétro-claviculaires* et *rétro-sternaux,* dits encore *goitres plongeants.* La situation de certaines de ces tumeurs par rapport à la trachée peut déterminer des accidents qui nécessitent une intervention d'urgence.

Nous étudierons successivement : 1° les *méthodes thérapeutiques* applicables à ces goitres; 2° les *indications* du traitement; 3° le *pronostic* que comporte cette affection surtout au point de vue du traitement chirurgical.

1° Exposé des méthodes thérapeutiques. — Elles sont de deux ordres : médicales, chirurgicales.

Le traitement médical comprend l'emploi de l'iode à l'intérieur ou de l'opothérapie thyroïdienne.

L'iode est administré sous forme de teinture d'iode, d'iodure de potassium ou d'iodoforme, suivant les règles habituelles. Le traitement thyroïdien s'emploie surtout sous forme de glande thyroïde fraîche de mouton (0^{gr},50 ou un demi-lobe), de glande desséchée et pulvérisée donnant une poudre connue sous le nom de thyroïdine (0^{gr},10 de poudre ou tablettes et pastilles dosées), ou enfin d'un extrait connu sous le nom de thyroïodine ou iodothyrine (Baumann) (1 gramme de poudre par jour ou tablettes dosées).

Ces médications doivent être attentivement surveillées, car elles peuvent provoquer des accidents d'iodisme ou d'intoxication thyroïdienne, même avec des doses très faibles, la tolérance des sujets étant très variable et impossible à prévoir.

Le traitement chirurgical comprend deux méthodes : les injections interstitielles, le traitement opératoire.

Les *injections interstitielles* sont faites avec de la teinture d'iode ou de l'iodoforme. L'injection de teinture d'iode est faite dans la glande hypertrophiée à l'aide d'une seringue de Pravaz, en ayant soin de séparer la seringue de l'aiguille dès que celle-ci est enfoncée et avant de pousser l'injection, afin de s'assurer que rien ne s'écoule par l'aiguille, c'est-à-dire qu'on n'a pas piqué dans un vaisseau. Si cet accident se produit, il faut sortir l'aiguille et piquer en un autre endroit. On injecte en une fois et lentement un tiers, une moitié ou une seringue entière de teinture fraîche suivant la tolérance du malade, et on répète l'injection en des endroits différents tous les huit ou quinze jours suivant l'intensité de la réaction de la glande. L'injection peut être douloureuse, provoquer des syncopes; proprement faite, elle ne peut être suivie d'accidents septiques. On cite cependant quelques cas de mort subite survenus entre les mains les plus expérimentées.

L'injection d'éther iodoformé est faite de la même manière avec la solution de Mosetig-Moorhof :

Iodoforme . . . . 1 gramme.
Huile d'olive . . . . } àâ 7 —
Ether sulfurique . . . . }

dont on injecte le contenu d'une seringue de Pravaz tous les huit jours environ.

Le *traitement opératoire* comporte divers procédés par lesquels on extirpe tout ou partie de la glande avec sa capsule propre (thyroïdectomies), ou seulement les parties malades lorsqu'elles sont énucléables (énucléations). A côté de ces opérations principales, prennent place des interventions dont le but est d'obtenir l'atrophie de la glande sans l'extirper : ligatures atrophiantes, exothyropexie; ou le déplacement d'une masse que l'on ne veut pas extirper : dislocation du goitre.

La *thyroïdectomie* est l'extirpation extra-capulaire d'une portion du corps thyroïde. Mais il faut bien s'entendre sur ce terme d'extra-capulaire et J. Reverdin donne à ce sujet une description claire que nous adoptons. « Je désignerai sous le terme de capsule uniquement la *capsule propre*, qui fait en quelque sorte partie intégrante de la glande ; je donnerai à la lame mince qui la recouvre le nom d'*enveloppe aponévrotique*, et enfin à la capsule propre doublée d'une couche plus ou moins épaisse de tissu glandulaire, recouvrant les tumeurs enkystées solides ou liquides, celui de *capsule glandulaire*. » C'est de la capsule propre qu'il s'agit dans l'extirpation extra-capulaire.

Cette thyroïdectomie peut être totale ou partielle ; disons tout de suite qu'il ne peut plus être question maintenant de thyroïdectomie totale, ne laissant aucune partie de la glande, à cause du développement d'un myxœdème opératoire, trop connu aujourd'hui pour que nous y insistions, auquel donne lieu souvent la suppression complète du corps thyroïde.

La thyroïdectomie partielle consiste soit dans l'ablation complète d'une moitié de la glande, c'est l'*extirpation unilatérale ;* soit dans l'extirpation d'une portion variable de la glande, en laissant au niveau des pédicules vasculaires thyroïdiens supérieurs ou inférieurs des fragments de celle-ci, dont le volume doit être égal au moins à une noix ; c'est la *résection* du corps thyroïde (Mikulicz).

Cette résection peut porter sur l'isthme, sur les deux lobes, elle peut se combiner avec l'extirpation unilatérale complète d'un côté (*extirpation-résection*), avec l'énucléation de tumeurs isolées dans ce qu'on laisse de la glande (*résection-énucléation*), de même que l'extirpation unilatérale peut aussi se combiner avec l'énucléation de un ou plusieurs noyaux du côté opposé (*extirpation-énucléation*).

La technique de ces opérations est aujourd'hui bien réglée, et nous la décrivons ailleurs (voir **Technique chirurgicale**).

L'*énucléation* comprend deux formes : l'*énucléation intra-glandulaire* ou *strumectomie* de Socin et l'*énucléation massive* de Poncet. L'énucléation intra-glandulaire consiste à extirper les nodules goitreux isolables de la coque ou capsule glandulaire qui les enveloppe, en incisant cette coque jusqu'à ce qu'on rencontre le plan de clivage. L'énucléation massive s'applique aux tumeurs (solides ou kystiques) multiples, de consistance et de volume différents, séparées ou non par quelques débris de tissu glandulaire, mais formant une masse unique. L'isolement de la masse se fait au doigt en suivant son contour « comme le détache-tendon dans une résection sous-périostée ». Le doigt chemine tantôt en dehors de la capsule propre lorsque celle-ci se confond avec la tumeur, tantôt dans la glande même, sous une couche glandulaire comme dans la strumectomie, c'est donc une opération à la fois extra-capsulaire et intra-capsulaire ou glandulaire.

Les *ligatures atrophiantes* des artères thyroïdiennes, doivent être faites sur les quatre pédicules principaux et simultanément ; même ainsi faites, elles ne provoquent pas d'une façon certaine l'atrophie de la glande ;

---

[1] J. Reverdin. *Rapport au Congrès de chirurgie français*, 1898, p. 459.

or dans les cas difficiles ces ligatures constituent une opération aussi pénible que l'extirpation, aussi sont-elles avec raison peu employées.

L'*exothyropexie* (Jaboulay, Poncet) est la luxation à l'extérieur d'une partie ou de la totalité du corps thyroïde atteint de goitre, dans le but d'obtenir son atrophie. Lorsqu'après découverte de la glande, sa luxation est reconnue impossible par suite d'adhérences trachéales qui coudent le conduit, on doit se contenter de la simple *mise à l'air* qui peut aboutir au même résultat.

La *dislocation du goitre* (Wölfler) est une opération de nécessité qui a pour but de déplacer une partie de glande donnant naissance à des symptômes de compression, alors que cette partie glandulaire ne peut être extirpée parce que, le reste de la glande ayant déjà été enlevé, cette extirpation équivaudrait à une thyroïdectomie totale dont on sait les dangers; ses indications seront donc très restreintes.

Les opérations principales dont nous devons maintenant rechercher les indications sont donc les thyroïdectomies partielles (extirpation et résection) et les énucléations (intra-glandulaire et massive); à côté de celles-ci sont des opérations répondant à des cas spéciaux : exothyropexie et dislocation.

2° Indications du traitement. — Certains accidents, dus au développement d'un goitre, réclament un traitement d'*urgence;* ils sont d'ordre infectieux ou mécanique. Nous avons déjà parlé des strumites suppurées avec les thyroïdites. Les accidents du second ordre sont dus à la compression, puis la déformation du conduit laryngo-trachéal et provoqués par les goitres circulaires, rétro-œsophagiens, rétro-sternaux, quelquefois en outre favorisés par un certain degré de ramollissement des parois trachéales. Lorsque l'asphyxie est imminente, la dyspnée extrême, il faut courir au plus pressé, assurer la respiration ; la *trachéotomie* ou la *laryngotomie inter-crico-thyroïdienne* semblent ici tout indiquées; mais le volume et la situation de la tumeur, les déviations de la trachée rendent souvent ces opérations fort difficiles, et d'autre part la zone comprimée descend ou se trouve située fort bas, de sorte que la canule introduite par la plaie cervicale ne peut atteindre le conduit libre. On a construit (Poncet) à cet effet des canules très longues qui peuvent franchir le rétrécissement. Mais cette trachéotomie ou laryngotomie a le tort considérable d'ouvrir la trachée dans la région du goitre et de rendre impossible ensuite l'extirpation de celui-ci, à cause des difficultés de désinfection de cette région. Aussi ne serait-ce qu'en cas d'urgence extrême, de danger pressant, qu'il faudrait avoir recours à cette intervention.

Du reste si le volume du goitre rend très difficile l'ouverture des voies aériennes, on trouvera, dans les mêmes cas, une ressource dans l'*exothyropexie* ou la simple *mise à l'air* permettant la décompression immédiate et déterminant ensuite l'atrophie de la glande dans l'espace de un à deux mois. Cette atrophie est obtenue à la suite d'un abondant suintement, souvent d'une suppuration abondante, laissant une cicatrice déprimée et disgracieuse. Aussi pensons-nous que cette opération ne trouve son utilité que dans ces cas graves où l'acte opératoire doit être réduit au minimum.

Ces cas sont rares et le plus souvent, même avec des goitres s'accompagnant d'accidents dyspnéiques, on a le temps de se préparer à une intervention réglée et réfléchie qui doit être curative, et les indications de la trachéotomie et de l'exothyropexie disparaissent alors.

Le goitre qui ne provoque pas d'accidents immédiatement menaçants est justiciable du traitement médical ou chirurgical. Dès qu'un goitre est reconnu, il faut le traiter en commençant par le traitement médical, celui-ci peut guérir complètement le malade dans certaines formes, et n'est jamais nuisible lorsqu'il ne guérit pas ; il permettrait même pour certains auteurs d'opérer dans de meilleures conditions.

Si le traitement médical échoue, il ne faut pas s'en tenir là, même pour des goitres peu volumineux, car l'accroissement rapide peut déterminer des complications respiratoires ; des accidents infectieux peuvent survenir qui rendent le pronostic plus grave et réclament une intervention faite dans de plus mauvaises conditions, enfin la transformation d'un goitre simple en cancer est fréquente au dire des médecins habitant les pays à goitres.

Le *traitement médical* (iodé ou thyroïdien) réussit surtout chez les sujets jeunes et dans la forme parenchymateuse récente, diffuse, étendue à toute la glande ; il doit être essayé aussi dans les autres cas, anciens, partiels, etc., mais avec moins de chances de succès.

Dans les cas rebelles à ce traitement, sauf contre-indication tirée de l'état général trop mauvais avec un goitre peu gênant, de l'état de grossesse avancée sans que le goitre donne lieu à des accidents pressants, le traitement chirurgical doit être institué.

Mais ici nous devons distinguer plusieurs formes, auxquelles s'appliquent des indications différentes. Nous examinerons successivement le goitre total, diffus, peu volumineux et récent chez des sujets jeunes ; les goitres anciens, irréguliers, volumineux ; les goitres plongeants ou endo-thoraciques.

Dans la première catégorie, chez des sujets jeunes, sans accidents inquiétants, on peut essayer les *injections interstitielles* d'iode ou d'iodoforme, elles réussissent assez souvent dans les goitres récents ; faites prudemment, elles ne sont pas dangereuses ; leur seul, mais sérieux inconvénient est de déterminer des adhérences qui rendent plus difficile une intervention devenue nécessaire en cas d'échec ; aussi ne doit-on pas insister sur ce traitement si l'amélioration n'est pas nette et assez rapide. Lorsque cette amélioration se produit, il faut compter sur plusieurs mois pour obtenir une diminution suffisante du volume de la glande.

Dans le goitre total, diffus, chez les jeunes gens, lorsque le traitement médical et les injections ont échoué ; dans les goitres anciens, volumineux avec ou sans accidents dyspnéiques, l'intervention opératoire est nécessaire et consiste dans une *thyroïdectomie partielle* ou une *énucléation* telles que nous les avons exposées déjà. L'indication du procédé opératoire ne peut être donnée d'avance et ce n'est, le plus souvent, que en présence de la tumeur mise à nu que l'on peut prendre à ce sujet une détermination. Cepen-

dant les chirurgiens, qui ont opéré beaucoup de goitres[1], sont tous d'avis
que l'énucléation intra-glandulaire est l'opération la plus favorable en ce
qu'elle n'expose pas aux dangers opératoires de l'extirpation, dangers que
nous signalerons plus loin, et que la mortalité en est aujourd'hui à peu près
nulle. Or cette énucléation est possible dans un grand nombre de cas; c'est
donc à elle qu'il faut donner la préférence.

Les goitres plongeants ou endo-thoraciques sont spécialement graves par
la fréquence des troubles respiratoires dus à la compression de la trachée et
par les difficultés opératoires auxquelles ils donnent lieu. Nous les diviserons avec Kocher[2] en deux groupes: 1° goitre intra-thoracique partiel, plongeant par sa partie inférieure dans le thorax et émergeant au cou; 2° goître
intra-thoracique complet, tout entier situé derrière le sternum, dont le diagnostic est difficile.

Lorsque la portion thoracique est mobile et reliée au corps thyroïde, la
luxation de ce prolongement est facile et l'opération se fait comme pour un
goitre cervical. Lorsque la tumeur thoracique est fixée, enclavée derrière
le sternum, on peut se trouver en présence de difficultés considérables,
et l'on peut être amené à réséquer une partie de la poignée du sternum pour
se faire du jour.

3° Pronostic. — Les opérations pratiquées sur les goitres simples (en
mettant à part les opérations d'urgence ou de nécessité: trachéotomie, exothyropexie, dislocation de Wölfler; et ne comprenant que les divers procédés
d'extirpation et d'énucléation) offrent des dangers opératoires et post-opératoires. Nous étudierons d'abord la mortalité actuelle de ces opérations, puis
les dangers opératoires dus à l'anesthésie et à l'acte opératoire lui-même,
enfin les dangers post-opératoires.

La *mortalité* des extirpations et des énucléations de goitres est aujourd'hui
très faible et les chirurgiens des régions goitreuses qui en opèrent beaucoup
ayant publié récemment leurs statistiques, il est facile de s'en rendre
compte. Kocher présentant au Congrès allemand de 1901 la seconde série
de 1000 cas (la première avait été donnée en 1895) donne, sur 929 goitres
simples, une mortalité de 0,43 p. 100 ; Kraske, au même Congrès, sur
408 cas donne 0,47 p. 100; au Congrès français de 1898, J. Reverdin donne
le résultat de statistiques multiples atteignant le chiffre (en supprimant les
cas d'extirpation totale et de goitres exophtalmiques) de 5 949 cas avec
environ 2,5 p. 100 de mortalité; Socin sur 200 cas, 0,5 p. 100; Roux 1,27 p. 100
sur 235, Girard 1,1 p. 100 sur 545, etc., cette mortalité oscille donc sur des
nombres considérables entre 0,53 et 2,50 p. 100.

Les *dangers opératoires* sont dues à l'anesthésie générale qui a causé
quelques morts par syncope, asphyxie ou pneumonie consécutive; aussi
quelques opérateurs (Roux, Kocher, Socin) préfèrent-ils opérer avec
l'anesthésie locale ou même sans anesthésie. Cependant en France, on

---

[1] Communications de J. Reverdin, Roux, Girard, J. Bœckel au Congrès français de
Chirurg., 1898.

[2] Kocher. 30ᵉ Congrès allemand de chirurgie, Berlin, avril 1901. *Semaine médic.*, 17 avril,
1901, p. 122.

emploie ordinairement l'anesthésie générale au chloroforme ou à l'éther.

Pendant l'opération, surtout pour les extirpations extra-capsulaires de tumeurs volumineuses, la blessure d'organes voisins n'est pas très rare : lésions des veines qui dans cette région exposent spécialement à l'entrée de l'air ; hémorragies artérielles ; blessures des nerfs, surtout des récurrents au moment de la ligature de la thyroïdienne inférieure ou de la séparation du lobe latéral avec la trachée ; ouverture de la trachée ou de l'œsophage[1] lorsque le goitre envoie des prolongements rétro-trachéaux, rétro-œsophagiens qu'il faut disséquer. Une technique opératoire précise permet généralement d'éviter ces accidents, dont quelques-uns sont justiciables d'une réparation immédiate.

Les *dangers post-opératoires* sont les complications pulmonaires souvent attribuées à l'anesthésie générale, mais que l'on observe aussi avec l'anesthésie locale ou même sans narcose aucune (Roux) ; la fièvre dite thyroïdienne[2] observée chez des opérés indemnes d'infection visible et attribuée à des phénomènes d'hyperthyroïdisation temporaire, fièvre qui peut monter à 39°, 5 et 40° et durer huit à dix jours ; enfin, on a signalé quelques cas heureusement rares de tétanie et de myxœdème après extirpation partielle ; on les traitera par la médication thyroïdienne.

Les récidives sont fort rares après ces opérations, elles sont facilement opérables à nouveau, lorsque la première opération a laissé une forte proportion de tissu glandulaire ; elle ne peuvent l'être lorsque l'extirpation partielle large a été faite. C'est dans ces cas exceptionnels que la dislocation du goitre de Wölfler trouverait son application.

Goitre exophtalmique. — Au point de vue du traitement, un premier point est important : peut-on, sans attacher à ce fait une idée pathogénique, admettre l'existence de deux grandes formes de maladies de Basedow : une forme dite médicale ou vrai goitre exophtalmique caractérisée par le développement simultané des symptômes principaux, et une forme dite chirurgicale ou faux goitre exophtalmique, dans laquelle les symptômes basedowiens se développent chez un malade déjà porteur d'une tumeur thyroïdienne ? L'ignorance où l'on se trouve encore aujourd'hui de la nature vraie de la maladie à laquelle répond le syndrome de Graves (goitre, exophtalmie, tachycardie, tremblement) ne permet pas de décrire des formes vraies et des formes fausses ; tout ce qu'on peut dire, c'est que du groupe des faits répondant à ce type, on peut en extraire certaines dont l'évolution spéciale et la guérison habituelle par une intervention chirurgicale constituent une forme particulière.

P. Marie[3] a bien montré en effet que tantôt le syndrome survient d'une façon rapide sous l'influence d'une perturbation générale de l'organisme ; c'est la *maladie de Basedow classique* s'accompagnant de goitre ; celui-ci, quand il existe, est toujours secondaire aux palpitations ou à des troubles

---

[1] Fontan. *Congrès français de chirurgie*, 1898, p. 542.

[2] Bérard (de Lyon). Thèse de Lyon, 1896, et *Congrès français de chirurgie*, 1898, p. 548.

[3] P. Marie. *Société médicale des Hôpitaux*, Paris, 15 janvier, 1897.

divers du système nerveux. Tantôt le syndrome de Basedow survient plus ou moins lentement chez un individu porteur, depuis un temps variable, parfois très long, d'un goitre qui jusqu'alors s'était comporté comme un goitre simple, c'est le *goitre Basedowiforme*. Dans cette seconde forme de *goitre Basedowiforme* ou *Basedowifié*, le traitement est chirurgical et c'est celui de la tumeur thyroïdienne : thyroïdectomie partielle ou énucléation suivant les cas. Depuis la première opération de Tillaux (1880) de nombreuses observations ont été publiées, dans lesquelles l'ablation de la tumeur est suivie de la disparition des symptômes Basedowiens. Ces cas rentrent au point de vue thérapeutique dans les goitres simples.

A côté de ceux-ci, et avant de parler de la maladie de Basedow classique, signalons quelques faits singuliers de maladie de Graves guéris par la suppression d'une maladie siégeant en une région quelconque : fosses nasales [hyperthrophie des cornets, polypes (Hack, Hofmann, Frœnckel)] organes génitaux féminins [fibrome utérin, lésions annexielles (Picqué, Bouilly, Tuffier)].

Par conséquent lorsque le syndrome Basedowien se développe secondairement, alors que depuis un temps plus ou moins long existe une affection chirurgicale siégeant dans le corps thyroïde ou ailleurs, il faut d'abord opérer cette affection ancienne et parfois la guérison complète sera obtenue.

Mais les indications sont beaucoup plus difficiles à préciser dans la *maladie de Basedow classique* ou primitive. Et d'abord étant donné les résultats souvent bons du traitement médical, il est formellement indiqué d'y avoir recours toujours et longtemps. On ne peut discuter l'opportunité d'une intervention chirurgicale qu'en présence de l'insuccès avéré des moyens médicaux ou d'une accentuation rapide des symptômes malgré l'emploi de ces moyens.

Dans ces conditions, quels sont les moyens chirurgicaux à employer ? On a essayé, comme dans le goitre simple, les *injections interstitielles* iodées ou iodoformées, elles sont certainement plus dangereuses et moins efficaces que dans le goitre ordinaire et nous les croyons absolument contre-indiquées.

Les *ligatures des artères thyroïdiennes* ont été faites aussi dans ces cas où le goitre est généralement très vasculaire ; pas plus que pour les goitres simples, cette méthode n'est à conserver dans le goitre exophtalmique.

L'*exothyropexie* présente la même gravité que la thyroïdectomie et ajoute les ennuis des suites opératoires, longues et pénibles ; elle n'offre aucun avantage.

Restent la *thyroïdectomie partielle* (l'extirpation totale doit être rejetée pour les mêmes raisons que dans le goitre simple), et la *résection du grand sympathique cervical*. La comparaison des résultats donnés par ces deux méthodes est possible aujourd'hui ; bien que la seconde ne date que de 1896 (Jaboulay).

La mortalité est due ici non à l'acte opératoire qui en lui-même n'est pas très grave, bien que dans la thyroïdectomie pour goitre basedowien les hémorragies thyroïdiennes soient beaucoup plus abondantes et difficiles à tarir que pour le goitre simple ; mais à la mort rapide après l'opération, dans les heures qui suivent, sans que les causes réelles de cette mort subite soient bien élucidées.

Or cette mort subite est signalée après la *thyroïdectomie* d'une façon assez fréquente pour effrayer : La statistique d'Allen Starr[1] partout citée en donne 33 sur 190 cas soit 17,36 p. 100 ; une autre de 47 cas recueillie dans sa thèse par Vlachanis[2] donne 8 morts, soit 17 p. 100, dans la statistique de Kocher[3] que nous avons déjà citée, 24 tyroïdectomies pour maladies de Basedow donnent 2 morts, soit 8,33 p. 100 alors que dans le goitre simple le même opérateur n'a qu'une mortalité de 0,43 p. 100 ; cette mortalité est donc considérable, et encore dans ces statistiques sont compris des cas de goitres basedowifiés qui sont les plus favorables, comme nous l'avons vu, et améliorent le pourcentage.

Dans les cas heureux, la thyroïdectomie agit surtout sur le goitre d'abord, puis sur la tachycardie, très rarement sur l'exophtalmie. Souvent malheureusement ce qui reste du corps thyroïde augmente de nouveau et la tachycardie reparaît.

Pour la *sympathectomie*, la mortalité opératoire est nulle ou du moins due aux causes générales de mort opératoire (anesthésie) et sans fréquence spéciale ; quant à la mort rapide des opérés de thyroïdectomie elle n'y est pas signalée. Sur 40 observations recueillies par Herbet[4], 9 opérés sont morts au moment de la publication du travail, mais ce sont des morts accidentelles dues à des maladies surajoutées et survenues de une quinzaine de jours à plusieurs mois, l'opération n'en est pas responsable.

Les résultats donnés par la résection du sympathique sont la diminution considérable de l'exophtalmie, celle du goitre et enfin, moins nettement, de la tachycardie, ils sont donc différents de ceux de la thyroïdectomie. Après la résection du sympathique cervical, le résultat définitif n'est du reste obtenu qu'au bout d'un certain temps. Gérard-Marchant[5] a montré que ces opérés passent par trois phases successives : *amélioration immédiate* très remarquable pour l'exophtalmie, puis plus lente pour la tachycardie et le tremblement ; puis survient une *phase d'incertitude* variant de plusieurs semaines à quelques mois avec retour des accidents ; enfin s'établit la *guérison radicale* ou l'*amélioration définitive*. « Un résultat certain et bien encourageant... c'est que tous les opérés, même ceux dont la guérison est lointaine, se félicitent d'avoir subi cette intervention chirurgicale : ils se sentent mieux, leur état général est meilleur. »

La résection du sympathique cervical doit être, bien entendu, bilatérale ; elle peut être partielle ou totale (Jonnesco), la simple section est tout à fait insuffisante. La résection partielle comprend le ganglion supérieur et le tronc du sympathique jusqu'au niveau de l'artère thyroïdienne inférieure ; la résection totale comprend les trois ganglions cervicaux, elle est beaucoup

---

[1] Allen Starr. *Medical New,* 1896, Thèse de Blottière, Paris, 1897.

[2] Vlachanis. Thèse de Paris, 1899.

[3] 13ᵉ Congrès allemand de chirurgie. Berlin, avril 1901. *Sem. méd.,* 17 avril, 1901, p. 122.

[4] Herbet. Thèse de Paris. Le sympathique cervical, 1900, p. 96 et suivantes.

[5] G. Marchant. *Bull. de la Soc. chir.,* 1898, p. 915.

plus difficile que la première, qui est une opération simple et bénigne ; le dégagement du ganglion cervical inférieur au niveau de l'artère sous-clavière, du cul-de-sac pleural, des nerfs phrénique et pneumogastrique expose à des dangers opératoires graves. L'action de la résection totale sur l'exophtalmie, le tremblement, l'état général, est la même que celle de la résection partielle, elle paraît agir davantage sur la tachycardie.

Comme les résultats sont sensiblement les mêmes, dans la majorité des cas ; on choisira la résection partielle étendue, opération plus simple que la résection totale.

Quant à la fréquence des résultats définitifs donnés par la sympathectomie, voici les chiffres fournis par Herbet (*loc. cit.*) : sur les 31 opérés retrouvés vivants, il y a 8 guérisons complètes ; 16 améliorations notables dans lesquelles quelques symptômes n'ont pas complètement disparu mais l'état général était parfait ; enfin 7 résultats incertains (trop récents) ou nuls.

Le nombre de ces opérés est évidemment encore trop faible pour qu'on puisse se prononcer d'une façon définitive, mais en présence des résultats satisfaisants donnés par la *résection partielle étendue du grand sympathique cervical*, opération bénigne, et des accidents graves qui peuvent suivre, sans qu'on le puisse prévoir, les thyroïdectomies pour goitre exophtalmique véritable, c'est au grand sympathique qu'il faut s'attaquer lorsque l'intervention chirurgicale est indiquée.

Cancer thyroïdien[1]. — Le cancer du corps thyroïde se rencontre surtout dans les pays à goitre et se développe 4 fois sur 5 sur un goitre ancien ; mais il est assez difficile de savoir quand un goitre simple devient cancéreux. L'accroissement rapide, vers l'âge de quarante ans, d'un goitre jusque-là stationnaire, l'apparition de douleurs violentes irradiées au loin (nuque, face, thorax, bras), la compression des voies aériennes, sont les signes qui s'installent peu à peu pendant que le goitre lui-même grossit, devient dur, d'une dureté ligneuse remarquable, avec quelques points mous et même fluctuants.

Le cancer évolue vite ; dans la forme ordinaire, subaiguë, il emporte le malade en six à sept mois en moyenne. La forme aiguë va encore plus vite et peut entraîner la mort dans l'espace de quinze jours à six semaines faisant penser quelquefois à l'évolution d'une affection inflammatoire.

La thérapeutique est forcément peu active en présence d'une évolution aussi rapide ; « en face d'un cancer thyroïdien confirmé, toute thérapeutique chirurgicale active nous semble non seulement inutile, mais dangereuse. Les tentatives d'ablation sont presque forcément incomplètes, à moins de se livrer à des mutilations énormes » (Poncet et Rivierre).

Le seul traitement possible est palliatif : morphine contre les douleurs, trachéotomie avec longue canule contre l'asphyxie ; mais cette opération peut être rendue fort difficile par la présence de la tumeur.

---

[1] Orcel. Th. de Lyon, 1889. — Bertrand. Th. de Lyon, 1896. — Poncet et Rivière, 13ᵉ Congrès de chirurgie français, Paris, 1899, p. 327. — A. Carrel. Thèse de Lyon, 1901, et *Gaz. des Hôp.*, 1900, p. 1156, 1176, 1183 et 1206. — M. Patel. *Gaz. des Hôp.*, 1901, p. 406.

Toutefois en face un cancer récent, encore limité à la glande, si par hasard on le rencontre à cette période de début, il est bien difficile de ne pas conseiller l'intervention.

La transformation possible du goitre simple en cancer vient ajouter une indication de plus à l'intervention chirurgicale dans les goitres simples, qui sont gênants ou douloureux ou qui augmentent de volume.

III. — LARYNX ET TRACHÉE

Corps étrangers des voies aériennes. — Il est exceptionnel que les corps étrangers *liquides* occasionnent des accidents graves par obstacle à la respiration, si des accidents menaçants d'asphyxie se montraient, la trachéotomie, suivie au besoin d'aspiration du liquide, serait immédiatement indiquée.

Les corps étrangers *solides* provoquent presque toujours au moment de leur introduction des symptômes alarmants, mais d'intensité et de durée variable.

L'accès de suffocation et de toux peut être terrible et suivi de mort rapide, si un corps volumineux reste fixé dans le larynx ; ou bien d'expulsion de ce corps étranger et de guérison complète. Mais l'accès initial peut se calmer, laissant persister des accidents dus au séjour du corps étranger dans les voies respiratoires : modifications de la voix, troubles respiratoires, toux, douleur localisée, avec accès de suffocation se répétant à intervalles plus ou moins éloignés si l'objet est mobile dans la trachée.

Nous devons étudier la conduite à tenir suivant qu'on se trouve en présence de l'*accès initial,* ou des *symptômes consécutifs.* Dans le premier cas, il faut se presser devant la gravité des symptômes, on n'a pas le temps de chercher la situation de l'obstacle ; dans le second cas, les indications sont à discuter suivant que l'objet est fixe ou mobile, qu'il est dans le larynx, la trachée ou les bronches.

Si l'on arrive au moment de l'*accès initial* et que le diagnostic de corps étranger soit net, il faut, après un très rapide examen digital du fond de la gorge montrant qu'il n'existe pas à l'entrée du larynx un obstacle volumineux facile à enlever, rétablir le cours de l'air par *trachéotomie,* non dans le but de chercher le corps étranger mais pour permettre la respiration. Il peut se faire qu'au moment de l'ouverture de la trachée, un corps mobile soit expulsé, sinon il faut placer une canule et laisser reposer le malade. Si le corps étranger est encore dans la trachée, se mobilise et gêne la respiration, on retirera la canule et maintenant l'ouverture trachéale béante à l'aide d'une pince écartée ou d'un dilatateur, on attendra qu'un accès de toux chasse l'objet au dehors. Si le corps est plus haut, dans le larynx, on remettra à plus tard l'examen complet et l'extraction pour laisser un peu de repos à l'opéré.

L'accès initial passé, si l'on se trouve en présence d'accidents secondaires, même si ces accidents sont de peu d'importance, il ne faut pas laisser séjourner un corps étranger dans les voies respiratoires ; fixé au niveau du larynx, il détermine des lésions inflammatoires qui peuvent devenir graves ; mobile dans la trachée, il est susceptible de provoquer, par ses mouvements, des accès de suffocation extrêmement graves chez l'enfant où l'espace inter-aryténoïdien n'existant pas, le spasme de la glotte ferme complètement le conduit aérien. « Ce spasme constitue chez l'enfant le danger le plus grave, le plus pressant de l'accident qui nous occupe. Il est indépendant de la nature du corps étranger ; il survient à l'occasion de la plus légère comme de la plus violente irritation. Il paraît être la conséquence réflexe du choc de l'objet irrégulier contre la glotte qui ne peut lui livrer passage et qui se défend » (Félizet [1]).

Chez l'adulte comme chez l'enfant, le séjour du corps étranger dans la trachée ou les bronches peut être cause de complications pulmonaires aiguës ou chroniques, dont l'origine peut, du reste, être fort difficile à trouver en l'absence de commémoratifs précis.

Donc, la notion de l'existence d'un corps étranger dans les voies aériennes implique la nécessité de l'extraction de ce corps.

Quel est le *siège* de l'obstacle ? La dyspnée progressive aux deux temps de la respiration, les troubles vocaux, la douleur localisée, feront soupçonner le siège laryngien, glottique ou sus-glottique ; l'intermittence des sympptômes, le bruit de grelot, de drapeau, feront penser à un corps mobile dans la trachée ; la dyspnée, le siège de la douleur, les signes sthétoscopiques, feront soupçonner l'arrêt dans une bronche.

Si le corps se trouve probablement dans la glotte ou au-dessus d'elle ou fixé dans un ventricule, l'examen laryngé est indiqué, plutôt avec le miroir laryngoscopique qu'avec le doigt dont le contact peut provoquer un accès grave de suffocation. Du reste, avant de faire l'examen, même au laryngoscope, il faut tout préparer pour la trachéotomie que peut nécessiter une crise soudaine d'asphyxie.

L'examen laryngoscopique montre-t-il le corps étranger dans la partie supérieure du larynx, l'*extraction par les voies naturelles* doit être tentée avec douceur et prudence à l'aide d'une pince laryngienne, et réussit le plus souvent lorsque le corps est au-dessus de la glotte.

Si l'extraction par les voies naturelles est reconnue impossible, soit parce que le corps est fixe et ne peut être enlevé, soit parce que le malade ne supporte pas l'introduction de la pince, il faut ouvrir le larynx pour l'extraire. Mais peut-on directement faire cette laryngotomie, ou doit-on la faire précéder d'une trachéotomie destinée à assurer d'abord la respiration ? Il est prudent de faire d'abord cette ouverture respiratoire (trachéotomie ou laryngotomie inter-crico-thyroïdienne chez l'adulte), car les manœuvres d'extraction, la chute de quelques gouttes de sang dans le larynx et la trachée peuvent provoquer, pendant l'opération, un accès de suffocation grave. Cependant, dans un cas récent, Moure [2] fit d'emblée la thyrotomie, enleva le corps étranger et referma sans aucun inconvénient. Toutefois, cette trachéotomie préalable n'ajoute pas à la gravité de l'intervention, assure la tranquillité

---

[1] Félizet. *Bull. Soc. chirurgie*, Paris, 1898, p. 525.
[2] Rapport de Peyrot. *Bull. Soc. chir.*, 1901, p. 438.

pendant l'opération et pendant la cicatrisation ; elle guérit facilement ensuite, la canule n'ayant pas besoin d'être longtemps maintenue.

La *trachéotomie* faite, il existe deux modes d'ouverture du larynx : la *pharyngotomie sous-hyoïdienne*, par incision transversale de la membrane thyro-hyoïdienne et rabattement en avant de l'épiglotte, donne accès sur l'entrée et dans la région sus-glottique, là les corps étrangers sont ordinairement enlevés par voie buccale et l'indication de cette opération est exceptionnelle ; la *thyrotomie*, ou section verticale du cartilage thyroïde sur la ligne médiane permet l'écartement des deux moitiés du larynx au niveau de la glotte et l'extraction des corps fixés dans cette région.

Lorsque l'examen laryngoscopique n'a rien montré au niveau du larynx, lorsque les symptômes font prévoir la situation du corps étranger dans la trachée ou dans les bronches, faits, du reste, contrôlés par la radiographie s'il s'agit d'un corps métallique ou osseux, c'est la *trachéotomie* qu'il faut faire, même si les accidents provoqués sont bénins ; il est trop dangereux d'attendre qu'un accès de suffocation survienne qui peut asphyxier le malade avant qu'on ait eu le temps d'intervenir.

L'ouverture de la trachée faite au niveau des premiers anneaux, suivant le manuel habituel (voir *Technique chirurgicale*), est suivie quelquefois de l'expulsion immédiate du corps dans un accès de toux, ou de son apparition dans la plaie où il est facilement saisi. Si l'objet n'apparaît pas, on maintient dilaté quelque temps l'orifice et cherche à provoquer la toux par titillement de la muqueuse, position déclive de la tête, percussion thoracique ; enfin, on cherchera à le saisir avec des pinces courbes et longues, mais sans insister d'abord sur ces manœuvres.

En cas de non-découverte du corps étranger, la trachée est maintenue ouverte, mieux par suture à la peau des bords de la plaie que par une canule qui pourrait gêner l'expulsion spontanée ; l'examen radiographique permettra de reconnaître la situation exacte de ce corps.

S'il est dans les bronches, on pourrait, comme l'indique Tuffier[1], au lieu d'aller chercher avec des pinces « à l'aveuglette » et « par farfouillement », faire cette recherche *sous la radioscopie* ; le malade étant sous les rayons X, on verrait le corps étranger, on suivrait sur l'écran la marche et l'évolution de la pince introduite dans la trachée, on la dirigerait directement sur ce corps, agissant alors avec précision.

Dans ces conditions, on pourra peut être éviter l'obligation d'aller chercher directement un corps étranger arrêté et fixé dans une grosse bronche près de la bifurcation de la trachée. Ricard[2], dans un cas, en présence des crises graves d'asphyxie provoquées par les manœuvres endotrachéales, tenta l'abord direct par la voie médiastinale antérieure (voir *Technique chirurgicale*), après résection du sternum, mais ne put sentir le tube d'une canule enclavée dans la bronche droite et dut en rester là. Milton[3], écartant comme deux valves les deux moitiés du sternum scié sur la ligne

---

[1] Tuffier. *Bull. Soc. chir.*, 1901, p. 324.

[2] Ricard. *Bull. Soc. chir.*, Paris, 1901, p. 304.

[3] Milton. *Lancet*, 26 janvier, 1901.

médiane, put enlever un tube semblable fixé dans la bronche droite, mais perdit sa malade d'infection du médiastin. En effet, le gros danger est l'infection venant de la plaie trachéale et de l'orifice de trachéotomie. Quénu [1], après expériences sur le cadavre, pense, dans ces cas, que la voie médiastinale postérieure (comme pour l'œsophage), serait préférable, et permettant d'explorer l'arbre trachéo-bronchique par la face postérieure membraneuse, faciliterait la découverte du corps étranger. Mais c'est là une question, toute théorique, qu'il est impossible de juger actuellement.

Rétrécissement cicatriciel du larynx. — Consécutifs aux fractures, plaies accidentelles ou opératoires, ulcérations surtout syphilitiques, ces rétrécissements peuvent siéger sur tous les points du larynx et l'origine de la trachée ; on les traite par la *dilatation progressive*, faite à l'aide de tubes gradués (Schrœtter), que l'on introduit, soit de haut en bas après cocaïnisation, avec ou sans trachéotomie préalable, soit de bas en haut par l'ouverture d'une trachéotomie. Les phénomènes dyspnéiques nécessitent généralement la trachéotomie qui assure la respiration et permet la dilatation ordinairement pratiquée de haut en bas ; la fistule trachéale n'est oblitérée que lorsque, après plusieurs mois de traitement, la dilatation paraît suffisante et la respiration se fait facilement par le larynx.

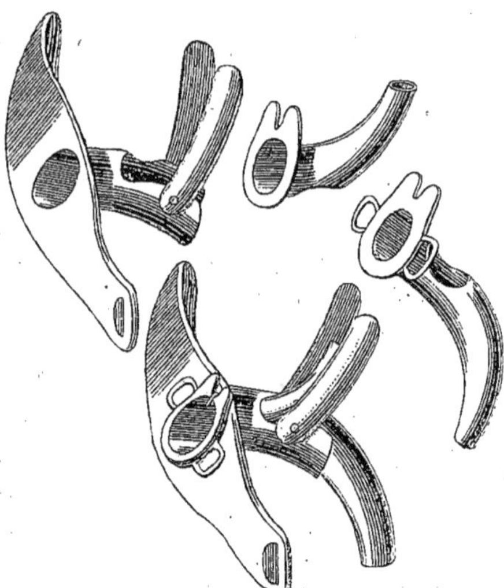

Fig. 108. — Canule trachéo-laryngienne (L. Le Fort).

Dans un cas de rétrécissement très étroit du larynx consécutif à une section transversale (suicide), L. Le Fort [2] fit la *thyrotomie*, introduisit dans le larynx et la trachée une canule spéciale (fig. 108), composée de deux tubes, l'un descendant dans la trachée, l'autre montant dans le larynx, ce dernier flanqué de deux ailettes mobiles destinées à dilater le larynx. Après plusieurs récidives et plusieurs tentatives d'ablation de la canule, le malade finit par guérir complètement au bout de trois années.

Plus récemment, dans un cas rebelle à la dilatation, Mangoldt (de Dresde) [3] obtint un résultat satisfaisant par une laryngoplastie faite à l'aide d'un fragment de cartilage costal greffé d'abord sous la peau du menton, puis mobi-

[1] Quénu. *Bull. Soc. chir.*, Paris, 1901, p. 317.

[2] Malgaigne et Le Fort. *Manuel de méd. op.*, Alcan, 1889, p. 288.

[3] Mangoldt, 28e *Congrès allemand de chirurgie*, Berlin, avril, 1899. *Revue de chirurgie.* 1899, n° 10, p. 475.

lisé au bout de huit semaines, lorsqu'il fut adhérent, avec la peau correspondante, en un lambeau qui fut interposé entre les deux lames du cartilage thyroïde écartées.

Les *lésions inflammatoires* du larynx et de la trachée ne relèvent pas de la chirurgie générale; les traitements chirurgicaux essayés dans la tuberculose laryngée ne donnent pas de meilleurs résultats que les traitements médicaux ou endolaryngés.

Fistules du larynx et de la trachée. — Les fistules du larynx ou de la trachée sont le plus souvent la suite de plaies accidentelles ou chirurgicales (laryngotomie, trachéotomie), il n'est pas question des fistules pathologiques (tuberculose, cancer) dont l'oblitération ne peut être tentée tant que la lésion évolue.

L'oblitération de ces fistules peut quelquefois se faire d'elle-même après libération des adhérences cutanées et mobilisation du conduit aérien (Kirmisson[1], Gelpke[2]), mais cela est rare et il faut ordinairement, si la fistule est ancienne, avoir recours à une autoplastie.

La simple mobilisation de lambeaux cutanés (procédés de Larrey, de Nélaton), placés au-devant de la fistule est mauvaise parce que l'air sortant du conduit s'infiltre dans les tissus, il faut oblitérer d'abord l'orifice fibro-cartilagineux. Cette oblitération peut se faire par un procédé à double lambeau cutané analogue à ceux que nous avons déjà vus à la face, le lambeau profond retourné ayant sa face cruentée à l'extérieur et le superficiel recouvrant le profond, face épidermique en dehors. La double surface épidermisée peut être obtenue en gardant une collerette cutanée, qui borde l'orifice fistuleux, on libère le pourtour de cette collerette que l'on retourne en la fronçant et on suture par-dessus les bords éloignés de l'avivement (procédé de L. Le Fort[3]) ; ou bien, en rabattant une semblable collerette et la suturant à part, pour bien retourner vers la trachée sa face cutanée, on la recouvre ensuite au moyen de deux ponts verticaux cutanés taillés et mobilisés de chaque côté de la perte de substance, rapprochés et suturés sur la ligne médiane (procédé de Berger)[4].

Dans le but de fournir à la trachée ou au larynx une paroi plus rigide, on a aussi mobilisé des lambeaux ostéo-cutanés, comme pour les rhinoplasties, en prenant sur le sternum une lamelle osseuse, laissée adhérente au lambeau cutané, rabattant en haut, face cutanée en dedans, le lambeau dont on recouvre la face cruentée par glissement des téguments voisins (Schimmelbusch[5]); ou bien, pour la trachée, en empruntant un fragment de cartilage au larynx (König)[6].

---

[1] Kirmisson. *Bull. Soc. chir.*, 1894, p. 386.

[2] Gelpke. Société de médecine de Bâle, mars 1897. In *Presse médicale*, 29 mai, 1897.

[3] Malgaigne et Le Fort. *Manuel de médecine operatoire*, Alcan, 1889, t. II, p. 285.

[4] Berger. *Bull. de la Soc. de chir.*, 1889, p. 684.

[5] Schimmelbusch, XXIIᵉ Congrès allemand de chirurgie, Berlin, avril 1893. *Semaine médicale*, avril 1893, p. 198.

[6] König. *Société de médecine berlinoise*, 2 décembre, 1806. *Sem. méd.* 9 déc. 1896, p. 498.

Les bons résultats obtenus sur les opérés de Berger montrent que l'autoplastie à double lambeau sans interposition osseuse ou cartilagineuse doit suffire en général, et que l'on doit commencer par employer ces procédés.

Tumeurs du larynx et de la trachée. — Tumeurs gazeuses ou aérocèles. — Très rarement observées, ces tumeurs dépendent de la trachée (trachéocèles) ou du larynx (laryngocèles), et sont constituées par un épanchement d'air dans une poche préformée ou de formation nouvelle.

Dans les premières, développées aux dépens d'un diverticule anormal des voies aériennes, larynx ou trachée, la poche est revêtue d'un épithélium, les contours de la tumeur sont généralement nets ; molles au repos, tendues et sonores à l'effort, lorsque la communication persiste avec le conduit aérien, ces tumeurs sont tendues et sonores de façon constante lorsque la communication est oblitérée (cas de Guinard [1]) ; mais toujours le diagnostic est facile.

Les secondes sont dues à une fissure du conduit aérien laissant passer l'air qui peu à peu refoule le tissu cellulaire qui, en se condensant, forme la paroi adventice. La fissure, dans ces cas, peut être d'origne traumatique ou pathologique, et notamment consécutive à une ulcération tuberculeuse. Pierre Delbet [2] cite une observation de cette dernière forme ; la perforation au fond d'une ulcération tuberculeuse laryngée est nettement constatée, dans un examen nécropsique de Pelletier [3].

La guérison spontanée a été signalée (Lemaître [4], Reclus [5]) ; mais elle est exceptionnelle.

Dans certains cas, on a employé simplement la *compression* et le repos de l'organe vocal (Larrey), mais c'est là un traitement palliatif qui ne sera appliqué qu'en cas de contre-indication du traitement opératoire.

Lorsque la tumeur est limitée, que le malade n'est atteint d'aucune affection inflammatoire des voies aériennes, l'extirpation de la poche est indiquée, que ce soit une poche congénitale ou un enkystement consécutif à une fissuration traumatique.

Lorsqu'au contraire, la tumeur gazeuse est nettement d'origine pathologique, ulcéreuse, ce qui est montré par l'état des voies respiratoires, toute intervention est contre-indiquée, un pansement compressif peut seulemeut être appliqué.

L'extirpation a été pratiquée plusieurs fois et suivie de guérison (Lederrhose [6], Madelung [7], Broca [8], Guinard [9]), et ne présente pas de diffi-

---

[1] Guinard. *Bull. de la Soc. de chir.*, 1900, p. 347.

[2] Pierrre Delbet. *Bull. de la Soc. de chir.*, 1900, p. 355.

[3] Pelletier. Thèse de Paris, Laryngocèle, 1900, p. 56.

[4] Lemaître (de Limoges). *XIX° Session du Congrès pour l'avancement des sciences,* Ire partie, p. 251.

[5] Reclus. *Bull. de la Soc. chir.*, 1900, p. 354.

[6] Lederrhose. *Deutsche Zeitschrift f. Chir.* Leipzig, 1885, p. 206.

[7] Madelung. *Arch. f. Klin. Chir.* Berlin, 1890, p. 638.

[8] *In* Thèse Koulnik, Paris, 1896, *Tumeurs gazeuses du cou.*

[9] *Bull. de la Soc. de Chir.* Paris, 1900, p. 347.

cultés spéciales ; on peut ne pas trouver l'orifice de communication et une fistule aérienne peut persister au niveau de la cicatrice.

Tumeurs bénignes. — Les tumeurs bénignes du larynx : papillomes, fibromes, myxomes pédiculés (polypes) ou sessiles ; diagnostiquées par le laryngoscope, doivent être opérées par *voie endolaryngée,* à l'aide du miroir et des instruments spéciaux ; comme nous l'avons déjà dit à propos de l'œil, du nez et de l'oreille, nous ne nous occupons pas de ce traitement qui relève de la laryngologie. Exceptionnellement, après récidive de certains papillomes étendus, il peut être indiqué de pratiquer une *laryngotomie,* généralement la thyrotomie, afin de faire l'extirpation à la curette ou aux ciseaux.

Cancer du larynx. — Le cancer du larynx est un sarcome ou un épithéliome, le diagnostic des deux variétés est souvent possible par l'évolution de la tumeur et son aspect laryngoscopique. Lorsque le diagnostic de *sarcome* est porté, l'ablation de la tumeur, généralement sessile et placée au niveau d'une corde vocale, bien que possible quelquefois par voie endolaryngée, doit être faite par une *laryngotomie* qui permet l'ablation large et sans morcellement ; c'est encore ici la thyrotomie qui est ordinairement indiquée.

L'*épithéliome* présente un pronostic différent d'après sa situation dans la cavité même du larynx ou à l'orifice supérieur pharyngien ; la lenteur spéciale de l'évolution, l'absence de retentissement ganglionnaire jusqu'à une période avancée dans le cancer laryngé proprement dit permettent une intervention chirurgicale dans de bien meilleures conditions que dans le cancer pharyngo-laryngé, dont l'extension est souvent trop grande lorsqu'on constate la maladie pour qu'on puisse utilement tenter une opération radicale.

La *trachéotomie* peut alors être faite seule, comme dans le cas de cancer laryngé inopérable, à titre palliatif et en présence d'accidents dyspnéiques graves.

Dans les cas rares où le laryngoscope permettra un diagnostic très précoce d'une tumeur encore petite et située dans la région sus-glottique, peut-être l'ablation large par *les voies naturelles,* en ce point où la tumeur est aisément abordée, pourrait être tentée, en surveillant attentivement la récidive ; mais dans la grande majorité des cas, c'est à une autre opération qu'il faut recourir : Laryngotomie ou laryngectomie.

La *laryngotomie* elle-même, *thyrotomie* ou *laryngotomie totale* (thyro-cricotomie), toujours avec trachéotomie préalable faite au moment de l'opération ou quelques jours avant pour laisser le malade s'habituer à sa canule, n'est indiquée que dans des circonstances extrêmement rares de tumeurs petites implantées sur une corde vocale et que l'on peut enlever complètement en excisant cette corde entière.

Aussi, le plus souvent, si l'on ne veut pas se contenter du traitement palliatif, l'ablation du cancer ne peut être faite qu'avec tout ou partie du larynx, par une *laryngectomie.*

Cette laryngectomie est *totale* ou *partielle,* et dans ce dernier cas, unilatérale, une moitié seule du larynx étant extirpée.

De prime abord, il semble difficile d'enlever avec certitude tous les tissus malades par une laryngectomie partielle dont les inconvénients fonction-

nels ultérieurs sont les mêmes qu'avec une laryngectomie totale ; et si l'on
se décide à opérer largement, mieux vaut enlever le larynx entier que d'en
laisser une partie, inutile pour la fonction et peut-être nuisible pour la facilité
de la récidive.

Le seul avantage que l'on reconnaisse à l'extirpation partielle est sa
moindre gravité, cependant les chiffres donnés par les diverses statistiques montrent que la gravité de la laryngectomie unilatérale est très peu
inférieure à celle de l'extirpation totale (statistiques de Hahn[1], de Schwartz[2],
de Le Fort[3], de Pinçonnat[4], de Butlin[5]) ; aussi nous paraît-il préférable, si
l'extirpation par les voies naturelles ou par laryngotomie est reconnue
impossible, d'avoir recours à la laryngectomie totale, opération mieux réglée
et plus satisfaisante.

Mais cette laryngectomie est une opération fort grave dont la mortalité
immédiate, due surtout à l'infection broncho-pulmonaire, varie de 30 à
40 p. 100 suivant les statistiques, suivie très souvent de récidive rapide.
Cependant, étant donné qu'il s'agit d'une maladie fatalement mortelle dont
les graves conséquences sont peu atténuées par la trachéotomie palliative,
que, d'autre part, des survies de plusieurs années ont été observées, on est
en droit de la proposer et de la tenter, à condition de ne pas opérer les cancers propagés au pharynx, à la trachée, aux ganglions cervicaux.

Le mode opératoire à employer n'est pas indifférent; pour éviter la pénétration du sang dans les voies aériennes, les opérateurs faisaient ordinairement la trachéotomie préalable et plaçaient une canule-tampon de Trendelenburg, d'autres faisaient l'extirpation sans trachéotomie préalable.
Ch. Perier[6] a bien réglé la technique de cette seconde manière qui permet
une opération plus facile et plus rapide (voir *Technique chirurgicale*).

Ces opérés privés de larynx parviennent à se faire comprendre et même
entendre un peu en chuchotant et parlant des lèvres. Ils supportent fort
mal, en général, les appareils prothétiques, les larynx artificiels compliqués
qu'on s'est ingénié à construire. Toutefois, Martin (de Lyon) au dernier Congrès de chirurgie a présenté un malade porteur d'un larynx artificiel fort
ingénieux, bien toléré, avec lequel le malade faisait entendre à plusieurs
mètres de distance une voix grêle mais nette et bien timbrée.

Enfin, il ne sera pas inutile, avant d'entreprendre la laryngectomie
totale, comme l'ont fait Maunoury et Quénu, de pratiquer une thyrotomie
exploratrice qui permet de compléter le diagnostic et, au besoin, d'enlever
une tumeur petite et bien limitée.

[1] Citée par Le Fort, *loc. cit.*
[2] Schwartz. Tumeurs du larynx. Th. agrég., 1886.
[3] Malgaigne et Le Fort. Méd. op., 1889, t. II, p. 307.
[4] Pinçonnat. Thèse de Paris, 1890.
[5] Citée par Hartmann *in* Traité de chirurgie Duplay-Reclus, 2e éd., t. V, p. 426.
[6] Perier, *Bull. de la Soc. de chir.*, 1890, p. 239, et Perruchet. Thèse de Paris, 1894.
[7] *Bull. de la Soc. de chir.*, 1894, p. 858 et 860.

IV. — PHARYNX ET ŒSOPHAGE

Corps étrangers du pharynx et de l'œsophage. — Comme ceux des voies respiratoires, les corps étrangers des voies digestives supérieures doivent être enlevés le plus tôt possible, mais cette extraction ne se présente pas le plus souvent ici, avec la même urgence ; les accidents immédiats, bien qu'impressionnants, sont rarement assez graves, pour nécessiter une intervention rapide.

Seuls, les corps étrangers volumineux du pharynx présentent ce caractère de gravité dès les premiers moments, mais c'est par l'obstruction de l'orifice laryngien qu'ils bouchent en même temps ; par suite, les indications qui se posent sont celles des corps étrangers des voies aériennes :

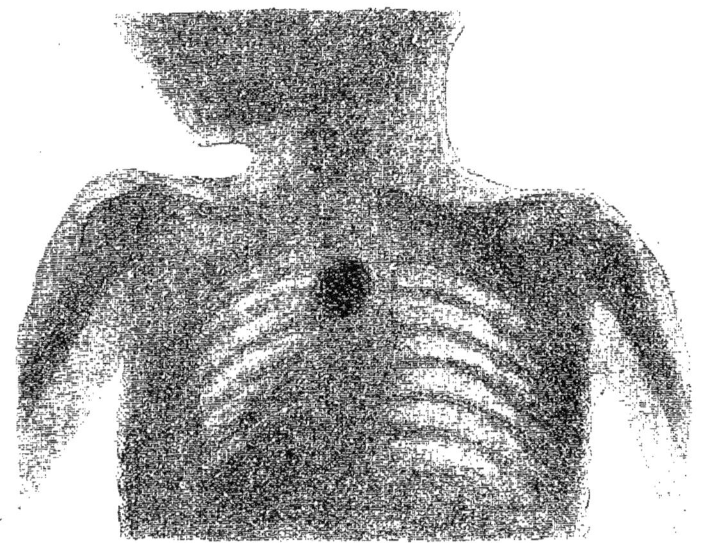

Fig. 109. — Pièce de monnaie dans l'œsophage d'un enfant. Radiographie (Monnier).

l'exploration digitale rapide du pharynx buccal pour retirer, si possible, un bol alimentaire volumineux, facile à saisir ; sinon la *trachéotomie* immédiate.

Sauf dans ces cas, on a le temps de se renseigner et de discuter le mode d'intervention, d'après les résultats fournis par l'interrogatoire et l'examen direct.

En règle générale, malgré les quelques exemples de tolérance que l'on connaît, il ne faut pas laisser séjourner un corps étranger dans l'œsophage (ceux du pharynx sont fort rares). Les conséquences possibles en sont trop graves (ulcérations, péri-œsophagites, abcès ; perforations, ulcérations de la trachée, de l'aorte). Dans les premiers moments de l'accident, on doit se borner à s'assurer de la présence du corps étranger et à en tenter l'extraction par des moyens simples. Si l'on échoue, si la présence du corps étranger est douteuse, mieux vaux remettre à plus tard une autre tentative et reconnaître d'abord, par la *radioscopie* ou la *radiographie*, la situation et la forme de l'objet (fig. 109).

α. *Si le médecin arrive peu après l'accident*, l'accès de suffocation et d'angoisse primitif est passé, il reste de la douleur et de la gêne de la déglutition; les renseignements qu'il recueille peuvent être nuls : on suppose simplement qu'un corps étranger a été dégluti; ou bien ils sont précis, et l'on sait qu'il s'agit d'un corps mousse (pièce de monnaie, cailloux, aliments, etc.), ou d'un corps aigu, irrégulier, à arêtes (dentiers, crochets, débris d'os, etc.). Il faut d'abord ne pas ordonner le vomitif, ordinairement prescrit en ces circonstances, puis chercher à se rendre compte du siège de l'objet par la palpation du cou, l'exploration digitale du pharynx et de l'entrée de l'œsophage; si par hasard on pouvait immédiatement faire l'examen radioscopique, il n'y faudrait pas manquer, mais ceci est exceptionnel.

Le corps étranger n'étant pas senti dans le pharynx, il faut explorer l'œsophage avec un cathéter à boule olivaire qui fera ordinairement sentir un obstacle situé le plus souvent au second point rétréci de l'œsophage, au niveau de la crosse aortique. Cependant le cathéter peut passer à côté d'un corps étranger même volumineux sans le faire reconnaître et A. Broca [1] cite le cas d'une clef de commode qui passa ainsi inaperçue, malgré un cathétérisme sous chloroforme.

Si l'examen ne fait pas reconnaître la présence du corps étranger, il ne faut se livrer à aucune tentative d'extraction aveugle et remettre au lendemain l'examen radiographique, comme nous le verrons dans un instant.

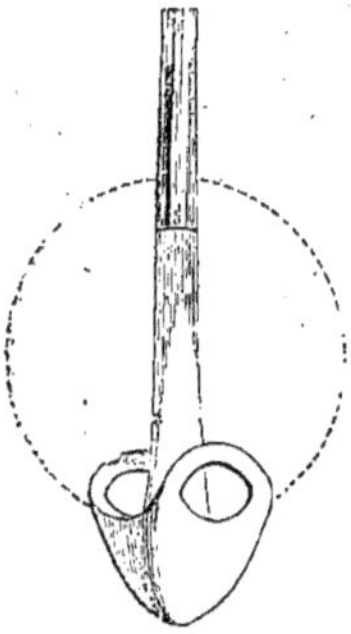

La présence du corps étant reconnue, il faut en tenter l'extraction par des moyens simples aussitôt qu'on le peut, c'est-à-dire dès qu'on se sera procuré les instruments nécessaires. C'est un corps mousse, mou ou dur; ou bien il est irrégulier et aigu.

Un bol alimentaire trop gros, un corps mou quelconque situé assez bas dans l'œsophage peut être refoulé dans l'estomac par *propulsion* à l'aide de la boule olivaire de l'explorateur ou d'une éponge montée sur une tige de baleine; ces cas sont peu fréquents.

Fig. 110.
Panier de de Grœfe.

Un corps mousse et dur (pièce de monnaie, noyau, bouton d'os, etc.), ne doit pas ainsi être refoulé; il faut en tenter l'*extraction par la bouche*.

Les instruments construits dans ce but sont nombreux, citons le panier de de Grœfe (fig. 110), les pinces œsophagiennes de Berger, de Collin (fig. 111 et 112), les crochets de Collin (fig. 113), de Kirmisson (fig. 114). Les *pinces* ne peuvent servir que si le corps étranger est peu éloigné, à l'entrée ou dans la partie supérieure de l'œsophage; il faut avoir soin de les conduire sur le doigt pour éviter l'entrée du larynx, de n'ouvrir l'instrument que lorsqu'on

---

[1] A. Broca. *Bull. de la Soc. de chir.*, 1897, p. 763.

sent le contact du corps et de ne tirer qu'après avoir fait une bonne prise.

Les *crochets* sont très utiles pour l'extraction des pièces de monnaie, voici comment Kirmisson décrit la manœuvre du sien[1].

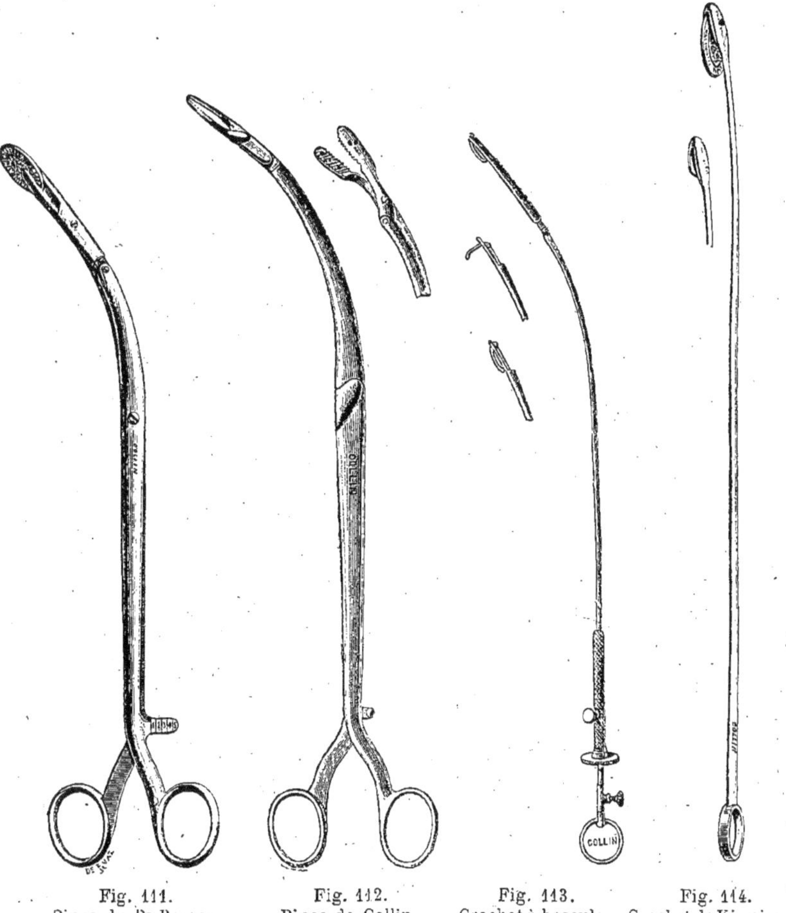

Fig. 111.
Pince du Pr Berger.

Fig. 112.
Pince de Collin.

Fig. 113.
Crochet à bascule.

Fig. 114.
Crochet de Kirmisson

« La tête de l'instrument ayant été dirigée avec l'index gauche derrière le larynx, on enfonce la tige en faisant suivre à la tête la paroi postérieure de l'œsophage. Pour cela, l'index gauche n'a qu'à s'interposer entre la tige et la paroi *postérieure* du pharynx. On passe ainsi toujours en arrière de la pièce.

Lorsque la tête de l'instrument est parvenue au-dessous de la pièce, on change l'index de place. On le met *devant* la tige qu'on applique ainsi contre la paroi postérieure du pharynx pendant qu'on retire l'instrument. Le crochet

[1] *Bull. de la Soc. de chir.*, 1898, p. 1048.

suit la paroi antérieure de l'œsophage et accroche au passage la pièce qui est ramenée au dehors ».

Le *panier de de Grœfe* est plus difficile à manœuvrer, mais, conduit avec prudence, permet souvent de ramener les corps étrangers durs et mousses; cependant nous pensons, avec Jalaguier[1], que « son emploi doit être réservé pour les corps minces, arrondis, à bords lisses, comme les pièces de monnaies; et, qu'il faut que l'introduction du corps étranger soit de date assez récente pour que des lésions graves de la paroi œsophagienne n'aient pas eu le temps de se produire » ; en outre, suivant le conseil du même chirurgien, chez les enfants, l'anesthésie chloroformique facilitera beaucoup le passage du panier.

On introduit le panier en le guidant sur le doigt comme le crochet, aussi loin que possible, puis en cherchant par des mouvements de rotation, à le glisser sous le corps étranger que l'on charge. La traction du retour doit être douce et continue en tirant en haut et non en avant, sans forcer si l'on est arrêté ; mais en cherchant à dégager l'instrument par des mouvements latéraux ou en refoulant un peu, pour reprendre ensuite.

Au retour, on peut accrocher le bord postérieur du cartilage cricoïde ou un bourrelet de la muqueuse et Lejars[2] put un jour dégager un panier ainsi arrêté, alors qu'il s'apprêtait à faire l'œsophagotomie externe, en portant fortement la tige en arrière et en bas « comme pour traverser la paroi œsophagienne postérieure », la malade étant endormie. Félizet[3], en semblable occurrence, fixa à la tige de baleine retenue dans l'œsophage une éponge huilée, refoula avec elle pièce et panier et ramena le tout « pressant, avec la main droite qui tenait la tige armée de l'éponge, et résistant avec la main gauche qui fixait la tige de l'appareil de de Grœfe ».

En l'absence de ces instruments, peut-être pourra-t-on réussir chez l'enfant grâce à un moyen indiqué par Félizet[4]. Engager une sonde urétrale de forme béquille dans l'œsophage jusqu'au corps étranger, puis, grâce à de petits mouvements de rotation imprimés à la sonde, en porter le bec coudé à 45°, contre le bord du disque et passer entre lui et la paroi; injecter dans l'estomac une certaine quantité d'eau tiède qui glisse le long de la sonde, pour provoquer un vomissement, et lorsque celui-ci se produit, tirer la sonde qui peut ramener le sou accroché contre l'œil de l'instrument.

En présence d'un corps aigu, à arêtes, à crochets, fixé dans l'œsophage, mieux vaut ne pas essayer l'extraction de cette façon. Il en peut résulter des lésions graves des parois œsophagiennes; l'instrument extracteur peut être lui-même immobilisé dans l'œsophage, mieux vaut se conduire immédiatement comme dans le cas d'échec des méthodes précédentes, ainsi que nous allons le voir maintenant.

β. *Si le médecin n'arrive que quelques jours après l'accident*, si les premières tentatives ont échoué, si l'existence du corps étranger est douteuse,

---

[1] Jalaguier. *Bull. de la Soc. de chir.*, 1893, p. 192 et 1896 p. 794.
[2] Lejars. Chirurgie d'urgence, 2ᵉ édition, Paris, 1900, p. 163.
[3] Félizet. *Bull. de la Soc. de chir.*, 1893, p. 192.
[4] Félizet. *Bull. de la Soc. de chir.*, 1894, p. 448.

faut commencer par en déterminer la présence, la situation et la forme par *radiographie*.

Si l'on se trouve en présence d'un corps arrondi et mousse et que des tentatives multiples n'aient pas été déjà faites, un essai nouveau peut être fait alors avec les instruments précédents, mais à la condition expresse de ne pas insister si l'opération présente quelque difficulté ; rapidement on décidera l'extraction par voie artificielle.

Pour les corps aigus, irréguliers, dangereux, aucun essai ne sera fait par les voies naturelles et l'opération sera immédiatement décidée.

L'*extraction par voie artificielle* est presque toujours l'œsophagotomie externe cervicale, rarement la gastrotomie ; enfin on a fait une tentative par œsophagotomie externe thoracique.

L'*œsophagotomie externe cervicale* a été pratiquée à tout âge, même chez un enfant de six mois (Lemaistre[1]) avec succès ; on la fait ordinairement en France sans conducteur, sans l'aide de la sonde de Vacca Belinghieri ou de toute autre bougie. L'œsophage ouvert (voir *Technique chirurgicale*), on extrait le corps étranger à l'aide du doigt ou de pinces suivant sa situation ; ce temps peut être difficile lors du corps fixé dans la paroi. Faut-il ensuite fermer complètement l'œsophage et la plaie cervicale en drainant ou ne rien fermer et laisser se cicatriser secondairement ? La suture immédiate réussit quelquefois, mais rarement ; le plus souvent une fistule s'établit, puis s'oblitère spontanément en quelques jours ou quelques semaines. Aussi ne doit-on tenter la suture qu'après une opération simple, alors que l'incision œsophagienne est nette, que ses bords ne sont ni contus, ni infiltrés ; elle n'a aucune chance de réussir dans les autres cas.

Si la plaie est fermée, mieux vaut ne pas placer de sonde œsophagienne à demeure, ni cathétériser l'œsophage pour les repas, ce sont des traumatismes nuisibles pour la plaie œsophagienne, l'alimentation d'abord liquide, puis peu à peu plus solide, est préférable. Si la plaie cervicale est laissée ouverte, il est nécessaire d'introduire les aliments avec une sonde pendant les premiers jours, mais il suffit de l'enfoncer dans l'œsophage au-dessous de la plaie sans la mener dans l'estomac, et de ne l'introduire qu'au moment du repas.

Le pronostic de l'œsophagotomie cervicale n'est pas grave par lui-même, l'opération peut être délicate mais non dangereuse. Ce qui rend mauvais son pronostic ce sont les lésions œsophagiennes provoquées par le séjour prolongé du corps étranger, les médiastinites et les complications pulmonaires auxquelles il prédispose ; aussi est-il *absolument indiqué de ne pas différer l'opération*, lorsque les moyens simples ont échoué, sans répéter un trop grand nombre de fois les tentatives par la bouche. Le pronostic est d'autant plus grave que l'intervention est plus retardée.

La *gastrotomie* est quelquefois indiquée lorsque les rayons X ou le cathétérisme ont montré le corps étranger près du cardia, en un point où il serait fort difficile à atteindre par la plaie cervicale. Le corps étranger est extrait par l'estomac avec le doigt ou à l'aide d'une sonde en gomme, ou

---

[1] Lemaistre. *Bull. de la Soc. de chir.*, 1896, p. 759.

refoulé vers la bouche. Lejars [1] attira ainsi dans l'estomac une pile de sous fixés dans l'œsophage.

Quant à l'*œsophagotomie externe thoracique* par voie médiastinale postérieure [2] (voir *Technique chirurgicale*), elle n'a été tentée encore qu'une fois, par Forgue, pour un sou fixé dans l'œsophage au niveau du 4e espace intercostal en arrière, la brèche médiastinale faite à droite de la colonne vertébrale permit de sentir le sou, mais non de l'extraire ; il le fut du reste ensuite par la bouche.

Rétrécissements cicatriciels du pharynx et de l'œsophage. — Au niveau du pharynx, les rétrécissements cicatriciels sont rares ; la cause en est souvent la syphilis héréditaire ou acquise. Ils siègent soit à hauteur du voile du palais qui adhère au pharynx ou à la langue, soit à hauteur de l'entrée du larynx. Les premiers (rétrécissements supérieurs) gênent la respiration nasale, la phonation, puis la déglutition ; l'obturation complète de l'arrière-cavité des fosses nasales par le voile est exceptionnelle. Les seconds sont beaucoup plus dangereux par la possibilité de l'obturation du larynx et l'obstacle qu'ils apportent à la déglutition.

Le traitement de ces rétrécissements une fois formés et cicatrisés (tant que les lésions syphilitiques évoluent le traitement spécifique doit seul être appliqué) est fort difficile et les résultats en sont peu brillants. Il ne peut consister qu'en sections de brides, dissections d'adhérences, incisions d'anneaux constricteurs et le tout aidé de la dilatation progressive.

Or, ces sections sont difficiles à faire par la voie buccale, la seule qu'on puisse employer ; les pharyngotomies risquent d'ajouter de nouvelles cicatrices à celles qui existent ; elles exposent en outre aux dangers de la pénétration du sang dans les voies respiratoires et surtout sont presque constamment suivies de récidive après guérison opératoire. La suture muco-muqueuse des incisions de débridement pourrait empêcher cette rétraction cicatricielle secondaire, mais elle est bien rarement possible dans les tissus indurés situés au fond de la bouche.

Aussi, devant l'incertitude du résultat et les dangers opératoires, ne doit-on intervenir qu'en cas de nécessité absolue. Les *rétrécissements supérieurs*, au niveau du pharynx nasal, ne font courir ordinairement aucun danger à la vie du malade, seules les adhérences palato-glossiennes s'opposent à la nutrition, mais ce sont les plus faciles à libérer ; on devra, tant qu'il sera possible, suturer bord à bord toutes les incisions libératrices. En cas d'oblitération fonctionnelle complète du rhino-pharynx, on peut fendre le voile du palais sur le milieu et chercher à obtenir la cicatrisation indépendante des deux lèvres de la plaie par l'interposition de corps étrangers (mèches, obturateurs en caoutchouc, etc.).

[1] Lejars. *Gastronomie pour corps étranger de l'œsophage*. Acad. de méd., 10 janvier 1899.

[2] Ivan. I. Nasiloff, *Vratch*, n° 25, Saint-Pétersbourg, 1888. — Quenu et Hartmann. *Bull. de la Soc. de chir.*, 1891, p. 82 et *Revue de chirurgie*, 10 mars 1891. — J. Potarca. Thèse de Bucharest, 1894, et *Presse médicale*, 16 novembre 1898. — Rehn, XVIIe Congrès allemand de chirurgie, 1898. Berlin. — Forgue (de Montpellier). *XXIIe Congrès français de chirurgie*, 1898, p. 220. — P. Bourienne. Thèse de Paris, 1899. — A. Llobet (de Buenos-Ayres). *Revue de chirurgie*, 1900, n° 11 p. 674.

Les *rétrécissements inférieurs* sont plus graves à cause du voisinage du larynx. Ils peuvent nécessiter la trachéotomie d'urgence, en tous cas ils ne peuvent être traités que par les débridements multiples suivis de dilatations, très longtemps prolongées à l'aide de bougies appropriées.

Sur l'OESOPHAGE, les rétrécissements cicatriciels sont. plus fréquents et succèdent aux brûlures par ingestion de liquides caustiques et corrosifs, aux plaies et ulcérations ; ils siègent en tous les endroits possibles et sont souvent multiples.

Tous les moyens employés contre les rétrécissements de l'urètre ont été proposés ici, mais les conditions anatomiques des tissus environnant le canal œsophagien diffèrent trop par leur importance et la difficulté de leur abord chirurgical pour que les indications puissent être semblables.

Ces moyens sont les différents modes de *dilatation*, la section du rétrécissement par voie interne, ou *œsophagotomie interne*, l'ouverture par voie externe ou *œsophagotomie externe* soit au niveau du rétrécissement soit ailleurs, enfin l'ouverture directe de la cavité dépendante de l'œsophage, *gastrostomie*, à la fois pour tourner l'obstacle et permettre l'attaque de celui-ci par une autre face.

La dilatation est le traitement de choix, lorsqu'elle est appliquée suivant certaines règles. La section interne est ici beaucoup plus dangereuse qu'à l'urètre en raison du siège intra-thoracique presque constant de la striction et de la gravité considérable des lésions de voisinage à ce niveau ; nous ferons rentrer l'électrolyse dans les modes de section interne.

L'œsophagotomie externe, *au-dessus du rétrécissement*, ne peut servir qu'à rendre plus facile l'emploi de la dilatation ou de la section interne, car la dilatation est généralement possible par voie buccale, si elle ne l'est pas, mieux vaut recourir à un procédé qui permet l'alimentation d'une part, et met d'autre part l'œsophage au repos, en rendant plus facile le traitement de la sténose : la gastrostomie.

L'œsophagotomie faite *au-dessous du rétrécissement* est exceptionnellement possible en raison du siège ordinaire de celui-ci, et ne vaut pas la gastrostomie comme bouche provisoire.

Au niveau du rétrécissement, l'œsophagotomie externe peut être cervicale, quoique rarement, ou thoracique ; en tout cas, elle ne peut servir qu'à permettre le passage d'un cathéter, la résection n'étant pas possible sur ces cicatrices larges. Aussi elle expose aux dangers graves d'infection que rend inévitable une ouverture impossible à refermer complètement. Les deux observations de Rehn [1] et de Llobet [2], dans lesquelles cette œsophagotomie externe thoracique par voie médiastinale postérieure fut tentée, se sont terminés par la mort au bout de un et de huit jours.

Il ne nous reste donc, comme modes de traitement, que la *dilatation* et la *gastrostomie*. La dilatation peut être lente et progressive ou rapide, comme pour l'urètre. C'est la première que l'on emploie le plus généralement, la

---

[1] Rehn. XVIIᵉ Congrès des chirurgiens allemands. Berlin, 1898, observation traduite dans la Thèse de Bourienne. Paris, 1899, p. 40.

[2] Llobet (de Buenos-Ayres). *Revue de chirurgie*. Paris, 1900, nᵒ 11, p. 674.

seconde est dangereuse par sa rapidité, même sous la forme de dilatation immédiate progressive avec les cathéters coniques de Le Fort.

La *dilatation lente progressive* se fait avec des olives (Duguet, Velpeau), des boules glissant sur conducteur (Verneuil), ou mieux des bougies cylindro-coniques analogues à celles qu'on emploie pour l'urètre (Bouchard). On fait passer sans force une ou deux bougies œsophagiennes tous les deux ou trois jours en conduisant très lentement la dilatation, la prolongeant longtemps, et la menant jusqu'à 15 à 19 millimètres chez l'enfant et 20 à 22 chez l'adulte; il est ensuite prudent de passer tous les mois une bougie dans l'œsophage. Ce traitement réussit dans la grande majorité des cas.

La *gastrostomie* (voir *Cancer de l'œsophage* et *Technique chirurgicale*) est indiquée lorsque l'on ne peut franchir le rétrécissement avec aucun instrument, lorsque la dilatation est empêchée par les douleurs qu'elle provoque ou la résistance qu'oppose le tissu de cicatrice, et que l'alimentation devient ainsi impossible.

La bouche gastrique permet d'abord d'alimenter le malade, puis de laisser au repos quelque temps l'œsophage, ce qui supprime les phénomènes inflammatoires et permet souvent de franchir l'obstacle ou de poursuivre une dilatation qu'on avait dû interrompre. Quelquefois, le rétrécissement qui ne se laissait pas pénétrer de haut en bas, sera perméable par le cathétérisme rétrograde, de l'estomac vers la bouche, et une fine bougie laissée à demeure pendant vingt-quatre ou quarante-huit heures donnera un passage suffisant pour qu'on puisse commencer la dilatation lente et progressive.

Lorsque le calibre de l'œsophage sera redevenu normal, au bout d'un temps extrêmement variable et qui peut être fort long, on pourra refermer la bouche gastrique, en invaginant dans l'estomac, comme le fit Quénu[1], la muqueuse stomacale herniée après décollement partiel des parois de l'estomac et en suturant les différents plans de la paroi abdominale.

Tumeurs du pharynx et de l'œsophage. — Les TUMEURS BÉNIGNES du pharynx et de l'œsophage sont rares, celles que l'on diagnostique et que l'on a à traiter sont surtout des tumeurs *polypoïdes*, formées de lipomes, fibromes, fibro-lipomes ou de productions dermoïdes pédiculées et sortant, après un temps variable de latence, par la bouche à l'occasion d'un effort de toux (fig. 115). L'ablation doit en être faite; elle est facile chez l'adulte où le laryngoscope peut montrer le point d'implantation même bas situé; plus difficile chez l'enfant, où l'on doit se guider sur le doigt. La section au ciseau ou avec un serre-nœud est simple.

Les CANCERS du pharynx et de l'œsophage sont exceptionnellement justiciables d'un traitement curatif, d'une extirpation; au pharynx, par ce que ces opérations offrent une gravité non proportionnée avec le service que l'on rend au malade : la récidive rapide guettant ceux qui survivent à l'acte opératoire ; à l'œsophage, parce que l'extirpation est encore matériellement impraticable, sauf peut-être pour de biens rares tumeurs cervicales.

---

[1] Quénu. *Bull. de la Soc. de chirurgie*, 1897, p. 555.

Le *cancer du pharynx* (nous en exceptons le rhino-pharynx déjà étudié)
siège dans le pharynx buccal, dans la région amygdalienne, ou dans le
pharynx laryngien, autour de l'entrée du larynx.

L'épithéliome du *laryngo-pharynx* est en réalité ce que nous avons déjà
vu sous le nom de cancer extrinsèque du larynx, et nous avons conclu déjà
à l'expectation. L'opération, nécessitant l'ablation du larynx et d'une partie
du pharynx, est beaucoup trop
grave pour un cancer dont la
récidive est très rapide. Krönlein[1] dans une statistique personnelle de 61 cancers pharyn-
giens, donne 29 cas de localisation laryngo-pharyngienne. 21
sont jugés inopérables ; sur les
8 opérés 6 meurent de l'intervention, 1 récidive très rapidement,
1 seul vit encore sans récidive
au bout de deux ans.

Le cancer *bucco-pharyngien*
comprend le lymphadénome de
l'amygdale, tumeur à évolution
très rapide, de pronostic très
grave et qu'on ne peut opérer ;

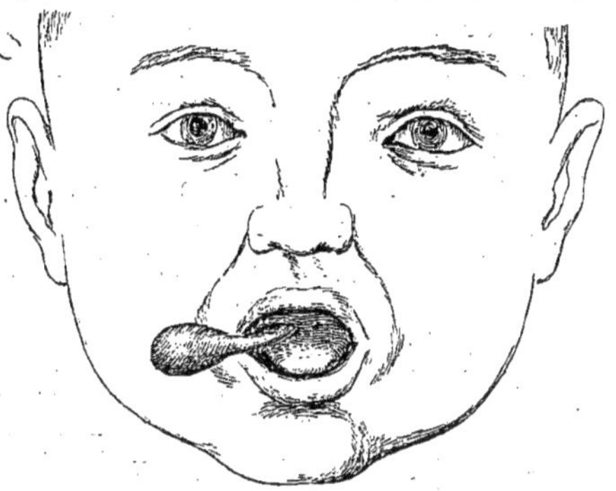

Fig. 115. — Polype du pharynx, aspect de la
tumeur maintenue hors de la bouche (V. Texier,
de Nantes).

le sarcome et l'épithéliome amygdaliens ou péri-amygdaliens dont le diagnostic différentiel est impossible cliniquement et qui se traduisent au
début soit par une dysphagie progressive, soit par des douleurs violentes
notamment dans l'oreille, soit par le développement rapide d'une adénopathie cervicale, angulo-maxillaire au début et présentant les caractères
de l'adénopathie cancéreuse. La lésion pharyngienne est reconnue par la
vue et par l'examen digital. Ce cancer est aussi fort grave par l'extension
rapide, l'obstacle qu'il apporte à l'alimentation, les hémorragies quelquefois
importantes et les douleurs violentes.

Malheureusement l'intervention opératoire ne donne dans ces cas que
des résultats déplorables, même lors de lésions peu étendues encore ; la
mortalité immédiate est grande, la récidive rapide est la règle.

Krönlein (*loc. cit.*) sur 30 cancers bucco-pharyngiens en opère 19 ; 4
meurent de l'opération, 13 récidivent peu après et meurent dans les sept ou
huit mois, 1 reste sept ans guéri et meurt de l'extirpation d'un nouveau
cancer laryngo-pharyngien, 1 seul reste guéri sans récidive après un temps
prolongé mais non spécifié.

Aussi pensons-nous que, dans presque tous les cas, l'abstention est seule
indiquée, avec lavages du pharynx, morphine, alimentation par une sonde
œsophagienne passée par une narine, si la déglutition est impossible.

L'extirpation, si on la veut tenter, ne doit être faite que lors de lésions
pharyngiennes de faible étendue, avec peu de réaction ganglionnaire. Elle

[1] Krönlein, XXVIe Congrès de chirurgie allemand. Berlin, avril 1897.

ne devra jamais être pratiquée par voie buccale, même pour une tumeur nettement limitée à l'amygdale, parce que l'extirpation ne peut ainsi être large et complète. La voie artificielle à employer est une pharyngotomie latérale ou médiane (voir *Technique chirurgicale*); nous préférerions la voie latérale sus ou sous-hyoïdienne, sans section du maxillaire.

Le *cancer de l'œsophage* siège le plus souvent dans la portion thoracique du conduit, rarement dans la portion cervicale. Dans ce second cas seulement, la résection a été faite, l'opération par voie thoracique postérieure, comme pour les corps étrangers et les rétrécissements, présenterait des difficultés si grandes et des chances de succès si minimes qu'on n'y peut songer. La résection d'un épithéliome œsophagien cervical a été faite avec succès (Czerny, Mickulicz[1]), quoique cette résection circulaire ne soit applicable qu'à une lésion peu étendue, sous peine de ne pouvoir rapprocher les deux bouts sectionnés; la mortalité opératoire est grande et la récidive très rapide.

Aussi, comme pour le cancer de la portion thoracique, se borne-t-on généralement à un traitement palliatif. La gêne principale est l'obstacle à l'alimentation, et tous les efforts du traitement tendent à nourrir le malade malgré la sténose épithéliale; pour cela deux moyens sont possibles : la pose à demeure d'un tube traversant le rétrécissement, la création d'une bouche gastrique.

Nous ne parlons pas de la dilatation par des bougies comme pour le rétrécissement cicatriciel; ici elle doit être absolument proscrite en raison des dangers de perforation de l'œsophage et des accidents graves qui s'en suivent.

La mise à demeure d'un tube se fait de deux façons, ou bien on place une *sonde œsophagienne* en caoutchouc rouge dont on fait passer l'extrémité supérieure par une narine; ou bien on introduit, par un dispositif spécial, un *tube court* dans la zone rétrécie. Nous préférons n'employer ni l'un ni l'autre de ces deux moyens thérapeutiques à cause des inconvénients qui résultent du contact permanent d'un corps étranger avec la lésion épithéliale ulcérée, de l'introduction de parcelles alimentaires entre le tube et la paroi, et des lésions septiques périœsophagiennes qui s'ensuivent.

La *gastrostomie* est un moyen bien préférable pour nourrir le malade et laisser au repos la lésion œsophagienne, aujourd'hui qu'avec une technique bien réglée, cette bouche stomacale peut être faite sans danger et fonctionner régulièrement sans crainte d'érosions dues au suc gastrique (voir *Technique chirurgicale*).

Doit-on faire cette gastrostomie de bonne heure, avant que la dysphagie ne soit complète, pendant que le malade peut encore s'alimenter par la bouche, ou au contraire tard, lorsque le passage des liquides par l'œsophage est seul possible encore ?

A notre avis, mieux vaut ne pas attendre que le malade s'amaigrisse et se cachectise, pour ne créer la bouche gastrique que lorsque les complications broncho-pulmonaires par extension sont imminentes, lorsque le malade est

---

[1] Marwedel. *Beiträge z. Klin. Chir.*, t. XIV, et *Semaine médicale*, 15 janvier 1896, p. 80.

tellement débile que le moindre traumatisme le tue. Même sans anesthésie générale, l'opération est alors extrêmement grave comme pronostic immédiat, et en cas de survie, il y a trop à faire pour regagner ce que l'on a laissé perdre par l'inanition prolongée.

Par conséquent, lorsque le diagnostic de cancer de l'œsophage est posé, lorsque la gêne de la déglutition est manifeste pour les aliments solides ou semi-liquides, alors que la résistance de l'organisme est encore assez grande, il faut créer la bouche stomacale et alimenter le malade à la fois par les deux voies d'abord, puis peu à peu abandonner la voie supérieure.

On a proposé de commencer, à cette période de la maladie, par fixer l'estomac à la paroi sans l'ouvrir, faire une *gastropexie* (Poncet, Monod, Schwartz), pour n'avoir plus, lorsque l'alimentation par la bouche devient impossible, qu'à ponctionner la portion herniée de l'estomac et créer l'orifice, traumatisme alors insignifiant. Mais lorsqu'on veut dans le second temps, éloigné du premier, ouvrir l'estomac, on peut rencontrer de grandes difficultés et l'on n'est pas certain de pouvoir pénétrer dans l'estomac (Le Dentu, Michaux, Peyrot). D'autre part, il n'y a aucun inconvénient à ouvrir immédiatement la bouche artificielle si celle-ci est continente, cette ouverture précoce permet au malade de s'habituer à son nouveau genre d'alimentation. C'est donc la gastrostomie en un temps, faite de bonne heure, qui nous paraît la meilleure pratique.

Quant au procédé à employer parmi les nombreux proposés, on peut choisir la technique que l'on préfère, à condition, et c'est là l'important, que l'orifice créé soit placé le plus haut possible vers le cardia, que l'opération soit simple et rapide, que l'orifice soit très étroit et qu'on n'y maintienne pas de sonde à demeure.

Diverticules du pharynx et de l'œsophage[1]. — Les diverticules de l'œsophage ou de la partie inférieure du pharynx, lorsqu'ils siègent à la région cervicale et se présentent sous forme d'une tumeur augmentant de volume pendant les repas, pouvant se vider avec un bruit spécial de gargouillement, donnant à l'haleine une odeur fétide, peuvent nécessiter, lorsqu'ils occasionnent une dysphagie prononcée, une intervention opératoire. Celle-ci consiste dans la dissection et la résection de la poche diverticulaire, en fermant soigneusement les différents plans de la paroi œsophagienne.

Ce sont là des raretés chirurgicales.

[1] Delamarre et Descazals. *Gazette des Hôpitaux*, 13 février 1897, n° 18 (Bibliogr.).

CHAPITRE V

THORAX. — MAMELLE

THORAX

I. — LÉSIONS TRAUMATIQUES

Traumatismes sans plaies. — Ces lésions comprennent la *contusion thoracique* superficielle et profonde, les *luxations* chondro-costales, sternales et costo-vertébrales, les fractures du sternum et des côtes, dont l'étude au point de vue thérapeutique ne peut être séparée.

Le blessé se présente sous des aspects variables, suivant l'intensité et la gravité du choc ; et de cet état dépend le *traitement immédiat*. Des complications peuvent nécessiter un *traitement consécutif*.

Les lésions produites sont de deux ordres : les unes pariétales, contusion, luxations, fractures ; les autres profondes, viscérales, portant surtout sur la plèvre et le poumon. Les premières sont ordinairement faciles à constater dès les premiers moments ; les secondes peuvent n'être révélées que par les complications auxquelles elles donnent naissance.

Nous distinguerons deux cas principaux, suivant que le blessé est ou non dans le collapsus, en état de choc.

1° Si, comme c'est l'habitude, le blessé n'a pas perdu connaissance ou s'est rapidement remis d'une syncope légère au moment du coup, on peut examiner à loisir le thorax et rechercher par la palpation, l'examen des points douloureux, la douleur ou la crépitation à la toux, l'existence d'une déformation, etc., s'il existe une fracture ou une luxation. L'emphysème sous-cutané, l'hémoptysie permettront de reconnaître en outre une lésion profonde, pleuro-pulmonaire.

Dans tous les cas, *immédiatement*, il n'y a qu'une indication : *l'immobilisation du thorax* et la surveillance du malade en vue des complications possibles. Dans certaines circonstances, il y a à réduire une luxation ou une fracture avec déplacement.

Un déplacement dû à une fracture de côte avec chevauchement, ou bien à la fracture ou la luxation d'un cartilage costal, se réduit quelquefois d'une façon simple en pressant sur les fragment ou sur l'un des deux pendant une forte inspiration. Si la réduction ne s'obtient pas, il est inutile d'insister ; la consolidation se fait aussi bien et la saillie qui persiste n'offre pas grand inconvénient. Il faudrait qu'il fût bien prouvé qu'une pointe osseuse blesse le poumon, pour qu'on soit autorisé à mettre à nu le foyer de la fracture et à réséquer la pointe dangereuse.

Une fracture du sternum, avec saillie en avant du fragment inférieur, se réduit aussi simplement par la manœuvre de Velpeau : incurver le thorax en arrière en plaçant un coussin sous les omoplates et presser sur la saillie ; ou bien, comme pour les côtes, on laissera persister la déformation peu importante et peu gênante.

L'immobilisation du thorax s'obtient à l'aide d'un bandage de corps de toile ou de flanelle doublé d'ouate et fortement serré, de préférence au classique diachylon, qui est sale. La guérison des fractures et des contusions de cette forme s'obtient simplement et sans complications, dans l'espace de quelques semaines.

2° Dans les cas plus graves, le blessé perd connaissance et reste plus ou moins longtemps en état de choc ; les lésions pariétales, graves ou non, contusion simple ou fractures multiples, n'ont alors qu'une importance secondaire ; le pronostic dépend des lésions profondes, viscérales. La mort peut être fort rapide par asphyxie ou hémorragie ; sinon l'hémorragie plus ou moins abondante indique la blessure du poumon et l'on assiste à la formation d'un pneumothorax, d'un hémo-pneumothorax, en même temps que l'emphysème sous-cutané se développe.

La première indication, urgente, est de lutter contre le collapsus par les injections sous-cutanées d'éther, de caféine, de sérum artificiel ; de placer le malade dans l'immobilité la plus complète, à demi-assis ; puis, si le blessé survit aux premiers accidents graves, il faut surveiller l'évolution de l'épanchement pleural et des lésions du poumon.

Les *complications* des contusions thoraciques légères ou graves, sont d'ordre mécanique ou infectieux ; les premières, exceptionnelles, sont la hernie sous-cutanée du poumon et l'augmentation progressive d'un hémothorax ou hémo-pneumothorax. La hernie sous-cutanée du poumon ne réclame ordinairement pour tout traitement que la compression à l'aide d'une compresse graduée après réduction de la tumeur ; la réduction sanglante[1] ne peut être indiquée que d'une façon tout à fait rare. L'épanchement sanguin se produisant dans la plèvre ou dans le péricarde de façon assez abondante pour mettre la vie du blessé en danger, comporte les mêmes indications que l'hémothorax des plaies de poitrine, que nous étudierons dans un instant.

Les complications infectieuses sont multiples : bronchites, bronchopneumonies, pneumonie dite traumatique, gangrène pulmonaire, pleurésies séreuse, purulente, elles sont justiciables du seul traitement médical ordinaire de ces lésions, ou réclament les mêmes interventions que les infections pleurales ou pulmonaires dues à d'autres causes et que nous étudierons avec les « lésions inflammatoires » des organes thoraciques (voir Pleurésie purulente, abcès et gangrène du poumon).

Plaies de poitrine. — Les plaies de poitrine sont dites « non péné-

---

[1] Reynier. *Bull. de la Soc. de chirurg.*, 1895, p. 646.

trantes » lorsqu'elles ne franchissent pas la paroi thoracique, et « pénétrantes » dans le cas contraire ; les premières ne présentent rien de particulier à signaler, leur traitement est celui des plaies en général, quel que soit leur siège.

Pénétrantes, les plaies, suivant leur siège sur la paroi thoracique, ouvrent la cavité pleurale, le péricarde, le médiastin. Ces dernières isolées sont extrêmement rares, plèvres et péricarde occupant presque toute la surface sterno-costale.

Nous étudierons successivement les plaies de la plèvre et du poumon, et celles du péricarde et du cœur ; les premières peuvent intéresser seulement plèvre et poumon d'un côté ou en même temps d'autres organes thoraciques ou abdominaux. Nous diviserons donc les plaies de la plèvre et des poumons en *simples* et *complexes* (plaies thoraciques, plaies thoraco-abdominales). Enfin nous ne séparerons pas ici les plaies par armes à feu des autres, les indications thérapeutiques sont les mêmes pour toutes, la notion de corps étranger (projectile) n'y ajoutant rien.

Nous verrons d'abord ce qu'il convient de faire *immédiatement*, aux premiers moments après l'accident, lorsqu'on se trouve appelé à cette période ; puis les *indications secondaires*, déduites de l'évolution des premiers symptômes ou des complications.

INDICATIONS IMMÉDIATES

A. **Plaies de la plèvre et du poumon.** — 1° Plaies simples. — La plaie pariétale est *étroite* ou *large;* dans les deux cas, les symptômes observés ne permettent pas de préciser le degré de gravité de la blessure du poumon. Ces symptômes peuvent être nuls ou sont fournis par la pénétration de l'air dans la plèvre ou le tissu-cellulaire, l'écoulement du sang à l'extérieur et dans la cavité pleurale, l'issue au dehors d'une portion du poumon.

L'emphysème sous-cutané est rarement assez considérable pour mettre en danger la vie du malade ; le pneumothorax n'est pas grave immédiatement, il ne peut le devenir que secondairement, si la sortie de l'air refoulé dans la plèvre ne s'effectue pas de façon suffisante (pneumothorax à soupape).

La hernie du poumon est assez rare, c'est un accident peu grave si les soins sont immédiats.

L'hémorragie au contraire est le grand danger immédiat, qu'elle se fasse à l'extérieur par la plaie, par les bronches sous forme d'hémoptysie ou surtout dans la plèvre, formant l'hémothorax souvent combiné au pneumothorax.

Les soins des premiers moments doivent donc consister surtout, après réduction d'une hernie pulmonaire si elle existe, dans l'hémostase ; en outre, les complications les plus à craindre étant dues à l'infection, les premiers soins doivent aussi tendre à éviter cette infection.

Les moyens à employer dans ce but diffèrent suivant que la plaie est étroite ou large et sans signes d'hémorragie interne grave, ou qu'il existe nettement les signes d'un épanchement sanguin abondant et rapide dans le thorax.

Plaie étroite sans signe d'hémorragie grave (fleuret, balle). — Ici aucun accident immédiat n'est à craindre, mais, si le poumon est blessé, il est urgent de ne pas laisser se produire une hémorragie grave de ce côté, or l'immobilisation absolue du blessé est le meilleur moyen de s'opposer à la reproduction de l'hémorragie. Que l'hémoptysie soit faible ou très abondante, que l'auscultation et la percussion montrent ou non l'existence d'un hémo-pneumothorax, il faut (Championnière [1], Huguet et Peraire [2]), éviter le transport du blessé, l'immobiliser immédiatement le plus près possible du lieu de l'accident en apportant les ménagements les plus grands à son installation en ce lieu, ne pas l'asseoir pour l'ausculter, couper ses vêtements pour l'en débarrasser, interdire complètement la conversation et les mouvements, ne donner à boire et peu que plusieurs heures après l'accident, recommander d'éviter la toux et les crachements violents, prescrire au besoin la glace à l'intérieur si l'hémoptysie est assez forte, calmer les douleurs par la morphine ; enfin la diète hydrique sera maintenue pendant plusieurs jours.

Les soins à donner à la plaie elle-même sont simples. Avant tout, ne jamais explorer la plaie avec aucun instrument ; c'est une pratique inutile et dangereuse. Après avoir découvert celle-ci, en remuant le moins possible le blessé, on nettoiera largement les téguments de la région avec un tampon recouvert d'eau savonneuse, puis avec de l'éther et de l'alcool, on appliquera un pansement sec aseptique, maintenu autant que possible par un bandage de corps glissé sous le thorax. Si la pose de ce bandage n'est pas possible par crainte de mouvement trop grand, on fixera le pansement à l'aide de collodion ; mais en se gardant de placer cet adhésif sur de la gaze au niveau de la plaie, c'est au pourtour du pansement recouvert d'ouate et loin de la plaie qu'on l'appliquera.

Enfin si l'hémorragie (hémoptysie) est assez abondante pour affaiblir le malade on pourra pratiquer quelques injections de sérum artificiel à dose moyenne.

Plaie large sans signe d'hémorragie interne grave. — Les mêmes précautions générales pour le transport et l'immobilisation du blessé sont applicables en ce cas, mais l'état de la plaie elle-même peut comporter des indications spéciales. Ces indications sont tirées de l'existence d'une *hémorragie pariétale*, d'une *hernie du poumon* et de l'état des lèvres de la plaie, en vue de l'occlusion.

L'*hémorragie de la paroi thoracique*, qui se fait à la fois à l'extérieur et dans la plèvre, s'ajoute à celle qui vient du poumon ; il faut arrêter immédiatement cette hémorragie pariétale, parce qu'on le peut d'une façon certaine et qu'elle ne s'arrêterait pas d'elle-même. Le sang peut venir de l'artère mammaire interne ou d'une intercostale, ordinairement à la suite d'une blessure par arme blanche et large (sabre, couteau), exceptionnellement dans les plaies étroites ; le sang coule par la plaie et est rejeté à chaque expiration.

---

[1] Championnière. Académie de médecine, séances du 16 mai et du 13 juin 1899.

[2] Huguet et Peraire. *Revue de chirurgie*, 1895, p. 26,

Le malade couché et immobilisé, il faut nettoyer la plaie, agrandir l'orifice cutané pour voir et chercher le point qui saigne. Pour cela, l'exploration digitale est nécessaire ; le doigt, comprimant successivement tous les points du plan pariétal profond, pendant que l'autre main épanche le sang qui coule, diminuera à un certain moment la source de cet écoulement et permettra de reconnaître l'endroit qu'il faut pincer. Au besoin, pour voir, il ne faut pas hésiter à pratiquer la résection sous-périostée d'une côte. Les vaisseaux pincés sont liés, autant que possible les deux bouts d'une artère, mammaire ou intercostale, doivent être oblitérés, à cause des anastomoses multiples qui font saigner le bout périphérique. La ligature des bouts d'une mammaire interne est ordinairement facile, en cas de difficulté on peut faire la ligature au-dessus et au-dessous dans les espaces intercostaux sains. La ligature d'une intercostale sous le bord inférieur de la côte peut être difficile et dans ce cas on peut, comme l'indique Lejars [1], soit écraser le bord inférieur de la côte et l'artère à l'aide d'un davier ; soit, mieux inciser le périoste près du bord inférieur de la côte, et, avec la rugine, décoller jusque sur la face interne. Les vaisseaux sont devenus libres avec le périoste et on peut avec une aiguille courbe passer un fil autour d'eux, de chaque côté du point pincé.

La *hernie du poumon* doit être réduite immédiatement, et l'est alors facilement ; si une plaie existe sur la portion herniée, il est évident qu'il faut la fermer par suture ou ligature. La réduction est obtenue par pression douce à l'aide d'une compresse aseptique, et cette compresse, accompagnant le poumon, bouche l'orifice de la paroi au moment de la réduction, afin d'éviter l'entrée brusque de l'air dans la plèvre.

La hernie rentrée, l'hémostase faite, il faut fermer la plaie et cela de façon variable suivant l'état de cette plaie : si la section est nette, facile à nettoyer, la suture est évidemment indiquée : suture profonde sur les muscles de l'espace intercostal, suture superficielle sur les téguments. Si la plaie est au contraire irrégulière, contuse, après nettoyage soigné, ablation des corps étrangers, d'esquilles osseuses, de tissus écrasés et souillés, une suture profonde sera placée, puis un drain glissé sous les plans superficiels suturés eux-mêmes. Enfin on ne placera aucune suture en cas de plaie souillée de terre, très infectée et anfractueuse ; un ou deux drains iront jusque dans la cavité pleurale, le tout recouvert d'un pansement enveloppant le thorax.

Plaie étroite ou large avec signes d'hémorragie interne, grave immédiatement. — Ces cas ne sont pas très fréquents dans lesquels, dès les premiers instants après la blessure, l'état général du blessé et l'examen du thorax montrent qu'un épanchement sanguin considérable s'est fait rapidement dans la plèvre ; il faut pour cela une blessure portant sur les vaisseaux du hile pulmonaire. La mort est alors le plus souvent très rapide, en un quart d'heure par exemple dans l'observation signalée par Schmit [2] ; mais une survie de plusieurs heures est aussi possible, comme dans le cas publié par Bouglé [3] de plaie du hile pulmonaire (branche de l'artère pulmonaire) compliquant une plaie du

---

[1] Lejars. *Chirurgie d'urgence.* Masson, 2ᵉ édition, p. 183.
[2] Schmit. *Bull. de la Soc. de chirurgie,* 1891, p. 600.
[3] Bouglé. *Bulletin de la Société anatomique,* 1901, p. 122.

cœur et dans lequel la mort, malgré une intervention sur le cœur, ne survint que six heures après l'accident.

Serait-il possible alors de faire quelque chose d'utile ? Il s'agit ici d'intervention *immédiate* pour plaie de poitrine, et non d'intervention secondaire, faite le lendemain ou les jours suivants, alors qu'on a eu le temps de constater la persistance ou l'aggravation de certains symptômes, et de discuter l'indication, conditions dans lesquelles ont été faites jusqu'aujourd'hui les interventions pour plaies du poumon.

Dans ces cas où la percussion montre l'épanchement remplissant rapidement la plèvre, ces cas d' « inondation pleurale » suivant l'expression de Lejars[1], où la gravité de la perte sanguine est attestée par la pâleur, le pouls petit, la tendance à la syncope ; la mort est proche et malgré le peu d'espoir qui reste, mieux vaut intervenir que de laisser mourir. Peut-être aura-t-on la chance de trouver à temps la source de l'hémorragie, et d'y placer un tampon de gaze ou une pince à forciressure ; l'opération serait alors conduite comme nous allons le voir pour les interventions secondaires, dans l'hémothorax qui ne s'arrête pas de lui-même.

En même temps, l'anémie hémorragique sera combattue par le sérum artificiel intra-veineux ou sous-cutané.

Mais il ne s'agit bien entendu que de l'hémothorax immédiatement très abondant, avec signe d'anémie hémorragique intense ; lors d'hémoptysie abondante, d'hémothorax progressif plus lent, tant qu'il n'y a pas crainte de mort rapide, le traitement immédiat est celui que nous avons déjà vu, l'immobilisation absolue ; quitte à se décider rapidement pour une intervention secondaire si des indications surgissent. Souvent alors, malgré la gravité des premiers symptômes, la guérison se fait bien et sans autre traitement.

2° PLAIES THORACIQUES COMPLEXES. — Ces plaies sont uniquement thoraciques ou thoraco-abdominales, les premières intéressent les deux côtés de la poitrine, le médiastin, le cœur et le péricarde ; elles comportent un pronostic extrêmement grave par la multiplicité des lésions et l'abondance habituelle de l'hémorragie immédiate. Les indications à remplir pour la plèvre et le poumon sont les mêmes que précédemment, l'immobilisation immédiate ; une plaie du cœur peut, si le blessé survit assez, donner lieu à une intervention spéciale que nous verrons bientôt.

Thoraco-abdominales, ces plaies complexes ouvrent à la fois cavités pleurale et péritonéale, l'orifice d'entrée siège le plus souvent entre la 5e côte et le bord du thorax, rarement plus haut ; aux lésions thoraciques s'ajoutent ici des blessures abdominales. Les premières sont peu graves d'habitude à cause du siège inférieur de la plaie, le poumon est rarement atteint, mais il y a ordinairement pneumothorax et quelquefois hémothorax. Les lésions abdominales sont des plaies du foie, de l'estomac ou même des reins ; l'épiploon peut être attiré dans la plaie thoracique et faire hernie à travers l'espace intercostal ouvert. Enfin la communication thoraco-abdominale se fait par une

---

[1] Lejars. *Chirurgie d'urgence.* 2e édition, 1900, p. 187,

plaie du diaphragme dont le pronostic et le traitement doivent être étudiés.

Il nous faut pour cela distinguer les plaies par armes blanches des plaies par armes à feu. Dans les premières, la plaie du diaphragme est large et peut facilement laisser pénétrer dans le thorax les viscères abdominaux; dans les secondes, elle est au contraire étroite le plus souvent et permet moins facilement la production de cette hernie diaphragmatique.

Or, dans les plaies par armes blanches, la formation d'une hernie diaphragmatique n'est pas rare lorsque le diaphragme n'a pas été fermé, et cette hernie s'étrangle fort souvent. De Font-Reaulx[1] a recueilli dans sa thèse les cas de plaies thoraco-abdominales qu'il a pu trouver. Si nous examinons ses trente-huit observations, nous en trouvons vingt-trois dans lesquelles aucune intervention spéciale n'a été faite sur le diaphragme, qu'il y ait eu ou non opération immédiate. Sur ces vingt-trois observations, vingt sont des plaies par armes blanches, six blessés sont morts rapidement; sur les dix-sept qui restent, nous notons deux guérisons complètes, quatre guérisons avec hernie diaphragmatique non étranglée, constatée quelque temps après, soit à l'autopsie pour mort de cause différente, soit parce qu'elle sortait au niveau du thorax; et enfin, onze cas de hernie diaphragmatique étranglée et suivie de mort, de six mois à plusieurs années après l'accident; la proportion est donc considérable.

En présence du danger de cette hernie consécutive, même en dehors de toute lésion viscérale grave, l'intervention immédiate est donc absolument indiquée pour les plaies *thoraco-abdominales par armes blanches.*

Pour les *plaies par armes à feu,* la question est différente; les lésions pleuro-pulmonaires sont ordinairement minimes et ne réclament aucune intervention pour elles-mêmes, la plaie du diaphragme petite ne donne pas les mêmes craintes pour l'avenir et ne peut par elle seule légitimer à l'opération. Ce sont les lésions abdominales qui fournissent les indications et la question est celle des plaies pénétrantes de l'abdomen par coups de feu, nous l'étudierons ailleurs. Si la pénétration abdominale est rendue évidente par vomissement sanguin, tympanisme abdominal, contracture musculaire, etc., la laparotomie est nécessaire comme nous le verrons, et, si par cette voie on constate une plaie diaphragmatique importante, il faudra l'obturer.

Mais par quelle *voie* doit-on suturer le diaphragme? Trois modes opératoires sont possibles : ou bien faire d'abord une laparotomie sus-ombilicale pour traiter les blessures abdominales, réduire une hernie épiploïque et suturer le diaphragme par l'abdomen; ou bien pénétrer par le thorax au niveau de la plaie, explorer les viscères abdominaux à travers la boutonnière diaphragmatique et faire le nécessaire, puis fermer diaphragme et paroi; ou enfin utiliser successivement les deux voies pleurale et péritonéale en commençant par l'une ou l'autre.

Dans les plaies par armes à feu, nous l'avons vu, lorsqu'on intervient d'emblée c'est pour des lésions abdominales, de même dans certaines plaies d'armes blanches avec lésion gastrique évidente, c'est donc une laparotomie que l'on fait; peut-on par cette voie fermer le diaphragme? Cette suture par

[1] Pierre de Font-Réaulx. *Plaies thoraco-abdominales.* Thèse de Paris, 1901.

voie abdominale présente des difficultés considérables à cause de la situation profonde de la plaie, de la concavité du diaphragme, de la saillie du rebord costal, de la gêne apportée par la présence des viscères abdominaux difficiles à écarter. Pour vaincre ces difficultés, Auvray[1] a proposé de réséquer, après laparotomie, le rebord costal suivant le procédé décrit par Monod et Vanverts, et dont nous parlerons à propos des maladies du foie. Mais cette façon de procéder laisse persister la difficulté due à la présence des viscères abdominaux, allonge beaucoup la durée de l'opération, expose à une nouvelle blessure de la plèvre, enfin détruit les insertions diaphragmatiques et « nuit par le fait à un organe dont on cherche à rétablir l'intégrité » (Delorme).

Or la suture du diaphragme par voie transpleurale est beaucoup plus simple, la nécessité de l'ouverture de la plèvre n'est pas ici un obstacle puisque cette ouverture résulte déjà du traumatisme ; aussi vaut-il mieux aborder le diaphragme par cette voie pour en faire l'occlusion.

Comment conduire alors l'intervention ? Dans les plaies par armes blanches, on abordera d'abord le thorax, agrandissant la plaie et réséquant une côte pour exciser l'épiploon hernié, voir la plaie du diaphragme et examiner, au delà, l'abdomen. Si le péritoine n'est souillé ni par le sang ni d'aucune sorte, on pourra fermer diaphragme et paroi.

En cas de lésions abdominales, douteuses ou certaines, il est bien difficile de les traiter suffisamment par cette voie ; seule la ligature d'un vaisseau sur un organe hernié peut être faite, mais le plus souvent il faudra recourir à la laparotomie pour faire le nécessaire sur les organes abdominaux, puis revenir au thorax pour fermer diaphragme et paroi.

Lorsqu'enfin, dans les plaies par armes à feu, la laparotomie aura dû être faite d'emblée pour lésions viscérales abdominales, il faudra ensuite agrandir la plaie thoracique et réséquer une côte pour fermer le diaphragme, si la plaie de ce muscle a paru, pendant l'intervention, devoir être fermée ; mais ceci est exceptionnel.

En somme, commencer ordinairement par la thoracotomie, compléter celle-ci par une laparotomie si tout ne peut être bien fait par la première voie ; prendre la voie thoracique secondairement si une laparotomie primitive a montré la nécessité d'une bonne fermeture du diaphragme.

Il nous reste à voir maintenant, comment par voie thoracique, on peut traiter la plaie du diaphragme. On peut, comme Walther[2], soulever le diaphragme avec le doigt au moment de l'ouverture thoracique et l'appliquer contre la paroi pour suturer les deux lèvres de la plaie du muscle à la paroi par quelques points en U ; on ferme ainsi immédiatement la cavité pleurale. Après examen de l'abdomen, il suffit ensuite de suturer péritoine et muscle pour fermer la plaie diaphragmatique, et enfin on obture l'ouverture thoracique.

---

[1] Auvray. Communication à la Société de chirurgie, rapport de Rochard ; *Bull. de la Soc. de chir.*, 1901, p. 24.

[2] Walther. *Bull. de la Soc. de chir.*, 1901, p. 30 et 38.

Ou bien, on suture directement le muscle et les couches séreuses, par des points de suture séparés prenant toute l'épaisseur.

La première manière, suture des lèvres de la plaie diaphragmatique à la paroi, puis entre elles, n'est applicable que lorsque cette plaie siège sur la portion verticale du muscle, près du cul-de-sac costo-diaphragmatique; et c'est le cas le plus fréquent. Elle a l'avantage de fermer rapidement la cavité pleurale et de limiter autant que possible l'entrée de l'air. Lorsque cette façon de faire n'est pas possible, lorsque la blessure du diaphragme se rapproche du centre phrénique, on ne peut plus faire qu'une suture directe.

B. **Plaies du péricarde et du cœur.** — Les plaies du péricarde et du cœur ne sont pas très fréquentes, mais sont d'une gravité considérable. Cependant la mort immédiate ou rapide est beaucoup moins fréquente qu'on ne le pourrait croire et dans une statistique relevée par Loison[1], la mort immédiate ou en moins d'une heure n'est notée que 66 fois sur 218 cas, c'est-à-dire moins du tiers des cas ; en revanche la mortalité générale est très grande : et atteint 84,8 p. 100. La mort n'est pas due ordinairement à la perte sanguine : la plaie du péricarde et la plaie pariétale ne permettent pas l'écoulement du sang de façon suffisante ; c'est par accumulation du sang dans le péricarde et compression du cœur que la mort survient le plus souvent. Le danger immédiat est donc l'hémopéricarde ; le danger tardif est dû à l'infection, à la péricardite purulente.

Il faut noter aussi qu'étant donnés les rapports du péricarde avec les culs-de-sac pleuraux, notamment à gauche du sternum, siège le plus fréquent des plaies, les lésions de la plèvre et du poumon viennent augmenter à la gravité du pronostic immédiat et tardif des plaies du cœur.

La cause du danger immédiat étant connue, on doit donc chercher soit à tarir cette hémorragie intra-péricardique, soit à empêcher la compression du cœur par l'accumulation du sang. Il est donc avant tout interdit, si le diagnostic de plaie du cœur est probable, de se contenter d'obturer la plaie extérieure, mieux vaudrait ne rien fermer ; mais on se heurte alors au danger de la persistance de l'hémorragie et de l'anémie aiguë.

Distinguons du reste les cas différents par le diagnostic et par le traitement et considérons successivement : 1° les plaies contenant un corps étranger qui fait saillie à l'extérieur et 2° les plaies dans lesquelles on ne voit aucun corps étranger, celles-ci pouvant être larges ou étroites.

1° *Plaies contenant un corps étranger qui fait saillie à l'extérieur.* — Ces corps étrangers sont fins comme une aiguille, ou plus gros. L'aiguille enfoncée et en contact avec le cœur présente des oscillations isochrones avec les battements cardiaques. Comme le font remarquer Terrier et Reymond[2], il est inutile et dangereux de temporiser ou de faire, ainsi qu'on le conseille souvent, l'extraction du corps étranger avec lenteur, en lui faisant subir des mouvements de torsion; « l'essentiel est, au contraire, d'aller vite », surtout

---

[1] Loison. *Revue de chirurgie*, 1899, janvier, février, juin et juillet, — juillet, p. 72.

[2] Terrier et Reymond. *Chirurgie du cœur et du péricarde.* Alcan, 1898, p. 176.

si on croit l'aiguille en contact avec le cœur; l'aiguille fixée dans la paroi déchire le muscle cardiaque mobile.

L'extraction est facile si l'aiguille dépasse la peau ; si elle est plus enfoncée mais possible à sentir, on doit inciser et agir avec précaution pour ne pas l'enfoncer davantage.

Si le corps étranger est de calibre plus fort, il est encore indiqué de l'extraire car son séjour peut déterminer de graves accidents, mais l'extraction doit alors se faire avec plus de précautions ; en effet, si l'instrument fixé pénètre dans le cœur, son ablation peut être suivie d'une hémorragie grave qu'il faut pouvoir arrêter immédiatement. Aussi faudrait-il dans ces cas laisser d'abord le corps étranger en place, inciser largement à son niveau pour ouvrir le péricarde, mettre le cœur à nu et se tenir prêt à suturer la plaie du cœur après l'ablation de l'instrument, si cela est nécessaire.

2° *Plaies sans corps étranger visible.* — Elles sont larges (coups de couteau) ou étroites (balles).

Dans les deux cas s'il existe des signes non douteux de plaie cardiaque l'intervention opératoire est immédiatement indiquée, le plus tôt et le plus vite sera le mieux.

Ces signes non douteux qui indiquent l'opération d'urgence sont : l'hémorragie extérieure par une plaie de la région précordiale, en jets ou en nappe ; la formation rapide, dans les plaies larges, d'un hémo-péricarde et d'un hémo-thorax avec symptômes d'anémie hémorragique ; ou les signes de compression du cœur, dans les plaies étroites : pouls petit et fréquent, cyanose, assourdissement des battements cardiaques, augmentation d'étendue de la matité cardiaque. Dans les deux cas, il faut ouvrir le péricarde, mettre le cœur à découvert et s'efforcer de faire l'hémostase; il ne peut suffire de laisser ouverte la plaie extérieure pour éviter la compression du cœur, car c'est laisser mourir le blessé d'hémorragie.

Mais en dehors de ces cas nets, où si l'on n'intervient pas très vite, la mort est imminente; il en est d'autres où la décision est difficile à prendre. *En cas de plaie large* de la paroi, sans signe immédiat d'hémorragie grave, l'examen de la plaie après nettoyage des mains et de la région, permettra, au besoin à l'aide d'un débridement, de découvrir l'ouverture péricardique et de voir s'il y a un épanchement notable, si une hémorragie semble se faire profondément. En cas de doute, il faut se conduire comme précédemment et intervenir largement pour explorer le cœur, plutôt que de laisser une plaie non fermée. Si rien d'inquiétant n'est découvert, il est prudent de s'en tenir là, de fermer par suture la plaie thoracique après nettoyage soigné et de surveiller le malade en vue d'une indication d'opération secondaire (hémorragie, infection). En attendant, le blessé sera soumis au repos absolu, physique et moral, en défendant toute conversation, toute occupation, comme pour les plaies de poitrine. L'emploi de médicaments cardiaques nous paraît au moins inutile.

Si *la plaie d'entrée est étroite* (balles, poignard), comme du reste pour les ruptures par contusion thoracique, la conduite immédiate est déterminée par l'état général du blessé, et les signes fournis par l'examen du cœur. L'hémorragie abondante dans le péricarde et la plèvre ou, surtout dans ces cas, l'hémopéricarde progressif avec compression du cœur, angoisse, cyanose, affaiblissement des battements cardiaques, du pouls, etc., indiquent une intervention immédiate. Si au contraire aucun signe ne fait immédiatement prévoir une plaie du cœur ou une hémorragie abondante du péricarde, il faut surtout ne pas explorer la plaie à l'aide d'une sonde ou d'un stylet, ce qui ne peut servir à rien, et appliquer les mêmes règles d'immobilisation que précédemment; quitte à intervenir secondairement comme nous le verrons, si d'autres signes surviennent. Immédiatement, on se contentera d'aseptiser la région blessée et de la recouvrir d'un pansement.

L'intervention immédiate ainsi indiquée peut être un ponction du péricarde ou une péricardotomie large suivie de manœuvres hémostatiques. La *ponction du péricarde* ne peut être employée que dans les cas de plaie étroite qui ne peut laisser écouler le sang ou dans les ruptures sans plaie pariétale, on peut alors vider le péricarde pour décomprimer le cœur, mais n'est-ce pas perdre un temps précieux et laisser s'affaiblir le malade par continuation de l'hémorragie? Ne vaut-il pas mieux, en pareil cas, ouvrir thorax et péricarde pour tarir la source du sang et vider en même temps le péricarde?

La *péricardotomie* peut être faite, comme nous le décrivons ailleurs, par incision des parties molles intercostales, par résection chondro-costale, par ouverture d'un volet thoracique comprenant parties molles, cartilages costaux, avec ou sans résection partielle du sternum. Dans le cas d'hémorragie du péricarde, la simple incision des parties molles n'est pas suffisante pour faire l'hémostase, elle ne peut servir que pour les épanchements séreux ou purulents; la résection d'un ou plusieurs cartilages costaux est souvent aussi insuffisante et n'est faite que dans le but d'agrandir une plaie primitivement trop étroite. Aussi faut-il mieux d'emblée tailler un volet thoracique, rabattu en dedans ou en dehors, découvrant péricarde et plèvre; on gagne ainsi du temps en évitant les tâtonnements et facilitant l'exploration du cœur. Quant à l'ouverture de la plèvre elle n'est pas à redouter, puisque presque toujours le traumatisme a déjà ouvert la séreuse.

Le volet thoracique relevé, le péricarde ouvert et vidé de sang, il faut faire l'*hémostase;* le sang vient du péricarde, d'une artère coronaire ou d'une plaie du cœur. L'hémostase du péricarde peut être obtenue par tamponnement ou par suture de la plaie; cette éventualité n'est pas fréquente. Le sang vient-il d'une artère coronaire, on peut en faire la ligature, ainsi que le firent Cappelen[1], Pagenstecher[2], dont les opérés ne sont morts que quelques jours après et d'infection. Raimondi, Turner, Klihm, trouvèrent à l'autopsie de malades morts huit jours, quatre mois, et deux mois après la blessure, des cicatrices provenant de section de l'artère coronaire.

Le plus souvent c'est une plaie du cœur qui saigne, ordinairement d'un ventricule, rarement d'une oreillette; cette dernière étant du reste d'un pronostic beaucoup plus grave. L'origine de l'hémorragie est reconnue soit par

---

[1] Cité in Loison, *loc. cit.*

[2] *Deut. med. Wochenschr.*, 1901, n° 4, p. 56 et *Presse médicale*, 25 mai 1901, p. 248.

exploration digitale de la surface cardiaque, soit en attirant avec la main le cœur dans la plaie. La blessure du cœur découverte, il faut la suturer.

Cette suture du muscle cardiaque est difficile à faire, nous indiquons ailleurs (Technique chirurgicale), comment on peut la faire; certains états du myocarde peuvent la rendre plus pénible encore à cause de la friabilité du muscle (cas de Mignon et Sieur[1] et de Zulehner[2]). La suture du myocarde a été déjà pratiquée un certain nombre de fois, Terrier et Reymond[3] en recueillent 11 cas en octobre 1900, et Le Dentu[4] dans un rapport sur un mémoire de Fontan cite, en mars 1902, 29 cas de plaies pénétrantes suturées, quelques blessés étant morts pendant la suture; sur ces 29 interventions, 8 malades ont guéri. Nous pouvons y ajouter un cas personnel (Launay)[5] de double plaie du ventricule gauche par balle de revolver, avec suture des plaies antérieure et postérieure, et suivi de guérison en dix jours; ce qui porte la proportion des guérisons à 9 sur 30 cas. Du reste, un certain nombre d'opérés ont succombé non à la perte de sang mais à des accidents infectieux.

Le pronostic est donc fort grave même avec intervention rapide, plus grave dans les coups de feu que dans les plaies par armes blanches; mais en présence d'une lésion certainement mortelle, l'opération est formellement indiquée. On peut espérer d'ailleurs que les résultats s'amélioreront à mesure que se réglera mieux la technique opératoire.

L'hémostase obtenue doit-on fermer péricarde et paroi complètement ou drainer plèvre et péricarde? La réponse est difficile à tirer aujourd'hui des résultats obtenus. Terrier et Reymond (*loc. cit.*) pensent que le drainage des séreuses ne peut que favoriser l'infection et ne sert à rien pour l'écoulement du sang après hémostase complète, et que par conséquent « il serait avantageux de ne drainer ni la plèvre, ni surtout le péricarde. » Cependant, dans le cas qui nous est personnel, le drainage de la plèvre et du péricarde, maintenu seulement pendant quarante-huit heures, n'eut aucun inconvénient.

INDICATIONS SECONDAIRES

Dans toutes ces plaies thoraciques, les soins immédiats ayant été donnés, la guérison peut survenir simplement sans qu'on ait à se préoccuper de suites ultérieures; mais nous devons rechercher quelles indications secondaires plus ou moins tardives peuvent être tirées : 1° de l'existence d'un hémothorax notable arrêté ou progressif; 2° de la persistance d'une hernie du poumon; 3° de complications infectieuses de la plèvre, du poumon, du péricarde.

[1] Mignon et Sieur. *Bull. de la Soc de chir.*, 1901, avril, p. 422.

[2] Zulehner. *Wien. Klin. Wochensch.*, 1901, n° 11, p. 263 et *Presse médicale*, 8 juin 1901, p. 271.

[3] Terrier et Reymond. Suture des plaies du cœur. *Revue de chirurgie*, octobre 1900, p. 473.

[4] *Mémoire de Fontan*, Rapport Le Dentu. Académie de médecine, 18 mars 1902, p. 387.

[5] P. Launay. Académie de médecine. Séance du 29 juillet 1902. *Rapport Peyrot* et *Bull. Soc. chir.*, 1902, p. 413.

1° *Hémothorax*. — Le plus souvent l'hémothorax n'est pas, tout d'abord, très abondant; il s'établit peu à peu, quelquefois rapidement. Il est exceptionnel, nous l'avons vu, que cet épanchement sanguin pleural fournisse l'indication d'une opération immédiate. Il peut nécessiter une *intervention retardée* dans deux circonstances différentes, en dehors de toute complication infectieuse : α) ou bien l'hématome pleural s'est établi plus ou moins vite sans occasionner de symptôme alarmant, puis reste stationnaire, β) ou bien il augmente progressivement et rapidement dans les heures ou jours qui suivent l'accident et donne lieu à des signes inquiétants pour la vie du blessé.

α) Dans le premier cas, l'hématome n'est pas nuisible par lui-même, mais sa persistance fait toujours craindre une infection possible; n'y aurait-il pas intérêt à évacuer le contenu de la plèvre à l'aide d'une ponction, non dangereuse, si elle est aseptique?

La coagulation du sang dans la plèvre, considérée comme certaine autrefois, est niée par Riedel, par Lesdos[1]. Tuffier[2], étudiant sur un blessé l'évolution normale et aseptique d'un hémothorax, put constater l'absence de coagulation et l'augmentation lente et progressive de l'épanchement jusque vers le 21ᵉ jour, par transsudation de sérosité pleurale. La ponction peut donc vider la plèvre à une période encore tardive, si l'épanchement est resté aseptique.

Il nous paraît que, dans ces conditions, il ne peut qu'être avantageux d'évacuer la plèvre vers le 15ᵉ ou le 20ᵉ jour, si l'épanchement n'a pas alors marqué une tendance à la résorption rapide; à la condition expresse que la ponction puisse être faite en toute sécurité au point de vue de l'asepsie, sinon mieux vaut s'abstenir et attendre la résorption spontanée, à moins que l'hématome ne s'infecte.

β) Dans le cas d'un épanchement sanguin pleural augmentant rapidement le lendemain ou les jours suivants, produisant une dyspnée intense, augmentation montrée par la percussion et l'auscultation et surtout accompagnée d'un état général grave et inquiétant, on ne peut plus attendre. Pour vider la plèvre, on peut faire une ponction ou une thoracotomie; la première ne peut arrêter une hémorragie persistante, et si l'état général est grave, c'est à l'ouverture rapide du thorax qu'il faut avoir recours pour vider la plèvre et faire l'hémostase. Ainsi l'ont fait Omboni, Delorme, Michaux, Quénu, Lejars et d'autres; l'intervention aura d'autant plus de chances de réussir qu'elle sera faite plus rapidement.

Mais si l'hématome se produit plus lentement, si l'état est moins alarmant, on peut, comme le fit Quénu, commencer par la thoracentèse qui, dans un cas de Bouilly, suffit à arrêter les accidents. Si du reste, ainsi qu'il arriva pour le malade de Quénu, l'épanchement se reproduit rapidement, il est inutile et nuisible d'essayer à nouveau, il faut ouvrir le thorax.

Cette ouverture se fait soit en réséquant plusieurs côtes, soit en soulevant un volet thoracique (voir *Technique chirurgicale*); puis on cherche à obtenir

---

[1] Lesdos. Thèse de Paris, 1882.
[2] Tuffier et Milian. *Revue de chirurgie*, 1901, avril, p. 457.

l'hémostase par suture du tissu pulmonaire ; mais le plus souvent on est réduit à pratiquer un tamponnement à la gaze. Ces cas graves sont du reste rares.

2° *Hernie du poumon*. — Nous avons vu que la meilleure conduite est de réduire la hernie pulmonaire si l'on voit le blessé immédiatement, à moins que le tissu pulmonaire ne soit en trop mauvais état, auquel cas on résèque la partie herniée. Mais si cette réduction n'a pas été faite très rapidement, la hernie s'étrangle et se sphacèle ; toute idée de réduction doit être alors abandonnée, il faut réséquer le segment infecté après l'avoir lié. Au lieu de lier au ras de là plaie et de sectionner, il est préférable, suivant le conseil de Terrier[1], « de commencer par débrider la plaie thoracique, de façon à placer le fil à ligature sur du tissu sain, et non en plein tissu malade », en procédant autrement « c'est comme si, dans une épiplocèle étranglée, on jetait un fil sur l'épiploon malade, avant d'avoir débridé l'anneau d'étranglement ».

Pour réduire le pédicule après résection, et éviter autant que possible l'entrée de l'air dans la plèvre, on se conduirait comme nous l'avons dit pour réduire la hernie dans les premiers moments.

3° *Complications infectieuses*. — L'infection d'un épanchement sanguin dans la plèvre ou le péricarde indique, dès qu'il est reconnu, une pleurotomie ou une péricardotomie large, nous le verrons à propos des pleurésies et péricardites purulentes ; mais sur quoi se baser pour diagnostiquer aussi tôt que possible l'infection de l'épanchement ? L'ascension de la courbe thermique n'est en effet pas ici une preuve certaine d'infection et l'on sait que l'épanchement sanguin aseptique donne souvent une température de 38 à 39° pendant quelques jours[2]. Si cette ascension modérée ne s'accompagne d'aucun symptôme grave, on peut s'assurer que l'épanchement est resté aseptique par une ponction qui permet examen bactériologique et cultures ; mais souvent la température élevée, les frissons, la diarrhée, la dyspnée rendront le diagnostic plus net, la ponction ramènera soit du pus, soit des liquides et des gaz putrides et l'indication d'une large thoracotomie est alors évidente ; nous y reviendrons en étudiant les pleurésies purulentes.

II. — LÉSIONS INFLAMMATOIRES

1° Parois thoraciques. — Les affections inflammatoires des parois thoraciques sont, comme partout ailleurs, des phlegmons et abcès chauds, des ostéites aiguës ou subaiguës et des abcès tuberculeux. Avant d'étudier ces deux sortes de lésions, nous dirons quelques mots d'une lésion, souvent inflammatoire, des nerfs intercostaux, la névralgie intercostale, qui peut réclamer une intervention chirurgicale.

Névralgie intercostale. — La névralgie intercostale, fréquente, ne relève le plus souvent que du traitement médical dont nous n'avons pas à nous occuper. Dans quelques cas exceptionnels, ce traitement médical, essayé

---

[1] Terrier et Reymond. *Chirurgie de la plèvre et du poumon*. Alcan, 1899, p. 279.

[2] Discussion dans les *Bulletins de la Soc. de chir*,. 1895, p. 672 et Tuffier et Milian. *Revue de chirurgie*, 1901, 10 avril, n° 4.

longtemps avec persistance, échoue et le chirurgien peut alors être appelé en dernier ressort. Il est évident qu'avant tout doivent être écartées d'un traitement opératoire, ayant en vue le nerf intercostal, toute névrite symptomatique d'une lésion de voisinage (côtes, plèvres, etc...), ou d'une lésion centrale (rachis, moelle), ainsi que toute névralgie pouvant être rattachée à une névrose; le traitement, médical ou chirurgical, sera ici celui de la maladie causale.

Ce n'est qu'en présence d'une névralgie limitée à un petit nombre de troncs nerveux, unilatérale, extrêmement douloureuse et longtemps traitée médicalement sans succès, qu'on se décidera à intervenir.

Comme dans toute névrite (voir *Maladies des nerfs*, chap. ix), le traitement chirurgical consiste soit dans l'*élongation* ou la suppression d'un segment du nerf au-dessus du siège de la douleur (*névrectomie*), la simple section du tronc (*névrotomie*) étant insuffisante; soit dans la séparation du tronc nerveux douloureux d'avec le centre nerveux (*résection intradurale des racines postérieures*). Nous avons déjà discuté la valeur et les indications de ces diverses opérations, nous n'y reviendrons pas. Il s'agit ici d'un nerf mixte, mais dont la fonction motrice peut être supprimée sans danger; l'élongation, d'effet moins certain, doit donc être délaissée pour la névrectomie, qui n'est pas plus grave. Quant à la résection intradurale des racines postérieures, opération beaucoup plus sérieuse, elle n'a pas encore, croyons-nous, été faite pour névralgie intercostale, et il faudrait que celle-ci fût bien violente, bien persistante, et ait en outre résisté à une névrectomie, pour qu'on puisse se résoudre à l'entreprendre.

La névrectomie intercostale peut être faite sur tout le parcours intercostal du nerf; mais il paraît préférable de la pratiquer en arrière, le plus près possible du rachis, pour augmenter les chances de succès, en dehors cependant des épaisses masses musculaires des gouttières vertébrales, au niveau desquelles la découverte nerveuse serait fort difficile.

Chenouard[1], dans sa thèse, a recueilli neuf observations d'élongation ou de résection des nerfs intercostaux faites dans les conditions que nous avons dites, et suivies soit de guérison complète, soit d'une amélioration très notable, qui ne laisse persister que quelques crises douloureuses supportables.

Abcès chauds. — Les phlegmons circonscrits et diffus, les abcès chauds du tissu cellulaire sous-cutané ou même sous-pleural ne présentent rien de particulier au point de vue du pronostic et du traitement; il faut les ouvrir tôt et largement. Certains abcès chauds sont d'origine osseuse et dus à une ostéomyélite aiguë des côtes ou du sternum.

L'*ostéomyélite costale* n'est pas extrêmement rare chez l'enfant, et peut siéger soit à l'extrémité antérieure de la côte, soit à l'extrémité postérieure, avec un maximum de fréquence au niveau des 5e et 6e côtes. La localisation antérieure est peu grave, l'abcès est vite sous la peau et le diagnostic tôt posé; le siège postérieur expose plus aux décollements étendus, la lésion plus profonde est plus difficile à reconnaître.

[1] Chenouard. Thèse de Paris, 1899, *Névralgie intercostale, traitement chirurgical.*

Cependant le pronostic n'est pas très grave en général, bien que
le malade puisse être emporté, comme dans toute ostéomyélite aiguë, par
l'infection généralisée. Les complications pleurales sont exceptionnelles;
Berthomier [1] a signalé l'ulcération d'une artère intercostale.

L'ostéomyélite d'origine typhique [2] serait plus grave en raison de l'épuisement du malade par la maladie primitive.

Le seul traitement est l'ouverture large de l'abcès dès qu'il est reconnu,
par incision horizontale en avant, et verticale en arrière, à cause des muscles
des gouttières, et de la profondeur de la lésion. Après exploration de la
côte malade, on enlèvera les séquestres, s'ils existent et l'on pratiquera une
résection plus ou moins large, suivant l'état de l'os.

L'ostéomyélite sternale beaucoup plus rare, est grave par les complications infectieuses du côté du médiastin. Ianz [3] dans une étude sur ce sujet
n'en signale que six cas. Le siège ordinaire est la partie supérieure du sternum; le traitement est celui de toute ostéomyélite aiguë, incision large,
ablation des parties malades et grattage de l'os.

Abcès froids. — Les abcès froids de la paroi thoracique peuvent être
quelquefois sous-cutanés ; le plus souvent ils sont d'origine costale ou pleurale sans qu'il soit possible en général par les signes extérieurs de reconnaître l'une de ces deux origines.

Comme nous l'avons déjà vu (Abcès froids, chap. IV), les moyens d'action
contre l'abcès froid sont l'extirpation totale, les injections modificatrices
(éther iodoformé), l'ouverture avec grattage et extirpation aussi complète
que possible de toutes les parties malades ; ici l'extirpation totale par dissection est rarement possible, il faudrait avoir affaire à une petite gomme
sous-cutanée.

Pour le plus grand nombre des abcès froids thoraciques, qu'ils soient
d'origine osseuse ou pleurale, il reste donc deux moyens : les injections,
l'ouverture et le curettage. Le second moyen est généralement préféré parce
que le chirurgien espère enlever la ou les côtes malades, poursuivre à travers
les espaces intercostaux les trajets profonds, curetter les diverticules profonds à la face externe de la plèvre et semble ainsi pouvoir obtenir une
guérison complète, en supprimant toutes les parties malades.

Malheureusement, il est bien difficile de suivre les nombreux diverticules
et trajets secondaires que présentent ces abcès tuberculeux et, trop souvent,
qu'il y ait eu ou non réunion primitive, des fistules s'établissent, dont la
guérison complète est bien difficile, même avec de nouvelles interventions.
Or, l'injection médicamenteuse (éther iodoformé ou naphtol camphré),
donne souvent des guérisons complètes, après plusieurs injections espacées; elle n'offre en outre aucun inconvénient même si une opération devient
nécessaire ensuite, aussi est-il préférable de commencer par ces injections.

On peut obtenir ainsi une guérison durable sans intervention sanglante

[1] Berthomier. *Congrès de chirurgie française*, 1891.

[2] Hamon. Thèse de Paris, 1899, *Ostéomyélites costales aiguës*.

[3] Ianz. *Deutsche militärarzliche Zeitschrift*, 1900, H. 11, p. 545 et *Presse médicale*,
20 mars, 1901, p. 131.

et si la fistulisation survient, si l'abcès se reproduit avec persistance, il sera temps alors d'en venir au traitement opératoire. Dans certains abcès d'origine pleurale à double poche, il est possible que l'évacuation se fasse mal et que le médicament ne se porte pas dans la portion profonde, l'injection sera alors insuffisante ; mais comme on ne peut généralement prévoir cette disposition, mieux vaut commencer par l'injection faite suivant les règles déjà indiquées (abcès froids, page 61).

Si le traitement sanglant devient nécessaire, il consiste dans l'incision, le curettage et l'ablation de tout ce qu'on peut enlever des parois de l'abcès, la résection sous-périostée d'une ou plusieurs côtes, soit parce qu'elles sont malades, soit parce qu'elles ferment une cavité sous-pleurale qu'il faut inspecter, en cherchant tous les diverticules qui peuvent exister. La fermeture complète d'une semblable cavité est souvent impossible ; il faut tamponner à la gaze et laisser cicatriser secondairement, ce qui est fort long ; en outre, des fistules persistantes pourront nécessiter souvent de nouveaux grattages.

Bien entendu un traitement général hygiénique, le séjour à la campagne ou à la mer, la suralimentation devront toujours aider cette thérapeutique locale, lorsque cela sera possible.

2° PLÈVRES. — **Pleurésie purulente.** — On décrit aujourd'hui des formes multiples de pleurésies purulentes, variables d'après leur origine microbienne, dans leurs symptômes, leur évolution, leur pronostic, et même, pour certains, dans leurs indications thérapeutiques. Il est évident que le pronostic est essentiellement différent s'il s'agit d'une pleurésie à pneumocoque pure ou d'une suppuration à microbes associés, mais tout en reconnaissant qu'une ponction a pu guérir certaines pleurésies bénignes, la certitude de cette guérison n'est pas assez grande et les dangers de la temporisation sont trop réels pour que nous puissions conseiller cette intervention, souvent insuffisante ; d'autant que l'ouverture large de l'abcès est fort bénigne dans ces cas, tout en donnant une plus grande sécurité. C'est en somme la même discussion que pour certaines formes d'abcès chauds dont on a voulu obtenir la guérison par une simple ponction, pratique que nous avons également rejetée pour l'incision.

Par conséquent, pour toute suppuration aiguë ou chronique de la plèvre, générale ou partielle, mais à microbes pyogènes, nous écartons tous les procédés qui ne permettent pas une évacuation large de l'abcès, c'est-à-dire tous les modes de *ponctions* avec ou sans aspiration ou siphon, avec ou sans lavages.

Mais il n'existe pas dans la plèvre que des abcès chauds ou refroidis, il y a aussi des abcès froids tuberculeux, et de même que pour l'abcès froid en général, nous préconisons une thérapeutique autre que celle de l'abcès chaud, de même ici doit-on se demander si l'incision large est aussi indiquée.

Le PYOTHORAX TUBERCULEUX, associé généralement au pneumothorax (et il ne s'agit pas d'une pleurésie purulente ordinaire, développée chez un tuberculeux), est ordinairement facile à reconnaître par son évolution insidieuse, le caractère latent et la longue durée des symptômes; enfin, si l'on hésite, la ponction exploratrice permettra de constater soit la présence du bacille de Koch, soit l'absence de tout microbe.

Cette pleurésie tuberculeuse, qu'on ne doit pas confondre avec une pleurésie purulente chez un tuberculeux, est en réalité un abcès froid de la plèvre et nous avons déjà dit combien est à redouter pour le malade l'ouverture simple d'une grande cavité d'abcès tuberculeux, comment cette ouverture devient une fistule intarissable exposant, pendant les nombreux pansements, à des infections secondaires qui finissent par tuer le malade. Comme dans les abcès par congestion du mal de Pott, il s'agit de poches dont il est impossible de traiter, de gratter directement les parois dans toute leur étendue. Même avec de grandes incisions, même avec une thoracoplastie permettant le refoulement de la paroi vers le poumon, on ne peut suffisamment modifier cette paroi et la cavité persiste et suppure.

Aussi, croyons-nous qu'on doit alors se contenter du traitement médical de la tuberculose et de la ponction comme traitement palliatif lorsque l'épanchement devient abondant. L'incision de l'espace intercostal peut devenir nécessaire en cas d'infection secondaire, comme pour un abcès froid ordinaire, ou si l'empyème menace de s'ouvrir spontanément à l'extérieur.

Le PYOTHORAX NON TUBERCULEUX doit au contraire être ouvert et largement, dès que le diagnostic est posé, au besoin à l'aide d'une ponction exploratrice si l'existence du pus est douteuse.

L'examen physique du thorax, le résultat de la ponction exploratrice montrent si l'on se trouve en présence d'une pleurésie généralisée ou enkystée, sauf dans certaines formes, de diagnostic fort difficile, telles que les pleurésies diaphragmatiques et interlobaires.

Il nous faut voir comment doit se faire l'ouverture du thorax dans ces diverses variétés et comment ensuite on doit se comporter pour guérir les pleurésies purulentes évacuées mais devenues chroniques, et dans lesquelles les parois de la cavité suppurante n'ont plus aucune tendance au rapprochement.

Ouverture spontanée. — Que la pleurésie soit généralisée ou enkystée, si elle n'a pas été régulièrement traitée de bonne heure, l'abcès tend à s'ouvrir à la paroi, si le malade résiste à l'infection. En un point variable du thorax, apparaît un abcès que l'examen montre en rapport avec un épanchement pleural, c'est ce qu'on décrit sous le nom d'*empyème de nécessité*.

Il est alors nécessaire d'ouvrir d'abord cet abcès de la paroi qui communique par un trajet intercostal avec l'abcès pleural, et de pénétrer dans la cavité profonde à travers cet espace. Mais il est exceptionnel que l'abcès extérieur siège au lieu d'élection de la pleurotomie, c'est-à-dire au point déclive de la poche purulente. Il ne faut pas alors se contenter de cette ouverture, située en un point trop élevé ou trop antérieur; il est indispensable de traiter la pleurésie purulente comme si elle n'avait pas franchi la paroi et de faire une seconde ouverture au point d'élection. Il en est de même bien entendu, si l'abcès extérieur s'est spontanément ouvert.

Enfin, plus fréquemment dans les pleurésies enkystées que dans l'abcès de la grande cavité, si l'on a trop attendu, l'évacuation, au lieu de se faire à l'extérieur, peut se produire par les bronches sous forme de *vomique*. Ici encore cette ouverture spontanée est insuffisante sauf dans quelques cas de pleurésies interlobaires, et il est de toute nécessité d'ouvrir l'abcès par les voies habituelles pour en obtenir la guérison. L'existence d'une vomique n'est donc pas une contre-indication à la pleurotomie.

Pleurésies enkystées. — Nous ne nous occuperons pas ici de la pleurésie interlobaire, située en plein poumon, et dont le diagnostic et le traitement chirurgical présentent les mêmes difficultés que pour les abcès du poumon ; c'est avec les lésions inflammatoires du poumon que nous les étudierons.

Les autres variétés de pleurésies purulentes et enkystées siègent au niveau de la plèvre costale ou de la plèvre diaphragmatique, les premières étant unies ou multiloculaires.

La pleurésie enkystée costo-pulmonaire uniloculaire est facile à diagnostiquer et à inciser, il faut, au point inférieur de la matité, ouvrir l'espace intercostal en réséquant ou non une côte, suivant les dimensions de l'ouverture obtenue par l'incision, la facilité du drainage et les dimensions de la cavité.

La pleurésie enkystée multiloculaire soupçonnée par l'existence de voussures thoraciques, par les résultats de ponctions multiples, n'est souvent reconnue que lors de l'opération entreprise pour une pleurésie généralisée; la cavité ouverte ne répond pas à ce que faisait prévoir l'examen, l'exploration digitale, facilitée par une résection costale, fait trouver les cloisons qui séparent les loges et que le doigt effondre pour les ouvrir toutes. Si cependant deux cavités séparées existent, éloignées l'une de l'autre, deux incisions peuvent être nécessaires.

La pleurésie diaphragmatique est d'un diagnostic fort difficile auquel peut aider l'examen radioscopique (Béclère[1]); si un tel diagnostic est posé, contrôlé par une ponction exploratrice, l'ouverture du thorax est, comme d'habitude indispensable et doit être pratiquée en arrière et très bas, dans le 8e espace à droite et le 9e à gauche (Lejars[2]). On réséquera une côte en prenant garde à la blessure du diaphragme, puis on cherchera à ouvrir l'abcès en décollant la base du poumon avec le doigt le long du diaphragme.

Pleurésie généralisée. — Lorsque l'abcès est développé dans la grande cavité pleurale, l'ouverture de la pleurotomie doit siéger sur un point aussi déclive que possible pour permettre un écoulement régulier et doit être assez large pour faciliter le drainage; par conséquent nous ne pouvons admettre l'ouverture et le drainage de la plèvre par une trépanation costale, procédé ancien qu'on a voulu reprendre[3].

En cas d'empyème bilatéral, l'ouverture des deux côtés peut être dangereuse; Cestan[4], étudiant la conduite à tenir en ces cas, conclut qu'il y a intérêt à laisser un certain intervalle entre les deux opérations, si cela est possible, commençant par la plèvre la plus atteinte, et ponctionnant l'autre côté

---

[1] Béclère. Rayons Röntgen et diagnostic des affections thoraciques. Paris, 1901. Alcan, p. 46.

[2] Lejars. Chirurgie d'urgence, 2e édition, 1900, p. 225.

[3] Rey. *Bull. de la Soc. de chir.*, 1894, p. 853.

[4] Cestan. Thérapeutique des empyèmes, Paris, 1898.

pour ne l'ouvrir que quelques jours après. Si l'on ne peut attendre, il est prudent de vider les plèvres par ponction quelques heures avant d'opérer sur les deux côtés, afin d'éviter la diminution brusque de la pression intrapleurale.

Sans vouloir décrire ici le manuel opératoire de la pleurotomie (voir *Techniques chirurgicales*) nous devons étudier quelques temps discutés de l'opération : Quel mode d'anesthésie employer? Où placer l'incision? Doit-on réséquer une côte? Faut-il laver la cavité pleurale? Enfin il nous restera à indiquer les accidents qui peuvent survenir pendant ou après l'opération et les suites ordinaires de l'intervention.

La pleurotomie pour pleurésie purulente peut être faite à tout âge, même chez les nouveau-nés [1]; la technique en est la même.

L'anesthésie générale est ordinairement regardée comme dangereuse chez ces malades qui peuvent mourir, pendant l'opération, d'asphyxie et de syncope. Cependant, à moins que la dyspnée ne soit grande, l'anesthésie peut être employée, à condition qu'elle soit très surveillée et supprimée dès que la plèvre est ouverte et que le pus commence à s'écouler. Du reste chez l'adulte il est fort possible, en suivant bien les règles de l'anesthésie cocaïnique locale, d'inciser l'espace intercostal et de réséquer un segment de côte sans faire éprouver de vives douleurs ; l'opération est de courte durée. Sans suivre une règle absolue, on se guidera donc sur l'état de résistance du malade, sur l'abondance de l'épanchement, l'état de la respiration, la situation du cœur.

L'incision, avons-nous dit, doit être placée en bas et en arrière; il est difficile de donner encore ici un précepte immuable.

« La percussion et l'auscultation sont les premiers éléments pouvant permettre de fixer l'espace. Il faut tout d'abord préciser les limites de la collection et, la chose faite, pratiquer l'incision au point déclive de celle-ci, c'est-à-dire en bas et en arrière. Toute règle fixe est non seulement inutile, mais encore très dangereuse et ce n'est que comme moyenne que nous choisissons les espaces intercostaux où Moutard-Martin pratiquait l'empyème, le septième ou le huitième, quelquefois le neuvième du côté gauche. On placera l'incision un peu en arrière de la ligne axillaire postérieure. » (Terrier et Reymond [2]).

Avant d'opérer, il sera bon de s'assurer par une ponction qu'on trouvera du pus au lieu choisi.

L'incision d'un espace intercostal est bien rarement suffisante immédiatement et devient toujours insuffisante ensuite par rapprochement des côtes; aussi, la facilité du drainage étant de toute importance, est-il préférable de *toujours* réséquer un segment de côte. On enlèvera de préférence la côte inférieure, afin de laisser le moins de profondeur possible au cul-de-sac pleural, dans lequel stagne le pus et où peuvent tomber et être oubliés des drains ou d'autres corps étrangers. Cet accident n'est pas rare avec une incision trop haut placée.

---

[1] O. Macé. La pleurésie purulente du nouveau-né et du nourrisson. *L'Obstétrique*, 1900, n° 1, p. 7.

[2] Terrier et Reymond. *Chirurgie de la plèvre et des poumons.* Alcan, 1899, p. 49.

Tous les temps de cette opération doivent être exécutés en observant aussi strictement les règles de l'asepsie que s'il s'agissait d'une opération en tissus sains ; on connaît trop la gravité des pleurésies à microbes associés, pour que nous insistions sur le danger qu'il y aurait à créer cette association.

L'abcès évacué, il est inutile de laver la cavité, de même qu'il est inutile de laver celle d'un abcès ordinaire ; si l'ouverture est en bon lieu et le drainage bien fait, l'évacuation est facile et suffit. Peut-être doit-on faire exception pour certaines *pleurésies putrides*, très fétides, dans lesquelles un lavage fait, à l'aide d'un entonnoir facile à nettoyer, soit avec du permanganate de potasse, du formol en solution faible, de l'eau oxygénée étendue d'eau bouillie, peut avoir une influence favorable contre les microbes anaérobies de l'épanchement. Ces lavages faits avec des substances très oxydantes ont du reste donné d'excellents résultats à Rendu et Rist[1] dans trois pleurésies à microbes anaérobies, purs ou associés.

Le plus souvent donc, sans faire de lavage, on introduira deux gros drains accolés et maintenus par une épingle ou un crin, puis on placera un pansement stérilisé.

Les accidents opératoires sont peu nombreux et évitables par une bonne technique. L'incision sèche et la blessure du diaphragme seront évitées par la ponction préalable montrant le niveau du pus et par le choix d'un espace favorable. La blessure, très rare, d'une artère intercostale dans la thoracotomie sans résection costale, serait traitée comme nous l'avons vu aux plaies de poitrine.

Après l'intervention, peuvent se produire des accidents dus à la continuation de l'infection, surtout si l'on a trop attendu pour opérer. Ce sont les abcès multiples, sous-cutanés, musculaires, articulaires, cérébraux, etc., de l'infection purulente ; le mieux pour les éviter est d'opérer tôt.

A côté de ceux-ci nous devons signaler des accidents mal expliqués, récemment encore étudiés par Cestan[2], et mis en grande partie sur le compte des lavages pleuraux ; ce sont les accidents nerveux à forme syncopale, convulsive ou hémiplégique.

L'empyème, opéré de bonne heure et largement, guérit souvent si l'intoxication n'est pas rapide, et complètement, c'est-à-dire sans fistule ; opéré tard ou de façon insuffisante, le malade, s'il survit, a grande chance de voir sa pleurésie passer à l'état chronique, et l'ouverture de la pleurotomie devenir une fistule thoracique.

Fistule pleurale. — Lorsque tout phénomène aigu a disparu, si la cavité n'a aucune tendance à se combler, si la suppuration persiste sans réaction générale, il n'y a pas lieu d'attendre de longs mois, laissant la suppuration affaiblir le malade, pour essayer de fermer la cavité pleurale. Ce qui entrave la guérison c'est d'une part la rétraction du poumon immobilisé contre la colonne vertébrale et enveloppé de fausses membranes d'autant plus épaisses et résistantes qu'on attend plus longtemps, et d'autre part la rigi-

---

[1] Rendu et Rist. *Soc. médicale des Hôpitaux*, 3 février 1899.

[2] Cestan. Accidents nerveux au cours de l'empyème, *Gazette des Hôpitaux*, 1898, n° 12.

dité de la paroi costale, qui maintiennent béante une cavité dont les parois ne peuvent venir au contact. Mieux vaut opérer de bonne heure, lorsque le poumon a encore quelques chances de pouvoir se dilater, que la plèvre n'est pas encore trop épaissie.

Pour mobiliser les parois de cette cavité pleurale on peut : soit « désosser » dans une plus ou moins grande étendue la paroi costale, de façon à la rendre souple et à lui permettre de s'enfoncer vers le poumon, et cela en conservant ou supprimant la plèvre pariétale épaissie ; soit briser la paroi osseuse en différents points, sans supprimer les côtes, pour permettre de même l'enfoncement, mais en conservant la paroi thoracique solide, ce sont les divers procédés de *thoracoplastie;* soit enfin rendre au poumon sa souplesse et son élasticité en le délivrant de son enveloppe pseudo-membraneuse, c'est la *décortication pulmonaire.*

La première méthode est la plus ancienne, c'est l'opération de Letiévant-Estlander, que l'on peut modifier suivant le nombre, l'étendue, le siège des côtes réséquées (Delagenière), et compléter en incisant la plèvre pariétale pour la gratter et la modifier (J. Bœckel), ou en supprimant cette plèvre pariétale pour ne laisser qu'un lambeau musculo-cutané appliqué sur la plèvre pulmonaire (Schede).

La seconde méthode mobilise la paroi sans la désosser en sectionnant les côtes en avant et en arrière (Quénu) pour laisser s'affaisser la partie moyenne, ou en arrière (Boiffin) afin d'aplatir ce qui reste de l'arc, ou en avant dans le même but (Jaboulay).

. Enfin la troisième méthode est représentée par la décortication du poumon (Delorme) qui peut être employée, seule en ouvrant le thorax par un volet ostéo-musculaire obtenu par résection temporaire ; ou combinée avec une thoracoplastie (Jordan).

Nous décrivons ailleurs (*Technique chirurgicale*) le manuel opératoire de ces diverses opérations ; quant à leurs indications spéciales, elles dépendent de l'ancienneté de la lésion, de l'étendue de la cavité, de la résistance du malade.

Avant de décider à quel procédé on se rattachera, il faut étudier la cavité que l'on veut combler par l'exploration avec une sonde cannelée, un béniqué ; après Arnozan et Bergonié (de Bordeaux), Béclère[1] montre tout l'avantage que l'on peut tirer de l'examen radioscopique, pratiqué pendant qu'une sonde souple armée d'un mandrin de plomb est introduite dans le trajet fistuleux ou dans la cavité.

Parmi ces procédés, la décortication du poumon ne paraît pas aussi grave qu'il semblerait au premier abord, puisque sur 18 observations recueillies en 1896 par Delorme[2] il y aurait une proportion de 30 à 40 p. 100 de bons résultats, mais cette opération a encore été trop peu faite pour qu'on puisse la juger définitivement.

Les procédés de thoracoplastie sont plus généralement employés et parmi eux les résections étendues de côtes, l'opération de Quénu et celle

---

[1] Béclère. *Loc. cit.*, p. 48.

[2] Delorme. Décortication des poumons. *Gazette des Hôpitaux,* 1896, n°ˢ 148 et 149.

de Delagenière sont celles qui ont le plus fait leurs preuves. Bouglé[1] a récemment publié deux observations qui montrent les bons résultats qu'on peut obtenir, dans les pleurésies anciennes à grande cavité, par l'opération de M. Schede, pratiquée en temps successifs et en commençant les résections de bas en haut. Elle est ainsi moins grave que la résection totale en une seule séance.

3° POUMON. — L'intervention chirurgicale dans les lésions inflammatoires du poumon a pour but d'évacuer les foyers purulents ou putrides développés dans le tissu pulmonaire ; ce sont des abcès du poumon dans lesquels nous comprendrons les pleurésies purulentes interlobaires et des foyers circonscrits de gangrène pulmonaire.

Nous aurons aussi à discuter l'opportunité d'opérations dirigées contre des affections moins bien limitées telles que les bronchectasies, et la tuberculose pulmonaire à ses périodes de début et de cavernes.

Nous établirons d'abord les indications de ces opérations, puis nous verrons comment on peut aborder ces lésions du poumon.

Abcès du poumon et pleurésie purulente interlobaire. C'est là l'indication la plus nette et la moins discutable de la *pneumotomie*, pour lésions septiques, quelle que soit l'origine de l'abcès ; malheureusement le diagnostic est fort difficile à poser et le plus souvent ne le sera qu'après l'apparition d'une vomique[2]. Cette vomique peut dans quelques cas guérir le malade ; le plus souvent les symptômes d'infection persistent et l'intervention chirurgicale est indispensable. Bien entendu, qu'il s'agisse d'abcès du poumon ou de pleurésie interlobaire, si le diagnostic peut être posé avant la vomique, il ne faut pas attendre celle-ci.

Nous verrons, après avoir étudié les autres lésions infectieuses du poumon, comment on peut localiser la lésion, puis l'ouvrir.

Les résultats de l'opération sont excellents dans ces cas; Dieulafoy (*loc. cit.*) sur huit observations d'abcès interlobaire, compte six guérisons chez six malades opérés, deux morts non opérés; Tuffier[3], sur quarante-neuf observations d'abcès lobaires ou interlobaires opérés, indique une mortalité de 23,8 p. 100. Il faut savoir ne pas attendre et opérer dès que la présence d'un abcès est probable ; la guérison est rapide et complète lorsque la collection est ouverte assez tôt.

Gangrène pulmonaire. — La gangrène pulmonaire n'est justiciable de la chirurgie que dans le cas de foyer bien circonscrit[4] cortical ou profond ; si ce foyer gangreneux s'accompagne d'un foyer pleural, l'existence de la pleurésie putride indique déjà largement par elle-même l'intervention. Dans ces conditions, lorsqu'un foyer gangreneux ne s'élimine pas facile-

---

[1] Bouglé. *Congrès de Chirurgie*, 1901, p. 457.

[2] Dieulafoy. La pleurésie interlobaire. *Semaine médicale*, novembre 1899, p. 359 et *Cliniques médicales de l'Hôtel-Dieu*, 1898-99.

[3] Tuffier. *Chirurgie du poumon.* Congrès de Moscou, 1897.

[4] Villière. *Intervention chirurgicale dans la gangrène pulmonaire.* Thèse de Paris, 1898.

ment par les bronches, l'évacuation chirurgicale est rendue nécessaire par les dangers de la propagation pour les foyers supérieurs et les dangers de septicémie pour les foyers inférieurs qui se vident mal[1] ; ces derniers sont les plus fréquents.

L'intervention doit, comme pour les abcès, consister dans l'ouverture du foyer, souvent difficile à localiser, et cette pneumotomie doit être pratiquée aussitôt que possible, dès que l'existence et la nature du foyer sont reconnues, sans attendre que d'autres points se prennent ou que des abcès éloignés se développent.

Les résultats, moins favorables qu'en cas d'abcès, sont d'ailleurs variables suivant qu'il s'agit de formes aiguës ou chroniques ; ils sont beaucoup plus mauvais dans ces derniers, surtout dans les gangrènes consécutives aux embolies septiques. Les meilleurs résultats, sont fournis par les gangrènes consécutives aux affections inflammatoires du poumon (Tuffier).

Bronchectasies. — L'indication de la pneumotomie pour dilatation bronchique est beaucoup plus discutable. Elle ne peut être utile, en tous cas, que dans la variété sacciforme à grande cavité unique, et non dans les dilatations multiples disséminées ou en chapelet. Dans cette forme à grande cavité, l'indication de l'ouverture ne peut se présenter que pour lutter contre une septicémie lente, rebelle au traitement médical (Tuffier).

Lorsque la cavité se vide mal de son contenu, la dilatation unique devient un véritable abcès ; « cette forme de dilatation bronchique, malheureusement la plus rare, est celle qui commande de façon précise l'intervention chirurgicale ; et cela non seulement parce qu'une seule incision pulmonaire suffira, en ce cas, à ouvrir l'unique cavité, mais encore parce que celle-ci a grande chance d'être moins due à un état général du poumon qu'à une cause locale, sur laquelle la pneumotomie peut avoir une heureuse influence » (Terrier et Reymond)[2].

Mais le diagnostic en est bien difficile, l'opérateur croyant trouver une seule poche, a plusieurs fois rencontré une dilatation multiple ; ou plus souvent c'est par suite d'une erreur de diagnostic, supposant un abcès ou un foyer gangreneux, qu'il a ouvert une dilatation bronchique.

La guérison est bien rare et on ne note ordinairement qu'une amélioration, consistant dans la diminution de l'expectoration et de la fétidité des crachats.

Du reste cette amélioration n'est souvent obtenue que par le maintien de l'ouverture thoracique, de la fistule broncho-cutanée. Walther[3] cite l'observation d'une malade qui, d'abord guérie par pneumotomie, vit tous ses accidents revenir peu à peu pour ne disparaître que lors de l'ouverture d'une fistule qui devint permanente. Pierre Delbet[4] cite aussi un cas semblable où tous les accidents reparurent quelque temps après la fermeture de l'orifice cutané.

---

[1] Tuffier. Congrès de chirurgie de Moscou, 1897.
[2] Terrier et Reymond. *Chirurgie de la plèvre et du poumon*, Paris, 1899. p. 217.
[3] Walther. *Bull. de la Soc. de chir.*, 1900, p. 243.
[4] P. Delbet. *Bull. de la Soc. de chir.*, 1900, p. 245.

Aussi pensons-nous qu'on devra toujours être fort réservé dans l'indication opératoire en présence du diagnostic de bronchectasie, et qu'on ne devra obéir qu'à un danger pressant d'infection généralisée, après échec du traitement médical.

Tuberculose pulmonaire. Cavernes. — Malgré le succès remarquable, mais unique de Tuffier [1], malgré les deux bons résultats signalés par Lawson et par Doyen, les tentatives de guérison de la tuberculose pulmonaire au début par une *pneumectomie*, n'ont pas été répétées et nous n'insistons pas sur le peu d'utilité qu'il paraît y avoir à chercher, par une opération grave, la suppression d'un foyer tuberculeux à son début. S'il est unique, il peut guérir par les moyens médicaux; s'il n'est pas seul dans le poumon, l'opération est inutilement dangereuse.

Quant à l'ouverture des *cavernes tuberculeuses*, plus souvent faite, mais avec fort peu de succès, elle ne présente pas non plus d'indications bien précises. La simple ouverture d'une cavité tuberculeuse ne peut être d'aucune utilité; la modification des parois par cautérisation ignée ou chimique ne peut non plus amener la guérison de ce foyer, et les avantages de la fistule qui en résultent sont encore à démontrer. On peut cependant être amené, sans l'avoir cherché, à ouvrir une caverne superficielle, en incisant un abcès froid thoracique communiquant profondément avec celle-ci. Le traitement ordinaire de l'abcès froid par grattage et pansements serait seul à appliquer, en réséquant une ou plusieurs côtes pour permettre, si possible, l'affaissement de la paroi et l'oblitération de la cavité. Mais on a à craindre, dans ce cas, les hémorragies répétées qui peuvent se produire au niveau des parois de la caverne pulmonaire.

En résumé donc, l'intervention chirurgicale dans les lésions infectieuses du poumon ne nous paraît nettement indiquée que pour les abcès lobaires ou interlobaires, et les foyers de gangrène pulmonaire circonscrits.

Il nous reste à voir par quels moyens on peut localiser la lésion pour aller à sa recherche et comment ensuite on abordera le poumon pour l'ouvrir.

Localisation des lésions. — Une des principales difficultés de l'intervention, dans ces cas, est l'incertitude des signes stéthoscopiques pour la localisation exacte des lésions. Il n'est pas rare que l'on ne trouve pas la cavité pulmonaire au niveau qu'avaient fait prévoir la percussion et l'auscultation et dans ce cas, si l'on poursuit les recherches, on trouve l'abcès au-dessus du point visé (Bazy, Michaux, Quénu), ou au-dessous (Ricard, Delbet), ou même on passe entre deux collections (Berger). Delbet [2] explique ces erreurs par la propagation des bruits le long de l'arbre bronchique dans le sens du courant d'air inspiratoire; pour la portion du poumon située au-dessus du hile, les bruits sont localisés trop haut, au-dessous du hile trop bas; en

---

[1] *Bull. de la Soc. de chir.*, 1891, p. 367; *id.* 1892, p. 726. Thèse de Richerolle, Paris. 1892, p. 78. *Congrès de chirurgie,* Paris, 1895.

[2] Delbet. *Bull. de la Soc. de chir.*, 1900, p. 244.

somme, les bruits sont rapportés à la périphérie du poumon. Mais Walther[1] fait remarquer que ces erreurs se présentent surtout avec les lésions profondes, les superficielles se localisant assez exactement; la zone de sclérose qui entoure les lésions profondes contribue pour sa part à la propagation défectueuse des bruits stéthoscopiques.

Pour préciser cette localisation de l'abcès, on a évidemment essayé les *ponctions*, soit avant, soit pendant l'opération. Avant l'opération, la ponction manque souvent son but et peut être dangereuse; que l'aiguille passe à côté du foyer, ou le traverse sans que le contenu épais puisse passer, il n'est pas rare que la ponction exploratrice soit négative (19 fois sur 85 cas d'après Tuffier).

Ce ne serait rien si d'autre part cette ponction ne pouvait occasionner de graves complications : hémorragies intra-pulmonaires, infection du trajet de l'aiguille avec gangrène cutanée, abcès de la paroi, pleurésie purulente, suppuration intra-pulmonaire secondaire [2].

Pendant l'opération, le poumon découvert, si le foyer profondément situé n'est pas d'abord visible, la ponction peut être au contraire fort utile; si elle montre le siège du foyer, l'aiguille guide sûrement le bistouri et les dangers précédents ne sont plus à craindre; si elle ne donne aucun renseignement, elle n'empêche pas les autres moyens de recherche.

Donc les signes de percussion et d'auscultation ayant montré l'existence d'un foyer que d'autres symptômes font diagnostiquer abcès ou gangrène pulmonaire, il est inutile et il peut être nuisible de rechercher immédiatement ce foyer par une ponction exploratrice ; avant d'opérer il reste cependant un bon moyen d'exploration qu'il ne faudra jamais négliger : la *radioscopie*. Béclère, dans son rapport au congrès international de 1900[3], insiste beaucoup sur le rôle que peut jouer l'éclairage aux rayons X, dans les cas de pleurésie interlobaire et d'abcès du poumon. Une observation de Tuffier[4] montre bien le parti qu'on en peut tirer : opérant un malade atteint de suppuration pulmonaire probable et chez lequel les signes stéthoscopiques et la radiographie ne sont pas d'accord pour la localisation des lésions, Tuffier cherche d'abord au siège indiqué par les signes stéthoscopiques et ne trouve rien, se reportant au siège indiqué par les rayons X, un peu plus bas, il trouve la lésion. La radioscopie stéréoscopique pourra quelquefois donner des indications sur la profondeur de la lésion.

Muni de ces renseignements, voyons comment on peut aller à la recherche de l'abcès, sans cependant décrire le manuel opératoire de la pneumotomie (voir *Technique chirurgicale*).

Pneumotomie. — La pneumotomie diffère essentiellement suivant qu'il existe ou non des adhérences pleurales solides et étendues.

Dans le premier cas, l'ouverture de l'abcès pulmonaire revient à celle

---

[1] Walther. *Bull. de la Soc. de chir.*, 1900, p. 247.

[2] Thèse de Dutar. Paris, 1899. *Difficultés du diagnostic des lésions pulmonaires au point de vue du traitement chirurgical.*

[3] Béclère. *Rapport au Congrès intern. d'Electrologie et de radiologie de Paris*, 1900. — Chez Alcan, 1901, p. 39 et 47.

[4] Tuffier. *Bull. de la Soc. de chirurgie*, 1900, p. 242.

d'un abcès profond quelconque et ne présente rien de bien spécial après la résection costale. Dans le second cas, l'ouverture de la cavité pleurale pour aborder le poumon malade crée un pneumothorax opératoire ; dans le but d'éviter cette complication, on a imaginé un certain nombre de procédés permettant cependant d'explorer le poumon et de chercher la lésion, qui dans ce cas est profonde.

Est-il possible de savoir d'avance s'il existe des *adhérences* suffisantes afin de pouvoir régler son intervention ? Tuffier[1] donne comme signes de probabilité : les poussées de pleurésie antérieures, les allures aiguës de la maladie, le siège constant des lésions, la douleur localisée à la pression, la dépression des espaces intercostaux pendant l'inspiration ; mais ce ne sont pas là des signes certains, pas plus que le procédé de l'aiguille enfoncée dans le poumon à travers la paroi thoracique et qui oscillerait en cas d'adhérences, restant immobile dans le cas contraire. Sapiejko (de Kiew)[2] propose, pour déceler la présence des adhérences, de rechercher l'état de la pression de la cavité pleurale à l'aide d'un tube de verre à double coudure rempli d'une solution physiologique stérilisée, dont on fait communiquer une extrémité avec la cavité pleurale au moyen d'une aiguille tubulaire mousse de grosseur moyenne, pourvue d'une ou deux ouvertures latérales. Quand il n'y a pas d'adhérences, la pression négative pleurale attire le liquide du tube manomètre dans la plèvre et le niveau baisse à l'autre extrémité ; s'il existe des adhérences, le niveau ne s'abaisse pas.

Il nous paraît préférable, au lieu de s'attarder à ces moyens plus ou moins théoriques et infidèles, d'inciser la paroi thoracique et d'inspecter la plèvre pariétale directement.

Le 1er temps, nécessaire, préliminaire à toute pneumotomie, est une *résection costale* sur laquelle nous dirons seulement qu'elle doit être large pour permettre de voir, et qu'elle doit ménager avec soin la plèvre pariétale, sans l'ouvrir dans ce premier temps.

Le 2e temps consiste dans la *traversée pleurale* ; en cas d'adhérences larges et solides, cette traversée se fait en même temps que celle des adhérences et on entre dans le poumon sans avoir aperçu la cavité pleurale. L'aspect de la plèvre pariétale gris et lardacé, son épaississement, sa résistance au doigt indiquent ces adhérences et elles existent, d'après Tuffier, 87 fois sur 100.

S'il n'y a pas d'adhérences ou s'il ne paraît pas y en avoir au niveau où l'on se trouve, la question est plus compliquée ; existe-t-il des adhérences ailleurs indiquant le siège véritable où se trouve cette lésion pulmonaire ? Il devient nécessaire d'explorer le poumon et pour l'explorer à nu, l'incision pleurale sans adhérences expose au pneumothorax.

Plusieurs procédés d'*exploration* existent : 1° exploration directe par ouverture de la plèvre ; 2° exploration extrapleurale ; 3° création d'adhérences avant d'inciser la plèvre ; 4° lutte contre la rétraction du poumon. Sans nous étendre ici sur le détail de chacun de ces procédés (voir *Technique chirur-*

---

[1] Congrès de Moscou, 1897, Chirurgie du poumon.

[2] XII° Congrès international, Moscou, 1897, et *Semaine médicale*, 1897, p. 335.

gicale), nous écarterons d'abord le procédé qui consiste à lutter contre la rétraction pulmonaire en augmentant la pression de l'air intrapulmonaire, soit en faisant respirer le patient dans un milieu d'air comprimé, à l'aide d'un appareil analogue à celui des scaphandriers, mais laissant le thorax à découvert (Quénu et Longuet)[1] ; soit en insufflant l'air à l'aide du tubage laryngotrachéal (Tuffier et Hallion)[2]. Certes ces moyens sont ingénieux ; ils ont le tort de n'avoir pas encore été appliqués à l'homme.

La création d'adhérences avant d'inciser la plèvre pariétale ne permet pas l'exploration directe du poumon, elle ne peut être employée qu'après exploration extrapleurale, ou si on incise sans explorer ; nous en parlerons dans un instant.

Les deux modes d'exploration intra et extrapleurale sont chaudement défendus et vivement combattus de part et d'autre : les uns considérant la création du pneumothorax comme très grave ; les autres préférant aller vite et craignant moins la pénétration de l'air dans la plèvre.

L'exploration extrapleurale (Tuffier)[3] se fait en décollant la plèvre pariétale de la paroi thoracique et en palpant le poumon à travers cette plèvre décollée et rendue mobile.

Ce décollement ne se fait pas toujours facilement, et la plèvre peut se déchirer en un point inutilisable pour la suite de l'opération. Terrier[4] a même vu dans une semblable circonstance que le pneumothorax ne se produisait pas par cette ouverture ; l'entrée de l'air n'est donc pas fatale avec une ouverture petite. En outre la palpation à travers ce voile est peu nette, et comme lorsqu'il n'y a pas d'adhérences c'est que la lésion n'est pas superficielle mais profonde, il arrive souvent qu'on ne sent rien, de là une longue perte de temps au moins inutile.

L'exploration intrapleurale ou pleurotomie exploratrice peut être faite par une ouverture étroite que l'on obture rapidement avec le doigt pour laisser pénétrer le moins d'air possible (Bazy)[5] ou au contraire large et franche comme la laparotomie, ce qui permet d'aller plus vite (Ricard)[6].

Si le siège de la lésion n'est pas découvert après la mise à nu de la plèvre pariétale, on ne sait de quel côté chercher ; toute perte de temps est grave, les accidents bruyants du pneumothorax ne sont pas fréquents et l'ouverture, assez large pour voir, permet seule de trouver la lésion, lorsqu'on s'en trouve éloigné et qu'elle n'est pas superficielle. Dalagenière (du Mans)[7], montrant que le pneumo-thorax produit lentement, et non brusquement, n'offre pas de dangers, recommande de commencer par pratiquer une incision pleurale petite, 15 à 20 millimètres, et de laisser l'air entrer lentement, tout en faisant cesser le chloroforme. Si la respiration est gênée, on obture momentanément l'orifice à l'aide d'un tampon ou en attirant le poumon dans

---

[1] Quénu et Longuet. *Société de Biologie,* 5 déc. 1896, et *Bull. Soc. chir.,* 1896 p. 795.

[2] Tuffier et Hallion. *Société de Biologie,* 1896 et *Gazette des Hôpitaux,* 1896, p. 1330,

[3] Tuffier. *Bull. de la Soc. chirurgie,* Paris, 1895, p. 674.

[4] Terrier et Reymond. *Chirurgie de la plèvre et du poumon,* 1899, p. 187.

[5] Bazy. *Congrès de chirurgie,* 1895 et *Bull. de la Soc. de chir.,* 1895, p. 693.

[6] Ricard. *Bull. de la Soc. de chir.,* 1895 p. 688.

[7] *Congrès de chirurgie* Paris, 1901, p. 439.

l'ouverture. Lorsque la respiration est redevenue régulière, on recommence à laisser entrer l'air, jusqu'à ce que l'affaissement du poumon soit complet. L'exploration du poumon est alors facile en agrandissant l'ouverture pleurale.

Si on a senti, à travers la plèvre pariétale, la consistance spéciale de la zone pulmonaire atteinte, ou si on croit être certain du siège exact ; mieux vaut cependant, avant d'ouvrir la plèvre, isoler par des adhérences artificielles, le champ opératoire. On restreint ainsi non seulement les chances de pneumothorax, mais surtout celles d'infection au moment de l'évacuation de l'abcès.

Ces *adhérences artificielles* peuvent être obtenues de deux façons, suivant qu'on opère en un ou deux temps ; dans ce dernier cas, les adhérences sont obtenues par des caustiques ou des irritants. Ces opérations en deux temps sont mauvaises et abandonnées aujourd'hui. Les adhérences extemporanées sont faites par des sutures pleuro-pleurales qui peuvent être[1] primitives, c'est-à-dire faites avant l'ouverture de la cavité pleurale, ou secondaires lorsqu'on ramène secondairement le poumon à la paroi pour l'y fixer. Roux[2] (de Lausanne) a décrit un procédé de *suture à arrière-points* que nous décrirons ailleurs, et qui est suffisamment hermétique pour empêcher la pénétration de l'air dans la cavité pleurale. Quénu et Longuet[3] conseillent de pendre non seulement les plèvres, mais les tissus qui les doublent, muscles intercostaux et tissu pulmonaire, c'est ce qu'ils nomment la *costopneumopexie*.

La plèvre traversée soit à travers des adhérences anciennes, soit au milieu d'une couronne de sutures, soit par incision directe, nous arrivons au 3e temps, la pneumotomie.

Dans le cas d'adhérences anciennes elle est simple, et après avoir incisé les couches superficielles, si l'abcès n'est pas ouvert, on va à sa recherche avec la sonde cannelée ou le doigt. C'est aussi la méthode employée généralement pour les abcès des pleurésies interlobaires, sans qu'on s'inquiète de passer entre les deux feuillets de la plèvre interlobaire. Cependant E. Rochard[4] pense, qu'en cas de diagnostic net, l'incision en bon siège menant sur la scissure interlobaire permettrait d'ouvrir l'espace en décollant les bords adhérents, sans traverser le tissu pulmonaire.

S'il n'y a pas d'adhérences et si le siège de l'abcès n'est pas déterminé par un indice quelconque, la *ponction exploratrice* est utile et peut être répétée en divers sens, l'aiguille restée en place, après découverte du foyer, guidera le bistouri. Enfin si la ponction elle-même ne donne rien, une petite incision du tissu pulmonaire permet l'introduction du doigt, qui va à la recherche de la collection pour l'ouvrir.

Lorsque la plèvre non adhérente a été ouverte d'emblée, il est utile, avant d'inciser le poumon, de fixer celui-ci à la paroi par des sutures,

---

[1] Quenu et Longuet. Recherches expérimentales sur la chirurgie des poumons. *Bull. de la Soc. de chirurg.*, 1896, p. 787.

[2] Roux. *Bull. de la Soc. chir.* Paris, 1891, p. 442.

[3] Quénu et Longuet. *Loc. cit.*, p. 794.

[4] E. Rochard, *Gazette des Hôpitaux*, 1892, p. 211 et 241.

comme pour la création d'adhérences artificielles, et cela pour éviter l'infection de la cavité pleurale.

Nous n'insistons pas ici sur le danger des lavages dont il faut s'abstenir et sur la nécessité d'un bon drainage.

Les accidents qui peuvent survenir sont : la non-découverte du foyer cherché, (il peut quelquefois s'ouvrir les jours suivants dans le trajet opératoire qu'il faut toujours drainer); la gêne respiratoire due au pneumothorax, qui réclame la respiration artificielle et l'accolement du poumon contre la paroi où on le suture; l'hémorragie, rare et justiciable du tamponnement ; enfin l'infection de la plèvre par l'abcès pulmonaire ouvert. Cette infection peut être évitée, si on n'ouvre l'abcès qu'après avoir suturé le poumon à la paroi autour de l'incision ; si elle se produit, il faut ouvrir et drainer la plèvre en son point déclive comme pour une pleurésie purulente; ce que H. Delagenière (du Mans) [1] propose de faire toujours et de façon primitive, considérant l'infection de la plèvre comme fatale.

4° PÉRICARDE. MÉDIASTIN. — **Péricardite purulente.** — Comme pour l'abcès pleural, l'indication opératoire est ici des plus nettes; sauf pour la tuberculose, l'ouverture du péricarde doit être faite dès que le diagnostic est posé et après ponction exploratrice. Cette *péricardotomie* (voir *Technique chirurgicale*) peut être pratiquée par incision des parties molles, dans un espace intercostal, mais l'ouverture est alors profonde et insuffisante; il vaut mieux réséquer un cartilage costal, en complétant ou non par une résection du bord sternal, c'est ordinairement le 5° cartilage costal qu'on enlève, afin de drainer la séreuse en un point déclive.

Abcès du médiastin. — Peu fréquent, l'abcès du médiastin peut être dû aux complications infectieuses d'un traumatisme, à la propagation d'un abcès voisin (abcès du cou), d'une infection viscérale (œsophage) ou à une infection ganglionnaire. Nous avons déjà parlé des abcès profonds dus à des ostéites aiguës ou tuberculeuses et qu'on ouvre en traitant la lésion osseuse, souvent sternale, et nous avons dit aussi (Rachis, 2° partie, chap. II) ce qu'on pouvait faire dans le cas de collection tuberculeuse médiastinale consécutive au mal de Pott.

Suivant son siège, l'abcès du médiastin est ouvert par le cou ou par voie thoracique. Par la région sus-claviculaire, on peut ouvrir les collections propagées du cou, réséquant au besoin un fragment de sternum; les abcès du médiastin postérieur, liés aux lésions de l'œsophage, lorsqu'ils sont bas situés, ne peuvent plus être ouverts que par la voie thoracique postérieure que nous avons déjà étudiée à propos des corps étrangers de l'œsophage (cas de Ziembicki [2]).

Mais l'indication de cette thoracotomie postérieure sera bien rare, les

[1] H. Delagenière. Congrès de chirurgie, Paris, 1895.

[2] Ziembicki. Phlegmon du médiastin postérieur. *Bull. Soc. chir.*, 1895 p. 190, et Stoyanov. *Revue de chirurgie*, mars 1899, p. 388.

malades étant trop affaiblis généralement, lorsque cette indication se pose, pour pouvoir supporter une aussi grave intervention.

III. — TUMEURS

1° Parois thoraciques. — Les tumeurs des *parties molles superficielles* n'offrent ici rien de particulier et sont soumises aux règles générales de la thérapeutique des tumeurs de la peau, du tissu cellulaire et des muscles.

Celles du *squelette thoracique*, c'est-à-dire des côtes et du sternum, sont des **exostoses** costales qui peuvent provoquer des névralgies intercostales et dont le seul traitement est l'extirpation, ordinairement facile, mais qui expose à peu près certainement à l'ouverture de la plèvre ; ce sont aussi des tumeurs malignes primitives ou secondaires. Les épithéliomes du sternum ou des côtes sont toujours dus soit à la propagation d'un cancer du sein soit à une généralisation épithéliale et ne nous occupent point ; les sarcomes primitifs seuls doivent nous arrêter. On rencontre aussi à ce niveau des *enchondromes* ou des tumeurs mixtes, *chondro-sarcomes*, dont le traitement et le pronostic sont semblables.

Le sarcome du squelette thoracique évolue d'abord lentement, pendant un temps variable, puis prend tout d'un coup un accroissement rapide en dehors et en dedans, atteignant un volume souvent considérable, qui varie du poing à une tête de fœtus [1]. La consistance de la tumeur n'est pas toujours la même dans ces sortes de néoplasmes. En dehors, l'évolution aboutit à la destruction des côtes et à l'ulcération de la peau ; en dedans, c'est l'envahissement de la plèvre et du poumon, du péricarde, du médiastin.

Tant que la tumeur est restée superficielle, n'adhère pas à la plèvre pariétale, l'extirpation ne présente rien de particulier ; elle nécessite la résection d'un nombre variable de fragments costaux et peut laisser une perte de substance qu'il faudra fermer par autoplastie, mais c'est là le traitement de toutes tumeurs malignes superficielles.

Les dangers sont plus grands lorsque la tumeur adhère profondément par envahissement de la plèvre pariétale ou de la plèvre et du poumon ; or, il est souvent impossible de savoir à l'avance jusqu'où la tumeur se prolonge en profondeur. C'est ainsi que les opérateurs ont été conduits à réséquer la plèvre pariétale, provoquant un pneumothorax opératoire (Bazy [2]) ; à réséquer la plèvre et une partie du poumon envahi (Krönlein [3], Park [4], W. Müller [5], Vallas [6]) ; le péricarde fut ouvert au cours d'une semblable opération (Chavannaz [7]). Les adhérences des feuillets pleuraux facilitent l'inter-

---

[1] Quénu et Longuet. Tumeurs du squelette thoracique. *Revue de chirurgie*, 1898, n° 5 p. 365.

[2] Bazy. *Bull. de la Soc. de chir.*, 1900, p. 887.

[3] *In* Thèse Richerolle, Paris, 1892, p. 69.

[4] *In* Thèse Richerolle, Paris, 1892, p. 70.

[5] W. Müller. *Deutsche. Zeitsch. f. chir.*, XXXVII, 1-2, et *Semaine médicale*, 1894 p. 55.

[6] Vallas. Société de chirurgie de Lyon, séance du 8 mars 1900.

[7] Chavannaz. *Bull. de la Soc. de chir.* Paris, 1899, p. 733. (Rapport de M. Broca).

vention en évitant la pénétration de l'air dans la plèvre; si elles sont insuf-
santes, il faut s'efforcer de maintenir le poumon au contact de la paroi en
pédiculisant la portion de tissu pulmonaire que l'on veut réséquer, puis
obturer les plèvres comme nous l'avons déjà vu à propos des lésions infectieuses du poumon.

Hernie non traumatique du poumon. — Nous rattacherons aux tumeurs
des parois thoraciques la hernie pulmonaire non traumatique, ne pouvant
la ranger avec les tumeurs du poumon.

Cette hernie spontanée est fort rare et comporte les mêmes indications
que nous avons vues pour la hernie traumatique sans plaie (contusions du
thorax) : si la tumeur, reconnue hernie pulmonaire par sa réductibilité, sa
crépitation, ses variations de volume avec la respiration, son siège fréquent
dans la région antéro-inférieure du thorax, n'occasionne aucune gêne ni douleur, un simple *bandage* avec pelote moulée maintient la réduction et s'oppose à l'accroissement.

Mais en cas de gêne, de douleurs, d'irréductibilité, ou même si le port
du bandage est mal supporté, il est indiqué de recourir à la *cure radicale* de
la hernie. Par cette opération, on réduit la languette pulmonaire ; on la
résèque si elle est étranglée, comme pour les hernies traumatiques. On peut
même trouver la portion herniée du poumon complètement détachée après
étranglement et libre dans une gaine celluleuse (F. Wightman[1]). L'orifice
intercostal est ensuite oblitéré.

2° PLÈVRE ET POUMON. — Nous avons vu précédemment les tumeurs pleuro-
pulmonaires propagées, venant de la paroi thoracique. Nous ne nous occuperons pas des tumeurs pleuro-pulmonaires malignes secondaires dues à la
généralisation d'un foyer proche ou éloigné, non seulement elles ne peuvent
être opérées, mais encore leur présence contre-indique toute intervention sur
la tumeur initiale. Quant au cancer primitif pleuro-pulmonaire, il ne peut
être question de le traiter chirurgicalement. Il ne reste à étudier comme
tumeurs développées dans la plèvre et le poumon, et justiciables d'un traitement chirurgical, que les kystes hydatiques.

Kystes hydatiques de la plèvre et du poumon. — Le kyste hydatique primitif de la *plèvre* est une rareté, son pronostic est grave si on le laisse évoluer
spontanément; mais le diagnostic est fort difficile à poser et c'est le plus
souvent en pensant à une pleurésie qu'on ponctionne et découvre le kyste.

La ponction simple ou suivie d'injection doit être absolument rejetée
comme moyen de traitement ; elle est insuffisante et peut être dangereuse.
Il faut ouvrir la plèvre, et, bien que la simple *pleurotomie* sans résection
costale ait été suivie de guérison dans plusieurs cas, mieux vaut réséquer
une ou plusieurs côtes afin de mieux voir et d'extraire toutes les hydatides
et autant que possible la membrane mère ; ce qui permettra une guérison
rapide et définitive.

Il va sans dire que si le kyste est infecté, le drainage est indispensable ;

[1] Frank-Wightman. *British med. Journal*, 1898, 5 février, p. 365, et *Presse médicale*,
21 mai 1898, p. 280.

mais si le kyste pleural est aseptique et si l'on peut enlever en totalité la membrane germinative, d'après ce que nous savons aujourd'hui du traitement des kystes abdominaux, il y aurait avantage à fermer complètement la paroi thoracique sans aucun drainage; cette conduite a réussi entre les mains d'Alejandro Posadas (de Buenos-Aires)[1].

Les kystes du *poumon*, d'un diagnostic difficile tant qu'ils sont fermés, sont souvent confondus, pendant cette période, avec d'autres affections pulmonaires, notamment la tuberculose; malheureusement ils ne sont pas différenciables par un examen radioscopique. Ces kystes peuvent être *fermés* ou *ouverts*.

Les premiers ne seront guère diagnostiqués que grâce à une ponction exploratrice qui, bien aseptique, ne devra prélever qu'une petite quantité de liquide, afin de ne pas « déterminer la rupture du kyste par la diminution de sa pression intérieure » (Terrier et Reymond), sous l'influence des mouvements respiratoires.

Les seconds s'ouvrent dans les bronches et la vomique montre les hydatides, ou dans la plèvre, et donnent les signes rapides d'un hydropneumothorax; dans les deux cas, le kyste est infecté ou s'infecte rapidement. L'ouverture a été précédée d'une période d'infection périkystique laissant le kyste aseptique tant que sa membrane propre est intacte; mais l'infection se fait rapidement ensuite dès que cette poche périkystique s'ouvre dans les bronches.

L'évolution spontanée d'un kyste hydatique du poumon est fort grave, et la guérison obtenue par vomique est rare. Hearn[2], dans une statistique portant sur 142 cas, trouve une mortalité de 73 pour 100. Il est donc absolument indiqué d'intervenir chaque fois que le diagnostic est posé et dès qu'il l'est, même si le kyste s'est ouvert dans les bronches; car bien qu'on puisse voir la guérison succéder à cette ouverture, des complications graves d'infection et d'hémorragie sont à craindre qui ne permettent pas d'attendre.

Les accidents graves d'asphyxie rapide et d'infection, notés souvent à la suite des *ponctions* faites dans un but curatif, doivent faire rejeter d'une façon absolue ce mode de traitement, et la seule intervention rationnelle pour les kystes pulmonaires ouverts ou fermés est la *pneumotomie;* la façon de procéder diffère cependant d'après l'état du kyste.

Un kyste ouvert dans la plèvre réclame d'abord une pleurotomie, mais celle-ci n'est pas toujours suffisante comme le montre une observation de Delagénière (du Mans)[3] qui dut, après une simple thoracotomie, intervenir plus largement par suite de la persistance de l'écoulement et de son retentissement sur l'état général; une pneumotomie avec extirpation de la membrane kystique guérit la malade. Aussi vaut-il mieux alors réséquer d'emblée deux ou trois côtes et ouvrir largement la cavité pulmonaire en s'efforçant d'enlever la membrane germinative, pour ensuite drainer les cavités pulmonaire et pleurale.

---

[1] Cité *in* Terrier et Reymond. *Chirurgie de la plèvre et du poumon.* Paris, 1899, p. 259. A. Posadas, Buenos-Aires, 1er octobre 1898.

[2] Hearn. Thèse de Paris, 1875. — Robert Pasquier. Thèse de Paris, 1899.

[3] *Bull. de la Soc. de chir.* Paris, 1893, p. 389.

Le kyste ouvert dans les bronches doit être traité par la pneumotomie, et comme le remarque Tuffier[1] cette pneumotomie est alors simple, car les adhérences sont presque toujours solides et étendues entre les feuillets pleuraux.

Les kystes fermés doivent être aussi ouverts par pneumotomie, mais ici l'état de la plèvre indique la façon de procéder[2]. Si les feuillets pleuraux adhèrent, l'opération est simple et revient à la précédente. S'il existe un épanchement pleural infecté sans ouverture du kyste, il faut se comporter comme dans le cas d'ouverture pleurale du kyste et après incision et évacuation de celui-ci drainer largement les cavités pulmonaire et pleurale. Enfin si la plèvre est saine, s'il n'existe pas d'adhérences pleurales, mieux vaut fermer la plèvre, avant d'ouvrir le kyste, par des sutures pleuro-pleurales, ainsi que nous l'avons fait déjà pour les lésions infectieuses du poumon ; si alors le kyste est aseptique, on peut tenter la fermeture du poumon et de la paroi, après extraction complète de la membrane fertile.

En tout cas, quelle que soit la manière dont on opère un kyste hydatique pulmonaire, on s'abstiendra toujours de faire un lavage dans la cavité, des accidents mortels pouvant en résulter.

L'ouverture thoracique, pour les kystes fermés, peut être pratiquée comme d'habitude par résection costale ou par un volet thoracique, obtenu par résection partielle et temporaire des côtes, analogue à celui qu'a proposé Delorme, au Congrès français de chirurgie de 1893 (voir *Technique chirurgicale* : thoracotomie par volet ostéo-musculaire), volet que l'on referme après extirpation du kyste, lorsque cela est possible.

Ces pneumotomies pour kystes hydatiques pulmonaires donnent du reste d'excellents résultats, puisque sur 61 cas ainsi traités, Tuffier[3] note 90,8 p. 100 de guérisons. Cependant des fistules bronchiques peuvent persister après cicatrisation de la cavité du côté de la paroi thoracique, Quénu[4] dut fermer une de ces fistules persistantes en libérant la peau, obturant l'orifice pulmonaire par suture et recouvrant le tout par une autoplastie.

3° MÉDIASTIN. — Si nous mettons à part les anévrismes de l'aorte, ceux du tronc brachio-céphalique que nous avons vus (cou), les tumeurs malignes secondaires dues à l'envahissement ganglionnaire des cancers proches ou éloignés, les tumeurs des viscères qui traversent le médiastin (œsophage, trachée), les goitres aberrants et plongeants étudiés déjà ; il ne reste comme tumeurs primitives du médiastin que des *sarcomes* et *lymphadénomes*[5] développés aux dépens des ganglions ou des restes du thymus[6], et des *kystes dermoïdes rétro-sternaux*[7].

---

[1] Tuffier. Congrès français de chirurgie, 1896, et Congrès de Moscou, 1897. Chirurgie du poumon.

[2] Terrier et Reymond. *Chirurgie de la plèvre et du poumon*, p. 251 et suivantes.

[3] Tuffier. *Chirurgie du poumon*. Congrès de Moscou, 1897.

[4] *Bull. de la Soc. de chir.* Paris, 1897, p. 810.

[5] H. Rendu. *Archive générales de méd.*, 1875. — F. Tujas. *Gazette des Hôpitaux*, 1894, n° 79.

[6] Letulle. Thymus et tumeurs malignes du médiastin. *Archives gén. méd.*, 1890.

[7] Marfan. *Gazette hebdomad. de med. et de chir.*, 1891. — Dardignac. *Revue de chirurgie*, septembre 1894.

Les symptômes sont ceux déterminés par la compression progressive des organes vasculaires, nerveux et viscéraux du médiastin antérieur et postérieur, puis plus tard par la déformation du sternum, le refoulement d'une clavicule ou l'apparition de la tumeur au cou. Le diagnostic en est donc fort difficile, d'autant que des complications pleurales ou péricardiques peuvent détourner l'attention.

Contre les phénomènes d'asphyxie, la trachéotomie ne peut agir qu'en cas de spasme glottique, sinon elle est impuissante. Les tentatives de cure opératoire ont donné des succès dans les cas de kystes dermoïdes, après résection sterno-costale, sans qu'on ait jamais disséqué la poche profondément adhérente aux organes du médiastin antérieur ; l'oblitération en est obtenue par cicatrisation lente.

Quant aux tumeurs malignes, sarcomes ordinairement, leur cure opératoire se présente dans de bien mauvaises conditions, car le diagnostic n'est posé que tard, alors que la tumeur commence à déborder vers le cou. Dans ces cas la résection de la première pièce du sternum ouvre le médiastin antérieur largement, mais l'ablation de la tumeur présente de grandes difficultés. Poirier [1] dans un cas de sarcome dut terminer par un grattage à la curette laissant forcément des parcelles néoplasiques, causes d'une rapide repullulation. L'opérateur eut cependant la satisfaction de faire respirer un malade qui asphyxiait, résultat qu'aucune autre opération n'eût pu obtenir.

Nous avons vu déjà (œsophage) par quelle voie on peut le plus souvent aborder le médiastin postérieur, pour rechercher l'œsophage.

MAMELLE

I. — LÉSIONS INFLAMMATOIRES

Mastite des nouveau-nés et de la puberté. — Dès les premiers jours après la naissance ainsi qu'au moment de la puberté, dans les deux sexes, il est fréquent d'observer une tuméfaction du sein, qui le plus souvent est bénigne et se termine par résolution sans suppurer. Il suffit de surveiller la propreté de la région et d'éviter les frottements en appliquant un pansement compressif bien fait.

Lorsqu'un abcès se forme, il faut évidemment l'ouvrir et le plus tôt possible, la guérison est rapide. Chez les petites filles, il peut en résulter une rétraction du mamelon, rendant plus tard l'allaitement difficile ou impossible.

Il importe donc de surveiller cette poussée inflammatoire, d'éviter si possible la suppuration par les soins de propreté et l'application d'un pansement isolant, enfin d'évacuer le pus le plus tôt possible, s'il se forme.

Crevasses et fissures. — Chez la femme adulte les gerçures et les fissures du mamelon et de l'aréole s'observent surtout chez les nourrices ; elles jouent, dans l'étiologie des abcès du sein, un rôle considérable ; aussi importe-t-il de les éviter d'abord et de les soigner lorsqu'elles existent. On peut

---

[1] Poirier. *Bull. de la Soc. de chirurgie.* Paris, 1901 p. 321.

par un traitement prophylactique éviter l'infection du tissu cellulaire ou de
la glande mammaire dans bien des cas.

Pour prévenir la formation des gerçures, on a coutume, quelque temps
avant l'accouchement, de laver le mamelon avec de l'eau bouillie à laquelle
on ajoute une dose d'alcool, d'abord faible puis progressivement croissante.
Après l'accouchement, il faut surveiller la régularité des tétées, laver et assécher le mamelon et l'aréole après chaque séance, en évitant d'appliquer des
pansements humides qui, par macération, facilitent les érosions.

La fissure produite, il faut continuer les lavages et soins de propreté minutieux, mais en outre protéger le mamelon pendant le succion qui non seulement provoque des douleurs extrêmement vives, mais renouvelle l'infection
par la bouche de l'enfant. Cet isolement est obtenu par l'emploi de téte-
relles ; entre les tétées, on appliquera un pansement sec aseptique. Si la
cicatrisation ne se fait pas, on peut toucher l'ulcération avec le crayon de
nitrate d'argent, ou enfin, si le mamelon devient trop douloureux et si les
fissures persistent, cesser l'allaitement du côté atteint.

Lymphangite, abcès du tissu cellulaire. — Les phlegmons et abcès péri-
mammaires, développés dans le tissu cellulaire sous-cutané ou rétro-mammaire, doivent être traités comme tous les phlegmons et abcès chauds.
Dès que la peau devient rouge, que la tuméfaction se produit, il faut
mettre l'organe au repos et cesser l'allaitement de ce côté, puis appliquer
un pansement humide aseptique en comprimant très légèrement et surtout en
soutenant le sein. Si la lactation distend la glande et la rend douloureuse, il
faut extraire le lait, soit en exprimant doucement la glande, soit mieux par
l'emploi d'un tire-lait très proprement entretenu ; du reste, la sécrétion
diminue rapidement.

Lorsque l'abcès est formé, il faut l'inciser au point saillant et fluctuant,
en le traitant comme tout abcès chaud, s'abstenant de lavages et de pressions évacuatrices. Lorsque la collection est rétro-mammaire, l'incision doit
porter à la périphérie de la glande, en dehors et en bas de préférence ; le
drainage est, bien entendu, nécessaire.

Abcès glandulaires, mammite puerpérale. — Les soins donnés à la
bouche et aux yeux de l'enfant, les précautions prises du côté du sein
diminuent la fréquence des infections mammaires ; mais ces précautions ne
sont pas toujours prises, elles peuvent aussi n'être pas suffisantes.

Avant de devenir un abcès glandulaire, la mammite passe par une période
de tuméfaction, de gonflement d'un ou plusieurs lobes, il y a du pus dans les
conduits excréteurs, de la galactophorite, pas encore d'abcès. A cette période
de début, l'infection étant marquée par la tension, la pesanteur du sein, les
douleurs vives à la plus légère pression, au moindre mouvement, l'existence
d'une masse dure et douloureuse dans le sein, enfin l'élévation de la
température générale, il faut d'abord suspendre l'allaitement. On pourrait
quelquefois éviter la formation de l'abcès en employant la manœuvre
indiquée par Chassaignac, et conseillée par Budin, l'*expression de la glande*.
Cette évacuation du contenu de la glande est obtenue par pressions faites

avec les doigts de la base de la glande vers le mamelon, et répétées plusieurs fois pour faire couler lait et pus ; on applique ensuite un pansement compressif. Ces manœuvres sont fort pénibles, et d'autre part, au début, on peut quelquefois arrêter l'infection par un pansement humide, compressif et soulevant bien la mamelle. Aussi préférons-nous ne pas tenter « l'expression », et si le pansement ne suffit pas, ouvrir très vite la collection.

Dès que l'abcès est formé, sans même attendre la rougeur de la peau ni la fluctuation nette, il faut ouvrir largement, de préférence dans le sens des conduits galactophores, c'est-à-dire de la périphérie vers le mamelon, évacuer le pus et drainer. L'ouverture précoce et large évite les fusées, les décollements, la diffusion et les fistules consécutives. On peut ainsi être amené, suivant la forme, l'étendue, la profondeur de la collection, à ouvrir un abcès en bouton de chemise dont la partie extra-glandulaire peut être sous la peau ou derrière la glande ; à pratiquer une contre-ouverture à la partie inférieure du sein si l'ouverture supérieure ne permet pas un écoulement facile ; à faire plusieurs incisions si plusieurs lobes distincts sont pris. Il peut arriver du reste qu'on soit obligé, quelques jours après, d'ouvrir un autre lobe abcédé et indépendant.

Cette ouverture large et aussi précoce que possible, sans lavage, suivie de drainage et des pansements habituels des abcès chauds suffit, et point n'est besoin de pratiquer, comme Bœckel, l'extirpation de l'abcès comme pour une tumeur, ni le flambage de la cavité au chalumeau que recommande Félizet[1].

Si le traitement a été appliqué tardivement et si les abcès sont multiples la guérison peut être fort longue et laisser un sein déformé par les cicatrices. Si l'ouverture a été insuffisante, il peut persister des fistules rebelles à la compression et aux cautérisations ; si ces fistules persistent longtemps, ce qui est exceptionnel, il suffit, pour les fermer, d'inciser le trajet, et de curetter soigneusement.

Phlegmon diffus. — Heureusement rare, le phlegmon diffus (mastite totale) présente ici sa gravité et sa rapidité d'évolution habituelle, envahissant glande et tissu cellulaire péri-mammaire. Le seul traitement est encore l'incision large, très précoce, multiple, de façon à en ouvrir tous les clapiers et diverticules, sans se préoccuper de ce que deviendra le sein après la guérison. Ce traitement n'empêchera pas toujours la mort, soit par infection généralisée, soit par complication pleurale ou pulmonaire.

Mammite chronique. — L'inflammation chronique de la glande mammaire peut donner naissance à plusieurs formes cliniques et anatomiques que nous n'avons qu'à rappeler, le traitement de ces variétés étant le même. Avec Pierre Delbet, nous placerons dans le groupe des mammites chroniques certaines formes dont la classification anatomique est peut-être encore discutée, mais dont le pronostic et le traitement sont aussi les mêmes : le galactocèle, la maladie kystique et la maladie noueuse.

Nous considérerons des *mammites chroniques partielles* comprenant les

---

[1] G. Mendailles. Thèse de Paris, 1896.

abcès subaigus ou chroniques et le *galactocèle* ou kyste laiteux, et des *mammites diffuses*, se présentant sous forme de *maladie kystique* ou de *maladie noueuse*.

Le diagnostic de ces affections, souvent facile par les caractères nets qu'elles présentent, peut dans d'autres cas offrir des difficultés considérables; nous aurons à voir quelle conduite tenir lorsque les symptômes font hésiter entre la mammite chronique et le cancer du sein.

Lorsque la mammite chronique se présente sous forme de noyau isolé de volume variable, ce peut être une masse indurée et fibreuse, confondue avec la glande, ou un abcès à marche torpide, subaiguë, reconnu par la fluctuation, l'œdème de la peau ou la ponction exploratrice; il faut ouvrir l'abcès. S'il s'agit d'un noyau induré, il suffit ordinairement d'appliquer une compression régulière pour le voir diminuer de volume. Le pronostic de l'affection est absolument bénin, aussi lorsque la compression ne fait pas disparaître la tumeur, il est inutile d'opérer, à moins que des douleurs aiguës, de la gêne persistante ne fassent réclamer l'opération par la malade. En ce cas bien rare, l'ablation du noyau induré est seule indiquée, en faisant en sorte de dissimuler le plus possible la cicatrice.

Si les signes répondent au kyste laiteux, au galactocèle, la compression ne peut rien sur cette tumeur liquide que l'incision ne suffit pas à guérir ; mieux vaut en pratiquer l'ablation, facile et sans danger.

Enfin dans les mastites diffuses, à forme kystique (maladie kystique de Reclus) ou fibreuse (maladie noueuse, Tillaux et Phocas) toute exérèse large est contre-indiquée. Il est reconnu aujourd'hui que l'affection qui répond au type décrit par Reclus, diffuse et bilatérale, n'est pas une dégénérescence maligne et ne conduit nullement à l'amputation des deux seins. Le plus souvent la compression, avec ou sans iodure de potassium, peut faire diminuer les tumeurs; mais, sans aucun traitement, la maladie reste stationnaire et, comme elle déforme peu les mamelles, elle est fort bien tolérée. Toutefois, lorsqu'un kyste augmente rapidement de volume ou déforme la glande, une intervention peut être indiquée; Pierre Delbet[1] conseille d'injecter dans le kyste 2 à 3 gouttes d'une solution concentrée d'acide phénique dans la glycérine (parties égales). Quénu[2] pratique une incision courbe périphérique (inférieure autant que possible pour cacher la cicatrice), dissèque le kyste principal, puis, renversant la glande de façon à faire saillir sa face profonde, larde avec la pointe fine du thermo-cautère les petits kystes que l'on peut voir. En réalité, le volume du kyste constituant la seule indication, il suffit d'enlever celui-ci par dissection.

Bien entendu, ces mamelles fibreuses ou kystiques doivent être surveillées, car une tumeur maligne peut se développer à ce niveau et réclamer un tout autre traitement. Le plus habituellement elles restent définitivement stationnaires.

Il existe, chez les femmes jeunes, des formes de mammite diffuse qui simulent à s'y méprendre l'infiltration cancéreuse de la mamelle, le cancer

---

[1] P. Delbet. *Traité de chirurgie*, Duplay-Reclus, 2º édition, t. V, p. 841.

[2] Quénu. *Bull. de la Soc. de chir.*, 1900, p. 764.

en masse qu'on a nommé aussi mammite carcinomateuse. On peut être tenté alors, pour faire le diagnostic, d'essayer la compression bien faite pendant quelque temps, compression qui doit faire résorber la mammite chronique. Mais cette compression donne, en cas de cancer, une telle activité à la tumeur qu'il faut l'éviter absolument.

En général, l'évolution de la tumeur permet, grâce aux adhérences et aux ganglions, de se prononcer rapidement sur sa nature réelle. On ne peut d'ailleurs se reprocher d'avoir attendu, dans le cas de cancer; car, comme nous le verrons, il est inutile d'opérer dans ces épithéliomes en masse à évolution rapide.

Tuberculose mammaire. — La tuberculose de la glande mammaire peut se présenter sous deux aspects très différents suivant l'époque de son évolution à laquelle on la voit : c'est un *abcès froid,* ou bien les masses tuberculeuses ne sont pas encore abcédées, sont encore à l'état de *noyaux durs* soit *disséminés* dans toute la glande, soit *confluents* et formant une tumeur isolée.

Nous ne nous occupons pas ici des abcès froids de la région mammaire, consécutifs à une lésion sternale, costale ou pleurale dont le traitement a déjà été étudié, mais seulement des lésions intra-mammaires; celles-ci, rares d'ailleurs, peuvent aussi être secondaires à des lésions de la paroi thoracique, et l'on trouve alors outre le foyer du sein, une lésion costale, pleurale ou sternale [1].

Lorsque les masses tuberculeuses ne sont pas abcédées, le diagnostic est souvent fort difficile, s'il n'existe pas d'autres localisations tuberculeuses. Dans la *forme confluente,* à tumeur unique, l'*amputation partielle* du sein, l'ablation du noyau en coupant autour en tissu sain, est toujours alors indiquée pour débarrasser l'organisme de ce foyer tuberculeux et si l'examen démontrait le caractère malin de la tumeur enlevée, il serait toujours temps de recourir à l'amputation totale. Dans tous les cas, il est indiqué d'extirper en même temps les ganglions qui peuvent exister dans l'aisselle.

La forme de *tuberculose disséminée* dans toute la glande ne peut être traitée, si on intervient, que par l'amputation totale, et dans les cas douteux on reculera devant cette mutilation, inutile s'il s'agit de mammite chronique simple. Dans ces cas douteux, on doit commencer par enlever un noyau, pris parmi les plus gros, pour en faire pratiquer l'examen histologique et au besoin faire des inoculations. Si le diagnostic de tuberculose est confirmé, si l'état général ou l'existence d'autres localisations ne s'y opposent pas, l'amputation totale du sein avec curage de l'aisselle devient nécessaire; le traitement général ne suffit pas en effet pour guérir ces lésions qu'il est dangereux de laisser évoluer.

En présence d'un *abcès froid* de la mamelle, deux méthodes thérapeutiques sont seules applicables : la ponction suivie d'injection médicamenteuse, l'extirpation complète de l'abcès. L'incision suivie de curettage n'est toujours qu'un pis-aller, recommandable lorsque tout autre traitement est

[1] Villar. *Gazette des Hôpitaux,* juin 1894, p. 606.

impossible; ici la situation de la lésion dans une région facilement opérable contre-indique cette façon d'agir.

L'abcès est-il ouvert et fistulisé, la méthode des injections n'est pas possible et l'extirpation est le seul traitement applicable, comme pour la forme confluente non suppurée. Mais si l'abcès est encore fermé on peut tenter la guérison par injection d'éther iodoformé; ce traitement n'empêche pas l'extirpation en cas d'insuccès, et a l'avantage, s'il réussit, de guérir sans cicatrice. J. Cunéo[1], dans sa thèse, donne une observation de guérison complète ainsi obtenue.

Cependant, comme il faut en général plusieurs injections, que le traitement est assez long, que l'ablation totale de la lésion n'offre pas de gravité, et donne d'excellents résultats, on peut d'emblée recourir à cette thérapeutique, et en profiter pour enlever toute la lésion mammaire, les ganglions axillaires pris et les lymphatiques qui les réunissent, opérant comme pour un cancer, et suturant sans drainage.

Si l'abcès froid n'est que secondairement intra-mammaire, et si l'on est conduit par l'opération sur une lésion osseuse ou pleurale, il faut traiter celle-ci par grattage, résection osseuse comme nous l'avons dit; mais il ne faudra pas s'étonner alors si une fistule se produit et nécessite de nouvelles interventions, l'ablation de tout le mal devenant en effet bien difficile, ainsi que nous l'avons vu en parlant des abcès froids de la paroi thoracique.

II. — TUMEURS

Les tumeurs du sein, au point de vue de leur évolution, sont bénignes ou malignes suivant qu'elles sont susceptibles de récidive et de généralisation après leur ablation ; dans la seconde catégorie rentrent les sarcomes et les épithéliomes quelle que soit leur forme anatomique; la première renferme des tumeurs variées dont quelques-unes sont susceptibles de devenir un jour malignes.

Tumeurs bénignes. — Signalons en passant les *kystes hydatiques*, rares dans la mamelle et qui doivent être traités comme ailleurs : évacuation du contenu et de la membrane mère suivie de capitonnage et de fermeture sans drainage après nettoyage au sublimé ou au formol, pour détruire les embryons de parasites qui peuvent être répandus à la surface interne de la paroi fibreuse; incision simple et drainage, si le kyste est infecté.

Les tumeurs solides sont des fibromes ou des adéno-fibromes, les *fibromes circonscrits* ne se différencient pas des adéno-fibromes.

Le *fibrome diffus* ou *hypertrophie des mamelles* est justiciable d'une intervention opératoire si le corset ne maintient plus suffisamment la glande et si les tiraillements déterminent les douleurs. Cette intervention est soit l'amputation du sein hypertrophié, ou des deux si l'affection est bilatérale en commençant par le plus gênant; soit la fixation du sein ou mastopexie. Faite par Pousson[2] en suturant la glande à la partie la plus élevée de l'apo-

[1] Cunéo. *Tuberculose primitive du sein*, Thèse de Paris, 1899, p. 39.
[2] Pousson. *Bull. de la Soc. de chirurgie*, 1897, p. 507.

névrose du grand pectoral, par Verchère[1] en la suspendant au ligament de Gerdy et à la peau de l'aisselle (voir *Technique chirurgicale*), cette opération supprima les douleurs, sans donner un résultat esthétique bien remarquable. Dans les cas de véritable hypertrophie, la glande descendant bas, l'amputation est plus simple et supprime plus sûrement les troubles fonctionnels.

L'*adéno-fibrome,* type de la tumeur bénigne du sein, mobile sur la glande, encapsulé, non adhérent à la peau, sans réaction ganglionnaire, n'est pas dangereux par lui-même tant qu'il présente ces caractères; s'il est assez gros pour déformer le sein, s'il est douloureux, l'indication opératoire n'est pas discutable. S'il est petit, chez une femme jeune et qui craint la présence d'une cicatrice, on peut être tenté d'attendre, en surveillant, pour n'opérer que si la tumeur grossit ou devient moins nettement circonscrite.

La transformation d'un adéno-fibrome en adéno-sarcome ou en épithéliome n'est pas rare, et les signes qui l'indiquent ne se montrent que lorsqu'elle est effectuée. L'ablation de la tumeur, alors que ce changement est fait ou se fait, est une opération beaucoup moins bonne que si elle est exécutée pendant la première période; aussi vaut-il mieux ne pas attendre et toujours opérer un adéno-fibrome, d'autant que l'intervention est bénigne, et peut se faire avec anesthésie cocaïnique locale. Elle consiste soit dans l'énucléation de la tumeur si la mobilité est encore très grande, soit dans une amputation partielle du sein, coupant en tissu sain, si l'encapsulement n'est pas très net. On emploiera tous les moyens pour, au besoin, dissimuler la cicatrice : incision dans le sillon inférieur si possible, suture intradermique.

Tumeurs malignes. Cancer du sein. — Une forme assez rare de tumeur maligne doit être séparée des autres par son évolution spéciale, le *sarcome* ou l'*adéno-sarcome.* Nous avons vu que tout adénome doit être enlevé sans attendre sa transformation possible, à plus forte raison si la nature exacte est douteuse et si l'on pense à la possibilité d'un sarcome. L'opération doit être l'amputation totale de la mamelle, même si la tumeur est énucléable, suivie d'ablation des ganglions que l'on peut sentir dans l'aisselle, bien que cette adénopathie puisse n'être pas néoplasique, mais aucun signe ne permet de le prévoir. Il est inutile ici de faire de parti pris le curage de l'aisselle, si l'on n'y trouve rien par l'examen clinique. D'ailleurs, malgré l'apparence, le pronostic du sarcome n'est pas meilleur que celui de l'épithéliome, la récidive et surtout la généralisation sont souvent rapides.

Il n'y a pas de contre-indication à l'opération en dehors d'un état d'épuisement extrême ou d'une généralisation déjà effectuée. Quant aux récidives locales, on doit les opérer et les poursuivre tant que la généralisation n'est pas reconnue.

L'*épithéliome* et le *carcinome* de la mamelle sont une des formes de cancer dont le traitement opératoire se présente dans les meilleures conditions, l'exérèse pouvant être très large sans que l'acte opératoire offre de gravité sérieuse. En règle générale, donc, sauf certaines contre-indications que

[1] Verchère. Association pour l'avancement des sciences, Nantes, août 1898.

nous verrons, le diagnostic de cancer du sein implique immédiatement l'amputation totale de la glande mammaire et des tissus sains qui l'environnent, et l'ablation aussi complète que possible de tout le territoire lymphatique le plus rapproché et le premier envahi : ganglions axillaires et vaisseaux qui les réunissent à la glande. Les seules discussions portent sur l'étendue qu'il faut donner à l'ablation des tissus qui environnent la glande (peau, muscles de la paroi thoracique) et sur les limites de la possibilité d'une extirpation totale lorsque l'évolution du cancer est avancée.

Voyons d'abord les conditions qui s'opposent à toute opération curative. On n'opérera évidemment pas une malade arrivée à la période de généralisation ; l'examen attentif des viscères et du squelette est nécessaire pour écarter cette condition. Il en est de même pour l'envahissement large de la peau autour de la mamelle prenant la forme de cancer en cuirasse ou de squirrhe pustuleux ou disséminé, ou même pour la seule présence d'un ou plusieurs petits noyaux cutanés autour de la mamelle ou à distance. Les adhérences profondes ayant dépassé le grand pectoral et collant la glande à la paroi thoracique, l'extension large vers l'aisselle et l'épaule avec adénopathie considérable, pour laquelle on a pu aller jusqu'à désarticuler le membre supérieur, sont aussi des contre-indications absolues, ainsi que la présence d'une adénopathie sus-claviculaire et cervicale importante.

Dans ces cas, il ne reste qu'à diminuer par la morphine l'intensité des douleurs, à panser proprement la surface ulcérée, et si des hémorragies se font à ce niveau, que la compression par le pansement ne suffit pas à arrêter, il peut être utile d'abraser à la curette les bourgeons saignant et de les brûler au thermo-cautère. C'est aussi alors l'occasion de tenter l'effet des différents sérums anti-cancéreux, à condition qu'ils ne soient pas nuisibles ; ou d'essayer, suivant, la méthode de Jaboulay, l'influence de la quinine absorbée soit par le tube digestif, soit en injections sous-cutanées de chlorhydrate de quinine à la dose de 25 centigrammes tous les deux jours ou tous les jours, selon la tolérance de la malade [1].

A côté de ces *contre-indications absolues* se rangent des variétés dans la forme du cancer dans lesquelles l'intervention peut être discutée. Le cancer du sein existe aussi *chez l'homme* et les indications n'en sont nullement modifiées.

Le cancer sur le sein peut débuter par la peau, soit sur le mamelon au niveau d'une ulcération de nature encore mal définie et qui constitue la *maladie de Paget*, soit sur la peau de la mamelle, notamment au niveau du *sillon thoraco-mammaire;* l'exérèse, lorsque la nature épithéliale de la lésion est reconnue, doit être aussi large que pour un cancer de la glande et conduite d'après les mêmes règles.

Le cancer du sein peut être *bilatéral* [2], éclore dans les deux mamelles simultanément sans que l'un soit une propagation de l'autre ; il est alors nécessaire de pratiquer en une ou deux séances, suivant l'état de résistance

[1] Jaboulay. *Lyon médical.* 3 juin 1900, 2 septembre 1900, Société de médecine de Lyon, 11 février, 1901. — Launois, *Bull. de la Soc. de chir.*, février, 1901, p. 168.

[2] Monthioux. *Cancer bilatéral du sein.* Thèse de Paris, 1900.

de la malade, l'amputation des deux glandes avec curage des deux régions axillaires, en s'arrêtant aux mêmes contre-indications que pour le cancer unilatéral.

Le *cancer aigu* se présente avec une gravité extrême; il peut être uni ou bilatéral, et devant la marche rapidement envahissante, la récidive presque immédiate, on juge souvent l'opération inutile et on s'abstient. Pierre Delbet[1] obtint cependant, dans deux cas, une survie de six mois et une de deux ans. Malgré ces résultats, l'opération nous paraît contre-indiquée à cause de la rapidité désespérante de la récidive, d'autant qu'il est le plus souvent impossible de réunir complètement et que les noyaux reparaissent avant la cicatrisation complète.

Le *squirrhe atrophique* des femmes âgées est considéré comme un cancer qu'on n'opère pas parce que sa marche est très lente et que l'opération, loin de prolonger la vie, est suivie quelquefois de récidive à marche plus rapide; faut-il maintenir la rigueur de cette défense? Avec les précautions prises aujourd'hui pour l'ablation sans morcellement, avec la réunion par première intention, il est possible de tenter l'opération et d'espérer une récidive moins rapide.

En dehors de ces variétés, les limites de l'utilité d'une intervention ne peuvent être données d'une façon absolument précises et varient avec l'opérateur. Ainsi certains n'opéreront pas s'il existe de petits ganglions sus-claviculaires mobiles et peu nombreux. Si la malade n'est pas très affaiblie il n'y a pas de raison pour ne pas opérer en enlevant tous les ganglions que l'on peut trouver au-dessus de la clavicule, et si, d'autre part, la tumeur se présente dans de bonnes conditions opératoires relativement aux adhérences profondes et à l'envahissement cutané; des survies prolongées peuvent encore se voir dans les plus mauvais cas. De même on ne reculera pas, dans les mêmes conditions, devant une adénopathie axillaire volumineuse dont la dissection peut mener à la résection de la veine axillaire ou à la blessure de l'artère, la suture latérale artérielle peut être une ressource en pareil cas. Les adhérences au muscle grand pectoral laissant encore la tumeur mobile sur le plan osseux ne sont pas non plus un obstacle, mais nécessitent une ablation large de ce muscle. Enfin le diabète et l'albuminurie ne sont ici pas plus qu'ailleurs des raisons de s'abstenir, si l'opération paraît pouvoir être faite dans de bonnes conditions.

Dans tous les autres cas, quel que soit l'âge de la malade, l'opération est formellement indiquée et doit remplir certaines conditions indispensables pour donner le maximum de chances de guérison.

La peau doit être enlevée très largement, surtout si la tumeur y adhère déjà, et l'on comblera par autoplastie la plaie trop large pour être réunie directement, en prenant l'étoffe soit sur le thorax, soit sur l'autre mamelle (voir *Technique chirurgicale*).

Les ganglions axillaires, qu'on les sente ou non par la palpation, doivent toujours être enlevés en totalité par un curage systématique de l'aisselle qui supprime tout le paquet adipeux avec les glandes, car il est prouvé qu'on

---

[1] *Traité de chirurgie Duplay-Reclus*, 2ᵉ édition, t. V, p. 920.

ne peut savoir par le simple examen clinique, ni même par examen direct dans la plaie si déjà quelques-uns ne sont pas atteints. De même on doit, en même temps que le contenu de l'aisselle, enlever tout le tissu cellulo-adipeux contenant les lymphatiques qui unissent la glande au paquet axillaire. Enfin cette ablation de la glande (bien entendu prise en totalité avec ses prolongements), du paquet axillaire et du pont qui les unit doit être faite en un seul bloc sans que le bistouri entre ni dans la glande, ni dans les tissus qu'on enlève, afin d'éviter dans la mesure du possible tout transport par l'instrument, qui, greffant des parcelles de néoplasme, active la récidive.

Le muscle grand pectoral doit-il, comme le contenu de l'aisselle, faire l'objet d'une extirpation systématique, que la tumeur l'ait ou non envahi ? Il est évident qu'en cas d'adhérence au muscle il faut réséquer de ce muscle une très large partie autour du point envahi, sans se préoccuper de ce qui peut en résulter ensuite au point de vue fonctionnel. Ceci est depuis longtemps une règle absolue; mais, si la tumeur est complètement mobile sur le plan musculaire, il nous paraît inutile, malgré les chiffres donnés dans les statistiques, de réséquer, comme le veut Halsted, toute la portion sterno-costale du muscle. La dissection de son aponévrose avec la couche la plus superficielle des fibres musculaires nous paraît alors suffisante pour dépasser largement les limites du mal.

Peut-on espérer ainsi une guérison au moins prolongée ? Evidemment, il y a des survies telles qu'on peut parler de guérison définitive, mais malgré les plus larges ablations, la récidive reste malheureusement trop fréquente dans les quelques mois ou années qui suivent l'opération. Les statistiques les plus favorables, dont l'énumération ne nous paraît pas utile[1], donnent 35 à 40 p. 100 de malades ayant survécu au delà de trois ans, ce qui est considérable et doit encourager à opérer de bonne heure et très largement les cancers du sein. Il ne faut pas oublier du reste que le pronostic est d'autant moins bon que la malade est plus jeune et que les récidives et la généralisation se font vite ordinairement chez les opérées au-dessous de quarante ans.

Comme pour tout cancer, après une première opération, il est nécessaire de surveiller attentivement la malade, de guetter et d'opérer aussitôt toute récidive, autant de fois qu'il est nécessaire et tant que l'état général, l'absence de généralisation et la possibilité opératoire permettent ces interventions.

---

[1] Statistique de Watson-Cheyne, de W. Halsted, in Cestan. *Gazette des Hôpitaux*, 8 juin 1901, p. 633, et Le Dentu, *Congrès français de chirurgie*, 1901, p. 463.

CHAPITRE VI

ABDOMEN

I. — TRAUMATISMES DE L'ABDOMEN

Contusions de l'abdomen. — L'indication thérapeutique dans la contusion de l'abdomen, est une des plus délicates à poser ; elle a donné lieu à de grandes discussions, dans lesquelles l'accord n'a pu se faire entre les chirurgiens.

La raison en est simple : c'est l'insuffisance et l'incertitude du diagnostic qui rendent seuls le traitement hésitant et difficile. Si le chirurgien pouvait connaître quelle est la lésion qui se cache derrière la paroi abdominale contuse, il saurait de suite ce qu'il doit faire. C'est cette incertitude au sujet de la lésion profonde qui pèse sur les indications thérapeutiques.

Ici, plus que partout ailleurs il ne faut être ni exclusif ni systématique. Ceux qui opèrent toujours et quand même, dès la contusion, risquent de faire souvent œuvre inutile, parfois nuisible ; ceux qui, par contre, attendent les signes graves de péritonite pour intervenir laissent mourir des malades qu'une intervention plus hâtive eut pu sauver.

Les statistiques publiées, les faits invoqués[1] n'ont pu préciser une ligne de conduite absolue, et cela se comprend. Les cas sont trop dissemblables d'intensité, d'étendue, de siège ; les conditions de milieu, d'assistance sont trop différentes pour que des conclusions fermes puissent être tirées d'observations aussi peu comparables entre elles. Pour longtemps encore, l'indication thérapeutique dans les contusions de l'abdomen restera affaire de tact et d'expérience chirurgicale.

Indications immédiates. — Ecartons d'abord les cas dans lesquels l'indication n'est ni discutée, ni discutable :

1° Les cas trop *nettement légers*, dans lesquels il n'y a pas de shock initial, où peut survenir peut-être un vomissement alimentaire si le blessé vient de prendre son repas ; où l'on peut noter une douleur superficielle dans la paroi, mais aucune réaction générale, aucun symptôme abdominal ; où l'on sait en outre que le traumatisme a été peu violent. Il est évident qu'alors la question d'une intervention ne se pose pas, il suffit de mettre le malade au repos et de le surveiller quelques jours ;

---

[1] *Discussion de la Société de chirurgie*, 1895, p. 200, 226, 257. — Congrès français de chirurgie, 1897. Contusions de l'abdomen. — Thèses de Mendy, Paris, 1896, de Deboulet, Paris, 1899.

2° Les cas trop *nettement graves* qui se présentent avec tous les caractères d'une contusion violente de par les renseignements que l'on recueille sur l'accident et de par l'état du blessé : signes d'hémorragie abondante abdominale (pâleur extrême, dépression, hypothermie, petitesse et fréquence du pouls) ou signes nets de perforation du tube digestif (vomissements sanglants, ballonnement du ventre, tympanisme de la région hépatique, douleur vive localisée, et surtout contracture et défense des muscles droits, sur l'importance de laquelle Hartmann vient encore d'insister[1] (à condition que cette contracture soit généralisée et non limitée au point contus et qu'elle ne soit pas provoquée par une pression brusque et peu étendue, comme avec l'extrémité des doigts).

L'indication d'une opération très rapide est ici absolue, elle seule peut empêcher le malade de mourir soit d'anémie aiguë, soit de péritonite. L'opération toutefois ne doit pas être pratiquée pendant la période de shock, de *collapsus,* son danger est alors extrême ; mais elle doit l'être dès que cette période d'abattement est passée, ce que l'on s'efforce d'abord d'obtenir par le réchauffement du blessé et les injections d'éther, de sérum sous-cutané. Il est évident qu'il ne faut pas confondre le shock avec l'anémie aiguë résultant d'une grave hémorragie interne. C'est là un diagnostic important à établir, et dont nous avons déjà examiné et discuté les signes. Car si le shock retarde l'indication opératoire, l'anémie aiguë au contraire exige l'opération immédiate, urgente.

3° Entre ces deux formes nettes se classent les *cas difficiles* qui ont fait l'objet de toutes les discussions, difficiles parce qu'on ne sait pas s'il existe des lésions profondes ; c'est ici que se rangent la plupart des contusions par coups de pied de cheval dont beaucoup guérissent sans intervention ; c'est pour ces cas que Michaux préconise la laparotomie précoce, exploratrice, qui seule permet de découvrir à temps la lésion et de la traiter.

Evidemment on fera ainsi quelques laparotomies inutiles, soit qu'il n'existe pas de lésions viscérales ; soit qu'on ne trouve pas toutes les plaies ; soit qu'un point non perforé mais contus et voué au sphacèle passe inaperçu, l'ouverture intestinale ne se faisant qu'après quelques jours. Mais les risques que fait courir cette opération lorsqu'elle est inutile ne peuvent être mis en parallèle avec les dangers considérables que présente l'attente lorsqu'il y a une plaie du tube digestif. La laparotomie, à condition bien entendu qu'elle soit aseptique et faite en dehors de l'état de shock, ne peut aggraver l'état d'un blessé qui n'a pas de lésions sérieuses, ne peut nuire même si elle laisse des plaies non obturées, puisque dans cette dernière occurrence l'expectation est mortelle ; l'attente laisse mourir des blessés qu'une intervention rapide peut sauver.

Aussi chaque fois que par la violence du traumatisme, l'état général du blessé, ou par l'existence d'un signe même faible de lésion abdominale (douleur, résistance musculaire, rapidité du pouls...) on est en droit de soupçonner une blessure profonde, mieux vaut laparotomiser, au risque d'une exploration simple, que d'attendre des signes certains mais tardifs et

____
[1] *Bull. de la Société de chir.,* 1898, p. 868 et 881 ; 1901, p. 236.

mortels ; le doute sur l'existence des lésions viscérales doit suffire pour décider l'intervention. Nous préférons l'incision franche sus ou sous-ombilicale, suivant le siège du traumatisme, à la « boutonnière » proposée par Guinard, faite sous anesthésie cocaïnique locale, qui ne permet pas une exploration suffisante.

L'opération décidée, il faut d'abord, si le blessé est en état de shock, le remonter par tous les moyens ordinaires et notamment les injections de sérum artificiel ; à moins que la pâleur spéciale, l'état du pouls progressivement affaibli ne fassent penser à une hémorragie, auquel cas il faut opérer sans attendre.

La laparotomie est ordinairement médiane, sus ou sous-ombilicale suivant le siège du trauma, pouvant du reste être agrandie à volonté au cours de l'opération. Le péritoine ouvert, après une recherche plus ou moins longue et difficile (voir *Technique chirurgicale*), on se trouve en présence soit d'une *hémorragie*, soit d'une *plaie du tube digestif*. L'hémorragie provient de plaies de l'*épiploon*, du *mésentère*, des parois intestinales, de déchirures ou ruptures du *foie*, de la *rate*, du *rein* qui nécessitent autant de traitements particuliers : ligatures, sutures, tamponnement, que nous aurons à étudier pour les plaies de l'abdomen, et qui sont exactement les mêmes ici. Les déchirures et ruptures du tube digestif (estomac, intestin grêle, gros intestin) sont trouvées immédiatement ou le plus souvent après dévidement et examen de tout l'intestin grêle ; leur traitement est aussi le même que celui des plaies de l'intestin et nous l'étudierons avec les plaies de l'abdomen : sutures, entérorraphies, résections suivant l'étendue, le nombre des perforations et l'état du mésentère. On peut aussi trouver des lésions de la vessie que nous étudierons au chapitre « Bassin » ; les blessures de cet organe se rencontrant le plus souvent dans les traumatismes de cette région.

Le pronostic dépendra ensuite de l'époque plus ou moins précoce de l'intervention, de la simplicité ou de la complexité des lésions, de la durée de l'opération, de l'épanchement dans le péritoine du contenu du tube digestif.

Indications secondaires. — Si l'on n'est pas appelé à voir le blessé dans les premiers moments, mais seulement après un ou plusieurs jours, la décision est plus facile à prendre ; ou bien l'état du malade est excellent et il n'y a plus qu'à le surveiller ; ou il est encore douteux et il faut opérer ; ou le blessé est en pleine *péritonite*. Les chances de guérison sont, dans ce dernier cas, bien faibles, mais tout n'est pas perdu et quelques blessés opérés dans ces conditions ont pu guérir. Il faut donc encore laparotomiser, mais l'acte opératoire est rendu plus difficile par la distension de l'intestin, et l'existence de la péritonite rend le pronostic fort mauvais. Les plaies viscérales traitées, on s'abstiendra de grands lavages du péritoine, on nettoiera les anses intestinales le mieux possible avec des compresses stérilisées, on drainera largement et pratiquera d'abondantes injections sous-cutanées de sérum artificiel.

Mais la contusion abdominale peut donner naissance à d'autres accidents moins graves qui ne réclament aucune intervention immédiate, mais peuvent rendre nécessaire une opération tardive ; telles sont les ruptures des voies biliaires extra-hépatiques, les contusions et ruptures du rein, l'éventration.

Les ruptures des voies biliaires existent seules ou avec d'autres lésions (foie, tube digestif) et les signes du début peuvent faire décider la laparotomie précoce, non à cause de la rupture des voies biliaires, mais parce que la contusion abdominale comporte par elle-même cette indication. D'autres fois, et ce sont les cas les plus nombreux, les signes immédiats ne sont pas suffisants pour faire opérer et le diagnostic de rupture des voies biliaires n'est pas porté; il ne l'est alors que plus tard par suite de l'épanchement de bile dans le péritoine, de la péritonite localisée consécutive et des signes d'un épanchement abdominal dans la région sous-hépatique; une intervention devient alors nécessaire.

On a pratiqué dans ces cas soit la ponction évacuatrice simple, soit l'ouverture de l'épanchement enkysté. Une seule *ponction* a pu être suivie de guérison, sans reproduction de l'épanchement (cas de Kirmisson[1], de Jules Roux[2]), mais c'est l'exception, et généralement l'épanchement se reproduisant, il faut ponctionner plusieurs fois. En dehors des dangers d'infection facile qu'elle présente, la ponction, laissant se reproduire l'écoulement, affaiblit le blessé par la déperdition de bile; en outre des adhérences peuvent placer au devant de la poche une anse intestinale qui risque d'être blessée. Il est préférable de bien voir et l'*incision* de la paroi suivie de l'ouverture de la collection ne présente pas plus de gravité à ce moment où les adhérences sont faites et l'enkystement produit; l'opération est simple dans ces cas et, comme l'a montré Routier[3], cette incision est ordinairement suivie de guérison.

Dans cette opération tardive, on ne retrouve pas le point rupturé des voies biliaires; tout se borne donc à l'évacuation suivie de drainage et de réunion secondaire, il n'y a rien à tenter sur les conduits biliaires eux-mêmes.

Au contraire, lorsque, dans une laparotomie précoce on rencontre, comme dans l'observation de J. L. Fauré[4], une déchirure des voies biliaires, une intervention directe sur l'organe blessé est nécessaire, variable avec le siège et la gravité de la blessure. Mais ces interventions spéciales sur la vésicule ou les canaux sont les mêmes que dans les cas de plaies de ces organes, et nous les verrons alors, afin d'éviter les répétitions.

Contusions et ruptures du rein. — Ici encore, on intervient quelquefois immédiatement par suite des signes d'anémie aiguë ou de contusion abdominale grave et on trouve une rupture rénale, source du sang épanché, le diagnostic n'ayant pas d'abord été porté. Ces cas sont généralement fort graves, car ils sont consécutifs à de grands traumatismes et les lésions sont multiples. L'incision est alors antérieure, c'est la laparotomie, et l'abord du rein transpéritonéal; le traitement de l'organe blessé est le même qu'en cas de plaies.

Mais le plus souvent, la contusion rénale est moins grave et se traduit par des symptômes locaux, soit du côté de l'urine, soit dans la région lombo-

[1] *Bull. de la Soc. de chirurgie*, 1892, p. 800.
[2] *Gazette des Hôpitaux*, 1895, 18 juillet, p. 827.
[3] *Bull. de la Soc. de chir.*, 1892, p. 773 et 1893, p. 243.
[4] *Bull. de la Soc. de chirurgie*, 1896, p. 620.

iliaque, sans signes de contusion abdominale indiquant une intervention hâtive.

Dans la plupart des cas, l'*hématurie,* qui traduit la lésion rénale, est peu abondante, ne dure que quelques heures ou quelques jours ; le repos complet et les injections de sérum artificiel sont seuls indiqués. Il peut être nécessaire de cathétériser la vessie par suite de rétention d'urine ou d'accumulation de caillots ; les soins aseptiques doivent être rigoureux pour éviter l'infection du rein par l'uretère, et si un lavage à l'eau stérilisée ne suffit pas pour évacuer les caillots par la sonde, l'aspiration à l'aide d'une seringue sera d'un utile secours.

Outre l'hématurie, la rupture du rein peut être suivie de la formation d'un *hématome périrénal* dont l'infection constitue la complication la plus à redouter ; l'observation stricte de l'asepsie dans le cathétérisme de la vessie en écartera une des causes.

Deux circonstances peuvent indiquer une *intervention secondaire :* la persistance d'une hématurie abondante, l'infection du rein et de l'épanchement périrénal. Dans ces deux cas, l'opération se fait par voie lombaire, pour pratiquer la suture ou le tamponnement d'une plaie rénale, la ligature ou la forcipressure à demeure d'un vaisseau important ouvert, la néphrectomie si l'état du rein broyé ne comporte pas d'opération conservatrice ; ou pour ouvrir un abcès périnéphrétique. Il faut du reste remarquer que l'élévation thermique, en présence d'une tuméfaction périrénale, n'indique pas nécessairement la suppuration, l'épanchement sanguin suffit à la produire ; et pour être signe d'infection, l'ascension thermique doit se prolonger quelques jours, s'accompagnant d'aggravation des symptômes généraux et des symptômes locaux du côté de la région lombaire.

L'*éventration* par rupture de la paroi abdominale à la suite d'un traumatisme direct est une rareté. Legueu [1] en a présenté récemment un cas à la Société de chirurgie ; il existait, au-dessous de l'ombilic, près du bord externe du muscle droit du côté gauche, sous la peau intacte, une perforation complète de la paroi admettant le poing. Cette variété d'éventration réclame la réfection de la paroi comme l'éventration non traumatique.

Plaies de l'abdomen. — Le point important à connaître en présence d'une plaie abdominale est de savoir si elle est ou non pénétrante : la plaie pénétrante comportant un pronostic et une thérapeutique graves ; la plaie non pénétrante, ne demandant que les soins d'une plaie quelconque et se présentant sans danger.

Si, faite par une arme blanche ou une balle, la plaie suit un trajet souscutané évident, si le projectile se rencontre sous la peau près du point d'entrée, l'hésitation est impossible et le traitement est simple ; nous le connaissons.

Dans d'autres cas, la pénétration est évidente, parce que la plaie, large, laisse sortir une partie du contenu de l'abdomen ; ou, étroite, laisse passer un lambeau d'épiploon. Que les viscères herniés soient ou non blessés, l'in-

---

[1] Legueu. *Bull. de la Soc. de chirurgie,* 1901, p. 792.

tervention chirurgicale immédiate n'est pas discutable dans ces cas ; nous verrons en quoi elle doit consister.

Mais le plus souvent, dans les plaies étroites par instruments piquants (fleurets, épées, couteau, etc.), ou par balles, la pénétration ne se révèle d'abord par aucun signe. Cependant, d'après les statistiques et les expériences nombreuses publiées, on peut considérer comme toujours pénétrante une plaie par arme à feu dans laquelle le projectile ne se perd pas sous la peau près de l'entrée, ou n'a pas suivi un trajet en séton sous les téguments avant de ressortir. Le doute ne doit donc être admis que pour les plaies étroites par armes blanches. Dans ces dernières, on peut s'assurer de la pénétration soit par l'exploration à l'aide d'un stylet ou d'une sonde cannelée, à la condition expresse que l'instrument, la paroi abdominale et les mains de l'opérateur soient soigneusement aseptisés ; ou mieux, en débridant l'orifice d'entrée pour suivre le trajet couche par couche, et constater l'intégrité ou l'ouverture du péritoine ; sous le couvert, bien entendu, des mêmes précautions que pour l'exploration au stylet.

La pénétration étant admise ou reconnue, l'intervention immédiate est absolument nécessaire lorsqu'il existe une hernie viscérale par la plaie ; mais lorsque la plaie est étroite et ne laisse rien sortir, l'indication est-elle aussi précise ? La même discussion que pour les contusions abdominales existe ici, avec cependant cette notion en plus qu'il existe une plaie pariétale. S'il y a des cas incontestables mais exceptionnels de guérison spontanée de plaies pénétrantes par armes blanches ou armes à feu, qu'il y ait ou non blessure viscérale, il faut admettre, qu'en principe, une plaie pénétrante de l'abdomen s'accompagne de plaie viscérale, et que cette plaie viscérale entraîne presque toujours la mort. La laparotomie précoce rend seule possible la guérison de ces plaies, et si l'on attend, pour intervenir, qu'un signe certain, mais tardif, indique l'ouverture du tube digestif, on opère en pleine péritonite.

Donc, toute plaie de l'abdomen par arme à feu dont la non-pénétration n'est pas évidente, toute plaie par arme blanche certainement pénétrante ou reconnue telle après exploration, réclame la laparotomie le plus tôt possible. Cette laparotomie pourra n'être qu'exploratrice dans certains cas, mais il est moins grave d'exposer un blessé à cette exploration que de laisser non traitée de bonne heure une plaie viscérale quelconque.

Si l'on ne peut remplir cette indication, soit par suite de refus du blessé, soit par suite d'impossibilité matérielle absolue ; si l'on n'est appelé à voir le blessé que quelque temps après l'accident les conditions changent. Nous devons voir ce qu'il convient de faire alors, étudier ensuite quelles indications doit remplir la laparotomie entreprise dans ces circonstances, et enfin rechercher les indications du traitement de chaque organe blessé en particulier.

La laparotomie reconnue nécessaire étant impraticable immédiatement, il faut s'ingénier à la rendre possible dans le plus court délai, et, en attendant, instituer ce qu'on a appelé le traitement médical : nettoyer la paroi abdominale comme pour opérer, appliquer un pansement sec aseptique sans collodion, et maintenu par un bandage de corps bien serré, recommander l'immobilité absolue, ne laisser prendre ni boisson ni aliments au moins pendant les premières vingt-quatre heures et administrer l'opium en suppositoire ou sous forme de piqûres de morphine.

Lorsqu'on ne voit le blessé que plus de trente-six heures après l'accident, les indications premières peuvent être modifiées. Ou bien des signes manifestes de réaction péritonéale se montrent déjà et il faut opérer au plus tôt, mais avec un pronostic beaucoup plus défavorable. Ou rien n'est apparu, le malade est dans un état excellent à tous les points de vue, général et local, il n'existe aucune réaction, aucune douleur, la souplesse du ventre est complète, la plaie est petite et sans hernie viscérale, on doit alors s'abstenir, bien que tout danger ne soit pas encore écarté et que les symptômes de la péritonite puissent mettre plus de temps à se manifester ; il faut surveiller le pouls et la paroi abdominale avec le plus grand soin. Enfin, si le blessé est en pleine péritonite, le pronostic est à peu près désespéré, et l'intervention presque à coup sûr inutile. Cependant, comme il existe quelques cas de guérison même à ce moment, et que la mort est certaine de toute autre façon, mieux vaut encore opérer en ouvrant et drainant largement le péritoine sans effectuer de grand lavage.

La laparotomie pour plaie de l'abdomen, dont nous décrivons ailleurs (voir *Technique chirurgicale*) le manuel opératoire, doit remplir certaines conditions générales qui varient avec la nature et le siège de la blessure et comporte des indications particulières pour les plaies des organes atteints.

Il ne faut d'abord rien entreprendre, et surtout ne pas explorer la plaie, sur le lieu même de l'accident ; il est impossible, en effet, de faire le nécessaire et on risque de contaminer la plaie. Même si il y a hernie viscérale, il ne faut pas la rentrer à ce moment où rien n'est prêt, mais appliquer un pansement aussi aseptique qu'il se peut, et faire transporter le blessé dans les meilleures conditions, en un lieu où l'intervention sera possible ; puis là, tout préparer avant de lever le pansement provisoire. En outre, comme pour les contusions abdominales, à moins que la pâleur spéciale, l'état du pouls n'indiquent une hémorragie profonde abondante, il ne faut pas opérer pendant la période de shock, de collapsus qui suit le traumatisme ; mais il convient d'abord de « remonter » le malade par les injections d'éther et surtout de sérum artificiel, et ne commencer que lorsqu'il s'est un peu réchauffé et réveillé.

Tout étant prêt, la blessure se présente sous des aspects variés qui commandent certaines règles ; la plaie abdominale est large avec hernie des viscères ; elle est étroite avec issue d'épiploon ; elle est enfin étroite (balle), ou peu large et sans issue d'organe.

Plaie large avec hernie viscérale. — Si la blessure est récente, et même après vingt-quatre ou trente-six heures, si aucune manœuvre septique n'a été pratiquée, il faut rentrer la masse herniée après l'avoir très soigneusement nettoyée et réparée. En cas de plaie ancienne très infectée et maltraitée, il faudrait maintenir la masse adhérente au dehors, sauf l'épiploon que l'on résèque, pour la désinfecter peu à peu et, si le malade survit, réparer ensuite la plaie, lorsqu'elle sera en bonne voie de cicatrisation et de bourgeonnement.

Le nettoyage de la masse herniée est d'abord pratiqué par lavages à l'eau bouillie très chaude, puis épluchage attentif de tous les points à l'aide de compresses aseptiques chaudes, l'épiploon déchiré et souillé est réséqué, les plaies intestinales traitées comme nous le verrons. Lorsque tout est propre et suturé ou lié, il faut réduire les viscères en débridant la plaie à ses extrémités supérieure et inférieure, drainer et suturer la paroi avec soin.

Plaie étroite avec issue d'épiploon. — Ici encore c'est par la plaie qu'il faut ouvrir l'abdomen, car il est nécessaire de libérer l'épiploon en le maintenant au dehors pour le réséquer ; la laparotomie, toujours parallèle à la ligne blanche, sera donc latérale ou médiane, suivant le siège de la plaie sur l'abdomen. L'épiploon réséqué et le péritoine ouvert, l'opération devient la même que dans le cas suivant.

Plaie étroite (balle, piqûre) ou peu large, sans issue d'organe. — Le type en est la laparotomie pour plaie par arme à feu, l'incision est le plus souvent médiane, sus ou sous-ombilicale suivant le siège de la plaie, et pouvant être ensuite étendue du pubis à l'appendice xiphoïde, si cela est reconnu nécessaire. Cependant pour les plaies des régions iliaques dans lesquelles le cæcum ou le côlon peuvent être atteints, la laparotomie latérale est préférable, car, par l'incision médiane, on atteint difficilement ces organes pour les suturer. En tous cas, l'incision latérale doit être assez grande pour permettre l'exploration du reste de l'intestin et de l'abdomen.

A l'ouverture du péritoine, ou bien on trouve une certaine quantité de sang et il faut rechercher immédiatement la source de l'hémorragie, ce qui en général n'est pas facile (Voir *Technique chirurgicale*), et constater une plaie d'un gros vaisseau ou d'un viscère (foie, rate, etc.) ; ou il ne vient que peu de sang et c'est la perforation unique ou multiple du tube digestif qu'il faut chercher, en dévidant l'intestin grêle et explorant les autres portions. La lésion trouvée et traitée comme nous l'allons voir, il faut s'abstenir de grand lavage péritonéal qui ne peut nettoyer la cavité abdominale et risque de disséminer les matières septiques. Il est le plus souvent nécessaire d'établir un drainage qu'on laissera plus ou moins longtemps selon les indications fournies par la réaction péritonéale. Les injections de sérum artificiel sont ici d'un grand secours pendant les premiers jours.

Supposons trouvée la lésion viscérale et voyons les indications spéciales que comportent les blessures des divers organes abdominaux, en réservant les plaies de la *vessie* et de l'*utérus* pour le chapitre « Bassin ».

Épiploon. Mésentère. — Le grand épiploon est souvent troué, déchiré, ou contusionné, il peut être désinséré au niveau de l'estomac. Le danger de ces blessures est l'hémorragie ; il faut donc, après avoir enlevé les caillots, lier tous les vaisseaux qui donnent. Si la plaie est près de l'extrémité libre, il est plus simple de réséquer la portion atteinte. Si la lame péritonéale est en partie séparée de l'estomac, il faut lier les artères qui saignent (*gastroépiploïques*) et fermer par sutures la brèche séreuse ou réséquer si l'épiploon est contusionné et infiltré de sang.

Les lames mésentériques (mésentère, mésocôlon transverse, mésocôlon pelvien), les replis péritonéaux déchirés, sectionnés ou arrachés doivent être nettoyés ; les artères qui saignent y sont liées et la perforation ou la déchi-

rure est réparée par sutures en prenant grand soin de ménager les vaisseaux non ouverts, afin de ne pas menacer la vascularisation de l'intestin.
Si, exceptionnellement, le méso était arraché sur une grande étendue à son
insertion, il vaudrait mieux réséquer le segment d'intestin correspondant
en faisant une entérorraphie que d'abandonner dans le ventre une anse vouée
au sphacèle.

Estomac. Intestin. — Les plaies de l'estomac sont généralement considérées comme moins graves que celles de l'intestin, surtout celles de l'intestin grêle. Cela est possible pour les plaies par arme blanche qui n'intéressent le plus souvent que la paroi antérieure de l'organe. Leur obturation
par contraction musculaire, par hernie de la muqueuse, lorsque ces plaies
sont étroites, peut être effective au point que les gaz peuvent distendre l'organe et faire croire à l'absence de perforation[1]. Mais les balles perforent
assez souvent aussi la paroi postérieure et cet orifice déchiqueté ne s'oblitère pas aussi bien. Or, même pour les plaies par arme blanche, la disposition et les dimensions favorables de la perforation ne peuvent être connues
d'avance et si le pronostic de ces plaies est moins mauvais sans intervention,
que pour celles de l'intestin, il ne peut être que beaucoup plus favorable
avec une opération faite dans de bonnes conditions. *Le diagnostic de plaie
de l'estomac n'est donc nullement une indication d'abstention.*

L'urgence de l'intervention se trouve accrue, si la blessure est survenue,
alors que la cavité stomacale est encore distendue par un repas récent.

Sur l'estomac, comme sur l'intestin gros ou grêle, les plaies incomplètes et
les plaies complètes doivent être toutes obturées ; les points noirâtres, contusionnés fortement et dont la vitalité est douteuse doivent être enfouis
sous un repli séreux ; en isolant par des compresses, et, si cela est possible,
en opérant hors du ventre, la portion blessée du tube digestif. Cette obturation se fait par un mode de sutures particulier (Voir Sutures intestinales
in *Technique chirurgicale*) qui comprend soit un plan muco-muqueux
enfoui sous un plan séro-séreux, soit deux plans séro-séreux laissant libre la
muqueuse. L'important, surtout sur l'intestin grêle, est de ne pas rétrécir le
calibre du tube digestif, et pour cela, il faut s'ingénier à placer la ligne de
suture dans une direction perpendiculaire à l'axe du tube intestinal, quelle
que soit la direction de la plaie elle-même. Cependant, sur l'intestin grêle
surtout, la suture n'est pas toujours applicable et lorsqu'une anse est fortement contusionnée, avec désinsertion du mésentère, lorsque plusieurs perforations sont rapprochées les unes des autres, lorsque la plaie est large à
bords irréguliers et déchiquetés, la résection de l'anse devient nécessaire et
doit être suivie d'une entérorraphie circulaire ou d'une entéro-anastomose
latérale (Voir *Technique chirurgicale*). Cet abouchement des deux bouts
est aussi l'opération indiquée dans le cas de rupture ou de section totale
de l'intestin, et le procédé des sutures nous paraît beaucoup préférable à
l'emploi des boutons anastomotiques, qui n'offrent pas une aussi grande
sécurité.

Foie et voies biliaires. — Les plaies et ruptures du *foie* peuvent siéger en

---

[1] Le Für. *Presse médicale*, 1899, 13 mai, p. 225.

toutes régions de cet organe, sur le bord antérieur, les faces supérieure et inférieure. Il peut y avoir deux orifices, dans les plaies par balles, un à la face convexe, l'autre à la face inférieure et il importe de les découvrir tous deux, car l'hémorragie continuant par l'un d'eux peut suffire pour tuer le blessé. Une exploration complète du foie est donc nécessaire lorsque l'hémorragie vient de cet organe. Pour cette exploration, l'incision médiane sus-ombilicale suffit souvent; si elle ne permet pas un examen assez facile de la face convexe et du lobe droit, on la complète par une incision oblique suivant le rebord costal et taillant un lambeau triangulaire qui se rabat. En chirurgie d'urgence pour plaies, on devra généralement se contenter du jour ainsi fourni, l'état du blessé ne permettant pas de prolonger l'intervention, et il est rare que l'on puisse se permettre la résection du rebord costal dont nous retrouverons l'emploi en parlant des kystes hydatiques du foie. Enfin nous avons vu au chapitre « Thorax » que certaines plaies thoraco-abdominales intéressent le foie et que dans ces cas on peut aborder le foie par la voie transpleurale, après résection costale.

La plaie du foie découverte saigne encore, ou est obturée par un caillot sanguin. Dans le premier cas, il faut arrêter l'hémorragie par un des moyens que nous allons étudier. Dans le second, mieux vaut ne pas détacher le caillot fixé dans le tissu hépatique et qui assure l'hémostase; on se contentera de nettoyer le péritoine, de supprimer les caillots détachés, et de fermer la paroi en drainant.

Pour oblitérer une plaie du foie et arrêter l'écoulement sanguin, plusieurs moyens existent : la ligature ou la forcipressure des vaisseaux; la suture de la plaie; le tamponnement à la gaze; la cautérisation par le fer rouge, la vapeur d'eau, ou l'air chaud; le sérum gélatiné stérilisé à 10 p. 100.

Le sérum gélatiné (Cornil et P. Carnot), la vaporisation, l'insufflation d'air chaud nécessitent la préparation à l'avance de substances ou d'appareils que l'on n'a pas le temps de se procurer dans ces interventions d'urgence. Le thermo-cautère n'a pas réussi toujours à tarir l'hémorragie et comme ailleurs est un moyen médiocre d'hémostase. Restent donc la forcipressure et la ligature, la suture, le tamponnement.

Auvray[1] ayant répété et contrôlé des expériences de Kousnetzoff et Pensky montre qu'il est possible de pincer un vaisseau dans le tissu hépatique, de le dégager du tissu voisin, de l'attirer légèrement et d'y placer une ligature; ce procédé n'a pas encore été appliqué aux plaies non opératoires du foie. J.-L. Faure[2] put une fois saisir sur le bord antérieur une artère qui saignait et laissa la pince à demeure pendant quarante-huit heures.

La suture et le tamponnement sont en somme les deux principaux moyens d'hémostase des plaies du foie. Il est évident que lorsqu'elle est possible, la suture est préférable au tamponnement, cette suture comprend toute l'épaisseur du foie, si la plaie siège près du bord libre; ailleurs, chaque plaie doit être suturée séparément, la friabilité du tissu hépatique nécessite quelques précautions dont la description rentre dans la technique chirurgicale. Lorsque

[1] Terrier et Auvray. *Chirurgie du foie*, etc., Alcan, 1901, p. 50.
[2] *Bull. de la Soc. de chir.*, 1896, p. 620, rapport Walther.

cette suture ne peut être faite parce que le tissu du foie se déchire et saigne par chaque nouvelle piqûre, lorsque la plaie est trop profondément située sous le diaphragme ou près du bord postérieur à la face inférieure, lorsqu'enfin la plaie est profonde, anfractueuse et irrégulière, c'est le tamponnement qu'il faut employer, fait avec une lame de gaze stérilisée tassée dans la plaie et dont l'extrémité libre sort par l'incision pariétale. Ce tampon sera laissé en place quarante-huit heures environ.

Dans toutes ces manœuvres, si on rencontre, sans recherche spéciale, un projectile, on en fera l'extraction; mais ici encore il ne faut pas rechercher particulièrement ce corps étranger, au prix de délabrements dangereux pour le blessé.

Les plaies et ruptures des *voies biliaires* peuvent, nous l'avons vu, donner lieu à des interventions secondaires lorsqu'elles existent seules, mais lorsqu'au cours d'une laparotomie exploratrice on rencontre ces blessures, il faut les traiter immédiatement. Les moins rares sont les blessures de la vésicule biliaire; si la plaie est petite, nette, accessible, la suture ou cholécystorraphie est indiquée. Si une plaie du fond, déchiquetée, se prête mal à la réunion et si le temps manque, Lejars[1] conseille de faire une cholécystostomie en abouchant l'orifice à la peau; enfin si l'état de la vésicule est mauvais, plaie étendue et irrégulière, c'est la cholécystectomie ou ablation de la vésicule qu'il faut faire. Terrier et Auvray[2] citent trois observations de cholécystorraphie avec deux guérisons, et un cas de cholécystectomie.

Les blessures des conduits biliaires n'ont encore donné lieu à aucune intervention particulière et c'est théoriquement que Terrier et Auvray conseillent : le drainage pour une plaie du canal hépatique, la ligature des deux bouts suivie de cholécystentérostomie pour une section complète du cholédoque, la suture avec drainage ou le drainage seul pour une plaie incomplète du même conduit.

Rate. — La rate peut être herniée par la plaie de l'abdomen et si l'accident est récent, la rate intacte ainsi que son pédicule, il suffit de la nettoyer soigneusement, de débrider l'orifice et de réduire l'organe. Mais si la rate est déchirée et saigne, si le pédicule est blessé, mieux vaut pratiquer la splénectomie totale, facile ici, que de s'exposer à une hémorragie grave après réduction. Enfin si la hernie n'est pas récente, la crainte de l'infection doit faire écarter toute idée de réduction et pratiquer la splénectomie, totale autant que possible, après ligature du pédicule splénique.

Les plaies et ruptures de la rate non herniée donnent naissance à une abondante hémorragie qui indique l'intervention immédiate. Quelquefois cependant cette hémorragie ne se produit pas immédiatement avec ce caractère de gravité et ce n'est que plusieurs jours après que les signes d'épanchement sanguin se montrent, tantôt sans enkystement, tantôt sous forme de collection enkystée[3]. Dans le premier cas, l'intervention secondaire

---

[1] Lejars. *Chirurgie d'urgence*, 2e édit., 1900, p. 304.

[2] Terrier et Auvray. *Chirurgie du foie*, etc., Paris, 1904, p. 107.

[3] Lejars. *Bull. de la Soc. de chirurgie*, 1901, p. 233. — Demoulin, Guinard, *id.*, p. 757 et 758.

est semblable à la primitive. Dans le deuxième il suffit, comme le fit Lejars, d'ouvrir la poche et d'en évacuer le contenu en drainant.

Lorsqu'on trouve, après laparotomie, une rupture ou une plaie de la rate, il peut exister soit une simple déchirure, unique et peu profonde, soit un morcellement de la glande dont un fragment peut même être détaché et libre dans l'abdomen ; le traitement peut être différent pour ces lésions. Le traitement direct de la plaie splénique offre ici de grandes difficultés : la suture est fort difficile sur un organe profondément situé et dont surtout la friabilité est au moins égale à celle du foie; le tamponnement n'a pas donné de résultats favorables et n'arrête pas bien l'hémorragie, il est du reste difficile à appliquer au milieu des anses intestinales; la ligature des vaisseaux spléniques expose au sphacèle de l'organe lorsque la glande est libre et non adhérente. Aussi, même pour les plaies peu larges mais qui saignent abondamment, le traitement de choix semble-t-il être, comme pour les ruptures étendues, la splénectomie.

Hartmann[1], dans une étude récente, recueillant les cas connus trouve sur 29 splénectomies pour ruptures, 17 guérisons et 12 morts; et Février[2], sur 39 observations 23 guérisons et 16 morts, résultat encourageant, étant donné l'état d'anémie considérable dans lequel se trouve ordinairement le blessé. Aussi pouvons-nous conclure que la *splénectomie est l'opération de choix,* mais que dans certains cas de rate grosse, largement adhérente, avec rupture peu étendue, la splénectomie offrant de grandes difficultés, il sera plus sage de tenter la suture ou le tamponnement. La ligature des vaisseaux spléniques n'est qu'un pis-aller dans les cas où toute autre opération semble impossible et où l'existence d'adhérences péri-spléniques fait espérer le rétablissement d'une circulation collatérale, pouvant assurer la nutrition de l'organe.

Rein. — Par instruments piquants ou coupants, par balles, le rein peut être atteint par deux voies : la région antérieure à travers la cavité péritonéale, la région postérieure ou lombaire. Le pronostic est fort différent dans les deux cas parce que les plaies de la région abdominale antérieure qui atteignent le rein déterminent en même temps d'autres lésions, dont la multiplicité augmente la gravité.

Dans les plaies antérieures, la laparotomie est indiquée par la constatation d'une plaie pénétrante abdominale et c'est au cours des recherches que l'on peut rencontrer une blessure du rein saignant dans le péritoine. Il s'agit alors généralement de graves traumatismes; le temps presse et si le tamponnement ou la suture d'une plaie petite et qui saigne ne sont pas faciles, il faut se résoudre à enlever le rein. Bien entendu, une plaie étroite par balle, ne saignant pas, ne comporterait pas pareille indication.

Les plaies de la région lombaire ne se présentent pas d'habitude avec ces caractères d'urgence, l'écoulement de sang par la plaie ou par l'urètre n'est pas inquiétant et l'abstention est d'abord indiquée, quitte à intervenir plus tard comme dans les contusions, si l'hémorragie est persistante ou si un

---

[1] Hartmann. *Bull. de la Soc. de chir.*, mars, 1901, p. 230.

[2] Février (de Nancy). *Rapport au Congrès de chirurgie* 1901, p. 37.

épanchement périrénal s'infecte. Mais dans certains cas la blessure du rein est évidente, l'hémorragie par la plaie ou par l'urètre abondante, l'infection est à craindre par la plaie; et si l'on se trouve dans des conditions d'asepsie et d'installation suffisantes, il y a intérêt à intervenir de bonne heure pour prévenir les accidents probables.

Que l'on opère ainsi de bonne heure ou tard, l'incision lombaire permettra de suturer une plaie, de faire la résction partielle d'un segment de rein blessé, de tamponner à la gaze une blessure saignante. On s'efforcera en tous cas de conserver le plus possible du tissu rénal et on ne se résoudra à une néphrectomie totale qu'en cas d'impossibilité absolue d'arrêter autrement l'écoulement sanguin, ou en présence de lésions assez graves pour compromettre la vitalité de l'organe.

II. — PAROIS DE L'ABDOMEN

Nous décrirons successivement les lésions inflammatoires (phlegmons et abcès de la paroi), les tumeurs, les malformations (hernies et éventrations).

Plegmons et abcès de la paroi abdominale. — Les abcès de la paroi peuvent se développer sous la peau sans présenter ici rien de spécial sauf pour les *phlegmons péri-ombilicaux;* Tillaux insiste, dans sa chirurgie clinique, sur la fréquence de ces abcès consécutifs au séjour, au fond de la cicatrice ombilicale, d'un amas de débris épithéliaux formant corps étranger.

Il faut inciser ces abcès dans le sens de la ligne blanche et se rappeler qu'il faut souvent aller profondement pour trouver le pus, avec lequel on verra sortir « une masse noirâtre plus ou moins désagrégée constituée par l'agglomération de cellules épithéliales et de matière sébacée » (Tillaux).

Plus profondément se rencontrent des abcès des loges musculaires dus notamment à l'infection d'hématomes; ils doivent de même être ouverts et drainés d'après les règles générales.

Enfin, sous la paroi même, dans le tissu cellulaire sous-péritonéal sont des abcès d'origine viscérale : phlegmons péri-hépatiques, phlegmons périnéphrétiques, phlegmons péri-vésicaux, péritonite enkystée s'ouvrant à la paroi. Nous étudierons ces suppurations, qui ne sont pas à proprement parler des phlegmons de la paroi abdominale, avec les lésions inflammatoires des viscères qui en sont l'origine : foie, estomac, rein, vessie, cæcum et appendice, etc...

Tumeurs de la paroi. — Sur la paroi abdominale, outre les tumeurs cutanées et sous-cutanées que l'on rencontre partout ailleurs et dont le traitement n'offre ici rien de spécial, se développent deux sortes de tumeurs qui doivent nous arrêter un instant : les fibromes de la paroi abdominale et le cancer de l'ombilic.

Le *fibrome de la paroi,* développé au milieu des muscles et aponévroses, et se prolongeant sous la peau ou sous le péritoine, mobile lorsque la paroi musculaire est relâchée, fixé et immobilisé par la contraction des muscles, se rencontre surtout chez la femme pendant la période d'activité sexuelle, mais peut se voir aussi chez l'homme. Temoin[1] en a signalé un cas chez une enfant de quatorze ans. Développées au dépens des aponévroses musculaires ou peut-être quelquefois fibromes de la portion intrapariétale du ligament rond, ces tumeurs bénignes et longtemps peu volumineuses peuvent subir un accroissement rapide de volume qui les pousse vers la cavité abdominale, en refoulant le péritoine, puis y adhérant. Aussi est-il absolument indiqué lorsqu'on trouve une telle tumeur, même petite et peu gênante, d'en pratiquer l'extirpation qui est alors simple et facile, plutôt que d'attendre que l'augmentation de volume et les connexions profondes ne mènent à une résection importante de la portion adhérente du péritoine.

En présence d'un fibrome ayant atteint un grand degré de développement il ne faut du reste pas hésiter à pratiquer cette ablation, même au risque d'une ouverture large du péritoine, qui n'offre plus aujourd'hui de gravité. Ces tumeurs enlevées complètement ne récidivent pas; il faut ensuite refaire avec grand soin la paroi, comme après une laparotomie, pour éviter l'éventration.

Cette restauration de la paroi peut être très difficile après l'ablation de volumineuses tumeurs, en raison de l'étendue de la perte de substance et de la difficulté qu'on éprouve à en rapprocher les bords. Si on se trouvait dans l'obligation, par suite d'adhérences à des organes importants, de laisser en place une portion de la tumeur, il ne faudrait pas croire à la fatalité d'une récidive. Reclus[2] a montré que, le plus souvent, la guérison n'en est pas moins durable. Cependant étant donnée la possibilité de cette récidive, la règle reste de faire l'extirpation complète, toutes les fois qu'elle est possible sans dégâts irréparables.

Le *cancer de l'ombilic* est primitif ou secondaire ; le premier est rare et doit être opéré par une large omphalectomie, suivie de suture complète de la paroi. Le second au contraire constitue une contre-indication à l'opération qui pourrait être dirigée contre la tumeur primitive, et par conséquent ne doit pas être opéré seul ; la lésion primitive dans ce cas siège sur l'estomac ou l'intestin, sans que la relation anatomique entre les deux tumeurs soit bien expliquée.

Mais si l'indication est nette, le diagnostic est souvent difficile lorsque la tumeur viscérale ne se révèle par aucun symptôme particulier. Quénu et Longuet[3] trouvent dans l'examen histologique d'une portion de la tumeur la solution du problème : une tumeur épithéliale du type cylindrique ne pouvant être considérée comme primitive; seuls les épithéliomes de l'ombilic du type pavimenteux appartiennent aux cancers primitifs.

Du reste en cas de doute et en présence d'une tumeur ombilicale facilement opérable, une laparotomie exploratrice après ablation de l'ombilic permettrait de s'assurer s'il existe ou non une tumeur viscérale, dont l'extirpation pourrait être faisable dans de bonnes conditions. En tous cas l'opération ne

<hr>

[1] Temoin. VII⁰ Congrès français de chirurgie, 1893.

[2] *Bull. de la Soc. de chir.*, 1895, p. 281.

[3] Quénu et Longuet. Cancer secondaire de l'ombilic. *Revue de chirurgie*, 1896 p. 97. — Besson. *Cancer de l'ombilic*, Thèse de Paris, 1901.

risquerait que d'être inutile et pourrait, d'autre part, faire extirper au début une tumeur petite de l'intestin ou de l'estomac.

Hernies. — *A.* Indications générales. — Les hernies sont *réductibles, irréductibles* ou *étranglées* les indications thérapeutiques en sont variables.

a. **Hernies réductibles.** — En principe, étant donnés les dangers de poussées inflammatoires et d'étranglement, l'impossibilité de guérison non opératoire à partir d'un certain âge, l'obligation permanente qui en résulte du port d'un bandage avec tous ses inconvénients, enfin le peu de dangers et les grandes chances de guérison définitive qu'offre la cure sanglante; *le traitement de choix de toute hernie réductible est le traitement opératoire.* Cependant l'âge et l'état de santé du malade, le volume et les dispositions spéciales de la hernie fournissent des indications ou contre-indications particulières qu'il nous faut étudier, pour voir ensuite quelles sont les conditions qui favorisent la guérison définitive, les chances de récidive qui existent et les complications qui peuvent survenir.

L'âge des malades a une grande influence sur la détermination à prendre. Chez les *enfants*, on peut espérer la guérison sans opération et sauf indications spéciales, que nous allons voir, on peut ne pas opérer et conseiller le port d'un bandage bien fait et bien entretenu pendant les premières années. L'étranglement sera, bien entendu, une indication d'opération immédiate. Mais, surtout à partir de deux ans, lorsque l'enfant est propre et que les dangers d'infection de ce côté sont écartés, si la hernie n'est pas facilement et parfaitement contenue par le bandage, si son volume augmente malgré le port régulier de l'appareil, l'opération est absolument indiquée et n'offre aucune gravité si l'enfant est bien portant. Enfin après cinq ans, si le port régulier et prolongé du bandage n'empêche pas, lorsqu'on le supprime, la hernie de descendre, la cure opératoire doit être proposée. D'ailleurs la guérison obtenue par le bandage n'est le plus souvent qu'une fausse guérison et la hernie peut ressortir un jour brusquement et s'étrangler; aussi pour peu que l'avis des parents soit favorable, après deux ans, chez un enfant bien portant, la cure opératoire est absolument légitime.

L'*âge avancé* des malades n'est pas, par lui-même, une contre-indication à l'opération et tout dépend de l'état général du sujet, notamment de l'état du cœur et de l'appareil respiratoire, du volume de la hernie et surtout du degré de résistance de la paroi et de la coïncidence d'autres hernies apparues depuis peu. Dans ces conditions, ou bien le malade n'est pas en état de supporter une intervention opératoire et il faut s'abstenir, ou bien les chances d'une guérison valable sont trop faibles pour qu'on puisse tenter l'opération.

Hors ces contre-indications de l'enfance et de l'âge avancé, les hernies réductibles chez l'adolescent, l'adulte et chez les sujets âgés mais résistants, doivent être opérées parce que le bandage n'est qu'un moyen palliatif, fort gênant par lui-même et qui ne met pas à l'abri des complications graves de la hernie : péritonite herniaire, adhérences, et surtout étranglement. D'autre part la cure opératoire faite dans de bonnes conditions donne presque toujours, sinon toujours, une guérison durable, elle n'offre pas par elle-même de gravité, enfin, en cas de récidive tout à fait exceptionnelle, l'état du malade ne se trouve pas aggravé; le traitement palliatif, la contention par un bandage est toujours possible.

La gravité de l'opération est en effet à peu près nulle, hormis les risques généraux d'anesthésie; les accidents opératoires que nous verrons bientôt sont rares et généralement bénins, en tous cas évitables par une bonne technique et une asepsie rigoureuse.

La guérison est presque toujours durable; la récidive est en effet rare. La proportion en est impossible à donner de façon exacte, car le plus grand nombre des opérés ne peut être suivi. Cependant ceux qui sont atteints de récidive sont obligés de revenir, à l'hôpital du moins, voir le chirurgien qui les a opérés ou de demander un bandage; or, d'une discussion récente à la Société de chirurgie[1], il résulte que pour les hernies réductibles, surtout chez les sujets jeunes, la récidive est extrêmement rare; si l'on écarte une cause de retour à peu près certaine, l'infection de la plaie.

Outre les causes qui, avant même l'opération, peuvent faire craindre la récidive : la faiblesse de la paroi musculaire, les grandes dimensions de l'orifice herniaire, le volume de la hernie, etc.; Lucas-Championnière note l'engraissement qui survient après l'opération et contre lequel il faut lutter par le régime et l'exercice.

Toutes les hernies ne se présentent pas d'ailleurs dans les mêmes conditions devant la cure opératoire ; c'est ainsi que les meilleurs résultats seront évidemment obtenus chez les jeunes sujets à parois musculaires solides et porteurs de hernies à canal préformé désignées sous le nom de hernies congénitales; que, pour la hernie inguinale, l'opération chez la femme, permettant une obturation complète, non gênée par le cordon, offre une disposition très favorable. D'autre part, comme le fait observer Lucas-Championnière[2], certains sujets obèses se présentent dans de très mauvaises conditions, et il importe, avant de les opérer, de leur faire subir un traitement préparatoire qui leur fasse perdre une partie de leur graisse.

Enfin la qualité du résultat dépend beaucoup, non seulement de l'obtention indispensable d'une réunion par première intention, mais encore de la technique opératoire suivie. Cette technique change avec chaque variété anatomique de hernie et, dans chacune, comprend de nombreux procédés que nous exposons ailleurs (voir *Technique chirurgicale*); mais elle devra toujours suivre certaines règles capitales. Il faut d'abord abandonner tous les procédés d'injections péri-herniaires et d'oblitération sous-cutanée du trajet herniaire, et n'employer que la cure à ciel ouvert. Celle-ci doit comprendre : l'extirpation complète du sac en ne laissant au niveau de son union avec le péritoine pariétal aucun infundibulum; la réduction de tout viscère contenu ou la résection de toute portion de ce contenu qui peut être supprimée (épiploon); enfin la restauration soignée de la paroi par un procédé approprié à la forme de la hernie, mais qui doit donner un plan continu et le plus résistant possible. Il faut ensuite maintenir au lit pendant environ

---

[1] *Bull. de la Soc. de chir.*, juillet, 1900, p. 871 et suiv.

[2] Lucas-Championnière. *Journal de médecine et de chirurgie pratique*, 10 septembre, 1896.

trois semaines les opérés de hernie, afin de permettre une complète cicatrisation de tous les plans restaurés.

Doit-on prescrire le port d'un bandage après la cure opératoire? Il n'y a pas là de règle absolue à donner. Dans la grande majorité des cas, lorsque l'opération porte sur des sujets jeunes à parois solides, le bandage est absolument inutile et peut être nuisible. Mais après la cure d'une hernie volumineuse à travers une paroi affaiblie, il est prudent de recommander l'application d'un appareil léger à pelote large, plate et peu compressible.

Les accidents auxquels peut exposer la cure opératoire d'une hernie sont peu nombreux. Les hémorragies dues à la chute d'une ligature épiploïque ou à la blessure d'un vaisseau important doivent être évitées ainsi que l'infection de la plaie à quelque degré que ce soit. L'élimination tardive de fils ne se voit que lorsqu'on emploie des fils non résorbables (soie, lin, etc...), et n'est pas toujours évitée par une bonne asepsie opératoire, l'infection du fil pouvant se faire par voie sanguine; il est donc préférable d'avoir toujours recours au catgut, aujourd'hui bien préparé.

Une infection des voies respiratoires doit faire différer l'intervention, soit à cause des efforts de toux qu'elle détermine, soit parce qu'elle prédispose aux complications broncho-pulmonaires post-opératoires.

Il ne faut pas oublier, toutefois, que les accidents broncho-pulmonaires, observés après la cure sanglante des hernies, sont le résultat d'une infection opératoire.

Enfin on a signalé[1] quelques cas d'épiploïte consécutive à l'opération, et due surtout à l'infection de fils de soie employés pour les ligatures; épiploïte qui peut être plastique ou suppurée, formant un gâteau inflammatoire dans la région épigastrique ou l'hypocondre, au niveau où s'est rétracté l'épiploon. Le plus souvent le gâteau non abcédé se résorbe par le repos; si un abcès se collecte, il faut l'ouvrir et le drainer. Mais parfois ces masses et brides rétractées ont déterminé de l'occlusion intestinale qu'une laparotomie seule a pu guérir, en levant l'obstacle.

Lorsque le traitement opératoire n'est pas applicable ou lorsque le malade refuse toute intervention sanglante, ou enfin dans le cas d'insuccès de la cure dite radicale, le traitement palliatif par les *bandages* doit être institué.

Dans quelques cas, ce traitement pourra être utilement aidé par des soins hygiéniques particuliers, notamment chez les sujets gras. Lucas-Championnière[2], qui insiste particulièrement sur ces faits, montre qu'on peut souvent faire supporter des hernies chez les obèses, en obtenant un certain degré d'amaigrissement par un régime dont les principaux éléments sont : « la suppression de l'alcool, la diminution des boissons, une diminution sérieuse dans la quantité de l'alimentation, la suppression de la boisson en mangeant, le massage sur toutes les parties du corps, le ventre excepté, les frictions sèches sur tout le corps et la somme d'exercice dont ils sont susceptibles ».

[1] Roche. Thèse de Montpellier, 1895-96. — Mencière. *Gaz. hebdom.*, 1897, p. 459. — Sauget, Thèse de Paris, 1899. — *Bull. de la Soc. de chir.*, Paris, 1899, p. 144 et 149.

[2] *Journal de médecine et de chirurgie pratiques*, 10 septembre, 1896.

Et le même auteur[1] a montré qu'un bon exercice, à recommander aux hernieux et aussi aux opérés de hernie, est l'usage de la bicyclette ; à condition d'avoir une machine peu élevée et d'éviter la vitesse et la montée des rampes.

Les bandages varient dans leurs formes et leurs dispositions suivant la variété de hernie qu'ils doivent contenir, nous indiquerons les principaux en étudiant chaque hernie en particulier ; le bandage de l'enfant n'est pas le même que celui de l'adulte, et certaines hernies réclament des appareils spéciaux (hernies avec ectopie).

En tous cas le bandage, pour être utile, doit s'appliquer exactement à la forme du corps, la pelote obturant l'orifice après réduction de la hernie ; le médecin doit s'assurer lui-même de la bonne exécution et de l'application exacte de l'appareil. Le bandage doit être placé lorsque, le malade étant couché, la hernie est complètement réduite ; il doit alors empêcher toute descente lorsque le sujet se lève, marche, tousse, fait effort, s'accroupit. Si la hernie se réduit facilement, il est inutile de garder le bandage la nuit ; si au contraire la réduction offre quelque difficulté, si le malade tousse, l'appareil doit être gardé constamment.

b. **Hernies irréductibles**. — Si la cure opératoire est le meilleur traitement d'une hernie réductible, elle est le seul traitement de la hernie irréductible. Les bandages que l'on peut appliquer dans ces cas (pelotes concaves, suspensoirs), ne sont que des moyens de soutien et non de contention ; ils ne s'opposent nullement ni à l'augmentation de volume, ni aux accidents de péritonite et d'étranglement, particulièrement à craindre ici.

Mais cette cure opératoire rencontre des difficultés beaucoup plus grandes que dans les hernies réductibles et d'autant plus grandes que la hernie est plus ancienne et le hernieux plus âgé. Il faut donc ajouter que la cure opératoire doit être pratiquée le plus tôt possible, dès que l'irréductibilité est reconnue.

Les cas les plus simples sont ceux de hernies irréductibles par *perte de droit de domicile*, à cause du volume du contenu herniaire, et celles par *adhérences épiploïques*. Dans les premières, l'opération faite dans la position gynécologique de Trendelenburg, sur plan incliné, est la même que pour une cure ordinaire, la rentrée des viscères est grandement aidée par la position renversée.

Il est difficile de préciser ici les cas qui ne sont plus justiciables de l'opération et qu'il faut se borner à soutenir par un suspensoir en cuir, soutenu lui-même par des bretelles. L'indication dépend du volume plus ou moins excessif de la hernie, de la résistance de la paroi, de l'état de santé et de l'âge du sujet. Ces hernies, énormes, sont souvent complexes, nécessitent des manœuvres prolongées pour être réduites. Le chirurgien doit tenir compte de toutes ces conditions pour les indications thérapeutiques.

Dans le cas d'irréductibilité par adhérences épiploïques, la résection de

---

[1] Lucas-Championnière. Rapport à l'Académie de médecine sur une observation du Dr Loir (de Tunis) et *Journal de médecine et de chirurgie pratique*, 10 février 1899.

tout l'épiploon adhérent met dans les conditions d'une cure pour hernie réductible.

Beaucoup plus difficiles à opérer sont les hernies irréductibles par *adhérences intestinales* et les *hernies par glissement du gros intestin.*

Les adhérences intestinales doivent être disséquées tant qu'il est possible de le faire sans s'exposer à la déchirure des tuniques ; lorsqu'elles sont trop solides et courtes, mieux vaut laisser adhérente la portion du sac où elles s'attachent en la découpant du reste de la paroi.

Les hernies par glissement du cæcum et du côlon iliaque, incomplète-ment enveloppées de péritoine, offrent encore plus de difficultés. L'intestin peut être tellement adhérent au tissu cellulaire des bourses que son isolement soit impossible et par suite la réduction ne peut en être faite ; aussi est-on réduit alors, si le malade est suffisamment résistant, à pratiquer la résection de l'anse herniée suivie d'entéror-raphie circulaire [1]. Mais ceci est exceptionnel et le plus souvent, l'isolement de l'intestin hernié et du petit sac péritonéal qui l'accompagne est possible.

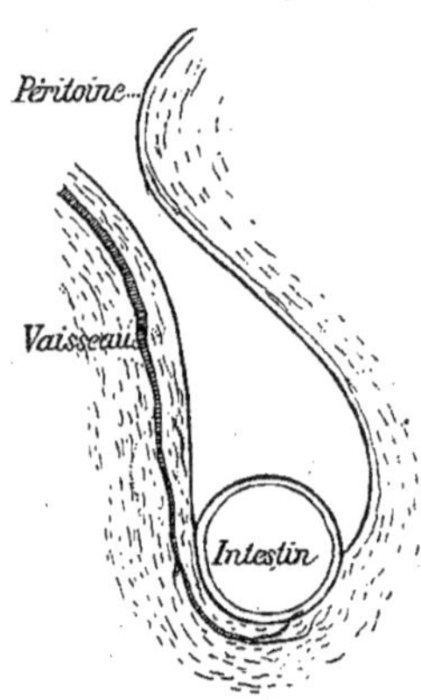

Fig. 116. — Schéma destiné à montrer la disposition du sac et des vaisseaux dans la hernie par glissement du gros intestin.

L'isolement pratiqué, sans dissection de la paroi intestinale dont il ne faut pas blesser les vaisseaux (fig. 116), on peut simplement refouler dans le ventre l'anse mobilisée qui se place dans le tissu cellulaire sous-péritonéal et refermer le sac après en avoir réséqué une partie. Mais, mal-gré la restauration soignée de la paroi abdomi-nale, les conditions de durée de la guérison sont douteuses, sans compter que le côlon iliaque ainsi refoulé peut se couder sur lui-même, et provoquer de l'obstruction [2].

Aussi, dans les hernies par glissement du côlon iliaque, Morestin [3] et Savariaud [4] ont-ils proposé, pour ces cas difficiles, de rentrer l'intestin non dans le tissu cellulaire sous-péritonéal, mais dans la cavité péritonéale en lui faisant parcourir en sens inverse le chemin qu'il a suivi pour descendre ; les deux feuillets du méso qui s'étaient écartés alors, se rapprochent et s'acco-lent de nouveau. Morestin, pour ce faire, ouvre la cavité péritonéale après avoir libéré l'intestin hernié, et attire celui-ci par l'intérieur du péritoine pour ensuite unir entre eux, par quelques points de suture, les deux feuillets du méso reconstitué. Savariaud refoule avec le doigt l'intestin dans l'intérieur du ventre en retournant les deux parois du sac (feuillets du méso) sur eux-mêmes, puis il refait solidement la paroi abdominale.

Le simple refoulement que nous indiquions tout d'abord, si l'on a soin de

[1] Julliard. Congrès de chirurgie français, 1895.

[2] Berger. *Traité de chirurgie Duplay-Reclus*, 2e édit., t. VI, p. 163.

[3] Morestin. XIIIe *Congrès international de chirurgie*, 1900. Section chirurgie générale, p. 443.

[4] Savariaud. *Bull. de la Soc. anatomique*, 1900, p. 772.

faire une large incision de la paroi permettant d'éviter la coudure de l'intestin refoulé, constitue une opération simple et suivie ordinairement d'un bon résultat.

En tout cas, il est utile de faire porter ensuite au malade un bandage de précaution.

c. **Hernies étranglées.** — Toute hernie étranglée doit être débridée le plus tôt possible et rentrée dans le ventre, si l'intestin n'est pas sphacélé.

Si, le plus souvent l'étranglement est marqué par des symptômes nets : hernie devenant dure, irréductible, tendue et douloureuse, arrêt des gaz et des matières, vomissements ; il existe cependant des cas, notamment pour les hernies crurales, dans lesquels l'étranglement n'est pas évident. La hernie est irréductible et douloureuse, mais il n'y a ni arrêt complet des gaz et des matières, ni vomissements ; cela se voit en particulier avec le *pincement latéral* de l'intestin. On peut être tenté alors d'attendre, pensant à des phénomènes inflammatoires ; il faut cependant intervenir avec la même urgence.

Donc, non seulement dans les cas non douteux d'étranglement herniaire, mais aussi *chaque fois qu'une hernie devient brusquement douloureuse et tendue ou irréductible, il faut intervenir.*

Pour faire rentrer un intestin hernié étranglé il existe deux moyens, la réduction par le *taxis* et la *kélotomie* ou réduction opératoire. Le taxis peut réussir et a souvent été efficace ; mais il est dangereux et aveugle, il ne permet pas de connaître l'état de l'anse herniée et dont le sphacèle peut être très rapide, il expose ainsi à la rentrée d'une anse mortifiée ou perforée, il permet aussi des réductions fausses (réduction en masse, réduction pro-péritonéale) ou incomplètes. Enfin les manœuvres qu'il nécessite aggravent les lésions des parois de l'intestin et rendent moins certains les bons effets de la kélotomie ultérieure. Aujourd'hui, la kélotomie faite de bonne heure n'est pas plus grave qu'une cure opératoire simple et n'expose pas à de tels accidents. Pour toutes ces raisons, le taxis ne doit pas être employé chaque fois que l'opération est possible, et celle-ci ne peut devenir impossible que par manque absolu d'assistance, de matériel et d'instruments ; ce qui est exceptionnel.

En effet, on peut ordinairement improviser et se procurer l'indispensable en un nombre d'heures peu considérable, et une hernie étranglée récemment peut attendre ce temps ; la cocaïne locale permet de se passer du chloroforme au besoin.

Si l'étranglement est plus ancien, le taxis est encore plus dangereux et l'opération est encore là la seule ressource.

Devant l'impossibilité absolue d'opérer dans les quelques heures qui suivent, lorsqu'on se décide à tenter le taxis, il faut le faire suivant certaines règles et seulement dans les premières heures qui suivent l'étranglement ; l'anesthésie générale est fort utile, si elle est possible. La réduction doit se faire comme l'indique Lejars : le malade étant couché, le bassin élevé, les cuisses fléchies, placer les doigts de la main gauche contre le pédicule, à l'anneau, et embrasser de l'autre la tumeur par sa circonférence ; comprimer doucement, lentement et progressivement sans essayer de refouler la masse dans le ventre. La réduction se fait rarement en bloc, d'un coup ; le plus souvent, le gargouillement indique qu'une partie du contenu intestinal reflue ; la tension diminue, puis, l'intestin rentre, laissant quelquefois derrière lui un paquet d'épiploon irréductible. Si alors l'arrêt des vomissements, l'émission de gaz par l'anus, la possibilité d'introduire le doigt dans l'anneau herniaire indiquent que l'étranglement intestinal est levé, mieux vaut ne pas insister, mais la cure opératoire de la hernie devra être pratiquée le plus tôt possible.

En tout cas, les manœuvres de taxis ne doivent pas être prolongées plus de quelques minutes, sous peine de provoquer des lésions graves de l'intestin ; et s'il échoue, il faut opérer le plus tôt qu'on le peut.

La kélotomie est donc le traitement de choix de la hernie étranglée, sans taxis préalable. Sa technique varie avec le siège de la hernie, mais consiste dans ses temps principaux : à découvrir le sac et son pédicule, à ouvrir le sac et sectionner l'anneau d'étranglement à ciel ouvert, en voyant ce qu'on fait, et non pas à distance avec un bistouri boutonné (voir *Technique chirurgicale*), à réséquer l'épiploon et attirer l'intestin pour l'examiner avec soin et le rentrer ou le traiter suivant son état. L'intestin rentré, à moins qu'on ne soit obligé de laisser ouverte la plaie, on termine par la cure radicale de la hernie et la restauration de la paroi. La discussion sur le siège du débridement dans les différentes hernies a donc perdu de son importance ; dans la hernie inguinale le débridement est fait facilement à découvert et sans danger ; dans la hernie crurale, c'est en dedans, du côté du ligament de Gimbernat qu'il faut débrider, mais, ici encore, en voyant ce que l'on fait.

L'intestin est sain et peut être rentré simplement lorsque la teinte violacée, qu'il a ordinairement lorsqu'on ouvre le sac, se modifie franchement et partout sous les affusions d'eau bouillie chaude.

L'intestin est *gangrené* lorsqu'il présente une ou plusieurs plaques jaunes, café au lait, verdâtres ou bronzées, ou lorsque cette teinte verdâtre est répandue sur toute l'anse enserrée, en même temps qu'a disparu l'aspect brillant de la séreuse. Mais il est certains cas dans lesquels la teinte mauvaise n'apparaît pas très nette, la circulation semble se rétablir sous l'eau chaude, la gangrène est probable ou possible, non certaine ; ce sont les cas douteux.

La gangrène reconnue sous forme de plaque unique ou multiple, ou diffuse et occupant une grande partie de l'anse étranglée ; il est impossible de réduire l'intestin ainsi lésé. Chaque fois que la faible étendue du sphacèle le permet, il est simple d'*enfouir* la plaque mortifiée sous un pli de la séreuse, fait autant que possible perpendiculairement à l'axe du conduit, c'est le procédé employé par Daviers, Bœckel, et utilisé surtout depuis les observations de Martinet[1] et de Guinard[2]. Ce dernier a même complètement invaginé un segment d'intestin peu étendu dans le bout inférieur ; mais pour le sphacèle étendu ce procédé d'invagination est difficile à employer et n'offre plus la même sécurité que pour une plaque limitée. Cet enfouissement peut du reste

---

[1] Martinet. *Bull. de la Soc. de chirurgie*, rapport Chaput, 1894, p. 246.
[2] Guinard. *Congrès de chirurgie français*, 1895, p. 455.

être répété sur plusieurs points, si cela est possible sans danger de rétrécissement trop grand pour l'intestin.

Lorsqu'on voit que le pli nécessaire pour invaginer complètement la
lésion rétrécirait trop le calibre de l'intestin, ou produirait une coudure trop
prononcée, il y faut renoncer ; mais avant d'en venir à la résection ou à
l'anus artificiel, on peut encore, pour une plaque un peu large, employer
l'*excision losangique* recommandée par Chaput [1] (fig. 117). Cette opération
consiste à « réséquer en losange l'intestin comprenant l'endroit de la perfo-

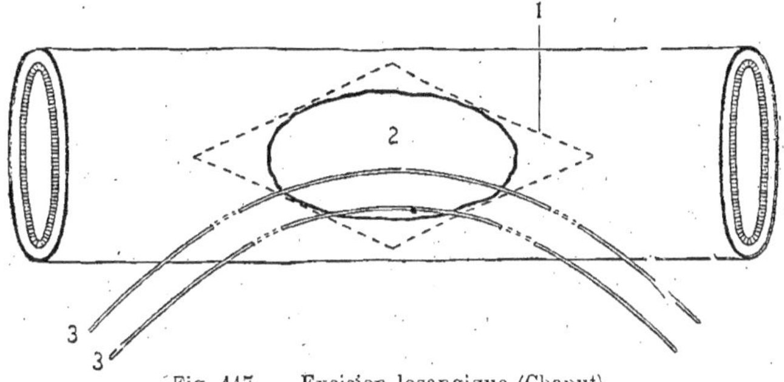

Fig. 117. — Excision losangique (Chaput).
1, incision. — 2, plaque gangrenée.

ration. On suture ensuite les bords contigus du losange ; on oblitère ainsi
la solution de continuité, tout en ménageant une large communication
entre les deux bouts. »

Lorsque les plaques de sphacèle sont multiples et disséminées ou lorsque
la gangrène occupe l'anse en totalité, ces procédés ne sont plus utilisables
et il ne reste que deux modes opératoires : la *résection intestinale* suivie
d'entérorraphie ou l'*anus contre nature*.

Les indications de ces deux opérations sont bien difficiles à donner nettement. Il est bien évident que théoriquement l'opération idéale est l'entérectomie qui rétablit immédiatement la continuité de l'intestin, et que l'anus
artificiel ne peut être qu'un pis-aller, laissant une infirmité très pénible qui
réclame plus tard une opération grave, destinée à rétablir le cours normal
des matières. Mais il s'agit ici de malades en état d'intoxication prononcée, dont la résistance est très amoindrie et qui ne peuvent supporter une
opération un peu longue. Aussi il est nécessaire avant tout de lever l'étranglement et de laisser les matières s'écouler ; si l'entérectomie peut être faite
dans de bonnes conditions de rapidité et d'asepsie, sur un malade encore
résistant, il faut la faire ; le nombre de succès obtenus aujourd'hui ainsi est
assez grand pour qu'on puisse le conseiller. Mais sur un malade abattu qu'on
ose à peine endormir, avec une installation très insuffisante et une expérience
restreinte de la suture intestinale, mieux vaut sauver son malade par l'anus
artificiel. Il ne faut pas croire cependant que l'établissement de l'anus doive
donner à coup sûr la guérison, les causes de mort sont encore nombreuses

[1] Chaput. *Bull. de la Soc. de chir.*, 1894, p. 260, et *Thérapeutique chirurgicale, intestin* etc... Bibliothèque de Thérapeutique. O. Doin, 1896, p. 88.

avec cette opération simple et rapide : intoxication trop grande du malade, phlegmon du sac et péritonite généralisée secondaire, épuisement par situation trop élevée de l'anus sur l'intestin grêle. La mortalité de la hernie gangrenée traitée par l'anus est grande, mais c'est là souvent la seule ressource qui reste.

On fera donc l'*anus artificiel*, en incisant simplement la tumeur et agrandissant l'orifice intestinal lorsque l'anse perforée a laissé s'écouler le contenu intestinal dans le sac et formé un *phlegmon stercoral ;* on fera encore l'anus en incisant l'anse débridée et suturant l'ouverture à la peau lorsque l'anse herniée est petite. On réséquera l'anse noire si la portion d'intestin gangrenée est longue, excisant ce qui dépasse d'épiploon et de sac infectés et suturant les deux bouts entre eux et à la peau ; lorsque l'état général du malade est fort précaire et s'oppose à l'anesthésie générale ainsi qu'à toute intervention un peu prolongée, et lorsque par suite d'insuffisance de matériel, d'installation ou d'expérience personnelle, le praticien ne croira pas devoir entreprendre autre chose, malgré le bon état du malade. Le minimum dont on doit se contenter alors est de débrider l'intestin au niveau de l'anneau et de laisser l'anus se faire spontanément sous un pansement ; mais il ne faut pas quitter son malade avant que le cours des matières ne soit rétabli. Si l'opéré survit, on pourra plus tard traiter, comme nous le verrons, sans anus artificiel.

Dans tous les autres cas, lorsque l'état de résistance le permet, l'*entérectomie* suivie d'enterorraphie circulaire ou termino-latérale ou latérolatérale, selon le calibre des deux bouts et le siège anatomique de l'anse gangrenée (voir *Technique chirurgicale*), est l'opération de choix. Faite rapidement, par le procédé des sutures, sans bouton anastomotique, elle ne comporte pas une mortalité immédiate plus grande que celle de l'anus et la guérison qu'elle procure est définitive, alors que celle de l'anus, temporaire, dépend du succès d'une opération ultérieure.

Restent les *cas douteux* dans lesquels l'aspect de l'intestin n'est pas assez rassurant pour la simple réduction, mais où le sphacèle n'est pas assez net pour qu'on établisse un anus ou résèque l'anse suspecte. S'il ne s'agit que d'une plaque limitée, le mieux est de se comporter comme si la gangrène était évidente et de l'enfouir comme nous l'avons vu. Si l'anse en totalité est de vitalité douteuse, la pratique généralement suivie consiste à débrider l'anneau pour lever l'étranglement, à attirer l'intestin dans la plaie pour s'assurer du bon rétablissement de la circulation et à laisser l'anse douteuse au dehors, sous un pansement soigneusement aseptique, jusqu'au lendemain. Il est alors possible de voir si la vascularisation redevient normale dans l'anse laissée en observation, auquel cas on reprendrait la suite de l'opération en réduisant et pratiquant la cure de la hernie. Si la gangrène devient manifeste, le cours des matières étant rétabli, une fistule stercorale s'établit d'elle-même au point sphacélé, fistule qui peut ensuite guérir spontanément ou nécessiter des opérations ultérieures.

Mais ce doute est bien rare et l'intestin reprend habituellement une coloration meilleure sous l'eau chaude, ou le sphacèle bien probable rend nécessaire immédiatement un des traitements que nous avons indiqués.

B. Indications particulières. — **Hernie inguinale.** — Le *bandage*, employé dans les limites que nous avons indiquées, présente des variétés suivant l'âge du malade. Chez les nouveau-nés, le bandage en caoutchouc (fig. 118), à pelotes insufflées, est seul bien supporté, mais il est peu efficace.

Vers l'âge de un an, on peut déjà appliquer un bandage fait sur le modèle de celui des adultes, français ou anglais, mais à ressort faible, que l'on devra choisir pour chaque cas. Si le testicule n'est pas descendu complètement, mais peut être facilement abaissé indépendamment de la hernie, le bandage employé portera une pelote en fourche (fig. 119), ou à bord échancré (fig. 120). Chez l'adulte le bandage employé pour la hernie *réductible* est ordinairement le bandage français (fig. 121), de préférence au bandage anglais (fig. 122), il est simple ou bilatéral (fig. 123).

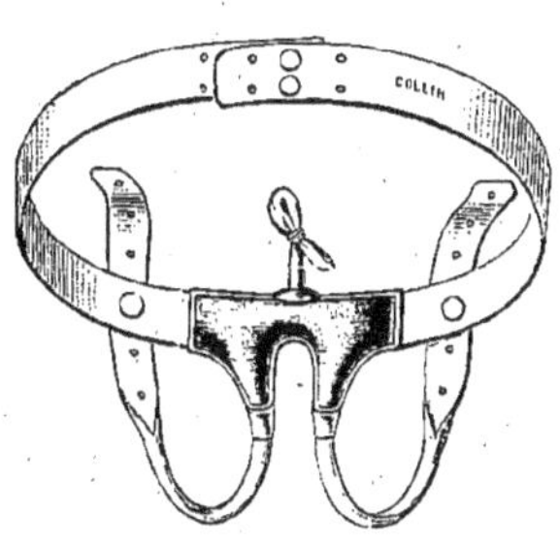

Fig. 118.
Bandage en caoutchouc.

Dans le bandage *français*, le ressort, tordu sur lui-même, embrasse la demi-circonférence du corps correspondant au côté de la hernie, la pelote est fixe sur l'extrémité du ressort, une courroie réunit l'extrémité postérieure du ressort à la pelote pour la maintenir en position ; enfin, on y ajoute quelquefois un sous-cuisse qui, attaché à la pelote, passe sous le périnée pour venir se fixer au ressort, soit du même côté que la pelote, soit du côté opposé. Bilatéral, le bandage français doit être composé de deux ressorts séparés sur la ligne médiane postérieure, chaque pelote devant être choisie et devant agir séparément.

Le bandage *anglais* embrasse, par la concavité de son ressort en arc non tordu, le côté du corps opposé à celui de la hernie, chaque extrémité du ressort supporte une pelote mobile sur celui-ci et l'appareil n'appuie que par ces deux pelotes, le corps étant pris entre

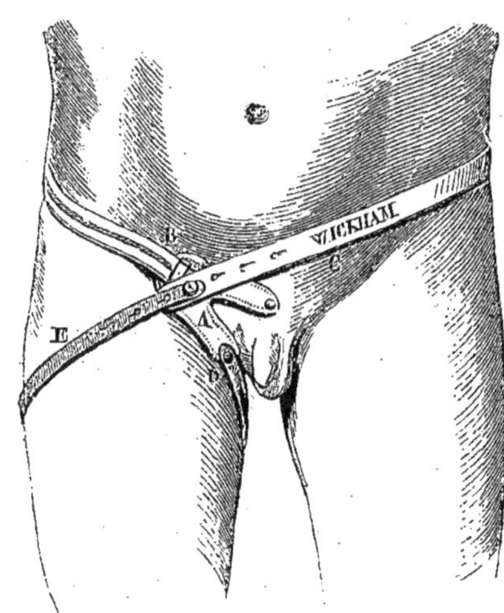

Fig. 119. — Bandage avec pelote en fourche.

elles comme un objet entre les extrémités d'une pince.

Pour les hernies petites et facilement réductibles, la pelote doit être souple et peu convexe, et le sous-cuisse est inutile à moins de tendance au déplacement. Pour les grosses hernies à large anneau, la pelote, de forme triangulaire, doit se terminer en bas (fig. 124) par un angle en *bec de corbin* rembourré, d'où part une courroie qui croise le périnée et va s'attacher en arrière à la ceinture du côté opposé à la hernie.

Nous avons vu déjà quelles conditions doit remplir le bandage pour être utile et comment il doit être appliqué.

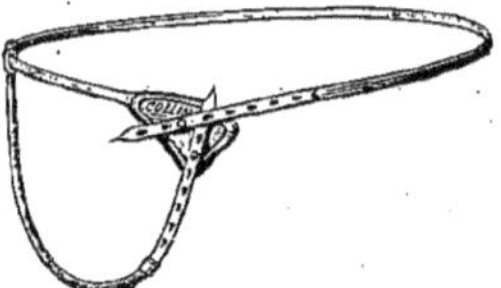

Fig. 120. — Pelote à bord échancré.

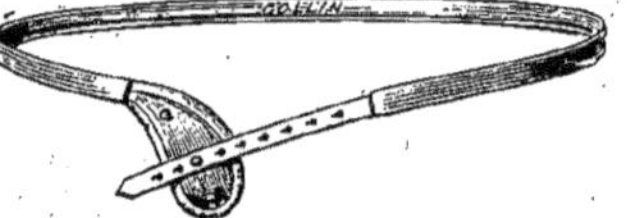

Fig. 121. — Bandage inguinal français.

Pour les hernies complètement ou incomplètement *irréductibles*, si l'on ne peut opérer, il faut faire porter un bandage à pelote très souple et à pression

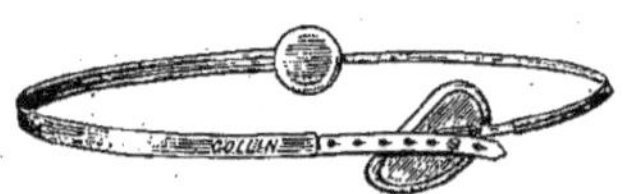

Fig. 122. — Bandage inguinal anglais.

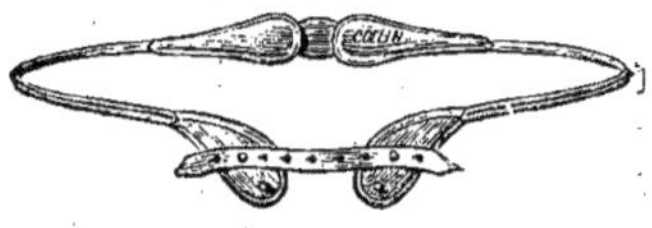

Fig. 123. — Bandage inguinal double.

très douce si l'épiploon est seul dehors ; ou un suspensoir résistant fixé à une ceinture solide, si l'intestin descend dans les bourses.

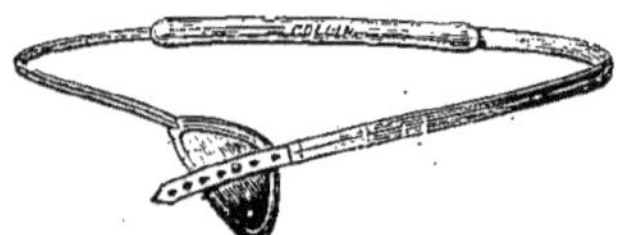

Fig. 124. — Bandage inguinal, pelote triangulaire.

Le traitement chirurgical de la hernie inguinale comporte plusieurs méthodes dont une seule offre toutes les sécurités désirables au point de vue des accidents opératoires et de la qualité de la guérison, la cure opératoire ou cure radicale. Nous ne parlerons donc pas du traitement par les *injections péri-herniaires* (chlorure de zinc) et la *suture sous-cutanée du sac*.

La *cure radicale* comporte un grand nombre de procédés que nous n'avons pas à décrire ici ; on peut les grouper d'après le mode de réparation de la paroi, seul temps de l'opération qui varie de façon importante. Les temps préliminaires de dissection et de résection du sac, de résection de l'épiploon sont sensiblement les mêmes. Il importe cependant pour les ligatures de la lame épiploïque de ne pas réunir en un seul bloc tous les fils, de peur de déterminer le recroquevillement de l'épiploon et la formation d'une poche où pourrait venir se couder l'intestin, mais de séparer les pédicules et de les lier indépendamment les uns des autres. Il ne nous paraît pas nécessaire de fixer le moignon du sac en un point éloigné de la région inguinale, suivant les procédés de Barker ou de Kocher.

La restauration de la paroi, après ligature et résection du sac, peut se faire en un ou deux plans musculo-aponévrotiques, le cordon étant, dans ce dernier cas, placé entre les deux plans. Comportant un seul plan, la restauration peut être faite par simple affrontement des tissus par les sutures, ou comme le recommande Championnière, en croisant et imbriquant les deux bords du canal inguinal ouvert, afin d'obtenir une réunion de surface au lieu d'une réunion linéaire (voir *Technique. chirurgicale*).

Le type de la restauration en deux plans est le procédé de Bassini, par lequel on reconstitue d'abord une paroi postérieure solide au canal inguinal, puis après avoir replacé le cordon sur ce plan profond, une paroi antérieure.

Enfin d'autres procédés cherchent à consolider la paroi au moyen d'opérations plastiques, introduisant dans les tissus des lamelles périostiques ou cartilagineuses ou des treillis de fils métalliques, ce sont là des complications inutiles. Dans les cas de hernies à orifices larges, si une opération plastique paraissait nécessaire, le procédé myoplastique de Schwartz, qui applique sur l'orifice un faisceau musculaire pris dans le voisinage (muscle droit de l'abdomen), est plus rationnel.

Le mode de suture est aussi sujet à variations, les uns laissant des fils perdus pour les sutures profondes aponévrotiques et musculaires, les autres voulant les supprimer. Les fils perdus peuvent être résorbables (catgut) ou non (soie, fil de lin, fils métalliques, crins de Florence). Le reproche adressé aux fils perdus est que s'ils sont rapidement résorbables ils n'assurent pas suffisamment la réunion des plans profonds ; et s'ils ne le sont pas ils donnent souvent lieu à des éliminations tardives, que l'on voit même avec les meilleures réunions immédiates. Pour tourner cette difficulté, on a cherché à supprimer les fils profonds, en se servant du sac lui-même incisé pour suturer ces plans, ou en prenant dans la même anse de fil la peau, les piliers et les muscles (Paullet, Defontaine, Duplay et Cazin, Jonnesco, J. L. Faure).

L'élimination des fils non résorbables n'est pas tout à fait exceptionnelle et l'on ne peut être certain de l'éviter ; car c'est parfois plusieurs mois et même une année après qu'on a pu voir cette élimination de fils. D'autre part, le catgut tient fort bien et les résultats obtenus avec ce fil résorbable sont aussi bons et durables qu'avec d'autres fils ; l'expérience en est maintenant faite après des milliers d'opérations. Jamais nous n'avons eu à reconstituer la paroi soit avec les débris du sac, soit avec des fils qui prennent en même temps la peau. Toujours nous employons les procédés de restauration de la paroi par sutures perdues avec fils résorbables.

Quant au procédé de restauration lui-même, il ne peut être unique et si tous donnent des succès dans les hernies simples, chez les sujets jeunes à parois musclées, il importe dans les hernies volumineuses, à orifice large, de faire une reconstitution solide de la paroi, et les procédés de Championnière et de Bassini donnent alors plus de chances de succès.

Pendant la dissection de la hernie et après l'ouverture du sac, quelques particularités peuvent se présenter, qu'il faut signaler pour indiquer la conduite à tenir en pareil cas. Citons seulement les *sacs à diverticules*, les *sacs doubles* qu'une dissection attentive fait reconnaître, les *sacs à collets multiples*, les *hernies propéritonéales* dans lesquelles une partie du sac occupe le trajet inguinal, tandis que l'autre est profondément placée entre le péritoine et la paroi, et qui ne sont le plus souvent reconnues que lors d'étranglement.

Si, dans ces hernies propéritonéales étranglées, la présence de la hernie est diagnostiquée, l'opération est celle de la hernie étranglée ; mais on ne trouve l'anneau d'étranglement qu'au delà de l'orifice profond du canal inguinal, au delà du second sac ; si le diagnostic n'est pas fait, on se trouve en présence d'une obstruction intestinale de cause inconnue, et c'est à la laparotomie médiane que l'on a recours.

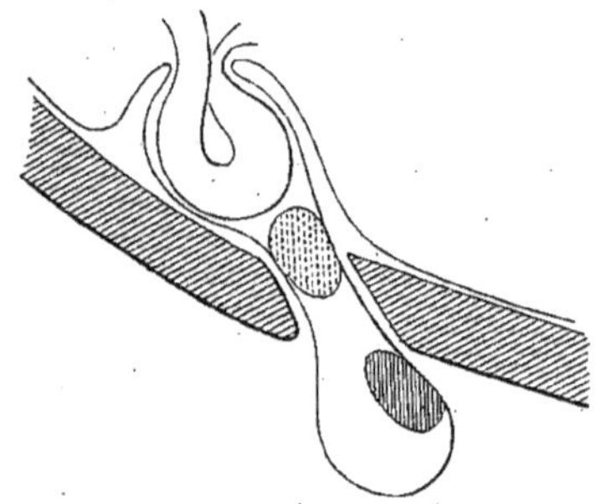 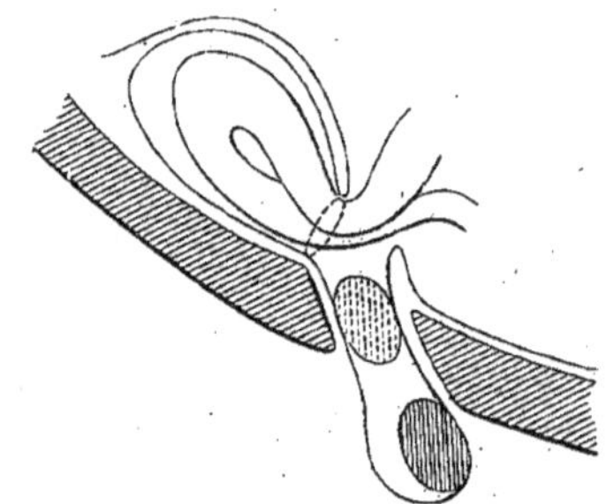

Fig. 125. — Hernie propéritonéale avec sac scrotal commun (Krönlein).   Fig. 126. — Hernie propéritonéale et sac scrotal séparés (Krönlein).

L'*ectopie testiculaire* crée des indications particulières dans la cure de la hernie qui l'accompagne ; elle est une bonne raison d'opérer dans le jeune âge, chez l'enfant à partir de deux ans s'il est bien portant. Comme nous le verrons en étudiant les maladies du testicule, il faut toujours alors s'efforcer de descendre la glande dans le scrotum, en même temps qu'on pratique la cure de la hernie.

Chez l'adulte, après vingt-cinq ans, il est moins important de conserver le testicule ectopié, et s'il ne peut être facilement abaissé, on est autorisé à sacrifier un organe inutile et qui peut être dangereux dans la suite ; ce qui permet d'oblitérer complètement le trajet inguinal.

Chez la femme, la cure se présente dans des conditions particulièrement favorables, grâce à l'absence de cordon et à la possibilité de fermer complètement les anneaux inguinaux.

Nous avons déjà signalé les hernies à sacs incomplets, hernies par glissement du gros intestin, irréductibles, et nous en avons indiqué le traitement. A côté de ces hernies, prend place la *cystocèle inguinale*. La vessie peut descendre en même temps qu'une hernie véritable et se trouve alors accolée au sac, ou bien elle descend seule, dépourvue d'enveloppe péritonéale. Dans ce cas, le diagnostic étant rarement fait d'avance, on peut prendre la vessie elle-même pour le sac et l'ouvrir. Si l'erreur est reconnue, il suffit de fermer la vessie par un double rang de suture, de réduire et de refaire la paroi ; la guérison survient sans incident. Mais on a quelquefois méconnu la blessure vésicale qui ne s'est révélée qu'ensuite par l'hématurie et l'écoulement d'urine à travers la plaie ; il faudrait alors désunir celle-ci, pour drainer largement, en mettant une sonde à demeure dans la vessie.

Le contenu du sac, ordinairement formé par l'épiploon et l'intestin grêle, peut présenter aussi quelques variétés qu'il faut signaler ; on peut y trouver

l'appendice iléo-cæcal qu'il est indiqué de réséquer comme on le fait pour
l appendicite, même s'il est sain ; *a fortiori*, si l'appendice est enflammé et
lorsqu'on intervient croyant trouver un étranglement herniaire.

Hernie crurale. —Bien que la cure radicale soit le seul traitement rationnel
de la hernie crurale, il existe des cas où, par suite du refus du malade à toute
opération ou pour cause d'ordre général, le port d'un bandage est indiqué.
C'est un bandage analogue au bandage inguinal français, mais dont la pelote
est recourbée en bas vers la région crurale. C'est du reste le plus mauvais
de tous les bandages, les mouvements de la cuisse pendant la marche et
les attitudes diverses du membre inférieur ne permettant pas sa stabilité.

La cure opératoire présente moins de procédés que pour la hernie inguinale ; la restauration de la paroi est beaucoup plus difficile, mais heureusement l'oblitération complète de l'anneau est moins nécessaire. Le temps de
réparation consiste en général à rapprocher par des sutures l'arcade de Fallope de l'aponévrose du pectiné, bien que cet accolement ne puisse être complet par crainte de comprimer les vaisseaux fémoraux et de gêner la circulation
dans le membre inférieur. Mais cette oblitération, même incomplète, est suffisante pour prévenir la récidive ; s'il ne reste pas d'infundibulum péritonéal,
dans les hernies à large orifice, le renforcement de la suture par une autoplastie musculaire (Schwartz), empruntée au moyen adducteur, peut être utile.

Annandale, Ruggi (de Bologne) ont proposé d'aborder le sac par la
région inguinale, au-dessus de l'arcade de Fallope, ce qui permet d'arriver
plus facilement sur l'infundibulum péritonéal. Tuffier[1], qui a employé huit fois
ce procédé, conclut au maintien de la voie crurale comme voie normale opératoire ; la voie inguinale, utile à connaître, pouvant être utilisée en cas d'étranglement ou de coexistence de hernie inguinale et crurale.

Hernies ombilicales. — Nous devons considérer successivement les hernies ombilicales congénitales, constituées au moment de la naissance ;
celles des nouveau-nés formées après la chute et la cicatrisation du cordon
quelques jours après la naissance ; et les hernies de l'adulte.

Les hernies ombilicales *congénitales* sont de deux sortes. Celles de la
période embryonnaire ne comportent pas de sac, ne sont pas recouvertes
par la peau, et peuvent contenir, en plus de l'intestin, un lobe du foie. Celles
de la période fœtale, pourvues d'un sac péritonéal, sont recouvertes par la
mince membrane amniotique du cordon. Les premières sont quelquefois
énormes, ce sont de véritables éventrations incompatibles avec l'existence ;
nous n'avons à nous occuper que des hernies peu volumineuses recouvertes
d'une enveloppe mince et transparente.

Le grand danger qu'offrent ces hernies est la minceur et la friabilité de
cette enveloppe qui se fissure et permet rapidement l'infection de la cavité
péritonéale. Aussi, bien que la guérison spontanée ne soit pas impossible,
mieux vaut ne pas attendre l'éclosion des accidents septiques et opérer.

Dans une étude de cette hernie, Berger[2] montre les bons résultats obte-

---

[1] Tuffier. *Revue de chirurgie*, 1896, n° 3, p. 240.
[2] Berger. *Revue de chirurgie*, 1893, octobre, p. 797.

nus par l'intervention précoce : 26 guérisons et 6 morts sur 32 cures radicales. Cet auteur recommande de n'opérer que quelques heures après la naissance, le lendemain par exemple, afin de se mettre dans de meilleures conditions ; à moins qu'il n'y ait déjà étranglement ou rupture de la membrane. L'opération devra être immmédiate si l'on voit l'enfant tard, alors que commence déjà l'élimination des enveloppes. Les seules contre-indications sont le volume considérable de l'exomphale ou l'état trop chétif d'un enfant né avant terme. L'enfant sera endormi par chloroforme et la cure pratiquée comme chez l'adulte par omphalectomie.

La hernie des *nouveau-nés* est extrêmement fréquente et présente une grande tendance à la guérison spontanée, car malgré sa grande fréquence dans la première année, elle devient rare après six ou huit ans. Cette guéri-

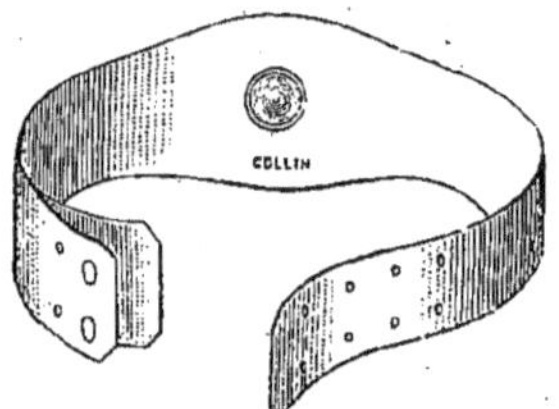

Fig. 127. — Ceinture en caoutchouc
avec pelote ombilicale.

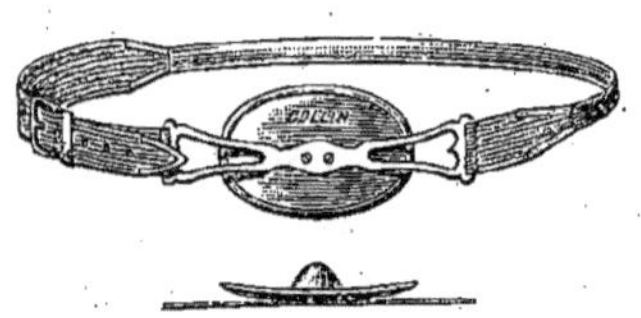

Fig. 128. — Bandage ombilical
de Dolbeau.

son spontanée est favorisée par le port d'un bandage simple, formé d'un tampon d'ouate maintenu par une large bande de caoutchouc ou le bandage de caoutchouc des fabricants (fig. 127). Plus tard, si la hernie persiste, il faut un bandage à ressort (fig. 128).

D'après Cahier [1], le traitement par le bandage doit être essayé jusqu'à l'âge de sept ans chez les enfants surveillés. L'opération avant cet âge n'est indiquée que s'il survient des accidents (adhérences, irréductibilité, ulcération ou inflammation de la peau), et chez les enfants mal surveillés qui ne portent pas de bandage. Après sept ans, si la hernie persiste, mieux vaut opérer ; l'opération, alors facile et sans danger, comporte la résection de la cicatrice ombilicale et la suture de la paroi.

Hernie ombilicale de l'adulte. — Chez l'adulte, la hernie ombilicale devient rapidement et facilement irréductible par adhérences. Ces hernies volumineuses, incoercibles, chez les sujets gras et âgés, comportent un pronostic très sérieux ; elles ne peuvent être maintenues convenablement par un bandage et la cure opératoire est, dans ces cas, une opération sérieuse.

Aussi plutôt que d'attendre ces accidents, d'attendre l'étranglement, l'irréductibilité, l'augmentation de volume de la hernie ; d'attendre que le sujet devienne obèse, âgé, incapable de supporter la cure opératoire, vaut-il mieux opérer toujours de bonne heure la hernie ombilicale de l'adolescent et de

[1] Cahier. *Revue de chirurgie*, 1895, t. XV, p. 273.

l'adulte, même si, complètement réductible, elle peut être maintenue par un bandage.

La cure opératoire chez les malades jeunes, alors que la hernie est petite ou moyenne, réductible en totalité ou en grande partie, ne présente pas, aujourd'hui, de gravité spéciale. Au contraire, faite tardivement sur les hernies grosses, irréductibles, chez les sujets gras et âgés dont le cœur et les poumons sont en mauvais état, elle reste grave ; le résultat opératoire est moins certain, les récidives sont alors fréquentes.

La conclusion est simple, il ne faut pas remettre à plus tard la cure opératoire d'une hernie ombilicale dès qu'elle est reconnue ; il ne faut pas essayer, sauf contre-indication absolue d'ordre général, de la contenir par un bandage. A plus forte raison doit-on opérer de même, le plus tôt possible, toute hernie irréductible ; et, immédiatement, la hernie ombilicale qui présente des signes d'étranglement.

La cure opératoire peut se faire par un grand nombre de procédés (voir *Technique chirurgicale*), suivant qu'on avive simplement ou qu'on résèque complètement l'anneau ombilical, après réduction de la hernie et résection du sac ; suivant aussi qu'on incise directement sur la hernie pour entrer dans le sac ou qu'on ouvre d'abord la cavité abdominale près du pédicule de la hernie. La restauration solide de la paroi se fait mieux après omphalectomie, ou suppression de l'anneau ombilical, ce qui réduit l'opération à la suture d'une laparotomie sus ou sous-ombilicale. La solidité est encore accrue lorsqu'on peut, comme le conseille Quénu, rapprocher et suturer les bords internes des muscles droits.

Quant au procédé proposé par K. Sapiejko (de Kiew)[1] qui consiste à superposer l'une à l'autre les deux moitiés de la paroi abdominale séparées par la plaie, et à les suturer en les imbriquant, il nous paraît une complication inutile dans les cas favorables (hernies moyennes, sujets jeunes non obèses) ; et, chez les sujets gras à grosses hernies, où il pourrait rendre service, on a déjà souvent de trop grandes difficultés à simplement affronter les deux bords de la plaie pour qu'il soit possible de les entrecroiser.

Si, par suite de refus des malades ou toute autre cause, l'opération n'est pas possible, un bandage à pelote et à ressort, analogue à celui que nous avons indiqué pour l'enfant, maintiendra les hernies réductibles ; une solide ceinture élastique munie d'une pelote concave protègera les irréductibles.

Hernies épigastriques. — Les petites hernies épigastriques de la ligne blanche ne sont nullement dangereuses par elles-mêmes et, si elles n'occasionnent pas de troubles fonctionnels ou ne présentent pas un volume gênant, elles ne réclament aucun traitement.

Mais souvent la hernie est douloureuse ou s'accompagne de troubles gastriques, dont l'intensité est disproportionnée au volume de la hernie. Dès qu'il existe un trouble quelconque dépendant de l'existence de cette hernie, la cure opératoire est indiquée, le bandage étant tout à fait insuffisant et l'opération bénigne. Comme pour les petites hernies ombilicales, l'interven-

---

[1] Sapiejko. *Revue de chirurgie*, février, 1900, p. 241.

tion consiste dans la résection du sac et du peloton graisseux qui l'enveloppe ou du peloton graisseux seul, s'il n'existe pas de diverticule péritonéal ; puis dans la restauration de la paroi, comme pour une laparotomie, après résection de l'orifice fibreux qui livrait passage à la hernie.

Hernies exceptionnelles. — La hernie *obturatrice* n'a guère été opérée que lorsqu'elle était étranglée. Berger [1] ne cite qu'un cas de cure radicale faite avec succès. Étranglée, la hernie doit être opérée par la région obturatrice, à la partie supéro-interne de la cuisse.

La hernie *lombaire* du triangle de J.-L. Petit, réductible ou étranglée, doit être opérée ; Berger fait remarquer la difficulté de l'oblitération de l'orifice herniaire et conseille d'employer un procédé de myoplastie.

La hernie *ischiatique*, sortie par la partie supérieure de l'échancrure sciatique, au-dessus du muscle pyramidal, doit être opérée pour éviter l'étranglement si elle se manifeste par une tumeur ; sinon elle ne donne de symptômes que lorsqu'elle s'étrangle ; la cause de l'obstruction est alors le plus souvent méconnue.

Éventration. — Consécutive à une cicatrice de laparotomie ou de traumatisme, consécutive à la distension de grossesses multiples, l'éventration sous-ombilicale doit être traitée opératoirement, à moins qu'une faiblesse générale de tous les moyens de contention abdominaux (ptoses multiples, hernies, prolapsus génital) n'oblige à se contenter d'une ceinture.

La cure d'une éventration ressemble beaucoup à celle d'une hernie ombilicale, et consiste dans l'ouverture du sac péritonéal s'il en existe un, la dissection des bords de la solution de continuité, la mise à nu et le rapprochement des muscles droits. Ce rapprochement peut être facilité, dans les cas difficiles, par une incision libératrice placée sur le côté externe de la gaine des droits, permettant une sorte de glissement des muscles de dehors en dedans (Pozzi).

III. — PÉRITOINE

La péritonite n'est le plus souvent qu'une complication survenant au cours d'une autre affection abdominale, c'est ainsi qu'elle peut être d'origine traumatique, que ce traumatisme soit accidentel ou opératoire (péritonite post-opératoire) ; qu'elle peut être due à l'infection puerpérale, à une perforation siégeant sur un point quelconque du tube digestif, estomac, intestin, appendice iléo-cæcal.

Nous avons déjà vu (traumatismes) ou nous verrons avec ces maladies le traitement de la péritonite qui peut les compliquer. Ce traitement ne diffère pas avec la cause ; le traitement seul de cette cause est variable. Il ne diffère pas non plus de celui des péritonites d'origine sanguine, dont la mieux connue à l'heure actuelle est la péritonite à pneumocoques [1].

---

[1] Netter. *Soc. de méd. des Hôp.*, 16 mai 1870. — Cassaët. *Arch. clin. de Bordeaux*, mars, avril, mai 1896. — *Bull. de la Soc. de chirurgie*, 1897, p. 226, 322. — Thèse de W. Blackburn, Paris, 1900. — Brun, *Presse médicale*, février 1901, p. 93. — Ch. Michaut, Thèse de Paris, 1901.

D'ailleurs il n'est pas toujours possible de poser le diagnostic de la cause première et l'indication thérapeutique est tirée de l'existence seule de la péritonite.

Quelle qu'en soit l'origine, la péritonite est généralisée, d'emblée ou non, ou circonscrite et enkystée ; le traitement et le pronostic diffèrent dans ces deux principales formes.

Péritonites généralisées aiguës et subaiguës. — L'évolution de la péritonite, étendue à toute la séreuse, varie avec le degré de virulence de l'agent infectieux et l'état de résistance du sujet, mais le traitement est toujours le même : la laparotomie aussi précoce que possible, dès que la péritonite est reconnue grâce au ballonnement et à la sensibilité du ventre, au facies grippé spécial, à la rapidité et la petitesse du pouls souvent en désaccord avec la température, qui peut être, dans les formes graves, à la normale ou même au-dessous.

La laparotomie, dans ces cas, a pour but d'évacuer le contenu septique de la cavité péritonéale, d'établir un large drainage, et, si on la trouve, de traiter la lésion causale ; l'incision est ordinairement médiane et sous-ombilicale, à moins que le soupçon d'une perforation gastrique ne la fasse faire sus-ombilicale. On peut y ajouter dans certains cas (appendicite) une incision latérale, destinée à augmenter le drainage et à rechercher la cause pour la supprimer.

Le péritoine ouvert, suivant l'époque à laquelle en est la maladie et la forme qu'elle revêt, on peut ne trouver qu'une vascularisation intense de la séreuse sur les anses intestinales distendues, avec ou sans fausses membranes, sans épanchement, ou un liquide trouble non purulent, ou du pus franc. Ce pus peut être libre dans la cavité ou enfermé dans des poches multiples formées par les anses adhérentes entre elles. Il faut laisser s'écouler au dehors le plus possible du liquide trouvé, en faciliter la sortie par l'écartement des anses accolées, et extraire, à l'aide de compresses de tarlatane montées sur pinces, tout ce qui s'accumule dans le cul-de-sac de Douglas.

Nous ne pensons pas qu'un lavage du péritoine soit recommandable. Il ne peut débarrasser entièrement la cavité de son contenu septique, et, de l'avis de tous ceux qui l'emploient, il ne peut, sans risque d'intoxication, contenir d'antiseptique en quantité suffisante pour être efficace ; aussi n'emploie-t-on plus pour le faire que l'eau bouillie salée à 7 p. 1000. Dans ces conditions, le lavage augmente la durée de l'opération, dont l'extrême rapidité est une condition de succès, et cela sans effet utile manifeste.

Au contraire, le drainage, fait à l'aide de gros tubes de caoutchouc et non de mèches de gaze, doit être pratiqué aussi largement que possible ; plusieurs drains de gros calibre étant placés dans toutes les directions : cul-de-sac de Douglas, fosses iliaques, partie supérieure de l'abdomen. Enfin, les injections sous-cutanées de sérum artificiel jouent dans le traitement de la péritonite un rôle très important, et doivent atteindre 1000 grammes, 1500 grammes à 2 litres dans les vingt-quatre heures.

Est-il suffisant de vider la cavité péritonéale de son contenu liquide ? Dans certains cas très graves, où l'intestin très distendu fait penser à l'obstruction, les gaz et les liquides septiques contenus dans le tube digestif et qui y séjournent contribuent à l'empoisonnement du malade par l'absorption des toxines intestinales. Il serait utile d'évacuer le contenu de l'intestin, ce que ne peuvent faire suffisamment les lavements; aussi a-t-on proposé [Henrotin (de Chicàgo), Hadra] la création d'un anus artificiel, lorsqu'on suppose que la rétention intestinale aggrave l'état du malade.

L'entérostomie est évidemment une opération peu indiquée contre la péritonite, elle n'a été tentée que dans certains cas fort graves où la mort était infiniment probable. La création d'une fistule intestinale, d'un anus de petite dimension, destiné à drainer pour ainsi dire l'intestin, n'est ni longue ni difficile; elle semblerait avoir aidé à la guérison dans quelques cas où celle-ci paraissait impossible [1]. Cependant on sait, par l'expérience de l'entérostomie dans l'ileus paralytique, que l'ouverture intestinale ne vide que les parties toutes voisines de l'anus nouveau, grâce aux contractions intestinales qui segmentent le tube digestif; l'évacuation immédiate sera donc très faible et l'évacuation complète sera fort longue. Aussi ne croyons-nous pas que cette opération complémentaire puisse avoir une réelle utilité.

Le pronostic des interventions dans la péritonite est sans doute fort grave, mais cette gravité n'est pas la même dans toutes les formes; la mort est presque certaine dans la forme suraiguë, ou septicémie péritonéale; la guérison est moins rare dans la forme purulente. La péritonite à pneumocoques, qu'on avait prétendu toujours bénigne, est aussi grave que les autres [2] lorsqu'elle est généralisée.

En bloc, indépendamment des formes, Körte obtint 25 guérisons sur 71 opérés; Jalaguier [3] 10 sur 32, soit 35 et 31 guérisons pour 100.

Les facteurs qui influent le plus sur le bon résultat sont, en dehors de la marche de l'affection, la précocité et la rapidité de l'intervention; il faut opérer dès que le diagnostic est porté, opérer vite, drainer largement et insister ensuite sur les injections de sérum artificiel.

Péritonites circonscrites. — Produite par les mêmes causes que la péritonite généralisée, mais circonscrite par des adhérences, la péritonite partielle ou enkystée peut simuler dès le début une infection généralisée de la séreuse. Mais rapidement les phénomènes inflammatoires se localisent et le plus souvent une collection purulente se forme dans la région atteinte, reconnue d'abord à l'empâtement qu'accompagne une élévation de la température générale, puis à la fluctuation devenue perceptible.

La résolution peut toutefois se faire sans suppuration, mais il reste des adhérences qui entretiennent un état douloureux, et la lésion causale persistant expose à de nouvelles poussées. Si la collection purulente qui s'est formée n'a pas été évacuée, elle peut s'ouvrir spontanément soit dans l'intestin soit à la peau.

Au début de la maladie, lorsque la formation de l'abcès n'est pas encore

---

[1] J. Houzé. Thèse de Paris. Peritonite par perforation, 1896.

[2] Thèse de Michaut, Paris, 1901, p. 94.

[3] Jalaguier. Traité de chirurgie Duplay-Reclus, t. VI, 2º éd., p. 582.

nette, il faut instituer un traitement médical destiné à limiter l'extension de la lésion et à favoriser l'enkystement. Ce traitement consiste dans le repos absolu, la diète sévère, l'application de glace sur l'abdomen et l'ingestion de pilules d'opium; nous y reviendrons en traitant de l'appendicite.

Dès que l'empâtement est net, et sans attendre la fluctuation, il faut ouvrir l'abcès au point marqué par la matité, la douleur et la sensation de résistance à la main, puis drainer comme pour tout abcès et laisser fermer par granulation. On doit toujours éviter de rompre les adhérences qui limitent la collection. En présence d'un abcès ouvert spontanément, cette ouverture étant toujours insuffisante, il faut agir de la même façon.

Parmi ces péritonites enkystées purulentes citons les *péritonites à pneumocoques* dont la tendance aux larges enkystements est fréquente, formant des collections étendues à une grande partie de l'abdomen qu'on a pu prendre pour des péritonites généralisées; le pronostic de cette forme est bénin et la guérison après laparotomie est la règle.

C'est aussi dans ce cadre que rentrent les *abcès sous-phréniques*, développés sous le diaphragme, au niveau du foie, de la rate ou de l'estomac, et consécutifs à un grand nombre de lésions primitives : infections du foie ou des voies biliaires, perforations de l'estomac ou du duodenum, infections pancréatiques, appendicites. L'abcès peut être simplement purulent (pyo-thorax sous-phrénique) ou contenir des gaz, (pyo-pneumo-thorax sous-phrénique); il évolue soit vers le thorax avec symptômes thoraciques qui font penser à une lésion pleurale, soit vers l'abdomen avec symptômes de péritonite circonscrite; déterminant une voussure au niveau des espaces intercostaux ou au-dessous du rebord costal; la percussion y dénote la sonorité exagérée ou la matité.

Le seul traitement efficace est l'ouverture de l'abcès dès qu'il peut être reconnu; le diagnostic, souvent fort difficile, peut n'être porté qu'à une période tardive, lorsqu'une saillie devient perceptible. D'après le siège des signes physiques, l'ouverture sera thoracique à travers plèvre et diaphragme souvent adhérents, après résection de une ou deux côtes, ou elle sera abdominale, médiane ou latérale.

L'abcès évacué il faut se contenter de drainer, la recherche de la lésion causale est alors impossible.

Le pronostic, d'ailleurs, reste grave malgré l'intervention, à cause de la difficulté d'un diagnostic précoce et de l'importance de la lésion causale ; Martinet[1] donne 38 guérisons sur 66 cas traités par l'incision, soit 60 p. 100 environ de guérisons.

Péritonite tuberculeuse. — La péritonite tuberculeuse peut être générale ou particlle ; cette dernière, localisée à certains organes : cæcum et appendice, annexes utérines, doit être étudiée avec les maladies de ces organes. Nous ne nous occuperons ici que de la tuberculose péritonéale généralisée, et nous devons l'envisager sous ses deux formes principales : aiguë et chronique.

[1] A. Martinet. Thèse de Paris, 1898.

La *tuberculose péritonéale aiguë*, lorsqu'elle évolue avec d'autres tuberculoses, et ne constitue qu'une localisation de la granulie, ne comporte aucun traitement chirurgical. Mais, dans certains cas, cette forme aiguë localisée au péritoine évolue comme une péritonite aiguë, attribuée à une autre cause, l'appendicite ; ou comme une occlusion intestinale aiguë, sans qu'aucun symptôme ait auparavant attiré l'attention. La gravité et l'intensité des phénomènes abdominaux poussent alors, sans qu'on ait fait le diagnostic véritable, à une intervention rapide qui se borne, lorsqu'on a constaté les granulations péritonéales, à une simple ouverture de l'abdomen, médiane ou latérale. Il est bon de constater que des interventions de ce genre faites par Lejars, Routier, Bousquet, Quénu, Brun[1], ont été suivies de la cessation des accidents alarmants, et même, dans beaucoup de cas, d'une amélioration durable.

La *péritonite tuberculeuse chronique*, au point de vue clinique et thérapeutique, doit être envisagée sous quatre aspects, formes différentes ou étapes d'une évolution régulière[2] : *ascite libre, ascite enkystée, péritonite sèche, péritonite suppurée enkystée*. Les faits et les statistiques, publiés aujourd'hui, sont assez nombreux pour qu'on puisse donner les indications du traitement chirurgical dans ces différentes formes.

C'est dans la *péritonite à ascite libre*, chez l'enfant et chez l'adulte, que les résultats sont les meilleurs, et ils sont bons : la guérison opératoire est la règle, l'amélioration durable est très fréquente, la guérison définitive possible.

Dans la *péritonite à ascite enkystée*, celle dont le diagnostic est parfois si difficile avec le kyste de l'ovaire, et l'on sait qu'à cette erreur est due l'origine du traitement chirurgical, les résultats sont à peu près semblables. Dans ces deux formes, les récidives sont possibles à plus ou moins longue échéance, mais sont justiciables d'une nouvelle intervention dont le succès peut être définitif, quant au péritoine du moins ; car d'autres lésions tuberculeuses peuvent évidemment évoluer ailleurs.

La *forme sèche*, fibreuse ou ulcéreuse, a moins à gagner d'une opération. La forme fibreuse sèche est en voie de guérison spontanée, le traitement hygiénique général ordinaire de la tuberculose suffit, à moins qu'une complication ne survienne : l'*occlusion intestinale*, qui nécessitera une intervention pour lever l'obstacle ; nous y reviendrons en traitant de l'occlusion, en général. La forme ulcéreuse, période avancée de l'évolution, avec les gâteaux caractéristiques, le retentissement sur l'état général, la température élevée, est grave et ne peut être améliorée par une laparotomie ; les résultats de de l'opération sont déplorables.

La *péritonite suppurée enkystée* appartient à la forme ulcéreuse et est d'un mauvais pronostic. La laparotomie n'est utile ici que pour ouvrir et évacuer une ou plusieurs collections purulentes, enkystées entre les anses agglutinées.

Les indications de l'intervention peuvent donc être nettement posées dans

[1] *Bull. de la Soc. de chirurgie*, Paris, 1898, p. 671, 1035, 1072, 1106.
[2] Terrien. *Presse médicale*, août 1900, p. 141.

la forme ascitique généralisée ou partielle, dans la forme sèche s'il y a obstruction intestinale, dans la forme suppurée seulement pour ouvrir les abcès.

Les seules contre-indications sont les lésions pleurales ou pulmonaires avancées, ou l'existence d'autres tuberculoses viscérales (intestin), menaçant l'existence du malade. La fièvre, dans la forme favorable, ascitique, n'est pas une contre-indication si il paraît probable qu'elle n'est due à aucune autre lésion en évolution (tuberculose pulmonaire) ; dans ce cas, elle peut disparaître après l'ouverture du ventre.

Enfin, lorsque le diagnostic de tuberculose péritonéale est posé et que la forme est favorable au traitement chirurgical, mieux vaut l'appliquer sans tarder, joignant ainsi son action à un traitement médical et hygiénique sévère, institué après l'opération dans le but d'achever la guérison et d'éviter la récidive.

En quoi doit consister l'opération ? Pour la forme ascitique libre, c'est la *laparotomie* sous-ombilicale médiane de moyenne étendue, suivie d'évacuation du liquide et d'essuyage à l'aide de compresses, sans lavage ni application de topiques d'aucune sorte; l'opération la plus simple donne les meilleurs résultats. La paroi devra être fermée sans drainage, si l'on veut éviter les fistules. Même conduite sera suivie dans la forme enkystée, en incisant sur la poche et, autant que possible, sur la ligne médiane.

En cas d'obstruction, l'obstacle sera levé s'il s'agit d'une simple bride ou d'une adhérence peu étendue ; mais on se contentera de l'ouverture simple en présence d'adhérences étendues et d'anses agglutinées. Du reste, le rétablissement du cours des matières peut se voir après cette simple intervention, sinon la création d'un anus artificiel deviendrait nécessaire.

Enfin, lorsqu'on ouvre un abcès, il faut se garder de décoller les anses environnantes et de chercher des poches voisines, la friabilité de l'intestin est telle dans cette forme ulcéreuse, qu'on risquerait de produire ainsi des déchirures difficiles ou impossibles à réparer. Le drainage est nécessaire dans le cas d'ouverture d'une poche purulente, et à fortiori si le contenu de la poche est pyo-stercoral.

Nous n'avons parlé comme traitement chirurgical que de la *laparotomie*, c'est, en effet, le seul mode de traitement qui puisse mettre à l'abri d'accidents graves opératoires et qui donne des résultats favorables. Aussi ne conseillons-nous pas d'avoir recours aux *ponctions* simplement évacuatrices ou suivies d'injections de liquides modificateurs, d'eau stérilisée, d'air chaud ; nous ne voyons, également, aucun avantage à remplacer la laparotomie par la colpotomie chez la femme[1].

Kystes hydatiques du péritoine. — Le plus souvent secondaires à la rupture accidentelle, ou à l'ouverture chirurgicale d'un kyste hydatique du foie ou de la rate, les kystes hydatiques multiples de l'abdomen peuvent se développer en tous les points de la séreuse ; et nous n'avons pas à recher-

[1] G. Baumgart. Laparotomie et colpo-cœliotomie dans les périt. tub. *Deut. med. Wochenschr.*, 1901, n°⁵ 2 et 3, p. 19 et 36, et *Presse médicale*, juin 1901, p. 264.

cher ici si cette inoculation est due à une infection multiple d'origine sanguine, ou, ce qui paraît plus probable, à une greffe péritonéale d'échinocoques venant d'un autre kyste hydatique [1]. Ils siègent surtout sur le grand épiploon où ils sont appendus comme des fruits ou infiltrés, dans les mésentères et dans le petit bassin; toujours rétro-péritonéaux, au moins en apparence [2].

Le traitement de ces tumeurs multiples, quelquefois extrêmement nombreuses, est difficile et grave.

La laparotomie permet d'enlever facilement ceux du grand épiploon en réséquant cet organe, ceux du péritoine qui sont pédiculés et faciles à extirper par ligature et section de ce pédicule, les petits kystes simples à énucléer. Mais pour les gros kystes adhérents qu'on ne peut disséquer sans risques de blessures graves pour les organes voisins, le traitement est plus difficile.

Nous verrons plus loin ce qu'on peut faire pour les kystes du petit bassin. Pour les autres, l'extirpation de la membrane mère, suivie de fermeture sans drainage (voir *Kystes du foie*), sera, comme pour les kystes non suppurés du foie, le traitement le plus favorable. On évitera ainsi les opérations complexes de décortication ou de marsupialisation jusqu'ici nécessaires.

IV. — ESTOMAC ET DUODÉNUM

L'intervention chirurgicale est légitimée, dans les maladies de l'estomac, par un certain nombre d'accidents beaucoup plus que par l'existence de la maladie elle-même, sauf pour le cancer; aussi étudierons-nous ces indications elles-mêmes, au lieu de parcourir successivement les diverses affections gastriques ou duodénales dans lesquelles peut être institué un traitement chirurgical.

Nous passerons ainsi en revue les indications de ce traitement dans les cas suivants :

Corps étrangers de l'estomac ;

Hémorragies de l'estomac et du duodénum ;

Perforations de l'estomac et du duodénum ;

Sténose du pylore et du duodénum ;

Tumeur de la région gastrique sans sténose.

Corps étrangers de l'estomac. — Les corps étrangers pénètrent le plus souvent dans l'estomac par déglutition, rarement à travers la paroi; ils sont mousses et petits (pièces de monnaie, noyaux, etc.) ou volumineux (cuillers, pelotes de cheveux amassés), ou au contraire piquants, tranchants, irréguliers (os, verre, fourchette, dentiers).

Les corps petits et mousses qui ne donnent lieu à aucun symptôme inquiétant doivent être abandonnés, ils parcourent le tube digestif en un temps variable.

[1] Voir Guibé. Greffes péritonéales des echinocoques. *Presse médicale*, août 1901, p. 101.

[2] Voir Devé. Comptes rendus de la Société de Biologie, 1901 et Guibé. *Loc. cit.*

Les corps volumineux ou pointus et irréguliers ne peuvent être laissés sans crainte d'accidents. Ces accidents sont, les uns immédiats : vomissements, douleurs ; les autres tardifs : gastrite, péritonite localisée, qui peut être plastique, déterminant la formation d'adhérences, suppurée avec formation d'abcès, ou rapide, avec péritonite généralisée.

Il est donc de tout intérêt d'extraire ces corps étrangers dangereux ; mais il faut avant tout s'assurer de leur présence dans l'estomac.

En cas d'abcès arrivant à la paroi, l'incision de la collection permettra l'extraction, sans suture de la paroi stomacale, la fistule s'oblitérera d'elle-même ensuite.

En dehors de cette circonstance, la présence du corps étranger peut se reconnaître par la palpation si l'objet est volumineux et fait saillie, sinon la radioscopie et la radiographie seront d'un grand secours. La forme ou le volume ne permettant pas l'expulsion spontanée, ou rendant celle-ci dangereuse (pointes et aspérités), il faut extraire le corps étranger, surtout si sa présence occasionne des accidents tels que vomissements, douleurs, phénomènes inflammatoires ; mais il est inutile d'attendre que ceux-ci surviennent.

L'extraction ne peut alors se faire que par une laparotomie, suivie de gastrotomie, puis de fermeture hermétique de la plaie stomacale par suture muco-muqueuse et musculo-séro-séreuse. L'opération aseptiquement faite, en préservant le péritoine de tout contact avec la muqueuse ou le contenu gastrique, n'est pas dangereuse. Il convient ensuite de prescrire une diète sévère pendant les deux premiers jours, et de ne reprendre l'alimentation, d'abord lactée, que progressivement.

Il faut cependant savoir que pour les corps pointus minces, tels que aiguilles et épingles, il est préférable d'attendre l'expulsion spontanée ; celle-ci est la règle après un temps variable.

Hémorragies de l'estomac et du duodénum. — Symptômes d'un ulcère de l'estomac ou rarement du duodénum, ces hémorragies se présentent sous deux formes principales : elles sont soudaines et très abondantes, hémorragie aiguë ; ou bien la quantité de sang est moins grande ou faible, mais les hémorragies se répètent, hémorragie chronique. Dans la première forme, c'est une intervention d'urgence dont la valeur est à rechercher ; dans la seconde, c'est une opération curative dirigée contre un ulcère en évolution, que n'arrête pas le traitement médical.

Contre l'*hémorragie aiguë*, qu'elle soit due à un ulcère rond ordinaire ou à une exulcération difficile à voir [1], il n'est qu'un moyen d'arrêter chirurgicalement le sang, c'est d'agir directement sur le point ulcéré en ouvrant l'estomac. Quelle est la valeur de cette *gastrotomie ?* Il est rare qu'une gastrorragie foudroyante entraîne la mort très rapide, et dans ce cas le traitement chirurgical n'aurait pas plus de chance de guérir que le traitement médical, faute de temps. Mais la question d'une intervention se présente lorsqu'une hémorragie abondante a suffisamment affaibli le malade pour qu'on craigne qu'il ne puisse résister à une seconde perte de sang, et ces

---

[1] Dieulafoy. *Presse médicale*, janvier 1898, n° 6, p. 29.

répétitions d'hémorragies abondantes ne sont pas rares; elles constituent le gros danger.

D'autre part, la guérison par un traitement médical bien institué (diète *absolue*, glace, sérum sous-cutané) est fréquente, et l'opération nécessaire (gastrotomie, recherche de l'ulcération, hémostase) est longue et grave chez ces malades anémiés. Les résultats connus ne sont pas encourageants : Savariaud[1] cite 15 observations avec 10 morts et 5 guérisons, et ajoute que, dans un cas mentionné guéri, les hémorragies se sont reproduites parce qu'on n'avait pas touché à l'ulcère; Hartmann[2] cite 9 cas avec 6 morts et 3 guérisons. En présence de l'efficacité réelle du traitement médical qu'on doit d'abord essayer, on ne serait amené qu'à opérer les cas désespérés, et il est alors trop tard.

Dieulafoy[3] considère comme devant succomber s'il n'est pas opéré, tout malade qui vomit *d'un seul coup* un demi-litre à un litre de sang, surtout si ces hématémèses se répètent une deuxième, une troisième fois en vingt-quatre heures; mais il est bien difficile d'évaluer, même quand on assiste à l'hémorragie, la quantité de sang rendue avec les vomissements, sans compter le sang qui passe par l'intestin; mieux vaut étudier l'état général du malade, rechercher les signes d'anémie aiguë et surtout l'état du pouls, sa réaction en présence des injections de sérum. Il est sage alors, comme l'indique Lejars[4], en présence d'un vomissement de sang très abondant, tout en recourant aux divers moyens médicaux, de se tenir prêt à intervenir si l'hémorragie reparaît.

L'opération nécessite, après laparotomie médiane, l'ouverture de l'estomac et l'examen détaillé de la muqueuse dans toute son étendue, afin de déceler la présence d'une exulcération simple difficile à voir; le retournement de l'estomac est alors d'un grand secours (voir *Technique chirurgicale*). Cet examen peut comprendre la première portion du duodénum.

L'ulcération découverte, l'hémostase se fait de façon variable suivant la forme de l'ulcère : on peut *réséquer* un ulcère ancien de la paroi antérieure ou du pylore, ou de la paroi postérieure si elle n'adhère pas au pancréas; *enfouir* sous un pli muqueux, pris en masse dans des anses de catgut, une ulcération superficielle; *gratter* et *suturer* en masse un ulcère peu profond, en liant un vaisseau si on le voit saigner; *lier* les troncs artériels sur les bords de l'estomac en cas d'ulcère calleux d'une courbure chez un malade affaibli qui réclame une opération rapide; ou enfin *cautériser* au fer rouge l'ulcération saignante, si aucun de ces moyens ne peut être employé; mais ce dernier moyen n'est qu'un pis-aller, dangereux par la reproduction possible de l'hémorragie à la chute de l'escarre.

Le sérum artificiel doit être ici largement employé, comme après toute hémorragie abondante.

L'*hémorragie chronique* est caractérisée par le rejet d'une quantité peu

---

[1] Savariaud. Thèse de Paris, 1898, p. 55.

[2] *Bulletin de la Soc. de Chirurgie*. 1897, p. 817.

[3] *Loc. cit.*, p. 35.

[4] Lejars. Chirurgie d'urgence. 2e édit., 1900, p. 341.

abondante de sang en une fois, et la répétition fréquente et tenace de ce vomissement, mettant peu à peu le malade dans un état de cachexie extrême. Dans les cas où la répétition de l'hémorragie résiste au traitement médical le mieux suivi, où le vomissement de sang survenant à chaque reprise de l'alimentation produit peu à peu une anémie considérable, Doyen, Carle, Mikulicz, Tuffier [1], ont montré les bons résultats qu'on peut attendre de la *gastro-entérostomie ;* à laquelle on peut joindre, si l'opération est facile, la *résection de l'ulcère.*

Perforations de l'estomac et du duodénum. — La perforation d'un ulcère de l'estomac ou du duodénum peut, trop rarement cependant, se faire lentement, déterminant la formation d'adhérences qui limitent la zone d'inflammation. La *péritonite circonscrite* ainsi produite enkyste l'abcès lors de l'ouverture viscérale, et nous avons dit qu'alors l'ouverture simple de la cavité purulente (péritonite circonscrite, abcès sous-phrénique), est suivie ordinairement de guérison, même si l'oblitération de l'orifice a été impossible au fond de l'abcès ; la fistule qui s'établit s'oblitère spontanément.

Le plus souvent, la perforation d'un ulcère siégeant à la face antérieure de l'estomac, au pylore, plus rarement à la face postérieure, ou encore sur le duodénum [2] au niveau de la première portion, donne naissance à une *péritonite généralisée* à marche rapide.

Les symptômes sont ceux d'une péritonite généralisée aiguë dont souvent la cause est méconnue ; cependant les antécédents gastriques, le siège initial de la douleur épigastrique peuvent faire penser à l'estomac ou au duodénum [3], et J.-L. Faure [4] insiste sur la fréquence d'une douleur thoracique siégeant dans l'une ou l'autre épaule ou entre les deux.

Comme nous l'avons déjà dit, le seul traitement est la laparotomie *aussi précoce que possible,* et qui sera, si le diagnostic est fait, médiane et sus-ombilicale ; malheureusement l'absence de renseignements fait penser souvent à l'origine appendiculaire de la péritonite, erreur qui fait perdre d'abord un temps précieux et souvent méconnaître la perforation.

Le liquide abdominal évacué, lorsqu'on trouve la perforation, il faut s'efforcer de l'oblitérer par invagination et accolement des surfaces péritonéales qui l'avoisinent. Mais il faut bien savoir que l'infiltration et l'induration des parois de l'estomac ou du duodénum s'étendent souvent fort loin autour de l'orifice, rendent rigides les parois et empêchent le plissement et l'accolement ; que les fils de suture déchirent avec une grande facilité ces tissus infectés. Souvent, on sera réduit à isoler la perforation par des lambeaux d'épiploon et des mèches de gaze pour la drainer à la paroi, en drainant, d'autre part, la grande cavité péritonéale. De cette façon, les liquides pourront s'écouler à l'extérieur, et si la péritonite laisse le malade

---

[1] In Thèse de Savariaud. Paris, 1898, p. 94.

[2] Letulle. *Presse médicale,* 1894, n° 42, p. 333. — Collin. Thèse de Paris, 1894. — Darras. Thèse de Paris, 1896-97. — Schwartz. *Bull. de la Soc. de Chirurgie,* 1898, p. 3, rapport sur les observations de Rochard, Guinard, Sieur et Loison.

[3] A. Guinard. *Congrès de Chirurgie,* 1898, p. 320.

[4] J.-L. Faure. *Semaine médicale,* 23 janvier 1901, p. 25.

survivre, on se trouvera dans les conditions d'une perforation limitée par les adhérences.

Ces cas sont, du reste, à peu près désespérés, malgré une intervention rapide ; mais c'est encore dans cette opération hâtive que se trouvent les seules chances d'une guérison possible.

Sténose du pylore et du duodénum. — Le rétrécissement du pylore, qu'il soit dû à un obstacle situé dans le canal lui-même, ou à une contracture spasmodique du sphincter pylorique ou à une compression extérieure, se traduit, en outre des symptômes particuliers de la maladie causale, par des vomissements alimentaires survenant plus ou moins de temps après le repas et faisant cesser les douleurs qui existaient auparavant. Ces vomissements peuvent contenir des aliments ingérés les jours précédents. En même temps, on constate les signes d'une dilatation stomacale et du clapotage dans une zone étendue. Hartmann [1] fait observer que le cathétérisme, fait le matin à jeun, ou après douze heures de jeûne absolu, ne doit rien donner si l'estomac est sain ; si la sonde ramène des fragments alimentaires, il indique une stase gastrique importante.

Cette stase gastrique, signe d'un obstacle au niveau du pylore, peut être due à un certain nombre d'affections que nous rangerons en cinq groupes : 1° sténose sans lésion du pylore (spasmes) ; 2° rétrécissement sous-pylorique (obstacle extérieur) ; 3° rétrécissement vrai non cancéreux ; 4° cancer du pylore ; 5° sténose duodénale.

1° *Sténose sans lésion du pylore*. — Un certain nombre de maladies de l'estomac, le plus souvent justiciables du seul traitement médical, peuvent, à un moment donné, être améliorées par une intervention chirurgicale. Mais cette indication tout exceptionnelle ne peut se présenter que lorsqu'existent des symptômes auxquels Hartmann et Soupault [2] donnent le nom de *syndrome pylorique* : douleurs vives accompagnées ou non de vomissements et éclatant longtemps après l'ingestion des aliments.

Ces signes se rencontrent dans les *dyspepsies* surtout à forme hyperchlorhydrique, dans certains *ulcères* gastriques non situés au pylore et en voie d'évolution, mais sans hémorragie ; c'est encore ce syndrome qui fait décider l'intervention lors d'*estomac biloculaire*, sans que généralement le diagnostic de la lésion véritable soit porté.

Contre ces maladies, des opérations variables sont indiquées lorsqu'une laparotomie, d'abord exploratrice ordinairement, fait reconnaître la véritable lésion ; le but est alors de tourner l'obstacle pylorique par une gastro-anastomose et le résultat est généralement bon. Cette action opératoire est, au contraire, plus douteuse lorsque les signes de sténose pylorique n'existent pas, même avec une *dilatation* notable de l'estomac.

Dans ces dilatations sans sténose, on a proposé la *gastropexie* et la *gastroplication* [3], afin de diminuer le calibre de l'organe et d'obvier à son abais-

---

[1] Hartmann. In Traité de Chirurgie Duplay-Reclus, t. VI, 2ᵉ édit, p. 496.

[2] Hartmann et Soupault. Résultats éloignés de la gastro-entérostomie. *Revue de Chirurgie*. Paris, 1899, n° 2, p. 140.

[3] Durel. Gastropexie. *Revue de Chirurgie*, 1896, p. 421. — J.-L. Faure. Plissement de

sement. La dilatation simple de l'estomac ne doit être traitée chirurgicalement qu'après échec d'un traitement médical, rigoureusement et très longtemps suivi. Le succès thérapeutique est bien moins fréquent que lorsque la dilatation reconnaît pour cause un obstacle pylorique.

Contre la *dyspepsie*, avec syndrome pylorique, la seule opération utile est la gastro-entérostomie ; mais son indication ne peut être fournie qu'après échec d'un traitement médical prolongé et bien suivi.

Dans le cas d'*ulcère* gastrique, pylorique ou non, sans hémorragie, en voie d'évolution, si le traitement médical, dûment établi, ne suffit pas à faire cesser vomissements et douleurs, la gastro-entérostomie peut être suivie de la cessation de ces symptômes, ainsi qu'en témoignent les observations de Doyen, Lambotte,. Tuffier et d'autres [1]. Cette anastomose est préférable à la résection de l'ulcère, opération beaucoup plus grave et qui n'empêche pas le développement d'un nouvel ulcère ; la résection ne serait utile que pour un ulcère de la paroi antérieure en voie de perforation et ne dispenserait pas de la gastro- entérostomie.

Si l'on se trouve en présence d'un *estomac biloculaire*, produit par rétrécissement permanent de la portion moyenne de l'estomac, deux opérations sont possibles [2] : la gastroplastie, dans laquelle on sectionne le rétrécissement dans le sens de l'axe gastrique pour suturer la plaie en sens contraire ; ou mieux la gastro-gastrostomie qui abouche l'une à l'autre les deux portions de l'estomac de chaque côté du rétrécissement.

2° *Rétrécissement sous-pylorique.* — La compression du pylore par des adhérences de la vésicule biliaire au cours d'une cholécystite, par des brides péritonéales, est rare ; il faut d'abord chercher à libérer le pylore et le duodénum par section des brides et adhérences, et si cette libération est impossible, pratiquer une gastro-entérostomie.

3° *Rétrécissement vrai non cancéreux du pylore.* — Le type de ces sténoses est le rétrécissement *cicatriciel* consécutif à la guérison d'un ulcère. Contre ces sténoses cicatricielles, la *gastro-entérostomie* est une excellente opération, la résection pylorique est, au contraire, fort grave ; c'est qu'alors la pylorectomie est rendue longue et pénible par des adhérences nombreuses et solides, et les sutures faites en tissus friables ou infiltrés tiennent mal. Marion [3], sur 19 pylorectomies faites pour des cas semblables, relève 11 morts, alors que la gastro-entérostomie pour sténoses bénignes donne 15 morts pour 70 à Chlumsky, 10 p. 100 à Czerny, 8, 3 p. 100 à Calre [4].

En principe, un rétrécissement fibreux du pylore doit donc être traité par la *gastro-entérostomie*, plutôt que par la *résection*. La *dilatation* du

l'estomac. *Gazette des Hôpitaux*, 1897, p. 242 et 249. — Jonnesco. *Congrès de Chirurgie*, 1899, p. 393. — Terrier et Hartmann. Chirurgie de l'estomac. Paris, 1899, p. 337 et 347. — Clerc. Thèse de Paris, 1900, Gastroplication.

[1] Marion. Thèse de Paris, 1897, p. 61. — Hartmann. *Bull. de la Soc. de Chir.*, 1897, p. 819.

[2] Guillemot. Thèse de Paris, 1899. Estomac biloculaire. — Terrier et Hartmann. *Chirurgie de l'Estomac*, p. 351.

[3] Marion. Thèse de Paris, 1897, p. 94.

[4] Cités in Terrier et Hartmann. Chirurgie de l'Estomac, 1899, p. 167.

pylore (Loreta) est abandonnée aujourd'hui comme dangereuse; la *pyloroplastie* (Heinecke) ou élargissement du pylore par incision longitudinale suturée transversalement, ne peut avoir que des indications très restreintes, car elle exige un pylore souple et libre d'adhérences. Dans le but de conserver la fonction physiologique du duodénum, Jaboulay[1], Villard[2] ont proposé d'anastomoser l'estomac non plus avec le jéjunum, comme dans la gastro-entérostomie ordinaire, mais avec la deuxième portion du duodénum, *gastroduodénostomie sous-pylorique;* mais cette opération est difficile à pratiquer en attirant hors du ventre les organes à anastomoser, et, de ce fait, expose beaucoup plus à l'infection du péritoine. Comme, d'autre part, les résultats de la gastro-jéjunostomie sont très bons, nous préférons cette dernière, dont l'exécution est possible dans de meilleures conditions.

L'indication opératoire en présence d'une sténose fibreuse est donc nette, c'est la gastro-entérostomie et exceptionnellement la pyloroplastie ; mais si le principe est facile, l'exécution l'est beaucoup moins, car il est quelquefois impossible de savoir si l'on se trouve en présence d'une sténose fibreuse ou d'un cancer. Le diagnostic de cette dernière lésion devant conduire à une résection si elle est possible; et cette résection devant être délaissée pour l'anastomose si ce n'est pas du cancer, il serait très important de pouvoir faire sûrement le diagnostic de ces lésions.

Beaucoup de cas sont simples dans lesquels l'âge, l'amaigrissement, la teinte jaune paille des téguments, la présence d'une tumeur dure, bosselée, très mobile, font rejeter d'idée d'un ulcère ; ou bien les signes antérieurs, la longue durée de la maladie, les adhérences multiples font penser à une sténose cicatricielle. Mais le cancer peut se développer sur un ancien ulcère, le cancer devient adhérent, et n'est pas incompatible avec un état général assez bon ; il peut ne pas exister de tumeur, mais simplement des signes de sténose pylorique rebelle au traitement médical et qu'on ne sait à quoi rattacher.

Dans ces cas difficiles, les nombreux moyens d'examen qu'on a proposés sont incertains et d'un bien faible secours : gastroscopie, diaphanoscopie, radioscopie, phonendoscopie, distension de l'estomac par les poudres effervescentes ou l'insufflation d'air, analyse du contenu gastrique au point de vue de l'acide chlorhydrique, analyse de l'urine pour le dosage de l'urée. L'adénopathie sus-claviculaire gauche doit être considérée comme symptomatique d'un cancer, bien que ce ne soit pas là encore une certitude ; l'examen du sang[3], par la diminution de l'hémoglobine et du nombre des hématies, la leucocytose marquée surtout pour les mononucléaires, pourra peut-être donner des présomptions en faveur du cancer; mais cette question, encore à l'étude, comporte encore des faits contradictoires, aussi nous ne pouvons encore aujourd'hui baser sur elle une certitude.

---

[1] Jaboulay. *Archives provinciales de Chirurgie*, 1892, p. 551.

[2] Villard (de Lyon). *Revue de Chirurgie*, octobre 1900, n° 10, p. 495.

[3] Hayem. Du sang et de ses altérations. Masson, 1890. — Tuffier-Hartmann. *Bulletin de la Société de Chirurgie*, 1901, p. 1 et 4. — Silhol. *Revue de Chirurgie*, 1901, n° 6, p. 734.

Le plus souvent donc c'est un diagnostic de présomption qui est porté et l'on compte sur l'examen direct pour le compléter; malheureusement là encore le doute persiste quelquefois, en présence de tumeurs petites senties à travers l'épaisseur des parois gastriques, d'épaississements profonds avec infiltration des parois.

Devant ces difficultés, il faut s'en tenir aux renseignements donnés par l'examen direct de la tumeur, faire de bonne heure et de parti pris la *laparotomie exploratrice* pour toute lésion gastrique donnant les signes d'une sténose pylosique et non améliorée par un traitement médical sérieux, afin de déceler le plus tôt possible une lésion encore opérable. On devra considérer comme cancer toute tumeur dure et bosselée du pylore, mobile et facilement opérable, afin de ne pas s'exposer à laisser un cancer que l'on pourrait enlever. Du reste, la pylorectomie faite dans ces conditions, sur un pylore mobile ou peu adhérent, et pour un ulcère, n'aurait pas de gravité plus grande que pour un cancer; et si nous avons vu plus haut que la mortalité est grande dans les résections pour ulcères, c'est qu'on les a faites sur des pylores adhérents et infiltrés qui, même dans le cas de diagnostic douteux, ne sont justiciables que d'une gastro-anastomose.

En résumé, si le diagnostic de sténose cicatricielle consécutive à un ulcère est porté, toute idée de cancer étant rejetée, c'est une gastro-entérostomie qu'il faut faire ordinairement; par exception une pyloroplastie si l'état du pylore s'y prête. Si le diagnostic est douteux et la lésion facilement opérable, il faut la traiter comme un cancer et la réséquer.

L'anastomose dans ces cas est peu grave, et les résultats fonctionnels sont satisfaisants. Ces malades « se rétablissent et engraissent avec une rapidité surprenante. Il n'est pas rare de noter en deux ou trois mois des augmentations de 10 à 15 kilogrammes. En même temps les forces reviennent, la teinte terreuse et l'anémie disparaissent et l'on observe en quelques mois le retour à une santé parfaite. » (Terrier et Hartmann, *loc. cit.*, p. 184.)

Cette gastro-entérostomie a même été pratiquée dans le cas de sténose par hypertrophie du pylore chez les nourrissons, et si Stern (de Düsseldorf)[1] perdit son malade âgé de six semaines, Abel[2] guérit un enfant de deux mois qui dépérissait malgré le traitement médical, épuisé par les vomissements.

4° *Cancer du pylore.* — Si les symptômes ou la laparotomie exploratrice montrent un épithéliome pylorique, l'indication opératoire est formelle, mais le mode opératoire varie avec la forme du cancer et son degré d'évolution. L'opération peut être curative ou palliative. La première ne peut être que l'ablation large de la tumeur et des ganglions, c'est une *pylorectomie* ou une *gastrectomie* plus ou moins étendue. L'opération palliative destinée à tourner l'obstacle pylorique sans enlever la tumeur comprend plusieurs modes : la *gastro-entérostomie;* l'*exclusion du pylore* dans laquelle on joint à la gastro-anastomose une section de l'estomac en deça de la tumeur; la *jéju-*

---

[1] Stern. 27° Congrès allemand de Chirurgie. Berlin, avril 1898 et *Revue de Chirurgie,* 1899, n° 1, p. 103.

[2] W. Abel. Münchener medicinische Wochenschrift, 1899, p. 1607 et *Presse médicale,* 1900, p. 15. — Revue générale de E. Weill et M. Péhu. *Gazette des Hôpitaux,* septembre 1901, n° 112.

nostomie qui joue, par rapport à l'estomac, le rôle de la gastrostomie dans le cancer de l'œsophage.

Cet abouchement du jéjunum à la plaie abdominale ne peut être qu'une opération exceptionnelle rendue nécessaire par une double oblitération du cardia et du pylore ou par un envahissement épithélial total de l'estomac, ne laissant pas de place à une gastro-entérostomie. L'opération faite sur des malades très affaiblis est souvent suivie de mort dans les jours qui suivent; sinon le malade succombe aux progrès de la cachexie au bout de quelques semaines ou mois, en se nourrissant par sa fistule jéjunale[1].

L'exclusion du pylore s'adresse de même au cancer pylorique inopérable, isole le cancer du reste de l'estomac par section suivie de fermeture des deux segments, et rétablit la circulation alimentaire par une gastro-entérostomie pratiquée sur la portion cardiaque de l'estomac. Elle aurait l'avantage d'isoler le cancer, et d'empêcher la circulation des aliments à son niveau, mais c'est une opération beaucoup plus complexe que la gastro-entérostomie simple et qui ne présente pas sur elle assez d'avantages pour lui être préférée. On y aurait recours si, ayant sectionné l'estomac dans le but de faire une gastrectomie, on se trouvait arrêté dans l'extirpation de la tumeur par des adhérences trop étendues du côté duodénal.

Il nous reste donc à voir quelles sont les indications des deux principales opérations pratiquées pour le cancer pylorique : la résection pyloro-gastrique et la gastro-entérostomie. L'une, la résection, est considérée comme opération curative, autant qu'une opération peut être curative dans le cancer, lorsque l'extirpation de toute la tumeur et des ganglions est possible ; ou comme palliative, si l'extirpation de la tumeur seule est possible, l'opérateur laissant des ganglions qu'il ne peut enlever ; l'autre, l'anastomose, ne peut être que palliative.

La question du choix ne se pose pas pour les tumeurs pyloriques peu développées, mobiles ou très peu adhérentes, avec quelques ganglions sur la petite courbure ; l'exérèse large est là l'opération de choix puisqu'elle supprime la lésion et rétablit, plus ou moins complètement suivant le procédé employé, la disposition physiologique.

L'indication est de même très nette, en sens inverse, en présence d'une tumeur adhérente au foie, au pancréas, au mésocôlon et étendue à une grande partie de l'estomac; la gastro-entérostomie est seule possible et doit être faite au niveau de la portion restée saine de l'estomac.

Il est sage aussi de s'en tenir à la simple anastomose lorsqu'il existe des adhérences libérables, mais étendues, au bord inférieur du pancréas et au mésocôlon, par crainte de gangrène du gros intestin due aux nombreuses ligatures qui seraient nécessaires.

Mais la décision est plus difficile à prendre pour les cas intermédiaires, dans lesquels la résection apparaît comme une opération longue et pénible, l'anastomose au contraire comme plus simple et devant être préférée, si les résultats éloignés (survie et résultat fonctionnel) sont sensiblement les mêmes.

[1] Terrier. *Bulletin de la Soc. de Chirurgie,* 1898, p. 986. — J. Bosquet. Thèse de Paris, 1899.

A priori, la mortalité opératoire paraît devoir être plus grande, dans ces cas, pour la résection que pour l'anastomose; mais le parallèle est difficile à établir, car certains opérateurs ne font l'anastomose que lorsqu'ils ne peuvent faire autre chose, d'autres la font dans presque tous les cas, ne réséquant que les cas très faciles. Aussi les statistiques se ressentent de l'état général différent des malades qu'on opère dans ces conditions.

La mortalité opératoire actuelle de la gastro-pylorectomie pour cancer nous est donnée par des statistiques intégrales d'opérateurs ou des statistiques globales des cas publiés : U. Guinard[1], trouve sur 291 résections 35, 39 p. 100 ; Terrier et Hartmann[2] sur 127 cas, 26 p. 100, mais cette statistique ne comprend pas uniquement des cas de cancer; Guillot[3], sur 159 cas comprenant les statistiques importantes publiées au Congrès international de 1900, trouve une mortalité de 29 p. 100.

Celle de la gastro-entérostomie pour cancer, indiquée par Terrier et Hartmann[4] est de 43,5 p. 100 (Haberkant), 42,55 p. 100 (Chlumsky), elle est donc légèrement supérieure à celle de la résection; mais il faut observer qu'on pratique l'anastomose chez les malades les plus affaiblis et qu'on ne résèque que les malades assez résistants.

La gravité opératoire tirée des statistiques ne peut donc nous permettre de conclure. La durée moyenne de survie fournie par les deux opérations est en faveur de la résection, et ceci était à prévoir puisqu'on enlève la tumeur, supprime les toxines secrétées par elle et qu'enfin beaucoup des gastro-anastomoses sont faites pour des cancers arrivés à une période avancée. Cette survie moyenne serait, d'après Guillot[5], de un an et demi pour la pylorectomie, et de moins de sept mois pour la gastro-entérostomie.

Les résultats fonctionnels et l'action sur l'état général sont meilleurs avec la résection, par suite de la suppression de la tumeur et des résorptions qui se font à son niveau. En outre les résultats fonctionnels de la gastro-anastomose, que nous avons vus excellents dans les sténoses bénignes, sont moins bons dans le cancer : « En général, les cancéreux opérés de gastro-entérostomie ne récupèrent pas toutes leurs forces; ils se fatiguent vite, s'essoufflent facilement, sont incapables d'un effort soutenu et d'un travail pénible. Enfin, l'anémie ne disparaît pas ; le teint reste terreux ou jaune paille. Il n'existe que peu d'exceptions à cette règle » (Terrier et Hartmann)[6]. Au contraire, après la résection, les malades engraissent, reprennent des forces, travaillent et se croient guéris jusqu'à ce que la récidive survienne.

De ces constatations, il résulte que la *résection pyloro-gastrique doit être considérée comme l'opération de choix* et pratiquée tant qu'elle est anatomiquement possible, même si l'ablation totale des ganglions n'est pas faisable; car la résection devient alors une opération palliative meilleure que la simple anastomose (Ricard, in thèse de Guillot). Là du reste s'arrête la pos-

---

[1] Guinard. Thèse de Paris, 1898. Cure chirurgicale du cancer de l'estomac, p. 31.

[2] Terrier et Hartmann. Chirurgie de l'estomac, Paris, 1899, p. 300.

[3] Maurice Guillot. Thèse de Paris, 1901. Cancer du pylore, p. 15.

[4] *Loc. cit.*, p. 167.

[5] Guillot. *Loc. cit.*, p. 21.

[6] *Loc. cit.*, p. 184.

sibilité d'une indication précise, cette limite opératoire devant nécessairement varier avec l'habitude et le tempérament de chaque opérateur; lorsque l'idée de résection est écartée, la *gastro-entérostomie* devient indiquée.

On avait pensé pouvoir, chez les malades trop faibles mais ayant une tumeur opérable, commencer par une gastro-entérostomie, puis plus tard faire la résection; mais, régulièrement, les malades améliorés ont refusé la deuxième opération, ou y sont venus trop tard (Czerny)[1].

Il nous reste à rechercher quelles conditions doit remplir une gastrectomie ou une gastro-entérostomie pour fournir les meilleurs résultats, et quels accidents post-opératoires sont à redouter.

La résection pyloro-gastrique se fait sur des estomacs souvent dilatés qu'il est utile de vider et de nettoyer avant l'opération. Aussi est-il bon de pratiquer le lavage de l'estomac dans les jours qui précédent et même le matin de l'opération si l'estomac est très distendu. Cependant, afin d'éviter des fatigues à ces malades affaiblis, il vaut mieux s'abstenir si le lavage est mal supporté ou si l'estomac est peu dilaté.

L'extirpation doit être large et comprendre les ganglions dégénérés. De l'étude des propagations intrapariétales et ganglionnaires, B. Cunéo[2] conclut qu'il faut dépasser les limites de la tumeur du côté gastrique d'au moins trois centimètres, à cause de l'envahissement des lymphatiques dans la sous-muqueuse; du côté duodénal, la propagation est au contraire exceptionnelle et un centimètre et demi à deux sont suffisants de ce côté. En outre, les ganglions d'abord pris étant ceux des chaînes coronaire et gastro-épiploïque droite, il est indiqué de les enlever. Comme la propagation du cancer à la petite courbure est très rapide, il résulte de ces constatations que, même pour une tumeur peu étendue du pylore, il faut réséquer la plus grande partie possible de la petite courbure avec les ganglions qui la bordent, en faisant porter la section de l'estomac aussi près que possible du cardia; les ganglions sous-pyloriques du groupe gastro-épiploïque droit sont situés près du pylore et enlevés avec l'épiploon gastro-colique à ce niveau.

L'excision peut du reste comprendre la presque totalité de l'estomac ou même la totalité, avec anastomose œsophago-jéjunale (Schlatter[3], Ri-

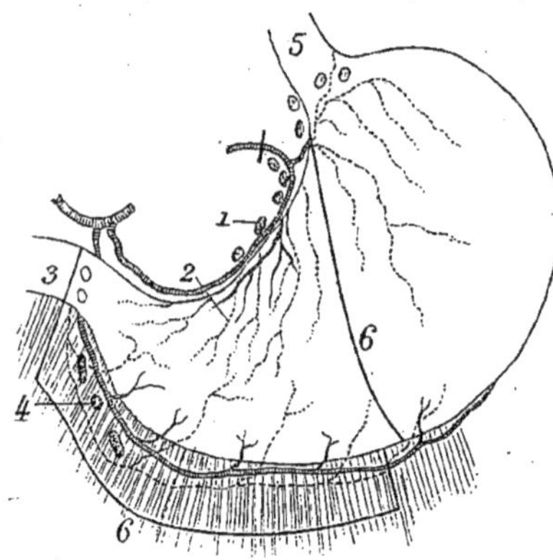

Fig. 129. — Schéma montrant la place que doivent occuper les sections chirurgicales, pour que les ganglions atteints soient enlevés en même temps que la tumeur (B. Cunéo).

---

[1] Communication de Steudel (de Heidelberg) au 27e Congrès allemand de chirurgie. Berlin, 1898 et *Revue de Chirurgie*, janvier 1899, p. 101.

[2] Bernard Cunéo. Envahissement du système lymphatique dans le cancer de l'estomac. Thèse de Paris, 1900, p. 76 et suivantes.

[3] Schlatter. *Beiträge kl. Chir.*, Bd. XIX, 3, p. 757.

card [1], Rovsing [2], Bardeleben [3]) ou avec abouchement œsophago-duodénal (Brooks Brigham [4], J. Bœckel [5]) ; et non seulement cette gastrectomie totale est compatible avec la vie, mais les malades se nourrissent ensuite fort bien, à condition de faire, au moins dans les premiers temps, des repas petits et répétés à de courts intervalles.

La résection faite, il faut aboucher à l'intestin ce qui reste d'estomac et pour cela trois procédés sont employés (voir *Technique chirurgicale*) : l'anastomose termino-terminale de l'estomac et du duodénum (Billroth-Rydygier ou Billroth première manière), l'anastomose termino-latérale de l'estomac et du duodénum (Kocher), l'anastomose latérale de l'estomac et du jéjunum (Billroth deuxième manière). Les deux premiers conservent la traversée duodénale, le dernier, est une résection large suivie de gastro-entérostomie ; aussi au point de vue physiologique, est-il préférable, lorsque cela est possible sans danger, de conserver l'abouchement duodéno-gastrique.

Des deux premiers procédés, la majorité des chirurgiens rejettent le termino-terminal qui exige la fermeture d'une partie de l'estomac, puis l'abouchement duodéno-gastrique au-dessous de cette suture, ce qui constitue un Y renversé ; la fermeture hermétique serait difficile à faire au point de jonction des trois branches. Cependant les résultats obtenus par Ricard [6] et par Rydygier [7] montrent que cette suture est possible et ce procédé n'est pas inférieur aux autres ; d'autre part, le procédé termino-latéral de Kocher est nécessairement plus long que le précédent puisqu'il nécessite la fermeture de l'estomac, et la création d'une nouvelle bouche gastrique à la face postérieure de l'estomac, pour y aboucher le duodénum. Aussi, pour notre part, préférons-nous, lorsqu'il est possible d'approcher sans traction nuisible le duodénum de la tranche gastrique, employer le procédé, dit « en raquette », termino-terminal.

Mais le rapprochement des deux orifices n'est pas toujours possible à cause de la largeur de la résection ou de l'existence d'adhérences et dans ces cas le procédé latéral de Billroth (deuxième manière) peut seul être appliqué.

En somme, il ne faut pas vouloir, de parti pris, employer un des trois procédés ; ce n'est qu'après la résection qu'il convient de choisir. Jusque-là l'opérateur n'a qu'à se préoccuper de l'extirpation de la lésion, et ce n'est qu'en voyant comment il peut utiliser ce qui lui reste, qu'il choisira en connaissance de cause.

Là *gastro-entérostomie* se fait soit sur la face antérieure, soit sur la face postérieure de l'estomac, en traversant dans ce dernier cas le méso-côlon

---

[1] Ricard. *Académie de médecine*, 1900 et Thèse de M. Guillot, 1901, p. 88.

[2] Rovsing. *Hospitalstidende*, 1901, n° 16, p. 389.

[3] Bardeleben. *Deut. med. Wochenschr.*, 1901, n° 15, p. 235.

[4] Brooks Brigham. *Boston medic. and surg. Journal*, vol. 138, n° 18, p. 415.

[5] J. Bœckel. *Académie de médecine*, Paris, 8 janvier 1901.

[6] M. Guillot. Pylorectomie par le procédé Billroth (1re manière). *Gaz. des Hôp.*, 13-15-20, février 1900.

[7] Rydygier. *Congrès international* de 1900. Section Chirurgie générale, p. 626.

transverse. Là encore on fait comme on peut, mais si le choix est possible nous croyons préférable la gastro-anastomose postérieure trans-mésocôlique; et il nous a toujours paru inutile d'ajouter une entéro-anastomose entre le duodénum et le jéjunum ou d'aboucher le premier dans le deuxième (Roux, procédé en Y).

Pour ces deux opérations le procédé d'abouchement le plus simple est le meilleur, les sutures au fil de lin, de soie ou de catgut nous paraissent donner le maximum de sécurité et de simplicité; c'est dire que nous considérons comme nuisibles l'anastomose par l'intermédiaire d'un bouton tel que celui de Murphy, l'écrasement par des pinces puissantes (Doyen, Faure, Souligoux), les procédés en deux temps par cautérisation des points à ouvrir (Bostianelli, Paul, Souligoux).

L'opération faite, il est généralement nécessaire, vu l'état d'affaiblissement des malades, de pratiquer des injections sous-cutanées massives de sérum; dès le deuxième jour, on peut commencer à donner du lait en petites quantités, puis rapidement des potages et des aliments faciles à digérer, pour enfin, vers le cinquième ou sixième jour, reprendre peu à peu l'alimentation normale.

L'antisepsie buccale est utile pour éviter l'infection des voies respiratoires, et le lavage de l'estomac à l'eau bouillie peut être indiqué à partir du deuxième jour en cas de vomissements prolongés; la distension de l'estomac, avec un litre de lait introduit par le tube de Faucher, a fait cesser les vomissements dans un cas de Reclus[1] et dans un autre de Ricard. Hartmann[2] signale, après la gastro-entérostomie, la possibilité, chez les malades affaiblis, d'une diarrhée abondante et continue pouvant entraîner la mort, et conseille, en pareil cas, de diminuer la quantité des liquides ingérés, de donner du laudanum par voie buccale et de pratiquer un lavage de l'estomac, pour enlever les produits putrides qui, par leur arrivée dans l'intestin, sont probablement une cause de diarrhée.

Le reflux du contenu stomacal dans le bout supérieur du duodénum après une gastro-entérostomie, décrit sous le nom de *circulus viciosus*, et se traduisant par d'incessants vomissements bilieux et alimentaires, doit immédiatement faire pratiquer une opération complémentaire qui consiste dans l'anastomose duodéno-jéjunale; cette complication, très rare, est attribuée généralement à une faute opératoire.

Enfin, après une gastrectomie, la récidive peut survenir au niveau du nouvel orifice, il ne reste alors qu'à faire une gastro-entérostomie s'il est possible. Tuffier[3] et Ricard ont observé récemment chacun un cas de ce genre, avec succès opératoire.

5° *Sténose duodénale.* — Due à un néoplasme, à la cicatrisation d'un ulcère rond, à une compression par tumeur du pancréas, la sténose duodénale à *forme lente* et siégeant sur la deuxième portion, (nous verrons la forme aiguë à propos de l'occlusion intestinale) donne les signes d'une sté-

---

[1] Reclus. *Bulletin de la Société de Chirurgie*, décembre 1900.

[2] Terrier et Hartmann. *Chirurgie de l'Estomac*, 1899, p. 159.

[3] Tuffier. *Bull. de la Société de Chirurgie*, janvier 1900, p. 6.

nose pylorique ; elle est exceptionnellement justiciable d'une *duodénoplastie* analogue à la pyloroplastie, et la résection étant impossible, c'est à la *gastro-entérostomie* qu'il faut s'adresser, comme pour une sténose pylorique inopérable.

Tumeur gastrique sans sténose. — Parfois, les malades se présentent porteurs d'une tumeur épigastrique, souvent adhérente à la paroi abdominale, accompagnée de douleurs et de vomissements, mais sans signes de stase gastrique, de rétrécissement pylorique. Le diagnostic de la nature de ces tumeurs est très difficile, des masses d'adhérences inflammatoires dues à l'évolution d'un ulcère de la paroi antérieure ou d'une courbure de l'estomac pouvant donner l'apparence complète d'un néoplasme épithélial.

La *laparotomie exploratrice* est alors formellement indiqué. Elle permettra de libérer simplement des adhérences peu étendues, et Terrier[1], Walther[2] ont rapporté chacun un cas de guérison remarquable obtenu ainsi ; d'exciser un ulcère adhérent à la paroi abdominale, en suturant ensuite la plaie gastrique de façon à rétrécir le moins possible la poche stomacale ; de pratiquer une gastro-entérostomie si la zone d'infiltration est trop étendue, ainsi que le fit Mauclaire[3] dans un cas récent. Il est remarquable de voir cette tumeur inflammatoire disparaître complètement ensuite, en un temps variable, pendant que cessent vomissements et douleurs.

Si, au contraire, la tumeur rencontrée est nettement ou paraît être un cancer, et si la résection de la portion envahie est possible, c'est une *gastrectomie partielle* qu'il faut faire. Cette résection peut être *cylindrique*, enlevant un segment entier de l'estomac, intermédiaire au pylore et au cardia ; elle a été rarement pratiquée ; U. Guinard[4] n'en trouve que sept cas. Ou bien l'exérèse est *atypique* et intéresse une plaque de la paroi antérieure, ou un segment « en selle » d'une des deux courbures ; les indications en sont tout à fait rares.

V. — INTESTIN

Occlusion intestinale. — L'occlusion intestinale revêt une marche *aiguë* ou *chronique ;* les indications doivent être envisagées successivement dans ces deux formes.

Occlusion aiguë. — L'arrêt complet des matières et des gaz ne suffit pas pour faire porter le diagnostic d'occlusion intestinale ; la paralysie intestinale de la péritonite ou de l'iléus paralytique s'accompagne des mêmes symptômes. Il est donc tout d'abord important de ne pas confondre l'obstruction vraie avec les *fausses occlusions paralytiques*.

Le diagnostic de la *péritonite* et de l'occlusion aiguë est souvent diffi-

[1] Terrier. *Bull. de la Soc. de Chirurgie*, 1894, p. 424.

[2] Walther. Observation citée dans la Thèse de Marion. Paris, 1897, p. 140.

[3] Mauclaire. *Bull. de la Société de Chirurgie*, mai 1899, p. 481. Rapport Hartmann.

[4] Thèse de Paris, 1898, p. 164.

cile : douleur abdominale, ballonnement, constipation, vomissements, température normale ou basse avec pouls rapide et petit, se peuvent rencontrer dans les deux maladies ; dans certains cas difficiles, on ne peut poser avec certitude le diagnostic. Le traitement doit être alors la laparotomie, qui seule peut être utile en cas de péritonite, et qui constitue le traitement de choix de l'obstruction dont la cause est inconnue. Cependant, le plus souvent, la douleur à la pression sur l'abdomen, la contracture musculaire plus marquée, l'état du pouls fréquent et petit, une ascension thermique au début permettent de différencier la péritonite.

L'*iléus paralytique* consécutif aux réductions de hernies étranglées, à la péritonite tuberculeuse, peut céder au traitement médical, et surtout à l'électrisation, comme nous le verrons ; mais on n'est jamais certain qu'il ne s'agit pas d'une réduction en masse ou d'une véritable occlusion et si le lavement électrique ne donne pas rapidement un résultat, il faut intervenir. Est-ce la laparotomie, est-ce l'entérostomie, c'est-à-dire la création non d'un anus artificiel définitif mais d'une petite ouverture intestinale, destinée ensuite soit à se fermer spontanément soit à être obturée facilement ? Si le diagnostic n'est pas certain, c'est la laparotomie qu'il faut faire pour trouver une hernie réduite en masse, un collet persistant, constater une tuberculose péritonéale dont ce sera l'unique traitement ; mais chez un vieillard atteint de parésie intestinale, l'entérostomie sera plus simple et plus sûre, en cas d'échec du traitement médical.

Ces cas spéciaux écartés, en présence d'une occlusion aiguë, il faut s'efforcer d'en rechercher la *cause* ; malheureusement il faut bien reconnaître qu'en dehors de certains faits particuliers, ce diagnostic est généralement impossible. L'*invagination* peut souvent être reconnue grâce à l'âge (enfant, le plus souvent), la constatation d'un boudin plus ou moins mobile, la constipation non absolument complète, l'existence du sang dans les selles, et parfois la sensation du bout inférieur du boudin par le toucher rectal. Le *volvulus* peut l'être quelquefois chez un adulte ou un vieillard en présence d'une douleur brusque, localisée souvent dans la fosse iliaque gauche, du ballonnement considérable débutant à ce niveau, de la sonorité exagérée au niveau d'une tumeur plus ou moins isolable représentant l'anse distendue au-dessus de la torsion (signe de von Wahl). On peut penser à une *bride* si l'on a connaissance d'un passé péritonitique. Mais ces diagnostics sont généralement plutôt soupçonnés qu'affirmés, et bien d'autres ne sont pas faits : hernie interne dans un diverticule péritonéal, coudures, torsions, étranglement par diverticule omphalo-mésentérique, calculs biliaires.

Donc nous pouvons envisager deux éventualités : le diagnostic causal est connu, c'est la grande minorité des cas ; ce diagnostic n'est pas fait et c'est le cas ordinaire.

En toutes circonstances, l'examen des orifices herniaires et le toucher rectal ayant montré qu'il s'agit bien d'une occlusion et non d'un étranglement extérieur ou d'un obstacle rectal, si l'arrêt des matières et des gaz est récent, datant de quelques heures, il faut tenter le traitement médical. En cas d'échec du traitement médical, et c'est l'habitude, c'est à l'opération qu'il faut recourir et sans retard. Si l'arrêt est ancien, si les signes généraux commencent à apparaître, il ne faut pas perdre de temps à ces essais, mais d'emblée recourir au traitement opératoire.

Le traitement médical consiste d'abord à *ne donner aucun purgatif* dont l'effet est nuisible à coup sûr ; nous ne pensons pas non plus qu'il soit utile de prescrire l'opium, qui calme les douleurs mais voile les symptômes et peut faire retarder une intervention chirurgicale nécessaire; une piqûre de morphine peut cependant être utile à titre de calmant. Les *grands lavages rectaux* avec de l'eau simple, et non avec de l'eau gazeuse, peuvent aider à lever un obstacle léger ; ces lavages sont faits avec un tube de caoutchouc mou introduit aussi loin que possible dans le rectum, on y fait passer à l'aide d'un bock, élevé de 30 à 60 centimètres au-dessus du lit, deux à quatre litres d'eau bouillie tiède, poussée ainsi à pression modérée.

Le *lavement électrique* constitue le moyen médical le plus actif contre certaines formes d'obstruction qu'il peut guérir (iléus paralytique, quelques coudures); malheureusement, il exige une instrumentation quelquefois difficile à se procurer. « L'excitateur rectal se compose d'une grosse sonde en gomme qu'on introduit dans le rectum aussi profondément que possible ; cette sonde est armée d'un mandrin métallique tubulaire dont l'extrémité n'atteint pas le niveau de l'œil de la sonde; ce mandrin est rattaché par un fil conducteur à l'un des fils de la batterie (machine à courants continus), et au moyen d'un tube de caoutchouc, on le raccorde avec la canule d'un irrigateur ordinaire plein d'eau salée. Cette eau traverse le mandrin, s'y électrise, et remplit l'intestin en portant l'électricité sur tous les points où elle entre en contact avec la muqueuse » (Boudet de Paris[1]). L'autre pôle est formé par une plaque métallique couverte de peau de chamois imbibée d'eau salée, elle se place sur la paroi abdominale. Les pôles étant en place, on fait l'injection rectale avant de donner le courant; celui-ci peut aller de 10 à 50 milliampères au maximum, pendant cinq à vingt minutes pour une séance.

Si la débâcle se produit, ou simplement une émission de gaz, il faut s'en tenir là, la guérison se fera seule peu à peu ; si on échoue après une séance, dans l'occlusion aiguë, il nous paraît absolument imprudent d'attendre quelques heures pour tenter une deuxième épreuve; il faut, au contraire, décider alors l'intervention opératoire et préparer tout dans ce but.

Le traitement chirurgical, dans l'occlusion aiguë, comprend deux méthodes : la laparotomie et l'entérostomie. On a souvent discuté la valeur de ces deux opérations, les mettant en parallèle; cette discussion est inutile et aucune des deux ne peut ni ne doit être employée à l'exclusion de l'autre, chacune a ses indications qu'il faut rechercher.

A priori, la laparotomie permet seule de lever un obstacle, de reconnaître le siège de l'étranglement, de supprimer la constriction d'une anse intestinale dont la grangrène ne serait pas arrêtée par un anus artificiel, de ne pas placer l'ouverture intestinale sur l'anse sur-distendue d'une torsion ou d'un volvulus, anse obturée à ses deux bouts et qui se viderait seule. Par suite, la *laparotomie doit être l'opération de choix, l'entérostomie*

---

[1] Cité par Jalaguier. Traité de Chirurgie Duplay et Reclus, t. VI, 2º éd., p. 547.

n'étant qu'une intervention d'urgence et de nécessité, devant l'impossibilité absolue de faire autre chose.

Cette impossibilité peut venir soit de l'état du malade, soit du défaut de matériel ou d'expérience. L'état du malade est en effet d'importance capitale et l'on ne peut songer à laparotomiser un malheureux obstrué depuis quatre, cinq ou six jours ; cependant, même alors, si le diagnostic porté est torsion, brides, l'anus artificiel n'est pas suffisant, il laisse dans le ventre une anse, peut-être en voie de sphacèle et de perforation, et s'il ne tue pas le malade par l'opération, il le laisse mourir de péritonite dans les jours suivants. Il est vrai que l'entérostomie faite de bonne heure peut permettre, par la seule évacuation du bout supérieur, la guérison totale d'une torsion, d'un volvulus, d'un étranglement interne ; mais cette évolution favorable est rare et le plus souvent, lorsque le malade survit, l'anus restant définitif, rend nécessaire plus tard une nouvelle intervention pour lever l'obstacle qui persiste. En outre, l'ouverture intestinale, faite sur la première anse venue, peut être placée très haut sur l'intestin grêle et laisser mourir le malade rapidement par épuisement et dénutrition.

A égale résistance du malade, l'anus n'est donc qu'un pis-aller qu'un praticien doit cependant employer, s'il lui est impossible de pratiquer la laparotomie complexe d'une occlusion, car c'est le moins qu'il puisse faire. Dans d'autres conditions de matériel et d'expérience, c'est la laparotomie qu'il faut faire. Mais il faut répéter que cette laparotomie aura d'autant plus de chance de guérir le malade, qu'elle sera faite plus tôt ; et qu'il ne faut, à aucun prix, perdre le temps au début, en insistant plus que de raison sur les moyens médicaux.

L'entérostomie à faire alors est celle de Nélaton, dans la fosse iliaque droite, sur la première anse qui se présente, nous n'avons pas à la décrire ici (voir *Technique chirurgicale*).

La laparotomie pour occlusion aiguë est complexe, l'ouverture abdominale médiane et longue est d'abord exploratrice, puis une seconde opération est dirigée contre l'obstacle découvert, elle varie avec la nature de cet obstacle.

Les *coudures* de l'intestin peuvent être dues à des adhérences, restes d'une ancienne péritonite, et il faut alors libérer les adhérences en les liant et les coupant. Ou bien une portion mobile de l'intestin, voisine d'un point fixe, peut se couder et nécessiter de l'opérateur la fixation de cette anse mobile, après redressement de la coudure. Cette *entéropexie* a été pratiquée un certain nombre de fois avec succès thérapeutique prolongé ; Villemin [1] fixa une partie d'intestin grêle à la paroi abdominale ; Tuffier [2] fixa le côlon transverse à la paroi abdominale antérieure ; Campenon [3], dans un cas de coudure à l'union du duodénum et du jéjunum, sutura par quelques points le jéjunum au méso-côlon transverse.

On peut constater des coudures par adhérences post-opératoires au

---

[1] Villemin. *Bull. de la Société de Chirurgie*, 1897, p. 501.

[2] Tuffier. Observation I. In Thèse G. Ducatte. Paris, 1899. Ptoses du gros intestin, p. 99.

[3] Campenon. Observation I. In thèse. L.-A. Petit. Paris, 1900. Étranglement du duodénum au niveau de la racine des intestins, p. 54.

niveau des pédicules ou d'une cicatrice d'hystérectomie vaginale[1] ; cette occlusion post-opératoire peut aussi être due à la ptose du côlon transverse, notamment au niveau de l'angle côlique gauche[2] ; la conduite est la même dans ces cas et la laparotomie secondaire s'impose aussitôt qu'après l'opération le diagnostic d'obstruction est posé.

Dans un cas de coudure au niveau de l'angle côlique gauche, non post-opératoire, Terrier[3] fit, avec succès, une côlo-côlostomie entre le côlon transverse et le côlon descendant.

Les *brides péritonéales et diverticules intestinaux* (appendice vermiforme et diverticule de Meckel) peuvent enserrer l'intestin, les brides étant des traces de péritonite ancienne et constituées aux dépens de l'épiploon, insérées à l'intestin, à l'appendice, etc..., il faut les réséquer entre ligatures. L'appendice adhérent ou non, le diverticule vitellin libre ou fixé à la paroi abdominale, au mésentère agissent de même et doivent aussi être réséqués, mais en prenant les mêmes précautions que pour l'amputation à froid de l'appendice iléo-cœcal : ligature à la base, cautérisation et enfouissement du moignon dans la paroi intestinale.

Les *hernies internes rétro-péritonéales* sont rares et se font dans les fossettes péritonéales duodéno-jéjunales, cœcales, sigmoïdes ou plus rarement encore dans l'hiatus de Winslow. Lorsqu'on s'est rendu compte de la disposition de l'intestin, ce qui peut être long, il faut dégager l'anse emprisonnée, en débridant au besoin l'entrée de la fossette en un point reconnu non vasculaire.

Les *torsions et volvulus* sont assez fréquents sur le côlon iliaque ou sur l'intestin grêle, la torsion peut même comprendre l'intestin grêle en entier autour du mésentère[4]. La torsion se fait souvent mais non toujours de la droite à la gauche du malade (dans le sens d'une aiguille d'une montre), et pour détordre il faut sortir en masse le paquet intestinal distendu et tourner la masse entière au sens inverse de sa torsion, le plus souvent par conséquent de la gauche à la droite du malade (en sens inverse des aiguilles d'une montre).

L'invagination aiguë ou compliquée récente, peut être désinvaginée en exprimant sans tractions le boudin hors de sa gaine, mais il faut pour le faire qu'il n'y ait pas d'adhérences solides entre les anses, ni tumeur sur le boudin invaginé ; cette désinvagination donne le maximum des chances de guérison ; mais il faut, pour pouvoir la faire, opérer très tôt. Rapidement les adhérences, le mauvais état de l'intestin empêchent de le faire, il ne reste alors qu'à réséquer soit le contenu de la gaine (boudin et pédicule mésentérique) en assurant la continuité du tube digestif au niveau du collier par une suture séro-séreuse ; soit la gaine et le boudin, si la gaine est en mauvais état. Dans le premier cas, on incisera la gaine invaginante, et après résection de

---

[1] Giresse. Thèse de Paris, 1896.

[2] Legueu. *Gazette des Hôpitaux*, 23 novembre 1895. — Adenot. *Revue de chirurgie*, 1896, p. 15.

[3] Terrier. *Bull de la Soc de Chirurgie*, 1902, p. 467.

[4] P. Delbet. *Bull. de la Soc. de Chirurgie*, 1898, p. 658. Rapport Routier. — Bassinot. Thèse de Paris, 1900. — Frölich. *Bull. de la Société de Chirurgie*, 1901, p. 542. Rapp. Broca.

son contenu, on fermera par sutures les lèvres de cette incision. Dans le
second cas, après résection totale, il faut ou faire une entérorraphie, ce qui
est bien long chez un malade affaibli ; ou aboucher les deux bouts d'intestin
à la paroi pour pratiquer un anus, que l'on fermera plus tard, si le malade
guérit.

L'occlusion par *calculs biliaires* peut prendre la forme aiguë. La laparotomie permet, en général, de trouver facilement le siège de l'obstacle. Si
l'intestin est sain, ses parois vivaces et résistantes, une simple entérostomie
suivie de suture permettra l'extraction du calcul. Si les parois intestinales
paraissent altérées, mieux vaut pratiquer la résection de la partie altérée de
l'intestin, que de la réduire dans le ventre après simple entérostomie. En
aucun cas, il ne faut faire progresser le calcul, sous peine de produire du
côté de la muqueuse des désordres irréparables ; à plus forte raison il ne
faut jamais chercher à opérer le broiement du calcul à travers les parois [1].

Occlusion chronique. — Le diagnostic de cause et de siège est ici souvent
possible et les indications thérapeutiques peuvent en être déduites. Ecartons maintenant les *tumeurs de l'intestin*, néoplasmes inflammatoires ou
organiques dont l'existence peut être révélée par une crise d'obstruction
lente, mais dont nous étudierons le traitement plus loin. Ecartons aussi l'obstruction chronique par compression d'une tumeur abdominale reconnue et
diagnostiquée, tumeur qu'on devra enlever si elle est opérable ; l'anus définitif sur le gros intestin restant la seule ressource, si cette tumeur ne peut
être extirpée.

Il nous reste à étudier l'occlusion chronique produite par l'*invagination
simple* à évolution lente, l'*obstruction stercorale des vieillards* et l'occlusion
par *corps étrangers*, en particulier par calcul biliaire ; l'occlusion rectale
devant être étudiée ailleurs.

Nous avons déjà vu ce qu'il convient de faire en présence d'une *obstruction par calcul*, après échec du traitement médical.

L'*obstruction stercorale* des vieillards peut être traitée par les purgatifs;
il est préférable d'employer les grands lavages rectaux et si on le peut le
lavement électrique, en tous cas elle ne comporte aucun traitement chirurgical.

L'*invagination chronique* réclame la laparotomie, le traitement médical
par lavages et par électricité peut être essayé peu de temps, il échoue presque toujours ; l'entérostomie est ici une mauvaise opération qui ne guérit pas
et permet le sphacèle ou la perforation. La réduction de l'anse invaginée
faite avec douceur est possible, même dans des cas très anciens, six semaines,
deux mois et demi, six mois (Rydygier, Czerny, Obalinski [2]), surtout sur des
adultes. Lorsque cette réduction est impossible par adhérences, tumeur
intestinale ou sphacèle, il faut choisir, d'après l'état de la gaine, entre la
résection du boudin après incision de la gaine et la résection totale de l'invagination, comme nous l'avons déjà vu plus haut. Ici, chez un malade

[1] *Soc. de Chir.* 23 juillet 1902.

[2] Cités par Jalaguier. Traité de Chirurgie Duplay-Reclus, 2º éd., t. VI, p. 565.

moins affaibli, l'opération ne se présentant pas avec les caractères d'urgence
de l'invagination compliquée, il faut rétablir la continuité du tube digestif
par entérorraphie soit termino-terminale, soit termino-latérale (voir *Technique
chirurgicale*).

Dans les autres cas d'occlusion chronique qui correspondent presque
toujours à un rétrécissement cancéreux ou inflammatoire, et que nous étudierons plus loin, il est rare qu'il y ait autre chose à faire qu'un anus contre nature destiné à rester définitif.

Appendicite. — Le *traitement de l'appendicite doit être chirurgical*, ce
point n'est pas discutable, mais le moment d'application de ce traitement doit
varier suivant l'époque à laquelle on est appelé, et suivant la forme de la
maladie. Certaines formes d'appendicite réclament un traitement opératoire
rapide ; pour d'autres, au contraire, il y a avantage à retarder l'opération pour
la faire dans de meilleures conditions, l'opération hâtive présentant alors plus
de dangers et d'inconvénients que l'opération retardée. Aussi, ne croyons-
nous pas possible de renfermer toutes les indications thérapeutiques de l'appendicite dans une formule dont la simplicité est alléchante : l'appendicite
doit être opérée dès qu'on la voit, le plus tôt étant le mieux ; formule qui
supprime tout traitement d'attente, dit « traitement médical », dans n'importe quelle forme d'appendicite.

On ne peut évidemment savoir dès le début d'une crise appendiculaire,
fût-elle d'apparence très légère, comment celle-ci va évoluer. Aussi serait-il
plus simple d'opérer toujours dans les vingt-quatre premières heures de la
crise ; l'opération est alors facile, elle serait généralement bénigne (certaines
formes hypertoxiques défiant cependant toute rapidité), et mettrait à l'abri
des complications multiples, notamment de la péritonite généralisée.

Mais d'une part le chirurgien est exceptionnellement appelé à voir le
malade à cette période du début ; d'autre part, certaines formes se présentent avec des symptômes frustes ou trompeurs qui rendent le diagnostic difficile et empêchent de poser à temps l'indication opératoire. On peut confondre ainsi, au début, la crise d'appendicite avec de nombreuses maladies ;
citons seulement la fièvre typhoïde, l'embarras gastrique, l'entérite et l'entéro-
côlite, la simple indigestion, les douleurs hystériques, la colique néphrétique,
une salpingite etc...

Donc, *en présence d'un diagnostic sûr, si l'on se trouve dans les vingt-
quatre premières heures de la crise, opérer toujours, quelle que soit l'intensité
de cette crise, si l'opération est matériellement possible dans de bonnes conditions ;* on pourra éviter ainsi des complications redoutables.

Mais ces circonstances favorables constituent la très grande exception,
et, en pratique, la question se pose tout autrement. L'appendicite que l'on a
à traiter est toujours ou presque toujours une appendicite en cours d'évolution, et qui a débuté un, deux ou plusieurs jours avant qu'on ne la voie.
Ici le principe de l'opération immédiate constante devient dangereux ; et des
indications différentes doivent être posées pour les diverses formes que peut
revêtir la maladie.

Mais quelle que soit cette forme, nous insistons tout particulièrement sur ce précepte général : *Il est extrêmement dangereux de purger le malade au début ou au cours d'une crise d'appendicite.*

Combien d'appendicites tendant vers la localisation ou la résorption ont été aggravées par un purgatif, à tel point que les signes de péritonite généralisée survenant rapidement, l'opération même très hâtive ne peut plus sauver le malade. Et ceci, est un fait d'observation devant lequel doivent s'incliner les théories les plus éloquemment soutenues.

Les aspects cliniques sous lesquels se présente l'appendicite peuvent se classer de la façon suivante :

1° *Appendicite hypertoxique ;*

2° *Péritonite appendiculaire généralisée ;*

3° *Péritonite appendiculaire localisée,* comprenant deux formes principales :

a. Abcès appendiculaire, c'est-à-dire collection suppurée reconnaissable cliniquement.

b. Appendicite aiguë ou subaiguë sans abcès; ce qui ne signifie pas qu'on ne puisse trouver du pus autour de l'appendice.

4° *Appendicite chronique.*

Après avoir étudié ces diverses formes, nous devrons examiner les *complications* qui peuvent survenir au cours de la crise appendiculaire ou après elle.

1° L'*appendicite hypertoxique* se révèle avec des symptômes de maladie générale grave, tantôt hyperthermie, avec agitation, langue sèche, pouls vibrant, et réaction abdominale vive. Souvent au contraire, température basse ou presque normale, pouls filant, incomptable, facies tiré, péritonéal, bien que le ventre soit sans symptôme très intense, sauf toujours un peu de ballonnement et de douleur dans la fosse iliaque droite ; et cela dès les premières heures. Dans ces cas, l'urgence extrême d'une intervention s'impose. La laparotomie montre peu de réaction péri-appendiculaire, à peine si le péritoine voisin est congestionné, peu ou pas de sérosité. Mais l'appendice est toujours violacé, souvent gangréné en totalité ou en partie. Si extérieurement la gangrène n'est pas manifeste, à la coupe la muqueuse est grisâtre, ulcérée, couverte de détritus pultacés. L'intervention est l'indication capitale. Malheureusement, dans ces formes toxhémiques, elle ne donne que peu de résultats, malgré la rapidité avec laquelle elle a pu être pratiquée.

2° *Péritonite appendiculaire généralisée.* — Qu'elle soit généralisée d'emblée ou secondairement à une péritonite circonscrite, lorsqu'elle se traduit nettement par les vomissements, l'accélération considérable et la petitesse du pouls avec température basse ou peu élevée, le ballonnement du ventre et la contraction musculaire abdominale, le facies grippé spécial, la constipation absolue, sans signe aucun de collection ou de plastron dans l'abdomen ; ou même, dans certaines formes suraiguës, par l'accélération du pouls sans température, et les vomissements sans réaction abdominale vive, mais avec un aspect terreux, une teinte subictérique caractéristiques, la péritonite réclame une intervention immédiate, à moins que l'état ne soit absolument désespéré et qu'on n'ose même plus anesthésier le malade.

Les règles sont ici les mêmes que pour la péritonite généralisée de cause quelconque ; l'origine appendiculaire n'en change pas les indications et n'en améliore pas le pronostic. C'est la laparotomie latérale et médiane, avec résection de l'appendice alors libre généralement, suivie du drainage très large sans lavage, ainsi que nous l'avons déjà indiqué. Le pronostic est extrêmement mauvais, dans cette forme de *péritonite purulente diffuse*, où l'on peut cependant compter de temps en temps une guérison.

Les injections massives de sérum, intra-veineuses ou sous-cutanées, jouent un grand rôle dans les soins post-opératoires, comme dans toutes les septicémies.

3° *Péritonite appendiculaire localisée.* — a. *Abcès appendiculaire.* — Lorsqu'une crise d'appendicite dure depuis plusieurs jours et qu'on se trouve en présence d'un plastron indiquant nettement une péritonite circonscrite, ce plastron peut être formé par des masses épiploïques et des adhérences au milieu desquelles on trouve généralement du pus si l'on intervient à ce moment, mais ce n'est pas là l'abcès enkysté appendiculaire ; la collection purulente plus ou moins vaste est située soit dans la fosse iliaque, devant ou derrière le cæcum, soit dans une situation anormale. Prenons d'abord l'*abcès de la fosse iliaque*.

On reconnaîtra la formation de cet abcès beaucoup plus aux symptômes généraux qu'aux symptômes locaux.

« Lorsque la suppuration s'établit, on note souvent, à partir du deuxième ou troisième jour, une ascension progressive du thermomètre vers 40° et même plus haut. En même temps il existe parfois un état typhoïde plus ou moins marqué. D'autres fois, l'état local ne se modifiant pas, on assiste, le quatrième ou le cinquième jour, à une défervescence thermique, mais avec abaissement proportionnel du chiffre des pulsations. J'ai constaté plusieurs fois cette rémission trompeuse et j'ai toujours trouvé un abcès. Quelques fois, l'ascension ou la baisse de la température est précédée par quelques légers frissons et par une aggravation des douleurs spontanées revenant par crises très pénibles à l'occasion des contractions intestinales. Ces phénomènes apparaissant au cours d'une appendicite circonscrite à partir du cinquième ou sixième jour, et se maintenant plus de quarante-huit heures en dépit du traitement rationnel (que nous verrons dans un instant), indiquent, presque à coup sûr, l'existence d'un foyer purulent dont on n'a plus le droit d'attendre la résorption » (Jalaguier).

Ces abcès doivent être ouverts sans attendre que la fluctuation puisse être constatée ou que l'œdème apparaisse sur la paroi abdominale, et il faut les ouvrir au niveau de la zone de submatité, au niveau du plastron constaté. Pour l'abcès iliaque, l'incision à employer est celle de Roux, au-dessus de l'arcade de Fallope ; on ouvre directement l'abcès s'il est sous la paroi, ou bien il faut aller le chercher derrière le cæcum, en protégeant par des compresses la grande cavité péritonéale, ouverte d'abord.

L'abcès ouvert et évacué, faut-il rechercher l'appendice pour le réséquer ? Certes, si l'appendice est visible, il faut le dégager et le réséquer, on assure ainsi la guérison définitive, on évite la fistule possible ; mais si l'inspection de la cavité ne le fait pas découvrir facilement, s'il faut décortiquer un cæcum tuméfié et friable, se livrer à des recherches longues et pénibles, on risquerait de détruire les adhérences péricæcales et d'ouvrir la grande cavité péritonéale qu'on met ainsi en contact avec le foyer et qu'on exposerait à l'infection.

Il est vrai qu'en laissant l'appendice malade, des fistules peuvent persister, il est vrai que de nouvelles crises peuvent se voir qui nécessiteront les recherches de l'appendice plus tard ; mais ces risques sont moins graves que ceux auxquels expose, à notre avis, la recherche obstinée d'un appendice perdu dans les parois de l'abcès.

L'abcès ouvert, l'appendice réséqué s'il s'est présenté à la vue ou au doigt, il faut placer de gros drains et tamponner le reste de la cavité à la gaze stérilisée ; cela vaut mieux que de réunir partiellement la paroi au-dessus de la cavité. Cette réunion partielle ne hâte pas la cicatrisation, elle nuit au drainage en formant des culs-de-sac, des clapiers difficiles à nettoyer.

Le pronostic de ces abcès iliaques est généralement bon si l'on n'a pas trop attendu avant de les ouvrir et s'il ne se développe pas d'autre collection ailleurs. L'éventration après cicatrisation n'est pas fatale ; en tout cas, elle est guérissable ensuite par une opération bénigne, lorsque toute trace inflammatoire a disparu.

L'abcès peut siéger ailleurs que dans la fosse iliaque droite, il peut être médian, *sous-ombilical ;* il peut siéger dans la *fosse iliaque gauche ;* être *sous-hépatique* ou *pré-rénal* [1] suivant la situation et la direction du cæcum et de l'appendice. Le traitement est le même dans toutes ces formes anormales, le diagnostic en est plus difficile ; et l'incision doit être faite au niveau marqué par les signes physiques.

Plus difficile est la conduite à tenir en présence d'un *abcès appendiculaire pelvien,* que l'on ne reconnaîtra qu'au toucher rectal, à moins qu'il ne se prolonge dans la fosse iliaque ou dans la région hypogastrique. Le siège de l'incision sera guidé par celui de la tuméfaction. La saillie iliaque ou hypogastrique indiquera l'incision abdominale médiane ou latérale ; mais il y aura avantage à décoller le péritoine de la paroi jusqu'au niveau de la collection avant de l'ouvrir, afin de ne pas pénétrer dans la grande cavité péritonéale. Si l'abcès ne bombe pas au-dessus du pubis, il est possible de l'ouvrir chez la femme par la voie vaginale ; chez l'homme la voie rectale ou l'incision prérectale [2] sont seules possibles, graves toutes deux. Il nous paraît préférable encore, dans ce cas d'inciser, par la paroi abdominale, au-dessus de l'arcade de Fallope comme pour la ligature de l'artère iliaque externe, et de décoller le péritoine jusqu'à ce qu'on ouvre la collection purulente. Du reste, par la difficulté du diagnostic et du traitement opératoire, cette forme pelvienne de l'appendicite comporte un pronostic particulièrement grave.

b. *Appendicite aiguë et subaiguë sans abcès.* — C'est sur ce groupe d'appendicite que se voient les avis les plus différents, c'est sur cette classe que les orateurs, à la Société de chirurgie en 1898 et 1899, se sont rangés en deux groupes opposés, « Radicaux » et « Opportunistes ». Tout le monde

---

[1] Vautrin. Appendicites anormales. *Revue de gynécologie et de chirurgie abdominale,* 1898, p. 53. — Glantenay. *Presse médicale,* 1899, p. 9.

[2] Thèse de Chevalier. De l'appendicite pelvienne, Paris, 1900. — Delanglade. Communication à la Société de Chirurgie, 1900, p. 600.

est, en effet, d'accord sur les indications de l'opération dans la péritonite généralisée et l'abcès enkysté que nous venons de voir, ainsi que dans la forme chronique de l'appendicite que nous étudierons plus loin.

Pour certains, il faut opérer dans la forme aiguë dès que le diagnostic est posé *et à quelque période que l'on soit de la maladie*, pour éviter les complications qu'on ne peut prévoir, pour supprimer le foyer, source de l'infection.

Et de fait, lorsqu'on opère pendant la crise, on trouve souvent un appendice turgescent au milieu d'adhérences et de masses épiploïques rouges et recouvertes de fausses membranes ; l'appendice est quelquefois gangrené, perforé, environné de pus fétide et on en conclut que la guérison était impossible. Cela n'est nullement évident, car l'on trouve souvent en opérant à froid, la crise calmée, non seulement des traces d'abcès, mais encore l'appendice en partie détruit. Ce qui démontre que l'appendicite peut être perforante et gangreneuse, sans forcément s'accompagner de péritonite généralisée ou de septicémie sans péritonite.

Or, on peut aujourd'hui reconnaître quand une appendicite aiguë n'évolue pas vers l'abcès ou la résorption, et que la péritonite généralisée ou la septicémie est à craindre ; alors il faut opérer à chaud. Mais pour les autres cas, mieux vaut laisser calmer la phase aiguë, résorber les exsudats, pour opérer ensuite avec le maximum de sécurité et les moindres chances d'éventration. Opérer en pleine période virulente c'est risquer de diminuer, par le choc opératoire, la résistance du malade déjà affaibli, d'ouvrir des voies nouvelles à l'infection, et d'être obligé de laisser largement ouverte l'incision, ce qui favorise l'éventration.

Que disent les statistiques ? Pour les étudier avec fruit, il faut éliminer de parti pris tous les cas d'appendicite opérés à froid et qui n'ont pas été suivis pendant une crise par l'opérateur ; on ne peut les compter à l'actif des « opportunistes » sous peine d'être accusé de vouloir améliorer leur statistique, et cependant ces cas rentrent dans ceux qu'ils auraient fait attendre. D'autre part, il faudrait englober les cas de péritonite généralisée et les cas aigus avec ou sans abcès ; car il est difficile de savoir si certains cas aigus graves, guéris par le traitement d'attente, n'auraient pas été considérés comme péritonites généralisées et opérés par d'autres.

Peu de statistiques sont assez explicites pour être ainsi utilisées, nous prendrons celles de Routier, Poirier, Broca, (dans sa période radicale) d'un côté, qui opèrent immédiatement ; Jalaguier, Walther, Broca (dans sa deuxième période opportuniste) d'autre part, qui se conduisent suivant les indications fournies par la clinique. Ces six statistiques spécifient les cas suivis complètement par l'auteur et les séparent des cas opérés à froid mais non vus en période aiguë, nous ne prendrons que les premiers.

Routier [1], sur 134 cas de péritonite généralisée ou d'appendicite aiguë avec ou sans abcès (nous éliminerons les cas compliquant une salpingite qui ne rentrent pas dans cette étude), a 21 morts, soit 15,6 p. 100 ; Poirier [2] sur

---

[1] Routier. *Presse médicale*, 1er déc. 1900, p. 363, n° 99.
[2] Poirier. *Bull. de la Soc. de Chir.*, 1901, p. 47 et 48.

52 cas, 6 morts soit 11,5 p. 100 ; Broca [1] (1re manière), sur 87 cas 22 morts soit 25,2 p. 100.

Jalaguier [2], sur 185 cas relève 25 morts (dont 20 sur 20 péritonites septiques diffuses), soit 13,5 p. 100 ; Walther [3], sur 13 cas suivis complètement, une mort, soit 7,6 p. 100 ; Broca [4] (2e manière), sur 100 cas 10 morts, soit 10 p. 100.

Ces statistiques intégrales donnant d'un côté 25,2 ; 15,6 et 11,5 p. 100, de l'autre 13,5 ; 10 ; 7,6 p. 100 de mortalité, n'apprennent qu'une chose, mais importante ; c'est que, malgré toutes les craintes des radicaux pour le traitement d'attente appliqué avec discernement, la mortalité est plutôt moindre du côté des opportunistes.

Dans ces conditions, il apparaît déjà qu'il y a plus de sécurité à saisir les indications qu'à vouloir éviter les complications en supprimant ces indications. En outre, ainsi que le fait remarquer Walther [5], « si, en pleine crise aiguë, on fait ce que l'on peut ; à froid on fait ce que l'on veut ; on est sûr d'enlever l'appendice. La recherche, la décortication de l'appendice sont plus ou moins longues, plus ou moins laborieuses, mais le résultat est toujours satisfaisant et sûr. »

Quelles sont donc ces indications ? La crise d'appendicite aiguë ou subaiguë peut être légère ou sérieuse, la *crise légère* ne dure que quelques heures ou quelques jours, la fièvre est nulle ou faible, le pouls reste très bon, seule la douleur locale, le point de Mac Burney persiste quelque temps ; le *traitement médical* est seul applicable à ces cas, dans les conditions que nous indiquerons plus loin.

La crise aiguë sérieuse qui constitue la *forme ordinaire* de la crise appendiculaire est caractérisée par les symptômes classiques, la triade dont parle Dieulafoy : douleur localisée à la fosse iliaque, à mi-chemin de l'épine iliaque et de l'ombilic, défense musculaire, hyperesthésie cutanée, s'accompagnant de ballonnement plus ou moins marqué du ventre, arrêt des gaz, nausées et quelquefois vomissements ; elle évolue de façon variable.

Certaines *formes hypertoxiques*, sans réaction péritonéale généralisée, sont rapidement très graves, s'accompagnent quelquefois d'ictère, d'hémorragies, hématémèses et melœna sur lesquelles a insisté Dieulafoy [6] ; la fièvre est rapidement élevée, on constate quelquefois des frissons, un état typhoïde grave ; le facies est très altéré et surtout le pouls très rapide s'accélère constamment, alors que la température souvent s'abaisse ; c'est de la septicémie.

Dans ces cas très graves, sur lesquels Duret [7] (de Lille) a insisté récem-

---

[1] Broca. L'appendicite. *Actualités médicales*, Paris, 1900, p. 55.

[2] Jalaguier. *Congrès de Chirurgie*, 1900. Section Chirurgie de l'Enfance, p. 181, 186.

[3] Walther. *Bull. de la Soc. de Chir.*, 1899, p. 105.

[4] Broca. *Loc. cit.*

[5] Walther. *Bull. de la Soc. de Chirurgie.* 1899, p. 107.

[6] Dieulafoy. *Presse médicale*, février 1901, p. 73. — Charlot. Thèse de Paris, 1900.

[7] Duret (de Lille). *Congrès international de médecine*, Paris, 1900. Section Chirurgie infantile, p. 196.

ment, l'intervention doit être très rapide, nous l'avons vu déjà, le traitement médical ne peut rien ; mais le pronostic est toujours mauvais, même avec une opération rapide et bien menée ; heureusement ils sont rares.

Ordinairement, *avec un traitement bien suivi*, les accidents aigus durent deux, trois, quatre jours, puis se calment peu à peu, et tantôt on ne trouve aucun empâtement dans la fosse iliaque jusqu'à la fin de la crise ; plus souvent on assiste à la formation du *plastron*, « signe de la localisation de la péritonite » (Jalaguier). Nous avons vu plus haut que ce plastron pouvait aboutir à la formation d'un abcès enkysté, et à quels signes on reconnaît cette suppuration et ce qu'il convient de faire. Lorsqu'il tend à la résorption, vers le septième ou le dixième jour, il commence à diminuer en même temps que la température et le pouls s'améliorent, que le malade rend des gaz par l'anus, et la guérison se fait peu à peu.

Pendant toute cette évolution, le traitement médical doit être sévèrement maintenu ; mais des incidents peuvent survenir qui indiquent une *intervention opératoire pendant la crise*, ces indications ont été bien étudiées par Roux et par Jalaguier. Il faut opérer si, après vingt-quatre ou trente-six heures de traitement, on ne constate aucune amélioration, lorsqu'il y a de l'agitation, des douleurs vives et surtout augmentation du nombre des pulsations, sans élévation ou avec abaissement de la température ; *la dissociation du pouls et de la température, par accélération du pouls ne concordant plus avec les degrés du thermomètre, est une indication formelle d'intervention immédiate.* La dissociation en sens inverse, température élevée et pouls peu rapide n'a pas la même importance et n'indique pas cette hâte, on doit simplement surveiller la formation d'un abcès. Il faut opérer encore lorsqu'après une amélioration de courte durée, on constate une recrudescence des symptômes ; ou lorsqu'après la défervescence normale et une période de bien-être de quelques jours, une nouvelle poussée survient, causée souvent, du reste, par un écart de régime ou la cessation de l'immobilité. Il faut encore opérer si, au lieu de décroître vers le cinquième ou sixième jour, les symptômes s'accentuent avec frissons, douleurs vives, augmentation du plastron, de l'empâtement, fièvre à caractère hectique. Enfin, dans l'appendicite « à recrudescence », lorsqu'après défervescence, on assiste à une succession de petites crises plus ou moins intenses.

Les indications de l'intervention à chaud sont donc surtout tirées de *l'état du pouls* et de son défaut de concordance avec la température, de l'allure anormale de la défervescense ou d'une aggravation rapide et continue de tous les symptômes dès le début de la maladie. Les occasions d'intervenir à chaud seront du reste très diminuées, si le traitement médical est bien institué dès le début et bien surveillé.

Ajoutons à ces indications que, ce traitement demande une surveillance attentive et de tous les instants ; si cette surveillance est impossible par suite de l'éloignement ou du milieu, mieux vaut opérer pendant la crise que de laisser survenir des accidents qu'on ne peut éviter sûrement ; mais le pronostic doit être alors plus réservé.

Il nous reste à voir maintenant comment doit être compris le traitement médical, quelle est la conduite à tenir après la fin de la crise, comment il faut intervenir lorsque l'indication s'en présente pendant la crise.

Le *traitement médical* doit être institué immédiatement; comme le dit Roux[1] il y a d'abord des choses qu'*il ne faut pas faire :* nous avons déjà insisté sur les dangers considérables de la purgation sous toutes ses formes, il en est de même des lavements; il faut aussi interdire tous mouvements, même pour les besoins naturels; il ne pourra être question de transporter le malade.

Le traitement est constitué essentiellement par l'*immobilité* complète, la *glace* en permanence sur le ventre, la *diète absolue.* Il faut appliquer au contact du ventre 2 ou 3 vessies de glace qu'on renouvelle, et glisser un coussin sous les genoux. L'alimentation est complètement supprimée, il ne faut pas donner même du lait en petite quantité, mais seulement pour calmer la soif trop vive, une ou deux cuillerées à café d'eau d'Évian ou de Vichy toutes les deux heures. Ces prescriptions doivent être extrêmement sévères. En outre, on espacera dans la journée un certain nombre de pilules de un centigramme d'*opium*, à la dose de 5 centigrammes par 24 heures pour un enfant de quatre à cinq ans, 10 centigrammes de dix à quinze ans, 10 à 15 centigrammes chez un adulte. (Jalaguier.) A ce traitement on ajoutera, dans les formes graves et dès le début, des injections sous-cutanées plus ou moins abondantes de sérum artificiel.

Ce traitement est continué, dans toute sa rigueur, si l'appendicite évolue de façon normale et si aucune indication d'opérer ne surgit, pendant toute la durée de la crise (de 4 à 10 jours), en augmentant un peu la quantité d'eau à prendre lorsque l'amélioration commence à se produire nettement.

La première tasse de lait ne sera autorisée que 24 heures après le retour de la température à la normale; la température peut alors remonter un peu; mais il n'y a pas à s'en inquiéter, si la douleur locale ne présente pas de recrudescence (Jalaguier).

L'opium a été supprimé dès la disparition des douleurs vives, le malade a rendu quelques gaz, mais généralement il n'a pas encore été à la selle; on n'administrera un lavement ou un suppositoire que 24 ou 36 heures après la fin de la crise.

Puis la quantité de lait sera peu à peu augmentée sans autre aliment jusqué vers le 15e jour, et on régularisera les évacuations intestinales par des suppositoires, des lavements glycérinés, ou un laxatif (huile de ricin) tous les 3 ou 4 jours.

Le malade sera maintenu au lit jusqu'après la 3e semaine en moyenne, sauf pour une crise très légère.

La crise passée, si le malade n'a pas été opéré à chaud, l'appendice reste malade, faut-il toujours l'enlever à froid? Il est incontestable que la guérison définitive après une seule crise existe, d'autres crises sont probables. Or, il est impossible de savoir ce que seront ces autres crises et si une péritonite ou une septicémie suraiguës n'enleveront pas alors le malade, avant qu'on puisse intervenir. Aussi, même s'il ne reste dans la fosse iliaque aucune induration, aucun empâtement, mais à plus forte raison, lorsqu'on

---

[1] Roux. *Congrès international.* Paris, 1900. Section Chirurgie infantile, p. 168.

constate ces vestiges ou qu'il reste des douleurs, des troubles intestinaux, faut-il conseiller *l'opération à froid*. On fera comprendre au malade les risques qu'il court s'il ne se fait point opérer et on lui laissera l'entière responsabilité de son refus. Cette résection de l'appendice doit être conseillée même après une seule crise ; mais il faut savoir l'imposer, s'il y a eu déjà plusieurs crises ou si tout vestige ne disparaît pas après une première crise.

L'opération à froid est en effet bénigne, de nombreuses statistiques le prouvent : Jalaguier signale 131 opérations avec 1 mort, Routier 125 sans mort, etc., etc. ; mais il faut attendre que les exsudats soient en grande partie résorbés, il y a péril à opérer trop tôt, à réveiller la virulence de petits foyers en voie de résorption. En moyenne, la période de six semaines après la crise indiquée par Roux et par Jalaguier est bonne, cependant 15 jours ou 3 semaines peuvent suffire après une crise extrêmement bénigne. La durée exacte ne peut être fixée ; il faut savoir attendre autant que possible que toute masse inflammatoire palpable ait disparu complètement. L'opération n'en sera que plus simple et plus facile.

L'opération à froid sera faite par un des procédés que nous indiquerons ailleurs (voir *Technique chirurgicale*) ; celui de Jalaguier qui traverse la gaine du muscle droit en écartant ce muscle, présente de bonnes garanties au point de vue de l'éventration. Mais il faut bien dire que, sans drainage et sans suppuration de la plaie, l'éventration est exceptionnelle, quelle que soit l'incision employée ; or on ne draine pas dans l'opération à froid, à moins qu'on ait trouvé un reliquat encore septique autour de l'appendice, ce qui est rare.

L'appendice libéré doit être lié et réséqué au ras du cæcum, nombre d'auteurs conseillent d'enfouir le moignon sous un repli de la paroi cæcale, à moins que celle-ci ne soit trop épaissie ou friable. C'est une pratique recommandable, mais qui est loin d'être indispensable.

Si pendant la crise on a dû intervenir *à chaud*, la seule incision utilisable, lorsque la situation du plastron ne la contremande pas, est celle de Roux, au-dessus de l'arcade de Fallope, à un centimètre en avant de l'épine iliaque, mi-partie au-dessus, mi-partie au-dessous de celle-ci.

L'appendice est alors isolé et réséqué, sauf dans le cas d'abcès que nous avons déjà vu ; les abcès sont ouverts sans qu'il soit possible d'indiquer des règles fixes. On fait comme on peut, en s'efforçant de ne pas détruire les adhérences du côté de la cavité péritonéale, et on termine en drainant largement et suturant très peu la paroi abdominale.

3° *Appendicite chronique*[1]. — On distingue deux formes d'appendicite chronique suivant que les troubles fonctionnels qui la caractérisent sont consécutifs à une crise aiguë franche ou constituent à eux seuls la maladie, sans aucune crise aiguë dans le passé du malade. Ces troubles sont surtout des symptômes gastro-intestinaux, des douleurs vagues irradiées dans l'abdomen ; ils sont assez peu nets pour que le diagnostic d'appendicite soit souvent difficile à poser si une crise antérieure ne met pas sur la voie. La cons-

---

[1] Walther. *Congrès chirurg. français*, 1898, p. 339 et *Bull. de la Soc. Chir.*, 1900, p. 254. — Brun. Traité des maladies de l'Enfance. Grancher, Comby, Marfan. — Levrey. Thèse de Paris, 1899. — Moutais. Thèse de Paris, 1900. — Rastouil. Thèse de Paris, 1901.

tatation du point de Mac Burney, souvent assez précise, permet cependant d'y arriver. Tous ces troubles ne disparaissent avec aucun régime, aucun traitement médical, et la résection de l'appendice est nécessaire pour obtenir la guérison.

C'est du reste une résection à froid et qui se présente avec les caractères de bénignité ordinaires de cette opération. Mais il ne faut pas oublier que, comme l'a bien montré Walther, ces douleurs persistantes sont parfois dues à des adhérences épiploïques multiples qui coudent.et tiraillent intestin et estomac, et que la libération de ces adhérences et la résection de ces masses d'épiploon enflammées, nécessaire pour obtenir la cessation des symptômes, peut être longue et pénible.

Complications. — Nous avons signalé à propos des appendicites aiguës hypertoxiques l'*ictère* et les *hémorragies* gastro-intestinales ; nous avons indiqué la 'gravité du pronostic que comporte la constatation de ces symptômes au cours de la crise ; mais, il n'en ressort aucune indication thérapeutique particulière.

C'est surtout dans les appendicites avec abcès enkysté qu'on rencontre des *abcès développés à distance* et indépendants du foyer iliaque primitif, soit dans la fosse iliaque gauche, soit surtout au niveau du foie. Exceptionnellement c'est un abcès intra-hépatique ; ordinairement le foyer est extra-hépatique, au-dessus ou au-dessous de la glande, revêtant dans le premier cas la forme d'abcès sous-phrénique que nous connaissons (voir Péritonites.).

L'indication thérapeutique est d'ouvrir ces divers.abcès, dès qu'ils sont reconnus, par des incisions appropriées à leur situation ; il n'y a là rien de particulier.

L'appendicite peut éclater au cours d'une *grossesse,* qu'il y ait eu ou non d'autres crises, cette circonstance ne doit changer en rien les indications du traitement d'attente, de l'intervention à froid ou de l'opération à chaud.

Après l'appendicite aiguë ou dans l'appendicite chronique, l'intestin peut être coudé par des adhérences ou étranglé par des brides, nous avons vu déjà comme on doit traiter cette forme *d'occlusion intestinale,* à laquelle son origine appendiculaire ne change rien.

Enfin après l'opération à « chaud », et surtout après l'ouverture d'abcès appendiculaires, des *fistules* peuvent persister, soit purulentes, soit pyo-stercorales. Ces fistules sont dues à l'appendice perforé ou en partie détruit, à la présence d'un calcul appendiculaire non éliminé, à des ulcérations cæcales par chute d'une plaque de gangrène, ou même à l'existence de ganglions infectés[1] restés dans les replis péritonéaux après résection de l'appendice. Lorsque ces fistules ne se referment pas spontanément, il faut opérer de nouveau, réséquant l'orifice fistuleux de la paroi, réséquant l'appendice ou ce qu'il en reste, excisant des masses épiploïques, suturant une perforation intestinale, enlevant les ganglions infectés, selon les lésions rencontrées.

Perforation intestinale. — La perforation de l'intestin se produit rapidement ou lentement et donne naissance à une péritonite généralisée ou à une

---

[1] Ricard. *Bull. de la Soc. de Chirurgie,* 1900, p. 68

péritonite localisée qui aboutit soit à la guérison de la perforation par adhérences épiploïques ou intestinales, soit à la production d'une fistule stercostale ou pyo-stercorale. Nous étudierons plus tard le traitement de ces fistules dont l'origine est multiple, et ne nous occuperons ici que des perforations qui donnent naissance à une *péritonite généralisée*.

Ces perforations intestinales succèdent à des ulcérations dont la cause est rarement la *tuberculose*[1], beaucoup plus souvent la *fièvre typhoïde*[2] ; quelquefois cette *cause* reste *inconnue*, l'ulcère étant comparé à l'ulcère simple du duodénum ou de l'estomac[3]. La perforation peut ainsi se produire de façon soudaine sans période pathologique antérieure, ou au cours d'une fièvre typhoïde diagnostiquée et soignée ; les symptômes sont ceux de la péritonite aiguë par perforation. Mais lorsqu'elle se produit au cours ou à la fin d'une dothiénentérie, cette péritonite par perforation est d'un diagnostic quelquefois difficile, et des laparotomies ont été faites, basées sur ce diagnostic, sans qu'on ait trouvé ni perforation, ni réaction de la séreuse, à l'ouverture du ventre.

Le pronostic de cette péritonite généralisée aiguë est le même que celui que nous avons vu déjà ; le traitement comporte les mêmes indications que nous avons déjà données : laparotomie immédiate, dès que le diagnostic est posé ; évacuation du pus ou du liquide ; recherche de la perforation qui siège le plus souvent à la fin de l'iléon, près du cæcum ; ou des perforations car elles peuvent être multiples. Terrier en compte 10, Keen sur 167 cas de perforations typhiques en cite 19 fois 2, 3 fois 5, 1 fois 4, 2 fois de 25 à 30. Chaque perforation doit être obturée par suture intestinale ordinaire (voir *Technique chirurgicale*) et le péritoine nettoyé et drainé largement.

Les résultats ont surtout été étudiés dans les perforations d'origine typhique ; comme toujours, les statistiques globales réunissant les cas publiés ne peuvent être utilisées, car on ne publie pas, loin de là, tous les cas suivis de mort. Hartmann cite la statistique intégrale de Harvey Cushing qui obtient 5 guérisons sur 11 opérations, soit 45,4 pour 100 ; Keen donnant une proportion de 28 pour 100. Le succès est donc possible et comme la mort est inévitable par le seul traitement médical, il n'y a point à hésiter. Les résultats sont d'autant meilleurs que l'intervention est pratiquée plus tôt, les chiffres fournis par Hartmann donnent une proportion de 25,3 guérisons pour 100 dans les premières vingt-quatre heures et seulement 13,6 pour 100 après ces 24 heures.

Enfin l'époque à laquelle se produit la perforation dans le cours de la fièvre typhoïde a aussi son importance pour le pronostic ; les perforations tardives

---

[1] R. Oppenheim et Ch. Laubry. *Archives gén. de médecine*, 1899, p. 641.

[2] Dieulafoy. *Académie de médecine*, 27 octobre 1896. — Monod. *Bull. de la Soc. de Chir.*, 1896, p. 719. — Brun, Lejars. *Bull. de la Soc. de Chir.* p. 731. — Monod et Vanverts. *Revue de Chirurgie*, 1897. p. 169. — Keen. *Journal of the american medic. association*, 20 janvier 1900. — Mauger. *Thèse de Paris*, 1900. — Hartmann. *Bull. de la Soc. de Chir.*, 1901, p. 8. — Loison. *Revue de Chirurgie*, février 1901, p. 177. — Auvray. *Bull. de la Soc. anat.*, 1901, p. 65. — Chevalier. *Bull. de la Soc. chir.* (*Rapp. Bazy*), 1902, p. 662. — Ricard, *Id.*, 1902, p. 680.

[3] Letulle. *Presse médicale*, 1895, p. 137. — Barbe. *Thèse de Paris*, 1895. — Combes. *Th. de Toulouse*, 1897. — Terrier. *Bull. de la Soc. de Chirurgie*, 1896. p. 735. — Kirmisson. *Bull. de la Soc. de Chir.*, 1898, p. 279. — Monod. *Bull. de la Soc. de Chir.* 1898, p. 297.

sont plus favorables, la proportion des guérisons étant de 18,7 pour 100 au cours des 3 premières semaines (statistique de Keen). La principale difficulté, pour les perforations survenant pendant une fièvre typhoïde observée, est donc la *précocité du diagnostic*.

Rétrécissements et tumeurs de l'intestin. — Nous engloberons sous le nom de tumeurs de l'intestin non seulement les *néoplasmes organiques (épithéliome et sarcome)*, mais aussi les *néoplasmes inflammatoires* et *tuberculeux* de l'intestin qui donnent naissance à des symptômes analogues et sont justiciables des mêmes indications thérapeutiques. Le diagnostic, du reste, peut quelquefois, notamment au niveau du cæcum, être impossible à préciser, même lorsqu'on se trouve en présence de la tumeur après laparotomie.

Les symptômes qui entraînent l'indication du traitement chirurgical sont malheureusement des symptômes peu précoces, ce sont la *sténose intestinale* et la présence d'une *tumeur*. Le siège le plus fréquent de ces néoplasmes et rétrécissements est le gros intestin, avec prédominance au niveau du cæcum et du côlon ilio-pelvien.

La sténose est lente à s'établir, c'est l'obstruction chronique et incomplète avec alternative de constipation et de débâcle ou de diarrhée. La tumeur est mobile ou fixe et son siège varie avec son point d'implantation sur l'intestin ; sa localisation intestinale ne sera du reste quelquefois reconnue que par une *laparotomie exploratrice*. Enfin, l'évolution de la sténose chronique est quelquefois interrompue par une occlusion aiguë, qui vient modifier les indications opératoires.

En cas d'*occlusion aiguë*, que le diagnostic soit ou non soupçonné, c'est à la conduite que nous avons déjà indiquée qu'il faudra se ranger : laparotomie de recherche si l'état général du malade et le degré du ballonnement du ventre le permettent ; anus artificiel immédiat si la laparotomie est reconnue impossible. La laparotomie se terminera, après la découverte de la tumeur, par un anus temporaire ou définitif suivant qu'on pourra ou non entreprendre ensuite une opération complémentaire. Nous n'insistons pas sur ces indications que nous avons déjà discutées.

Lorsque le diagnostic est porté pendant une période d'*évolution chronique*, les indications opératoires ne peuvent être précisées que lorsque la laparotomie, d'abord exploratrice, aura montré le siège exact et l'étendue des lésions.

Les opérations que l'on peut faire alors sont curatives ou palliatives, une seule peut être curative, au moins pour les tumeurs malignes, c'est la résection ; pour certains néoplasmes inflammatoires une opération d'abord palliative, qui détourne le cours des matières et laisse au repos l'intestin malade, peut devenir curative par résorption des masses inflammatoires.

Ces opérations sont la résection ou *entérectomie*, l'*entéro-anastomose*, l'*exclusion de l'intestin* et l'*anus artificiel*.

L'*entérectomie* doit être l'opération de choix puisqu'elle supprime lésion et rétrécissement, mais elle n'est possible que dans certaines conditions dépendant du siège et de l'extension de la tumeur. Les limites de la résection d'après l'extension de la tumeur ne peuvent être précisées et dépendent du degré d'envahissement du mésentère et des ganglions, de l'étendue des adhérences. La résection doit comprendre non seulement la tumeur mais encore plusieurs centimètres de chaque côté et un coin de mésentère cor-respondant (voir *Technique chirurgicale*).

Sur l'*intestin grêle* une résection étendue est toujours possible si des adhérences à d'autres anses ne l'empêchent; mais la lésion siège beaucoup plus souvent sur le gros intestin.

Le *segment iléo-cæcal* se prête bien à l'entérectomie, le bout supérieur appartenant à l'intestin grêle peut être facilement mobilisé et amené vers une portion du côlon pour l'anastomose. Cette anastomose sera faite ici soit laté-ro-latérale, c'est-à-dire en accolant les deux bouts fermés à leur extrémité et créant entre eux une entéro-anastomose latérale ; soit termino-latérale en implantant le bout grêle latéralement dans le côlon fermé à son extrémité ; la suture bout à bout est mauvaise ici à cause de l'inégalité du calibre des deux segments à unir.

Sur le *côlon transverse* ou les *angles côliques*, il est généralement possible, après l'exérèse, de rapprocher les deux bouts pour rétablir la continuité soit par une entérorraphie circulaire ou abouchement bout à bout; soit par une anastomose latéro-latérale. Ce dernier mode est considéré en général comme préférable parce qu'il permet un orifice large avec de larges accolements par les sutures, on doit craindre un rétrécissement dans l'entérorraphie circulaire ou termino-terminale. Si le rapprochement était impossible, on aurait recours à une anastomose iléo-côlique, après fermeture des deux bouts sectionnés ; abandonnant le cæcum et le côlon ascendant qui restent ouverts du côté de l'intestin grêle.

Mais au niveau du *côlon ilio-pelvien,* les difficultés sont beaucoup plus grandes à cause de la fixité et de la brièveté du bout inférieur attenant au rectum ; il faut du reste considérer ces difficultés selon le siège du néoplasme sur ce segment du gros intestin. Quénu et P. Duval[1] montrent que le cancer peut y occuper trois places : cancer supérieur ou ilio-pelvien, cancer moyen ou de l'anse sigmoïde, cancer inférieur ou recto-sigmoïde. A ce dernier, s'appliquent les procédés d'extirpation des cancers élevés du rectum par voie abdomino-périnéale, nous les verrons plus loin.

Lardennois[2] a bien proposé un bouton anastomotique spécial destiné à rendre possible l'anastomose entéro-rectale (sigmoïdo-rectostomie, côlo-rectostomie ou iléo-rectostomie); mais ce procédé n'a pas été appliqué sur le vivant, et il présente le gros inconvénient ordinaire de l'anastomose par bouton à lumière peu large sur le gros intestin, où les matières épaisses et dures passent difficilement.

Le cancer de l'anse sigmoïde siège sur une portion mobile du gros intestin, avec un méso suffisamment long pour permettre une résection large suivie d'entérorraphie circulaire, ce sont les conditions qu'on observe sur côlon transverse. Si après exérèse large le rapprochement des deux bouts était

---

[1] Quénu et P. Duval. *Bull. de la Soc. de Chirurgie*, 1898, p. 939, et P. Duval. Thèse de Paris 1902.

[2] Thèse de Paris, 1899. Cancer du gros intestin, p. 92.

impossible, l'abouchement à la peau des deux orifices de section accolés en canons de fusils (Volkmann) le serait aussi, le segment inférieur étant nécessairement trop court pour venir à la peau ; c'est, par suite, au procédé de Madelung qu'il faudrait recourir : abouchement à la peau du bout supérieur qui forme anus iliaque, puis fermeture et invagination du bout inférieur rectal que l'on abandonne dans le bassin.

Le cancer ilio-pelvien occupe une portion fixe d'intestin, le méso y existe rarement et pour cette raison le néoplasme adhérent est très vite inopérable et une opération palliative est seule applicable ordinairement.

L'entérectomie est une opération grave, les résultats en ont surtout été étudiés pour le cancer. Malheureusement, les chiffres donnés par les statistiques ne peuvent être qu'approximatifs, toujours pour la raison que de nombreux cas mortels ne sont pas publiés. Lardennois[1] donne pour l'entérectomie, sans distinction de siège, 34, 4 p. 100 de mortalité sur 244 observations ; R. de Bovis[2] donne, dans les mêmes conditions, 38, 4 p. 100. Mais la gravité est plus grande pour les cancers du côlon iliaque que pour les résections iléo-cæcales : ainsi Lardennois donne 30, 2 p. 100 pour le cæcum et 39, 3 pour l'S iliaque.

La récidive peut être rapide ; cependant il existe des observations de survie prolongée de deux, trois, quatre, et cinq ans et plus. De Bovis[3] sur 42 malades, suivis après entérectomie d'une portion quelconque du gros intestin, rectum excepté, en trouve 24 vivant encore de trois mois à un an, 7 de un à deux ans ; 1 est opéré depuis trois ans, 3 le sont depuis quatre, 3 depuis cinq, et 4 depuis six à dix ans.

Les *opérations palliatives*, indiquées lorsque l'entérectomie paraît impossible, sont l'anus artificiel, l'entéro-anastomose et l'exclusion de l'intestin. L'*anus artificiel* est toujours une infirmité, encore supportable sur le côlon iliaque où les matières denses ne sortent pas de façon constante, très pénible sur le cæcum où l'issue des matières en grande partie liquides rend difficile la propreté. En général l'anus ne peut être qu'une opération de nécessité, lorsque les accidents pressants d'obstruction, l'état d'affaiblissement du malade ne permettent pas de faire autre chose. Dans ce cas, l'anus contre nature sera fait en un ou deux temps (voir *Technique chirurgicale*), selon qu'il sera possible ou non d'attendre quarante-huit heures avant d'ouvrir l'intestin ; le procédé en deux temps (Maydl-Reclus) est simple et procure un bon éperon.

Il vaut mieux, lorsque cela est possible, pratiquer une dérivation des matières dans l'intérieur de l'abdomen, soit en créant une communication entre deux anses libres placées de part et d'autre du segment malade, c'est l'*entéro-anastomose* (fig. 130) ou opération de Maisonneuve ; soit en séparant ce segment malade du reste de l'intestin, sans l'extirper, et rétablissant la circulation par abouchement des anses situées en amont et en aval, c'est l'*exclusion de l'intestin*[4]·

---

[1] Thèse de Paris, 1899, p. 126.

[2] R. de Bovis. *Revue de Chirurgie*. Cancer du gros intestin, octobre 1900, p. 535

[3] *Id.*, novembre 1900, p. 680.

[4] Lardennois. Thèse de Paris, 1899. — De Bovis. Cancer du gros intestin. *Revue de Chi-*

Cette exclusion présente du reste différentes variétés, suivant que l'anse exclue, séparée du reste de l'intestin, est fermée de toutes parts (*exclusion bilatérale fermée*) (fig. 131), ou fermée du côté de la cavité abdomi-

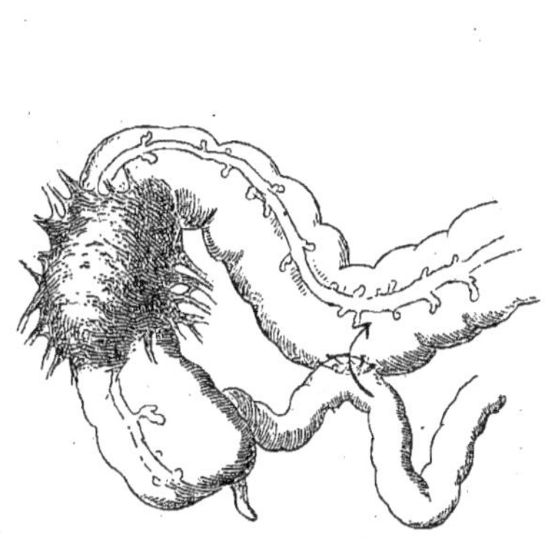

Fig. 130. — Entéro-anastomose simple.

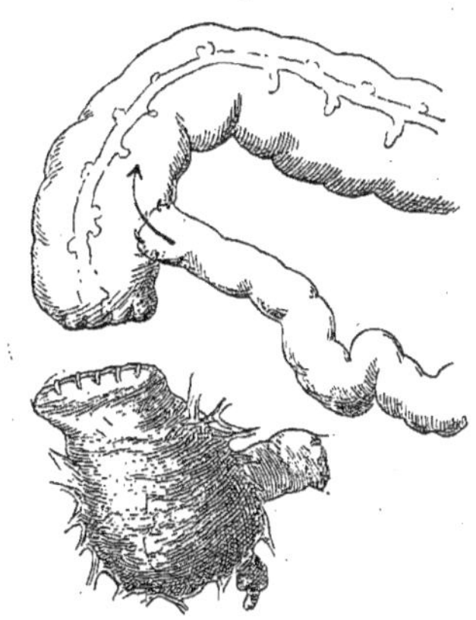

Fig. 131. — Exclusion bilatérale fermée.

nale mais ouverte a la peau (*exclusion bilatérale ouverte*) (fig. 132), ou enfin fermée à une seule de ses extrémitées et laissée à l'autre (la plus rapprochée de l'anus) en communication avec l'intestin (*exclusion unilaté-*

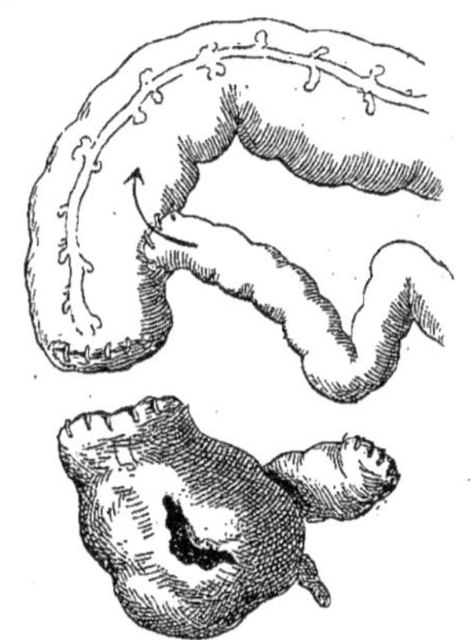

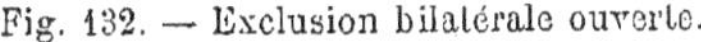

Fig. 132. — Exclusion bilatérale ouverte.

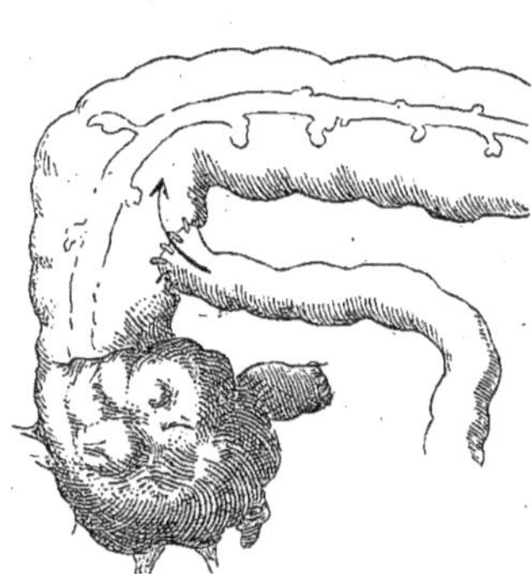

Fig. 133. — Exclusion unilatérale.

rale) (fig. 133). Dans les deux premiers modes les bouts de l'intestin sain sont anastomosés l'un à l'autre par un des procédés habituels; dans le dernier, l'unique bout d'intestin libre est anastomosé avec l'intestin sain sousjacent à la tumeur et non séparé d'elle.

Il s'agit ici de rétrécissements et néoplasmes de l'intestin *non fistulisés;*

rurgie, 1900, octobre, p. 528. — Terrier et Gosset. *Revue de Chirurgie*, 1900. De l'exclusion de l'intestin. Août, p. 129 et nov., p. 624. — *Bull. de la Société de Chirurg.*, 1900, p. 924 et 935.

nous verrons plus loin les fistules intestinales et pyo-stercorales. Nous pouvons déjà rejeter l'exclusion bilatérale fermée, inadmissible à cause de la rétention des produits de sécrétion, et abandonnée complètement.

Il reste donc à choisir entre l'entéro-anastomose simple et l'exclusion bilatérale ouverte ou unilatérale. La création d'une fistule sur le segment exclu, chez un malade qui n'avait aucune fistule jusque-là, bien que cet orifice laisse passer non des matières mais des produits de sécrétion intestinale, est un inconvénient assez considérable pour faire rejeter l'exclusion bilatérale, avec abouchement d'une extrémité de l'anse exclue à la paroi abdominale. Le choix ne peut être fait qu'entre l'entéro-anastomose et l'exclusion unilatérale.

L'entéro-anastomose est une opération simple et rapide ; l'exclusion est plus longue et plus complexe parce qu'elle comprend, en plus de la même anastomose, la section de l'intestin en amont du néoplasme et l'obturation des deux bouts de la section. On reproche à l'entéro-anastomose de laisser circuler des matières au niveau du néoplasme et quelquefois, surtout au niveau du cæcum, de laisser s'accumuler, dans le segment isolé, des produits de sécrétion qui se vident mal dans l'intestin libre. Les mêmes inconvénients existent avec l'exclusion unilatérale et le seul procédé qui y remédie est la création d'une fistule au point déclive du segment isolé (cæcum ou côlon iliaque), or il sera toujours temps, comme l'indiquent Tuffier et Hartmann[1], de créer cette fistule si les symptômes de rétention se produisent.

Aussi, pour nous, lorsqu'il n'est pas possible de faire l'entérectomie et que l'état du malade permet de faire mieux qu'un anus artificiel, l'opération de choix est l'*entéro-anastomose* sans fistulisation du segment isolé ; cette ouverture pouvant être faite plus tard, si des symptômes de rétention dans l'anse malade la rendent nécessaire, ce qui est rare.

L'anastomose devra être faite entre deux anses assez rapprochées l'une de l'autre pour ne pas supprimer une longue portion d'intestin, mais aussi assez éloignées du néoplasme, dans le cas de cancer ou de tuberculose, pour éviter la propagation possible de la lésion à l'orifice anastomotique.

Du reste cette entéro-anastomose, toujours possible pour une tumeur siégeant sur l'intestin grêle, le cæcum, le côlon ascendant, transverse et descendant, en abouchant selon les commodités soit la fin de l'intestin grêle au gros intestin, soit deux portions du gros intestin entre elles ; devient impossible pour les cancers inopérables du côlon ilio-pelvien ; et là, on en est réduit à pratiquer l'anus iliaque.

Anus contre nature. Fistules cutanées, stercorales et pyo-stercorales. — Nous devons examiner d'abord les cas de fistule stercorale ou d'anus contre nature sans interposition d'une poche purulente entre les orifices intestinal et cutané ; puis étudier à part les fistules pyo-stercorales, dans lesquelles une cavité suppurante intermédiaire se trouve entre l'intestin et la paroi abdominale.

Anus artificiel et fistule stercorale. — La différence entre l'anus et la fis-

[1] *Bull. de la Soc. de Chirurgie,* 1900, p. 937 et 940.

tule est simplement fonctionnelle ; l'anus laisse passer la totalité des matières
fécales ; la fistule n'en donne qu'une partie plus ou moins abondante ; au point
de vue thérapeutique cette différence est sans importance. L'anus est dit
« contre nature » lorsqu'il s'est établi spontanément, et « artificiel » lorsqu'on
l'a créé volontairement. Dans les deux cas, le fait important est l'existence
fréquente d'une lame, plus ou moins saillante au fond de la cavité ouverte

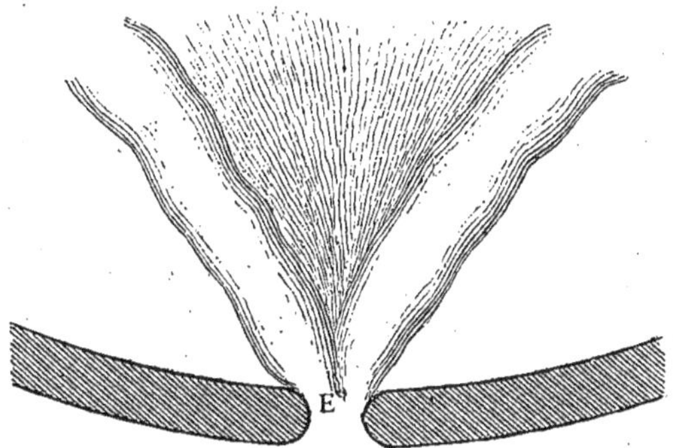

Fig. 134. — Anus contre nature. Schéma. Éperon.

à la peau, lame constituée par l'adossement des bouts accolés de l'anse et
qui fait saillie sur sa paroi profonde (fig. 134). Cette lame, nommée *éperon*, s'oppose, avec une efficacité variable suivant ses dimensions, au passage des
matières du bout supérieur dans l'inférieur. L'orifice intestinal et l'orifice
cutané ne sont pas accolés, mais séparés par un trajet intermédiaire qui

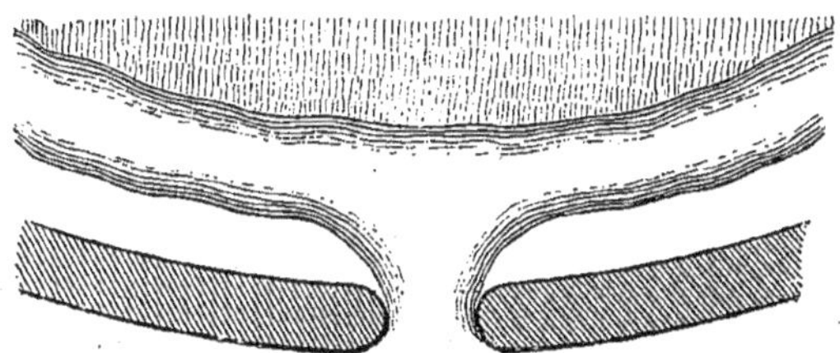

Fig. 135. — Anus contre nature. Schéma. Trajet intermédiaire court.

peut être très court, (fig. 135) l'intestin touchant la paroi abdominale au bord
de l'orifice ; ou long et comprenant une partie intra-abdominale entre l'intestin
et la paroi, partie dilatée et nommée *infundibulum* (fig. 136). Outre ces notions
anatomiques nécessaires, notons les adhérences multiples plus ou moins étendues autour de l'anse ouverte à la peau, les foyers inflammatoires plus ou moins
latents situés au milieu de ces adhérences et entretenus par le voisinage de
l'orifice intestinal, enfin le rétrécissement possible du bout inférieur.

Lorsque l'anus[1] n'a pas été établi pour être définitif au-dessus d'une lésion

---

[1] Nous emploierons maintenant indifféremment les termes anus et fistule, après les avoir
définis, la thérapeutique à leur appliquer étant la même.

inguérissable, qu'il soit accidentel ou opératoire, la maladie causale guérie (hernie étranglée, obstruction intestinale, perforation intestinale, etc.), il peut guérir spontanément. On est d'accord pour considérer la durée de *trois mois* comme une limite au delà de laquelle la fermeture spontanée ne doit plus être espérée. On attendra donc cette période de trois mois ; à moins

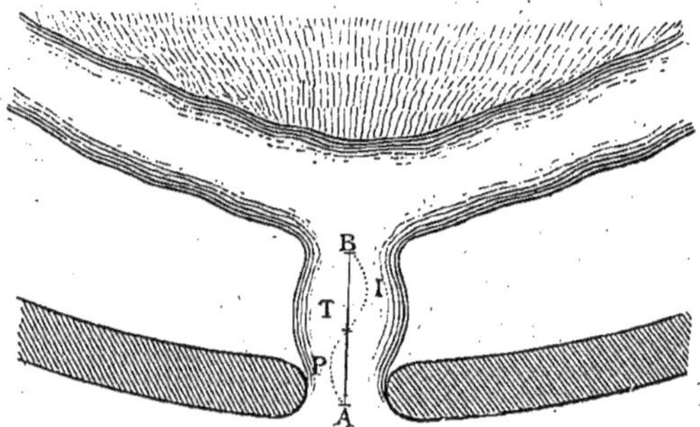

Fig. 136. — Anus contre nature. Schéma montrant le trajet intermédiaire ou *infundibulum*.

que la situation élevée de la fistule sur l'intestin ne permette pas au malade de s'alimenter suffisamment.

La fistule définitivement établie, l'obstacle étant levé s'il en existait un, pour obtenir l'oblitération on peut s'adresser à deux ordres de moyens thérapeutiques : les uns s'appliquent directement à l'orifice intestinal et cutané ; les autres, détournés, sont destinés à rétablir le cours des matières en dehors de l'anse ouverte, que cette anse soit ou non supprimée.

Les *moyens directs* doivent remplir deux indications : 1° supprimer l'éperon lorsqu'il existe, 2° fermer l'orifice intestino-cutané.

La suppression de l'éperon s'obtient par une section lente entre les mors d'une pince spéciale, l'*entérotome* de Dupuytren, modernisé par Collin, par Chaput ; ou par une section rapide, suivant le procédé de Richelot, en attirant, lorsqu'on le peut, un éperon mince et facilement accessible, le coupant au bistouri entre deux pinces, et ourlant immédiatement chacune des lèvres de la section. Le procédé rapide est très rarement applicable, l'éperon est enfoncé, épais, ou impossible à attirer ; le procédé lent dans lequel la pince est laissée en place jusqu'à sa chute spontanée, et qui peut demander deux applications successives si l'éperon est long, est souvent douloureux, expose au pincement d'une anse saine dans le coude de l'anse ouverte et peut occasionner une péritonite mortelle, si l'intestin est ouvert dans l'abdomen.

Lorsque l'éperon est supprimé ou lorsqu'il n'existe pas, l'oblitération de l'orifice intestino-cutané s'obtient par des *procédés autoplastiques* qui consistent à aviver d'une part l'orifice intestinal libéré, d'autre part le trajet et l'orifice cutané ; puis à suturer indépendamment ces deux plans dans toute leur étendue [procédés de Malgaigne, Panas, Denonvilliers, Simon, Chaput, Hartmann (voir *Technique chirurgicale*).] (fig. 137.)

C'est à ces procédés que se rattache l'*entérorraphie longitudinale* de Chaput qui consiste, sans ouvrir la cavité péritonéale, à libérer les deux bouts accolés, à faire une fente longitudinale sur chaque bout d'intestin, près du bord mésentérique, puis à suturer entre eux les bords homologues de la fente et enfin à fermer l'orifice terminal par sutures (fig. 138 et 139).

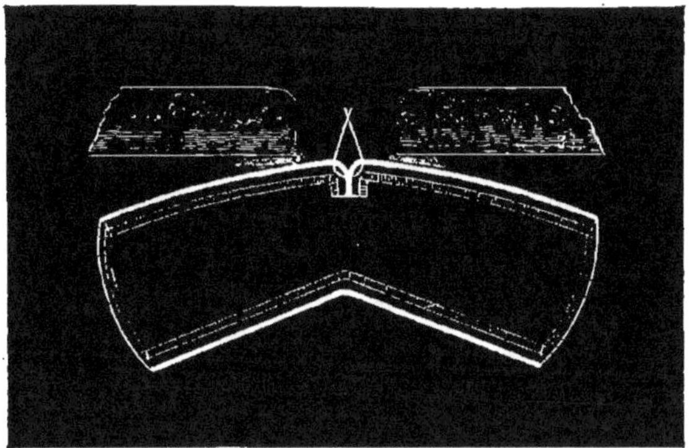

Fig. 137. — Anus contre nature. Suture intestinale après décollement (Chaput).

Les *moyens détournés* comprennent deux modes particuliers : dans l'un on supprime l'anse ouverte à la peau et on abouche l'un à l'autre les bouts

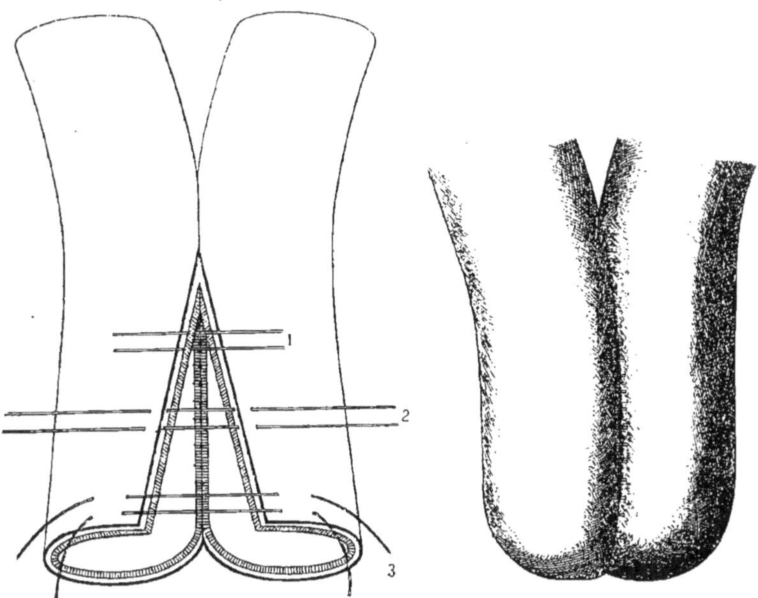

Fig. 138 et 139. — Entérorraphie longitudinale (Chaput).

de l'intestin libéré, c'est *l'entérectomie* avec entérorraphie circulaire ou latérale ; dans l'autre on détourne le cours des matières par une entéro-anastomose, sans réséquer l'anse, ou on pratique l'exclusion de cette anse.

L'entérectomie comporte la résection de l'anse malade, du trajet intermédiaire et de l'orifice cutané avec la zone de peau qui l'entoure; c'est le plus souvent une opération grave, parce que la résection exige l'opération au niveau de la fistule, la dissection des adhérences dans les foyers inflammatoires mal éteints, et que la contamination péritonéale est difficile à éviter. Cependant Le Dentu[1], sur 40 cas, donne une mortalité de 12,5 p. 100; Hartmann et Gosset[2] additionnant les statistiques intégrales de Bramann et von Eiselsberg, trouvent 12,12 p. 100.

L'exclusion, dont nous avons donné plus haut les différentes variétés, peut être ici bilatérale parce que l'existence de la fistule la maintient ouverte; ou unilatérale, mais alors elle est un peu plus complexe que la simple entéro-anastomose et ne présente pas sur elle d'avantage réel. Comme l'anastomose, elle laisse la possibilité du passage des matières dans le bout exclu. L'exclusion bilatérale, ouverte par la fistule, isole complètement le segment intestinal, mais ne peut permettre la fermeture ultérieure de la fistule, cela équivaudrait à une exclusion bilatérale fermée, que nous savons être détestable.

L'entéro-anastomose simple, faite d'emblée, sans recherches du côté de la fistule, a le grand avantage d'être une opération simple et rapide, faite en région non infectée; elle détourne le cours des matières sans donner généralement la fermeture complète de la fistule, à cause du passage de quelques matières et des produits de sécrétion. Mais, laissant l'anse isolée en communication facile avec l'intestin, elle permet la fermeture directe de l'orifice fistuleux lorsque, par suite du bon fonctionnement de l'anastomose, l'anus contre nature ne laisse plus passer que peu de chose. La fermeture directe, par un des moyens autoplastiques que nous avons vus, se présente alors dans d'excellentes conditions.

INDICATIONS DES PROCÉDÉS. — Il nous faut maintenant choisir parmi tous ces procédés. La *destruction de l'éperon* est dangereuse et longue, elle ne doit plus être employée aujourd'hui. Pour un anus avec éperon, il faut procéder par voie détournée.

Les *procédés autoplastiques* directs sont excellents dans le cas de *petite fistule* étroite et peu profonde; ils doivent alors être tentés. S'ils échouent, on procédera comme pour les fistules larges.

Pour *les anus et les fistules larges*, les procédés directs échouent presque à coup sûr et ne sont pas exempts de dangers à cause des dissections qu'ils nécessitent, aussi croyons-nous qu'ils doivent être abandonnés pour les procédés détournés. Là nous devons considérer deux cas : *l'anse fistuleuse est malade* (tuberculose) ou saine (perforations, hernies gangrénées, etc.). Dans le premier cas la *résection* est évidemment le procédé de choix, s'il est possible; sinon *l'exclusion bilatérale fistulisée* suivie d'entérorraphie des deux bouts sectionnés et de fermeture complète des bouts exclus est la meilleure opération palliative, puisqu'elle empêche tout contact des produits septiques avec le reste de l'intestin et permet l'écoulement à l'extérieur des produits de sécrétion.

---

[1] Le Dentu. *IX° Congrès de Chirurgie français*, 1895, p. 224.

[2] Hartmann et Gosset. Traité de Chirurgie Duplay-Reclus. 2° éd., t. VI, p. 912.

Mais si *l'anse est saine,* la résection devient une opération trop grave. La guérison peut être obtenue par une intervention beaucoup moins sérieuse, l'*entéro-anastomose.* Nous préférons ici l'entéro-anastomose à l'exclusion unilatérale[1] comme plus simple pour un même résultat.

L'entéro-anastomose est faite en dehors de la zone infectée par la fistule, mais le plus près possible de l'anus artificiel ; elle est ainsi absolument bénigne. Lorsque le bon fonctionnement de cette anastomose aura diminué dans de grandes proportions l'écoulement par l'anus artificiel, on agira sur la fistule qui reste en libérant l'intestin, pratiquant une entérorraphie latérale, et fermant la paroi ou en employant un des procédés autoplastiques cités plus haut. Grâce à l'anastomose, l'oblitération de l'orifice est obtenue ainsi facilement et du premier coup ; Bazy[2] a cité récemment une guérison par ce procédé, et Ricard[3] obtint de même quatre guérisons dans quatre cas.

Fistules pyo-stercorales. — L'obstacle qui empêche de traiter ces fistules comme les précédentes est l'existence d'une poche purulente derrière la paroi abdominale. Il est d'abord indiqué d'ouvrir largement cet abcès, de le nettoyer et de le drainer. On peut parfois ainsi guérir une petite fistule intestinale ; mais le fait est rare ; le plus souvent on réduit ainsi la fistule pyo-stercorale à une fistule stercorale simple et, lorsque la suppuration a notablement diminué, on la traite comme nous venons de le voir.

Malheureusement cette transformation de fistule pyo-stercorale en stercorale simple est souvent fort difficile à obtenir malgré les débridements et les pansements faits avec soin. Aussi est-il indiqué dans certains cas rebelles de recourir à l'entéro-anastomose, comme dans les fistules simples.

VI — FOIE ET VOIES BILIAIRES

MALADIES INFECTIEUSES. — **Abcès du foie.** — Les suppurations collectées du foie sont le plus souvent secondaires aux maladies des pays chauds et prennent assez rarement naissance en France ; cependant une infection généralisée quelconque (staphylococcie, infection appendiculaire, etc.) peut se compliquer d'abcès hépatique. Quelle qu'en soit la cause, le traitement doit être le même ; et en principe, comme pour toute collection purulente, l'évacuation par incision et drainage doit être aussi précoce que possible. Mais les difficultés surviennent ici, pour la précocité, des embarras du diagnostic ; pour l'incision, de la situation de l'abcès dans un viscère intrapéritonéal.

Le *diagnostic* d'abcès du foie peut être porté de bonne heure dans les pays chauds où l'attention est constamment en éveil de ce côté, où les symptômes sont mieux connus ; il est facile à faire aussi lorsque les signes extérieurs se manifestent (voussure et fluctuation). Il est souvent difficile,

---

[1] Delore et Patel. Exclusion unilatérale dans les fistules, etc. *Revue de Chirurgie,* 1901, n° 3, p. 305. — P. Sikora. Entéro-anastomose dans le traitement de l'anus, etc. Thèse de Paris 1902.

[2] Bazy. *Bull. de la Soc. de Chirurgie,* Paris, 1901, p. 944.

[3] Ricard. *Id.,* p. 946, et Thèse de Sikora Paris 1902.

au début, ou même à une période plus avancée, lorsque le foie est régulièrement augmenté de volume sans voussure ou saillie, de savoir s'il existe un abcès et où se trouve cet abcès.

Les antécédents paludiques ou intestinaux, le séjour aux colonies, la douleur fixe et violente du côté, irradiée vers l'épaule droite, la fièvre lorsqu'elle existe, peuvent aider à ce diagnostic ; mais en présence de signes insuffisants pour affirmer l'existence du pus, et faisant soupçonner cependant sa présence, mieux vaut s'en assurer par une *ponction exploratrice* que d'attendre des signes certains mais trop tardifs.

La ponction-exploratrice, de l'avis de tous les médecins qui en ont beaucoup pratiqué, est sans danger. Elle peut ne pas rencontrer l'abcès, même répétée plusieurs fois en différents points ; mais puisqu'on la fait parce qu'aucun signe n'indique assez nettement la présence ou le siège du pus, et qu'elle est inoffensive par elle-même, ces insuccès possibles ne doivent pas la faire repousser.

Du reste, si les symptômes généraux et locaux sont suffisants pour faire fortement présumer un abcès dont le siège est ignoré, et si la ponction ne le fait pas découvrir, la *laparotomie exploratrice* permet d'examiner directement l'aspect et la consistance du foie et de pratiquer, dans de meilleures conditions, de nouvelles ponctions. Cependant la ponction faite avant l'incision, indiquant le siège de l'abcès dans le foie, montre la voie à suivre pour l'ouvrir ; tandis que l'incision d'une laparotomie exploratrice peut se trouver mal placée pour aborder un abcès éloigné.

Cette bénignité de la ponction résulte des affirmations répétées des médecins des colonies bien qu'elle soit en contradiction absolue avec tout ce que nous avons déjà dit et devrons dire encore des ponctions exploratrices dans l'abdomen. En présence de signes faisant présumer un abcès du foie, une laparotomie exploratrice, faite d'emblée sans ponction, serait plus en rapport avec les tendances chirurgicales actuelles, quitte à changer de voie pour ouvrir l'abcès si la première incision ne permet pas de le faire avec sécurité.

. La ponction doit être faite au niveau du point douloureux, avec une aiguille ou un trocart, et aidée de l'aspiration. L'aiguille doit être assez longue et assez grosse pour laisser passer le pus épais et filant de ces abcès ; il peut être nécessaire de faire trois ou quatre ponctions en des directions variées pour trouver le pus. Il est bon de tout préparer pour pouvoir ouvrir immédiatement l'abcès en laissant en place le trocart, si le pus est découvert ; car il peut être fort difficile de retrouver l'abcès si l'opération est différée. En outre, il ne faut pas vider la cavité par l'aspiration, mais seulement retirer une partie de son contenu pour détendre les parois.

L'abcès diagnostiqué, soit par les seuls signes cliniques s'ils sont suffisants, et dans ce cas il faut se passer du contrôle de la ponction, soit par la ponction exploratrice, quel que soit son siège, il faut l'ouvrir largement et le drainer. Mais il ne faut pas oublier que cet abcès se trouve dans un viscère mobile dans la cavité abdominale, et que si l'opération n'est pas très tardive, les adhérences sont rarement suffisantes avec la paroi pour isoler la cavité péritonéale. Aussi doit-on, ici comme partout ailleurs, prendre les précautions nécessaires pour que le pus ne pénètre pas dans cette cavité. Il est bien vrai que certains de ces abcès sont, au moment où on les ouvre, dépourvus de microbes pyogènes (Kartulis, Laveran, Netter, Peyrot, Tuffier[1]); mais cette stérilité est loin d'être constante, de nombreux examens y ont montré tous les microbes ordinaires de la suppuration (Fontan[2], Walther[3]). Aussi doit-on toujours se comporter comme si le pus était virulent.

Ces remarques suffisent à faire rejeter d'abord toutes les anciennes méthodes d'ouverture lente, en un ou plusieurs temps, avec ou sans caustiques, dont il ne peut plus être question aujourd'hui; mais elles doivent aussi faire abandonner la pratique de l'ouverture rapide en un temps, suivant le procédé de Stromeyer-Little, qui incise paroi abdominale et abcès d'un seul coup. C'est là un procédé aveugle, qui peut être bon lorsque de larges adhérences unissent foie à paroi; mais comme on ne peut connaître d'avance l'état de ces adhérences, qui sont rares, on s'expose soit à traverser une anse intestinale interposée, soit à laisser couler dans le péritoine, non protégé, du pus dont on ignore le degré de virulence.

C'est en somme une *laparotomie ordinaire* qu'il faut faire, incisant plan par plan la paroi pour aborder le foie, ouvrir immédiatement l'abcès si des adhérences ferment la cavité péritonéale; mais protéger d'abord cette cavité si elles n'existent pas, ce qui est le plus fréquent.

Ce temps de l'opération est variable suivant les cas. Si l'incision pariétale conduit directement sur la poche, bombante et facile à reconnaître, ou si l'incision est faite le long du trocart explorateur laissé en place, on cherchera d'abord à suturer le péritoine pariétal au péritoine hépatique autour du point à inciser, puis on évacuera par l'aspiration le plus possible de la poche, pour l'ouvrir enfin largement et la drainer; ce sont les cas faciles. Mais cette suture préalable peut être rendue impossible par la friabilité du tissu hépatique. Il faut alors environner la zone hépatique exposée par des compresses insinuées entre la glande et la paroi et fermant la cavité péritonéale de tous côtés, puis plonger le trocart dans l'abcès et vider la cavité par aspiration; alors on peut ouvrir la poche, en accrocher les bords et, supprimant les compresses isolantes, suturer ces bords à l'incision pariétale.

Cette fixation du foie à la paroi a non seulement l'avantage de protéger le péritoine au moment de l'ouverture, mais encore de s'opposer au retrait de l'incision hépatique sous la paroi par diminution de volume du foie.

Si l'abcès est superficiel, l'incision peut être faite sans inconvénient au bistouri; mais lorsqu'on doit traverser une certaine épaisseur de tissu hépatique congestionné avant d'arriver au pus, l'incision au bistouri peut être suivie d'une abondante hémorragie, et il est préférable de pratiquer l'ouverture, le long du trocart, avec le doigt enfoncé dans le tissu hépatique, ou un instrument mousse qui déchire et écarte, une pince fermée, par

[1] *Bulletins de la Soc. de Chirurgie*, 1891, p. 42 et 1892, p. 614.
[2] *Bulletins de la Soc. de Chirurgie*, 1894, p. 572.
[3] *Id.*, 1896, p. 27.

exemple, que l'on sortira en écartant les mors pour agrandir l'ouverture (Adamidi [1]).

Le drainage est fait à l'aide de gros drains de caoutchouc et non avec des mèches de gaze.

Enfin, malgré les plaidoyers nombreux de Fontan [2] en faveur du curettage des parois de l'abcès, cette manœuvre nous paraît au moins inutile; l'abcès bien ouvert et bien drainé se fermant rapidement.

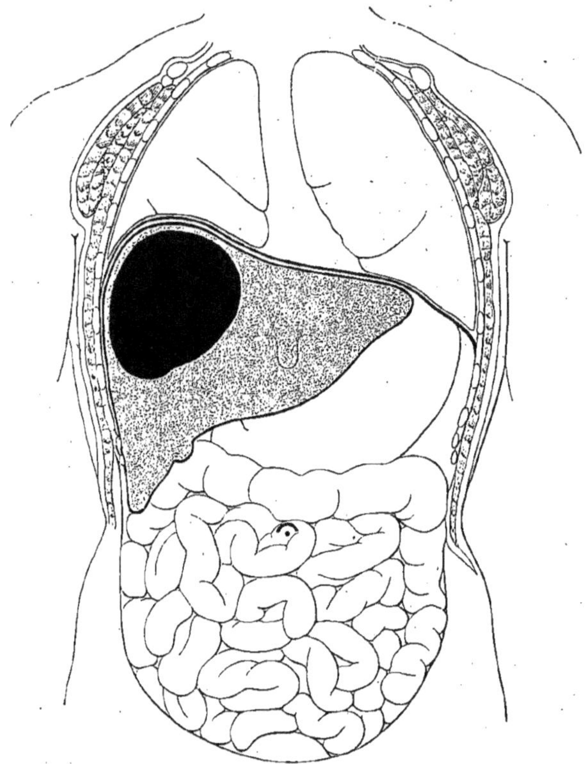

Fig. 140. — Abcès du foie postéro-supérieur. Coupe transversale (schéma) (Schwartz).

Telles sont les règles générales qui doivent guider dans l'ouverture d'un abcès hépatique, mais le siège de l'abcès peut indiquer une voie différente pour l'aborder; ce siège étant reconnu par une saillie, une voussure abdominale ou thoracique, ou par la ponction exploratrice.

L'incision pariétale peut ainsi être antérieure ou latéro-postérieure. *En avant,* elle peut être verticale et au-dessous des fausses côtes, médiane ou latérale, il n'y a rien là de particulier; mais si la voussure refoule les côtes

---

[1] Adamidi. *Congrès international* de 1900. Section de Chirurgie générale, p. 236.

[2] Fontan. *Bull. de la Société de Chirurgie,* 1891, 23 décembre et 1892, p. 569 — *Académie méd.,* 20 août 1893.

inférieures, ou si l'on reconnaît que l'abcès occupe la face convexe du foie, cette voie est insuffisante et il faut se faire du jour en réséquant le rebord cartilagineux du thorax. Le manuel opératoire de cette résection a été réglé par Lannelongue[1] et par Monod et Vanverts[2] (voir *Technique chirurgicale*), elle permet un abord facile sur la face convexe de la glande hépatique.

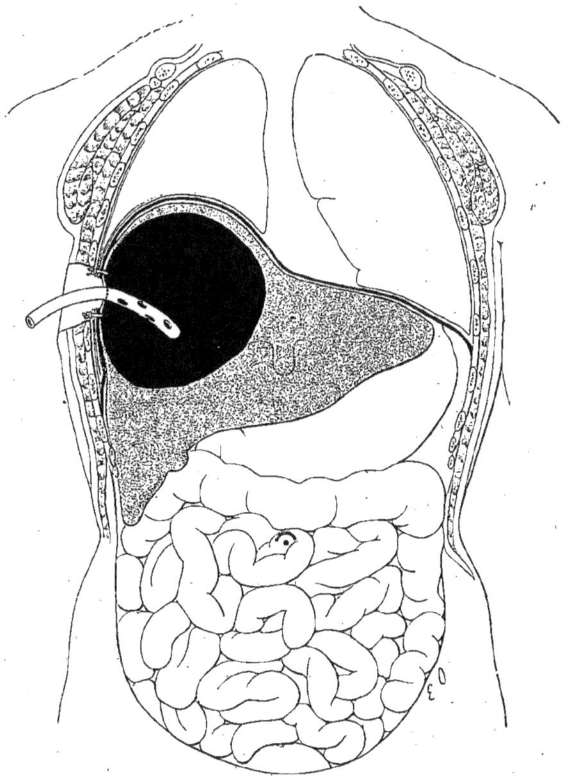

Fig. 141. — Abcès du foie postéro-supérieur. Coupe transversale (schéma).
Voie transpleurale, drainage (Schwartz).

Enfin l'abcès du lobe droit peut se rapprocher soit de la paroi postérieure, soit de la plèvre (fig. 140), et c'est *en arrière* ou sur le côté qu'il faut inciser, suivant la voie transpleurale (Israël-Thornton). Il faut, après avoir réséqué une ou deux côtes selon les besoins, traverser le cul-de-sac inférieur de la plèvre, le diaphragme et le péritoine pariétal pour arriver au foie. Si des adhérences unissent tous ces plans, l'opération est simple; sinon il faut fermer la cavité pleurale avant d'inciser le diaphragme, en suturant l'un à l'autre les feuillets costal et diaphragmatique de la plèvre au-dessus et

<hr>

[1] Lannelongue. *Académie des Sciences*, mai 1887. *Congrès chirurgic.*, 1888 et Thèse de Canniot. 1891.
[2] Monod et Vanverts. *Bull. de la Soc. de Chirurgie*, 1897, 239.

au-dessous de la plaie ; puis on incise le diaphragme, aborde le foie, vide l'abcès comme il a été dit et fixe l'ouverture à la plaie pariétale pour drainer (fig. 141).

L'abcès ouvert, s'il est unique, si d'autres lésions (diarrhée, dysenterie) n'emportent le malade, si le degré d'épuisement n'est pas trop grand, la guérison se fait en un temps variable, un mois à six semaines en moyenne ; à moins que de nouveaux foyers purulents se développent dans le foie ou ailleurs, signalés par le retour de la douleur et de la fièvre, foyers qu'il faudra rechercher et ouvrir, mais dont la multiplicité aggrave singulièrement le pronostic.

Comme après l'ouverture des kystes hydatiques, mais avec une fréquence moindre ici, on peut constater après l'ouverture de l'abcès un abondant écoulement de bile, cette *cholerragie*[1] peut être très abondante et affaiblir le malade, elle est cependant presque toujours passagère, et n'a jamais été mortelle (Hache, de Beyrouth)[2].

Angiocholites et Cholécystites. — L'infection des canaux biliaires, le plus souvent due au bacterium coli, accompagnant ou non la lithiase dont l'origine infectieuse n'implique pas nécessairement une infection notable des voies d'excrétion, peut se montrer prédominante sur les conduits intra-hépatiques, c'est alors l'*angiocholite*, ou sur les conduits extra-hépatiques, la vésicule biliaire surtout, c'est la *cholécystite*. Dans ces deux affections, mais surtout dans la seconde, les indications d'un traitement chirurgical se posent souvent.

ANGIOCOLITES. — Les infections biliaires reconnaissent beaucoup de degrés et de modalités, nous n'avons pas à rechercher ici dans quelle mesure on peut les considérer comme pouvant aboutir à une cirrhose hypertrophique d'origine biliaire ; la plupart de ces infections, avec ou sans ictère, sont du ressort de la médecine, nous avons seulement à rechercher dans quelles circonstances un traitement opératoire leur est applicable et quel doit être ce traitement.

Les observations de ce groupe sont encore peu nombreuses, l'intervention de la chirurgie dans ces cas date surtout des communications de Terrier[3] en 1895.

« *Que les angiocholites infectieuses soient on non accompagnées de lithiase biliaire* (calculs ou boue biliaire), l'indication acceptée par tous les chirurgiens est de dévier le cours de la bile par les voies naturelles directes, pour la faire passer par les voies accessoires, par la vésicule qu'on ouvre au dehors » (Terrier)[4]. Précédés ou non de signes de lithiase durant depuis un temps plus ou moins long, les signes marquant ces infections des conduits biliaires sont : des douleurs abdominales qui, d'abord intermit-

---

[1] Bertrand. *Revue de médecine*, 10 mars 1890. — Potherat. *Bull. de la Soc. de Chir.*, 1898, p. 57.

[2] Hache. *Congrès international de Paris*, 1900. Section Chirurgie générale. p. 246.

[2] *Congrès de Chirurgie*, Paris, 1895 et *Revue de Chirurgie*, décembre 1895.

[4] *Bull. de la Société de Chirurgie*, 1900, p. 1045.

tentes, deviennent continues ; un ictère plus ou moins accusé avec décoloration des selles ; la fièvre bilio-septique intermittente ou rémittente ; l'augmentation de volume du foie et le mauvais état général.

Le traitement médical, consistant surtout en régime lacté absolu et calomel, est alors institué ; s'il n'amène pas d'amélioration, l'intervention chirurgicale est indiquée. C'est justement cette limite d'action du traitement médical qui est difficile à juger, et rend l'indication délicate à poser. « C'est en se bien pénétrant d'une part de la marche extensive de l'infection, c'est en constatant d'autre part que le simple repos ou la médication interne demeure sans effet, que le clinicien doit prendre une décision plus ou moins radicale, et c'est seulement à la limite de ces deux conditions qu'on est autorisé à s'adresser au bistouri » (Longuet [1]).

Comme l'indique Terrier, c'est l'abouchement de la vésicule à la peau, la *cholécystotomie*, qui doit être établie dans ces cas, dans le but de dériver la bile et d'en diminuer la septicité ; mais cette fistulisation n'est pas toujours facile à réaliser.

Lorsque le volume de la vésicule permet cet abouchement à la peau et aux plans profonds de la paroi abdominale, rien n'est plus simple ; mais on sait (Courvoisier, Terrier), que l'atrophie, la rétraction de la vésicule est fréquente dans la lithiase ; nous aurons à revenir sur ce point particulier. Il est possible cependant quelquefois d'opérer le drainage avec une vésicule petite en créant, par des sutures sur le péritoine et l'épiploon, une sorte de canal, d'infundibulum, entre la vésicule profonde et la paroi. Dans ces cas, le trajet se ferme vite par rétraction cicatricielle ; nous verrons tout à l'heure ce qu'il advient de ces malades.

Il est enfin des cas dans lesquels la vésicule extrêmement atrophiée n'existe pour ainsi dire pas, la fistulisation est alors impossible ; il faut se borner, après exploration des voies biliaires, à une simple laparotomie.

Voyons d'abord ce qui survient lorsqu'on a pu faire la *cholécystotomie*, le « drainage de la bile » ; la bile s'écoule d'abord assez peu, à cause du gonflement de la muqueuse des voies biliaires, puis l'écoulement augmente à mesure que l'inflammation des voies biliaires se calme et que la fièvre tombe. Mais cette fistule, lorsque la vésicule a été abouchée directement à la peau, reste presque définitivement ouverte, et jamais Terrier [2] n'a pu voir la bile fournie par la fistule ne plus cultiver, même après plusieurs années ; aussi ne faut-il pas chercher à fermer cette fistule. Terrier voulut pratiquer cette fermeture dans deux cas d'angiocholites infectieuses, un formidable accès d'angiocholite le força à rouvrir la vésicule dans un cas, et des accidents septiques suraigus emportèrent la malade, en quarante-huit heures, dans l'autre cas. Aussi, pour Terrier, la bile infectée par le bactérium coli ne peut retourner à l'état normal.

Cependant l'infection peut s'atténuer, car, dans les cas de drainage à distance de la vésicule, le trajet s'oblitérant, la fistule se ferme spontané-

---

[1] Longuet. Traitement chirurgical de l'angiocholite non calculeuse. Thèse de Paris, 1896, p. 79.

[2] *Bull. de la Soc. de Chirurgie*, 1900, p. 1046.

ment et tantôt le malade guérit sans qu'on puisse encore savoir si cette guérison peut être complète, tantôt des accès plus ou moins violents reparaissent de temps en temps.

Du reste, certaines infections très graves continuent à évoluer malgré la cholécystotomie et entraînent une mort rapide ; ce sont de véritables septicémies d'origine biliaire, Schwartz en cite un cas très net[1]. Ou bien l'état de la cellule hépatique est tel que la guérison est impossible, c'est le cas du jeune médecin cité par Terrier[2], et qui n'excrètait que 10 grammes d'urée par vingt-quatre heures. Cette diminution dans la sécrétion de l'urée constitue pour Terrier un signe d'altération grave de la cellule hépatique.

Dans les cas où l'on a dû se borner à une *laparotomie exploratrice*, on peut encore voir des succès, et un certain nombre d'observations ont été publiées dans lesquelles l'ouverture simple du ventre avec exploration des voies biliaires, la libération d'adhérences épiploïques ou péri-hépatiques, ont amené la guérison ; d'autres où aucun résultat ne fut obtenu.

Ces laparotomies ont du reste été faites non seulement pour des angiocholites, mais pour d'autres lésions hépatiques plus ou moins nettement reconnues : syphilis, congestions, hépatites. Segond[3] Routier[4], Delbet[5]. Quenu[6] ont guéri ainsi des malades, sans qu'on puisse donner une explication suffisante de l'action de la laparotomie.

CIRRHOSES. — La question de l'intervention chirurgicale dans les affections chroniques du foie connues sous le nom de cirrhoses, qu'elles soient d'origine biliaire ou vasculaire, est encore trop récente et trop obscure pour qu'on puisse établir des règles et des indications nettes, nous nous bornerons à signaler les tentatives faites dans ces dernières années.

La *cirrhose hypertrophique biliaire*[7] a été traitée dans quelques cas comme une infection biliaire aiguë, une angiocholite infectieuse, par la cholecystotomie. Douze interventions nous sont connues, dues à Terrier, Le Dentu, Delagenière (du Mans), Michaux, Lejars, Pauchet; elles ont donné 7 guérisons avec disparition de l'ictère et des troubles digestifs, amélioration de l'état général. Ces guérisons ont pu être suivies dans quelques cas pendant plusieurs mois ; 3 malades ont été améliorés, sans pouvoir être considérés comme guéris, 1 ne tira aucun résultat de l'opération, et 1 mourut d'hémorragie. Il est nécessaire, avant de se prononcer, de connaître des résultats éloignés de plusieurs années ; tout ce qu'on peut dire maintenant, c'est que l'intervention n'est pas grave.

---

[1] Schwartz. Chirurgie du foie. *Bibl. de Chirurgie contemporaine*, Doin, Paris, 1901, p. 76.

[2] Terrier. *Bull. de la Soc. de Chirurgie*. 1900, p. 1047.

[3] Segond. Traité de Chirurgie Duplay-Reclus, t. VII, p. 346.

[4] Routier. *Mercredi médical*, 1891, n° 5, p. 53 et *Bull. Soc. Chir.*. 1900, p. 1052.

[5] Delbet. Thèse de Sallard, 1900 et *Bull. Soc. Chir.*, 1900, p. 1048.

[6] Quenu. *Bull. Soc. Chir.*, 1897, p. 244.

[7] Terrier. *Revue de Chirurgie*, 1892, p. 577. — Le Dentu. *Société anatomique*, 1892. — Michaux. *Bull. de la Soc. de Chir.*, 1900, p. 1041. — Lejars. *Bull. de la Soc. de Chir.*, 1900, p. 1071. — Pauchet. *Bull. de la Soc. de Chir.*, 1900, p. 1036. — Delagenière (du Mans). *Congrès français de Chir.*, 1895 et 1898. *Archives provinciales de Chir.*, 1895, p. 669 et 1897, p. 310. — *Bull. Soc. Chir.*, Paris, 1897, p. 232. — E. Bernard. Th. Paris, 1901.

Dans la *cirrhose veineuse* avec *ascite* considérable se reproduisant rapidement après les ponctions, on a tenté d'éviter cette reproduction en créant opératoirement des anastomoses veineuses porto-caves, par de larges adhérences du grand épiploon à la paroi abdominale.

Cette nouvelle opération a été préconisée, chez l'homme, par le professeur Talma (d'Utrecht)[1], qui fit opérer deux malades par Van der Meulen (1889), et par Schelkly (1891). Des opérations semblables (inclusion du grand épiploon dans la paroi abdominale), ont été répétées, depuis, un certain nombre de fois et les cas dont nous avons connaissance s'élèvent au nombre de 16 (pour cirrhose atrophique avec ascite).

Nous relevons, sur ces 16 cas, 1 mort opératoire, 3 morts tardives du dixième au quinzième jour par complication (délirium tremens, néphrite, affection cardiaque), 6 guérisons complètes et durables, 6 insuccès ou améliorations peu importantes avec reproduction plus ou moins lente de l'ascite. L'opération n'est donc pas grave, elle peut améliorer la situation de quelques malades en supprimant l'ascite et en relevant l'état général ; mais ces résultats sont très inconstants, et des indications précises ne peuvent encore être posées.

CHOLÉCYSTITES. — Les cholécystites sont calculeuses ou non, les premières étant de beaucoup les plus fréquentes. Elles revêtent trois formes cliniques principales suivant l'intensité ou la gravité des symptômes : péritonite généralisée d'origine biliaire, cholécystite aiguë, cholécystite chronique. Nous aurons, dans chacune de ces trois classes, à étudier les indications thérapeutiques pour les inflammations non calculeuses et celles qui accompagnent la lithiase.

En dehors de l'obstruction du cholédoque que nous verrons, des arrêts de calculs dans l'intestin, des sténoses intestinales ou pyloriques par brides et adhérences biliaires que nous avons vues déjà, les principales indications opératoires dans la lithiase sont fournies par l'infection virulente ou très atténuée qui accompagne le séjour des pierres dans la vésicule ou leur arrêt dans le canal cystique ; infection qui peut envahir les voies biliaires intra-hépatiques et donner naissance à de l'angiocholite, sur laquelle nous ne reviendrons pas.

Les infections vésiculaires qui ne compliquent pas la lithiase sont plus rares, elles sont dues aussi parfois à l'infection par le colibacille ; d'autres fois par le bacille d'Eberth, survenant au cours de la fièvre typhoïde ou pendant la convalescence ; ou encore par le pneumocoque.

a. *Péritonite généralisée d'origine biliaire.* — Au cours de cholécystites, calculeuses ou non, dans les formes suraiguës de l'infection, des ulcérations peuvent perforer la vésicule et, en raison de la rapidité de l'évolution, ouvrir les voies biliaires dans le péritoine libre, les adhérences n'ayant pu se

---

[1] *Semaine médicale*, 1898, p. 398. *Semaine médicale*, 1899, p. 435 (cas de Talma, Lens, Drummond et Morisson, von Eiselsberg, Neumann, Rolleston et Turner). — Chervinsky. *Soc. Therap. de Moscou et klinitcheski Journal*, avril 1900, p. 313 et *Presse médicale*, 1901 n° 8, p. 47. — Benissovith *Vratch*, 1901, n° 7, p. 199 et *Presse médicale*, 1901, n° 44, p. 260. — Schiassi. *Semaine médicale*, 1901, p. 145.

former. C'est l'évolution d'une péritonite suraiguë, semblable aux péritonites par perforation gastrique, intestinale, appendiculaire que nous avons
déjà étudiées. La péritonite peut même n'être pas généralisée d'emblée,
mais le devenir après une période d'enkystement, comme dans les cas précédents.

Les symptômes sont ceux d'une péritonite généralisée par perforation,
mais le diagnostic de la cause est bien difficile à poser. On pense ordinairement à une appendicite à cause de sa fréquence, ou à une perforation
intestinale, si l'accident survient pendant ou après une fièvre typhoïde.

Le pronostic et le traitement sont ceux de ces péritonites, quelle qu'en
soit la cause, avec leur gravité considérable : laparotomie médiane et latérale avec recherche de la lésion ; si l'on trouve une perforation de la vésicule,
on se contentera de drainer largement vésicule d'une part, péritoine de
l'autre. Fleys[1] réunit dans sa thèse 15 observations de péritonite généralisée
par perforation biliaire, trois guérisons ont été obtenues par laparotomie et
drainage (Hochenegg, J.-L. Faure, G. Marchant).

b. Cholécystites aiguës ou subaiguës. — Deux formes doivent être séparées ici : dans l'une, l'infection de la vésicule provoque une péritonite partielle qui aboutit à la formation d'un abcès enkysté, d'un phlegmon biliaire ;
dans l'autre, la vésicule distendue ou non, enveloppée ou non d'adhérences
ou de masses épiploïques, forme une tumeur ou un kyste biliaire.

Phlegmon biliaire. Consécutif à une cholécystite, calculeuse ou non, le
phlegmon biliaire siège ordinairement dans l'hypochondre droit, remontant sous les fausses côtes et revêtant la forme d'abcès sous-phrénique, ou
restant sous-hépatique ; mais il peut aussi se porter en arrière dans la
région lombaire.

Il se manifeste par les symptômes ordinaires de ces abcès profonds
devenant peu à peu superficiels : signes généraux d'infection, plastron, puis
rougeur et œdème de la peau, fluctuation.

Le seul traitement à instituer ici est l'incision, comme pour le phlegmon
appendiculaire, sans recherche profonde de la vésicule ni destruction
d'adhérences ; le siège de l'incision est naturellement commandé par celui
de la tuméfaction. Avec le pus, peuvent sortir des calculs biliaires, et une
fistule s'établit par laquelle s'écoule la bile en quantité variable, à moins
d'oblitération du canal cystique. Souvent ces fistules se ferment d'elles-
mêmes lorsque les phénomènes inflammatoires sont calmés ; sinon une opération complémentaire est nécessaire, mais seulement après que les masses
périvésiculaires auront diminué de volume et que tout signe d'infection
grave aura disparu. Cette intervention secondaire consistera autant que possible dans l'ablation de la vésicule malade, la cholécystectomie, rendue difficile, il est vrai, par des adhérences nombreuses et étendues.

Tumeur biliaire. Cette tumeur apparaît lentement le plus souvent, et
siège au niveau de la vésicule, sous le rebord costal, le long du bord externe
du muscle droit ; son volume peut être petit (noix), mais peut atteindre de

---

[1] Fleys. Thèse de Paris, 1899. — Ruptures spontanées des voies biliaires dans le péritoine.

très grosses dimensions, se prolongeant vers la ligne médiane et vers la fosse iliaque. La tumeur est tantôt bien limitée, à bords arrondis, allongée de haut en bas, lisse, régulière et dure, mobile dans le sens transversal, et suivant les mouvements du foie dans la respiration ; ou tantôt mal limitée, peu mobile, adhérente à la paroi abdominale.

La percussion la montre mate, entourée de la sonorité intestinale, mais une anse d'intestin adhérente en avant peut modifier ce signe ; la pression est très douloureuse, ou à peine sensible.

Lorsque le siège de la tumeur est net, que des antécédents lithiasiques indubitables existent (coliques hépatiques, ictère, élimination de calculs), le diagnostic est facile ; mais dans certains cas de tumeurs très mobiles, indolentes, sans aucun passé calculeux, le diagnostic peut être fort épineux avec toutes les tumeurs abdominales hépatiques, rénales ou pelviennes ; la laparotomie exploratrice peut seule alors préciser ce diagnostic.

Cette tumeur biliaire correspond à plusieurs formes anatomiques distinctes, et on peut trouver soit une grosse vésicule distendue à parois minces, remplie de liquide séreux ou séro-purulent ; soit une vésicule peu volumineuse, libre ou peu adhérente, remplie de calculs sur lesquels elle s'est rétractée ; soit des masses inflammatoires épiploïques avec adhérences hépatiques, intestinales et pariétales, dans lesquelles la vésicule est enfouie, épaissie, rétractée ou distendue par du pus, du sang, et contenant ou non des calculs.

Dans tous ces cas, la *laparotomie* est indiquée, d'abord *exploratrice*, pour assurer le diagnostic s'il était hésitant, puis pour connaître le genre des lésions, en rechercher la nature lithiasique ou non, et déterminer le siège des calculs s'ils existent.

Deux cas peuvent alors se rencontrer ; la tumeur vésiculaire est libre ou faiblement adhérente, et l'exploration des voies biliaires est possible ; ou on trouve ces masses adhérentes au milieu desquelles la vésicule doit d'abord être recherchée, l'exploration des voies biliaires sans ouverture de la vésicule est impossible.

Dans le cas de vésicule largement et fortement adhérente, il y aurait danger à disséquer l'intestin au milieu des masses indurées pour explorer les voies profondes, alors qu'il n'existe aucun signe de rétention biliaire, d'obstruction du canal principal. Il faut se contenter alors de dégager une partie de la vésicule, de la ponctionner pour en évacuer la plus grande partie du contenu liquide, de l'ouvrir en protégeant soigneusement tous les environs, d'évacuer complètement le contenu, pus, débris, boue, calculs. On examinera, avec soin, le col de la vésicule pour y chercher un calcul et même reconnaître, à l'aide d'une bougie urétrale à boule olivaire, si le passage cystique est libre ; mais sans insister, car le *cathétérisme des voies biliaires* est rendu bien souvent impossible, sans obstacle étranger, par la présence des valvules du canal cystique. Le nettoyage de la cavité achevé, on suture aux plans profonds de la paroi (et non à la peau) le pourtour de l'incision vésiculaire, puis on ferme le reste de l'incision pariétale. C'est donc une *cholécystotomie* que l'on doit faire alors ; la cholécystectomie ou ablation de la vésicule étant impossible, n'est pas discutable. L'orifice ainsi créé se ferme souvent en quelques semaines ou quelques mois, surtout si le canal cystique est perméable; sinon la fistule établie devient permanente, nous verrons plus loin ce qu'on peut entreprendre alors.

Lorsque la vésicule est libre, ou que les adhérences peuvent être détruites sans dangers pour l'intestin, l'*exploration extérieure des voies biliaires* est possible et doit d'abord être faite. On s'assure que, bien qu'aucun signe de rétention biliaire n'existe, il n'y a rien dans le cholédoque, nous verrons plus loin comment se fait cette exploration; puis, examinant par la vue et le toucher, en faisant relever le foie et abaisser l'intestin, le canal cystique et la vésicule, on se rend compte des lésions. Exceptionnellement on constate l'existence d'un gros calcul unique enclavé dans le cystique; le plus souvent, il existe des calculs que l'on peut sentir dans la vésicule, ou celle-ci, épaissie ou distendue par du liquide, ne permet aucune constatation de ce genre, et il faut ouvrir la vésicule ou l'enlever.

Dans le cas, très rare, de calcul enchatonné palpable dans le *canal cystique*, on essaiera d'abord de le *refouler* vers la vésicule qu'on ouvrira ensuite si l'on réussit. Il est dangereux d'opérer le broiement de ce calcul à travers les parois du canal (*cysticolitholripsie*), à cause des lésions graves que l'on peut produire ainsi sur ces parois. Si le refoulement est impossible, on peut : ou bien ouvrir directement le canal cystique et extraire la pierre (*cysticotomie*); ou commencer par ouvrir la vésicule et prolonger l'incision jusqu'au cystique; ou enfin faire une cholécystectomie, avec résection du cystique jusqu'au delà du calcul. La cysticotomie[1] peut être suivie de suture sans ouverture de la vésicule, cette façon de faire est dangereuse en raison de la possibilité d'une infection péritonéale si la suture ne tient pas. Mieux vaut après la suture, si elle est possible, ouvrir la vésicule à la paroi, ce qui est du reste rendu le plus souvent nécessaire par les lésions de la vésicule elle-même. Il va sans dire que si les lésions vésiculaires faisaient conclure à l'ablation de la poche, la résection serait menée jusqu'au delà du calcul sur le canal cystique, et qu'il ne serait plus question de cysticotomie.

Ce cas peu fréquent écarté, restent les cholécystites isolées ou isolables avec perméabilité du cholédoque; pour celles-ci les opérations possibles sont la *cholécystotomie idéale*, ouverture suivie de suture et de réduction dans l'abdomen; la *cholécystotomie* ou abouchement de la vésicule ouverte à la paroi, que la *fixation* soit *première* (avant l'ouverture de la vésicule), ou *dernière* (après l'ouverture); la *cholécystectomie* ou extirpation de la vésicule, faite d'emblée ou après ouverture de la vésicule. Nous ne parlons pas de la *cholécystolitholripsie* que nous écartons pour les mêmes raisons que la cysticothripsie.

La *cholécystotomie idéale*, encore appelée *cholécystendyse*, qui peut s'accompagner de résection partielle des parois de la vésicule, ne peut avoir que des indications bien restreintes. Il faut, pour refermer la vésicule après l'avoir vidée de son contenu et même en avoir enlevé une portion

---

[1] Opérations pratiquées sur le canal cystique. M. Baudouin. *Gazette des Hôpitaux*, 1898, n° 33.

malade, être bien sûr de l'asepsie de ses parois, et de l'entière perméabilité
des voies d'excrétion; et malgré les bons résultats obtenus dans quelques
cas[1], nous croyons plus prudent, si l'on conserve la vésicule, de l'aboucher à
la paroi.

Dans les cas où l'ablation de la vésicule est possible, la discussion des
indications se limite donc entre la *cholécystotomie* et la *cholécystectomie*,
cette dernière ne pouvant être entreprise que si les symptômes cliniques
et l'examen direct des voies biliaires permettent d'affirmer la libre circulation dans le cholédoque.

Dans les cholécystites non calculeuses où l'on peut voir ces kystes
biliaires énormes avec oblitération du canal cystique, la cholécystectomie
apparaît comme l'opération de choix, puisqu'elle supprime une poche infectée
dont le rôle physiologique est devenu nul et ne laisse pas après elle ces fistules souvent difficiles à guérir. Mais dans aucun des 33 faits de cet ordre
relevés par Longuet[2], l'ablation de la vésicule ne put être faite à cause des
difficultés créées soit par les adhérences, soit par l'état des parois vésiculaires; et l'on dut se contenter de la cholécystotomie. Si bien qu'en fait, la
cholécystectomie, opération de choix, ne sera que rarement praticable; et il
faudra le plus souvent se contenter de l'opération de nécessité, la cholécystotomie.

Dans les cholécystites calculeuses, les deux opérations ont été faites
souvent, avec des résultats sensiblement égaux au point de vue de la gravité
opératoire[3]. Il est évident que la cholécystotomie présente pour elle la
simplicité opératoire plus grande, l'avantage de drainer les voies biliaires
s'il existe un certain degré d'infection de celles-ci, de permettre l'évacuation
secondaire de calculs non enlevés pendant l'opération, de maintenir la possibilité d'une dérivation de la bile par la vésicule et l'intestin ou à l'extérieur si le cholédoque vient à s'obstruer. Il est certain que la formation nouvelle de calculs après la cholécystotomie est exceptionnelle ce qui rend
inutile l'ablation du réservoir biliaire dans le but d'éviter la récidive. Le plus
gros reproche que l'on puisse faire à la cholécystotomie est la persistance
d'une fistule rendue quelquefois permanente. Mais, dans la cholécystite
calculeuse, lorsque tous les calculs sont enlevés et si les voies biliaires profondes ne sont pas infectées, la persistance de la fistule est très rare, l'orifice
biliaire se ferme spontanément en quelques semaines. L'écoulement ne
devient permanent que si les voies biliaires sont infectées, et il est alors
indispensable que cette fistule reste ouverte, nous l'avons vu plus haut à
propos des angiocholites; ou si un obstacle existe sur le cholédoque, ce que
nous examinerons plus loin; ou si le cystique est oblitéré, et c'est alors
une fistule muco-purulente comme dans les cholécystites non calculeuses;
ou enfin dans certains cas où ces voies sont libres et la bile continue à

---

[1] Jacomet. Thèse de Paris, 1901. Cholécystotomie idéale avec ou sans cholécystectomie
partielle.

[2] Longuet. Thèse de Paris, 1896, p. 172.

[3] Discussion de la Société de Chirurgie, 1896, p. 245, 359, 415, 439. — Lejars. *Revue de
Chirurgie*, 1896, p. 645. — Michaux. *Congrès international* de 1900. Section Chirurgie générale, p. 220. — H. Milhiet. Thèse de Paris 1902.

s'écouler parce qu'il persiste une cavité septique, la vésicule ouverte. Dans ces cas de persistance de la fistule, la cholécystectomie aurait donc été mauvaise s'il s'agit d'infection ou d'obstacle cholédocien; elle était indiquée mais souvent impraticable dans les autres cas.

Contre ces fistules, il faut agir ou ne rien faire, suivant que l'examen bactériologique de la bile qui s'écoule montré ou non l'absence d'infection des voies biliaires. Si ces voies biliaires sont saines, après avoir attendu un mois ou deux la fermeture spontanée, il faut supprimer la fistule et la meilleure opération est alors une *cholécystectomie secondaire,* rendue quelquefois plus facile par suite de la résorption des masses inflammatoires périvésiculaires après la cholécystotomie. Ces ablations secondaires ont donné plusieurs fois d'excellents résultats [1].

La cholécystotomie est donc l'opération ordinaire dans les cas de cholécystite calculeuse aiguë ou subaiguë, et devra être quelquefois suivie d'une cholécystectomie secondaire pour supprimer la fistule devenue permanente. Quant à savoir si l'abouchement doit être fait avec fixation première ou dernière à la paroi, il est impossible de le prévoir, et on se conduira suivant les cas, après examen direct des voies biliaires s'il est possible, et en protégeant toujours avec soin le péritoine environnant.

Cependant il est quelques cas où la *cholécystectomie primitive* est nécessaire, parce que l'abouchement à la paroi est impossible; telles sont les vésicules rétractées, épaissies, à parois friables, incrustées de calculs, contenant de petits abcès interstitiels, la moindre traction déchire la poche et le mieux est de l'enlever en entier en drainant largement. Il en est de même pour une vésicule distendue, avec oblitération certaine du canal cystique, la transformant en un kyste isolé des voies biliaires, séreux ou purulent. Ces indications sont impossibles à formuler nettement parce que les cas sont complexes et fort différents, et qu'alors la décision est prise de façon variable suivant les tendances de l'opérateur.

c. *Cholécystite chronique.* — A côté de ces cas, où l'on trouve une tumeur avec phénomènes aigus récents ou anciens, d'autres formes évoluent de façon sourde et torpide. C'est quelquefois une tumeur biliaire qui se développe ainsi lentement; plus souvent il n'existe pas de tuméfaction perceptible à l'examen clinique, mais seulement des crises douloureuses, véritables coliques hépatiques qui n'indiquent pas forcément la présence de calculs, des troubles digestifs, quelques petits accès fébriles peu intenses et surtout une *douleur très vive* en un point précis correspondant à la vésicule (rebord costal, bord externe du muscle droit) et exaspérée par la pression de bas en haut [2]. Ces formes douloureuses, sans tumeur palpable, correspondent soit à des *cholécystites scléreuses,* vésicules rétractées, atrophiées, à parois épaissies, contenant avec du pus des calculs [3] ou sans trace de lithiase [4]; soit à de la *péricholécystite* [5] sans lésion importante de

[1] *Bulletin de la Soc. de Chirurgie,* 1900, p. 627 et 629. — Ricard. *Gazette des Hôp.,* 1900, n° 73.
[2] Tuffier. *Bull. de la Soc. de Chir.,* 1896, p. 439.
[3] Souville. Thèse de Paris, 1895. Cholécystite scléreuse d'origine calculeuse.
[4] Longuet. Thèse de Paris, 1896, p. 184 et suivantes.
[5] Longuet. Thèse de Paris, 1896, p. 128 et 138.

la vésicule, mais avec adhérences multiples aux organes environnants.

Dans ces cas quelquefois la simple libération d'adhérences, sans ouverture de la vésicule, procure la güérison. Longuet cite 7 guérisons ainsi obtenues sur 10 cas opérés, 2 n'en ayant tiré aucun bénéfice, et 1 mort pour une opération complexe.

Cependant le plus souvent la vésicule est trop atteinte pour qu'on puisse se contenter de cette dissection, et l'ablation de l'organe malade, la *cholécystectomie*, doit être faite parce que le canal cystique est alors oblitéré, les voies principales libres et que l'àbouchement à la paroi, même avec les artifices de décollements péritonéaux et de sutures épiploïques, ne pourrait être effectué dans de bonnes conditions; enfin l'ablation seule met fin aux douleurs qui caractérisent cette forme.

L'extirpation doit être faite autant que possible sans ponction préalable et sans ouverture du kyste infecté, de façon à éviter toute contamination; l'hémostase doit être soigneusement faite au niveau des adhérences détachées. Comme toujours, ainsi que nous allons le voir du reste, l'oblitération complète ou incomplète du cholédoque par des adhérences et des brides contre-indique la cholécystectomie; il est préférable de faire alors le drainage vésiculaire du mieux possible, quitte à enlever secondairement la vésicule lorsque le cours de la bile sera nettement rétabli.

Obstruction du cholédoque. — Les signes de rétention biliaire donnés par l'obstruction du canal cholédoque sont dus à plusieurs causes [1], parmi lesquelles l'arrêt d'un calcul est la plus fréquente, puis la compression par une lésion, cancéreuse ordinairement, de la tête du pancréas. Beaucoup plus rarement, il s'agit d'un cancer primitif des voies biliaires, d'une tumeur du foie ou du duodénum, de ganglions lymphatiques ou enfin de brides cicatricielles ou adhérences péritonéales comprimant le canal. Ces signes sont ceux de l'ictère par rétention avec ses conséquences : bile dans les urines, décoloration des matières fécales et tous les symptômes qui accompagnent l'ictère chronique.

Le diagnostic de la cause de cette rétention est souvent difficile à poser; les antécédents nettement lithiasiques sont précieux, mais la colique hépatique n'est pas toujours due à un calcul, et ces antécédents sont souvent peu nets; l'état d'amaigrissement et de dépérissement n'indiqué rien en faveur d'un cancer, car la rétention biliaire suffit à le produire. La constatation clinique d'une vésicule biliaire volumineuse est en rapport avec une compression par tumeur pancréatique, car on sait (Courvoisier, Terrier) que dans la lithiase du cholédoque la vésicule est atrophiée, rétractée, sclérosée, non perceptible à l'examen. Toutefois la lithiase vésiculaire ou cystique peut coexister avec l'arrêt cholédoquien et des masses de péricholécystique plastique peuvent donner l'impression trompeuse d'une grosse vésicule; enfin, ce signe ne se présente pas avec une constance absolue. Par conséquent, si dans certains cas le diagnostic d'obstruction lithiasique peut être porté net-

---

[1] Thèse de Henry Delagenière, Paris, 1890. — Lejars. Revue générale in *Gazette des Hôpitaux*, 15 janvier 1898, n° 6.

tement, souvent la cause de la rétention sera seulement soupçonnée, sans pouvoir être affirmée.

Si un ictère par rétention résiste à un traitement médical bien dirigé pendant un certain temps, en prévision d'un calcul, l'expulsion spontanée ne doit plus être espérée et une intervention doit être proposée. Ce temps est évalué ordinairement à trois mois environ, mais la résistance du malade et l'état général peuvent faire hâter la décision. L'intervention, dans le cas de calcul, gagne à ne pas être trop rétardée ; dans les autres cas, elle peut ne pas être très utile, mais comme le diagnostic est le plus souvent douteux, il est absolument indiqué, après échec du traitement médical, de pratiquer une *laparotomie exploratrice* destinée à préciser le diagnostic d'abord, puis à permettre une opération curative ou seulement palliative selon la lésion rencontrée.

L'incision médiane est généralement préférable pour l'exploration du cholédoque, à moins que des signes spéciaux du côté de la vésicule ne fassent prendre la voie latérale, sur le bord externe du muscle droit. La *voie lombaire* étudiée sur le cadavre par Tuffier et par Poirier[1], à cause de l'avantage que présenterait la situation extrapéritonéale de l'incision du cholédoque dans sa moitié inférieure, offre de grandes difficultés dues à la présence de la veine cave inférieure et à la situation profonde du canal dans la plaie. En outre, l'incertitude du diagnostic sur la nature et le siège de l'obstacle rend nécessaire d'abord une exploration complète par la voie antérieure.

L'opération curative n'est guère possible qu'en cas de calcul enclavé dans le cholédoque, l'obstruction par adhérences ou brides est une rareté et il est exceptionnel que la seule dissection puisse lever l'obstacle. L'opération curative n'est donc pour ainsi dire réalisable que dans l'*obstruction calculeuse*, et pour les autres causes, parmi lesquelles la *compression par un néoplasme pancréatique* est la plus fréquente, une opération palliative destinée à détourner le cours de la bile est seule possible.

Une *exploration des voies biliaires* est donc tout d'abord nécessaire afin de reconnaître la nature et le siège de l'obstacle. Parfois l'absence ou la faible quantité d'adhérences permet une exploration aisée, suivant les règles précises. Plus souvent, il est d'abord nécessaire de libérer péniblement les adhérences qui unissent épiploon, côlon transverse, foie, duodénum, estomac et vésicule, et la dissection de ces adhérences faite progressivement du bord du foie vers le hile peut exposer à la perforation du côlon, du duodénum ou de l'estomac, à la section d'une fistule cholécysto-entérique[2], à l'ouverture de petits abcès enkystés au milieu des adhérences. La libération faite, les points de repère profonds sont du reste encore difficiles à reconnaître et il faut user de certains artifices.

Si les organes sont libres ou facilement libérables, la vésicule biliaire et l'hiatus de Winslow sont les principaux repères (voir *Technique chirurgicale*). Terrier, Quénu, Michaux[3] ont donné les règles de cette exploration

[1] *Bull. de la Soc. de Chir.*, 1895, p. 388 et 391.

[2] Jourdan. De la Cholédocotomie. Thèse de Paris, 1895, p. 146.

[3] Terrier. *Revue de Chirurgie*, novembre 1892. — Quénu. *Bull. de la Soc. de Chir.*, 1895, p. 326 et *Revue de Chirurgie*, juillet 1895. — Michaux. *Bull. Soc. Chir.*, 1895, p. 356.

dans les 3 portions sus-duodénale, rétro et sous-duodénales du canal cholédoque. Le canal, situé sur le bord de l'épiploon gastro-hépatique, est filé entre deux doigts, l'un dans l'hiatus, l'autre au-dessus, jusqu'à la première portion du duodénum ; la portion rétroduodénale peut s'explorer aussi en déprimant d'un doigt le bord gauche de la portion verticale du duodénum et l'appliquant contre l'autre doigt situé sur le bord supérieur de la première portion ; la troisième portion, sous-duodénale ou pancréatique, est beaucoup plus difficile à explorer à travers le pancréas qui la recouvre.

Lorsqu'il existe des adhérences notables qui ferment l'hiatus et détruisent les rapports anatomiques, cette exploration ne peut plus être faite avec autant de précision, la vésicule est alors un guide précieux, ainsi que l'angle duodénal. Mais la vésicule peut manquer ou n'être pas reconnue, on peut utiliser alors le sillon de la veine ombilicale (Quénu), des ganglions du hile du foie (Terrier), le pylore qui conduit au duodénum (Langenbuch) [1].

Les calculs siègent avec une fréquence variable dans ces différentes régions. Jourdan [2] sur 44 observations de choIédocotomie, où ce détail est noté, en trouve 33 dans la portion sus-duodénale, 5 rétro-duodénaux, 5 dans la portion pancréatique et 1 dans la papille du duodénum. C'est donc dans la portion libre, sus-duodénale, du cholédoque que l'on a le plus souvent à extraire ces calculs ; il n'est pas rare en effet, de trouver plusieurs calculs dans le canal.

On peut, par ces recherches, déceler la présence d'un obstacle sur le trajet du canal cholédoque, ordinairement dilaté ; le toucher permet généralement de reconnaître, à la consistance spéciale, un calcul à travers les parois du canal. Cependant on peut hésiter quelquefois entre un ganglion et un calcul ou une tumeur de petit volume au niveau de la tête du pancréas. Terrier [3] conseille d'enfoncer une aiguille dans la tumeur ; en cas de calcul, le contact est caractéristique.

a. L'obstacle est un calcul ; il faut alors chercher à l'extraire. Deux circonstances se rencontrent : la pierre est fixe ou elle est mobilisable. Dans cette seconde hypothèse, on cherchera à la faire cheminer vers le canal cystique et la vésicule, jamais vers le duodénum car elle pourrait se trouver arrêtée plus bas, dans une région où l'extraction est beaucoup plus pénible. Il faut, toutefois, être prudent dans ce *refoulement*, de peur de faire fuir le calcul vers le canal hépatique. Si le calcul parvient dans le canal cystique et s'y arrête, ou s'il arrive jusqu'à la vésicule, on l'extrait par cysticotomie ou cholécystotomie, opérations que nous avons déjà étudiées.

Si le calcul est fixe, il est préférable de ne jamais tenter la *cholédocolithrotripsie*, c'est-à-dire l'écrasement sur place, même avec les doigts seuls, à cause de dangers que fait courir aux parois du canal la pression exercée et de la difficulté que peuvent avoir les fragments à passer dans le duodénum. Il faut pratiquer l'extraction par une incision, ordinairement du canal lui-même, *cholédocotomie ;* exceptionnellement du duodénum, *duodénotomie,*

---

[1] Jeanty. Manuel de la Cholédocotomie. Thèse de Paris, 1900.
[2] Thèse citée, p. 120.
[3] *Bull. de la Soc. de Chir.*, 1892, p. 761.

pour un calcul enclavé à la terminaison du cholédoque. Cette dernière intervention n'a que de rares indications. Schwartz [1] en cite un certain nombre
d'observations suivies de succès.

Si des adhérences trop étendues, la faiblesse trop grande du malade,
nécessitent une intervention rapide et d'attente ; si l'on ne peut entreprendre
la cholédocotomie, une opération palliative devient nécessaire, comme pour
les obstructions qu'on ne peut libérer, et que nous étudierons plus loin.
Cependant, il faut remarquer qu'ici, la rétraction de la vésicule biliaire ne
permet généralement pas l'abouchement dans l'intestin, la cholécystentérostomie, et qu'il faut se contenter, provisoirement, d'une cholécystotomie
avec drainage à distance.

La cholédocotomie varie dans son manuel opératoire et sa difficulté d'après
le siège du calcul (voir *Technique chirurgicale*) ; assez facile lorsqu'on incise
directement sur la pierre dans la portion sus-duodénale, elle nécessite
l'abaissement de la première portion du duodénum, après section du péritoine à son bord supérieur, dans la portion rétro-duodénale ; et l'incision de
la glande pancréatique dans les calculs sous-duodénaux.

Le calcul enlevé, les deux bouts du canal explorés à la sonde cannelée
pour en assurer la vacuité, on peut fermer la plaie du cholédoque par des
sutures ou la laisser ouverte. Il est des cas dans lesquels la suture est rendue impossible par la profondeur de la région, par le siège élevé de la plaie
du canal, sous le foie, vers le hile, par la friabilité des parois, les adhérences
nombreuses, et dans ces cas, la question ne se pose pas. Mais lorsque cette
suture est possible, quelques opérateurs [2] préfèrent ne pas la pratiquer, à
condition de bien drainer et isoler la région. Malgré la suture, en effet, la
bile s'écoule presque toujours ; et la fistule biliaire établie sans suture se
ferme ordinairement en quelques semaines ; pour ces raisons, la suture
serait inutile. Toutefois, s'il est vrai que le plus souvent une fistule biliaire
s'établisse malgré la suture, cette fistule ne se fait qu'au bout de quelques
jours et pendant ce temps la suture protège le péritoine d'une inondation de
bile immédiate, alors que la séreuse n'est pas assez garantie ; elle donne
aux adhérences le temps de s'établir ; en outre, elle réduit les dimensions
de la plaie du canal et la fistule biliaire consécutive est moins longue à se
fermer. Aussi lorsqu'elle est possible, la suture du canal est préférable, à
condition de placer un drain à son contact.

Souvent, du reste, la cholédocotomie n'est pas la seule opération pratiquée sur les voies biliaires, elle est *associée* à une cholécystectomie ou une
cholécystotomie nécessitée par l'infection biliaire, la présence de calculs
dans la vésicule ou le cystique, par l'existence de lésions de la vésicule ;
ces opérations comportent, indépendamment de l'incision du cholédoque,
les mêmes indications que précédemment.

La cholédocotomie est une opération rendue grave par l'état de la cellule hépatique et le degré de septicité de la bile. La mortalité moyenne

---

[1] Schwartz. Chirurgie du Foie. *Bibl. de Chir. contemp.* O. Doin, Paris, 1901, p. 530.

[2] Quénu. *Bull. de la Soc. de Chir.*, 1897, p. 711 ; 1898, p. 638. — Routier. *Bull. de la
Soc. de Chir.*, 1898, p. 643.

que donnent les statistiques des cas publiés[1] est d'environ 30 p. 100.

b. L'obstacle est dû à une compression, le plus souvent par cancer du pancréas. — Si la cause de l'obstruction du cholédoque, quelle qu'elle soit, ne peut être supprimée, une opération devient nécessaire pour s'opposer à la rétention biliaire et à tous les accidents qui en dérivent.

Le simple abouchement de la vésicule à la paroi détourne le cours de la bile, mais crée alors une fistule permanente par laquelle se perd en totalité la bile, c'est une mauvaise opération.

Pour ramener la bile dans l'intestin en tournant l'obstacle, il faut anastomoser la vésicule biliaire (*à condition que le canal cystique soit libre*) avec un point du tube digestif le plus rapproché possible du duodénum. La distension de la vésicule (Courvoisier, Terrier), observée dans ces cas, rend possible l'anastomose; le seul inconvénient de cette entérostomie biliaire est la possibilité d'une infection ascendante des voies biliaires partie de l'intestin. Cependant P. Delbet[2] a pu suivre assez longtemps plusieurs malades, opérés par lui, pour pouvoir affirmer que cette infection n'a pas été observée chez eux.

Si la première ou la seconde portion du duodénum est libre, c'est elle qu'on doit choisir pour créer la fistule; si des adhérences s'y opposent on cherchera à prendre une anse élevée de jéjunum, mais on se gardera de prendre le côlon transverse[3]; cette colostomie biliaire menant la bile trop loin dans le tube digestif et exposant plus que les autres anastomoses aux infections ascendantes.

L'entérostomie biliaire ou *cholécystentérostomie* sera donc duodénale ou jéjunale ; sinon l'estomac peut aussi convenir à cet abouchement. Les faits de Max Wickloff et Angelberger[4], de Terrier[5], de Monod[6], Quénu[7], Lejars[8] montrent que non seulement cette *cholécystogastrostomie* est possible, mais aussi que, chez les malades qui ont pu être suivis, l'arrivée de la bile dans l'estomac ne nuisait en rien à la digestion.

Les résultats de l'opération, dans les cas de cancers, sont un soulagement immédiat considérable, avec disparition du prurit si pénible; jusqu'à ce que la mort survienne du fait du cancer. Sur les 17 cas recueillis par Loiselet dans sa thèse, la mortalité opératoire est de 17,7 p. 100 et la survie observée a été de deux à seize mois.

Kystes et tumeurs. — **Kystes hydatiques du foie.** — Quelle que soit la situation d'un kyste dans le foie, nous devons rechercher d'abord quelle est

[1] Quénu. *Bull. Soc. Chir.*, 1897, p. 711. — P. Lepetit. Thèse de Paris, 1894. — Jourdan. Thèse de Paris, 1895. — Vautrin. *Revue de Chirurgie*, 1896.

[2] P. Delbet. *Bull. de la Soc. de Chir.*, 1900, p. 1049.

[3] Cannac. Thèse de Bordeaux, 1897-98.

[4] Cités par Terrier in *Bull. Soc. Chir.*, 1896, p. 567.

[5] Terrier. *Bull. de la Soc. de Chir.*, 1896, p. 565 et *Revue chirurg.*, 1896, p. 182.

[6] Monod. *Bull. de la Soc. de Chir.*, 1896, p. 546.

[7] Quénu. *Bull. de la Soc. Chir.*, 1896, p. 573 et Thèse de Loiselet, Paris, 1899, p. 56.

[8] Lejars. *Gazette des Hôpitaux*, 1898, n° 6, p. 52. Voir en outre Thèse de Cannac déjà citée et Masse. *Congrès de Chirurgie*, Paris, 1898, p. 300.

la méthode de choix pour le traiter, puis quel mode opératoire permettra d'appliquer ce traitement.

On n'emploie plus aujourd'hui que deux grandes méthodes : la ponction suivie d'injection parasiticide ; la laparotomie suivie d'extirpation, d'énucléation, de réduction sans drainage ou de marsupialisation.

La ponction du kyste, malgré son apparente bénignité, se présente ici avec tous les inconvénients d'une méthode aveugle, souvent inefficace, quelquefois dangereuse ; aveugle, parce qu'elle ne permet pas d'éviter la traversée possible d'un viscère situé derrière la paroi, la blessure d'un vaisseau important; dangereuse d'autre part par l'infection du kyste, possible même avec les plus strictes précautions d'asepsie, si un vaisseau biliaire rompu au moment de la décompression y déverse de la bile septique[1], dangereuse surtout par les chances d'ensemencement de la cavité péritonéale par les hydatides[2].

Une laparotomie aseptique évite facilement les premiers écueils et permet d'obvier aux seconds. Nous ne pensons donc pas qu'il soit recommandable de commencer par une ponction, pour n'opérer qu'en cas d'échec de celle-ci ; mieux vaut ne s'exposer ni à cet échec, ni aux dangers que comporte l'essai, et recourir d'emblée à la laparotomie.

Deux cas se présentent alors: le kyste est *infecté* ou il est *aseptique*. Aux kystes infectés ou suppurés une seule méthode opératoire convient sans conteste, l'ouverture aussi large que possible et la *marsupialisation* ou fixation à l'incision pariétale de la poche vidée par ponction, puis ouverte ; c'est un abcès dont la guérison ne peut être obtenue que par réunion secondaire et lente.

Aux kystes aseptiques, contenant ou non des vésicules filles, trois méthodes conviennent : une exceptionnelle, l'*extirpation complète* avec ou sans énucléation d'une portion de la poche kystique ; deux applicables à presque tous les cas, *marsupialisation* et *réduction sans drainage*.

L'*extirpation* est incontestablement la meilleure méthode lorsque le kyste est appendu au foie par un pédicule facile à lier, c'est extrêmement rare. L'*énucléation* d'un kyste en partie inclus dans le foie est aussi très rarement possible ; même alors elle nécessite des manœuvres de dissection qui peuvent être pénibles et longues. La réduction sans drainage, simple dans ces cas, est de beaucoup préférable.

La *marsupialisation* (Lindemann-Landau) est d'application simple et facile; le kyste mis à découvert est attiré dans la plaie pariétale, incisé, vidé, nettoyé et asséché ; et, après résection de ce qu'on peut enlever de la paroi sans dissection, fixé par des sutures aux lèvres de la plaie pariétale. La fermeture s'obtient très lentement par bourgeonnement de cette vaste poche, ainsi fixée à l'extérieur. Les fréquents pansements que nécessite cette méthode rendent inévitable l'infection secondaire et la suppuration de la poche, qui se ferme peu à peu après élimination de toute la membrane mère, en quelques mois ou même plusieurs années. Cette guérison peut, du reste,

---

[1] Quénu. *Bull. de la Soc. de Chir.*, 1896, p. 101.

[2] Thèse de Devé, Paris, 1901.

être entravée par des accidents d'hémorragie ou de cholérragie plus ou moins graves.

La *réduction sans drainage du kyste* (Thornton, Billroth, Pierre Delbet[1]) est basée sur ce fait que la membrane germinative peut se séparer complètement de la coque fibreuse externe, qu'après cette extraction la membrane adventice, restée en place et adhérente aux organes et tissus environnants, ne sécrète rien ; et, restant aseptique, se rétracte rapidement.

La réduction nécessite l'ouverture et l'évacuation du kyste, l'extraction complète de la membrane mère ; puis elle peut être faite *sans aucune suture* ou *avec fermeture simple* de l'incision de la poche, ou encore *avec capitonnage de la cavité,* c'est-à-dire accolement l'une à l'autre des parois du kyste par quelques fils de sutures placés par l'intérieur de la poche (voir *Technique chirurgicale*).

Si aucun accident ne survient, la guérison se fait dans le temps que nécessite celle de la laparotomie, trois semaines à un mois. Le seul accident grave qui puisse arriver est l'infection de la poche ainsi abandonnée. Heureusement, même alors, la gravité n'est pas grande ; d'après les observations publiées, l'infection reste limitée à la poche et l'on se trouve dans le cas d'un kyste suppuré qu'on peut ouvrir et fixer à la paroi. Sur 22 cas de kystes du foie traités par cette méthode, Bricet note cinq fois cet accident, la guérison s'est faite alors lentement, par marsupialisation après ouverture.

En mettant à part les cas exceptionnels où le kyste pourra être facilement enlevé en totalité, il y a donc, pour les kystes aseptiques, deux méthodes de traitement : une lente, la marsupialisation ; une rapide, la réduction sans drainage du kyste.

La première, employée depuis longtemps, a fait ses preuves, guérit sûrement mais au prix de longues suppurations, d'interminables fistules, et laisse presque toujours une éventration quelquefois considérable. La seconde, de date récente, n'a pas encore été appliquée un très grand nombre de fois, mais les résultats sont suffisamment nombreux pour qu'on puisse affirmer une guérison très rapide lorsque le kyste ne s'infecte pas après l'opération ; une guérison analogue à celle obtenue par la marsupialisation lorsque cet accident s'est produit. Du reste, il faut bien reconnaître avec A. Broca[2] que cette vaste poche où, fatalement, persistent plus ou moins d'espaces morts, est très favorable à l'infection et qu'il doit suffire de bien peu de septicité opératoire pour que la suppuration s'y établisse.

Par conséquent, la *méthode de choix* pour le traitement des kystes aseptiques est aujourd'hui la *réduction sans drainage du kyste;* la marsupialisation ne doit être employée que lorsqu'on ne peut accoler les parois de la cavité ou pour les kystes suppurés.

La réduction sans drainage peut, nous l'avons vu, être faite sans aucune

---

[1] Pierre Delbet. *Académie de médecine,* 11 février et 5 mai 1896. Cliniques de l'Hôtel-Dieu, 1897. *Bull. de la Soc. de Chirurgie,* 1899, p. 966 et 1900, p. 298. Th. de Baraduc, Paris, 1898. Thèse de Bricet. Paris, 1900.

[2] A. Broca. Kystes hydatiques du foie chez l'enfant. *Semaine médicale,* 1901, n° 12, p. 96.

suture, avec suture sans capitonnage, avec capitonnage et suture ; les indications de ces trois modes opératoires ont été formulées par Delbet : « La réduction sans suture ni drainage ne peut convenir qu'aux kystes de petites dimensions ». Pour les deux autres modes : « Quand la paroi kystique est assez souple pour que la pression abdominale puisse aplatir la poche vidée, le capitonnage est inutile. Par contre, il est indiqué quand la paroi est assez résistante pour faire équilibre à la pression abdominale. Dans ce cas, en effet, si on venait à réduire après suture sans capitonnage, il persisterait une cavité qui ne serait sans doute pas sans inconvénients et qui, même en supposant les circonstances les plus favorables, mettrait beaucoup de temps à se rétracter. » Il est bon de dire, toutefois, que le capitonnage tend à être abandonné et que les chirurgiens se bornent, presque tous à la suture de l'incision de la poche.

Tout lavage de la poche devrait être évité puisqu'elle est aseptique ; mais ici en dehors des microbes habituels de la suppuration, il y a à craindre l'ensemencement de la plaie opératoire par ces embryons d'hydatides. Or, ainsi que l'a très bien démontré Dévé, par des expériences précises[1], cet ensemencement est inévitable si l'on n'a pas soin de prévenir le contact du champ opératoire avec le liquide hydatique, et de détruire les embryons vivants qui se trouvent encore en grand nombre tombés à la surface de la membrane adventice. Un lavage à la liqueur Van Swieten ou à l'aide d'une solution d'aldéhyde formique à 1/1000e est indispensable. Ce lavage doit être suivi d'un assèchement soigné de la cavité, avant de pratiquer la suture de l'incision d'accès.

En dehors de l'infection, les seules contre-indications de la réduction sans drainage sont : l'impossibilité de rapprocher les parois de l'adventice par suite d'incrustation calcaire, bien rare ; et l'existence d'une fistule biliaire dans la paroi, à moins qu'on ait pu trouver l'orifice de la fistule et l'oblitérer, comme le fit une fois Delbet, et que la bile soit sûrement aseptique.

La multiplicité des poches kystiques rendant impossible l'accolement de toutes les parois, ferait aussi choisir la marsupialisation, bien que Bouglé[2] ait pu obtenir un beau succès, dans un cas de poche double, en incisant en croix la cloison mince qui séparait les deux poches et suturant aux parois les quatre lambeaux ainsi formé, pour obtenir une cavité unique qu'il put capitonner.

La *voie d'accès* du kyste varie avec le siège de celui-ci sur le foie ; le plus souvent, c'est à la paroi abdominale antérieure que se trouve la saillie, et on aura recours à une *laparotomie* simple, médiane ou latérale, lorsque la tumeur descend vers l'abdomen ; ou à une *résection du rebord costal* si un kyste antérieur de la face convexe bombe vers le thorax. Lannelongue[3], Monod[4] ont montré qu'on peut, sans ouvrir la plèvre, réséquer les 8e, 9e et 10e cartilages costaux et environ 2 centimètres de l'extrémité de la 11e côte.

---

[1] Dévé. *Soc. de Chirurgie*, 1902, p. 645.

[2] Bouglé. Rapport de Brun. *Bull. de la Soc. de Chirurgie*, 1900, p. 60.

[3] Canniot. Thèse de Paris, 1891.

[4] Monod et Vanverts. *Bull. de la Soc. de Chirurgie*, 1897, p. 239.

Lorsque le kyste proémine sous le diaphragme, vers le thorax et se trouve en rapport avec la paroi thoracique postéro-latérale, c'est l'*incision transpleurale* (Israël) qui convient. Elle permet, après résection d'une ou deux côtes au niveau de la saillie ou de la matité thoracique, d'inciser la plèvre que l'on traverse directement si ses feuillets adhèrent, ou dont on suture l'un à l'autre les feuillets diaphragmatique et costal pour éviter le pneumothorax, si les adhérences n'existent pas. On traverse ensuite diaphragme et péritoine pour arriver sur le kyste et le traiter d'après une des méthodes déjà étudiées.

Exceptionnellement, un kyste postéro-inférieur occupant la région lombaire devra être atteint par *incision lombaire* (Villaret), comme pour opérer sur le rein.

Tumeurs du foie et des voies biliaires. — Le traitement chirurgical des tumeurs du foie et de la vésicule biliaire est de date récente, mais ne paraît pas devoir être souvent entrepris ; non que ces tumeurs ne soient opérables, mais les conditions de curabilité se présentent dans de bien rares circonstances. Il faut, en effet, pour qu'une tumeur hépatique puisse être opérée avec chances de guérison, que cette tumeur soit *primitive*, qu'elle soit *unique* et occupe un *siège* où la résection soit possible (lobe gauche, bord antérieur du lobe droit). Même avec ces conditions qui permettent une guérison opératoire, comme il s'agit le plus souvent de tumeurs malignes, la récidive s'observe d'une façon constante et très rapide.

Les *tumeurs du foie* que l'on a opérées, ne l'ont été généralement qu'à la suite d'un diagnostic erroné ou d'une laparotomie d'abord exploratrice. Ce sont des syphilomes, des sarcomes et des épithéliomes considérés comme primitifs, des angiomes. Certaines conditions favorisent l'exérèse, ce sont la pédiculisation de la tumeur et l'absence d'adhérences périphériques.

Ce qui rend l'opération périlleuse, c'est non seulement les difficultés de l'hémostase du foie, mais encore l'extrême vascularité de ces tumeurs. Par une simple ponction dans la tumeur, Terrier[1] eut un jet de sang artériel et l'hémorragie continuant dans le ventre, le malade mourut au bout de vingt-quatre heures ; Ricard[2] provoqua de même une hémorragie grave avec un petit trocart. Aussi, pour songer à enlever une tumeur du foie, est-il nécessaire de pouvoir attaquer directement à son pourtour, et à une certaine distance du néoplasme, le tissu hépatique normal.

L'ablation de ces tumeurs consiste donc dans la résection d'une portion du foie, et là encore la principale difficulté est l'hémostase de ce tissu très vasculaire et que déchirent les fils à ligatures. Le thermocautère et le tamponnement sont des moyens insuffisants employés seuls ; la ligature séparée des vaisseaux dans le tissu hépatique est bien difficile à pratiquer, la ligature en masse peut être employée pour un pédicule peu volumineux. Mais pour peu que le pédicule soit large ou si la tumeur est implantée dans le foie, il

---

[1] Terrier. *Bull. de la Soc. de Chir.*, 1897, p. 93.
[2] Ricard. *Bull. de la Soc. de Chir.*, 1897, p. 50.

faut recourir à un procédé de ligature préventive comprenant toute l'épaisseur du foie et circonscrivant autant que possible un segment cunéiforme, afin de pouvoir accoler ensuite les deux surfaces de section. Cette ligature totale doit être faite avec des fils enchaînés, Kousnetzoff et Pensky, Auvray [1] ont décrit des procédés permettant cette ligature à l'aide de fils employés seuls. D'autres opérateurs munissent ces fils de corps résistants destinés à les empêcher de couper le tissu hépatique (os décalcifié, ivoire, ébonite), ainsi proposent de faire Cecherelli et Bianchi [2], Segale [3], Pierre Delbet [4]. Chapot-Prévost comprime le foie avant la section en le fixant par de grandes anses de fils, maintenues aux deux extrémités par des rouleaux de gaze, aux lèvres de l'incision cutanée, puis résèque et suture foie et paroi, en laissant le foie attaché à la paroi [5] (voir *Technique chirurgicale*).

Terrier et Auvray (*loc. cit.*) rapportent 52 opérations de résection du foie pour tumeurs, dont 26 pour cancer ; 10 morts opératoires donnent une proportion de 19,23 p. 100 ; mais pour les tumeurs malignes, la récidive est fréquente et rapide, cependant ces auteurs signalent 4 survies prolongées de deux ans à trois ans et demie. Legueu et Frœhlich [6] ont encore rapporté dernièrement 3 résections pour syphilomes, avec guérison.

L'opération n'est donc pas extrêmement grave, mais les indications en sont encore difficiles à préciser.

Les *tumeurs des voies biliaires* siègent sur la vésicule ou sur le conduit principal, le cholédoque ; ce sont presque toujours des épithéliomes.

Sur le cholédoque, la tumeur donne les signes d'une obstruction du canal et rentre dans les cas que nous avons déjà étudiés, justiciables seulement d'une opération palliative, la *cholécystentérostomie*, lorsque le cystique est perméable.

Sur la vésicule, le néoplasme s'allie souvent à la lithiase et l'indication opératoire est fournie par la présence d'une tumeur dans l'hypocondre droit, dont le siège exact et la nature sont souvent difficiles à préciser, sans exploration directe.

Une seule opération est rationnelle, la *cholécystectomie*, lorsqu'elle est possible ; des adhérences trop étendues, les noyaux secondaires sur le péritoine ou le foie, l'obstruction du cholédoque doivent la faire abandonner, la laparotomie restant simplement exploratrice.

Cette cholécystectomie doit, autant que possible, être pratiquée sans ouverture de la vésicule qui peut être infectée ; elle est simple ou accompagnée de la résection d'une portion du tissu hépatique voisin. Terrier et Auvray [7] ont recueilli 39 observations de cholécystectomie, dont 21 simples

---

[1] Auvray. Résection du foie. Jouve. Paris, 1897. — Terrier et Auvray. Chirurgie du foie. Paris. Alcan, 1901, p. 205 et suiv.

[2] *In* Terrier et Auvray. *Loc cit.*, p. 206.

[3] Segale (de Gênes). Congrès de 1900. Chirurgie générale, p. 254.

[4] Pierre Delbet. *Bull. de la Soc. de Chirurgie*, 1901, p. 49.

[5] Chapot-Prévost. Rapport de Walther. *Bull. de la Soc. de Chirurgie*, 1900, p. 1097 et Terrier et Auvray. Chirurgie du foie, 1901, p. 312.

[6] *Congrès de Chirurgie française*, octobre 1901. Pages 607 et 615.

[7] Terrier et Auvray. Chirurgie du foie et des voies biliaires. Paris, 1901, p. 303.

et 18 avec résection hépatique. En éliminant deux résultats inconnus, on trouve pour les ablations simples 3 cas de tumeurs bénignes avec guérison définitive (Adler, Ricard, Routier), 16 cancers donnant une mortalité élevée de 31,25 p. 100 ; le grand danger venant de l'infection possible des voies biliaires, propagée au péritoine pendant l'opération. Malheureusement, les malades qui ont survécu ont été très rapidement atteints par la récidive et la plus longue survie observée a été de sept mois ; le retard forcé dans le diagnostic explique cette gravité du pronostic. Les 18 cholécystectomies avec résection hépatique n'ont donné que 3 morts, mais les résultats éloignés sont aussi mauvais que pour les cas précédents.

Hépatoptose. — La chute du foie peut se présenter sous deux aspects très différents, suivant qu'une languette plus ou moins considérable de tissu hépatique, rattachée au foie par un pédicule, descend dans l'abdomen, le foie lui-même restant en place (lobe flottant, hépatoptose partielle) ; ou que l'organe en entier abandonne ses rapports normaux pour s'abaisser dans l'abdomen et surtout basculer autour de son bord postérieur (hépatoptose totale, foie mobile).

Les *lobes flottants* du foie, ne donnent lieu que rarement à un traitement actif. Des phénomènes compressifs et douloureux peuvent cependant nécessiter une intervention que justifie la présence d'une tumeur abdominale, lisse, régulière, suivant les mouvements respiratoires. Le diagnostic véritable est, du reste, rarement porté.

Deux opérations ont été dirigées contre cette hépatoptose partielle : la résection de la languette, sa fixation à la paroi par des sutures. La résection est une opération un peu sérieuse pour une affection sans gravité, et la fixation à la paroi, intervention bénigne, ayant donné d'excellents résultats dans les 4 cas cités par Terrier et Auvray[1], c'est à cette opération simple qu'on devra donner la préférence.

L'*hépatoptose totale* est une des formes de ptose viscérale abdominale et peut accompagner l'entéroptose, la néphroptose, etc. ; elle est justiciable, le plus souvent, du seul traitement médical, aidé du port d'un bandage approprié.

M. Soupault[2] a résumé les indications de ce traitement médical sur lequel nous n'insistons pas : repos au lit, hydrothérapie, traitement des troubles digestifs.

L'indication d'une intervention chirurgicale destinée à fixer le foie mobile, soit dans sa situation normale, soit dans la situation qui s'en rapproche le plus, ne se présente que lorsque le déplacement étant considérable, la réduction est impossible dans le décubitus dorsal ; lorsqu'il existe des troubles de compression d'organes voisins (pylore, voies biliaires, côlon) ; lorsque les douleurs et les troubles fonctionnels persistent malgré un traitement médical suffisamment prolongé.

La fixation du foie dans sa position normale a été obtenue par trois

[1] Terrier et Auvray. Chirurgie du foie, 1901, p. 148 et 149.
[2] M. Soupault. Le foie mobile. *Gazette des Hôpitaux*, 1901, p. 393 et 413.

méthodes différentes : 1° par fixation du foie basculé à la paroi abdominale et au rebord costal (hépatopexie), à l'aide de fils perforant le foie dans toute son épaisseur près du bord antérieur (Gérard-Marchant, Legueu), ou de fils non perforants [Faure, Defontaine, Delagenière (du Mans)]; la disposition des fils variant, du reste, avec chaque opérateur ; 2° par suspension du foie à l'aide d'une sangle péritonéale formée au-dessous du lobe droit, soit en adossant le péritoine pariétal postérieur à l'antérienr (Péan), soit en fixant la partie droite de l'épiploon à la paroi péritonéale latérale droite, au-dessous du lobe droit (Terrier) ; 3° par résection et autoplastie de la paroi abdominale trop lâche, avec raccourcissement du ligament suspenseur et de la faux de la veine ombilicale (Depage).

Nous ne pouvons décrire ici tous ces procédés (voir *Technique chirurgicale*), mais tous ayant donné de bons résultats éloignés, le plus simple nous semble le meilleur; et à ce point de vue, un des procédés d'hépatopexie véritable, fixant la partie antérieure du foie au rebord costal, nous paraît recommandable.

VII. — RATE

Abcès de la rate. — Les abcès spléniques ou péri-spléniques sont rares. Consécutifs à la suppuration d'un hématome traumatique, à l'infection d'une rate hypertrophiée paludique, à une infection généralisée typhique ou autre, ils sont d'un diagnostic difficile tant que la suppuration n'approche pas la paroi abdominale ou thoracique. Ils se manifestent par les signes ordinaires des suppurations profondes de l'abdomen : fièvre élevée à type variable, douleurs puis tuméfaction profonde, mal délimitée, s'étendant peu à peu et arrivant à la paroi. Le diagnostic d'abcès profond, est alors facile, mais l'origine véritable de cet abcès est souvent méconnue.

Les signes généraux d'infection joints à la localisation fournie par la douleur et la tuméfaction sont suffisants pour indiquer une intervention rapide ; il ne faut pas attendre que l'abcès arrive à la paroi, par crainte d'ouverture spontanée de la poche dans le péritoine ou les viscères.

Deux circonstances se présentent, comme pour les abcès du foie. La collection adhère à la paroi et l'opération consiste en une simple incision qui peut être antérieure et abdominale ou postéro-latérale et transpleurale, comme pour les suppurations hépatiques ; les mêmes règles sont applicables ici. Ou bien l'abcès est profond, intra-splénique, et il faudra traverser le péritoine avant d'y arriver.

Dans ce dernier cas, l'intervention ne doit cependant pas être différée, et la cavité péritonéale ouverte, on rencontrera soit une rate adhérente, soit une rate libre contenant l'abcès. En présence d'un organe adhérent, il ne reste qu'à vider l'abcès par ponction en protégeant le péritoine avec soin, à fixer la rate aux lèvres de l'incision pariétale, puis à l'ouvrir.

Si la rate est libre d'adhérences, étant donnée la possibilité, sans troubles ultérieurs, de l'ablation totale de la glande, il peut être plus simple, plus rapide et plus sûr de pratiquer la splénectomie sans ouverture ni ponction.

Cette splénectomie pour abcès a été faite, d'après Vanverts[1], quatre fois avec trois succès ; mais il faut éviter avec grand soin de laisser écouler dans le péritoine le sang infecté venant de la rate au moment de la section du pédicule, et ne faire cette section qu'entre deux pinces.

Kystes de la rate. — Les kystes de la rate sont des kystes hydatiques et des kystes séreux ou séro-sanguins ; le diagnostic de ces tumeurs est souvent fort difficile, la tumeur abdominale dépend-elle de la rate, est-ce une hydatide ? Souvent la laparotomie, indiquée par la présence de la tumeur, pourra seule donner la réponse à ces questions.

En tout cas, mieux vaut rester d'abord dans le doute et pratiquer une laparotomie exploratrice, que de chercher par la ponction à préciser ce diagnostic. La ponction est dangereuse, parce qu'elle peut pénétrer dans un organe situé devant le kyste profond, et, d'autre part, laisser filtrer dans le péritoine, par la perforation de l'aiguille, un liquide toxique ou septique.

Si le kyste est suppuré, son traitement est celui d'un abcès, nous n'y reviendrons pas.

Le kyste, resté aseptique, doit être traité par laparotomie ; les ponctions, avec ou sans injections modificatrices, sont ici aussi mauvaises que pour les kystes du foie et doivent être proscrites.

Les *kystes séreux et séro-sanguins* sont très rares, la rate est alors mobile ou largement adhérente ; dans cette dernière circonstance un seul procédé est possible, l'ouverture et la *marsupialisation*. Si la rate est mobile, le kyste peut être petit et l'*excision* de la poche possible ; elle a été faite avec succès par Terrier et par Bardenheuer[2]. Mais si le kyste est volumineux, cette conduite n'est plus possible et il faut faire soit la marsupialisation, soit la splénectomie. Or, on sait aujourd'hui par les expériences et par les nombreuses opérations suivies de guérison prolongée que la suppression de la rate non seulement n'est pas mortelle, mais ne détermine aucun trouble grave ; on a constaté seulement des phénomènes, du reste inconstants, du côté de la composition du sang[3]. Aussi, est-il permis, afin d'éviter la longueur de la guérison et les dangers des infections secondaires après la marsupialisation, de pratiquer la splénectomie dans ces cas ; faite quatre fois, elle a donné quatre succès[4].

Les *kystes hydatiques* sont moins rares que les précédents. Comme ceux du foie, ils peuvent présenter une évolution abdominale ou thoracique et, ici encore, l'incision varie dans ces deux cas : laparotomie pour les kystes antéro-inférieurs ; voie transpleurale pour les supéro-postérieurs, suivant les mêmes indications et les mêmes règles que pour les kystes hépatiques.

La tumeur découverte et reconnue aseptique, on peut employer, outre les deux procédés utilisables pour les kystes du foie (marsupialisation et réduction sans drainage), une troisième opération : la splénectomie. L'extirpation du

---

[1] Vanverts. La Splénectomie. Thèse de Paris, 1897, p. 50.

[2] Cités *in* Rapport de Février (de Nancy) au Congrès de Chirurgie français. Paris, 1901, p. 111.

[3] Vanverts. Thèse de Paris, 1897. De la splénectomie, p. 9.

[4] Rapport Février. *Loc. cit.*, p. 112.

kyste est, comme au foie, un procédé excellent mais exceptionnellement applicable à un kyste pédiculé. Ainsi que nous l'avons vu, la marsupialisation est un procédé facile, mais donnant une guérison très lente, exposant aux infections secondaires, aux fistules interminables, aux éventrations ; et l'hésitation ne peut être permise qu'entre la *réduction sans drainage* et la *splénectomie*.

En cas d'adhérences multiples, la seconde opération est contre-indiquée, et la réduction après extraction complète de la membrane germinative, puis suture de la membrane adventice avec ou sans capitonnage, dans les mêmes conditions que pour les kystes hépatiques, doit être faite.

Mais, lorsque la splénectomie se présente comme une opération facile, n'est-elle pas préférable à cette réduction, enlevant kyste et rate, et ne laissant dans l'abdomen aucune cavité susceptible de s'infecter ? Baraduc [1] cite deux cas de kystes hydatiques de la rate traités par la réduction sans drainage et guéris sans accidents, nous avons vu ailleurs que les résultats sur le foie sont fort bons ; d'autre part, la splénectomie pour kystes hydatiques est encore une opération grave, Février [2] recueillant 20 opérations dont les résultats sont connus, trouve 17 guérisons, soit 15 p. 100 de mortalité.

Du reste, on ne peut guère hésiter entre une opération qui laisse en place ce qui reste de rate saine et l'ablation complète d'un organe, même si cette ablation ne produit pas habituellement des troubles sérieux et si les fonctions de l'organe sont encore mal connues ; surtout si la première assure la guérison au moins aussi bien que la seconde.

En présence d'une rate libre d'adhérences, nous pensons donc qu'on devra s'efforcer de faire la réduction sans drainage, comme pour les kystes du foie ; et que la splénectomie ne reste que comme dernière ressource, si cette réduction n'est pas possible.

Splénomégalies et tumeurs. — Si nous mettons à part l'hypertrophie splénique dans la leucémie et l'impadulisme, il est impossible encore aujourd'hui de différencier cliniquement les splénites chroniques des véritables tumeurs de la rate ; aussi chercherons-nous successivement les indications dans la splénomégalie leucénique, dans la splénomégalie paludique, et la splénomégalie ni leucémique ni paludique.

Splénomégalie leucémique. — L'hypertrophie de la rate accompagnée d'une leucocythémie notable, avec ou sans autres manifestations de leucémie, ne doit donner lieu à aucun traitement chirurgical. Les tentatives de splénectomie faites dans ces cas ont donné des résultats lamentables ; les malades meurent rapidement d'hémorragies profuses et multiples. Février [3], sur 31 cas, trouve 90 p. 100 de mortalité ; Bessel-Hagen [4] 90, 4 p. 100, et les rares survivants n'ont tiré aucun bénéfice de l'intervention.

---

[1] Baraduc. Traitement des kystes hydatiques abdominaux. Thèse de Paris, 1898. Observ. XIX et XXIII.

[2] Février. Rapport cité, p. 109.

[3] Février. *Loc. cit.*, p. 114.

[4] Bessel-Hagen. *Archiv für Klin. Chir.*, 1900, p. 222.

Splénomégalie paludique. — L'hypertrophie de la rate dans la malaria a été longtemps considérée comme aussi peu justiciable de la splénectomie que l'hypertrophie leucémique ; on tend aujourd'hui à revenir sur cette manière de voir, et dans les pays où règne la maladie, cette opération est pratiquée assez souvent.

La splénomégalie paludique, lorsqu'elle atteint un certain degré, occasionne, en effet, des troubles graves : douleurs, compressions du tube digestif, de la vessie, gêne respiratoire ; elle expose à des accidents tels que la rupture rendue facile par la friabilité du tissu, les abcès, la torsion du pédicule si la rate est mobile. Ces troubles justifient une intervention, même chez des sujets affaiblis comme le sont le plus souvent ces paludiques, si les risques à courir ne sont pas trop grands, et si une amélioration notable peut être obtenue.

Les statistiques de Olgiati, Vanverts, Jonnesco, Michailowski, réunies par Février[1] qui y ajoute quelques cas, donnent sur un ensemble de 117 cas une mortalité de 26 p. 100, concordant avec celles de Bragagnolo et de Bessel-Hagen. La plupart des opérés ont vu leur état général s'améliorer, pendant que les troubles occasionnés par la tumeur disparaissaient ; mais des accès de fièvre peuvent revenir, la splénectomie ne guérissant pas la malaria.

En présence de ces résultats et des dangers sérieux de l'intervention, il faut donc avant tout soumettre les malades à un traitement médical assez prolongé, dont les éléments sont surtout le quinquina et l'arsenic. On ne songera au traitement chirurgical que si l'effet de cette thérapeutique est nul et si les troubles dus à l'hypertrophie splénique sont prononcés ; à moins de contre-indication fournie par un état général trop mauvais pour que le malade puisse supporter l'opération.

Ce traitement chirurgical sera la *splénectomie*, si elle est possible ; des adhérences nombreuses doivent arrêter l'opérateur, qui n'a plus alors comme ressource que de se borner à une laparotomie exploratrice, ou de pratiquer l'*exosplénopexie*. On a bien proposé la *ligature atrophiante* des vaisseaux spléniques, mais les adhérences qui empêchent de faire l'ablation de la glande rendent aussi difficile la ligature du pédicule et cette opération ne peut guère rencontrer d'indications.

L'exosplénopexie, ou fixation de la glande à l'extérieur à travers l'incision abdominale, a été faite par Jaboulay[2], Houzel[3], Baudrimont[4], pour splénomégalie paludique, par Fr. Villar pour hypertrophie leucémique ; seule la malade de Houzel guérit. Il est donc impossible de connaître aujourd'hui la valeur de ce procédé, et on ne peut encore conseiller que de s'en tenir à la laparotomie exploratrice si la splénectomie est impossible.

Splénomégalies ni leucémiques ni paludiques. — Ce groupe comprend des splénites chroniques de cause inconnue, et des tumeurs véritables (sarcomes, fibromes, épithéliomes). La rate est fixe ou mobile, nous verrons

[1] Février. Rapport au Congrès de Chirurgie français, 1901, p. 121 et 122.
[2] Thévenot. *Lyon médical*, 1897, p. 621.
[3] Houzel. *Académie de médecine*, 1er juin 1897.
[4] Cité par Fr. Villar. In Traité de Chirurgie Le Dentu-Delbet, 1899, t. VIII, p. 130.

plus loin le traitement de la rate mobile, hypertrophiée ou non, et l'intervention est alors indiquée par le volume de la tumeur et les troubles fonctionnels qu'elle provoque.

La *splénectomie* ne doit être faite que si elle est facile, si la rate fixe n'est pas maintenue par des adhérences trop étendues. La statistique de Vanverts[1], sur 40 cas de splénectomie pour grosses rates ni leucémiques ni paludiques, mais non mobiles, donne en effet une mortalité, de 72 p. 100, la gravité venant toujours des adhérences et de l'hémorragie.

Rate mobile. — La rate mobile non augmentée de volume est exceptionnelle, du moins cliniquement; et le plus souvent la tumeur, à déplacements plus ou moins étendus, qui provoque des douleurs et des troubles digestifs, représente une rate hypertrophiée.

Sur une rate hypertrophiée, la mobilité est une condition favorable pour la *splénectomie*, et si la splénomégalie entraîne l'indication opératoire, la constatation de la mobilité ne peut qu'y encourager ; on ne peut penser alors à une fixation de la rate, à une pexie.

Une complication de la mobilité splénique indique aussi la *splénectomie*, c'est la torsion du pédicule de la rate, que la torsion soit lâche ou serrée.

L'opération radicale dans les cas de rate mobile sans torsion présente une gravité beaucoup moindre que nous ne l'avons rencontrée jusqu'ici; Vanverts sur 35 cas relève seulement 2 morts, soit 5,7 p. 100 de mortalité. Celle-ci augmente du reste lorsqu'il y a torsion du pédicule, en raison de l'acuité et de la brusquerie des accidents; elle est de 42 p. 100 sur 19 cas.

Mais lorsque la rate mobilisée est peu volumineuse, ne présente aucune lésion notable, la splénectomie se présente comme une opération trop importante, et ayant le tort de supprimer un organe dont la fonction n'est pas détruite. Si dans ces cas une ceinture ne suffit pas à supprimer les douleurs, mieux vaut tenter de fixer la rate comme on le fait pour le rein ou le foie.

Cette *splénopexie* peut être faite suivant deux méthodes principales (voir *Technique chirurgicale*) : ou bien, par une laparotomie antérieure, on crée aux dépens du péritoine pariétal postérieur que l'on incise et décolle, une poche destinée à loger l'extrémité inférieure de la rate remise en place et fixée dans cette situation (Rydygier) ; ou bien, ouvrant l'abdomen par une incision très latérale, on attire la rate hors de l'incision faite au péritoine et la fixe en dehors du péritoine pariétal en suturant celui-ci au pourtour du pédicule splénique (Bardenheuer). On a fait un nombre très restreint de fois cette opération, mais les résultats ont été satisfaisants ; la rate est restée fixée et les troubles fonctionnels ont disparu.

VIII. — PANCRÉAS

Pancréatites suppurées et gangréneuses. — L'intervention chirurgicale dans les inflammations pancréatiques ne peut se présenter que lorsqu'une

[1] Vanverts. Thèse de Paris, 1897, p. 119.

suppuration péripancréatique forme tumeur et se rapproche de la paroi en un point quelconque. Le diagnostic porté alors, grâce aux signes généraux de suppuration aiguë ou lente, à la présence de la tuméfaction ou des symptômes thoraciques, est celui d'abcès abdominal ou sous-phrénique; mais l'origine pancréatique est bien difficile à reconnaître, en l'absence habituelle des signes spéciaux attirant l'attention du côté de la glande.

La collection évolue vers l'abdomen (épigastre, ombilic, hypocondres), vers la région lombaire ou vers le thorax, et l'indication opératoire, fournie par les signes de suppuration, est confirmée par la découverte de la tuméfaction abdominale ou lombaire, ou par l'aspiration du pus grâce à une ponction thoracique, lorsque les signes prédominent de ce côté. Le siège de la tuméfaction, ou celui de la ponction thoracique positive, indiquent la voie à suivre.

La voie thoracique, transpleurale, a donné ainsi un succès à Guinard [1]. La voie abdominale antérieure est la plus fréquemment utilisée en raison du siège de l'abcès; la laparotomie permet ainsi d'aborder l'abcès, de le ponctionner et de le fixer à la plaie pariétale. Mais si la poche trop profonde ne permettait pas cette fixation, afin de ne pas laisser s'écouler le pus dans l'abdomen, on pourrait pratiquer une incision lombaire au-dessous de la 12e côte et drainer par là la cavité; Körte, Pearce Gould ont ainsi opéré. Lorsque l'abcès pointe vers les lombes, l'incision sera d'emblée lombaire comme pour un abcès péri-néphrétique.

Sur 12 abcès de ce genre ouverts par des voies diverses, Page trouve seulement 6 guérisons; la gravité étant due à la difficulté d'un diagnostic et d'une évacuation précoces, ce qui permet l'évolution d'une péritonite, d'une septicémie, ou met le malade dans un tel épuisement qu'il ne peut se remonter.

Kystes du pancréas. — Les kystes pancréatiques sont exceptionnellement des kystes hydatiques, presque toujours glandulaires ou séro-hématiques. Le diagnostic ne peut du reste être fait qu'après ouverture de la tumeur et celui de kyste du pancréas, sans notion de nature, est déjà par lui-même bien difficile.

L'attention est attirée par la présence d'une tumeur abdominale, alors qu'il existe souvent depuis longtemps des troubles fonctionnels peu nets; la situation et les caractères propres de cette tumeur liquide permettent de poser le diagnostic de kyste abdominal sus-ombilical, et suffisent à indiquer la laparotomie exploratrice. Les rapports de la tumeur avec l'estomac peuvent être reconnus d'avance grâce à la distension gazeuse de cet organe, (acide tartrique 3 grammes, puis bicarbonate de soude 3 grammes, successivement).

On sait que le kyste peut s'insinuer entre le foie et l'estomac, refoulant le petit épiploon; ou entre l'estomac et le côlon transverse; ou enfin au-dessous du côlon transverse. La percussion montre que la tumeur est rétro-gastrique, la distension de l'estomac augmentant la zone de sonorité; et

[1] Guinard. *Bull. de la Soc. de Chirurgie*, 1898, p. 380 et Thèse de Page. Paris, 1898.

que son évolution est sus ou sous-gastrique. Du reste, comme pour les autres tumeurs profondes de l'abdomen, il faut se garder de la ponction pour aider le diagnostic, les dangers en sont trop grands.

La laparotomie exploratrice permet de reconnaître la tumeur et ses connexions, deux circonstances se présentent alors : l'une rare et facilitant le traitement, la tumeur est pédiculisée ou facilement pédiculisable, étant située au niveau de la queue du pancréas ; l'autre plus fréquente, le kyste est adhérent aux organes environnants, largement implanté dans la profondeur, parcouru à sa surface par des veines volumineuses.

Dans le premier cas, l'*extirpation totale* du kyste est possible et doit être faite ; la guérison est rapide et sûre, mais cette disposition est bien rare.

Dans les cas ordinaires de tumeur adhérente, à pédicule court et large, environnée de vaisseaux volumineux, l'extirpation est fort pénible et périlleuse ; elle risque d'être incomplète par nécessité d'arrêter la dissection dangereuse, et est alors une mauvaise opération. La *marsupialisation*, après évacuation du kyste par ponction, est beaucoup plus simple et bénigne, mais elle laisse une cavité sécrétante qui se fistulise ; c'est malgré cela la seule méthode à employer lorsque l'extirpation totale ne se présente pas comme facile.

La fistule, du reste, guérit le plus souvent d'elle-même en un temps qui varie de quinze jours à un an[1], cependant Tillaux rapporte une observation de fistule encore ouverte trois ans après l'opération[2]. Ceccherelli[3] dit qu'on pourrait alors penser à faire communiquer le conduit avec l'intestin, mais les adhérences rendraient probablement l'opération pénible ; quant à l'extirpation secondaire, elle serait au moins aussi impraticable que lors de la première opération.

Les résultats sont indiqués par la récente statistique (1900) de J. Bœckel[4] : sur 104 *marsupialisations* faites en un ou deux temps, on note 4 morts opératoires et 5 tardives (2 cas d'épithélioma kystique, 2 diabètes, 1 infection secondaire partie d'une fistule pancréatique) ; sur 21 *extirpations*, 6 morts parmi lesquelles 4 sont dues à l'*extirpation partielle*, opération mauvaise en raison des dissections étendues qu'on a dû d'abord faire avant de s'arrêter ; mieux vaut d'emblée marsupialiser.

IX. — REIN ET URETÈRE

Abcès périnéphrétique. — L'abcès formé dans l'atmosphère cellulo-graisseuse du rein peut être secondaire à une suppuration du rein ou du bassinet, ou au contraire être sous la dépendance d'une lésion abdominale voisine du rein (foie, intestin, appendice) ou d'une infection généralisée. Dans tous les

---

[1] Tulasne. Kystes du pancréas. Thèse de Paris, 1899, p. 53.

[2] Tulasne. *Loc. cit.* Observ. VII.

[3] Ceccherelli. *Congrès international de* 1900, Paris. Section Chirurgie générale. Chirurgie du pancréas, p. 190.

[4] J. Bœckel (de Strasbourg). *Congrès de* 1900. Sect. de Chir. gén., p. 213.

cas, la collection périrénale doit être d'abord ouverte comme tout abcès, largement et aussitôt que le diagnostic peut être porté par l'existence de la fièvre, de la douleur et d'une tuméfaction profonde; mais cette incision ne suffit pas si la lésion première est une suppuration rénale.

L'incision de l'abcès périnéphrétique doit porter au niveau de la tuméfaction ou, si aucun point ne fait saillie, au niveau classique de l'incision lombaire, en dehors de la masse sacro-lombaire, variant d'étendue et de situation suivant que l'abcès est franchement rétro-rénal, ou à évolution sus ou sous-rénal. L'incision devra dans quelques cas être reportée un peu plus en avant pour un abcès antérénal[1] qu'on ne pourrait atteindre par la voie postérieure; le siège de la tuméfaction et le point où elle prend contact avec la paroi, renseignent sur ces détails particuliers. L'incision peut ainsi se trouver placée en avant, dans la région iliaque.

Le plus souvent, l'incision conduira sur une collection purulente d'un certain volume; cependant, quelquefois on pourra rencontrer de petits foyers indépendants infiltrant les mailles d'une périnéphrite scléro-graisseuse ancienne et pouvant prendre l'aspect de l'actinomycose (Albarran)[2], il faut s'efforcer d'ouvrir tous les foyers.

L'abcès ouvert, si des signes antérieurs ou des antécédents font soupçonner une lésion rénale primitive, si l'aspect du rein l'indique, il faut aussi et du même coup ouvrir le rein pour en évacuer le pus. Dans certains cas de collection sous-capsulaire, l'abcès ouvert était sous la capsule propre et le rein, dénudé sur une étendue variable, fait saillie dans la poche; il faut l'inciser sur le bord convexe, pour trouver le pus dans les calices ou le bassinet. Dans d'autres cas, le rein, enveloppé de sa capsule, se voit dans la cavité, séparé en partie de la capsule graisseuse; son exploration doit être faite afin d'y déceler la présence d'un abcès intrarénal qu'on ouvrirait, toujours par incision du bord convexe.

Si l'on ne voit le malade que tardivement, alors que l'abcès s'est spontanément ouvert dans une cavité viscérale, l'indication de l'incision lombaire est aussi nette, pour éviter la rétention du pus dans des clapiers qui se vident toujours mal par l'ouverture spontanée insuffisante.

Fistules cutanées rénales et uretérales. — (Les fistules utéro-vaginales de l'uretère seront étudiées avec les organes génitaux).

Ces fistules, pouvant siéger en un point quelconque de la région lombo-iliaque, sont dites *purulentes* si elles donnent passage seulement à du pus sans mélange d'urine; *urinaires et uro-purulentes* si de l'urine sort très peu ou fortement mélangée de pus.

Le traitement variant surtout suivant qu'il s'écoule ou non de l'urine, il importe de rechercher les signes pouvant faire reconnaître l'urine dans le liquide rejeté par la fistule. Quelquefois les caractères seuls du liquide, son odeur, sa couleur normale indiquent suffisamment sa nature. Souvent cepen-

---

[1] Lejars. Abcès antérénaux. *Congrès de Chirurgie*, Paris, 1899, p. 652 et Pucciarelli. Thèse de Paris, 1900.

[2] Albarran. Traité de Chirurgie Le Dentu-Delbet, 1899, t. VIII, p. 765.

dant le doute est possible et pour déceler l'urine on fait ingérer par le tube digestif certaines substances (iodure de potassium, salicylate de soude), que l'on recherche par les moyens habituels dans le liquide de la fistule, ils y sont si l'urine passe. Mieux encore est d'employer dans ce cas l'épreuve du bleu de méthylène, sur laquelle nous devrons revenir, et dans laquelle une solution à 1 p. 20 injectée sous la peau (1 centimètre cube) passe dans l'urine au bout d'une heure environ. Cependant l'élimination se faisant ici à travers un rein malade, peut se manifester seulement au bout de plusieurs heures, et il importe d'attendre avant de conclure que la fistule est seulement purulente. Enfin, un bon moyen de diagnostic est la recherche de l'urée dans le liquide excrété.

Les *fistules purulentes* de la région lombaire ne sont pas toutes d'origine périrénale ou uretérale, et il en faut séparer par l'étude de la marche de l'affection, par les renseignements donnés par l'exploration du trajet avec un stylet aseptisé, les fistules d'origine pleurale (pleurésie purulente enkystée, tuberculose), d'origine osseuse (côtes, vertèbres dorso-lombaires), et d'origine appendiculaire.

D'origine rénale ou péri-rénale, la fistule est la plus souvent consécutive à un *abcès périnéphrétique* insuffisamment ouvert; il faut alors ouvrir largement tous les foyers périrénaux et si des diverticules descendent au-dessous de l'incision lombaire, vers la fosse iliaque, pratiquer les contre-ouvertures nécessaires pour éviter toute rétention.

Cependant il peut rester, sans passage d'urine, des portions de rein en grande partie détruit, et si on le constate en nettoyant la cavité, ou si la fistule se reproduit malgré les débridements, il faut extirper ces fragments de tissu rénal. Albarran[1] n'obtint ainsi la guérison d'une fistule purulente très ancienne et maintes fois opérée, qu'après l'ablation d'un fragment méconnaissable du rein. Ricard n'a pu obtenir la guérison d'une fistule, pour laquelle un chirurgien étranger avait fait deux tentatives de néphrectomies, qu'en enlevant un fragment de rein haut situé, et abordable seulement après résection des deux dernières côtes.

La fistule peut, beaucoup plus rarement, être la conséquence d'une lésion du *bout inférieur de l'uretère* laissé après une néphrectomie. Il n'y aurait plus alors qu'à pratiquer l'extirpation de l'uretère malade aussi loin que possible, en prolongeant vers la fosse iliaque l'incision lombaire. Si les lésions descendent bas et nécessitent l'ablation d'une longue partie de l'uretère, ce qui est bien exceptionnel, on pratiquera, comme le conseille Reynier[2], une incision inguinale, décollant le péritoine jusqu'aux vaisseaux iliaques et se servant du canal déférent comme guide pour trouver l'uretère au point où il le croise.

Les *fistules urinaires ou uro-purulentes* réclament d'abord le même traitement, celui de la fistule urinaire simple ; puis, l'écoulement d'urine tari, s'il reste une fistule purulente, on la traitera comme nous venons de le voir. Si l'état du rein est tel que toute conservation en soit impossible, après

---

[1] Albarran. *Congrès de Chirurgie*, 1898, p. 87.

[2] Reynier. *Bulletin de la Société de Chirurgie*, 1893, p. 110.

s'être assuré de l'existence et du fonctionnement de l'autre rein par les moyens que nous étudierons plus loin, on pratiquera une néphrectomie, souvent difficile du reste à cause des adhérences, qui mettra fin à l'écoulement d'urine et de pus.

La fistulisation est la règle lorsqu'on a dû ouvrir un rein tuberculeux, nous étudierons ces cas avec la tuberculose rénale et ne nous occuperons ici que des *fistusles non tuberculeuses*, elles sont très fréquentes après la néphrotomie pratiquée pour uronéphrose ou pyonéphrose, et la cause de la persistance de la fistule réside alors[1], moins dans l'infection du rein et du bassinet, que dans l'obstacle au libre cours de l'urine. Il importe donc, tout d'abord, de reconnaître cet obstacle et de rechercher s'il est franchissable au cathétérisme. Le traitement dépend de l'état de perméabilité de l'uretère et de la valeur fonctionnelle des deux reins.

La recherche de la *perméabilité de l'uretère* se fait par plusieurs procédés : injections par le trajet fistuleux d'un liquide qu'on retrouve dans la vessie [liquides colorés (bleu de méthylène, carmin) ou liquides à déceler par réaction chimique (iodure de potassium, salicylate de soude] ; cathétérisme de l'uretère fait de haut en bas par la fistule ; cystoscopie ; cathétérisme uretéral de bas en haut. Le cathétérisme de haut en bas est généralement impossible à faire, l'orifice supérieur de l'uretère ne pouvant être trouvé par le trajet sinueux et anfractueux de la fistule. La cystoscopie seule montre si l'urine sort par l'orifice uretéral et comment elle sort. L'injection de liquides par la fistule est un moyen simple indiquant la perméabilité s'il est positif. Mais le cathétérisme uretéral cystoscopique, lorsqu'on peut le faire, donne des renseignements plus précis sur la facilité du passage, le siège de l'obstacle et permet en outre si le canal est perméable, de recueillir directement l'urine du rein, pour en faire l'analyse.

La valeur fonctionnelle des deux reins est fournie par l'étude chimique et bactériologique de l'urine séparée de chaque rein. Si l'uretère du côté fistuleux est imperméable à la sonde, la séparation est toute faite, on analysera séparément le liquide de la fistule et l'urine de la vessie. Lorsque le canal peut être cathétérisé, on recueille par la sonde uretérale l'urine du rein fistuleux et dans la vessie l'urine de l'autre rein. La séparation des urines à l'aide d'un appareil urètro-vésical paraît également donner de bons renseignements. L'analyse doit porter sur la totalité des urines de vingt-quatre heures et le dosage de l'urée donne d'importantes indications ; l'épreuve du bleu de méthylène faite de cette façon, sur chaque rein séparément, montrera de même leur valeur respective.

Si ces recherches montrent qu'il n'y a aucun avantage à garder le rein fistuleux et que l'autre fonctionne bien, la *néphrectomie* est évidemment la seule opération indiquée, toute opération conservatrice est inutile. Cette néphrectomie du reste est souvent alors rendue difficile par les adhérences et la friabilité des tissus, elle ne peut être faite que sous-capsulaire (Ollier) ou par morcellement (Tuffier).

---

[1] Albarran. *Congrès de Chirurgie*, 1898, p. 85 et Traité de Chirurgie Le Dentu-Delbet, 1899, t. VIII, p. 831. — J. Pouquet. Fistules rénales post-opératoires. Thèse de Paris, 1901.

Si le rein fistuleux est utile à conserver, il faut s'efforcer de rétablir le cours normal de l'urine.

L'*uretère est-il perméable*, on commencera par placer une *sonde ureté-rale à demeure* et celle-ci peut à elle seule permettre l'oblitération de la fistule ; Pouquet en cite trois observations dans sa thèse[1]. Si ce moyen échoue, il faut s'attaquer directement à l'obstacle et chercher à pratiquer une *opération plastique* sur l'uretère et le bassinet. Ces opérations s'adressent aux implantations vicieuses de l'uretère dans le bassinet, abouchement trop haut laissant au-dessous de l'orifice une poche où s'accumule l'urine ; aux rétrécissements siégeant soit à l'union du canal et du bassinet, soit un peu au-dessous. Elles consistent en un abouchement large de l'uretère dans le bassinet, en un point déclive du réservoir dilaté et au-dessous du rétrécissement uretéral ou au niveau de ce dernier sectionné, nous reverrons ces diverses opérations à propos des pyonéphroses et des uronéphroses ; quelques interventions de ce genre ont déjà été pratiquées avec succès.

Si l'*uretère est imperméable*, on peut d'abord tenter de rétablir sa perméabilité par une *opération plastique* analogue aux précédentes, abouchement dans le bassinet d'un point de l'uretère situé au-dessous du rétrécissement (uretéro-pyélostomie) ou de la coudure adhérente ; mais si cela est impossible, on en sera réduit ou à laisser la fistule si l'autre rein paraît insuffisant ou à pratiquer la *néphrectomie*, dans le cas contraire.

Tuberculose rénale. — La tuberculose rénale, on le sait, est souvent d'origine circulatoire et d'abord localisée à un seul rein ; elle peut donc être primitive sur ce rein et par conséquent être justiciable d'une exérèse destinée à supprimer ce foyer d'infection, si les risques opératoires ne sont pas trop grands et si les résultats éloignés sont assez bons pour que l'on puisse espérer une guérison définitive ou une accalmie prolongée. Mais à côté de cette question de la suppression d'un foyer tuberculeux, il existe des indications moins discutables tirées de la gravité d'une complication conmitante. Nous devons donc considérer les indications thérapeutiques dans deux circonstances différentes : la tuberculose rénale compliquée ou non-compliquée.

TUBERCULOSE COMPLIQUÉE. — La maladie peut d'emblée se révéler par une de ces complications, et le diagnostic n'en est que plus difficile à faire ; ce sont des hémorragies, des accidents douloureux et des accidents septiques.

Des *hématuries* très abondantes et persistantes peuvent amener les malades à un tel degré d'anémie, qu'une intervention directe sur le rein devient nécessaire, même si le diagnostic de tuberculose n'est pas précisé. Nous verrons plus loin, en étudiant les tumeurs, que dans ces cas d'hémorragies inquiétantes et prolongées, une néphrotomie exploratrice est toujours nécessaire, elle ne suffit pas si une lésion tuberculeuse est reconnue et, sauf contre-indication venue de l'autre rein, c'est la *néphrectomie* qu'il faut

---

[1] Pouquet. *Loc. cit.*, observ. I, II et III.

pratiquer. Routier[1], Tuffier[2], Pousson[3] ont opéré ainsi des malades qui sont restés guéris, celle de Routier notamment était bien portante trois ans après l'opération.

Il est plus rare que des *douleurs*, prenant surtout la forme de coliques néphrétiques subintrantes, soient assez violentes pour nécessiter par elles-mêmes la néphrectomie ; Tuffier[4] en rapporte trois cas.

Dans ces deux circonstances (hémorragies et douleurs), c'est la néphrectomie qui doit être faite, mais elle ne peut l'être qu'à certaines conditions. En cas d'hémorragie, s'il n'y a pas d'autres signes extérieurs, il importe d'abord de savoir quel est le rein malade ; en outre l'ablation de ce rein n'est permise que si le fonctionnement de l'autre rein a était reconnu suffisant. Cette seconde question se pose du reste chaque fois que se présente l'indication d'une néphrectomie.

En l'absence de tumeur nettement constatée ou de douleurs bien locali-sées, le *diagnostic du côté malade* est, dans des cas peu fréquents il est vrai, impossible sans examen direct de la vessie. La *cystoscopie* peut seule alors montrer le sang ou le pus sortant en jet de l'uretère du côté malade et loca-liser la lésion ; ou si les renseignements ainsi fournis ne sont pas assez nets, le *cathétérisme urétéral cystoscopique* ou un *instrument séparateur* permet-tront d'étudier séparément l'urine des deux reins.

Quelle est la valeur de l'autre rein ? est une question de la première im-portance, toute idée d'ablation du rein malade devant être écartée si la fonction du rein opposé est insuffisante. Mettant à part les instruments de Downes-Nicolich, de Luys[5] et de Cathelin[6] destinés à séparer les urines des deux reins en cloisonnant la vessie, instruments sur lesquels nous n'avons pas encore de données suffisantes ; laissant de côté la cryoscopie peu em-ployée dans les recherches chirurgicales ; les moyens qui peuvent renseigner sur l'état fonctionnel des reins sont aujourd'hui : l'élimination du bleu de méthylène[6] sans cathétérisme urétéral, et l'examen des urines de chaque rein à part obtenues grâce au cathétérisme cystoscopique des uretères[7].

L'*épreuve du bleu de méthylène* (Achard et Castaigne) consiste à injecter sous la peau 1 centimètre cube d'une solution au 1/20 de bleu de méthylène stérilisée et à recueillir à partir de ce moment, la vessie étant vide alors, les urines dans des verres séparés, tous les quarts d'heure pendant la première heure, toutes les demi-heures jusqu'à la troisième, puis toutes les deux heures. Le bleu s'élimine en colorant les urines, ou, sous forme de chromo-gène incolore qu'il faut déceler dans l'urine à l'aide de l'ébullition avec un

---

[1] Auperin. Thèse de Paris, 1895 et *Bull. de la Soc. de Chir.*, 1895, p. 148 et 1897, p. 139.

[2] Tuffier. *Bull. de la Soc. de Chirurgie*, 1895, p. 151 et 1897, p. 51.

[3] Pousson. *Gazette hebdomad. de méd. et de Chir.*, 15 juin 1895.

[4] Tuffier. *Bull. de la Soc. de Chirurgie*, 1897, p. 55.

[5] Luys. *Congrès d'urologie*, Paris, 1901. Séance du 25 octobre (soir). *Presse médicale*, 1901, n° 94, p. 299. — *Bull. de la Soc. de Chir.* 1902, page 266. Rapport Hartmann.

[6] Cathelin. *Bull. de la Soc. de Chir.*. (Rapp. de Legueu), 1902, p. 623.

[7] Voir Achard. *Semaine médicale*, 1900, p. 247. — Castaigne. Revue générale. *Gazette des Hôpitaux*, 1898, n° 66 et 1901, n° 89.

[8] Imbert. Revue générale *Gazette des Hôpitaux*, 1898, n° 69. — Discussions de la Soc. de Chirurgie, 1900, avril, mai, juin, oct., nov. et 1901, avril, août, octobre.

peu d'acide acétique. L'élimination normale commence au bout d'une demi-heure, d'abord faible, pour atteindre son maximum vers la troisième ou quatrième heure, décroître et cesser environ au bout de quarante heures. Le retard du début de l'élimination est le principal renseignement, il montre un fonctionnement anormal du rein, et si un des deux reins est déjà reconnu malade par d'autres signes, il y a de fortes présomptions pour que l'autre soit altéré ; mais dans quelles proportions ? Si au contraire, l'élimination est normale avec un rein reconnu malade (tumeur, pyurie, hématurie), le rein du côté opposé doit être sain.

L'épreuve peut être complétée et contrôlée par l'épreuve à la *phlorhydzine* qui doit donner la réaction du glycose dès la première demi-heure et cesser après une heure. On injecte sous la peau une solution de phlorhydzine à 1/200 (1 centimètre cube).

Le *cathétérisme uretéral cystoscopique* (Casper, Nitze, Albarran) permet de placer une sonde dans l'uretère du côté malade pour recueillir l'urine de ce rein, celle de l'autre étant recueillie dans la vessie même, en s'assurant que la sonde uretérale est assez grosse pour qu'il ne passe pas d'urine entre elle et la paroi du conduit. On peut ainsi étudier séparément l'urine des deux reins, y rechercher le sang, le pus, les microbes, y déterminer le taux des matériaux éliminés, notamment l'urée, et même pratiquer l'épreuve du bleu sur chaque rein séparément.

Mais pour n'être pas dangereux, ce cathétérisme doit être pratiqué par une main expérimentée, il faut une éducation spéciale pour se servir avec fruit de l'instrument. Ce moyen d'exploration ne peut être, dans ces conditions, qu'un complément d'instruction, nécessaire lorsque les moyens les plus simples ne donnent que des renseignements insuffisants, à condition que le cathétérisme soit pratiqué avec toutes les précautions que réclament le milieu septique vésical, habituel dans ces cas et les dangers d'infection et d'inoculation d'un uretère sain.

En pratique et dans les conditions ordinaires, le plus souvent, l'exploration méthodique des reins, la recherche des douleurs, l'analyse de l'urine totale, l'épreuve du bleu sans cathétérisme permettent de montrer, si elles sont favorables, le fonctionnement suffisant du rein opposé à celui reconnu malade. Seulement dans les cas douteux où le fonctionnement paraît insuffisant, avant de renoncer à l'ablation du rein malade, il sera utile de cathétériser l'uretère ou d'introduire dans la vessie un instrument séparateur, et d'étudier l'urine séparée des deux reins. Bien entendu lorsque ce cathétérisme peut être pratiqué facilement et avec sécurité, il est préférable de ne pas se priver des renseignements qu'il peut donner ; on peut en étendre les indications.

Les *accidents septiques* constituent le troisième ordre de complications que nous étudions en ce moment ; ils sont dus aux infections secondaires des foyers tuberculeux, donnent lieu à des crises plus ou moins prolongées de rétention rénale ; c'est la *pyonéphrose tuberculeuse*, grave à la fois par la lésion tuberculeuse et par l'infection banale surajoutée. Ici encore l'indication d'opérer est nette et pressante, d'abord pour lutter contre les accidents de rétention septique, puis pour supprimer si possible le foyer tuberculeux.

L'ouverture du rein ou du bassinet, la *néphrotomie*, qui est du même coup une *néphrostomie* puisqu'elle laisse le rein ouvert au dehors, permet l'évacuation du pus, mais souvent de façon incomplète à cause des clapiers, des anfractuosités inévitables; d'autre part cette simple incision de l'abcès, comme dans toute tuberculose suppurée, donne naissance à une fistule définitive, laisse évoluer la tuberculose, et permet la continuation de l'infection dans un foyer difficile à bien drainer. La néphrostomie ne peut donc être qu'une opération palliative, incapable de guérir à elle seule, et destinée seulement à lutter contre l'infection secondaire.

La *néphrectomie*, au contraire, a l'avantage de supprimer du même coup le rein tuberculeux et le foyer septique, ce doit donc être l'opération de choix. Mais la néphrectomie n'est pas toujours possible et il faut s'en tenir, au moins momentanément, à la néphrotomie lorsque des adhérences nombreuses et étendues ou de la périnéphrite suppurée rendent matériellement impossible l'ablation du rein, opération trop considérable chez ces malades épuisés, et exposant trop à l'infection généralisée. De même la néphrotomie est seule possible lorsque l'existence anatomique ou fonctionnelle de l'autre rein est nulle ou seulement douteuse, et nous avons vu précédemment les moyens qui permettent de s'en rendre compte; ou lorsque d'autres tuberculoses importantes existent : tuberculose pulmonaire avancée, tuberculoses multiples, tuberculose vésicale.

Cependant il faut se garder d'une erreur possible, sur laquelle a insisté Albarran[1], dans l'appréciation de cette dernière contre-indication; la cystite pouvant exister chez les tuberculeux rénaux, sans être tuberculeuse elle-même. Une cystite tuberculeuse si elle est secondaire à la lésion rénale, peut s'améliorer après la néphrectomie, à condition qu'elle soit peu grave.

La néphrotomie dans ces cas mettra fin, pour quelque temps du moins, aux accidents infectieux, permettra au malade de se remonter; et si l'autre rein n'est pas pris, une *néphrectomie secondaire*, aussi précoce que possible, complétera ce traitement en supprimant le foyer tuberculeux. Cette extirpation secondaire devra être précoce, car après fistulisation de l'ouverture rénale, de nouveaux accidents de rétention sont à craindre; ce sera du reste le plus souvent une opération fort pénible, qui ne pourra être faite que sous-capulaire ou par morcellement.

TUBERCULOSE NON COMPLIQUÉE. — La question thérapeutique est ici toute différente, si on intervient c'est pour supprimer aussitôt que possible une tuberculose localisée, et éviter les complications rendant plus difficile le traitement radical, c'est donc la *néphrectomie* qui se trouve seule indiquée. Mais dans quelle mesure l'est-elle ? Doit-on enlever tout rein diagnostiqué tuberculeux, dès que le diagnostic est nettement posé, et toujours à condition que l'autre rein soit supposé sain ? Peut-on espérer une guérison par traitement général, et par conséquent doit-on commencer par appliquer ce traitement ?

Tout d'abord la néphrectomie est ici soumise aux mêmes contre-indications que dans les cas précédents de reins infectés : mauvais fonctionnement

---

[1] Albarran. *Congrès français de Chirurgie*, 1897 et *Annales génito-urinaires*, 1897.

de l'autre rein, tuberculose pulmonaire, vésicale ou autre avancée. Le traitement général est seul indiqué alors, tant qu'une complication ne vient pas forcer la main.

Ce *traitement général*, qui est celui de toute tuberculose : air marin, cure d'altitude, suralimentation, huile de foie de morue à haute dose, etc., peut, comme pour les autres tuberculoses, améliorer beaucoup certaines formes ; Routier[1], Bazy[2] ont insisté sur cette action favorable. Mais, ici comme ailleurs, cette action est inconstante et dans d'autres cas les lésions continuent à évoluer malgré le traitement médical le mieux suivi.

D'autre part la néphrectomie pratiquée pour la tuberculose rénale non compliquée ne présente pas la gravité de celle qui est faite sur des reins infectés, car, pour ne prendre que des opérations récentes, Tilden Bown[3] sur 28 néphrectomies primitives donne 7, 1 p. 100 de mortalité, Tuffier[4] donne 9 guérisons sur 9 cas, Albarran[5] 1 mort sur 23 ; et ces guérisons sont durables car Tuffier[6] montre des malades bien portants après 9 ans, 7 ans, 4 ans, 3 ans et 2 ans.

Cependant toutes les statistiques ne sont pas aussi bonnes et la néphrectomie est toujours une opération sérieuse ; aussi, malgré les tendances actuelles de Tuffier[7], Albarran[8], Pousson[9] à conseiller l'opération précoce en dehors de tout accident, pensons-nous qu'il faut d'abord s'adresser au traitement général. On ne conseillera la néphrectomie que si, malgré ce traitement bien suivi, les lésions continuent à évoluer, le pus se maintenant dans les urines, le rein devenant gros et douloureux, et toujours sous condition d'intégrité de l'autre rein.

En tout cas, cette néphrectomie doit toujours être faite par voie lombaire, beaucoup moins grave que la voie transpéritonéale.

Pyonéphroses. — L'infection du rein et du bassinet avec rétention, fréquente par voie ascendante chez les vieux urinaires, rétrécis et prostatiques, ou par voie circulatoire ou descendante dans les cas d'uronéphrose, de lithiase[10] ; caractérisée par la tumeur, les crises de rétention suivies de décharges purulentes, et les accidents infectieux généraux, est un véritable abcès viscéral et comme tel doit être ouvert et évacué. Nous ne parlons pas ici des pyonéphroses tuberculeuses dont il a déjà été question.

L'évacuation du pus contenu dans le bassinet dilaté pourrait être faite par cathétérisme de l'uretère, dans le cas où ce conduit serait perméable, mais ce drainage est insuffisant : « seul, réduit à ses propres ressources, le cathétérisme des uretères ne saurait constituer un moyen thérapeutique.

---

[1] Routier. *Bull. de la Soc. de Chir.*, 1900, p. 679.
[2] Bazy. *Id.*, p. 957.
[3] Cité par Tuffier in Traité de Chirurgie Duplay-Reclus, 2e éd., t. VII, p. 304.
[4] Tuffier. *Bull. de la Soc. de Chir.*, 1900, p. 675.
[5] Albarran. *Bull. de la Soc. de Chir.*, 1900, p. 393.
[6] Tuffier. *Soc. de Chir.*, 1900, p. 588.
[7] Traité de Chirurgie Duplay-Reclus, 2e éd., t. VII, p. 304 et Congrès de Moscou, 1897.
[8] Traité de Chirurgie Le Dentu-Delbet, t. VIII, p. 870 et *Bull. de la Soc. de Chir.*, 1900.
[9] Pousson. *Bull. de la Soc. de Chir.*, 1900, p. 382.
[10] A. Gosset. Étude sur les Pyonéphroses. Thèse de Paris, 1900.

D'après nos observations, il ne saurait suffire à la guérison radicale, complète et définitive, d'une pyonéphrose » (Gosset).

C'est donc, comme pour un abcès viscéral quelconque de l'abdomen, l'incision, suivie autant que possible de la fixation des lèvres de la poche à la paroi abdominale, qu'il faut employer pour évacuer le pus. La voie lombaire, qui permet d'aborder cet abcès sans ouvrir le péritoine, est évidemment tout indiquée. Cette opération prend ici, dans le rein, le nom de *néphrotomie.*

Dans les cas où elle serait possible opératoirement, c'est-à-dire où la poche ne serait ni très volumineuse ni très adhérente, la *néphrectomie primitive* ne doit pas être faite car, même en connaissant le bon état de l'autre rein, il est inutile de supprimer immédiatement un rein dont la valeur fonctionnelle peut n'être pas nulle et dont la fonction peut être ensuite rétablie. Cette extirpation primitive du rein ne pourrait être justifiée que dans les cas très rares où le rein malade n'aurait plus aucune valeur, l'autre rein fonctionnant bien et l'état général du malade étant assez bon pour permettre une opération importante. Il en est tout autrement dans la plupart des cas (Guyon et Albarran)[1]. Cette néphrectomie primitive éviterait ainsi la fistulisation et la néphrectomie secondaire.

Presque toujours donc c'est une néphrotomie qu'il faut faire, et, Bazy insiste sur ce point[2], elle doit être aussi précoce que possible, pour éviter une destruction très étendue de la substance rénale et la perte fonctionnelle complète de l'organe. L'incision, faite sur le bord convexe du rein, doit ouvrir toutes les poches, souvent multiples, quelquefois haut situées sous les côtes et si l'on rencontre des calculs il faut s'efforcer de les extraire en totalité. Mais la néphrotomie n'est le plus souvent qu'une opération incomplète, elle évacue le pus et met fin aux accidents infectieux graves, mais laisse une fistule ; sauf dans quelques cas d'infection descendante, sur des reins calculeux, où le corps étranger parti, l'infection peut disparaître complètement et permettre la cicatrisation.

Pour guérir cette fistule uro-purulente, lorsque tout symptôme grave d'infection est tombé, et qu'un temps suffisamment long s'est écoulé pour qu'on ne puisse plus espérer la guérison spontanée, il est nécessaire de recourir à une opération complémentaire, autant que possible conservatrice du rein. La *néphrectomie secondaire* ne pourrait être qu'une dernière ressource, en cas d'impossibilité ou d'échec de ces opérations conservatrices.

Les moyens employés pour rétablir le cours de l'urine et tarir la fistule sont ceux que nous avons déjà signalés à propos des fistules rénales et que nous devrons étudier plus longuement pour les uronéphroses, nous ne ferons que les signaler ici.

La *sonde urétérale à demeure,* introduite de bas en haut, avec dilatation progressive du canal, peut suffire s'il n'existe qu'un faible obstacle ; Gosset[3]

---

[1] Guyon et Albarran. De la néphrotomie. Rapport au Congrès de Chirurgie. Paris, 1898, p. 30.

[2] De la néphrotomie précoce dans les pyonéphroses. *Bull. de la Soc. de Chir.*, 1898, p. 809.

[3] Gosset. Thèse de Paris, 1900. Observations 1, 10 et 19.

et Pouquet[1] citent dans leur thèse quatre guérisons ainsi obtenues. Si le cathétérisme est impossible, la sonde ne pouvant franchir l'obstacle, ou si la fistule persiste malgré la sonde à demeure, il faut, par voie lombaire, découvrir l'uretère et chercher la nature de l'obstacle, pour pratiquer une des opérations plastiques que nous étudierons plus loin et qui ont déjà donné un certain nombre de succès. Ce sera, suivant la nature de l'obstacle (éperon, abouchement vicieux, rétrécissement, coudure), la *section d'un éperon* saillant suivie de suture des lèvres de l'incision ; ou la création d'une nouvelle bouche uretéro-pyélique, une *uretéro-pyélostomie* qui peut être faite par anastomose latérale de l'uretère au point déclive de la poche, ou anastomose terminale après section du conduit. Ces opérations peuvent en outre être complétées par une résection partielle ou un capitonnage d'une portion de poche restant au-dessous de l'abouchement et formant bas-fond (voir *Uronéphroses*).

En cas d'échec ou d'impossibilité, reste la *néphrectomie secondaire,* qui ne doit être faite que s'il a été possible de contrôler la valeur du rein opposé, nous avons vu par quels moyens on peut s'en assurer (voir *tuberculose rénale*).

Calculs du rein et de l'uretère. — Il est seulement question des calculs primitifs, le plus souvent uriques ou oxaliques ; les calculs secondaires compliquent les infections uretéro-pyéliques et sont soumis à la thérapeutique de ces infections qui constituent la maladie primordiale (voir *Pyonéphroses*).

Le diagnostic de la présence d'un ou plusieurs calculs dans le rein ou l'uretère est souvent fort difficile et se présente dans deux circonstances différentes : ou bien un calcul dans le bassinet ou les calices manifeste sa présence par des troubles fonctionnels importants, mais sans accidents graves ; ou bien il s'agit d'une complication sérieuse provoquée par la présence d'un calcul dans le bassinet ou dans l'uretère. Ces accidents sont de deux ordres : *accidents infectieux* donnant la pyélonéphrite suppurée ou la pyonéphrose s'il y a rétention, avec ou sans périnéphrite suppurée ; *accidents d'occlusion* se traduisant soit par l'uronéphrose ou hydronéphrose calculeuse, soit par l'anurie calculeuse.

Parmi ces complications, certaines rentrent dans des affections que nous avons déjà étudiées ou que nous verrons plus loin et sont soumises aux mêmes indications thérapeutiques, nous n'avons pas à y revenir ici ; telles sont la *pyonéphrose calculeuse*, l'*abcès périnéphrétique* et l'*uronéphrose calculeuse*. Il nous reste donc à étudier le traitement des calculs rénaux sans complication et celui de l'anurie calculeuse.

Calculs du rein. — Les symptômes qui marquent la présence du ou des calculs dans les calices ou le bassinet sont l'hématurie et les douleurs à caractères spéciaux, mais tous les calculs rénaux ne donnent pas lieu à ces signes et certains restent latents. Ces hémorragies et ces douleurs locales et irradiées sont provoquées par les mouvements et les secousses, calmées

---

[1] Pouquet. Thèse de Paris, 1901. Observation 3.

par le repos, ce sont là les caractères principaux de ces symptômes. Mais des irrégularités et des variations dans ces caractères peuvent rendre fort difficile le diagnostic, notamment avec la tuberculose rénale [1].

Or la *radiographie*, sur laquelle on aurait pu compter pour montrer les calculs, ne donne ici que des renseignements nuls ou incertains, les calculs d'acide urique se laissant traverser par les rayons X ; cependant elle peut donner des résultats positifs pour les calculs oxaliques [2].

Le *catéthérisme des uretères* ne doit être employé ici qu'avec grande circonspection, à cause de la grande facilité qu'offre le rein calculeux à l'infection ; il ne donne du reste que peu de renseignements dans les calculs du rein.

Lorsque les antécédents lithiasiques et la netteté des symptômes font penser à un calcul retenu dans le rein, si la localisation des douleurs ou la sensation d'une tuméfaction rénale n'indiquent pas quel est *le côté atteint;* l'examen cystoscopique des orifices des uretères et des jets d'urine qui en sortent peut résoudre la question, en montrant le côté qui saigne ou des modifications dans le mode d'éjaculation de l'urine.

En dehors de signes assez nets pour affirmer l'existence d'un calcul rénal, et en présence de symptômes suffisants pour supposer ce calcul, l'*incision exploratrice* est indiquée, mais « quand il n'y a pas menace pour la vie, il ne faut pas se hâter d'intervenir ; il faut épuiser les ressources du traitement médical d'usage dans les cas de ce genre. En somme la persistance longue de symptômes fixes dans leurs caractères, constants dans leur reproduction est le seul élément sur lequel le diagnostic de calcul rénal ait raison de s'établir et l'incision exploratrice de baser son opportunité » (Legueu) [3].

Cette incision exploratrice pour être réellement utile, doit non seulement mettre le rein et le bassinet à nu pour en permettre la palpation, mais encore être suivie de l'incision du rein sur son bord convexe, de la *néphrotomie exploratrice* [4] ; l'*acupuncture* ne peut en effet donner de renseignements assez certains. L'incision rénale, faite par voie lombaire et avec hémostase temporaire par compression digitale du pédicule, est sans danger si elle est aseptique et ne détermine que des lésions peu importantes du parenchyme rénal.

Que, le diagnostic fait d'avance, on opère pour extraire le calcul, ou qu'on ait d'abord été obligé d'inciser le rein pour s'assurer de la présence du calcul, l'opération qui consiste à extraire la pierre prend le nom de *néphrolithotomie.*

Même pour un calcul que l'on sent nettement dans le bassinet, l'incision du rein lui-même est préférée à l'incision directe du bassinet, ou *pyélotomie,* parce que cette dernière opération est beaucoup plus facilement que l'autre suivie de fistule et qu'en outre, ne permettant pas un examen

---

[1] J. Berton. Tuberculose et lithiase rénales, essai sur leur diagnostic différentiel. Thèse Paris, 1900.

[2] Albarran. Des nouveaux procédés appliqués au diagnostic des calculs du rein. *Ann. génit. urin.,* 1899, p. 674.

[3] Legueu. Calculs du rein et de l'uretère. Thèse de Paris, 1891, p. 96.

[4] Guyon et Albarran. *Congrès de Chirurgie,* Paris, 1898, p. 16.

facile du rein et des calices, elle expose à méconnaître des calculs situés dans ces régions.

Les calculs enlevés en entier ou fragmentés, après s'être assuré de la perméabilité de l'uretère par cathétérisme de haut en bas, si le rein est aseptique on le suture; s'il est infecté ou si l'uretère n'est pas libre, on laisse le rein ouvert et drainé, afin de lever ensuite l'obstacle uretéral s'il est possible.

CALCULS DE L'URETÈRE. — Les calculs arrêtés dans l'uretère peuvent oblitérer le conduit ou laisser passer l'urine. Dans le premier cas, l'obstruction donne naissance soit à une uronéphrose qui peut être intermittente, soit à de l'anurie ; nous étudierons plus loin l'uronéphrose, et l'anurie calculeuse. Lorsqu'ils laissent filtrer l'urine, les calculs sont le plus souvent méconnus à moins qu'il ne se produise une péri-uretérite avec tuméfaction, abcès et fistule consécutive ; ou que des accidents infectieux d'uretéro-pyélo-néphrite ne se déclarent.

Ce n'est donc que dans des cas très rares qu'une indication opératoire est posée en vue d'extraire un calcul de l'uretère.

Ces calculs siègent soit à l'extrémité supérieure, le plus souvent ; soit à l'extrémité vésicale, rarement ; il est exceptionnel de les rencontrer entre ces deux points[1]. Les calculs de l'extrémité supérieure sont le plus souvent confondus, cliniquement, avec les calculs du rein ; les calculs de l'extrémité inférieure peuvent être reconnus par le toucher vaginal chez la femme, rectal chez l'homme, le diagnostic peut être contrôlé par cathétérisme cystoscopique.

En dehors des accidents de rétention que nous verrons, et des abcès suivis de fistule, l'intervention opératoire est indiquée par les douleurs persistantes et, pour les calculs inférieurs, par la constatation d'une tuméfaction qui diffère suivant le siège du calcul.

Ceux de l'extrémité supérieure ne sont ordinairement pas reconnus d'avance et c'est après incision faite pour calcul du rein, que, ayant ou non trouvé un calcul dans le rein, l'exploration de l'uretère montre le calcul. L'exploration de l'uretère par l'incision lombo-iliaque se fait en partant du rein déjà exploré ou incisé, et en suivant le canal avec le doigt de haut en bas, sans chercher à faire le tour de sa circonférence[2]. Le calcul reconnu, on peut, s'il est mobile, *le faire remonter dans le bassinet* d'où on l'extrait par néphrolithotomie ordinaire ; ou, s'il est fixé, pratiquer une *uretéro-lithotomie*. Le calcul enlevé, il est bon d'explorer l'uretère à l'aide du cathétérisme rétrograde, c'est-à-dire de haut en bas, soit par l'incision rénale, soit par l'incision de l'uretère. La suture de la plaie uretérale sera pratiquée comme une suture intestinale (voir *Technique chirurgicale*), sauf dans les cas où un foyer septique est en rapport avec l'uretère, ou lorsque les parois du conduit sont en mauvais état. Il faudra alors placer à demeure une sonde uretérale et drainer la plaie extérieure.

---

[1] Glantenay. Chirurgie de l'uretère. Paris, 1895, p. 117.

[2] Glantenay. *Loc. cit.*, p. 140.

Lorsque le calcul siège à la partie inférieure, dans la *portion pelvienne de l'uretère*, on l'atteint à travers les parois de la vessie ouverte si le calcul est près de l'embouchure ; ou par la voie vaginale chez la femme ; ou encore, chez l'homme, par une incision iliaque qui permet, en décollant le péritoine, d'aborder le canal jusque près de la vessie. La voie rectale et la voie sacrée qui ont été proposées sont mauvaises, la première à cause de l'infection, la seconde comme peu facile. Glantenay rapporte dans sa thèse 15 cas d'urétérolithotomie, pour calculs supérieurs ou inférieurs, avec 3 morts.

Anurie calculeuse. — L'anurie constatée et reconnue d'origine calculeuse, grâce aux antécédents, aux conditions dans lesquelles elle est survenue ; il faut d'abord s'adresser au traitement médical (lait, diurétiques, bains, etc.).

Mais combien de temps peut-on attendre ? La période de tolérance qui précède la période d'intoxication est d'une durée variable, plus on opère tôt, plus les chances de guérison sont grandes ; mais d'autre part l'expulsion peut se faire spontanément pendant la première période. On conseille en général de ne pas attendre plus de quatre jours, mais il faut opérer plus tôt si les signes d'intolérance commencent à se manifester (troubles digestifs, rétrécissement des pupilles, soubresauts musculaires, ralentissement du pouls). Tuffier[1] donne même comme maximum de temporisation quarante-huit heures. Avant d'opérer Albarran[2] propose, sans l'avoir encore fait, de pratiquer le cathétérisme urétéral du côté obstrué et de faire un grand lavage aseptique qui pourrait déplacer le calcul, le rejeter dans le bassinet ; ce moyen non dangereux n'empêchant pas d'opérer tôt s'il échoue.

Pour opérer, il faut connaître le côté obstrué, ou du moins obstrué récemment, l'autre pouvant l'être depuis longtemps. Si un rein est augmenté de volume, c'est de ce côté qu'il faut inciser ; sinon la localisation nette des douleurs spontanées ou provoquées, la prédominance de la contracture musculaire d'un côté, ou, en dernier ressort, le cathétérisme urétéral butant sur l'obstacle donneront des indications.

Ceci connu, l'opération doit être rapide, car les malades sont ordinairement dans un état grave, et le but est d'abord de permettre l'écoulement de l'urine, secondairement de lever l'obstacle. L'opération indiquée est donc avant tout la *néphrotomie* du côté obstrué, néphrotomie rapidement menée par incision profonde du bord convexe du rein, exploration rapide du bassinet et cathétérisme rétrograde de l'uretère. Elle peut permettre l'extraction d'un calcul si on le rencontre ; mais, sans insister immédiatement sur ce point du traitement, on terminera par la fixation du rein à la paroi et le drainage du bassinet. Si l'exploration a montré un calcul situé assez bas dans l'uretère, et qu'on ne puisse le faire remonter facilement, mieux vaut s'en tenir d'abord à la néphrotomie qui assure la cessation des accidents graves, et n'aller chercher, par urétérotomie, le calcul qu'ensuite, lorsque le malade plus résistant pourra supporter l'opération.

Dès que l'écoulement de l'urine se fera facilement par la vessie, on supprimera le drainage rénal pour éviter une fistule définitive.

[1] Traité de Chirurgie Duplay-Reclus, 2º éd., t. VII, p. 222.
[2] Traité de Chirurgie Le Dentu-Delbet, t. VIII, p. 925.

Uronéphrose. — La rétention aseptique dans le rein et le bassinet, uronéphrose ou hydronéphrose, peut être complète ou incomplète, uronéphrose fermée ou ouverte; permanente et continue ou intermittente. Cette dernière, souvent due à l'abaissement d'un rein mobile et à la coudure de l'uretère, ne reconnaît cependant pas cette unique cause; Albarran[1] ne la considère même que comme un phénomène banal de rétention, quelle qu'en soient la cause et la nature; des calculs de l'uretère, des rétrécissements peuvent la produire.

Le point important à considérer, au point de vue thérapeutique, est que le tissu rénal resté sain malgré la distension demeure très longtemps perméable, même lorsqu'il est réduit à une mince couche, et est encore capable d'un bon fonctionnement. Aussi ne doit-on supprimer le rein que s'il est absolument impossible de guérir autrement, et à la condition d'être *certain* que l'état de l'autre rein est satisfaisant. Or l'ouverture simple de la poche, la *néphrotomie* supprime bien la rétention, mais détermine la formation d'une fistule définitive, déjà fort pénible elle-même, et dangereuse en outre par l'infection secondaire de la poche, à peu près inévitable au bout d'un certain temps, lorsque les pansements ne sont plus faits avec assez de précautions.

La *néphrectomie* ne peut donc avoir que des indications rares et la *néphrotomie* doit être évitée, à moins qu'elle ne soit rendue *temporaire* par une opération complémentaire.

Il est d'abord un certain nombre d'uronéphroses dont le traitement ne doit pas porter, tout d'abord du moins, sur le bassinet et l'uretère; ce sont les uronéphroses par *compression* de l'uretère (tumeurs pelviennes) justiciables du traitement de la cause; les uronéphroses par *rein mobile*, auxquelles s'applique le traitement opératoire de cette maladie, la *néphropexie;* l'uronéphrose *calculeuse*, qui nécessite l'extraction du calcul par néphrolithotomie ou urétérotomie, selon les cas. Si dans ces formes, par suite de lésions secondaires (rétrécissements, fixation d'une coudure), la suppression de la cause ne suffit pas, une opération dirigée contre cette lésion consécutive doit compléter la première; soit dans la même séance, soit dans une autre, suivant qu'on aura ou non reconnu cette lésion par cathétérisme urétéral ou examen direct de l'uretère. Ces opérations sont celles que nous allons étudier maintenant.

En dehors de ces causes, l'uronéphrose est due à une disposition anatomique spéciale, congénitale ou acquise, de l'uretère et du bassinet.

Il est exceptionnel que cette disposition siège à l'extrémité vésicale de l'uretère; le cathétérisme urétéral l'ayant fait connaître, on agirait comme pour une fistule urétéro-vaginale, par urétéro-cysto-néostomie (voir *Vagin*).

L'obstacle siège ordinairement à l'extrémité supérieure, près du bassinet, et il est utile de pratiquer le *cathétérisme urétéral cystoscopique;* la vessie n'étant pas malade, les dangers d'infection par la sonde n'existent pas de ce côté. Ce cathétérisme a l'avantage d'abord de permettre un diagnostic plus complet sur le siège de l'obstacle et le degré d'obstruction, sur

---

[1] Albarran. Traité de Chirurgie Le Dentu-Delbet, 1899, t. VIII, p. 795.

la valeur de l'autre rein (voir *Tuberculose rénale*) ; il peut en outre être le seul traitement dans quelques cas de rétrécissement.

Si la sonde passe facilement, on peut la laisser à demeure pendant plusieurs jours, puis la remplacer par une autre de plus fort calibre, de façon à pratiquer la *dilatation progressive* du rétrécissement.

Lorsque la sonde n'a pu passer facilement ou si le cathétérisme a été impossible, il faut s'attaquer directement à l'obstacle en mettant à nu, par voie lombaire, rein et uretère ; ouvrant la poche pour la vider et l'examiner, et se conduire suivant la nature de la lésion.

Les *opérations conservatrices* s'adressant aux coudures, rétrécissements, implantations anormales sont des opérations plastiques ou des abouchements artificiels.

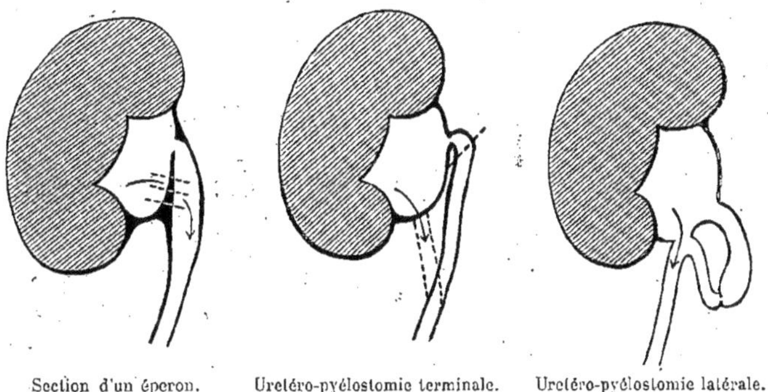

Fig. 142. — Schémas destinés à montrer les opérations conservatrices sur le bassinet et l'uretère.

Les *opérations plastiques* s'adressent à l'uretère et au bassinet ou à l'uretère seul. Dans le premier cas, l'abouchement de l'uretère dans le bassinet se faisant trop haut détermine la formation d'un *éperon* que l'on sectionne, soit de dedans en dehors, soit de dehors en dedans, pour suturer indépendamment les deux lèvres de la nouvelle bouche élargie (fig. 142). Sur l'uretère on peut, comme au pylore, sectionner un rétrécissement longitudinalement et suturer la plaie dans le sens transversal, faire une *urétéroplastie*, si l'état des parois le permet.

Les *abouchements artificiels* ou *uretéro-pyélostomies* se font soit en sectionnant complètement l'uretère au-dessous du rétrécissement (s'il siège à l'embouchure), pour implanter le conduit dans le bassinet au point déclive de la poche dilatée, c'est la transplantation de l'uretère ou l'*anastomose terminale* (fig. 142) ; soit en anastomosant, sans sectionner le conduit, un point de l'uretère situé au-dessous du rétrécissement avec le fond de la poche, comme on fait une gastro-jéjunostomie, c'est l'*anastomose latérale* (fig. 142).

A ces opérations principales on a joint quelquefois des *opérations complémentaires*, rendues nécessaires par la persistance d'un bas fond au-dessous du nouvel abouchement et destinées à supprimer ce bas-fond ; ce sont la *résection partielle* et le *capitonnage* (pyélo-plicature) de la poche.

Ces différentes opérations ont été faites avec succès, soit pour des uro-néphroses simples, soit pour des fistules rénales, soit pour des pyonéphroses ouvertes antérieurement; mais le résultat est le même dans tous ces cas : rétablissement du libre cours de l'urine.

La section de l'éperon a été faite par Fenger, Israël, Bardenheuer, Albarran, Cramer[1]; l'anastomose terminale par Küster, Cramer, Fenger, Elliot[2], Bazy[3], Pierre Delbet[4]; l'anastomose latérale par Albarran[5]. Parmi toutes ces opérations, l'urétéro-pyélostomie latérale nous paraît répondre aux principales indications, tout en présentant des difficultés moindres que l'anastomose terminale. La section de l'éperon ne peut s'adresser qu'à des cas rares d'abouchement oblique peu élevé de l'uretère, sans rétrécissement au-dessous.

Il nous reste maintenant à voir les *indications générales* de la néphrotomie, des opérations conservatrices et de la néphrectomie. Elles dépendent du volume de la poche et de l'état de l'autre rein.

La *néphrotomie* doit être faite sans hésiter si l'autre rein n'existe plus fonctionnellement, elle est seule possible; elle est aussi indiquée dans l'hydronéphrose bilatérale.

Les *opérations conservatrices* doivent être faites chaque fois que l'autre rein fonctionne régulièrement, et que celui du côté malade mérite d'être conservé.

La *néphrotomie temporaire* peut être faite dans ces cas, s'il est impossible d'agir immédiatement sur l'obstacle; à condition de faire sans trop tarder l'opération complémentaire nécessaire.

La *néphrectomie* est la dernière ressource pour tarir la fistule, si les opérations conservatrices ont échoué et si l'autre rein est normal; ou, toujours à cette dernière condition, si la valeur fonctionnelle du rein du malade est très faible.

Tumeurs du rein. — Les tumeurs solides bénignes du rein sont tout à fait rares et exceptionnellement diagnostiquées; les tumeurs du rein dont nous avons à étudier le traitement sont d'une part les kystes, d'autre part les tumeurs malignes, comprenant sarcomes et épithéliomes.

Kystes du rein. — Notons d'abord la *maladie polykystique*, dont la bilatéralité, l'absence de généralisation doivent faire écarter toute idée d'intervention opératoire du côté le plus atteint. Il vaut mieux laisser au malade le peu de tissu rénal fonctionnant, que de lui enlever avec ce tissu une tumeur non dangereuse par elle-même, alors que l'autre rein présente la même lésion à un degré moindre. Mais, le diagnostic étant fort difficile, on peut se trouver entraîné à faire une incision exploratrice, lombaire ou abdominale, dans le but d'enlever une tumeur volumineuse que l'on croit unilatérale et dont on ignore la nature; dans ce cas, lorsqu'on arrive sur le rein et qu'on reconnaît

[1] Gosset. Thèse de Paris, 1900, p. 94.
[2] Gosset. Thèse de Paris, 1900, p. 94.
[3] Bazy. *Revue de Chirurgie*, 1897, p. 401.
[4] Pierre Delbet. *Académie de médecine*, 27 décembre 1898.
[5] Albarran, *in* Gosset. Thèse 1900, p. 86.

l'agglomération de petits et moyens kystes, le mieux est de s'en tenir là et de refermer l'incision restée exploratrice.

Les *kystes séreux* et les *kystes hydatiques* sont aussi d'un diagnostic difficile, d'abord pour la localisation rénale de la tumeur kystique; puis pour sa nature, à moins que des hydatides n'aient été expulsées avec l'urine. Si la tumeur est reconnue d'origine rénale, il est indiqué de l'aborder par voie lombaire, le pronostic général des opérations sur le rein étant toujours beaucoup moins grave dans ces conditions. Mais si la localisation de la tumeur reste incertaine; la laparotomie seule, médiane ou latérale, peut permettre d'abord de préciser le diagnostic, puis d'appliquer le traitement.

En présence d'un *kyste séreux simple* il faut choisir entre la marsupialisation de la poche, l'extirpation par néphrectomie partielle ou par résection de la poche au ras du rein, la néphrectomie totale. Cette dernière opération ne doit être pratiquée que très rarement, pour des kystes très volumineux, car le tissu rénal qui reste est sain; et si le fonctionnement de l'autre rein est bon.

C'est donc entre la marsupialisation et l'extirpation du kyste qu'on doit choisir généralement, or la fixation de la poche à la paroi est suivie d'une fistule qui nécessite la néphrectomie secondaire et expose comme toujours à l'infection de la poche; d'autre part, l'extirpation du kyste donne de bons résultats.

Cette extirpation peut se faire de deux manières, soit en réséquant la portion du rein qui supporte le kyste, néphrectomie partielle, suivie de suture du rein; soit en réséquant la paroi du kyste au ras de la surface rénale et abandonnant, après hémostase, la portion de la poche qui adhère au parenchyme. Gervais de Rouville[1] cite 3 cas de néphrectomies partielles pour kystes séreux, faites avec succès par Tuffier, Burckhardt et Bardenheuer. D'Antona, Récamier et Albarran[2] ont suivi, également avec succès, le second procédé.

Pour un *kyste hydatique*, nous retrouvons tous les procédés habituels déjà souvent discutés : extirpation du kyste, marsupialisation, réduction sans drainage; auxquels s'ajoute ici, comme pour la rate, la possibilité d'une néphrectomie totale.

L'extirpation du kyste est, comme toujours, bien rarement possible; elle peut, comme pour les kystes séreux, être faite avec néphrectomie partielle (Kummel, Burckhardt[3], Terrier[4]), ou par résection de la membrane au ras du rein, après extraction de la membrane germinative (Monod)[5]. Mais, dans les cas où elle est possible, on devra lui préférer la réduction sans drainage, plus simple et aussi bonne comme résultat.

La marsupialisation, préférée autrefois à la néphrectomie à cause du

---

[1] Gervais de Rouville. Néphrectomie partielle. Thèse de Paris, 1894. Observ. 4, 6 et 9.

[2] Albarran. Traité de Chirurgie Le Dentu-Delbet, t. VIII, p. 714.

[3] Gervais de Rouville. Thèse de Paris, 1894. — Albarran *Bull. de la Soc. de Chir.*, 1901, p. 670, et *Presse médicale*, août, 1901, n° 68, p. 95.

[4] Terrier, *Bull. de la Soc. Chir.*, juillet 1902.

[5] Monod. *Bulletin de la Société de Chirurgie.* 1901, p. 666.

grave pronostic de cette dernière[1], doit céder le pas aujourd'hui à la réduction sans drainage; sauf, bien entendu, en cas d'infection du kyste où c'est la seule opération possible.

C'est donc entre la réduction sans drainage et la néphrectomie que se pose aujourd'hui la discussion. La réduction sans drainage a été faite avec succès complet par Lejars[2], par Tuffier[3], par Legueu[4] et par Ricard[5], elle est plus simple que les autres procédés et doit par conséquent être considérée comme l'opération de choix, si des raisons spéciales ne font préférer la néphrectomie. Albarran[6] rencontre un kyste à parois extrêmement épaisses et en partie calcifiées, la réduction était impossible, il fit la néphrectomie; c'est une contre-indication que nous avons déjà rencontrée pour les kystes du foie, elle est rare. Dans des cas semblables, ou lorsque le rein, en grande partie détruit, ne présente plus de valeur fonctionnelle réelle, la néphrectomie totale est indiquée, à condition qu'on ait reconnu auparavant le bon fonctionnement de l'autre rein (voir *Tuberculose rénale*).

La néphrectomie sera faite de préférence par voie lombaire, la voie transpéritonéale n'ayant donné que deux guérisons sur sept opérés[6]. La réduction sans drainage sera faite avec ou sans capitonnage, d'après les mêmes indications que pour les kystes du foie.

TUMEURS MALIGNES DU REIN. — Le pronostic et les conditions opératoires des tumeurs malignes du rein (sarcome et épithéliome), sont fort différents chez l'enfant et chez l'adulte, nous devrons les considérer séparément dans ces deux cas.

Enfants. — Le diagnostic se fait généralement par la constatation d'une tumeur ordinairement volumineuse, et les caractères physiques qu'elle présente. La seule opération possible est la néphrectomie totale, et, à cause de l'étroitesse de l'espace costo-iliaque, elle doit être ordinairement transpéritonéale. Mais cette néphrectomie doit-elle être pratiquée, ne vaut-il pas mieux laisser la maladie évoluer spontanément?

La grosse mortalité opératoire, la rapidité de la récidive doivent en effet faire poser cette question; les statistiques de Guillet, Dumont, Taylor, Fischer, Chevalier[7] donnent une mortalité opératoire de 48 à 70 p. 100, avec récidive rapide pour la plupart des cas guéris; plus récemment Döderlein, Albarran[8], Heresco[9] obtiennent de 17 à 40 pour 100, et les résultats éloignés recueillis par Heresco, sur 24 cas suivis, donnent 16 morts de récidives entre deux mois et trois ans, 8 non récidivés plusieurs années après l'opération.

La gravité est donc considérable, et nous ne pouvons que dire avec

[1] Houzel. *Bull. de la Soc. de Chir.*, 1897, p. 421.

[2] Lejars. *Bull. de la Soc. de Chir.*, 1900, p. 485.

[3] Tuffier. *Bull. de la Soc. de Chir.*, 1901, p. 668.

[4] Legueu. *Bull. de la Soc. de Chir.*, 1901, p. 681.

[5] Ricard. *Bull. de la Soc. de Chir.*, 1902. juillet.

[6] Albarran. *Bull. de la Soc. de Chir.*, 1901, p. 663 et *Presse médicale*, 1901, n° 68, p. 93.

[7] Chevalier. Thèse de Paris, 1891, p. 18.

[8] Albarran. Traité des maladies de l'Enfance, t. III, p. 381.

[9] Héresco. Thèse de Paris, 1899, p. 22 et suiv.

Brun[1] : « mort opératoire fréquente, guérison définitive exceptionnelle, tel paraît être, en somme, le bilan de la néphrectomie pour tumeurs malignes chez l'enfant; je crois cependant cette opération indiquée en présence d'une affection qui non seulement conduit fatalement à la mort, mais dont l'évolution est tellement rapide, qu'elle dépasse rarement quelques mois. »

Adulte. — Les indications opératoires peuvent être tirées ici soit simplement d'hématuries d'origine rénale, abondantes, sans caractères nets; soit d'hématuries avec tumeur permettant un diagnostic plus précis.

Dans le premier cas, l'hésitation est fréquente sur la nature de la maladie et l'incision exploratrice est faite pour rechercher la cause de cette hématurie rebelle. La tuberculose peut être cette cause et nous en connaissons le traitement, mais on a rencontré plusieurs fois des hématuries de ce genre avec des lésions de néphrite chronique, *hématuries* classées sous le nom d'*essentielles* ou *sine materia*[2]. Toujours la néphrotomie exploratrice est indiquée pour reconnaître la lésion ou l'absence de lésion macroscopique. Dans cette dernière circonstance, on a pratiqué la néphrectomie et la néphrotomie simple; la néphrectomie a donné quelques cas de mort, la néphrotomie simple a dans tous les cas arrêté le pissement de sang, au moins momentanément, les observations étant encore toutes récentes. C'est donc à la *néphrotomie simple,* suivie de suture de la plaie rénale, qu'il faut s'en tenir dans ces cas.

Si la néphrotomie exploratrice a montré l'existence d'un néoplasme encore petit, si les symptômes suffisent à porter le diagnostic de tumeur maligne du rein (ou du bassinet), la seule opération discutable est la néphrectomie totale; la néphrectomie partielle ne pouvant être appliquée à une tumeur que l'on suppose ou que l'on sait être maligne.

Les contre-indications absolues à l'opération sont celles de tous les cancers : généralisation constatée, cachexie avancée. Les limites opératoires sont fournies par les adhérences et la dégénérescence ganglionnaire, mais ces renseignements ne peuvent être précisés que *de visu.* Aussi, en dehors des contre-indications absolues, est-on autorisé toujours à pratiquer une *incision exploratrice,* lombaire ou abdominale, pour se rendre compte de la possibilité opératoire et refermer l'incision si l'opération se présente dans de mauvaises conditions.

Les résultats de la néphrectomie totale pour tumeurs malignes chez l'adulte nous sont fournis par les thèses de Chevalier et de Héresco.

Les statistiques réunies de Guillet et Chevalier donnent une mortalité opératoire de 58 p. 100 sur 76 cas; celle de Héresco, 20,50 p. 100 sur 112 cas; 62 de ceux-ci ont été suivis et donnent 36 survivants sans récidives plusieurs années après l'opération, 22 morts de récidives entre trois mois et trois ans, 4 morts d'autres affections. Les résultats ne sont donc pas plus

---

[1] Brun. Tumeurs malignes du rein chez l'enfant. *Presse médicale,* février 1898, n° 17. p. 98.

[2] Debaisieux. *Ann. de la Soc. belge de Chir.,* 15 janvier 1898. — Pousson, Poirier, Potherat, Picqué, G. Marchant, Nimier. *Bull. de la Soc. de Chirurgie,* 1898, p. 462, 590, 594, 635, 636. — Albarran. *Ann. genit. urinaires.,* mai 1898. — Demons. *Congrès de Chirurgie,* 1898, p. 408. — Héresco. Thèse de Paris. Tumeurs malignes du rein, 1899, p. 60. — G. Michaux. Néphrites chron. hém. Th. Paris, 1900.

mauvais que pour beaucoup d'autres cancers, et justifient l'indication opératoire.

La voie lombaire sera autant que possible employée, comme plus favorable; mais la voie transpéritonéale peut être rendue nécessaire par les dimensions de la tumeur.

Rein mobile. — La néphroptose est simple ou compliquée, suivant que la mobilité rénale s'accompagne de troubles ordinaires considérés comme symptômes et se rattachant aux trois formes douloureuse, dyspeptique et neurasthénique, généralement décrites; ou de complications moins fréquentes dues à l'obstruction incomplète de l'uretère, à l'infection ou au développement d'un néoplasme.

Le REIN MOBILE COMPLIQUÉ s'accompagne donc d'accidents variables qui fournissent des indications thérapeutiques par leur nature même, indépendamment de la mobilité du rein qui passe alors à l'arrière-plan.

Nous avons déjà vu, en parlant des diverses maladies du rein et du bassinet, le traitement de ces complications dont les indications ne sont pas changées par la néphroptose. Telles sont l'*hydronéphrose intermittente du rein mobile*, la *pyonéphrose*, les *néoplasmes du rein*.

Les *hématuries* qui, rarement du reste, peuvent compliquer la néphroptose, sont une indication du traitement opératoire de la maladie.

La *pyélonéphrite*[1] sans rétention peut aussi se rencontrer dans le rein mobile avec accidents aigus ou subaigus, elle contre-indique la néphropexie immédiate et réclame d'abord le traitement médical approprié à l'infection(diurétiques, lait, révulsifs), jusqu'à cessation des accidents aigus. Le traitement opératoire de la néphroptose doit ensuite être appliqué pour prévenir le retour de la complication.

Le REIN MOBILE NON COMPLIQUÉ présente des symptômes extrêmement variés dépendant de la mobilité rénale et d'autres affections locales ou générales qui l'accompagnent. On les classe ordinairement en trois groupes, non qu'on rencontre dans chacun d'eux uniquement le symptôme qui le caractérise, mais parce que ce symptôme prédomine nettement; ce sont les formes dites *douloureuse*, *dyspeptique* et *neurasthénique*, dans lesquelles les indications thérapeutiques sont très différentes.

Les moyens à appliquer au traitement du rein mobile sont opératoires (néphropexie), ou non opératoires (massage, ceintures).

La néphropexie, ou fixation du rein à la paroi lombaire par création d'adhérences (voir *Technique chirurgicale*) n'est pas une opération grave, quelque soit le procédé de fixation employé, si elle est aseptique; mais elle ne suffit pas toujours à guérir et peut être absolument inutile dans beaucoup de cas. Le point difficile est de reconnaître si les troubles constatés sont sous le dépendance de la mobilité rénale, et alors la néphropexie est une excellente opération ; ou en sont indépendants. Des indications précises sont impossibles à donner à ce point de vue, le problème ne pouvant être résolu que par l'étude attentive de ces troubles, de leurs caractères, de leurs rap-

---

[1] Albarran. Congrès d'urologie 1901 in *Presse médicale*, novembre 1901, n° 88, p. 256.

ports avec la chute du rein, de leur persistance après la réduction de l'organe. On peut dire en général, c'est la conclusion qui ressort encore des différentes communications faites à ce sujet au Congrès d'urologie de 1901[1], que dans la *forme douloureuse* l'indication opératoire est assez nette, la néphropexie donnant ici ses meilleurs résultats, à condition d'éliminer toutes les causes d'erreur dans l'origine de la douleur (névralgie, coliques hépatiques, tube digestif). La mobilité, même très grande, du rein, ne suffit pas pour en faire dépendre les phénomènes douloureux constatés. « Le changement d'attitude, la station verticale, la marche, l'effort, la fatigue provoquent la douleur ou les crises douloureuses que calment au contraire le repos, surtout le repos au lit dans les attitudes que le malade connaît mieux que personne, aidant à la réduction spontanée ou manuelle. Dans ces conditions, la néphroptose semble bien la cause efficiente des douleurs ». (Chevalier).

Dans les deux autres formes, *dyspeptique* et *neurasthénique*, les résultats du traitement opératoire sont beaucoup moins favorables. La première est ordinairement liée à l'entéroptose. La seconde se joint à un état nerveux qui, antérieur à la néphroptose, tient les douleurs sous sa dépendance ; et postérieur à elle, peut avoir été provoqué par le déplacement du rein, jouant le rôle de traumatisme interne pour déterminer l'hystéro-traumatisme (Albarran).

Dans ces deux formes, il faut épuiser les moyens médicaux dirigés contre les troubles digestifs ou nerveux, aidés du port d'une bonne ceinture, avant de se décider à opérer ; et encore faire de grandes réserves sur le résultat de l'intervention.

En résumé, dans toutes les formes, on devra d'abord s'adresser au *traitement orthopédique*, constitué par le massage et surtout le port d'une ceinture dont le type est celle de Glénard ; et se décider pour le *traitement opératoire*, représenté par la néphropexie, facilement dans la forme douloureuse, difficilement et avec de grandes réserves dans les formes dyspeptique et neurasthénique.

---

[1] Congrès d'urologie, Paris, 1901. *Presse médicale,* novembre 1901, n° 88, p. 255. Rapports de Guillet et de Chevalier.

CHAPITRE VII

BASSIN

I. — TRAUMATISMES

Nous étudierons, comme pour les autres régions, le traitement des lésions produites par les traumatismes, avec ou sans plaies, non seulement sur les parties molles et dures des parois du bassin, mais aussi sur les organes extérieurs rattachés au bassin (périnée, organes génitaux externes) et les organes renfermés dans le bassin (rectum, vessie, organes génitaux internes). Nous croyons cette étude d'ensemble plus utile et plus conforme à la réalité que l'étude morcelée à propos de chaque organe, avec les répétitions constantes que nécessite cette façon de faire.

Nous avons ainsi à passer successivement en revue : les *traumatismes sans plaie extérieure* comprenant les *contusions* superficielles et profondes avec les *ruptures* que provoquent celles-ci sur les organes urinaires, vessie et urètre; les *fractures* du bassin et leurs complications viscérales; puis les *traumatismes accompagnés de plaie extérieure* se divisant en : *plaies des organes externes* (bassin, organes génitaux externes, anus et périnée) et *plaies pénétrantes* intéressant les organes profonds (rectum, utérus, vessie).

1° TRAUMATISMES SANS PLAIES. — **Contusions du bassin, ruptures viscérales.** — Les contusions des *parties molles* qui revêtent les parois du bassin n'offrent rien de particulier à signaler, les épanchements sanguins et séreux y seront traités comme nous l'avons dit dans la « première partie ».

Les lésions particulières, que peuvent déterminer les contusions sur les organes du bassin, portent surtout sur les organes génitaux externes de l'homme et de la femme; sur le périnée de l'homme et l'urètre périnéo-bulbaire; sur la vessie.

Les contusions sur les *organes génitaux externes* produisent des ecchymoses et des hématomes dont le volume peut être grand, à cause de la laxité du tissu cellulaire et de l'abondance des vaisseaux sanguins. L'*hématome des grandes lèvres* et de la vulve chez la femme ; l'*hématome des bourses* chez l'homme, qu'il soit situé dans le tissu cellulaire sous-scrotal, dans la cloison, dans l'espace périvaginal en dedans de la tunique fibreuse, ou enfin dans la vaginale même, sont tous justiciables des indications générales que nous avons données pour le traitement des épanchements sanguins (Iʳᵉ partie, page 2) : nettoyage soigné des téguments, compression ouatée ; incision, évacuation des caillots et hémostase si l'épanchement augmente rapidement de volume, distend les téguments, ou tarde à se résorber ou enfin menace de s'infecter. Une asepsie scrupuleuse est nécessaire pour ne pas inoculer ces épanchements, excellents milieux de culture.

Atteignant le *testicule*, le traumatisme peut déterminer une orchite traumatique, sans gravité par elle-même, mais dont le danger fréquent est l'atrophie consécutive de la glande.

Exceptionnellement, le testicule est déplacé par le coup et luxé, venant se placer soit vers l'orifice inguinal extérieur (ectopie acquise), soit dans un lieu quelconque (luxation). La réduction immédiate de ce déplacement est le meilleur traitement lorsqu'elle est possible, les suites se passant comme pour une contusion ordinaire. Si cette réduction n'a pas été effectuée, des adhérences la rendent bientôt impossible sans intervention sanglante. L'incision des téguments, la libération et la remise en place de la glande doivent alors être faites le plus tôt possible, la fixation du testicule dans les bourses par des sutures nous paraît inutile[1].

Le *pénis*, mobile et fuyant, n'est guère atteint que pendant l'érection. La contusion y détermine soit un simple épanchement sanguin plus ou moins abondant, sans gravité ; soit un éclatement des corps caverneux, dit fracture du pénis, s'accompagnant d'une abondante hémorragie ; soit une rupture de l'*urètre pénien* se traduisant par l'urétrorragie ordinairement peu importante, et l'épanchement sanguin sous-cutané.

Pour éviter la cicatrisation vicieuse des corps caverneux et la gêne qui en résulte pour l'érection, Reclus[2] conseille d'inciser la région contuse, de nettoyer le foyer et d'affronter par sutures les deux bouts fracturés.

La rupture de l'urètre pénien n'offre pas la gravité des ruptures plus profondes du canal, la miction spontanée est possible et la sonde à demeure inutile. Il suffit d'atténuer les douleurs et de limiter l'hématome par des compresses froides ; de surveiller la formation d'un rétrécissement que l'on traiterait facilement comme nous le verrons plus loin.

En tout cas, si la miction était difficile ou le saignement abondant, il serait facile de placer une sonde à demeure, ou même de pratiquer l'urètrotomie externe, d'exécution très simple dans cette portion de l'urètre.

Portant sur le *périnée de l'homme*, et résultant d'un choc ou d'une chute à califourchon, la contusion provoque la *rupture de l'urètre périnéo-bulbaire*; celle de l'urètre postérieur, membraneux, accompagnant les fractures du bassin avec lesquelles nous l'étudierons.

Les ruptures de l'urètre sont caractérisées, en dehors de la douleur, par l'urétrorragie qui manque rarement (ruptures interstitielles), la tuméfaction périnéale due à l'épanchement sanguin, la difficulté ou l'impossibilité de la miction. Ces symptômes, revêtant un caractère de gravité variable, indiquent des degrés différents dans l'importance de la rupture, et un traitement variable ; mais il est impossible de déduire des symptômes seuls la forme anatomique de la rupture.

L'urétrorragie ne donne, par son abondance, aucun renseignement impor-

---

[1] Maurice Nicolas. Luxations traumatiques des testicules. Thèse de Paris, 1899.

[2] P. Reclus. In Traité Chirurgie Duplay-Reclus, 2e éd., t. VII, p. 1253.

tant et ne fournit pas d'indication par elle-même. La tuméfaction périnéale
et la gêne de la miction sont les deux caractères principaux au point de vue
des indications thérapeutiques.

Nous pouvons considérer trois variétés différentes : 1° Il y a pas de
tuméfaction périnéale, la miction est facile, bien que d'abord douloureuse ;
2° la tuméfaction périnéale n'existe pas, mais la miction est très difficile
ou impossible ; 3° enfin, avec un épanchement périnéal de dimensions
variables, la miction est impossible.

Dans le premier cas, aucun danger immédiat n'existe ; le cathétérisme
est inutile puisque la miction s'effectue dans des conditions suffisantes, il
peut être nuisible en augmentant une déchirure et favorisant l'infection.
Il faut se contenter de surveiller le périnée et la température générale, pour
intervenir, comme nous le verrons, si les tissus péri-urétraux s'infectent.

Dans le second cas la difficulté de la miction est le seul symptôme grave,
il peut ne pas y avoir d'urétrorragie si la rupture est interstitielle ; ici le
cathétérisme est indiqué, il faut essayer d'introduire une sonde molle de
caoutchouc rouge montée sur un mandrin à forte courbure pour suivre la
paroi supérieure de l'urètre. Si la sonde passe sans difficulté, on la laisse à
demeure pendant quelques jours, en surveillant toujours périnée et température, pour intervenir au moindre signe d'infection. Mais si l'introduction
de la sonde est difficile, mieux vaut ne pas insister de peur d'augmenter les
dégâts. Doit-on attendre au lendemain, en vidant la vessie par une ponction
hypogastrique aseptique, ou se comporter comme pour la troisième hypothèse, inciser le périnée immédiatement ? Si les circonstances ne permettent pas d'opérer immédiatement, la ponction hypogastrique permet d'attendre et de renouveler très doucement, après quelques heures, la tentative
de cathétérisme. Mais s'il est possible d'opérer nous préférons faire immédiatement l'urétrotomie externe, comme dans les cas suivants ; on évite
ainsi plus sûrement les accidents infectieux et met l'urètre dans de meilleures conditions pour une cicatrisation régulière.

Enfin dans la troisième hypothèse, correspondant aux cas de rupture
complète, avec tuméfaction périnéale et impossibilité d'uriner, l'hésitation
n'est plus permise ; il ne faut même pas tenter un cathétérisme inutile et
peut-être nuisible, il faut d'emblée pratiquer l'urétrotomie externe, placer
une sonde dans la vessie et chercher à rétablir par sutures la continuité du
canal.

La technique de l'urétrotomie externe est du ressort de la médecine opératoire, la difficulté principale est ici de trouver le bout postérieur de l'urètre
rompu, pour y introduire la sonde et placer les sutures. Nous n'avons pas
à indiquer les divers moyens à employer pour le découvrir, mais nous voulons insister avec Legueu [1] sur la nécessité de ne pas prolonger ces manœuvres et sur l'avantage qu'il y a, si la recherche infructueuse se prolonge,
à faire rapidement la cystotomie sus-pubienne et le cathétérisme rétrograde
de l'urètre. La bénignité de l'incision sus-pubienne doit engager à ne pas pro-

---

[1] Legueu. *Congrès international de* 1900. Section Chirurgie urinaire et Thèse de A. Tron-
chert. Paris, 1901.

longer, pendant une heure et plus, la recherche du bout postérieur au périnée, au risque d'épuiser le malade et de compromettre le résultat opératoire ; et surtout à ne pas arrêter l'intervention sans placer de sonde, dans
l'espoir de trouver le bout postérieur dans les jours suivants.

Lorsqu'on a paré aux premiers accidents, lorsqu'on a placé une sonde ou
reformé l'urètre, il faut, même en dehors de tout accident infectieux, surveiller le calibre du canal pour traiter immédiatement le rétrécissement
cicatriciel, s'il s'établit (voir Urètre).

Enfin si les premières indications n'ont pas été remplies, ou si, malgré
celles-ci, l'infection envahit le périnée ; le traitement devient celui de l'infiltration d'urine que nous étudierons plus loin, et qui consiste surtout dans
les incisions larges, multiples et bien placées.

Les contusions du bassin et de la région hypogastrique peuvent, si le
réservoir est distendu par l'urine, produire la *rupture de la vessie ;* la même
lésion se rencontre plus souvent comme complication viscérale des fractures
du bassin et comporte les mêmes indications thérapeutiques, nous les étudierons à ce moment.

Fractures du bassin, ruptures viscérales. — Les fractures du bassin sans
plaie des téguments ne sont graves que par les complications de ruptures
viscérales qui peuvent les accompagner, notamment sur les voies urinaires
au niveau de l'urètre postérieur et de la vessie. Par elle-même, la fracture
n'est pas grave lorsqu'elle porte sur une portion des os qui constituent la
ceinture pelvienne, sans briser l'anneau du détroit supérieur (fractures
isolées des os du bassin). Les traumatismes qui déterminent la fracture de
la ceinture pelvienne (fractures multiples) doivent être violents, ce sont des
éboulements, des écrasements, et la violence du choc produit souvent des
lésions multiples auxquelles peut succomber rapidement le blessé. Ces fractures sont donc fort graves, d'abord à cause de la violence du choc nécessaire et de la mort du fait de ce choc, ensuite par les lésions viscérales qui
les compliquent. Enfin, si le blessé guérit, des troubles fonctionnels peuvent
persister (gène de la marche, déformation du bassin).

Des *fractures isolées* nous dirons peu de choses. Elles peuvent atteindre
le sacrum, l'ischion, la cavité cotyloïde quelquefois avec pénétration de la
tête fémorale dans le bassin, et sont reconnues par le siège de la douleur et
des ecchymoses, la déformation, l'examen par le toucher rectal. Ou elles
brisent l'aile iliaque, séparant un fragment plus ou moins grand de la crête
ou de la lame de cet os.

Dans tous ces cas, la réduction du fragment déplacé est généralement
facile à faire, soit à l'aide d'un doigt introduit dans le rectum, soit directement ; ou en s'aidant de tractions sur le membre inférieur si la tête du fémur
a pénétré dans le cotyle. Pour le sacrum, le déplacement en avant se
reproduit, sans inconvénient le plus souvent ; s'il comprimait le rectum
un tamponnement intra-rectal, fait avec de la gaze autour d'une canule,
repousserait en arrière le fragment inférieur. Pour l'aile iliaque, il est inutile
d'appliquer un bandage de corps, qui, comme le fait remarquer Walther, ne
peut qu'augmenter le déplacement.

Le repos en décubitus horizontal, les jambes légèrement fléchie sur un coussin pour diminuer la tension musculaire, est donc le seul traitement à appliquer d'habitude. Des douleurs peuvent persister longtemps; des troubles nerveux, dus aux lésions des racines du plexus sacré, ont été signalés dans les fractures du sacrum.

Les *fractures de la ceinture pelvienne,* fracture du pubis avec disjonction de la symphyse sacro-iliaque, ou fracture double verticale atteignant le pubis et l'ilion ou le sacrum, ne demandent pour elles-mêmes qu'un traitement peu compliqué : la réduction par traction prudente sur le membre inférieur, surveillée par un doigt dans le rectum; l'immobilisation avec ou sans bandage dans une gouttière de Bonnet. Les indications thérapeutiques importantes sont fournies au premier moment par l'état de collapsus, puis, par les complications viscérales : ruptures de l'urètre membraneux, ruptures de la vessie, produite soit par un fragment osseux, soit par traction et déchirure.

La *rupture de l'urètre postérieur* donne, comme celle de l'urètre périnéobulbaire, l'urétrorragie et la rétention d'urine; mais l'épanchement du tissu cellulaire se faisant au-dessus du plancher uro-génital, se porte plus en arrière, et les ecchymoses se montrent d'abord autour de l'anus. Le toucher rectal, aidé du palper hypogastrique, montre la réplétion vésicale et permet d'écarter toute idée de rupture de la vessie.

Les dangers sont les mêmes que pour la rupture complète périnéobulbaire, le cathétérisme urétral est rendu impossible par l'écartement des deux bouts. Mais l'incision périnéale, tout en évacuant les liquides épanchés, ne peut permettre la découverte du bout postérieur trop haut placé et dévié, ni l'introduction d'une sonde, ni la suture du canal; aussi ne peut-on que laisser le périnée ouvert, donnant passage à l'urine.

Ces conditions sont évidemment mauvaises au point de vue de l'infection et de la réparation urétrale, aussi est-il préférable dans ces cas de recourir d'emblée à l'*incision sus-pubienne de la vessie* et au *cathétérisme rétrograde de l'urètre.* On incisera le périnée soit dans la même séance si l'épanchement est abondant ou si la sonde ne peut être placée sans cela, soit dans les jours suivants si des symptômes infectieux le rendent nécessaire. La sonde placée est, bien entendu, laissée à demeure, et l'incision hypogastrique refermée.

Les *ruptures de la vessie* sont reconnues grâce aux renseignements donnés sur le traumatisme, à la notion de réplétion vésicale antérieure et d'évacuation sans miction suffisante par le méat, à l'exploration métallique de la vessie, sans le secours d'injection, ni d'air, ni de liquides stérilisés qui peut être dangereuse. Elles sont intra ou extrapéritonéales. Le diagnostic de la forme est quelquefois possible à poser nettement, par l'épanchement dans la cavité de Retzius ou par les signes ordinaires de contusion abdominale grave, joints aux signes précédents; mais quelquefois aussi le doute persiste sur le siège de la rupture.

Dans tous les cas, la rupture vésicale étant reconnue, qu'elle soit intra ou extrapéritonéale, il faut opérer et opérer le plus tôt possible. L'incision médiane sus-pubienne est le premier temps opératoire dans les deux cas; si le diagnostic de rupture extrapéritonéale avec infiltration prévésicale a été porté, elle suffira probablement, la rupture antérieure étant visible après évacuation de l'épanchement et nettoyage de la région. La suture de la plaie vésicale et la mise en place, par l'urètre, d'une sonde à demeure, le drainage de la cavité de Retzius, constituent les précautions immédiates nécessaires ; plus tard de nouvelles incisions peuvent être utiles si l'infection s'établit.

S'il y a épanchement net dans la cavité de Retzius et si l'on ne trouve pas la déchirure vésicale, il vaut mieux ne pas ouvrir le péritoine que l'on infecterait. On se contentera de drainer la cavité de Retzius maintenue ouverte, plutôt que d'inciser la vessie pour chercher une déchirure ; celle-ci siégeant dans ce cas très bas, au niveau du col ou du bas-fond, serait très difficile à suturer. Il peut être alors utile d'inciser aussi le périnée, si l'infiltration s'étend de ce côté.

L'examen de la cavité de Retzius ayant montré qu'il n'y a rien de ce côté, dans les cas où le diagnostic de localisation était hésitant, l'incision sus-pubienne est transformée en une laparotomie sous-ombilicale. Celle-ci est faite d'emblée si le diagnostic de rupture intrapéritonéale est posé. Le péritoine ouvert et nettoyé, on cherche la rupture qui siège le plus souvent en bas et en arrière, on ferme la vessie par une suture à deux étages (voir *Technique chirurgicale*), la position renversée sur le plan incliné peut être alors très utile ; puis on draine le cul-de-sac de Douglas et placé, par l'urètre, une sonde à demeure.

Comme pour les autres ruptures viscérales abdominales, la précocité de l'intervention est la condition principale du succès.

2° Traumatismes avec plaies. — **Plaies non pénétrantes du bassin et plaies des organes génitaux externes.** — Les plaies des *parties molles* qui enveloppent le bassin (fesses, périnée), n'intéressant aucun viscère, doivent être traitées d'après les principes généraux que nous avons déjà exposés (Iʳᵉ partie, p. 3). Signalons seulement la difficulté possible de l'hémostase, surtout dans les plaies par armes à feu, lors de blessures d'artères profondes (fessière, ischiatique). La plaie débridée et agrandie selon les besoins, il peut être impossible de placer la ligature sur une artère ouverte dans l'échancrure sciatique ; et il faut se contenter de la forcipressure maintenue pendant quarante-huit heures, ou même, si l'on ne peut pincer convenablement le vaisseau, avoir recours à la ligature de l'artère hypogastrique. Des blessures de nerfs importants (sciatique, branches du plexus sacré), peuvent réclamer la suture nerveuse.

Les fractures ouvertes, les corps étrangers (balles, etc.), ne fournissent ici aucune indication particulière (voir Iʳᵉ partie, p. 48 et 9).

En dehors des plaies obstétricales qui ne nous occupent pas, les *plaies des organes génitaux externes chez la femme* réclament seulement le traitement applicable à toutes plaies, sans modification due à la région.

Chez l'homme, il en est de même pour les plaies nettes ou contuses du *scrotum* que l'on suturera autant qu'il sera possible. La seule question intéressante est celle de la *hernie du testicule* à travers une plaie des enveloppes ; on sait que, s'il n'est pas gravement atteint par le traumatisme, le testicule peut progressivement être recouvert à nouveau par le scrotum, attiré sur lui peu à peu par la cicatrisation. Mais il est plus simple, plus rapide et plus sûr de réduire immédiatement la hernie traumatique du testicule après nettoyage, en débridant selon les besoins l'orifice cutané, et drainant ou non suivant l'état de propreté.

Les plaies du *pénis* sont importantes à deux points de vue : la section des corps caverneux et les déviations cicatricielles secondaires ; la section de l'urètre et les fistules et rétrécissements consécutifs.

Les plaies superficielles sont traitées par la suture après hémostase soignée ; il peut être nécessaire d'inciser pour chercher un vaisseau rétracté qui saigne.

Les plaies des corps caverneux doivent être, après nettoyage, affrontées et suturées avec soin pour éviter les cicatrices vicieuses.

Les sections incomplètes de l'urètre doivent aussi être traitées par affrontement et suture de la muqueuse et des tissus péri-urétraux, c'est le meilleur moyen d'éviter les rétrécissements, une sonde à demeure est maintenue jusqu'à guérison. La muqueuse rétractée peut être difficile à trouver dans les plaies transversales, mais la suture immédiate présente un avantage si réel qu'il ne faut pas hésiter à inciser longitudinalement pour la rechercher.

Si la verge est complètement sectionnée, le mieux est de traiter le moignon comme dans une amputation opératoire, en recherchant l'urètre par une incision longitudinale inférieure et médiane, fermant par sutures chaque corps caverneux à son extrémité, plaçant une sonde à demeure et cousant sur tout son pourtour l'urètre à la peau. C'est le meilleur moyen de pratiquer l'hémostase immédiate et d'éviter le rétrécissement cicatriciel du nouveau méat.

Plaies pénétrantes du bassin. — Plaies du rectum, de la vessie et de l'utérus. — Les plaies par instruments piquants, et surtout par armes à feu, peuvent pénétrer dans le bassin sans léser aucun viscère, elles ne donnent alors lieu à aucune indication spéciale et doivent être traitées suivant les préceptes généraux. Compliquées de blessures viscérales, elles sont plus graves et nécessitent un traitement analogue à celui des blessures de ces viscères produites par voie abdominale. Nous étudierons donc successivement les plaies du rectum, de la vessie et de l'utérus, quelle que soit la voie qu'ait suivie l'instrument vulnérant.

Les *plaies du rectum*, pour lesquelles il faut poser des indications thérapeutiques, sont produites de bas en haut par des instruments pénétrant soit par l'anus, soit à travers le périnée, ou à travers les parois du bassin par des projectiles.

Comme le fait remarquer Quénu [1], « une balle entrant par la paroi antérieure de l'abdomen et dirigée obliquement de haut en bas, ouvre le rectum après avoir déjà commis un certain nombre de dégâts viscéraux ; mais dans ce cas les plaies du rectum passent au second plan et leur histoire se confond avec celle des plaies pénétrantes de l'abdomen en général. »

---

[1] Quénu. Plaies du rectum. *Revue de Chirurgie*, janvier 1899, p. 1 et mai 1900, p. 569.

Les plaies faites de bas en haut atteignent, suivant la longueur de l'instrument et les circonstances de la pénétration, soit la portion terminale, extrapéritonéale; soit la portion élevée, intrapéritonéale du rectum. Le pronostic de ces deux variétés est, on le conçoit, fort différent, les premiers ne propageant l'infection qu'au tissu cellulaire périrectal, les seconds étant des plaies de l'abdomen avec blessure du gros intestin. Ajoutons qu'il n'est pas rare de rencontrer, dans les deux variétés, la blessure concomitante de l'urètre ou de la vessie.

Le diagnostic des plaies du rectum est facilité par les commémoratifs et la perte de sang par l'anus. Il est encore relativement facile de reconnaître le siège de la blessure, mais il est plus difficile et cependant très important de savoir s'il s'agit d'une plaie perforante péritonéale ou d'une plaie non perforante de la portion supérieure du rectum. Le toucher rectal qui peut indiquer le siège de la blessure, ne suffit pas à compléter le diagnostic; Quénu conseille de se servir d'un spéculum, et s'il est possible, du rectoscope; Lejars[1] recommande l'emploi, après large dilatation de l'anus, de valves appliquées en avant et en arrière et enfoncées progressivement. Si la plaie est située dans la partie supérieure du rectum, il faut s'assurer qu'elle est perforante, et pour cela, après l'avoir nettoyée, lavée et essuyée, on y introduit un instrument mousse, un long stylet, un hystéromètre, une bougie en gomme.

La plaie ouvre-t-elle le rectum dans la cavité péritonéale? Une seule indication existe et elle est pressante, il faut se conduire comme pour une plaie de l'abdomen avec blessure de l'intestin : laparotomiser le plus tôt possible, nettoyer le péritoine, renverser le blessé sur un plan incliné, chercher la perforation et l'obturer par des sutures, enfin drainer la cavité péritonéale, après nettoyage du cul-de-sac de Douglas à l'aide de compresses. Le pronostic dépend en très grande partie de la précocité de l'intervention, la péritonite étant le principal danger.

La plaie occupe-t-elle la partie inférieure du rectum; ou, plus élevée, n'entame qu'une partie de l'épaisseur des parois? il faut la bien découvrir à l'aide de valves, après dilatation de l'anus ou même, s'il est besoin, après une rectotomie médiane postérieure coupant le sphincter. On doit ensuite nettoyer la muqueuse par lavages (eau oxygénée) et essuyages; faire l'hémostase en liant autant que possible le vaisseau qui saigne ou suturant s'il se peut la plaie rectale; tamponner légèrement le rectum à la gaze en plaçant un gros tube de caoutchouc et constiper le malade pendant quelques jours par les doses fractionnées d'opium (6 à 10 pilules de 0gr.01 d'extrait d'opium dans la journée pour un adulte). Si la vessie est atteinte, il est indiqué de placer à demeure une sonde par l'urètre.

Si l'on n'est appelé à voir le blessé que dans les jours qui suivent l'accident, ou bien la guérison est probable, dans ce cas, il n'y a qu'à surveiller et à attendre; ou bien la péritonite est en voie d'évolution, ou enfin une infection périrectale inférieure s'installe. Dans ces deux derniers cas il faut intervenir; avec fort peu d'espoir dans la première hypothèse, comme nous l'avons

____
[1] Lejars. Traité de Chirurgie d'urgence, 2e éd., 1900, p. 585.

déjà vu (*Péritonites*, p. 519) ; en incisant le périnée et drainant les abcès, dans la seconde.

Les *plaies de la vessie* par instruments piquants se font par deux voies principales, hypogastrique et périnéale, exceptionnellement par le trou obturateur ou l'échancrure sciatique. Les plaies par armes à feu atteignent la vessie par tous les points possibles, à travers les parois osseuses du bassin ou par l'abdomen ou le périnée.

La situation et la direction de la plaie, le cathétérisme ramenant avec peu d'urine du sang, l'issue d'urine par la plaie, indiquent la lésion vésicale. Comme pour les ruptures vésicales, la plaie peut être extra ou intra-péritonéale, ou multiple.

Quelles que soient la voie suivie par l'agent vulnérant et sa nature, si l'on constate ou soupçonne une blessure vésicale, il faut intervenir activement et ne pas se contenter de placer une sonde à demeure. Celle-ci est cependant toujours nécessaire comme complément du traitement.

L'intervention est différente d'après le siège de la plaie extérieure. Pour une plaie hypogastrique large, l'exploration est facile ; il faut régulariser, nettoyer, suturer la plaie vésicale, drainer la cavité de Retzius ou le péritoine. Si la plaie est étroite (balle), on ne sait souvent pas si la vessie est atteinte dans sa portion intra ou extrapéritonéale, il faut ici par une incision sus-pubienne médiane, mettre à découvert la vessie au-dessous du péritoine, faire là le nécessaire selon les lésions (nettoyage, sutures) ; et si l'on a quelque raison de supposer une plaie péritonéale, ouvrir le péritoine pour explorer, et suturer au besoin. Si aucune lésion de ce côté n'existe, l'incision du péritoine reste exploratrice rapide et aseptique ; elle ne peut aggraver le pronostic.

La plaie d'entrée est-elle périnéale, il faut l'agrandir, si besoin est, pour la régulariser, la nettoyer et explorer la profondeur, savoir où siège la blessure vésicale. Mais il est impossible par cette voie de faire autre chose qu'un drainage ; aussi, la blessure étant constatée, nous pensons qu'il est utile de recourir à l'incision hypogastrique de la vessie pour essayer de placer des sutures, ou au moins, pour drainer la vessie à l'aide d'un tube siphon, dériver l'urine et éviter l'infiltration. Une sonde à demeure permettra ensuite la fermeture de la plaie sus-pubienne.

Les *plaies de l'utérus* sont de deux sortes, sans parler des ruptures et déchirures obstétricales qui ne nous occupent pas : les plaies accidentelles faites de dehors en dedans par voie abdominale, les plaies opératoires faites de dedans en dehors par l'intérieur de l'utérus. Ces dernières sont des complications opératoires dont l'étude trouve sa place dans les traités de *Technique chirurgicale*, nous ne retenons ici que les premières.

Les plaies par armes blanches ou armes à feu qui atteignent l'utérus sont, en réalité, des plaies de l'abdomen, et ne se produisent que sur l'utérus gravide. A l'état de vacuité ou pendant les premiers mois de la grossesse, l'utérus est caché dans la cavité pelvienne et exceptionnellement atteint. Dans ces cas, du reste, la plaie utérine ne donnerait lieu à aucune indication spéciale et n'est qu'une des lésions viscérales multiples qu'on peut rencontrer dans les plaies de l'abdomen.

Lorsqu'une plaie pénétrante abdominale atteint l'utérus gravide débordant le bassin, les indications opératoires fournies par la pénétration de la plaie persistent et il est inutile d'y revenir (voir *Plaies de l'abdomen*, p. 492) ; la laparotomie d'urgence et le plus tôt possible est nécessaire. Il nous faut indiquer seulement quelle est la conduite à tenir pour l'utérus lui-même, indépendamment du traitement des autres lésions abdominales.

Les observations de ce genre sont fort peu nombreuses[1] et les indications difficiles à préciser. Nous pouvons, avec Lejars[2], considérer les divers cas suivants :

Il existe sur l'utérus gravide une plaie incomplète, n'ouvrant ni la cavité, ni les membranes ; la suture utérine est absolument indiquée, par points séparés non perforants prenant largement le tissu utérin.

La plaie est perforante ; alors, ou bien aucune partie fœtale ne sort ou une partie quelconque fait hernie. Dans tous les cas, le fœtus est mort ; mais dans la première hypothèse, il vaut mieux laisser l'expulsion se faire spontanément que de vider l'utérus par la plaie ; on suturera donc celle-ci comme dans le cas précédent, et l'avortement s'effectuera dans les heures ou jours suivants.

Si une partie fœtale fait hernie, ce peut être une portion peu importante, telle le cordon dans l'observation d'Albarran ; et le mieux est alors de rentrer dans l'utérus la partie prolabée et de suturer comme précédemment, bien que la suture soit plus difficile sur l'utérus rempli et très vasculaire. Si c'est, au contraire, une portion importante, membre ou partie du corps, qui fait hernie, mieux vaut achever la césarienne commencée, enlever le placenta, et suturer l'utérus, après avoir placé dans la cavité utérine un gros drain qui sort dans le vagin, préalablement nettoyé.

Enfin, si l'utérus est déchiré en différents sens, porte plusieurs perforations ; la réparation étant impossible, il faut se résoudre à l'hystérectomie abdominale, soit totale, soit subtotale.

Le pronostic, évidemment grave, de ces opérations, est subordonné à la précocité de l'intervention, à la multiplicité des lésions abdominales, et à l'âge de la grossesse ; la gravité étant d'autant plus grande que celle-ci est plus avancée.

II. — PAROIS DU BASSIN

Lésions inflammatoires. — Rien d'important n'est à signaler à propos des lésions inflammatoires de la région fessière, sauf la possibilité de propagation à travers l'échancrure sciatique d'abcès intrapelviens, notamment d'abcès du ligament large. Nous n'avons à étudier sur les parois du bassin que les ostéites et l'ostéo-arthrite tuberculeuse sacro-iliaque ou sacro-coxalgie ; les suppurations sous-péritonéales de la fosse iliaque interne, les péritonites circonscrites suppurées de cette région ayant déjà été étudiées (abdomen, cæcum et appendice).

---

[1] Schwartz. *Société de chirurgie*, 1887, p. 627. — Albarran. *Soc. de Chir.*, 1895, p. 243. — Estor et Puech. *Revue de gynécologie et de Chirurgie abdominale*, 1899, p. 963. — Rebreyend. Thèse de Paris, 1901.

[2] Lejars. Traité de Chirurgie d'urgence, 2ᵉ éd., 1900, p. 338

Ostéites du bassin. — Ollier[1], Gouilloud[2] ont bien montré le rôle du mode de développement de l'os coxal dans la localisation des ostéites, et surtout des ostéites aiguës. Celles que l'on rencontre avant la puberté, ostéites prépubertiques, se développent surtout autour ou au niveau de la cavité cotyloïde et simulent la coxalgie; celles qui viennent le plus souvent ensuite, ostéites postpubertiques, fréquentes vers vingt-trois ans, se localisent à la périphérie de l'os iliaque, au niveau de la crête; elles sont marginales.

L'*ostéomyélite de croissance* n'est pas fréquente sur l'os iliaque. Elle se localise à l'ilium, crête ou région du cotyle suivant l'âge; ou au pubis surtout avant la puberté[3]. Elle revêt la forme aiguë puis la forme prolongée, exceptionnellement la forme chronique d'emblée dont Demoulin cite un exemple au pubis; la forme aiguë est particulièrement grave, elle serait mortelle dans près de la moitié des cas[4].

Le traitement est celui de toute ostéomyélite aiguë ou chronique : intervention hâtive dans la forme aiguë, dès que la nature de la lésion est soupçonnée, c'est la seule condition pour avoir quelques chances de succès; incision du point tuméfié, trépanation large de l'os à ce niveau. Pour l'ostéomyélite prolongée, ouverture des abcès ou des fistules aux points où ils se montrent (fosse iliaque externe ou interne, cavité de Retzius) et trépanation.

L'*ostéite tuberculeuse* localisée autour de la cavité cotyloïde simule la coxalgie et rentre dans l'étude des lésions de la hanche. Celle des adultes, postpubertique, à localisation périphérique marginale, évolue lentement et aboutit, comme ailleurs, à la production d'abcès froids qui font saillie sous la peau ou vers la fosse iliaque interne. On rencontre ainsi des abcès froids sessiles de la fosse iliaque externe, de la crête iliaque, ou de la face postérieure du sacrum; des abcès froids descendant à la face postérieure de la cuisse et partis de l'ischion; des abcès froids de la fosse iliaque interne qui peu à peu descendent, comme les abcès du mal de Pott lombaire, dans le triangle de Scarpa; enfin des abcès intrapelviens partis soit de la face antérieure du sacrum, soit de la face postérieure du pubis. Ces derniers peuvent venir s'ouvrir au périnée, formant des fistules ostéopathiques péri-anales fort difficiles à traiter.

Ici comme ailleurs, le mieux est de traiter ces abcès par l'évacuation et l'injection médicamenteuse en insistant beaucoup sur le traitement général et l'hygiène (voir *Abcès-froids*, 1re partie, p. 61), sans attendre qu'ils s'ouvrent spontanément et en prenant toutes les précautions nécessaires pour éviter une infection secondaire qui force à les ouvrir. Le traitement opératoire, inévitable lorsque la fistule est établie ou l'accès froid infecté, est décevant. Les ouvertures larges, les grattages, les résections osseuses plus ou moins étendues aboutissent presque toujours à la fistulisation; les opé-

---

[1] Ollier. Traité des Résections, éd. 1867 et éd. 1891, t. III, p. 921.

[2] Gouilloud. Thèse de Lyon, 1883.

[3] Fleury. Ostéomyélite de l'os iliaque. Th. de Paris, 1885-86. — Secheyron. *Arch. gén. méd.*, 1887, p. 54. — Demoulin. Ostéomyélite du pubis, *Gazette des Hôpitaux*, 1898, p. 405, n° 44.

[4] Gangolphe. Maladies infectieuses des os. Paris, 1894, p. 444.

rations se multiplent, pendant que la tuberculose évolue en d'autres points ou dans les poumons et finit par emporter le malade.

Abcès de la fosse iliaque. — L'étude des suppurations de la fosse iliaque interne se réduit aujourd'hui à peu de choses, nous avons vu déjà les péritonites circonscrites suppurées de cette région (cæcum et appendice, colon iliaque), nous venons de voir les abcès ossifluents ; il ne reste que les suppurations du tissu cellulaire sous-péritonéal, celles des muscles iliaque et psoas.

Les *suppurations sous-péritonéales* sont souvent, chez la femme, d'origine pelvienne (phlegmons des ligaments larges) et doivent être étudiées avec les maladies des organes génitaux.

Signalons quelques rares abcès d'origine ganglionnaire, consécutifs à des lésions du membre inférieur ou des organes génitaux, et qui doivent être ouverts dès qu'ils sont reconnus (empâtement de la fosse iliaque, matité, température générale), sans attendre la fluctuation nette, de peur de laisser se faire des fusées purulentes en différents sens. L'incision de choix siège au-dessus de la moitié externe de l'arcade crurale, et très près d'elle ; cette incision doit être faite lentement, couche par couche, suivie d'un large drainage, et quelquefois complétée par une contre-ouverture dans la région lombaire ou à travers l'aile iliaque trépanée[1].

Brault[2] a noté, dans la fosse iliaque interne, l'existence d'un *abcès sous-musculaire*, dont il décrit un cas guéri par l'incision iliaque.

Enfin, on peut encore avoir à ouvrir un abcès de la *gaine du psoas ;* soit à la partie inférieure de la gaine, au-dessous de l'arcade de Fallope, soit au-dessus de l'arcade dans la fosse iliaque ou à la région lombaire. Ces diverses incisions peuvent être complétées par une contre-ouverture à travers l'os iliaque trépané, si l'évacuation du pus se fait mal et incomplètement. La trépanation doit siéger alors au milieu d'une ligne allant de l'épine iliaque antéro supérieure à l'épine iliaque inféro postérieure (Condamin). Il est bon ensuite d'appliquer sur le membre fléchi un appareil à extension continu, pour éviter la rétraction musculaire.

Sacro-coxalgie. — La tuberculose ostéo-articulaire sacro-iliaque se rencontre avec ou sans abcès froids.

Au début et avant la suppuration, l'immobilisation en décubitus dorsal sur un matelas dur, aidée au besoin d'une gouttière plâtrée enveloppant bassin et cuisses, est le seul traitement local à appliquer. Le traitement général doit prendre une importance capitale. La lésion peut ainsi guérir sans s'abcéder, par ankylose de l'articulation sacro-iliaque. Mais il faut de la part du malade une grande patience ; l'immobilisation pouvant être prolongée un an et même plus ; avant qu'il soit permis au malade de reprendre la position verticale

Lorsque les abcès se sont développés, ils sont extrapelviens (lombaires

---

[1] Ollier. Traité des Résections, 1891, t. III, p. 923. — Weiss. Thèse de Paris, 1880. — Condamin. Thèse de Lyon, 1888. — Terrillon. *Bull. de la Soc. de Chir.*, 1889, p. 699.

[2] Brault. *Bull. de la Soc. de Chir.*, 1895, p. 107. Rapport Picqué.

et fessiers) ou intrapelviens (fosse iliaque, gaine du psoas, cavité pelvienne).

Pour les abcès froids fermés, nous regardons le traitement opératoire comme dangereux, il conduit presque sûrement à la fistulisation, aux infections secondaires, et facilite ainsi l'épuisement et le développement d'autres tuberculoses; c'est encore à l'évacuation par ponction suivie d'injection d'éther iodoformé que nous donnons la préférence, injection répétée autant de fois qu'il sera nécessaire en prenant les précautions que nous avons déjà indiquées (1re partie, p. 61).

Si l'abcès froid est ouvert et fistulisé, force est d'intervenir par incision des trajets, grattages, trépanations, résections osseuses. Des guérisons, au moins temporaires, peuvent être ainsi obtenues, mais trop souvent les fistules se reforment, persistantes ; et les lésions s'étendent sur le rachis et le bassin sans qu'on puisse en limiter l'extension.

Tumeurs. — En dehors des tumeurs cutanées et sous-cutanées communes à toutes les régions (voir 1re partie, chap. iv), les tumeurs osseuses du bassin présentent un intérêt particulier. Nous rattacherons à ce chapitre l'étude des anévrismes de la fesse, les anévrismes iliaques externes devant être réunis aux anévrismes cruraux.

Anévrismes fessiers. — Ils se développent sur les artères fessière et ischiatique, le plus souvent dans leur portion extrapelvienne, et sont presque toujours d'origine traumatique (plaies de la fesse, fractures du bassin). Tantôt la tumeur anévrismale est tout entière située en dehors de l'échancrure sciatique, tantôt, mais plus rarement, il existe une portion intra et une extrapelvienne.

D'après l'étude générale que nous avons faite du traitement des anévrismes artériels (1re partie, p. 163), nous avons conclu que les meilleures méthodes à employer sont : la compression indirecte parmi les moyens non sanglants ; l'extirpation ou au moins l'incision du sac avec ligatures multiples parmi les autres ; la ligature au-dessus du sac offrant moins de garantie de guérison définitive sans être plus bénigne.

Ici la compression est impossible. La ligature au-dessus du sac ne peut être appliquée par la méthode d'Anel (près du sac), mais par celle de Hunter et doit porter sur l'artère hypogastrique. La destruction directe du sac ne peut être obtenue par extirpation, car dans ces anévrismes traumatiques il n'existe pas de poche à parois nettes qui puisse être disséquée ; et c'est à l'incision de la poche avec oblitération des vaisseaux qui saignent qu'il faut recourir.

C'est donc en somme entre la *ligature de l'artère hypogastrique* et l'*incision du sac avec ligatures* qu'il faut choisir ici. Certains cas ne prêtent pas à discussion, ce sont les anévrismes en bissac dont une portion est dans le bassin ; l'incision est impossible, c'est la ligature de l'iliaque interne qu'il faut faire.

Pour les anévrismes extrapelviens les dangers ne sont pas plus grands actuellement avec l'une ou l'autre méthode ; Delbet[1] cite 14 cas traités par

[1] Pierre Delbet. Traité de Chirurgie Le Dentu-Delbet, t. IV, p. 251.

l'incision avec deux morts, dont une par tétanos; Baudet et Kendirdjy[1] recueillent, depuis 1880, 11 cas de ligature de l'hypogastrique avec aussi deux morts, dont une le quatrième jour par anurie due à une néphrite méconnue. Mais les chances de récidives sont bien plus grandes avec la ligature, à cause des anastomoses des branches de l'hypogastrique, qu'avec l'action directe sur le sac; en outre, la tumeur persistant après la ligature, les troubles nerveux dus au voisinage du sciatique peuvent ne pas disparaître.

Dans ces conditions, nous préférons l'action directe sur le sac, incision et ligatures ou forcipressure à demeure si les fils ne peuvent être posés. La ligature de l'hypogastrique devra être réservée aux anévrismes en bissac à poche intrapelvienne, et aux anévrismes volumineux dont on redouterait l'ouverture sans possibilité d'hémostase provisoire.

La ligature alors sera faite de préférence par voie transpéritonéale après laparotomie médiane[2], plus facile que la ligature souspéritonéale et pas plus grave aujourd'hui. En effet, si nous séparons dans les 11 observations d'anévrismes traités par la ligature[3], recueillies depuis 1880, celles qui furent faites par ces deux méthodes; nous trouvons quatre ligatures par voie souspéritonéale avec une mort et sept par voie transpéritonéale avec également une mort.

Tumeurs des os du bassin. — Ce sont des *exostoses* dont le traitement ne présente ici rien de particulier (voir 1re partie, p. 114), des enchondromes, des myxomes, des ostéo-sarcomes; enfin nous placerons ici les kystes hyatiques des os du bassin.

Les *enchondromes* et les *chondromyxomes osseux* sont des tumeurs bénignes, ne récidivant pas lorsqu'elles sont enlevées complètement, ne se généralisant pas; elles sont remarquables par le volume énorme qu'elles peuvent acquérir, Dolbeau[4] en cite dont la circonférence atteignait $1^m,22$, $1^m,75$ et $2^m,15$. Ils se développent tantôt à l'intérieur et à l'extérieur du grand bassin, implantés sur l'aile iliaque; tantôt dans le petit bassin, partant du voisinage de la symphyse sacro-iliaque; tantôt vers le périnée, partant du pubis ou de la branche ischio-pubienne.

Il importe d'opérer ces tumeurs avant qu'elles n'aient atteint un volume considérable et produit des troubles fonctionnels par compression et déplacement des organes. L'extirpation peut être facilitée par la présence d'un pédicule unissant la tumeur à l'os, ou au contraire rendue fort difficile par enclavement dans le bassin et ici le morcellement pour être une ressource. Si la base d'implantation sur l'os est large, il peut être nécessaire de pratiquer une résection plus ou moins étendue.

Les *ostéo-sarcomes* du bassin, de pronostic grave par le développement

---

[1] Baudet et Kendirdjy. *Gazette des Hôpitaux*, 1er avril 1899.

[2] Quénu et P. Duval. *Revue de Chirurgie*, 10 novembre 1898.

[3] D'après les observations données dans la Thèse de L. Simon : Anévrismes fessiers, Trait. par la lig. de l'hyp. Paris, 1899.

[4] Dolbeau. Mémoire sur les tumeurs cartilagineuses ou enchondromes du bassin. Paris, 1860.

rapide qu'ils peuvent prendre, les compressions et les douleurs intenses qu'ils provoquent lorsqu'ils ont atteint un certain volume, la récidive rapide et la généralisation qui suivent souvent l'exérèse, deviennent en outre rapidement inopérables par l'étendue de la surface qu'ils recouvrent et les adhé-

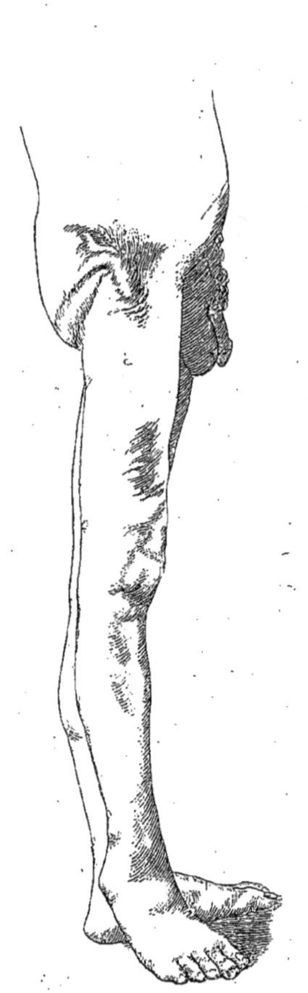

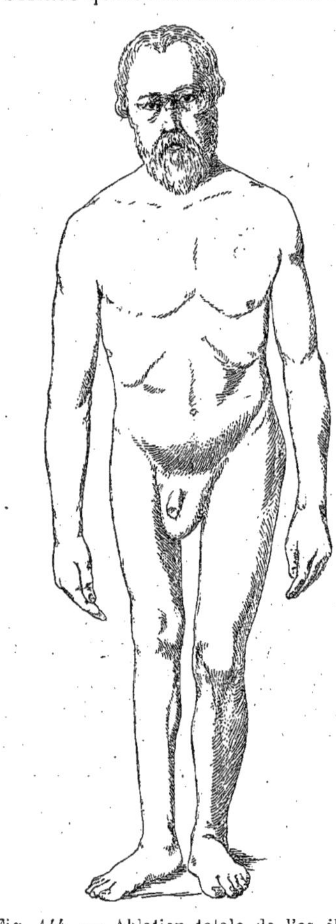

Fig. 143. — Résultat de l'extirpation totale de l'ilium droit, par Kocher (d'après Ollier).

Fig. 144. — Ablation totale de l'os iliaque droit, par Roux (de Lausanne) (d'après Ollier).

rences qu'ils contractent. Implantés généralement sur l'aile iliaque et se développant à la fois vers l'extérieur et l'intérieur, ils peuvent aussi se développer au niveau du pubis[1] ou d'une branche ischio-pubienne[2].

La résection de la portion osseuse sur laquelle ils s'implantent doit être largement faite ; il est à remarquer que la résection d'une grande partie de la symphyse pubienne n'entrave pas la marche. Lorsque le sarcome

[1] Picqué, Michaux. *Bulletin de la Soc. de Chirurgie*, 1894, p. 745.
[2] Péan. *Académie de médecine*, 1897, 9 mars.

s'est développé aux dépens de l'ilium et est volumineux, il est encore possible d'opérer en réséquant en totalité un des deux os iliaques : Ollier[1] cite les deux observations de Kocher (de Berne) et de Roux (de Lausanne) dans lesquelles l'os iliaque entier fut réséqué en même temps que la tête fémorale, mais en conservant le membre inférieur. Les deux opérés guérirent, celui de Kocher opéré en 1885 pour un sarcome était sans récidive trois ans après et marchait sans bâton, en boitant « à peu près comme les individus réséqués de l'articulation de la hanche » (fig. 143) ; le malade de Roux, opéré en 1887 pour un chondro-sarcome, fut montré au Congrès de chirurgie français de 1889 avec un aussi bon résultat fonctionnel (fig. 144). Girard (de Berne) a présenté au Congrès de chirurgie français de 1895 un cas de résection totale de l'os iliaque pour sarcome, mais après désarticulation de la hanche, la malade guérit sans trouble fonctionnel. Enfin Nanu[2] (de Bucarest) fit en 1900 une désarticulation du membre inférieur avec résection de l'os coxal) pour un myxo-sarcome de l'os iliaque et de la tête du fémur, il y eut du sphacèle des lambeaux et le malade mourut le vingtième jour.

En tout cas, comme il est impossible d'avance de connaître exactement les connexions profondes de la tumeur, il faudrait s'arrêter après l'incision des parties molles et l'examen direct, si l'on constatait du côté du bassin des adhérences étendues.

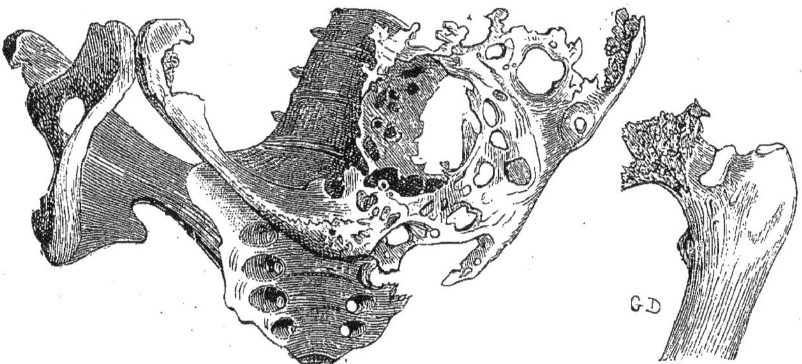

Fig. 143. — Kyste hydatique des os du bassin.

Kystes hydatiques des os du bassin. — Parmi les kystes hydatiques des os, ceux du bassin sont des moins rares ; ils sont de beaucoup les plus fréquents des kystes des os plats. La nature de la maladie est rarement diagnostiquée, sauf lorsque l'apparition d'une tumeur liquide a fait recourir à une ponction.

Ces kystes comportent un pronostic extrêmement grave ; sur 8 observations recueillies par Gangolphe[3] un seul malade guérit, grâce à une intervention hâtive et large. La marche de l'affection est rapidement envahis-

[1] Ollier. Traité des Résections, 1891, t. III, p. 938 et 940.

[2] Nanu. *Congrès international.* Paris, 1900. Section Chirurgie générale, p. 511.

[3] Gangolphe. Maladies infectieuses et parasitaires des os. Paris. Masson. 1894, p. 680.

sante et la seule chance de salut, minime il est vrai, est l'intervention aussi précoce que peut le permettre la difficulté de diagnostic.

Cette intervention, en présence des grandes cavités que forme le kyste dans les os (fig. 145), ne peut consister que dans l'ouverture, l'évacuation du kyste, et la résection d'une grande partie de la coque osseuse, en grattant le reste à la curette. Une circonstance vient encore assez souvent aggraver le pronostic et les difficultés opératoires, c'est l'envahissement par le kyste de l'articulation coxo-fémorale, qui nécessite soit la résection, soit la désarticulation de la hanche.

MALFORMATIONS. — Fistules congénitales sacro-coccygiennes. — Il n'est pas rare de rencontrer, chez l'enfant ou l'adulte, des dépressions et fossettes congénitales de la région sacro-coccygienne, sans aucune importance pathologique. Mais quelquefois ces fossettes se creusent en infundibules ou plus encore en fistules véritables (fig. 146), dans lesquels l'accumulation des sécrétions et des produits de desquamation provoque des accidents inflammatoires, et même des abcès par oblitération momentanée de l'orifice extérieur du cul-de-sac.

Dans ces cas une intervention devient nécessaire, après cessation des accidents aigus; et elle doit consister, pour être radicale, dans l'extirpation complète du cul-de-sac qui peut s'enfoncer à plus de 2 centimètres de profondeur.

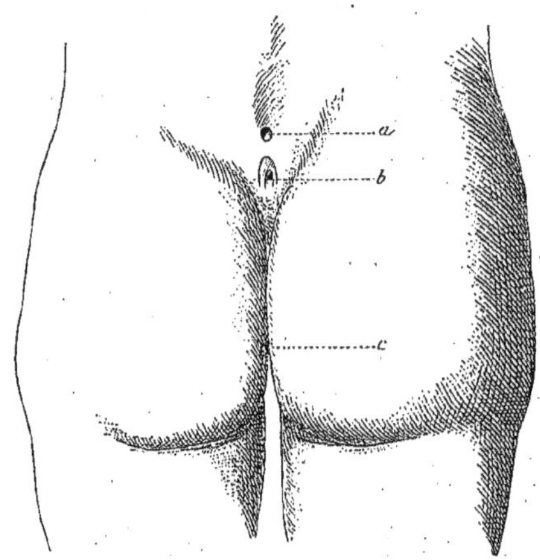

Fig. 146. — Fistules et dépression de la région sacro-coccygienne (Lannelongue et Achard).

a, fistule. — *b*, dépression. — *c*, fistule.

Tumeurs sacro-coccygiennes. — Ces productions congénitales situées à l'extrémité inférieure du rachis, en avant ou en arrière du sacrum et du coccyx, se présentent sous des aspects extrêmement variables, depuis le simple appendice caudiforme jusqu'aux tumeurs kystiques les plus complexes. Les indications opératoires varient forcément avec l'importance et la gravité de la lésion.

On amputera simplement, en choisissant le moment propice et sans craindre d'attendre, les *appendices caudiformes*. On disséquera, lorsqu'ils se manifesteront par la présence d'une tumeur ou par un symptôme fonctionnel quelconque, les *kystes dermoïdes* simples.

Le *spina-bifida sacré*, diagnostiqué ou non comme tel avant l'opération, comporte les mêmes indications et le même pronostic que le spina-bifida lombo-sacré (voir Spina-bifida, p. 268).

Mais la conduite à tenir est souvent fort embarrassante en présence des tumeurs complexes, ordinairement très volumineuses (fig. 147). Un grand nombre des enfants atteints de ces néoplasmes meurent, soit à la naissance soit dans la première année. Chez les sur-
vivants, la tumeur augmente rapidement de volume, si bien que plus on attend, plus le pronostic devient sombre. Calbet[1] insiste sur cette gravité croissante du pronostic et conseille l'opération précoce, malgré ses dangers. Dans les observations qu'il a re-cueillies, il trouve 11 guérisons pour 10 morts chez les enfants opérés de un jour à six mois, 4 guérisons et 4 morts de six mois à un an. Il faut laisser l'enfant se dévelop-per un peu, commencer l'allaitement et acquérir quelque résistance ; sans qu'il y ait avantage à attendre trop longtemps ; le mieux serait d'opérer dans les premiers mois. L'opération est souvent pénible ; bien que la tumeur soit encapsulée, il faut sec-tionner des adhérences au sacrum ou au coccyx ou réséquer la portion osseuse ad-

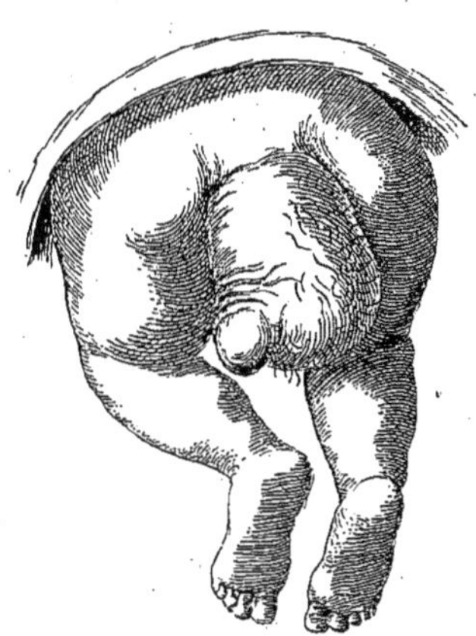

Fig. 147. — Kyste congénital péri-néal, sacro-coccygien (Lannelon-gue et Achard).

hérente. Il est bon de savoir du reste qu'une opération incomplète[2], lais-sant dans la profondeur quelques portions de la tumeur peut être suivie de succès.

III. — ANUS ET RECTUM

Corps étrangers. — Les corps étrangers du rectum dont l'extraction peut présenter des difficultés sont introduits par l'anus, de bas en haut. Parmi ceux-ci les corps arrondis, peu volumineux, non enclavés, sont d'ordinaire facilement saisis par les doigts ou des pinces, après dilatation du sphincter anal, et attirés au dehors. Si des aspérités peuvent blesser la muqueuse, une valve la protège, en même temps qu'elle permet de voir ce que l'on fait.

Pour des corps assez gros, mais courts, lisses et arrondis (verres, par exemple), la prise peut être difficile ; il faut endormir le patient pour dilater largement l'anus, y introduire des valves qui pénètrent entre les parois et le corps étranger, pour enfin attirer celui-ci.

Des corps allongés (bouteilles, bâtons) peuvent s'enclaver dans le bassin, Pierre Delbet[3] insiste sur le rôle que joue alors le coccyx, qui se recourbe au-dessous de l'objet « comme un taquet » et s'oppose à l'extraction. Malgré la dilatation et le relâchement complet des sphincters, il est impossible de retirer le corps étranger par de simples tractions, il faut supprimer l'obstacle

[1] Calbet. Tumeurs sacro-coccygiennes. Thèse de Paris, 1893, p. 106.
[2] Phocas. Bulletin de la Soc. de Chirurgie, Paris, 1896, p. 850.
[3] Pierre Delbet. Bull. de la Soc. de Chir., 1897, p. 652. Rapport de Gérard-Marchant.

formé par le coccyx. Pour y arriver on peut tenter d'abord, comme le fit Bazy[1], de refouler cet os à l'aide d'une valve introduite entre la muqueuse postérieure et la bouteille; si cette manœuvre ne suffit pas, comme la résistance ne siège pas d'habitude dans le sphincter très relâché, il faut réséquer le coccyx sans inciser ni le sphincter ni le rectum ; cette résection sans rectotomie permit l'extraction dans un cas de Buffet (d'Elbeuf)[2]. Cependant pour un corps gros et lisse, malgré cette résection, les difficultés de préhension peuvent rester considérables, et il faut se résoudre alors à faire la rectotomie postérieure, qui permet d'arriver directement sur le corps étranger; celui-ci extrait, il faudra refermer l'intestin et reconstituer le périnée par des sutures profondes et superficielles.

. LÉSIONS INFLAMMATOIRES. — **Rectite chronique. Rétrécissements inflammatoires.** — Quelle que soit la cause de l'inflammation chronique de la muqueuse et des parois du rectum, la sodomie, la blennorragie ano-rectale, la tuberculose, et, sans qu'on puisse expliquer nettement son action, mais sans qu'on soit en droit de nier son influence, la syphilis, cette rectite chronique aboutit dans certains cas, mais non toujours, à des formations hyperplasiques produisant, quelquefois seulement, des proliférations isolées et multiples, sans sténose (rectite proliférante)[3] ; plus souvent une sténose spéciale du rectum, décrite autrefois sous le nom de rétrécissement syphilitique du rectum (rectite sténosante).

Dans les cas de RECTITE PROLIFÉRANTE, lorsque les végétations sont rares, volumineuses et bas situées, l'ablation est indiquée; mais l'extirpation pure et simple de chaque tumeur est toujours suivie de récidive et le mieux est de disséquer et d'extirper, sans toucher au sphincter, toute la muqueuse atteinte, comme on le fait pour les hémorrhoïdes dans le procédé de Whitehead, en suturant à la peau anale la muqueuse saine abaissée. Cette opération n'est que rarement applicable ; et lorsque les lésions sont plus étendues, remontent haut sur la muqueuse rectale, si la muqueuse saine à abaisser n'est pas très proche, la récidive est fatale et le traitement devient le même que pour la rectite sténosante.

Le traitement de la RECTITE STÉNOSANTE est un des plus difficiles à préciser; les indications y sont fort pénibles à poser, tous les procédés employés ayant donné des résultats immédiats considérés comme satisfaisants et même bons ; mais le retour de la rectite et du rétrécissement ayant été constaté chez presque tous les malades suivis assez longtemps, quelle qu'ait été la méthode employée. Il est tout d'abord reconnu que le traitement médical antisyphilitique n'a aucune influence sur la marche de la maladie. En outre, quelques procédés peuvent être aujourd'hui complètement écartés, ce sont les rectotomies externes ou internes avec ou sans abaissement de la muqueuse supérieure devant la section. Nous ne parlons pas non plus de la rectoplastie, pratiquée une fois par Schwartz, analogue à la pyloroplastie (incision

---

[1] Bazy. *Bull. de la Soc. de Chir.*, 1897, p. 658.

[2] Buffet (d'Elbeuf). *Normandie médicale*, 1ᵉʳ avril 1894 et *Bull. de la Soc. de Chir.*, 1897, p. 654.

[3] Pierre Delbet et Mouchet. *Archiv. gén. de méd.*, novembre 1893, p. 513.

verticale et suture transversale); elle ne peut s'adresser qu'à une bride assez souple et peu large, qu'on ne rencontre pas dans l'affection qui nous occupe.

Les procédés que l'on peut mettre aujourd'hui en parallèle sont : la dilatation lente et progressive avec lavages ; l'extirpation du rétrécissement; l'anus iliaque considéré à titre purement palliatif, ou à titre curatif, combiné à d'autres moyens et pouvant alors être temporaire.

La *dilatation lente et progressive* se pratique à l'aide des bougies de Hegar (fig. 148) ou de Crédé (fig. 149), guidées sur le doigt jusqu'au point

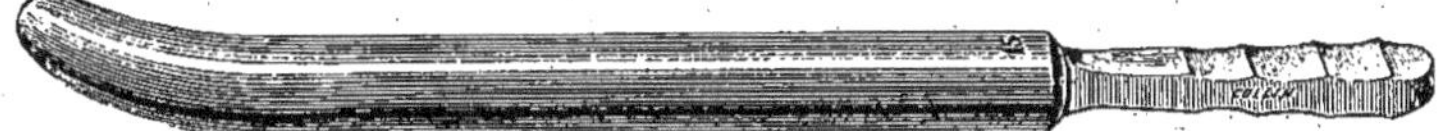

Fig. 148. — Bougie d'Hégar.

rétréci et introduites sans effort; la bougie doit pour ainsi dire passer d'elle-même. Reclus[1] conseille de placer auparavant, aussi loin qu'on le peut dans le canal rétréci, de très petits tampons d'ouate munis d'un fil pour les retirer

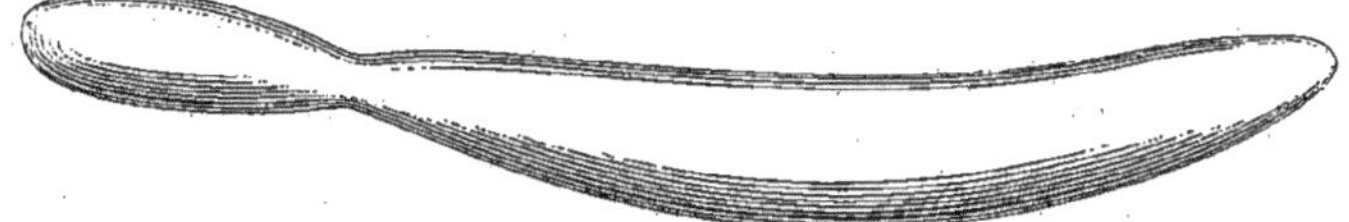

Fig. 149. — Bougie de Crédé.

facilement, et imbibés d'une solution de cocaïne à 1 p. 100, et de les laisser cinq minutes; la dilatation est ainsi très bien supportée par le malade et facilitée par l'absence de contracture du sphincter.

On introduit dans chaque séance 2 ou 3 bougies, puis on pratique dans le rectum un lavage à l'eau bouillie très chaude. Les séances sont répétées tous les jours, ou seulement tous les deux ou trois jours, selon la tolérance du malade, jusqu'à ce qu'on ait obtenu un calibre suffisant ; puis le malade continue lui-même à passer une ou plusieurs bougies chaque semaine ou chaque mois.

Le meilleur résultat qu'on puisse obtenir par ce moyen n'est donc jamais définitif; il ne peut être en outre espéré que s'il n'existe pas de lésions inflammatoires anales et péri-anales (fistules, abcès), qui seraient aggravées par son emploi.

L'*extirpation du rétrécissement* peut se faire généralement par voie périnéale, soit en ménageant l'anus (procédés de Segond et de Hartmann) si la muqueuse peut être disséquée à ce niveau et si le rétrécissement est mobile, ce qui est très rare ; soit en supprimant le sphincter et employant le procédé de résection périnéale décrit par Quénu pour les cancers. Chez la femme, l'extirpation a pu être faite en fendant la cloison recto-vaginale (Campenon, Herzen). La voie sacrée (opération de Kraske) ne peut s'adresser à des lésions descendant très bas, comme le sont ordinairement celles-ci ; c'est

[1] Reclus. *Bull. de la Soc. de Chir.*, 1896, p. 626.

en outre, comme nous le verrons pour le cancer, une opération que nous considérons comme mauvaise. La voie combinée abdomino-périnéale ne s'adresse qu'aux lésions rémontant très haut et a récemment été appliquée au rétrécissement inflammatoire par Navarro (de Montevideo)[1]; elle laisse nécessairement un anus iliaque définitif.

Nous verrons plus loin les résultats immédiats et tardifs de l'extirpation pour la comparer aux autres traitements, mais, notons dès maintenant qu'il est extrêmement rare de pouvoir conserver le sphincter, et que les malades ainsi opérés ont un anus périnéal incontinent.

La *colostomie iliaque*, faite dans tous les cas sur le côlon iliaque et dans le but de supprimer définitivement ou momentanément, mais d'une façon absolue, tout passage de matières dans le bout inférieur, doit comporter la formation d'un éperon saillant.

Cet anus artificiel peut être considéré à deux points de vue, ou bien il est créé pour remédier à des accidents d'obstruction et utilisé comme moyen palliatif indépendant de tout traitement local; ou bien il constitue le premier temps d'une méthode thérapeutique, destiné alors à dériver le cours des matières pour laisser le rectum au repos, lutter contre la rectite et la périrectite et permettre d'entreprendre un traitement local dans de meilleures conditions. Ce traitement local est alors soit la dilatation, soit l'extirpation, et si le résultat désiré est obtenu, l'anus pourra plus tard être oblitéré.

Il importe en tout cas de placer l'anus artificiel dans une situation telle qu'il ne puisse gêner en rien l'extirpation du rectum si elle devenait indiquée. Pierre Delbet[2] ne put ainsi achever l'extirpation dans un cas où l'anus préliminaire avait été placé sur la partie inférieure de l'anse oméga; il faut donc prendre soin de placer celui-ci sur la première partie de l'anse sigmoïde.

Après les premières opérations et leur résultat immédiat, on avait fondé de grands espoirs[3] sur *l'extirpation du rétrécissement*, malheureusement les résultats éloignés ne viennent pas confirmer ces espérances. Lapointe[4] recueillant et étudiant 69 observations d'extirpation, par n'importe quel procédé, trouve d'abord 10 morts opératoires par choc ou infection, soit 14,5 p. 100, ce qui n'en fait pas une intervention bénigne pour une lésion non cancéreuse; 24 malades ont pu être suivis plus d'un an après l'opération et parmi ceux-ci la sténose s'est reproduite 12 fois. Mais si la sténose ne se reproduit pas chez tous les opérés, ceux-ci n'en restent pas plus guéris pour cela, car presque tous ont un anus incontinent et chez presque tous la suppuration rectale s'établit de nouveau; la rectite reparaît.

Il ne faut donc pas compter sur l'extirpation pour donner la guérison

---

[1] Navarro. Traitement des rectites stenosantes. *Revue de Chirurgie*, 1901, 10 juin, p. 722.

[2] Pierre Delbet. Traité de Chirurgie Le Dentu-Delbet, t. VIII, p. 445.

[3] *Bull. de la Soc. de Chirurgie*, 1891, p. 125, 140, 146. *Congrès de Chirurgie allemand*, Berlin, 1895 et 1897, in *Semaine médicale*, avril 1895, p. 195 et avril 1897, p. 146.

[4] Lapointe. Traitement des rétrécissements non congénitaux du rectum. Thèse de Paris 1897 et *Presse médicale*, 1898, n° 76, p. 153.

radicale du rétrécissement, et tout au plus pourrait-elle être considérée « comme le meilleur des palliatifs » (Quénu et Hartmann)[1].

A côté de l'extirpation, se place la *colostomie temporaire*, telle que nous l'avons exposée plus haut, défendue depuis longtemps par Hahn en Allemagne, et plus récemment par Lapointe. Cette dérivation des matières agit d'abord sur l'élément rectite et sur les inflammations périrectales, sur les fistules ; le rétrécissement lui-même peut même être modifié sans autre traitement ; Walther[2] cite un cas où la sténose était devenue simple et peu étendue, d'autres sont cités dans la thèse de Lapointe. Cependant il faut remarquer avec Pierre Delbet[3] que « quand il s'agit de tuberculose, les lésions envahissantes s'étendent souvent loin du rectum, et, en raison de leur nature même, elles ne rétrocèdent nullement lorsqu'on a dérivé le cours des matières. »

L'anus iliaque a donc sur la rectite une influence modificatrice considérable ; il permet alors de traiter le rétrécissement lui-même dans des conditions beaucoup plus favorables, soit par la dilatation faite de bas en haut par l'anus, ainsi que nous l'avons indiqué, ou, comme l'a fait Souligoux[4], de haut en bas, en passant la bougie par le bout inférieur de l'anus artificiel ; soit par l'extirpation.

Mais pour que l'anus iliaque ne soit pas définitif, il faudrait que la lésion rectale se laissât dilater et disparaisse ou bien que son extirpation permette d'obtenir un anus périnéal (l'anus sacré est absolument condamné par les inconvénients multiples qu'il comporte et surtout la difficulté de son entretien) ; or l'extirpation abdomino-périnéale telle que la préconise Navarro[5] ne rentre pas dans ces conditions, elle ne peut être comparée qu'à la colostomie définitive sans extirpation. Il nous paraît que, pour aboutir toujours à un anus iliaque définitif, il vaut mieux laisser en place le rectum ainsi exclu que d'exposer le malade à une opération fort grave.

La question est donc maintenant de savoir si la résection avec anus périnéal peut permettre la fermeture de l'anus iliaque ; aucune observation n'est encore venu le prouver, et ce que nous avons vu des résultats de cette amputation fait craindre que cela ne soit possible que très rarement.

La thérapeutique ainsi limitée se réduit donc dans ses moyens à : la dilatation sans colostomie, la colostomie temporaire suivie de dilatation ou peut-être d'extirpation, la colostomie définitive. Quelles en sont les indications ?

La *colostomie définitive* ne peut être qu'un moyen palliatif auquel on se résoudra après échec des autres moyens. Le traitement devra être commencé par la *dilatation* telle que nous l'avons décrite, sauf lorsque des fistules multiples, des abcès, des lésions inflammatoires périrectales ou l'intolérance du malade la rendront impossible. Dans ces cas malheureusement très fréquents, lorsque la dilatation n'aura donné aucun résultat, le mieux est d'établir

---

[1] Quénu et Hartmann. Chirurgie du Rectum. Paris. Steinheil, 1895, p. 332.

[2] Walther. *Bull. de la Soc. de Chir.*, 1901, p. 890.

[3] Pierre Delbet. *Bull. de la Soc. de Chir.*, 1901, p. 888.

[4] Souligoux et Lapointe. *Bull. de la Soc. de Chir.*, 1901, p. 884. Rapport Chaput, et *Gazette des Hôpitaux*, 1901, p. 1221, n° 127.

[5] *Loc. cit.*

un *anus iliaque* sur la partie supérieure du côlon ilio-pelvien, dans l'espoir qu'il pourra être *temporaire;* puis dès que l'état du périnée le permet, de recommencer la dilatation de bas en haut, ou, si l'on ne peut, de haut en bas.

Si la nature tuberculeuse de la sténose est reconnue (inoculation d'un fragment excisé) ou si la dilatation et les lavages ne donnent pas les résultats espérés, faut-il faire l'extirpation ? Si l'opération se présente dans de bonnes conditions, avec des lésions peu élevées, une infiltration pas trop étendue autour du rectum, on peut la tenter, elle n'est alors pas grave ; si la récidive se produit, on en sera quitte pour laisser l'anus artificiel définitif.

Dans tous les cas, après dilatation ou après l'extirpation, il faudra ne pas se presser de rétablir le cours normal des matières, et attendre un temps suffisant pour qu'on puisse espérer la non-récidive, avant de refermer l'anus artificiel.

Ulcérations ano-rectales. Fissure anale. — Des causes multiples peuvent produire des ulcérations de l'anus et du rectum, à chaque espèce doit être appliqué le traitement de la cause, lorsqu'elle est connue. Nous n'insistons pas ainsi sur les *ulcérations syphilitiques, blennorragiques, chancrelleuses*, qui sont traitées par la médication interne et les applications ou lavages locaux appropriés. Les *ulcérations tuberculeuses* de l'anus peuvent réclamer, en outre du traitement général, le grattage et la cautérisation ignée si elles sont larges, l'extirpation complète au bistouri suivie de réunion, si cela est possible sans de trop grandes dissections. Les *ulcérations variqueuses* seront étudiées avec les hémorroïdes.

Certains de ces ulcères, qu'elle quen soit la cause, situés dans le trajet intrasphinctérien de l'anus, ulcères ordinairement allongés et étroits, s'accompagnent de contracture du sphincter et de douleurs intenses, provoquées par la défécation, mais se prolongeant après celles-ci, en augmentant pendant un temps variable ; ils constituent la *fissure à l'anus.* Pour cette forme clinique spéciale d'ulcère il n'est qu'un traitement : *la dilatation.* Il est très rare que les douleurs soient assez peu violentes pour céder à quelques applications de tampons imbibés de cocaïne ou de suppositoires cocaïnés, la dilatation est ici le traitement par excellence, de préférence à la section du sphincter qui ne guérit pas mieux, crée une plaie qui peut s'infecter et expose à l'incontinence au moins passagère.

La dilatation est faite sous l'anesthésie générale complète (Reclus a donné une technique qui permet de la pratiquer à l'aide de la cocaïne locale (voir *Technique chirurgicale*), et à l'aide des doigts ou du spéculum de Trélat ; elle est poussée progressivement et lentement jusqu'à suppression de toute résistance, et faite successivement dans le sens transversal et antéro-postérieur. Comme à la suite de toute opération sur le rectum, il est fréquent d'observer pendant un ou plusieurs jours une rétention d'urine qui nécessite un cathétérisme rigoureusement aseptique. Après cette opération simple, les malades ne sont maintenus que deux ou trois jours au lit.

Phlegmons et abcès péri-anaux et péri-rectaux. — Ce sont des abcès superficiels ou profonds ; le voisinage de l'anus et du rectum, la possibilité de la fistulisation, créent-ils des indications spéciales ?

Les *abcès sous-cutanés* du périnée n'ont rien de particulier. Les *abcès sous-cutanéo-muqueux* ou *de la marge de l'anus,* situés entre le sphincter externe d'une part, la peau et la muqueuse de l'autre (fig. 150), sont ouverts d'abord au niveau de la peau, puis une sonde cannelée traverse leur cavité, perfore la muqueuse ; et peau et muqueuse sont fendues sur ce trajet. La cicatrisation se fait du fond à la surface et évite la fistule ; l'abcès étant sous et intrasphinctérien, il n'y a aucun danger de couper le sphincter.

L'*abcès de la fosse ischio-rectale.* (fig. 151) doit être traité comme un abcès d'une région quelconque : incision large, ouverture de la cavité abcédée dans sa plus grande étendue, ouverture et drainage des diverticules, il faut avoir soin de ne pas laisser cicatriser les téguments plus vite que le fond, sous peine de voir se produire une fistule.

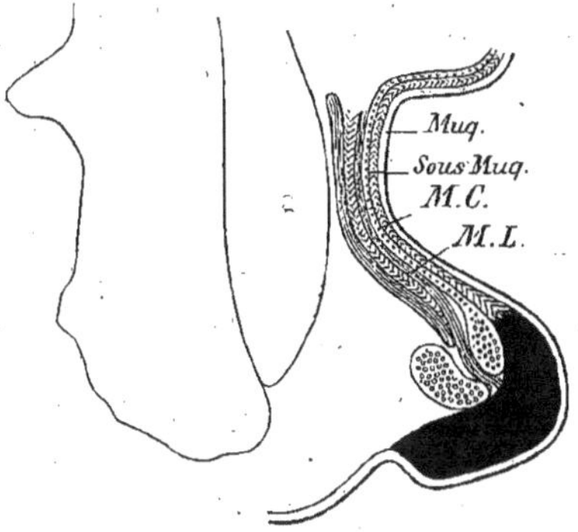

Fig. 150. — Abcès sous-cutanés muqueux (d'après Quénu-Hartmann).

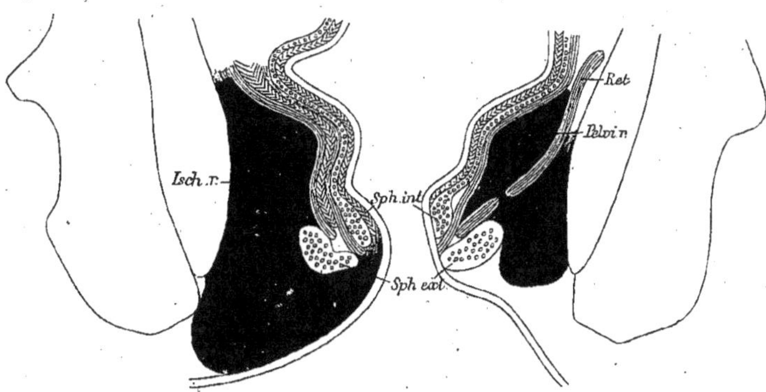

Fig. 151. — Abcès de la fosse ischio-rectale, à droite l'abcès vient de l'espace pelvi-rectal supérieur (Quénu-Hartmann).

Il existe là, comme ailleurs, des *phlegmons diffus* et *gangréneux* qui doivent être traités par les incisions longues et multiples placées de façon à évacuer tous les foyers de sphacèle, les lavages à l'eau oxygénée sont alors indiqués.

En règle générale les incisions d'une ou des deux fosses ischio-rectales seront menées dans une direction antéro-postérieure, évitant le sphincter ; il peut être utile de les compléter par des débridements en sens opposé, notamment vers l'anus, en passant sous le sphincter, si un prolongement sous-cutanéo-muqueux s'est développé. Mais jamais il ne faut d'emblée fendre sphincter et rectum, même si une communication avec l'intestin existait au-dessus du sphincter ; la fermeture sans fistule peut être obtenue par des soins attentifs et en veillant à la cicatrisation progressive du fond à la surface, ainsi que le prouvent les faits publiées dans plusieurs thèses sur ce sujet[1]. Si malheureusement une fistule s'établit, il sera temps alors de la traiter comme nous le verrons.

Enfin viennent les abcès périrectaux situés au-dessus du releveur de l'anus et non ouverts dans la fosse ischio-rectale, *abcès de l'espace pelvi-rectal supérieur ;* ils sont, chez la femme, dépendants des organes génitaux où nous les étudierons. Chez l'homme, ils peuvent se rattacher à une infection prostatique, phlegmons et abcès péri-prostatiques, nous les étudierons plus loin ; ou ils sont secondaires à une infection partie du rectum, et reconnus par le toucher rectal. Ils doivent être incisés par le périnée, soit latéralement comme un abcès de la fosse ischio-rectale, soit sur la ligne médiane postérieure, en se guidant sur les indications fournies par le toucher rectal, et sans couper, ici non plus, les parois du rectum.

Fistules ano-rectales. — Tous les orifices fistuleux qui s'ouvrent autour de l'anus n'appartiennent pas à des fistules ano-rectales, nous avons vu en étudiant les *ostéites du bassin* qu'elles pouvaient produire des fistules périnéales, ce sont les *fistules ostéopathiques,* nous n'y reviendrons pas. De même nous écartons de ce chapitre les fistules viscérales, ouvertes d'un côté dans l'anus ou le rectum, et communiquant d'autre part avec vessie, urètre, vagin, vulve ; elles seront étudiées avec ces différents organes.

Il nous reste ici des fistules, ouvertes ou non dans le tube digestif, dont la présence n'est pas due à des lésions d'autres organes du bassin. Partant du périnée, elles s'élèvent au-dessus du releveur anal qu'elles traversent, ou restent au-dessous. Les premières, peu fréquentes, sont dites *fistules de l'espace pelvi-rectal supérieur ;* les secondes doivent être divisées en deux groupes suivant que le trajet chemine sous le bord inférieur du sphincter de l'anus, *fistules sous-sphinctériennes* (fig. 152), ou passe en dehors de ce sphincter pour aller s'ouvrir ou non dans le rectum, ce sont les *fistules ischio-rectales* ou *extra-sphinctériennes* (fig. 153). Ces diverses variétés sont reconnues par le cathétérisme du trajet, combiné au toucher rectal.

Toute fistule ano-rectale doit être traitée le plus tôt possible, c'est une source d'infection, une gêne pour le malade ; la durée en augmente la complexité et en rend plus difficile la guérison. Cependant une fistule anale, peu grave chez un tuberculeux pulmonaire avancé, n'offre pas, auprès de la maladie principale, une importance assez grande et sa guérison ne peut assez améliorer l'état général pour qu'on doive malgré tout opérer. Il faut, pour prendre une décision à cet égard, rechercher avec soin le rôle que peut jouer la fistule dans l'ensemble pathologique.

Il n'existe aucun traitement non opératoire qui puisse guérir une fistule

---

[1] Thèses de Paris : Legras, 1892-93. — Etchepare, 1893-94. — Cougneuc. 1895-96. — A. Caron. 1899.

quelconque, deux seuls procédés sont à employer : l'incision du trajet principal et de tous les diverticules, avec destruction des parois ; l'extirpation de ces trajets, suivie de suture totale et de réunion primitive. Les indications de ces opérations peuvent varier avec la forme anatomique de la fistule.

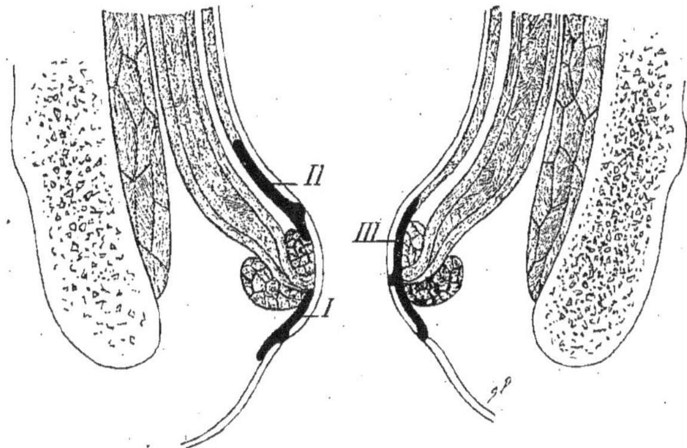

Fig. 152. — Fistules sous-tegmentaires (G. Marchant).
I. Fistule borgne externe. — II. Fistule borgne interne. — III. Fistule complète.

Les *fistules sous-sphinctériennes* ont un trajet cutanéo-muqueux (borgnes externes ou complètes) (fig. 152) ou muqueux (borgnes internes), (fig. 152) dont l'ouverture par n'importe quel procédé n'expose jamais à la section du

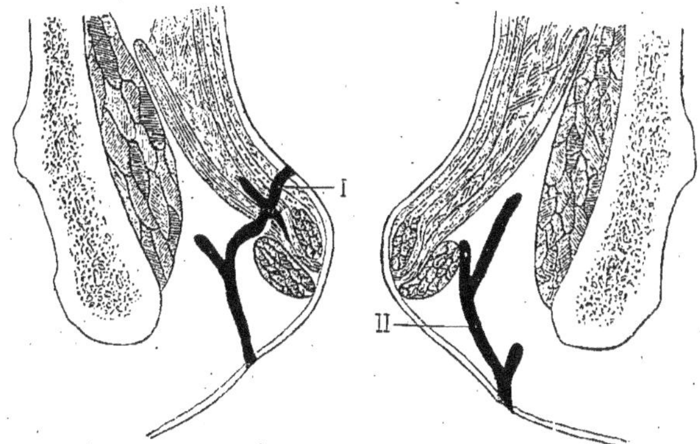

Fig. 153. — Fistules extra-sphinctériennes (d'après Faure et Rieffel).
I. Fistule complète. — II. Fistule borgne externe.

sphincter. Tous les procédés peuvent donc donner une guérison dans de bonnes conditions. L'incision au bistouri guidé par la sonde cannelée, suivie de destruction des parois par la curette ou le fer rouge, et de pansements fréquents destinés à ne laisser se faire la cicatrisation que du fond à la surface, est un procédé très simple n'offrant aucun danger, mais la guérison met plusieurs semaines ou plusieurs mois à se parfaire. La destruction au bistouri du trajet et de ses diverticules [1], suivie de suture complète avec affrontement exact de tous les tissus incisés, conduit à la réunion par première intention, lorsque le malade a suffisamment été préparé pour éviter l'infection par le rectum; les observations suivies de succès en sont aujourd'hui nombreuses, la guérison se fait alors en dix à quinze jours. Si par hasard la plaie s'infecte, le malade se trouve dans les conditions de la simple incision. Il y a donc tout avantage à employer la suture chaque fois que cela est possible, surtout si on a quelque raison de croire la fistule de nature tuberculeuse, ce qui est fréquent. La complexité extrême des diverticules et des décollements peut seule empêcher qu'on ne l'emploie.

Pour les fistules *extra-sphinctériennes, ischio-rectales*, le traitement par l'incision du trajet et des parois rectales devient un très mauvais procédé, parce qu'il coupe le sphincter externe et expose à l'incontinence. Si le fond de la fistule borgne externe reste éloigné du rectum, on peut débrider largement l'orifice externe pour exposer au jour tout le fond du clapier, en curetter les parois et laisser cicatriser lentement, comme une plaie quelconque. Mais pour peu que la fistule approche la paroi rectale, ce procédé est insuffisant et il faut extirper le trajet pour suturer tous les plans incisés, en coupant s'il est besoin le sphincter externe; de cette façon, on suture immédiatement ce muscle et réunit en masse tous les plans par des sutures profondes métalliques, comme dans une périnéorraphie, et l'incontinence n'est plus à craindre.

Cependant, avant d'en venir à cette opération, il sera bon de bien examiner le rectum par le toucher pour y découvrir, si elle existe, la bride postérieure, le rétrécissement partiel sur lequel a insisté Tillaux [2] : bride située sur la paroi postérieure du canal, à 3 ou 4 centimètres au-dessus de l'anus, et dont la simple section au bistouri peut être suivie de la guérison complète de la ou des fistules. Buffet (d'Elbeuf) a encore récemment publié une observation de cette espèce particulière de fistule.

Les rares *fistules pelvi-rectales supérieures* indépendantes de toutes lésion osseuse, sont consécutives aux abcès de l'espace pelvi-rectal supérieur; elles ne communiquent pas ordinairement avec l'intestin. Quénu et Hartmann [3] ont bien montré que le principal obstacle à leur oblitération est l'existence d'un resserrement de leur trajet au niveau du muscle releveur de l'anus. L'indication formelle est de supprimer le clapier sus-musculaire et d'établir un bon drainage; la longue incision antéro-postérieure située en dehors du sphincter externe, que nous avons indiquée pour l'ouverture des abcès de la région, conduira ici jusqu'au releveur qu'on incisera pour ouvrir la cavité profonde. Le foyer ouvert largement est gratté à la curette, régularisé et drainé; la cicatrisation régulière doit en être attentivement surveillée.

[1] Quénu. *Société de Chir.*, 1887, p. 533 et Thèses de Longo. Paris, 1888. Sendler. Paris, 1890. Roux. Paris, 1899. — Pierre Delbet in Legras. Th. Paris, 1892-93. Arsonneau. Paris, 1901. — Souligoux in Barge. Th. Paris, 1900.

[2] Tillaux. *Congrès de chirurgie* de Paris, 1895. Séance du 21 octobre. — Buffet (d'Elbeuf). *Congrès international*. Paris, 1900. Section Chirurgie générale, p. 796.

[3] Quénu et Hartmann. Chirurgie du Rectum, 1895, t. I, p. 212.

Hémorrhoïdes. — Les hémorrhoïdes sont extrêmement fréquentes ; mais un nombre restreint est justiciable d'un traitement chirurgical. Toutefois, étant donné la fréquence de l'affection, la question d'une intervention se pose assez souvent. Une bonne hygiène et des soins médicaux convenables peuvent prévenir les complications et restreindre encore les indications chirurgicales.

Ces SOINS MÉDICAUX ET HYGIÉNIQUES consistent surtout dans la réglementation du régime alimentaire destinée à éviter la constipation, qu'il faut au besoin combattre par les moyens habituels (lavements et laxatifs) ; dans la propreté minutieuse de la région anale. Enfin l'hygiène générale (exercice modéré en plein air, frictions sèches, hydrothérapie) aide à lutter contre le développement des hémorrhoïdes.

Si des accidents se produisent, divers moyens peuvent les combattre lorsqu'ils ne se présentent pas avec une intensité et une gravité trop grande : les hémorragies, les douleurs d'une poussée congestive seront traitées par les lavements et applications d'eau bouillie soit très chaude (40° ou 45°) soit très froide, par les pulvérisations d'eau bouillie chaude avec le pulvérisateur de Championnière, par les pommades à base de belladone ou de cocaïne.

Enfin l'érythème, provoqué souvent par les hémorrhoïdes externes, cédera aux soins de propreté et à l'application de poudres inertes (sous-nitrate de bismuth, talc, etc.).

Lorsque les crises de douleurs et de gonflement reviennent trop fréquemment, si les hémorragies deviennent inquiétantes par leur abondance ou leur répétition, si les hémorrhoïdes internes deviennent facilement procidentes, ou enfin lorsque des accidents infectieux plus graves surviennent (étranglement, sphacèle) ; ce traitement n'est plus suffisant et il faut recourir aux moyens chirurgicaux.

Quelques hémorrhoïdes cependant ne réclament pas pour elles-mêmes un traitement actif, elles sont sous la dépendance d'une autre affection, elles sont dites *symptomatiques* : lésions du rectum, rétrécissement ou cancer ; affections de la prostate, de la vessie, de l'urètre ; compression des veines du bassin par un utérus gravide ou un fibro-myome, un kyste ovarique ; cirrhose hépatique, etc.).

Les MOYENS CHIRURGICAUX employés, lorsque le traitement médical devient impuissant, sont extrêmement nombreux ; nous n'en retiendrons que ceux qu'on utilise encore souvent aujourd'hui et sur l'emploi desquels discutent encore les chirurgiens[1]. Ce sont : la dilatation de l'anus ; la cautérisation ignée (volatilisation et ignipuncture) ; l'excision au bistouri suivie de sutures, partielle ou totale, c'est-à-dire portant sur les paquets hémorrhoïdaires seuls ou sur la totalité de la muqueuse atteinte.

La *dilatation de l'anus* est faite comme pour la fissure anale, elle est digitale ou instrumentale (speculum de Trélat).

La *cautérisation ignée* comprend deux procédés : l'écrasement et la destruction de la tumeur hémorrhoïdaire, à l'aide de la pince-cautère écrasante

---

[1] Discussion sur le traitement chirurgical des hémorrhoïdes. *Bull. de la Soc. de Chir.*, 1899, p. 533, 549, 616, 639, 661.

de Richet, chauffée à blanc; l'ignipuncture profonde de la tumeur, à l'aide de la pointe du thermocautère portée au rouge sombre.

L'excision au bistouri suivie de sutures peut porter sur les paquets isolés et pédiculisés d'hémorrhoïdes procidentes, suivant les procédés de Reclus ou de Monod; c'est l'excision partielle. Elle peut, au contraire, intéresser toute la muqueuse variqueuse qu'il faut alors disséquer des plans sous-jacents et notamment du sphincter externe, soit pour la réséquer en totalité en suturant ensuite la muqueuse saine à la peau de l'anus (procédés de Whitehead et de Reclus, etc.); soit pour débarrasser sa face profonde des veines variqueuses qui la doublent, en les excisant avec de petits ciseaux courbes, et la réappliquer sans en réséquer aucune portion (procédé de Quénu); c'est l'excision totale.

Parmi ces divers moyens, la dilatation employée seule est généralement insuffisante; elle n'est applicable, sans action directe sur les tumeurs, que dans les cas de *fissure hémorrhoïdaire*, et pour les *hémorrhoïdes internes non procidentes avec hémorragies*, sans tumeur visible. Mais, dans tous les autres cas, sauf si l'orifice anal est relaché et presque béant, cette dilatation forcée doit constituer le premier temps de toute intervention, cautérisation ou excision.

Lorsqu'une opération véritable devient nécessaire pour détruire les paquets variqueux, certains opérateurs n'admettent que le fer rouge, les uns en ignipuncture, les autres en écrasement; certains rejettent complètement le thermocautère et ne veulent que l'excision au bistouri, totale ou partielle. En réalité il est impossible d'indiquer un mode de traitement unique qui s'applique aussi bien à tous les cas; et, ici comme partout, il faut examiner successivement les aspects cliniques que peut revêtir la maladie, pour appliquer à chacun un traitement approprié à l'étendue et à la gravité des lésions.

Les *hémorrhoïdes externes* nécessitent rarement pour elles-même un traitement; si quelques petites tumeurs font nettement saillie, on peut, avec anesthésie cocaïnique, les exciser au bistouri ou aux ciseaux et réunir les lèvres de la plaie ainsi formée.

Les *hémorrhoïdes internes procidentes non enflammées* forment un ou plusieurs paquets pédiculés et facilement isolables de la muqueuse ou au contraire constituent un bourrelet annulaire complet avec bosselures violacées sans tumeur isolable.

Dans le premier cas l'excision isolée de chaque paquet est tout indiquée, et mieux vaut la faire au bistouri en suturant immédiatement la plaie muqueuse, que de pratiquer la section au thermocautère au-dessous d'un clamp qui enserre le pédicule. Cette excision par le fer rouge produit une escarre dont la chute laisse une plaie qui peut saigner secondairement et se réunit, par bourgeonnement, en un temps beaucoup plus long que la plaie suturée.

Dans le cas de bourrelet continu sans tumeur pédiculée, deux méthodes sont applicables après dilatation : l'ignipuncture et la dissection de la muqueuse, c'est-à-dire l'opération de Whitehead ou les opérations qui en dérivent.

L'excision circulaire au bistouri par un de ces procédés, suivie de suture exacte de la muqueuse saine à la plaie, donne, lorsqu'elle est suivie de réunion immédiate, un résultat excellent et rapide. On lui reproche d'être une opération délicate, quelquefois très sanglante, d'exposer à la blessure du sphincter externe et surtout de n'être bonne qu'à la condition d'une réunion par première intention, toujours douteuse dans une région aussi difficile à aseptiser que la région ano-rectale ; enfin d'exposer, lorsque cette réunion immédiate n'est pas obtenue, à un rétrécissement cicatriciel de l'anus.

Au contraire l'ignipuncture, opération très simple et très facile, à la portée de tout opérateur, n'exposerait à aucune hémorragie si l'on a soin de tenir la pointe au rouge sombre et de presque éteindre le thermocautère en sortant, et fournirait d'aussi bonnes guérisons sans exposer jamais à la rétraction cicatricielle.

Il n'est pas niable que fréquemment les résultats éloignés sont aussi bons avec le fer rouge qu'avec l'excision. La cautérisation est suivie de phénomènes réactionnels intenses, l'hémorrhoïde devient tendue et douloureuse, puis tout se calme bientôt et la tumeur s'affaisse et se flétrit ; la cicatrisation est forcément plus tardive puisqu'elle exige d'abord la chute d'une escarre et une réparation secondaire ensuite, fort longue à se faire au niveau de l'anus ; et cette cicatrisation est encore plus longue après l'écrasement par la pince de Richet. Cette réaction et ces douleurs n'existent pas après l'excision si la plaie reste aseptique, et on sait aujourd'hui préserver de l'infection les plaies chirurgicales du rectum et de l'anus, grâce à des soins pré et post-opératoires qui font partie de la technique. D'autre part la réunion primitive est obtenue facilement grâce à ces soins, et si l'on porte son attention à la bonne application des lambeaux muqueux sans tension et à la régularité des sutures. Nous n'avons jamais observé à la suite de nos opérations de rétrécissement cicatriciel.

Aussi, pour ces cas où l'excision complète est indiquée, préférons-nous à l'ignipuncture l'opération au bistouri, avec résection de toute la muqueuse malade.

Mais il faut bien dire que lorsque, pour une cause quelconque (défaut d'expérience de l'opérateur, installation insuffisante, impossibilité d'une préparation minutieuse du malade), l'excision au bistouri sera reconnue impossible, on peut obtenir d'excellents résultats par l'ignipuncture, qu'on emploierait de préférence à l'écrasement par la pince cautère. On pourrait encore, dans ces cas, employer la méthode, dite américaine, des injections interstitielles de glycérine phéniquée, associée comme le recommande Roux (de Lausanne) à la dilatation de l'anus :

La dilatation faite, on injecte à l'aide d'une seringue de Pravaz, à la base de l'hémorrhoïde, près de la marge de l'anus et non du côté de la muqueuse rectale, deux gouttes de glycérine phéniquée à 50 p. 100, après avoir comprimé la tumeur entre le pouce et l'index près de sa base ; l'injection est répétée dans chaque tumeur.

Les *hémorrhoïdes internes procidentes enflammées et étranglées*, gangrenées ou non, ne peuvent être traitées par ces procédés ; mieux vaut traiter d'abord cette poussée de phlébite hémorrhoïdaire par les pulvérisations chaudes aseptiques, les pansements humides, attendre la chute des escarres et la régression des phénomènes inflammatoires, pour appliquer ensuite le traitement précédent s'il y a lieu.

Tumeurs. — **Tumeurs bénignes. Polypes.** — Les tumeurs bénignes du rectum sont des *fibromes,* des *myomes* et surtout des *adénomes;* elles tendent à se pédiculiser et forment des polypes durs ou mous, surtout fréquents chez l'enfant, qui occasionnent des hémorragies et peuvent devenir procidents.

Lorsqu'on a reconnu un de ces polypes, il suffit de le mettre à découvert à l'aide d'un speculum ani ou de valves, de sectionner le pédicule au ras de la muqueuse et de placer un point de catgut profond au niveau de la petite plaie pour arrêter le suintement sanguin et obtenir une cicatrisation rapide. Il est indispensable de diminuer la septicité du rectum, pendant quelques jours auparavant, à l'aide de purgatifs et du régime lacté. La torsion du pédicule sans traction sur la tumeur est aussi un bon procédé lorsque le pédicule est mince, mais il ne faut jamais procéder par arrachement.

Cancer du rectum. — Les troubles fonctionnels et les douleurs occasionnés par le cancer rectal sont particulièrement pénibles, et le seul traitement palliatif réellement efficace qu'on puisse lui opposer, l'anus iliaque, laissant en place les bourgeonnements épithéliaux et les ulcérations, ne supprime qu'en partie ces symptômes, tout en ne s'opposant pas à l'extension de la tumeur et à son retentissement sur l'organisme. Il est donc rationnel, malgré la gravité réelle du pronostic opératoire, de chercher à pratiquer l'exérèse large du néoplasme ; seul traitement que nous ayons encore à opposer au cancer.

La résection ou l'amputation du rectum pour épithéliome est en général une opération grave, la mortalité opératoire est encore aux environs de 20 p. 100, d'après les relevés de Quénu[1] en France, aussi bien que d'après les statistiques récentes des chirurgiens allemands[2]. Le plus grand nombre des échecs est dû à l'infection, facilitée par l'étendue des surfaces cruentées et la grande septicité du rectum cancéreux. Mais cette mortalité, très grande pour l'ablation des cancers élevés qui nécessite des opérations préliminaires ou combinées, est au contraire minime pour l'extirpation des cancers ano-rectaux bas situés et encore peu étendus. Le pronostic opératoire sera donc d'autant meilleur qu'on opérera plus tôt et qu'on aura affaire à des lésions plus rapprochées de l'anus.

D'autre part, la récidive n'est pas toujours rapide, et nombre d'opérés vivent plusieurs années guéris ; Kronlein en trouve 80 sur 640, vivant plus de trois ans sans récidive ; Hochenegg, Kraske[3] comptent environ 21 p. 100 des cas dans ces conditions ; Quénu et Hartmann[4] citent un nombre très

---

[1] Quénu et Hartmann. Chirurgie du Rectum, t. II, 1899, p. 231.

[2] 29° Congrès de la Société allemande de chirurgie, avril 1900. *Semaine médicale*, 1900, p. 139.

[3] Congrès de Chirurgie allemand, 1900. *Loc. cit.*

[4] *Loc. cit.*, p. 227, 228, 229.

respectable de guérisons maintenues plusieurs années, dont quelques-unes constatées dix, douze et seize ans après l'opération. Beaucoup il est vrai récidivent au bout de quelques mois; mais, d'une part, on ne peut savoir d'avance si la survie ne sera pas très longue, d'autre part les moins heureux conservent pendant quelques mois l'illusion d'une guérison définitive et sont débarrassés des douleurs et des inconvénients pénibles de l'obstruction cancéreuse du rectum.

Si donc on ne peut espérer guérir ainsi le cancer rectal, pas plus que les autres cancers, si même on ne peut escompter une survie prolongée, les chances de guérison plus ou moins longue sont assez grandes pour qu'on ne soit pas en droit de s'en tenir d'emblée au seul traitement palliatif.

TRAITEMENT PALLIATIF. — De nombreux cas sont justiciables de ce seul traitement, cas inopérables soit parce que le cancer est déjà généralisé, soit parce que le malade est trop affaibli par la suppuration, les hémorragies, le mauvais fonctionnement du tube digestif; soit enfin parce que la tumeur adhère aux organes environnants et ne peut être extirpée en totalité sans dommages trop considérables. L'adhérence à la prostate ne constituerait pas, pour Quénu, un obstacle à l'intervention ; car cette adhérence peut être inflammatoire et l'opération serait possible sans gravité plus grande, en conservant l'intégrité des voies urinaires.

Le traitement palliatif applicable à ces cas est *l'anus iliaque*, qu'il faut pratiquer sans attendre les phénomènes d'obstruction. C'est une opération bénigne, que l'on peut faire ici en deux temps dans de bonnes conditions. Elle diminue ou supprime les douleurs et les écoulements du rectum, met à l'abri de l'obstruction si fréquente, et permet ainsi une survie de plusieurs mois ou même de 2 ou 3 ans.

Si les écoulements par l'anus persistent avec abondance, on emploiera les lavages, faits par l'anus naturel ou par le bout inférieur de l'anus artificiel, avec des solutions faibles de permanganate de potasse ou d'eau oxygénée; ou même on pratiquerait prudemment l'abrasion à la curette des bourgeons épithéliaux.

EXTIRPATION DU CANCER. — L'exérèse décidée, le mode opératoire dépend uniquement de la situation du cancer dans le rectum. Nous prendrons comme base la classification indiquée par Quénu[1], qui divise d'abord le rectum chirurgical en deux portions : l'une au-dessus de la 3ᵉ vertèbre sacrée pourvue d'un mésentère; l'autre au-dessous, véritable rectum.

Le cancer est *recto-sigmoïde* si, sa limite inférieure étant quelconque, sa limite supérieure atteint et dépasse le méso-rectum ou la 3ᵉ sacrée; il est *sigmoïde* s'il est tout entier situé au-dessus de la 3ᵉ sacrée, sa limite supérieure étant quelconque. Si sa limite supérieure ne dépasse pas la 3ᵉ sacrée, le cancer est *rectal proprement dit;* et il peut être alors *total* ou *limité,* ce dernier comprenant les variétés : *cancer bas situé* lorsqu'il ne dépasse pas le cul-de-sac péritonéal (anal ou ano-ampullaire); *cancer élevé, sus-ampullaire*

[1] Quénu. *Bull. de la Soc. de Chir.*, 1897, p. 458.

ayant son extrémité supérieure à la 3e sacrée, et l'inférieure à 7 ou 8 centimètres de l'anus ; *cancer moyen, ampullaire*, au niveau de l'ampoule rectale.

Le toucher rectal renseigne sur ces limites dans les cancers bas ; mais dès que la limite supérieure s'élève un peu, on ne peut plus la reconnaître par ce moyen et l'exploration par la cavité abdominale peut seule le permettre. Cette recherche se fait en même temps qu'on établit l'anus préliminaire, nécessaire pour les opérations élevées, anus qui devient définitif si la lésion est reconnue inopérable.

L'*anus iliaque préliminaire et temporaire*[1] est en effet une sage mesure de précaution à prendre, avant d'opérer un cancer du rectum ; sauf pour les cancers bas de l'anus et de la partie inférieure de l'ampoule. Cette dérivation des matières préserve le rectum des souillures qu'entraîne leur passage et permet une désinfection relative du canal rétréci par le cancer. Des lavages peuvent être faits de haut en bas par le bout inférieur de l'anus artificiel pendant les jours qui précèdent l'opération, rendant ainsi la préparation plus efficace. Enfin on n'a plus à craindre l'arrivée malheureuse d'une selle imprévue soit pendant la période de préparation, soit après l'opération, pendant la cicatrisation. L'anus iliaque préliminaire supprime donc une des plus grosses causes d'infection, au cours et pendant les suites de l'opération ; et si l'on ajoute à cette précaution celle sur laquelle insiste Quénu, de n'enlever le rectum malade que fermé à ses deux extrémités et sans l'ouvrir en aucun point, « comme un kyste à contenu septique », on réduit au minimum ces chances d'infections, causes principales de la mort.

L'anus préliminaire, pour être efficace, pour permettre les irrigations suffisamment nombreuses, doit être pratiqué au moins 10 à 12 jours avant l'extirpation du cancer ; et pour ne pas gêner cette extirpation, il doit siéger sur un point assez élevé du gros intestin, à la jonction du côlon descendant et de l'anse oméga. .

Enfin, cette pratique de l'anus préliminaire permet de se renseigner, dans les cas difficiles, sur la possibilité de l'exérèse. Voici quelle est alors la conduite conseillée par Quénu: Pratiquer l'incision iliaque gauche destinée à la confection de l'anus, mais assez grande pour permettre l'introduction dans la cavité abdominale de la main ou de plusieurs doigts, explorer le cul-de-sac de Douglas et reconnaître la limite supérieure du cylindre induré et ses connexions. Si l'extirpation est jugée impossible, l'anus est installé définitivement. Si l'opération est décidée et qu'on pense pouvoir terminer par un anus périnéal ou sacré, on place l'anus temporaire à l'origine du côlon iliopelvien et cet anus doit aussi comporter la formation d'un éperon. Lorsque, au contraire, on décide l'ablation complète de l'extrémité inférieure du tube digestif (extirpation abdomino-périnéale), l'opération peut être immédiatement entreprise, et terminée par un anus définitif iliaque.

Dans les cas où l'anus artificiel n'est que *temporaire*, si l'extirpation périnéale ou sacrée s'est terminée dans de bonnes conditions, donnant un anus périnéal qui fonctionne bien, ou suffisamment, on attendra 3 mois environ (Quénu) avant d'en pratiquer la *fermeture*, afin de laisser passer la période

---

[1] F.-J. Nicolas. Thèse de Paris, 1900. .

des récidives précoces. Nicolas[1] rapporte dans sa thèse sept observations dans lesquelles un anus préliminaire a ainsi été oblitéré 3 mois après par Quénu, et la fermeture fut obtenue en une seule opération par une entérorraphie latérale suivie de reconstitution de la paroi abdominale, sans traitement spécial de l'éperon.

L'étendue de la tumeur reconnue et l'anus établi si cela a été reconnu utile, il faut faire choix d'un procédé opératoire applicable à la localisation du cancer.

Les voies par lesquelles peut être abordé le rectum cancéreux, en dehors des voies naturelles (extirpation par l'anus dilaté) applicables à des cas exceptionnels de cancer très limité, très mobile et bas situé ; sont : la voie périnéale, la voie vaginale, la voie sacrée et la voie combinée abdomino-périnéale ou sacrée.

L'amputation du rectum par *voie périnéale* se fait d'après une technique bien réglée par Quénu[2], elle comporte l'extirpation de la région anale avec le sphincter et de toute la partie inférieure du rectum en dépassant largement la tumeur, elle est aidée par une longue incision postérieure et la résection du coccyx ; l'abaissement du rectum peut être poussé loin, grâce à l'ouverture du cul-de-sac péritonéal. Elle permet l'extirpation de toutes les variétés du *cancer rectal proprement dit* et est applicable chez l'homme et chez la femme.

Chez la femme, la *voie vaginale* donne un plus grand accès sur le rectum, grâce à l'incision de la cloison recto-vaginale ; elle est nécessaire et s'accompagne de résection de cette cloison lorsque le cancer l'a envahie. Enfin, cette voie peut permettre la conservation du sphincter, comme avec l'opération de Kraske, lorsque la situation de la tumeur s'y prête.

La *voie sacrée*[3], opération de *Kraske*, donne accès sur le rectum grâce à la résection du coccyx et d'une partie variable du sacrum, portant sur sa moitié gauche et ne dépassant pas en haut le niveau du 3e trou sacré ; on a même cherché à rendre cette résection osseuse temporaire, mais en ajoutant de grandes difficultés à une opération déjà pénible, et au prix de complications postopératoires graves. Cette brèche osseuse permet d'atteindre facilement les cancers ampullaires et, plus difficilement, les cancers sus-ampullaires ; elle permet, en outre, la conservation du bout anal de l'intestin.

Mais l'opération est grave : la mortalité immédiate est considérable sans qu'on puisse donner de chiffres exacts, beaucoup d'opérations terminées par la mort n'ayant pas été publiées. L'opération est grave par sa longueur, par la perte de sang inévitable, par les désordres pelviens étendus, nécessaires, par l'infection postopératoire fréquente. En outre, pour les opérés qui survivent, la persistance fréquente d'une fistule stercorale sacrée et l'incontinence du sphincter anal, privé de son innervation, sont des inconvénients fort importants.

Les cancers sigmoïdes ou recto-sigmoïdes, situés au-dessus de la 3e ver-

---

[1] F.-J. Nicolas. Thèse de Paris, 1900.

[2] Quénu et Baudet. *Revue de Gynécologie*, no 4, septembre et octobre 1898.

[3] Morestin. Thèse de Paris, 1894.

tèbre sacrée ne peuvent être opérés par voie périnéale, ne le sont que très difficilement par voie sacrée ; la *voie combinée abdomino-périnéale* s'applique à
ces cas ; elle est de création toute récente.

Dans cette opération, on commence par sectionner, après laparatomie,
l'intestin au-dessus du cancer au niveau de l'anse sigmoïde ; le bout supérieur est relevé et destiné à la confection d'un anus iliaque définitif ; le bout
inférieur est libéré et isolé jusqu'au cul-de-sac péritonéal qui est ouvert.
Enfin on abandonne l'abdomen refermé et achève, par la voie périnéale,
l'extirpation de tout le segment recto-sigmoïde libéré.

Quénu et Hartmann[1] recueillant les cas connus en 1899, trouvent
16 cas d'extirpation abdominale combinée (sacrée ou périnéale), dont
8 morts et 8 guérisons ; mais il est à remarquer que dans ce nombre sont
9 femmes et 7 hommes, et que les 7 hommes sont morts, alors qu'une seule
des 9 femmes a succombé. Des conclusions ne peuvent être tirées de cas
aussi peu nombreux, si ce n'est que l'opération est extrêmement grave,
surtout chez l'homme.

Par cet exposé, nous voyons donc que la voie périnéale, la moins grave
de toutes, est applicable aux cancers rectaux proprement dits, sauf pour
la variété sus-ampullaire ; le cancer total est cependant exceptionnellement
opérable, à cause de son extension rapide autour du rectum.

Les cancers moyens, ampullaires, peuvent être abordés par la voie
sacrée, mais le pronostic est déjà beaucoup plus grave.

Enfin, si l'on voulait opérer un cancer recto-sigmoïde, il faudrait employer
la voie combinée abdomino-périnéale, mais en réservant fortement le pronostic opératoire, surtout chez l'homme.

Les opérés par voie périnéale ont un anus périnéal ou coccygien sans
sphincter, ils sont donc incontinents ; cependant ils arrivent à régulariser la
défécation de façon à n'avoir que une ou deux selles par jour, l'incontinence
persistant pour les gaz et dans le cas de diarrhée. Gersuny a conseillé pour
obvier à cet inconvénient de tordre sur elle-même l'extrémité inférieure du
rectum abaissé, provoquant ainsi la formation de plis spiroïdes qui forment
résistance, pratique employée souvent depuis.

Difformités et malformations. — **Prolapsus du rectum.** — Il existe trois
formes anatomiques de prolapsus rectal : la chute de la muqueuse seule ou
prolapsus muqueux (fig. 154), analogue au glissement que l'on rencontre
quelquefois chez les hémorrhoïdaires, et qui se voit surtout chez l'enfant et
le vieillard ; le *prolapsus total* dans lequel toutes les tuniques rectales font
issue hors de l'anus sur une longueur variable (fig. 155) ; et le *prolapsus
par invagination* dans lequel la partie supérieure du rectum s'invagine
dans l'inférieur et vient sortir par l'anus, laissant un sillon plus ou moins
profond entre le boudin et la muqueuse anale (fig. 156). Nous ne parlons
pas ici des cas d'invagination du côlon dans le rectum : avec sillon de
réflexion très élevé dans le rectum ; ce sont de véritables invaginations et
non des prolapsus rectaux, le traitement en a déjà été étudié (voir *Intestin*).

---

[1] Chirurgie du rectum, t. II, p. 313.

Les deux dernières variétés se rencontrent chez l'adulte et le vieillard.

Chez l'enfant, le prolapsus est généralement muqueux et ne présente aucune gravité ; des soins attentifs d'hygiène, de propreté et de surveillance suffisent ordinairement à le guérir. Il importe de ne pas laisser séjourner les enfants sur le vase, d'aider la défécation par des suppositoires ou des lavements, de réduire doucement et proprement le prolapsus s'il se produit et d'améliorer l'état général des enfants affaiblis.

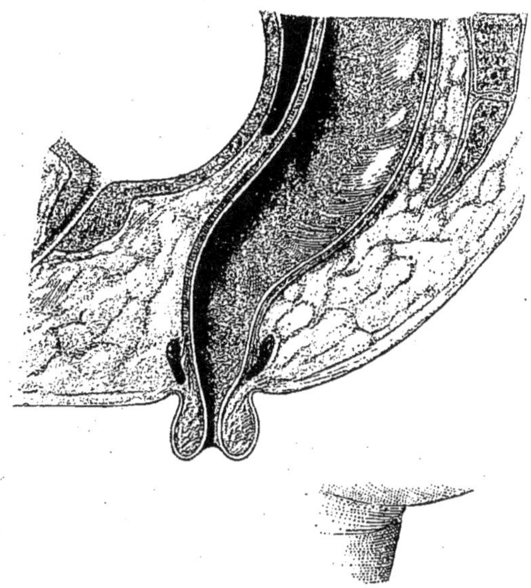

Fig. 154. — Prolapsus partiel (d'après Faure et Rieffel).

Si cependant le prolapsus muqueux tend à devenir permanent, deux moyens se présentent : le rétrécissement de la muqueuse par les cautérisations longitudinales au thermocautère ; l'excision de la muqueuse prolabée suivie de suture muco-cutanée, comme dans l'opération de Whitehead. Le premier suffit généralement ; il consiste dans l'application sur le bourrelet muqueux de 3 ou 4 raies de feu, parallèles à l'axe du rectum, et détruisant toute l'épaisseur de la muqueuse. Quelques jours de constipation sont nécessaires pour permettre la cicatrisation. L'excision serait pratiquée si le bourrelet était épais, ou si les autres moyens avaient échoué.

Chez l'adulte, le prolapsus est total, simple ou par invagination, et d'un pronostic beaucoup plus grave. Il tend constamment à augmenter, devient permanent et irréductible, la muqueuse s'épaississant et s'ulcérant ; ou bien il s'étrangle au niveau du sphincter et se sphacèle en partie, entraînant des accidents graves d'infection. Il faut donc le traiter de bonne heure pour éviter ces complications.

Des opérations nombreuses ont été préconisées pour la guérison de cette affection, dont malheureusement la récidive n'est pas rare après un premier succès ; elles varient suivant l'idée pathogénique qu'on se fait de la maladie. Ces méthodes opératoires peuvent se grouper d'après le but qu'elles poursuivent.

1° *Supprimer la partie prolabée*, c'est la *résection du prolapsus* au ras de l'anus, suivie de suture du bout supérieur à l'inférieur. Cette résection peut se faire en coupant de dehors en dedans les différentes tuniques du rectum,

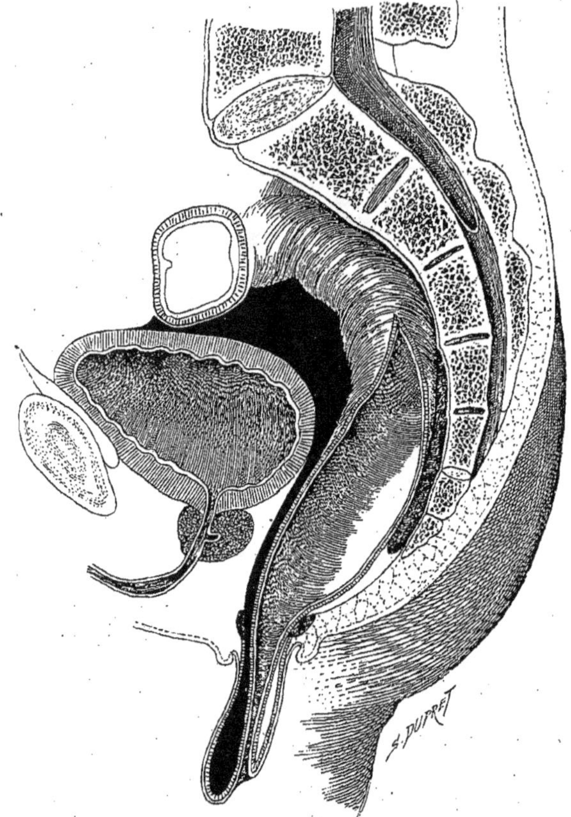

Fig. 155. — Prolapsus ano-rectal complet (G. Marchant).

muqueuse, musculeuse et séreuse en avant, et suturant à mesure (procédé de Mikulicz); ou en divisant le cylindre prolabé en deux valves, par section de toute l'épaisseur pratiquée entre deux clamps, pour réséquer ensuite chaque moitié et suturer (procédé de Segond-Nélaton).

Le danger consiste ici dans l'existence possible d'une descente de l'intestin grêle dans le cul-de-sac péritonéal entraîné dans la partie antérieure du prolapsus (fig. 157). Cette hernie périnéale ou hédrocèle, dont quelques auteurs font la lésion primordiale de la maladie [1], doit être réduite

---

[1] Pathogénie du prolapsus rectal. Ludlow. *Archiv. de Chir. de Langenb.*, 1899, p. 717. — Gérard-Marchant. *Bull. de la Soc. de Chir.*, 1900, p. 427 et *Presse médicale*, 1900 avril, p. 190.

lorsqu'elle existe; et il nous paraît plus prudent de sectionner couche par couche comme dans le premier procédé, on s'expose moins ainsi à méconnaître cette hernie.

Pour éviter les récidives signalées à la suite de ces résections, Ch. Nélaton[1] a voulu en même temps supprimer l'anse oméga, qui permet à une

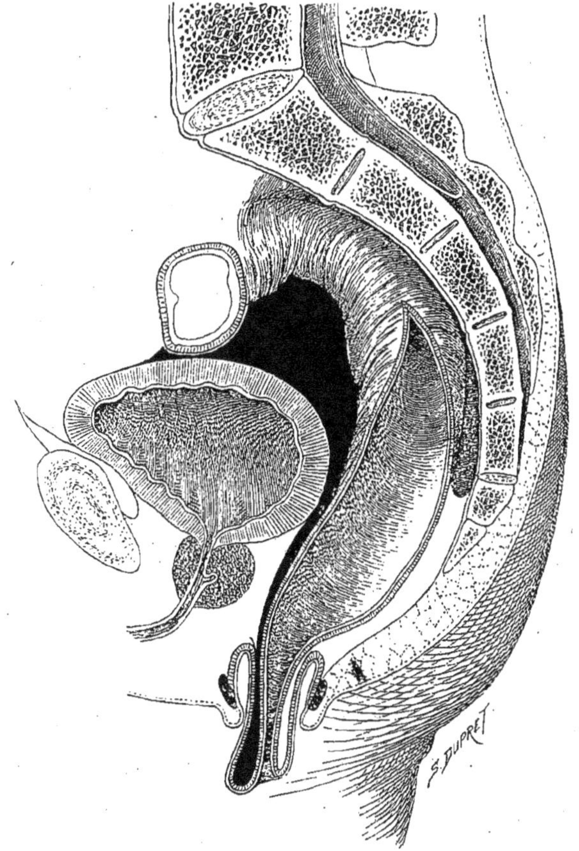

Fig. 156. — Prolapsus par invagination (d'après Faure et Rieffel).

nouvelle portion de descendre. Dans ce but, il commença par libérer, après laparotomie, toute la portion flottante du gros intestin pelvien en sectionnant le mésentère lié, puis il fit par l'anus l'extirpation de tout ce qui put être attiré (26 centimètres), suturant à l'anus l'intestin descendu; le malade mourut et l'opération n'a pas été répétée.

A cette méthode se rattache les procédés de Delorme[2] et de Juvarra[3], dont

[1] Ch. Nélaton. Bull. de la Soc. de Chir., 1896, p. 684 et 719.

[2] Delorme. Académie de médecine, 1900, p. 526 et 539. Bull. Soc. de Chir:, 1899, p. 442 et 1900, p. 499, 801, 742.

[3] Juvarra. Bull. de la Soc. de Chir., 1900 (Rapp. Delbet), p. 723 et 800.

l'idée directrice est de supprimer seulement la muqueuse de la partie prolabée; en conservant toutes les fibres musculaires hypertrophiées de cette
portion; fibres dont le refoulement au niveau de l'anus constitue un renforcement des soutiens musculaires. L'opération consiste en principe dans
la dissection de la muqueuse seule à partir de l'anus sur toute la face externe
du boudin descendu, et dans le fond du sillon lorsque le prolapsus est par

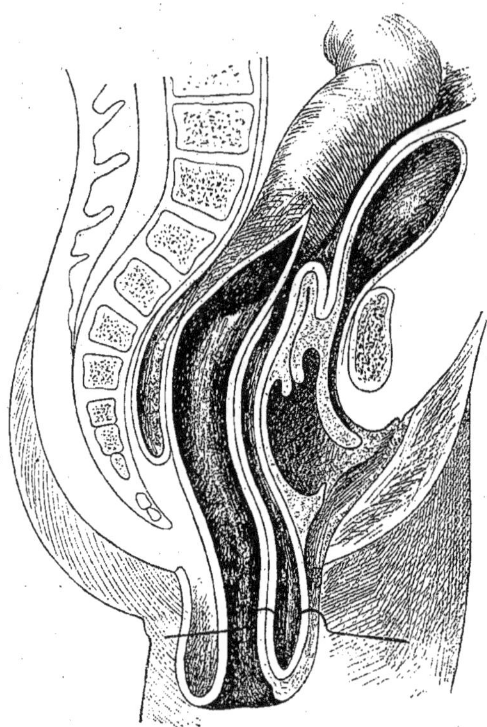

Fig. 157. — Prolapsus ano-rectal, montrant la cavité de l'hédrocèle (d'après Von Esmarch).

invagination; puis dans le refoulement des fibres musculaires mises à
nu et rassemblées par quelques sutures; enfin dans la suture muco-cutanée
du nouvel anus.

2° Au lieu de supprimer la portion prolabée, une autre méthode consiste à
suspendre l'intestin. Cette suspension peut être effectuée à distance, après
réduction faite de haut par l'abdomen; c'est la *colopexie* de Jeannel[1] avec ou
sans colostomie iliaque, celle-ci étant destinée à dériver le cours des matières
pour permettre la guérison des lésions inflammatoires. Dans tous les cas,
qu'on ouvre ou non l'intestin, le côlon est attiré, légèrement tendu après
réduction du prolapsus et fixé par des sutures à la paroi abdominale, dans la
fosse iliaque gauche.

[1] Jeannel. *Bull. acad. méd.*, 1889, n° 40. Rapport Verneuil.

Ou bien la suspension intestinale est plus directe, et s'adresse au rectum lui-même que l'on fronce et raccourcit par des plis transversaux et attache au coccyx et aux tissus péri-coccygiens ; c'est la rectopexie de Verneuil complétée et transformée en *recto-coccypexie* par G. Marchant[1].

3° Traitant le prolapsus rectal comme un prolapsus vaginal, on peut tenter de *soutenir le rectum* par une restauration périnéale, une *recto-périnéorraphie* antérieure ou postérieure (procédés de Duret et de Schwartz). La suppression d'une partie de la muqueuse anale et de la peau péri-anale permet, par des sutures profondes et superficielles, de rétrécir muqueuse et anus en renforçant le périnée.

Il est évident qu'un seul procédé n'est pas applicable à tous les cas, et qu'il nous faut choisir les indications.

Tout d'abord, on ne peut songer à réduire et maintenir réduit un prolapsus ulcéré, sphacélé et infecté, et la *résection* complète est seule indiquée. Delorme considère aussi ces cas comme une contradiction à son opération.

Parmi les prolapsus non ulcérés, les uns sont de moyen volume et se réduisent assez facilement ; les autres, volumineux, sont difficilement réductibles. Pour les premiers, l'opération la moins grave est évidemment indiquée ; la résection sans être très grave, est une opération sérieuse, la colopexie est disproportionnée ; restent la recto-coccypexie, les recto-périnéoraphies, et l'opération de Delorme-Juvarra.

Cette dernière est trop récente pour qu'on puisse avoir à son sujet une opinion ferme ; cependant nous pouvons constater que sur 9 opérés, 3 sont morts d'infection, facilitée par l'ascension de la muqueuse découvrant les parties cruentées. La résection de la muqueuse comprend en moyenne 20 à 30 centimètres, et a été portée à 80 centimètres dans un des deux cas mortels. La muqueuse friable est difficile à disséquer ; tendue plus ou moins après la résection, la muqueuse qui reste est exposée à lâcher et à remonter dans le rectum, laissant une large surface dénudée, exposée à l'infection, d'où dangers immédiats d'abord, puis tardifs par la rétraction cicatricielle et le rétrécissement du rectum sur une grande hauteur.

Or la *recto-coccypexie* a déjà à son actif un grand nombre de résultats excellents et durables ; elle n'est pas dangereuse, l'opération est faite hors de la cavité rectale et possible à maintenir aseptique ; en outre, il est facile d'y joindre, si l'anus est lâche et peu constant, une *recto-périnéorraphie postérieure* qui la complète utilement. Aussi préférons-nous cette plicature du rectum suivie de suspension, et complétée par une restauration de l'anus et du périnée, s'il est besoin.

Lorsque le prolapsus est très volumineux, cette pexie n'est plus suffisante. La colopexie n'a pas donné jusqu'à présent des résultats bien satisfaisants, sans compter les ennuis que procure l'anus iliaque, même temporaire ; et la *résection* nous paraît alors l'opération de choix, en la faisant suivre aussi, au besoin, d'une restauration périnéale.

Malformations de l'anus et du rectum. — Ces malformations, multiples au point de vue de leur constitution anatomique, se traduisent cliniquement-

---

[1] Gérard-Marchant. *Bull. Soc. Chir.*, 1890, p. 828 et Soulié. Thèse de Paris, 1891.

ment de trois manières différentes. Ou bien, à la naissance, l'écoulement du méconium est normal ou suffisant, et ce n'est que plus tard, quelquefois à l'âge adulte, que se manifestent des troubles mécaniques de la défécation. Il y a un *rétrécissement congénital*, facile à différencier par ses caractères physiques des rétrécissements inflammatoires et néoplasiques, et qui prend la forme soit d'une valvule mince, soit d'un cylindre plus ou moins allongé. Ou bien, à la naissance, l'écoulement du méconium est absent complètement, et il y a *imperforation* ou *absence du rectum*, l'intervention se présente ici avec un caractère d'urgence extrême. Ou enfin l'écoulement de méconium se fait, dès la naissance, de façon suffisante ou non, mais par un orifice anormalement placé, il y a *abouchement anormal du rectum*, et tantôt, si l'orifice est étroit, il y a urgence ; tantôt on peut attendre un développement plus complet de l'enfant.

Le RÉTRÉCISSEMENT CONGÉNITAL doit être traité, lorsqu'il devient gênant, par l'incision suivie de suture pour une valvule, une membrane mince peu élevée ; par la dissection, l'excision de la muqueuse atteinte, l'abaissement et la suture à la peau de la muqueuse saine, comme dans l'opération de White-head, s'il s'agit d'un rétrécissement cylindrique. La dilatation simple est toujours ici un procédé insuffisant, et en prenant les précautions préparatoires et post-opératoires suffisantes, comme pour toute opération rectale, l'*excision partielle ou totale* n'est pas grave.

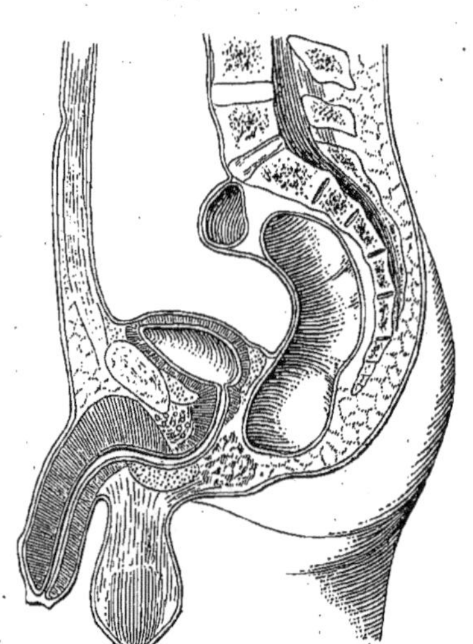

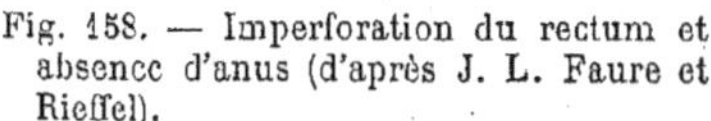

Fig. 158. — Imperforation du rectum et absence d'anus (d'après J. L. Faure et Rieffel).

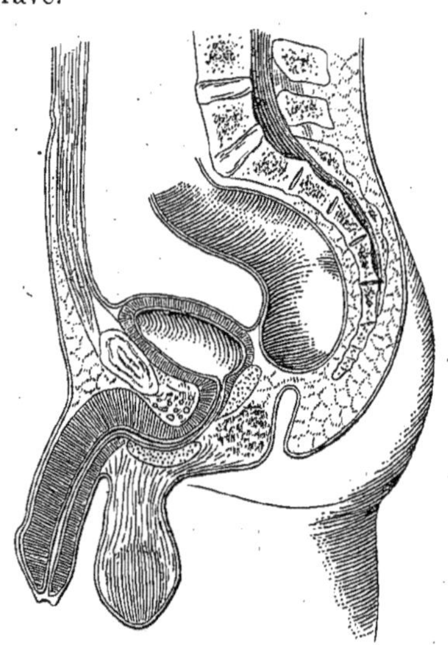

Fig. 159. — Imperforation du rectum. Anus normal (d'après J. L. Faure et Rieffel).

L'IMPERFORATION OU L'ABSENCE DU RECTUM, s'accompagnant ou non d'absence de l'anus, réclame d'urgence une opération destinée à laisser sortir le contenu du tube digestif, et cette intervention doit tendre à rétablir l'anus à son siège normal.

Anatomiquement, on sait que le cul-de-sac terminal de l'intestin peut se trouver bas situé, tout près de l'orifice anal ou de la peau périnéale, ou à peu de distance (imperforations) (fig. 158 et 159); ou au contraire très élevé dans le bassin, la fosse iliaque, ou même exceptionnellement dans l'abdomen (absence) (fig. 160). Mais aucun signe certain ne peut indiquer d'avance quelle disposition on va rencontrer, et comme la situation basse est la plus fréquente et la plus simple à opérer, on commence toujours comme s'il s'agissait de celle-là.

Si, dès la naissance, on constate l'absence d'anus, ou si, l'anus existant et l'enfant ne rendant pas de méconium dans les premières vingt-quatre heures, le petit doigt introduit dans l'anus reconnaît l'imperméabilité, il faut opérer immédiatement. Nous insistons sur la nécessité de cet examen précoce, qui permet d'opérer dans de bonnes conditions, et dont l'absence trop fréquente fait qu'on intervient après plusieurs jours, sur des enfants à peu près morts d'obstruction.

Deux procédés opératoires doivent être absolument écartés : la ponction avec un trocart, même pour une mince

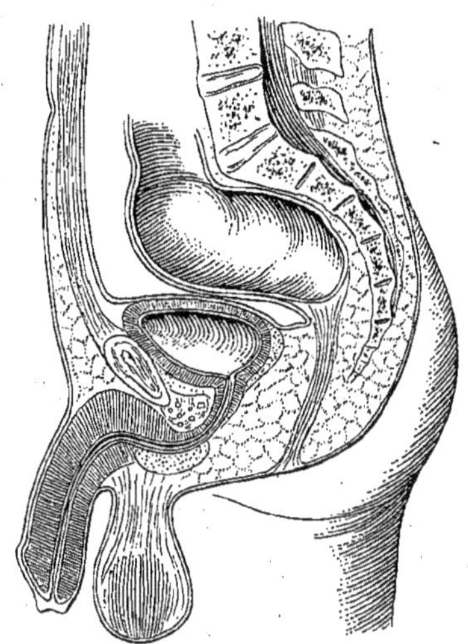

Fig. 160. — Absence du rectum (d'après J. L. Faure et Rieffel).

membrane; et l'incision simple sans abaissement du rectum. Les suites en sont défavorables.

Le plan opératoire doit être le suivant : S'efforcer de trouver, par incision périnéale, l'ampoule rectale pour l'abaisser et suturer muqueuse à peau; si les recherches restent infructueuses, pratiquer un anus iliaque temporaire ou chercher par l'abdomen et abaisser au périnée le cul-de-sac intestinal, selon la latitude que laisse alors la résistance de l'enfant. En tout cas, l'anus établi comme pis-aller doit être considéré comme temporaire et devra être supprimé plus tard, lorsqu'on aura pu créer un anus périnéal.

L'incision périnéale, médiane et antéro-postérieure, ménageant la moitié antérieure de l'anus pour préserver le sphincter s'il existe, conduit vers la concavité sacrée, principal repère; évitant en avant le vagin ou la vessie qui bombent.

L'ampoule rectale est proche et facilement trouvée; ou plus élevée, et il peut être nécessaire, pour l'atteindre, de réséquer le coccyx (Verneuil), ou de prolonger l'incision, le long du sacrum [incision para-sacrée (Vincent)]. Mais plutôt que de réséquer une partie du sacrum, comme on l'a proposé (Bardenheuer, Kraske), nous préférerions, si l'ampoule n'est pas alors découverte, nous conduire comme il suit :

Si l'incision périnéale ainsi complétée ne fait pas découvrir le cul-de-sac intestinal, et les recherches sont longues, l'opération délicate à cette profondeur, dans un bassin étroit; deux moyens sont possibles, (la colostomie restant réservée aux cas désespérés d'enfants opérés très tard) : l'incision du péritoine par la voie périnéale ; la laparotomie et la recherche par voie abdominale.

L'ouverture du péritoine par l'incison du périnée n'augmente pas les dangers opératoires, mais prolonge les recherches de plus en plus difficiles par la voie profonde périnéo-coccygienne. On perdrait moins de temps, ce qui importe beaucoup ici, en incisant tout de suite la paroi abdominale pour chercher le bout terminal de l'intestin.

Cette laparotomie proposée par Macleod, employée par Hadra, puis Delagénière (de Tours) [1], a donné à Chalot [2] un succès. Cet auteur recommande l'incision de la paroi abdominale au niveau de la fosse iliaque gauche, siège ordinaire de l'ampoule élevée ; par cette ouverture on atteint et libère l'extrémité intestinale, on perfore de haut en bas le cul-de-sac péritonéal pelvien et abaisse l'intestin dans la plaie périnéale, où on le reprend pour l'aboucher au périnée, après avoir fermé l'abdomen.

La plaie iliaque gauche servirait à faire l'anus artificiel, s'il était impossible de mobiliser et d'abaisser suffisamment l'ampoule terminale très haut placée.

Si l'état désespéré de l'enfant forçait à faire immédiatement l'anus iliaque sans recherche périnéale, on pourrait ensuite, lorsque l'état général serait amélioré, reconnaître la situation du cul-de-sac intestinal en cathétérisant prudemment le bout inférieur et établir secondairement l'anus périnéal en se guidant sur un instrument rigide et mousse (un béniqué par exemple), introduit dans le bout rectal. L'anus iliaque serait enfin fermé par un des procédés que nous avons indiqués (voir *Traitement de l'anus contre nature*, p. 558).

L'ABOUCHEMENT ANORMAL DU RECTUM est *bas situé*, scrotal chez l'homme, vaginal inférieur ou vulvaire chez la femme ; ou *élevé*, vésical ou urétral chez l'homme, vaginal supérieur chez la femme. Ordinairement ce n'est pas l'extrémité du cul-de-sac intestinal qui s'ouvre au point anormal, mais un trajet rétréci partant de ce cul-de-sac, qui se trouve lui-même, comme dans les cas précédents, plus ou moins haut au-dessus de la place normale de l'anus. Si l'orifice étroit ne laisse passer que très difficilement le contenu intestinal, il y a rétention et l'opération se présente avec la même urgence que dans les cas précédents. Mais, le plus souvent, au moins pendant la période d'alimentation lactée et de selles molles, l'évacuation est suffisante.

Cette évacuation anormale n'a pas d'inconvénients graves, sauf un degré plus ou moins prononcé d'incontinence, dans les cas d'anus périnéal, bas situé ; et on peut attendre, pour opérer, que l'enfant soit fort et développé. Certains cas d'anus vulvaires n'ont même été observés qu'à l'âge adulte. Mais lorsque l'abouchement élevé se fait dans la vessie ou l'urètre profond, le mélange de l'urine et des matières fécales expose aux grands dangers de

---

[1] P. Delagénière. *Cong. franç. de Chir.*, 1893 et *Arch. prov. de Chir.*, juillet 1894.
[2] V. Chalot (de Toulouse). *Bull. de la Soc. de Chir.*, 1896, p. 318.

l'infection des voies urinaires ; si l'enfant peut supporter l'opération, mieux vaut la faire tôt.

Pour les abouchements bas situés, le principe est le suivant : Chercher par le périnée l'ampoule rectale, la recherche étant facilitée par l'introduction d'un cathéter dans l'orifice anormal ; disséquer et libérer ampoule et canal anormal pour transporter le tout en arrière, à la place normale de l'anus et y suturer à la peau l'orifice rectal agrandi ; c'est la méthode de Rizzoli dénommée par Kirmisson [1] *transplantation de l'anus*. Dans le sexe féminin, cet abouchement vulvaire peut coexister avec une imperforation du vagin, qui nécessitera de son côté une intervention spéciale [2].

Pour les abouchements élevés, l'opération peut être urgente, l'évacuation se faisant plus difficilement ; et elle serait conduite alors comme dans l'imperforation complète, remettant à plus tard le traitement de la fistule vésico- ou urétro-rectale, ou vagino-rectale élevée, qui peut persister. Dans les cas non urgents, il faut aussi commencer par établir sur l'ampoule l'anus périnéal, puis traiter le plus tôt possible, à cause des dangers d'infection, la fistule urinaire qui reste (voir vessie, urètre, fistules rectales).

IV. — APPAREIL URINAIRE. VESSIE. URÈTRE. PROSTATE

VESSIE

Corps étrangers de la vessie. — La variété très grande des corps étrangers introduits dans la vessie rend impossible l'indication de règles précises. Il existe un certain nombre de moyens qui réussissent dans quelques cas et non dans d'autres ; il faut les essayer en s'efforçant d'appliquer à chacun le procédé qui paraît le plus favorable. Quelques instruments très ingénieux permettent d'enlever par les voies naturelles des corps de forme et de consistance déterminées, il faut d'abord les employer ; et ce n'est que lorsque les tentatives précédentes par les voies naturelles auront échoué qu'on sera en droit d'ouvrir la vessie pour extraire le corps étranger. Les manœuvres sont, d'ailleurs, plus faciles chez la femme que chez l'homme.

Fig. 161. — Crochet pour l'extraction des épingles à cheveux.

La notion d'existence du corps étranger étant donnée par les commémoratifs ou les signes fonctionnels, la certitude fournie par l'exploration métallique de la vessie ou la cystoscopie ; les instruments destinés à extraire ces corps étrangers par l'*urètre* sont : chez la femme, une pince guidée par un doigt dans le vagin ; un crochet (fig. 161) pour les épingles à cheveux, en tâtonnant pour rencontrer l'épingle habituellement dirigée les pointes en avant, et la retourner pour en attirer l'anse, le tout sans insister si la

[1] Kirmisson. *Bulletin médical*, 1891, n° 10, 4 février et Traité des mal. chir. d'origine congénitale. Paris, 1898, p. 408.

[2] Berger. *Revue de Chirurgie*, 10 août 1899, n° 8. p. 133.

manœuvre ne se fait pas convenablement. Enfin, Collin a construit un instrument redresseur pour les corps solides allongés (fig. 162)..

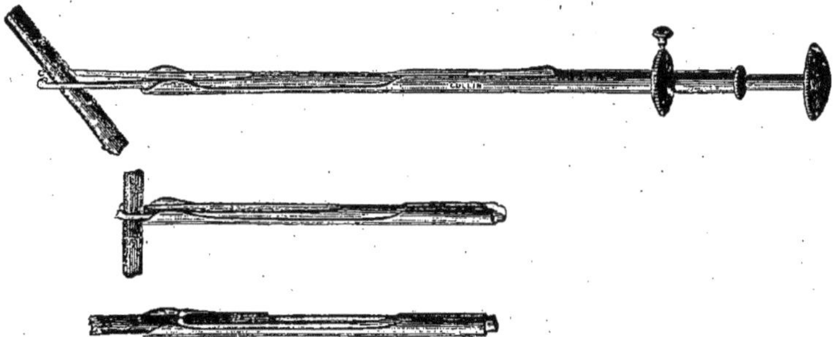

Fig. 162. — Instrument de Collin pour l'extraction des corps étrangers de la vessie chez la femme.

Chez l'homme, on peut employer de même pour les corps souples et

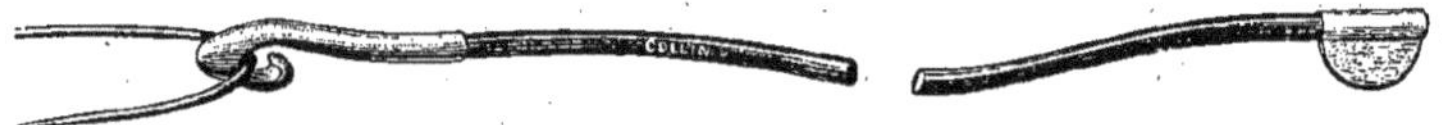

Fig. 163. — Crochet de Guyon.

flexibles (sondes) un crochet (fig. 163); ou un lithotriteur à mors renversés, c'est-à-dire dont le mors mâle est plus large que le mors femelle, qui plie la

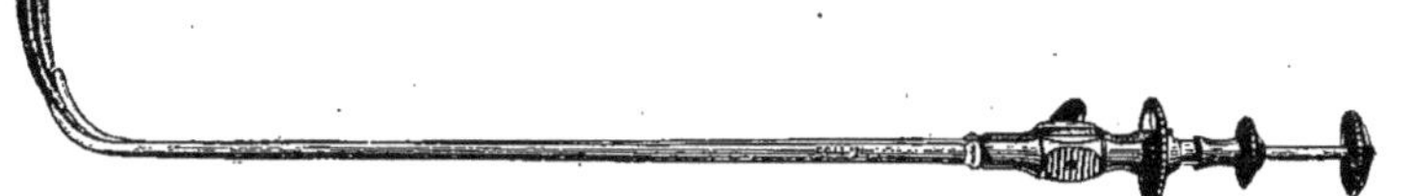

Fig. 164. — Instrument de Bazy.

sonde dans le sens favorable (Bazy, fig. 164) ; un instrument redresseur

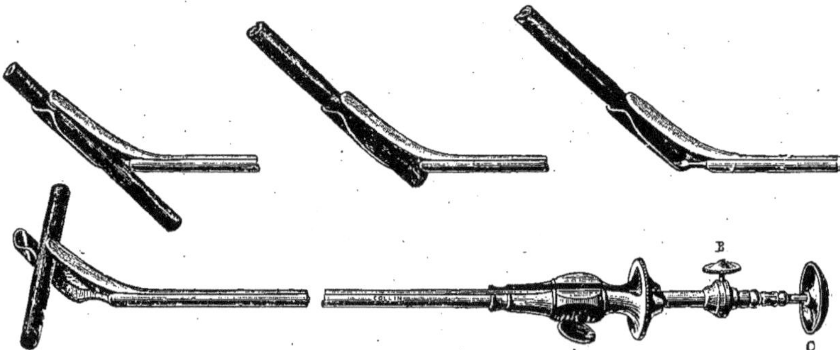

Fig. 165. — Instrument de Collin pour l'extraction des corps étrangers de la vessie chez l'homme.

(Collin) pour les corps rigides allongés (fig. 165), qui se placent ordinairement en travers dans la vessie et sont difficilement saisis par une de leurs extrémités. Les instruments plicateurs ou coupants sont difficiles à manier et dangereux.

Si le corps étranger est ancien et incrusté, formant un véritable calcul, le diagnostic exact peut n'être pas posé et le calcul est traité d'après les indications que nous verrons plus loin. Si le diagnostic est posé et si le corps est rigide, la lithotritie devient fort délicate et mieux vaut extraire le tout par la taille.

En cas d'échec de ces manœuvres par l'urètre, ou lorsqu'on soupçonne un corps étranger pointu, piquant, dangereux pour les parois de la vessie, il est indiqué de pratiquer l'extraction par une *cystotomie*. La taille suspubienne chez l'homme, vaginale chez la femme, est suivie de suture de la vessie après mise en place d'une sonde à demeure, sauf si des indications spéciales nécessitent le drainage de la vessie; ces indications sont, du reste, les mêmes que pour la pierre.

Cystites non tuberculeuses. — La cystite est fréquemment une complication infectieuse survenant au cours d'une autre maladie de la vessie ou de l'appareil urinaire; le traitement principal est avant tout celui de cette maladie; la cystite doit ensuite être traitée pour elle-même si elle ne disparaît pas. Telles sont les infections vésicales compliquant la lithiase, les néoplasmes vésicaux, les rétrécissements de l'urètre, l'hypertrophie prostatique, les infections génitales de la femme.

Lorsqu'après traitement de la cause la cystite persiste, ou lorsque l'infection vésicale est le résultat de la propagation d'une infection voisine (gonocoque, coli-bacille) en dehors des cas que nous venons de signaler, elle réclame un traitement d'abord non opératoire, et qui, rarement il est vrai, peut devenir opératoire.

En *période aiguë*, le traitement est surtout destiné à calmer les douleurs par les lavements laudanisés, les lavements d'eau très chaude, les bains de siège, les compresses chaudes à l'hypogastre, et au besoin la morphine en injections hypodermiques; à diminuer la septicité de l'urine en instituant d'abord le régime lacté, avec exclusion de tout alcool, vin, café, etc., en donnant des balsamiques (santal, térébenthine) s'ils sont supportés, et enfin en introduisant dans la vessie des substances antiseptiques, parmi lesquelles le nitrate d'argent paraît avoir l'action la plus efficace dans les cystites non tuberculeuses.

Le nitrate d'argent peut être employé en lavages avec une solution à 1 p. 1 000 ou 2 000, pouvant être élevée progressivement jusqu'à 1 p. 500; ou en instillations. En général, les lavages sont douloureux et moins bien supportés que les instillations, surtout dans les vessies peu tolérantes. Les instillations sont faites au niveau du col, tous les deux jours, à la dose de vingt à quarante gouttes d'une solution de 1 à 5 pour 100.

Sous l'influence de ce traitement les hématuries, si elles existaient, et la douleur cèdent en général assez vite; la fréquence de la miction et la pyurie persistent plus longtemps.

En période *subaiguë* ou *chronique* sans complication particulière, la cystite est justiciable des mêmes moyens, les balsamiques y sont plus utiles, le salol à la dose de 2 à 4 grammes peut être employé. Mais le traitement local importe surtout ; les lavages peuvent être ici mieux supportés, faits avec de l'eau bouillie boriquée, puis avec une solution de nitrate d'argent (100 grammes environ d'une solution d'abord à 1 p. 2000 puis augmentée, s'il est possible) laissée quelques minutes dans la vessie.

Des complications peuvent nécessiter un traitement plus actif. Le développement de fausses membranes et la fétidité de l'urine dans la *cystite pseudo-membraneuse*[1] indiquent une infection grave survenant au cours d'une cystite chronique. La sonde mise à demeure faisant drainage permanent et permettant l'aspiration des fausses membranes détachées ne suffit pas ordinairement à pallier les accidents infectieux, et l'indication de l'ouverture vésicale, de la cystotomie sus-pubienne se présente alors, permettant l'écoulement continu du contenu vésical et des lavages à l'eau oxygénée diluée au 1/3 ou au 1/4.

Les douleurs peuvent prendre, dans le cours d'une cystite chronique, un tel caractère d'intensité, qu'elles ont suffi à créer une classe spéciale de cystites, les *cystites douloureuses*. Ici la sonde à demeure, que nous verrons rendre de grands services dans les infections vésicales des prostatiques, ne peut être supportée, la dilatation forcée du col vésical chez la femme n'a pas donné de résultats satisfaisants[2] ; le curettage de la vessie chez la femme ne donne que de courtes améliorations ; et la mise au repos de la vessie par une cystostomie, sus-pubienne chez l'homme ou vaginale chez la femme, devient encore la principale indication. Elle doit être suivie du drainage à l'aide du tube Guyon-Perier maintenu pendant plusieurs mois, avant qu'on ne puisse songer à refermer la fistule.

On a aussi quelquefois pratiqué avec succès, par l'ouverture sus-pubienne, le curettage ou la thermo-cautérisation d'ulcérations et de fongosités, ou l'excision large d'une ulcération suivie de suture des lèvres de la plaie[3].

Cystite tuberculeuse. — La nature tuberculeuse d'une cystite chronique, souvent difficile à reconnaître par les seuls symptômes, mais que rendent alors manifeste l'examen cystoscopique, l'examen bactériologique des urines et les inoculations, peut être très améliorée et même guérie par le traitement général de la tuberculose, aidé d'une médication locale. Si des lésions rénales coexistent, l'ablation du rein tuberculeux peut être indiquée (voir *Tuberculose rénale*). Mais dans les cas où ce traitement est impuissant, la thérapeutique opératoire l'est à peu près autant.

En dehors du *traitement général* qui ne comporte rien de spécial ici, le *traitement local médicamenteux* consiste dans l'introduction dans la vessie de topiques extrêmement variés. Nous ne citerons que ceux qui paraissent

[1] G. Mezard. Cystite pseudo-membraneuse. Thèse de Paris, 1900.

[2] Ed. Michon. Valeur de l'incision hypogastrique de la vessie. Thèse de Paris, 1895.

[3] Le Fur. Des ulcérations vésicales et en particulier de l'ulcère simple. Thèse de Paris, 1901, p. 328 et 341.

avoir donné des résultats encourageants. Il est tout d'abord reconnu que le nitrate d'argent, si utile dans les cystites non tuberculeuses, est ici souvent nuisible, aggravant les douleurs et la fréquence des mictions. Les lavages sont aussi absolument contre-indiqués.

Guyon [1] recommande les instillations de sublimé aussitôt que le diagnostic est porté : instillation dans la vessie de 50 à 60 gouttes, tous les jours ou tous les deux jours, d'une solution aqueuse de sublimé (sans alcool), variant de 1 p. 5 000 à 1 p. 3 000. Si ces doses sont mal supportées, on peut commencer avec une solution à 1 p. 10 000.

Colin [2] préconise l'instillation de 1 à 2 grammes par jour, en deux ou trois fois, d'une solution huileuse de gaïacol au 1/20 ou de gaïacol iodoformé :

Iodoforme	1 gramme
Gaïacol liquide.	5 —
Huile de vaseline stérilisée	100 —

Pousson [3] emploie une mixture de 5 grammes d'iodoforme dans 100 grammes d'huile de vaseline ou d'huile d'olive stérilisée, et en injecte tous les jours ou tous les deux jours 10 à 15 centimètres cubes, à vessie vide.

Bazy [4] se sert d'huile de vaseline iodoformée au 1/20 et injecte dans la vessie vide 20 à 30 centimètres cubes ; il recommande au malade de se regarder uriner, l'urine s'écoule d'abord, puis apparaît l'huile, et le malade doit alors cesser ; l'huile iodoformée séjourne ainsi dans la vessie deux, trois, quatre et cinq jours (Bazy). Lorsqu'il n'y a plus d'huile, ce dont le malade est averti par le retour de la douleur, on recommence l'injection.

Ce traitement médicamenteux doit être longtemps prolongé, et ce n'est qu'en présence de douleurs intenses non améliorées ainsi, qu'on serait autorisé à recourir au *traitement opératoire*. Celui-ci comprend plusieurs procédés : le curettage du trigone par l'urètre chez la femme ; le curettage chez l'homme par une boutonnière périnéale ; la taille hypogastrique suivie d'un traitement direct sur les lésions vésicales ou simplement d'un drainage prolongé. Parmi ces procédés, la taille hypogastrique permet seule de voir l'état de la muqueuse, de saisir, s'il est possible, une lésion peu avancée et peu étendue que l'on pourra exciser, curetter ou brûler au fer rouge ; elle calme souvent tout d'abord les douleurs. Mais il n'est pas rare que celles-ci reparaissent malgré le maintien de la fistulisation, pendant que la tuberculose évolue dans les reins ou les poumons et emporte les malades en quelques mois.

Calculs de la vessie. — Deux méthodes existent, qui permettent l'extraction des calculs vésicaux : le broiement et l'extraction par les voies naturelles, ou *lithotritie* ; l'incision de la vessie ou *taille*, qui est toujours *sus-pubienne*

[1] Guyon. *Bulletin médical*, 1897 janvier, p. 33. — Guyon et Banzet. *Annales des mal. des org. génit. urin.*, 1897, p. 577.

[2] G. Colin. *Revue internation. de méd. et de Chir.*, 1897, 25 novembre.

[3] Pousson. *Bull. de la Soc. de Chir.*, 1898, p. 1093.

[4] Bazy. *Bull. de la Soc. de Chir.*, 1898, p. 1041 et Thèse de J.-L. Réniac. Paris, 1898.

chez l'homme (on ne fait plus la taille périnéale), et peut être *vaginale* chez la femme.

L'existence du calcul reconnue par l'exploration métallique de la vessie, et, dans quelques cas, par la radiographie (fig. 166), dont nous connaissons (calculs rénaux) les résultats incertains dans la lithiase urinaire, les indications opératoires sont fort difficiles à donner en principes généraux. Un fait rend, en effet, très variables ces indications suivant l'opérateur; c'est, d'une

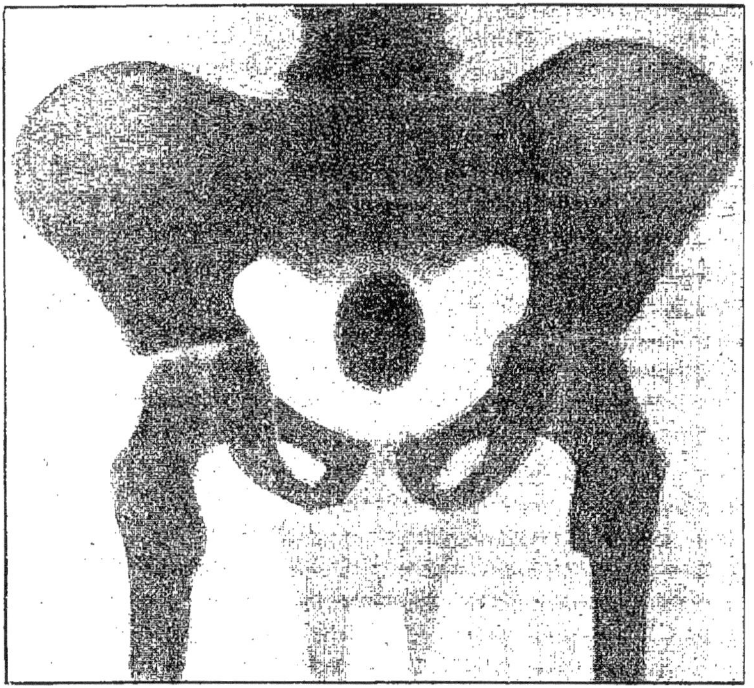

Fig. 166. — Calcul composé d'acide urique et de phosphates ammoniaco-magnésiens; chez un enfant de cinq ans et demi. D'après une radiographie (F. Brun).

part, la nécessité d'une éducation manuelle particulière, longue à acquérir, pour bien exécuter la lithotritie et, d'autre part, la facilité opératoire d'une taille.

En principe, sauf contre-indications que nous verrons, il n'y aurait pas d'hésitation possible; la lithotritie, qui consiste à broyer la ou les pierres par l'urètre et à en aspirer les débris immédiatement, qui permet au malade de se lever quelques jours après, et de reprendre rapidement ses occupations, est préférable pour le malade à une taille hypogastrique, qui l'immobilise au lit pendant plus longtemps. Mais il faut bien avouer aussi que, dans les cas favorables, la taille suivie de suture totale de la vessie, sans drainage, guérit en dix ou quinze jours ; qu'elle constitue une opération de chirurgie courante sans risques particuliers ; et qu'un chirurgien ne cause aucun préjudice à son malade en pratiquant la cystotomie, lorsqu'il ne possède pas l'éducation particulière du lithotriteur. Un grand avantage de la lithotritie est qu'elle peut être facilement répétée autant de fois que le peut nécessiter le retour des pierres, et qu'il est plus difficile de pratiquer un grand nombre de fois la taille.

La fréquence des *récidives* ne peut faire préférer une opération à l'autre [1], si la vue permet d'enlever tous les calculs dans la taille, les vérifications possibles immédiates ou tardives (huit jours après), à l'aide du lithotriteur et l'examen cystoscopique permettent de s'assurer, après la lithotritie, qu'il ne reste pas de fragments. La cause de ces récidives est, du reste, indépendante du mode opératoire, elle tient à l'organisme lui-même qui fabrique de nouveaux calculs ou à l'infection de la vessie ou du rein.

Les obstacles au cathétérisme urétral (rétrécissements, hypertrophie prostatique), ne sont pas des contre-indications à la lithotritie, il suffit de rendre au préalable le canal perméable par les moyens ordinaires. La cystite, si elle n'est pas particulièrement douloureuse, n'empêche pas non plus le broiement ; il suffit de la traiter quelque temps auparavant par les moyens connus et notamment les instillations de nitrate d'argent.

Les contre-indications, reconnues à la lithotritie par les chirurgiens qui la pratiquent couramment, dépendent soit de la pierre elle-même, soit de l'état de la vessie ou du malade. La pierre peut être trop volumineuse lorsqu'elle n'est pas facile à briser, ainsi un calcul urique de plus de 5 centimètres est ordinairement reconnu justiciable de la taille, mais un calcul phosphatique plus gros peut être broyé. La pierre peut être extrêmement dure, sans être très grosse ; le nombre considérable des calculs est aussi une indication de cystotomie.

L'état général grave du malade peut être aussi une contre-indication du broiement. Cependant, comme il s'agit alors de malades âgés, infectés, chez qui une opération quelconque est très grave et pour lesquels la taille, nécessitant un séjour au lit plus prolongé avec les dangers que comporte ce séjour au point de vue pulmonaire, est peut-être encore plus grave que la lithotritie. L'état de la vessie enfin, douloureuse et intolérante, rend impossible la manœuvre du lithotriteur et indique déjà par lui-même l'ouverture de la vessie.

Les règles opératoires de la lithotritie et de la taille pour calculs ne peuvent être exposées ici. La lithotritie sera suivie, après aspiration complète, de la mise à demeure d'une sonde pendant quelques jours, lorsque la cathétérisme est difficile ou lorsque la vessie est infectée.

L'ouverture de la vessie sera suivie de la suture complète de l'organe, avec sonde à demeure pendant quelques jours par l'urètre, chaque fois que les parois ne seront pas trop altérées ou qu'un suintement sanguin ne fera pas craindre pour le bon fonctionnement de la sonde à demeure, que les caillots viennent boucher.

[1] Communications d'Albarran au Congrès de Moscou, 1897 et de Chevalier à l'Association française d'urologie. Paris, 1897.

Enfin la voie suivie pour l'ouverture vésicale varie suivant l'âge et le sexe : chez l'enfant, où la lithotritie est rarement pratiquée, la taille sus-pubienne est facile ; chez l'adulte, la taille sera *sus-pubienne* toujours pour l'homme, mais très souvent *vaginale* chez la femme, à moins d'obstacle venu de l'hymen ou du trop gros volume du calcul.

Fistules vésico-intestinales[1]. — La communication anormale entre la vessie et l'intestin grêle ou gros peut être le résultat d'un traumatisme, et c'est alors presque toujours une plaie pénétrante recto-vésicale ; ou d'une perforation cancéreuse ou inflammatoire, la lésion partant de la vessie, de l'intestin ou des organes génitaux internes de la femme.

L'émission de gaz par l'urètre, d'urines troubles à odeur fécaloïde, le passage de l'urine par l'anus indiquent la fistule. L'examen détaillé du rectum par le toucher, la vue, les injections de liquide coloré dans la vessie, permettent de savoir si la communication est bas située dans le rectum, ou haute, c'est-à-dire siégeant sur le côlon pelvien ou un point quelconque de l'intestin. Cette division en fistules basses et hautes est importante au point de vue thérapeutique.

La nature de la lésion causale doit être recherchée avec soin, le traitement et le pronostic en dépendent beaucoup ; le cancer et la tuberculose donnant à l'affection leur gravité habituelle.

La lésion, par sa nature et son degré de développement (cancer, tuberculose), est-elle inopérable ; aucun traitement n'est à tenter si l'état général déplorable indique une fin prochaine. Un TRAITEMENT PALLIATIF est seul de mise si le malade est encore suffisamment fort : la fistule est-elle bas située, rectale, la création d'un *anus iliaque* dérivant le cours des matières diminuera les chances d'infections des voies urinaires ; contre la fistule haute, intestinale proprement dite, des soins de propreté, les lavages vésicaux et intestinaux peuvent être seulement employés.

Lorsque la nature de la lésion (origine traumatique ou inflammatoire), ou son degré peu avancé en cas de néoplasme, permettent d'entreprendre un TRAITEMENT CURATIF, plusieurs moyens opératoires se présentent, applicables soit aux fistules basses, soit aux fistules hautes.

Les fistules rectales (il ne peut être question ici de cancer) peuvent être attaquées par voies rectale, périnéale ou vésicale ; les fistules hautes par voie vésicale ou abdominale.

La *voie périnéale*, chez l'homme, a pour but de décoller le rectum en arrière de l'urètre et la prostate en avant, pour aborder la vessie, séparer rectum et vessie au niveau de la fistule, suturer séparément les deux organes et drainer. Les manœuvres sont là particulièrement pénibles.

La *voie rectale* permet l'abord direct de la fistule après dilatation ou section du sphincter sur la ligne médiane postérieure, en étalant le rectum à l'aide de valves ; elle permet de traiter alors la communication recto-vésicale

---

[1] Chavannaz. Fistules vésico-intestinales chez l'homme. *Ann. des mal. des org. gén. urin.*, 1897, n°s 11 et 12 et 1898, n°s 1 et 2. — Tuffier et Dumont. Fistules vésico-intestinales chez la femme. *Revue de Gynécol. et de Chir. abd.*, 1898, n° 3. — A. Pascal. Fistules vésico-intest. chez l'homme et chez la femme. Thèse de Paris, 1900.

comme une fistule vésico-vaginale par avivement ou même dédoublement et suture. Malheureusement l'asepsie est difficile à obtenir, même avec le traitement pré et post-opératoire employé pour les opérations sur le rectum.

La *voie vésicale*[1], ou trans-vésicale, mène sur l'orifice fistuleux par une cystotomie sus-pubienne ; on avive et décolle les bords, puis on suture.

Par la *voie abdominale*, on ouvre d'abord la cavité péritonéale, dégage les anses malades, dissèque les adhérences et recherche le siège de la fistule. Puis, suivant la nature de l'affection, on est conduit à une résection intestinale, une exclusion ou une entéro-anastomose (voir *Intestin*) ; ou s'il ne s'agit que de lésions inflammatoires, au décollement de l'intestin et de la vessie qu'on peut trouver accolés (fistules directes) ou réunis par un trajet ou une cavité intermédiaires (fistules indirectes) ou enfin par un organe intermédiaire, trompe, ovaire, appendice (fistules compliquées). La lésion intermédiaire enlevée, il faut suturer indépendamment vessie et intestin, et drainer.

Pour les *fistules basses*, abordables par l'anus dilaté, la fermeture par voie rectale doit être tentée d'abord ; puis en cas d'insuccès répété, la voie trans-vésicale reste, comme ressource, préférable, il nous semble, à la voie périnéale.

Pour les *fistules hautes*, la voie trans-vésicale présente peu de chances favorables à cause de la complexité des lésions et de la fréquence des trajets ou cavités intermédiaires à vessie et intestin, disposition que rien ne peut faire prévoir. Aussi la voie abdominale, malgré la gravité réelle d'une opération difficile, est-elle préférable, parce qu'elle seule permet de se rendre un compte exact des dispositions et de se conduire suivant ce qu'on rencontre.

Tumeurs de la vessie et kystes hydatiques péri-vésicaux. — Les tumeurs vésicales peuvent être diagnostiquées de façon assez précoce grâce à leurs symptômes qui inquiètent les malades et à l'examen cystoscopique qui permet souvent de les bien voir (fig. 167). Elles se présentent généralement sous trois formes principales, elles sont pédiculées, sessiles ou infiltrées ; sans qu'on puisse déduire de leur forme leur nature histologique, sauf pour les tumeurs infiltrées qui sont toujours malignes. Les papillomes fréquents, les fibromes rares, tumeurs bénignes, peuvent être pédiculés ou sessiles comme les cancers, mais la fréquence des tumeurs à pédicule est grande.

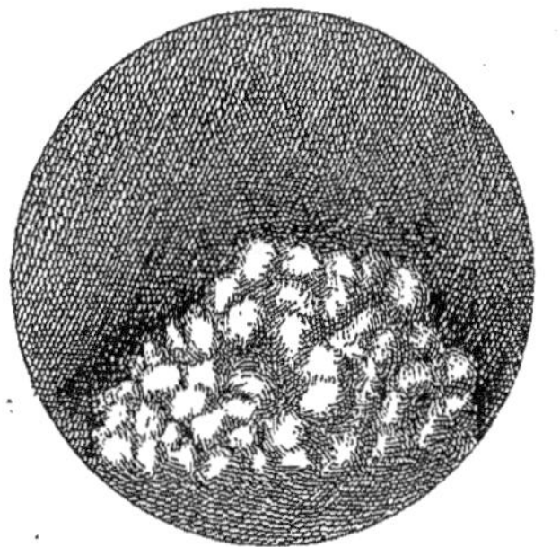

Fig. 167. — Tumeur de la vessie vue au cystoscope (Legueu).

Ces tumeurs évoluent vers la cavité vésicale, en même temps qu'elles peuvent infiltrer les parois et se propager aux organes environnants. Au contraire les myomes vésicaux[2] sont tantôt cavitaires et rentrent dans le cadre

---

[1] Pousson. *Archiv. provinciales de Chirurgie*, décembre 1894.

[2] Terrier et Hartmann. *Revue de Chirurgie*, 1895, p. 181.

des tumeurs bénignes précédentes ; tantôt excentriques, à évolution péritonéale et sont pris pour des fibromyomes utérins. Pour ces derniers, les indications opératoires sont particulières, le diagnostic conduit à une laparotomie qui montre les connexions de la tumeur et permet son extirpation par énucléation ou par résection.

Enfin, nous réunissons à ce chapitre les kystes hydatiques péri-vésicaux, recouverts du péritoine et situés presque toujours, chez l'homme, dans le cul-de-sac recto-vésical ; chez la femme, entre la vessie et le col utérin. Très rarement ils siègent en avant, dans l'hypogastre, en rapport avec le sommet de la vessie. Ces kystes compriment le rectum et surtout la vessie, donnant des symptômes d'une affection vésicale (fréquence des mictions, rétention), en même temps que ceux d'une tumeur abdominale.

Indications thérapeutiques. — Tant qu'une tumeur vésicale n'est pas reconnue inopérable, non pas au point de vue de la médecine opératoire, mais pour les chances possibles d'une bonne guérison, quelle que soit sa nature histologique qu'on ne peut connaître qu'après examen, elle doit être enlevée. Mais il ne suffit pas, pour éliminer le traitement curatif, de reconnaître que la propagation de la tumeur, son infiltration trop étendue dans les parois la rendent inextirpable, que l'état général du malade ne permet pas une opération grave ; il faut aussi savoir que certaines tumeurs malignes, encore opérables, ne donnent aucune chance sérieuse de guérison. O. Pasteau[1], étudiant la propagation ganglionnaire des tumeurs vésicales, montre que cette propagation, aux ganglions iliaques et lombaires surtout, est la règle dans les tumeurs infiltrées et l'exception dans les tumeurs pédiculées ; elle est fréquente dans les tumeurs sessiles (43 p. 100).

Par conséquent on peut considérer, en pratique, que toute *tumeur infiltrée* dans les parois est accompagnée de retentissement ganglionnaire au loin et comme l'ablation de ces ganglions ne peut être pratiquée, toute opération grave est contre-indiquée dans ces cas. Or c'est dans ceux-là que se présente l'indication de la *résection totale de la vessie*, suivie d'abouchement des uretères à la peau, dans l'urètre, dans le vagin ou dans le gros intestin ; opération très grave, dont la mortalité opératoire est considérable et qui même donnant une guérison opératoire, n'a aucune chance de donner une guérison durable puisqu'elle n'enlève pas tout le mal. « Le traitement de ces tumeurs infiltrées doit être essentiellement palliatif. »

Au contraire, l'exérèse est indiquée pour toute *tumeur pédiculée* maligne ou bénigne, et dès que le diagnostic est posé ; car les dangers que créent les tumeurs bénignes, par l'hémorragie, sont aussi grands que pour les cancers.

Quant aux *tumeurs sessiles*, il faut aussi les enlever, mais l'ablation doit être large et des réserves doivent être faites non seulement sur la récidive locale, mais aussi sur la propagation ganglionnaire qui peut déjà exister.

L'indication opératoire dépend donc du diagnostic du mode d'implantation de la tumeur, diagnostic qui peut être fait par le toucher rectal ou

---

[1] O. Pasteau. Système lymphatique dans les maladies de la prostate et de la vessie. Thèse de Paris, 1898, p. 46 et 65.

vaginal, combiné au palper hypogastrique, et surtout par l'examen cystoscopique.

Les résultats des ablations de tumeurs vésicales sont connus d'après les travaux d'Albarran[1] et de Clado[2]. La mortalité opératoire atteint 6 à 7 p. 100 dans les tumeurs bénignes et 45 p. 100 dans les cancers; la récidive postopératoire notée dans les tumeurs bénignes à 19 p. 100 en 1892 est à 14 p. 100 en 1894, et pour les cancers dans la même période passe de 60 p. 100 à 31 (Albarran)[3]; ce qui indique l'amélioration due aux progrès de la technique opératoire.

TRAITEMENT PALLIATIF. — L'abstention simple est indiquée lorsque l'ablation ne peut être utile et qu'aucun symptôme grave n'existe. Les hémorragies et les douleurs, par leur intensité, peuvent conduire à l'ouverture hypogastrique de la vessie suivie, en cas d'hémorragie grave, d'abrasion, de curettage ou de cautérisation ignée des bourgeons néoplasiques; la vessie est maintenue ouverte.

TRAITEMENT CURATIF. — *Tumeurs pédiculées*. — L'ablation de ces tumeurs est possible par voie urétrale avec éclairage endoscopique; Nitze en fait le traitement de choix pour les tumeurs bénignes[4]. Mais l'ablation large nécessaire ne nous paraît guère possible qu'après ouverture de la vessie par la cystotomie sus-pubienne; les tailles périnéale chez l'homme et vaginale chez la femme ne pouvant donner un jour suffisant pour voir et opérer.

L'ablation de la tumeur se fait avec le point d'implantation sur la muqueuse, et la plaie est suturée, puis la vessie fermée avec sonde urétrale, sauf dans le cas où un suintement indique le drainage de la vessie. L'opération peut être difficile si la tumeur est implantée dans un endroit peu accessible, la position renversée du malade sur le plan incliné favorise les manœuvres. Il peut être nécessaire d'enlever d'abord une portion de la tumeur pour aborder et traiter son pédicule.

Tumeurs sessiles. — A moins que la base d'implantation ne soit saine et que des tractions puissent faire un pseudo-pédicule à la tumeur, ce qui permettrait de ne réséquer qu'une partie de l'épaisseur de la paroi; l'opération nécessaire est ici la résection partielle de la vessie, faite par l'intérieur de l'organe, et suivie de suture hermétique de la plaie vésicale. Cette résection peut aussi être faite de dehors en dedans si la tumeur siège dans la partie supérieure, à un niveau où le péritoine peut être décollé.

Si la tumeur se trouve dans la région d'un orifice urétéral, la résection peut comprendre l'extrémité de l'uretère, et il est alors nécessaire de pratiquer un nouvel abouchement de ce canal dans la vessie restaurée (urétéro-cysto-néostomie), comme on le fait pour les fistules urétéro-vaginales (voir *Vagin*), soit au niveau de la plaie, soit en un autre point de la vessie.

[1] Albarran. Les tumeurs de la vessie. Paris, 1892.

[2] Clado. Traité des tumeurs de la vessie. Paris, 1895.

[3] Albarran. *Annales des maladies des organes génito-urinaires*, 1897.

[4] Nitze. Société de médecine berlinoise, 6 mars 1895 in *Semaine médicale*, 1895, p. 107. — *Centralbl. f. Krank. der Harn und sexual organe*, 1896. — Thèse de Polak. Paris, 1901, p. 51.

Enfin la situation basse du néoplasme, près du col vésical, peut nécessiter, comme dans une observation d'Albarran[1], une opération préliminaire permettant d'aborder la région rétro-symphysienne de la vessie. La taille transversale de Trendelenburg, qui par incision horizontale sus-pubienne coupe les deux muscles droits, a le grand inconvénient d'exposer à l'éventration. Mieux vaudrait alors faire une symphyséotomie, qui a donné dans le cas cité plus haut un jour suffisant pour réséquer un segment latéral de la vessie situé près du col, mesurant 6 centimètres de long sur 4 de large, et pour suturer ensuite complètement cette plaie; le malade guérit sans gêne de la marche.

Kystes hydatiques péri-vésicaux. — Ces kystes sont situés dans le fond du petit bassin, sous le péritoine, au contact de la face postérieure de la vessie et tendent à monter vers l'ombilic, refoulant et comprimant la vessie. Ils peuvent coexister avec d'autres kystes abdominaux. Beaucoup plus rarement on les trouve en avant, dans la région hypogastrique, près du sommet vésical. La paroi kystique adhère fortement aux organes voisins, vessie, rectum, prostate, ou péritoine.

Les traitements des kystes hydatiques que nous avons reconnus comme utiles (voir *Foie*) sont : l'extirpation complète, la marsupialisation, la réduction sans drainage; l'incision simple restant le seul traitement des kystes suppurés, faite au point où ils sont facilement abordables (paroi abdominale, périnée).

L'extirpation complète du kyste n'est pas applicable aux kystes rétro-vésicaux, trop adhérents et trop profondément situées; elle a été pratiquée avec succès par Albarran[2] pour un kyste prévésical.

La marsupialisation a été appliquée le plus souvent jusqu'ici aux kystes rétro-vésicaux, et avec succès[3]; mais en présence des résultats obtenus pour les kystes du foie par la réduction sans drainage après extirpation totale de la membrane germinative, avec ou sans capitonnage, il y a mieux à espérer aujourd'hui par ce traitement au point de vue de la rapidité et de la qualité de la guérison. Du reste Tuffier[4] a obtenu une réunion par première intention pour un kyste rétro-vésical chez l'homme en vidant le kyste, enlevant par grattage la membrane germinative, lavant la cavité au sublimé et abandonnant à l'intérieur la valeur d'un verre à liqueur de cette solution, pour refermer le tout sans drainage. Nous avons vu en discutant ces traitements, que si le lavage était utile, l'abandon d'une certaine quantité d'antiseptique dans la poche n'était pas nécessaire et peut être dangereux.

Exstrophie de la vessie. — La symphyse pubienne est disjointe et les muscles droits écartés; à la région hypogastrique et sur la ligne médiane se trouve une saillie rouge et mamelonnée formée par la muqueuse de la vessie non fermée et refoulée au dehors par la pression abdominale ; à la partie

---

[1] In Thèse de Gallet-Duplessis. Symphyséotomie chez l'homme. Paris, 1893, p. 54.

[2] Albarran. Kyste hydatique prévésical. *Bull. de la Soc. de Chir.*, 1900, p. 161.

[3] Mouille. Kystes hydatiques rétro-vésicaux chez l'homme. Thèse de Paris, 1899.

[4] Observation II, p. 45, in Thèse de G. Getten. Kystes hyd.-rétro-vésic. Paris, 1898.

inférieure se voient les orifices uretéraux qui laissent continuellement sortir l'urine ; l'urètre chez l'homme et la femme est en épispadias et forme une gouttière qui se continue avec la vessie exstrophiée (fig. 168). A la difformité répugnante s'ajoute l'incontinence d'urine et les dangers d'infection ascendante des voies urinaires.

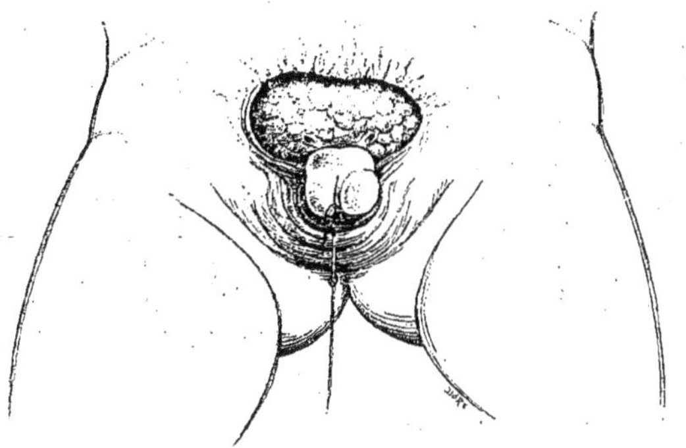

Fig. 168. — Exstrophie de la vessie (Pousson).

Le nombre considérable de procédés inventés pour guérir cette infirmité prouve la difficulté de ce traitement, la discussion des indications thérapeutiques se réduit à celle des procédés opératoires. Les appareils [Jurine (de Genève), Bonn (d'Amsterdam)] sont en effet très insuffisants et ne font que pallier l'incontinence d'urine.

Nous pouvons grouper les procédés opératoires, dont la description complète a sa place dans les traités de technique, en deux méthodes principales, suivant qu'on s'efforce de reconstituer une vessie, ou au contraire de supprimer la muqueuse vésicale existante pour implanter ailleurs les orifices uretéraux.

1° RECONSTITUTION DE LA VESSIE. — Elle peut être obtenue soit par refoulement de la vessie dans l'abdomen et suture bord à bord de l'organe refermé, soit par méthode autoplastique cutanée ou muqueuse.

Le *refoulement et la fermeture de la vessie* ne peuvent être obtenus que si l'écartement de la paroi abdominale et du pubis n'est pas très considérable ; selon l'étendue de cet écartement on pourra quelquefois, en disséquant les bords de la paroi vésicale et resserrant le bassin par pressions latérales, refermer la vessie sans opération préliminaire sur le squelette. Delagenière (du Mans)[1] put le faire dans un cas et guérit son malade après plusieurs opérations consécutives pour refaire l'urètre ; mais les circonstances favorables à ce traitement se présentent de façon tout exceptionnelle. Le plus souvent, pour rapprocher les bords, une opération préliminaire devient nécessaire, destinée à rapprocher les deux pubis, à refaire la symphyse. C'est l'idée de Dubois et Dupuytren reprise par Trendelenburg et Passavant ;

---

[1] H. Delagenière (du Mans). *Congrès international de Paris*, 1900. Sect. Chirurgie gén., p. 419.

Trendelenburg commence par pratiquer la disjonction des symphyses sacro-iliaques. L'intervention ainsi comprise est grave puisqu'elle donne une mortalité de 25 p. 100 [1] et les résultats ne sont pas meilleurs qu'avec les autres procédés puisque, le sphincter vésical n'existant pas, l'incontinence persiste.

L'*autoplastie cutanée* est une application de la méthode autoplastique à double lambeau cutané, l'un profond, épiderme en dedans, remplaçant la muqueuse, l'autre superficiel faisant le revêtement cutané, (nous en avons vu déjà des exemples à la face). Ce double lambeau reconstitue la paroi antérieure de la vessie et est suturé aux bords avivés de la muqueuse. Le procédé de Wood, modifié par Le Fort, retourne un lambeau pris en haut et le recouvre par deux lambeaux latéraux tordus, puis ferme l'orifice qui reste en bas à l'aide du prépuce relevé. Pozzi [2] y ajoute le rapprochement, dans la mesure du possible, des muscles droits, en mobilisant la portion osseuse du pubis qui leur donne insertion.

Phocas (de Lille) [3] obtint un semblable résultat à moins de frais en employant, chez une fillette de treize mois, les deux bourrelets exubérants que représentaient les grandes lèvres.

Le gros inconvénient de cette autoplastie cutanée, peu grave par elle-même, consiste dans la formation de calculs secondaires, favorisée par la desquamation épidermique et les poils.

L'*autoplastie muqueuse* (procédé de Segond) déplace le réservoir vésical en disséquant la partie supérieure du lambeau vésical et le rabattant autour du trigone, sur la gouttière urétrale ouverte de l'épispadias ; recouvrant la face supérieure cruentée du nouveau réservoir avec la peau préputiale relevée, et obturant, du mieux possible, la perte de substance de la paroi abdominale.

Mais le lambeau vésical mince peut être déchiré pendant la dissection et est exposé au sphacèle ; aussi Pousson [4] propose-t-il de tailler le lambeau non pas seulement aux dépens des tuniques muqueuse et musculaire, mais aussi du péritoine lui-même qui y adhère ; la brèche laissée est facile à combler ensuite.

Ce procédé n'employant que des surfaces muqueuses pour la reconstitution de la vessie ne présente pas les graves inconvénients du précédent, et est certainement le meilleur procédé autoplastique ; mais il laisse comme les autres persister l'incontinence, qui nécessite le port d'un urinal spécial.

2° SUPPRESSION DE LA VESSIE ET TRANSPLANTATION DES URETÈRES. — Dans cette méthode on ne cherche plus à refaire un réservoir urinaire se rapprochant plus ou moins de la vessie normale, on supprime la muqueuse ectopiée en libérant les uretères et abouche ces canaux soit dans la *gouttière urétrale* (Sonnenburg) ce qui laisse persister l'incontinence ; soit *dans le gros intestin*, côlon ilio-pelvien ou rectum, remplaçant ainsi le sphincter vésical par le sphincter anal.

[1] Pousson. *Annales des mal. des org. génit.-urin.*, 1896.

[2] Pozzi. *Congrès français de Chirurgie*, 1896, 23 octobre.

[3] Phocas. *Congrès français de Chirurgie*, 1898, 24 octobre, p. 414.

[4] Pousson. *Congrès de gynécologie, d'obstétrique et de pédiatrie*. Section Pédiatrie, 1895.

Le lambeau vésical inutile étant excisé, on peut : soit isoler les uretères et les implanter dans l'intestin directement (Simon) ou leur faire suivre un trajet intra-pariétal avant l'abouchement dans le rectum (Krynski), ou les aboucher au-dessous d'une valvule artificielle créée aux dépens de la muqueuse rectale (Fowler) ; soit conserver toute la muqueuse du trigone qui entoure les deux uretères ensemble et implanter dans le côlon ilio-pelvien ce lambeau vésical, contenant les embouchures intactes des uretères avec leur sphincter et leur repli muqueux (Maydl).

Le principal écueil de cette implantation intestinale est l'infection ascendante des voies urinaires favorisée par l'absence du sphincter urétéral et la sténose cicatricielle du nouveau méat qui produit la rétention rénale. L'implantation directe des uretères par les anciens procédés est mauvaise, parce qu'elle expose à ces deux accidents ; et l'infection pyélo-rénale est fréquente après cette opération soit dans les expériences sur les chiens, soit chez l'homme.

La création d'un trajet intra-pariétal ou d'une valvule rectale n'empêche pas la sténose et pour voir une véritable amélioration, il faut arriver au procédé de Maydl dans lequel les orifices urétéraux sont conservés intacts et éloignés de la cicatrice.

Signalons, à côté de cette implantation iliaque du trigone, une opération plus complexe visant le même but : la fistulisation vésico-rectale au niveau du trigone, suivie de la formation d'une petite cavité vésicale autour des uretères, obtenue par dissection de la muqueuse ectopiée. Tuffier[1] a employé ce procédé une fois avec succès, et J. Frank[2] le recommande d'après ses expériences ; il est d'application plus difficile que celui de Maydl auquel s'est rallié Tuffier et vise au même résultat.

Nous trouvons dans la thèse de Soneira[3] treize observations d'abouchement côlique par le procédé de Maydl, c'est-à-dire avec le trigone ; il y a un cas de mort en quelques heures dont on n'a pu déterminer la cause, et douze guérisons opératoires. Or il est très intéressant de constater que si l'infection urinaire ascendante est signalée dans presque tous les cas d'abouchement direct de l'uretère dans l'intestin, on ne le trouve pas une fois dans ces douze cas. Le résultat fonctionnel est très satisfaisant, car les malades arrivent vite, après une période d'éducation variable, à n'uriner par l'anus que quatre à six fois par vingt-quatre heures.

Pour résumer nous voyons que, sauf très rare exception (cas de Delagenière), les procédés qui cherchent la restauration de la vessie laissent persister l'incontinence ; que parmi eux le refoulement de la vessie dans l'abdomen est très rarement applicable et qu'il ne doit pas être employé lorsqu'il exige le rapprochement des pubis par une opération préliminaire ; que les procédés autoplastiques cutanés sont mauvais à cause des calculs secondaires, et que le meilleur est le procédé autoplastique muqueux de Segond.

Mais, d'autre part, la dérivation de l'urine dans le côlon iliaque par le pro-

---

[1] Tuffier. Traité de Chirurgie Duplay-Reclus, 2e édition, t. VII, p. 648.

[2] Jacob Frank (de Chicago). *Congrès internat.* Paris, 1900. Sect. Chir. gén., p. 402.

[3] M. Soneira. Implantation des uretères dans le côlon. Thèse de Paris, 1899.

cédé de Maydl, mettant à l'abri des dilatations et des infections rénales, supprimant dans une mesure satisfaisante l'incontinence, nous paraît devoir être préféré.

Dérivés pathologiques de l'ouraque [1]. — Les malformations pathologiques liées à la persistance de l'ouraque sont de deux ordres : la persistance complète de la perméabilité de ce canal donnant les fistules urinaires ombilicales, et la persistance partielle donnant les kystes de l'ouraque.

Les *fistules urinaires ombilicales* se manifestent dès la chute du cordon ou beaucoup plus tard à l'occasion d'une affection quelconque des voies urinaires inférieures mettant obstacle au cours de l'urine ; le seul traitement rationnel de la fistule consiste dans la résection de l'ouraque perméable, avec fermeture au niveau de la vessie.

Les *kystes de l'ouraque*, à cause de leur rareté, ne sont pas diagnostiqués. Ils forment une tumeur hypogastrique pour laquelle on intervient, ou sont rencontrés au cours d'une laparatomie faite pour une autre cause ; l'extirpation du kyste par dissection, suivie de l'oblitération du pertuis vésical s'il existe, en est le seul traitement.

URÈTRE

Corps étrangers et calculs de l'urètre. — Introduits dans un but thérapeutique (bouts de sonde, bougies d'urètrotomes) ou dans une tout autre intention, les corps étrangers sont mousses, souples ou rigides mais arrondis, et avec ceux-ci nous comprenons les calculs arrêtés dans l'urètre ; ou irréguliers, pointus, offensants pour les parois du canal.

Les *corps mousses* sont extraits de façon différente suivant leur siège et selon l'état du canal. S'ils sont *dans l'urètre postérieur*, prostatique, le mieux est de les refouler dans la vessie à l'aide d'une bougie à boule et de les traiter alors comme nous l'avons vu (corps étrangers, calculs de la vessie). Mais le refoulement peut être rendu impossible soit par la fixation du corps étranger, et l'urétrotomie externe périnéale est alors la seule res-

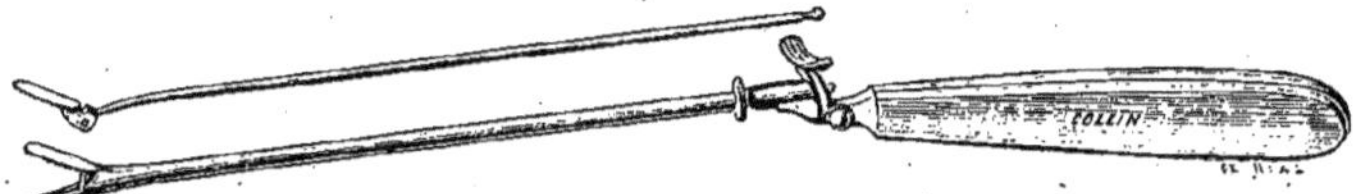

Fig. 169. — Pince à poucette.

source ; soit par l'existence d'un rétrécissement qu'il faut dilater assez par une bougie à demeure ou mieux inciser par urétrotomie interne ; s'il est petit, le calcul sortira alors facilement. Dans l'*urètre antérieur*, l'extraction par les voies naturelles est de tous points préférable, facilitée au besoin par un débridement du méat sur son bord inférieur, si l'orifice est étroit. Cette extraction se fait à l'aide d'instruments variés, pinces fines et instruments à bascule fig. 169 et 170), en ayant soin de n'ouvrir la pince que lorsqu'elle est au

[1] M. Mériel. Revue générale in *Gazette des Hôpitaux*, 1901, n° 20.

contact du corps étranger, pour ne pas pincer de muqueuse avec celui-ci,
(fig. 171) et de comprimer le canal en arrière pour empêcher le recul. Quant
à la curette à bascule, elle est introduite fermée jusque derrière le corps

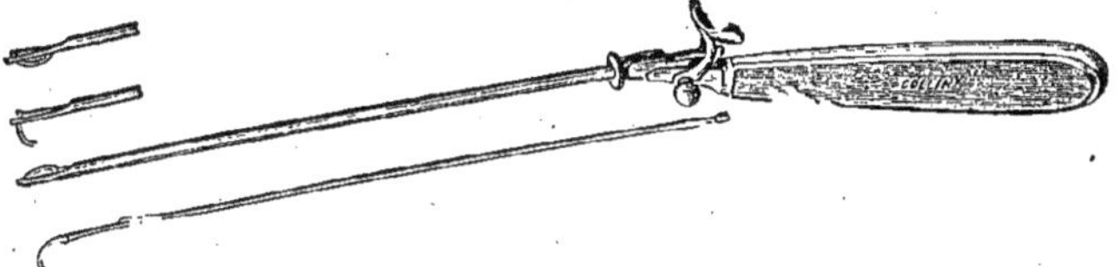

Fig. 170. — Curette à poussette.

étranger, et ouverte alors, elle fait saillie et sert à ramener le corps mousse.
Si la curette accroche la muqueuse en revenant, (fig. 172), on cale le corps
contre la curette à l'aide d'une bougie de cire, et on ramène le tout ensemble.

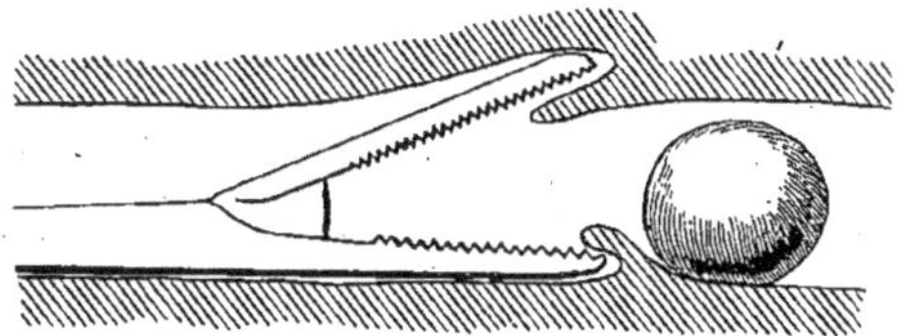

Fig. 171. — La pince, ouverte avant d'avoir pris le contact du corps étranger, va pincer
un pli de la muqueuse (Hartmann).

Les *corps irréguliers ou piquants* nécessitent d'autres manœuvres, leur
extraction directe ou leur refoulement risquant de blesser les parois du canal. Une manœuvre spéciale réussit pour les corps pointus fins de la portion

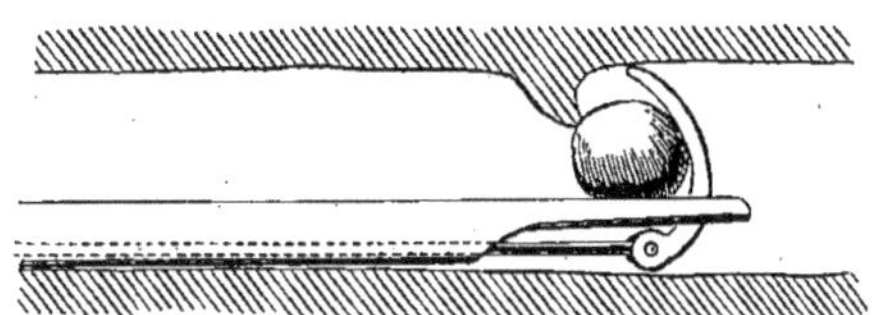

Fig. 172. — La curette à bascule, ramenée vers le méat, accroche la muqueuse (Hartmann).

pénienne, corps dont la pointe se trouve toujours dirigée vers le méat : une
aiguille est fixée avec les doigts et passée à travers les parois en pliant la
verge sur sa pointe ; une épingle à tête est de même sortie dans sa portion
effilée, puis saisie au dehors, basculée sur elle-même pour diriger la tête
vers le méat, et refoulée dans l'urètre dans cette nouvelle direction, elle est
saisie facilement par le méat.

Un corps offensant irrégulier et plus gros ne peut être extrait ainsi et le
mieux est d'aller le chercher par une urétrotomie externe pénienne ou périnéale, suivie de suture du canal et des plans superficiels. C'est aussi cette
conduite qu'il faut suivre si le canal a déjà été malmené par des tentatives
antérieures ou s'il existe des lésions inflammatoires empêchant toute manœuvre par le canal.

Urétrites. — La cause à peu près constante de l'inflammation urétrale est l'infection gonococcique, il existe cependant quelques cas peu fréquents d'urétrites non gonococciques[1] dont le traitement est différent. Enfin après une période aiguë ou subaiguë pendant laquelle on trouve facilement le gonocoque, si l'infection n'est pas guérie, arrive une période chronique où le microbe n'existe plus. Des indications thérapeutiques répondent à ces différents cas.

Urétrite aigue (blennorragie). — D'après ce que nous avons dit plus haut, il est tout d'abord indiqué de pratiquer un examen bactériologique du pus urétral, facile et rapide à cette période, pour s'assurer de la présence du gonocoque. Si ce microbe est reconnu absent après plusieurs examens et même essais de culture, il ne faut pas instituer le traitement classique au permanganate ; mais employer les grands lavages, pratiqués comme nous allons le voir, avec une solution de nitrate d'argent à 0,25 au 0,50 p. 1000 à la température de 38° environ, et généralement l'écoulement se tarit rapidement.

Dans l'immense majorité des cas c'est le gonocoque qui est en cause, et contre cette infection de très nombreux traitements ont été proposés qui se réduisent à un traitement hygiénique, adjuvant de tous les autres, un traitement interne, et un traitement local par injections ou lavages dans l'urètre.

Le *traitement hygiénique*, qui doit s'associer à tout autre moyen dirigé contre la suppuration urétrale, consiste dans la suppression de toute fatigue, l'abstention du coït, l'exclusion des alcools sous toutes les formes, des mets épicés ou faisandés, le port d'un suspensoir. Il faut aussi recommander au malade d'éviter avec grand soin de porter dans la région oculaire le doigt ou un objet de pansement ayant été en contact avec le méat.

Le *traitement interne* utilise les balsamiques (copahu, cubèbe, santal), ou les antiseptiques (salol) par les voies digestives ; par son efficacité moindre et son action nocive sur le tube digestif, ce traitement est généralement abandonné pour le traitement local, tant que celui-ci est praticable.

Le *traitement local* s'adresse à la muqueuse urétrale elle-même dont il cherche à guérir l'infection par l'application, en injections ou en lavages, de solutions antiseptiques. Ces dernières sont d'une infinie variété, citons le nitrate d'argent au 1/2000e, le sublimé au 1/10000e ou 1/20000e, le protargol au 1/400e ou au 1/100e ; mais parmi eux le permanganate de potasse paraît avoir l'action la plus utile et la plus constante. On l'emploie généralement en lavages, selon la méthode indiquée par Janet[2], et que nous exposons ici.

Ce traitement doit être appliqué dès le début, sauf dans les cas d'urétrite suraiguë avec ectropion du méat et dureté ligneuse de l'urètre ; ici l'on est obligé d'attendre quelques jours, que la période inflammatoire soit passée, pour pouvoir commencer le traitement.

L'urètre antérieur étant ordinairement seul pris au début, c'est à lui que

---

[1] Guiard. *Ann. mal. org. gén.-urin.*, 1896, p. 460 et 1897, p. 449. — Noguès. Association française d'urologie, 1897, p. 69. — A. Burty. Thèse de Paris, 1901.

[2] J. Janet. Traitement de la blennorragie. *Revue de Thérapeutique*, 1er décembre 1897.

s'adresse d'abord le traitement; mais il faut surveiller l'état de l'urètre postérieur pour le traiter s'il s'infecte. L'épreuve des deux verres est suffisante
pour s'en rendre compte : on fait uriner le malade dans un verre, l'urine
entraînant le contenu de l'urètre; avant la fin de la miction, on fait uriner
dans un second verre, cette deuxième urine doit être claire si l'urètre postérieur est sain ; elle est trouble dans le cas contraire, l'urine vésicale ayant
été troublée par les sécrétions de l'urètre postérieur.

Le lavage se fait à l'aide d'un bock et d'une canule de verre à bec coni-
que obtus, le bock pouvant être suspendu à des hauteurs variables.

Pour laver l'urètre antérieur, le bock est suspendu à 50 centimètres au-
dessus de la verge du malade, on applique la canule au méat en pressant
pour fermer, puis on laisse le liquide s'échapper au bout d'un instant en retirant un peu la canule et ainsi de suite jusqu'à épuisement du litre de liquide
employé. Le lavage est fait matin et soir avec une solution chaude allant de
1 p. 4000 à 1 p. 2000, puis au bout de quelques jours un lavage quotidien
suffit et le titre de la solution peut être porté successivement à 1/2000ᵉ,
1/1500ᵉ et 1/1000ᵉ, s'il est bien supporté.

Si au neuvième jour, la goutte urétrale est muqueuse et presque transparente, on écarte le lavage suivant de trente-six heures, puis de quarante-huit
heures et on interrompt. Si l'écoulement reprend, on recommence un lavage
par jour à 0,50 ou 1 gramme p. 1000, en recherchant s'il n'existe pas d'urétrite postérieure.

Lorsqu'on a constaté au début ou au cours du traitement cette urétrite
postérieure, il faut laver non plus seulement l'urètre antérieur, mais tout
l'urètre. Le lavage complet se fait en commençant par laver l'urètre antérieur comme nous venons de le voir avec la moitié du litre à dose faible,
puis la canule est hermétiquement appliquée sur le méat et le bock élevé à
1 mètre où 1ᵐ,50. Le malade doit en même temps pousser comme pour uriner ; et on laisse passer le liquide lentement dans la vessie en comprimant
avec les doigts le tube de caoutchouc pour régulariser la pénétration. Si la
pression est douloureuse, il faut faire dans l'urètre antérieur une injection de
cocaïne au 1/200ᵉ ou au 1/400ᵉ, conservée pendant quelques minutes. Il est
possible qu'on ne puisse, même ainsi, pénétrer du premier coup dans la vessie, il faut aller avec douceur, cesser et recommencer; et même remettre à
la séance suivante le lavage complet, plutôt que de faire souffrir le malade
et traumatiser le canal.

Le titre de la solution est augmenté peu à peu, tant que le malade le supporte, jusqu'à 1/1000ᵉ ; l'examen bactériologique est pratiqué de temps en
temps pour reconnaître le moment où les gonocoques ont disparu, on espace
alors, puis cesse complètement les lavages.

L'épididymite ne contre-indique pas l'emploi de ce traitement.

Urétrite chronique. — Il est de toute importance ici de pratiquer d'abord
la recherche du gonocoque, le traitement est totalement différent suivant qu'il
s'agit d'une urétrite ancienne à gonocoques ou à infection secondaire sans
gonocoques, ou enfin amicrobienne.

L'*urétrite chronique à gonocoques* est traitée, comme l'urétrite aiguë, par
une série de 10 à 12 lavages de permanganate de potasse, lavages complets

de l'urètre avec les mêmes doses progressivement croissantes ; on prolongera même ces lavages s'il le faut jusqu'à disparition du gonocoque. Mais la goutte peut persister non purulente, et le gonocoque ayant disparu, le traitement doit changer.

L'*urétrite à infections secondaires*, persistant après disparition du gonocoque, cède généralement après un ou deux lavages, de l'urètre antérieur seulement, avec une solution de sublimé non alcoolique au 1/10000° ; si le sublimé est mal supporté ou inefficace on peut essayer l'oxycyanure de mercure en solution de 1/10000° à 1/1000°[1].

L'*urétrite chronique amicrobienne* nécessite, avant tout traitement, l'examen du canal avec un explorateur à boule pour déceler une induration ou un faible rétrécissement de l'urètre ; si cet état est reconnu, il faut d'abord pratiquer une dilatation lente avec des bougies aseptiques ou mieux des béniqués.

Avec la dilatation dans les cas précédents, ou sans elle s'il n'existe aucune induration, on emploiera soit les lavages avec une solution de nitrate d'argent à 1 p. 2000, faits dans l'urètre antérieur ou dans tout l'urètre deux fois par semaine ; ou mieux des instillations de nitrate d'argent en solution allant de 1/100 à 1/30, déposant tous les deux jours 8, 10 ou 15 gouttes dans l'urètre postérieur.

On peut aussi employer le protargol[2] en instillations de 20 à 60 gouttes d'une solution allant de 5 à 10 p. 100.

En tout cas, dans les vieilles urétrites à goutte matutinale, la guérison peut être fort difficile à obtenir d'une façon définitive.

Rétrécissements de l'urètre. — Ces rétrécissements sont cicatriciels (ruptures de l'urètre) ou inflammatoires (blennorragie) ; les moyens thérapeutiques à leur appliquer sont les mêmes, mais les indications peuvent être modifiées par la nature étiologique du rétrécissement. Les inflammatoires sont caractérisés par leur fréquente multiplicité, le siège constant du rétrécissement plus étroit au niveau du bulbe, l'étendue et la diffusion des lésions dans les parois de l'urètre ; les cicatriciels, durs, se laissant très difficilement dilater, se présentent le plus souvent sous forme d'un nodule unique, alors que l'urètre est sain dans tout le reste de son étendue.

Les MOYENS qu'on emploie aujourd'hui pour le traitement de ces sténoses sont : la *dilatation* qui n'est plus utilisée que sous la forme *lente* et *progressive* à l'aide des bougies en gomme (fig. 173) et des bougies métalliques de Béniqué, montées ou non sur une fine bougie conductrice (fig. 174) (la dilatation immédiate progressive avec les bougies métalliques coniques de Le Fort, et la divulsion sont abandonnées comme trop violentes) ; l'*urétrotomie interne* ou section de dedans en dehors du point rétréci, qui doit toujours *être suivie de dilatation* et que l'on peut faire soit d'avant en arrière avec l'urétrotome de Maisonneuve ou celui de Bazy, ou d'arrière en avant avec l'instrument d'Albarran, avec section unique ou multiple ; l'*urétrotomie*

---

[1] H. Compain. Thèse de Paris, 1901.
[2] J. Thomas. Thèse de Paris, 1899.

externe ou section de dehors en dedans suivie ou non de sutures ; et enfin l'*urétrectomie*, résection totale ou partielle de la stricture, avec restauration du canal, soit par suture des deux bouts ou des tissus péri-urétraux, soit

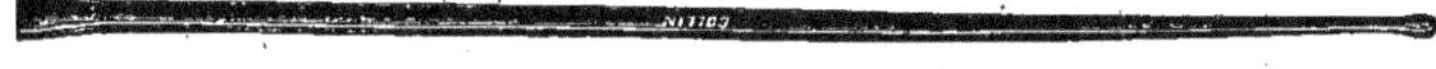

Fig. 173. — Bougie olivaire.

par une des méthodes auto ou hétéro-plastiques que nous étudierons pour les fistules périnéales de l'urètre.

Les INDICATIONS de ces procédés sont tirées de l'état du rétrécissement lui-même, des tissus péri-urétraux et de la résistance du malade.

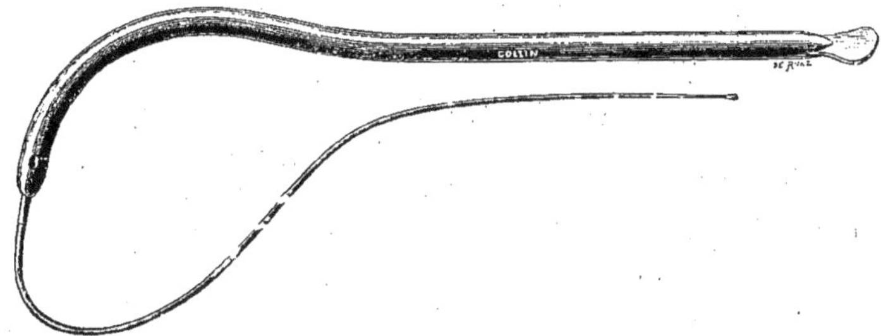

Fig. 174. — Cathéter et bougie conductrice, de Guyon.

Lorsque les symptômes fonctionnels font penser à un rétrécissement, en dehors des accidents infectieux péri-urétraux et des fistules périnéales que nous étudierons dans des paragraphes spéciaux, après avoir recherché par

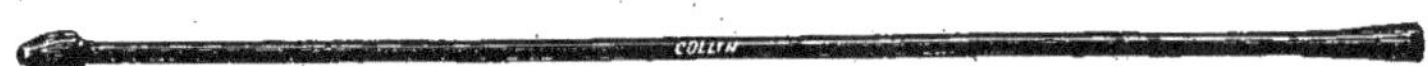

Fig. 175. — Bougie à boule exploratrice.

l'interrogatoire l'origine de cette sténose, il faut explorer le canal à l'aide d'une bougie exploratrice à boule (fig. 175), d'abord de calibre moyen n° 18 à 20, puis en diminuant le calibre jusqu'à ce qu'on puisse franchir le rétrécissement

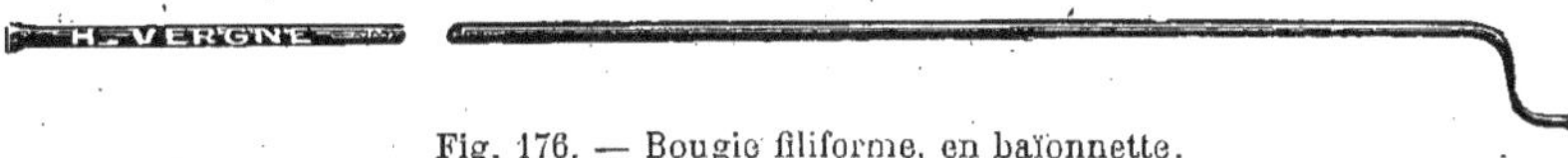

Fig. 176. — Bougie filiforme, en baïonnette.

le plus étroit. On se renseigne ainsi sur le nombre, le calibre et le siège, en combinant le palper extérieur ou le toucher rectal à l'exploration interne.

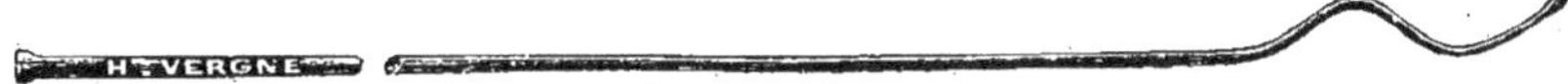

Fig. 177. — Bougie filiforme en spirale.

Si le rétrécissement est trop étroit pour qu'on puisse le franchir avec un explorateur à boule, il faut, lorsque des accidents généraux infectieux ne réclament pas d'urgence une dérivation des urines par le périnée ou l'hypogastre, essayer avec patience et persévérance les bougies filiformes, coudées en baïonnette, contournées en spirale (fig. 176 et 177); laissant au contact une bougie dont l'extrémité s'engage sans traverser, dans l'espoir de franchir après quelques heures de contact.

Si par un de ces moyens une bougie très fine a été passée, il est bon de la fixer à demeure pendant un ou deux jours afin qu'elle fasse un peu la route, car il pourrait arriver, si on l'enlève immédiatement, qu'on ne puisse plus la replacer le lendemain; c'est alors le début de la dilatation.

L'examen est complété par celui du reste de l'appareil urinaire, vessie, rein, prostate; et celui de l'état général du malade (accidents fébriles, accidents digestifs).

Nous considérerons alors successivement deux cas particuliers : 1° *on a pu franchir* le rétrécissement, facilement avec une bougie moyenne, ou difficilement avec une bougie filiforme laissée à demeure; 2° *on n'a pas pu franchir*, malgré des essais répétés consciencieusement; sans que pour cela cependant on puisse dire le rétrécissement infranchissable, un autre opérateur pouvant être plus heureux.

1° *On a pu franchir*, le rétrécissement est inflammatoire et se laisse facilement dilater ; *la dilatation lente et progressive* est le traitement de choix. Une séance tous les deux jours dans laquelle on passe, sans aucun effort, deux ou trois bougies en gomme, reprenant chaque fois le dernier numéro de la séance précédente, conduit peu à peu la dilatation jusqu'aux numéros 20 ou 21; puis la dilatation est continuée avec les béniqués dont on passe quatre numéros par séance, en reprenant chaque fois les deux derniers numéros de la précédente séance. Il faut pousser aussi loin que possible cette dilatation métallique, au moins jusqu'au 50 et plus loin si possible.

Ces règles générales sont sujettes à des variations, certains rétrécissements cédant plus facilement aux bougies métalliques qu'on prendra plus tôt, d'autres les supportant mal et devant être dilatés avec les bougies en gomme jusqu'aux numéros 28 ou 30.

Le fait important est d'aller lentement et de ne jamais entrer de force aucun instrument dilatateur.

Il peut aussi arriver qu'au bout d'un certain temps la dilatation ne peut plus être poussée plus loin, et bien que le malade urine alors facilement, il ne faut pas en rester là sous peine de récidive immédiate. C'est alors que peut être utile une *urétrotomie interne complémentaire* faite avec un cathéter semblable à un béniqué, mais qui permet, par un mécanisme variable, de sectionner le rétrécissement tendu par la dilatation (fig. 178 et 179).

La dilatation étant obtenue, et l'urétrite chronique traitée s'il y a lieu comme nous l'avons déjà vu, le malade doit continuer à entretenir le calibre de son canal pour éviter les récidives, très fréquentes sans cette précaution, et passer de grosses bougies de temps en temps, en espaçant peu à peu les séances pendant plusieurs années, reprenant la dilatation si le passage devient plus difficile.

Les rétrécissements cicatriciels, certains rétrécissements inflammatoires durs ou au contraire élastiques se laissent mal dilater ou se reproduisent très rapidement, ou bien saignent à chaque essai ou réagissent chaque fois par une poussée de fièvre. Dans d'autres cas la vessie se vide mal malgré la bougie fine laissée à demeure, ou des lésions vésicales et rénales donnent naissance à des accidents infectieux généraux qui nécessitent rapidement une évacuation régulière de la vessie. Dans tous ces cas, la dilatation ne

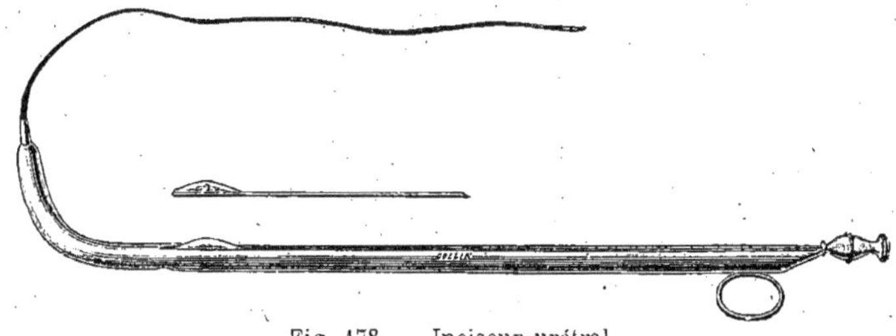

Fig. 178. — Inciseur urétral.

suffit plus, il faut sectionner le rétrécissement, et comme le rétrécissement est franchi, on a à choisir entre l'*urétrotomie interne* et l'*urétrotomie externe sur conducteur*.

Le périnée n'étant le siège d'aucune lésion, abcès, fistule, l'incision de dehors en dedans constitue pour les *rétrécissements blennorragiques* souvent multiples une opération plus importante que la section interne, qui peut

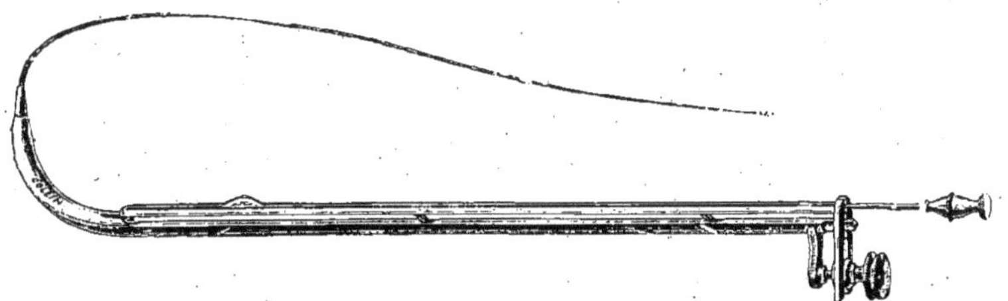

Fig. 179. — Urétrotome dilatateur d'Albarran.

être facilement faite sans anesthésie générale ; ce point est à considérer chez les malades dont les voies urinaires supérieures sont plus ou moins infectées. Le séjour au lit plus prolongé, la possibilité de fistules périnéales durant plusieurs mois sont encore au désavantage de l'urétrotomie externe ; la récidive est à craindre et à prévoir avec les deux interventions. Aussi pour ces rétrécissements inflammatoires sans complication périnéale, l'urétrotomie interne est l'opération de choix, et elle doit être faite avec l'instrument tranchant, l'*électrolyse* linéaire ou circulaire[1] n'ayant pas donné les résultats qu'on en attendait ; elle doit enfin être suivie d'une dilatation progressive poussée aussi loin que possible.

Pour les *rétrécissements traumatiques* dont nous avons indiqué les dif-

[1] Delagenière. *Annal. des mal. des org. génit.-urin.*, 1892. — Desnos, Reynier, Tuffier, Guelliot (de Reims), Bazy. *Soc. de Chirurgie*, Paris, 1893, p. 394, 399, 418, 438. — Debedat. *Archives d'Electr. médicale*, 15 nov. 1897. — Bordier (de Lyon). Congrès pour l'avancement des Sciences (Boulogne), septembre 1899. — Desnos. *Id.* — Albarran. Traité de Chirurgie Le Dentu-Delbet, 1900, t. IX, p. 470.

férences anatomiques, la section de dedans en dehors ne présente plus les mêmes avantages, la récidive est très rapide, et d'autre part ces rétrécissements cicatriciels se présentent dans des conditions très favorables, non plus pour l'urétrotomie externe simple, mais pour la *résection*, grâce à la limitation des lésions et au bon état de l'urètre en dehors du point rétréci. Cette résection serait faite, autant que possible, *partielle* plutôt que totale, c'est-à-dire laissant en continuité la paroi supérieure de l'urètre, parce que l'opération est ainsi beaucoup plus facile, l'écartement des deux bouts n'est jamais excessif, ce qui permet la suture bout à bout ou la réunion des parties molles du périnée sans opérations plastiques complémentaires, et qu'enfin dans ces rétrécissements la paroi supérieure est souvent saine ou au moins beaucoup moins malade[1]. Les résultats éloignés sont souvent meilleurs avec cette résection qu'avec la simple section, mais les malades doivent cependant surveiller leur canal et le faire vérifier de temps en temps.

Il faut mentionner à part les rétrécissements de la *région pénienne*[2], souvent rebelles à la dilatation ou rapides à récidiver. L'urétrectomie peut avoir ici des inconvénients à cause des incurvations de la verge et de la gêne de l'érection, aussi lorsque l'urétrotomie interne ne suffit pas à les dilater, est-il préférable de les sectionner de dehors en dedans sans en réséquer une grande portion.

2° Le *rétrécissement n'a pu être franchi*, il n'existe ni infection ni fistule périnéale, cas spéciaux que nous étudierons plus loin. Il est évident qu'on ne peut alors aborder l'urètre que par le périnée, mais doit-on se contenter d'une *urétrotomie externe sans conducteur* ou faire l'*urétrectomie*, la résection du rétrécissement? Lorsqu'elle est possible, la résection des masses indurées suivie de suture soit de l'urètre, soit plus souvent des tissus périurétraux autour d'une sonde à demeure, donne de meilleures garanties pour la guérison ultérieure, et n'est pas plus grave. Si une fistule s'établit on la traitera comme nous le verrons plus loin.

Mais cette résection n'est praticable que pour les rétrécissements de la région bulbaire. Les *rétrécissements traumatiques membraneux* ne peuvent être excisés et on doit se contenter de l'incision simple. Dans ces cas, du reste, la recherche du bout postérieur de l'urètre est particulièrement difficile, et nous avons déjà dit (*Traumatismes* p. 620), à propos des interventions immédiates réclamées par les ruptures, que mieux vaut ne pas s'attarder à cette recherche et rapidement inciser l'hypogastre pour pratiquer le *cathétérisme rétrograde*. La sonde placée, on refermera la vessie et se comportera au périnée comme après les résections bulbaires qui ne permettent pas la suture bout à bout.

Dans certains cas graves, avec infection rénale, difficulté du cathétérisme, échec de l'urétrotomie interne qui ne suffit pas à faire tomber la fièvre, A. Poncet[3] a proposé de créer un méat artificiel périnéal, une *urétrotomie périnéale*,

---

[1] Guyon. *Congrès de Chirurgie français*, 1892 et Noguès. Réparation de l'urètre. Thèse de Paris, 1892, p. 21 et 22.

[2] Pousson. *Bull. de la Soc. de Chir.*, 1895, p. 517 et Lambert. Thèse de Bordeaux, 1895.

[3] A. Poncet et X. Delore. Traité de l'urétrotomie périnéale dans les rétrécissements incurables de l'urètre. Paris, chez Masson, 1900.

qui a pour but de détourner d'une façon définitive le cours des urines en suturant sur une certaine étendue les bords de la paroi inférieure de l'urètre, sectionnée, avec les bords de la peau. Cette opération de nécessité tirerait ses indications des contre-indications de toutes les autres méthodes ; ces indications doivent être bien rares, l'urétrotomie ne pouvant s'appliquer qu'aux rétrécissements peu élevés· puisqu'il faut avoir une portion saine d'urètre à abaisser en arrière du rétrécissement.

Abcès et phlegmons diffus péri-urétraux. — On n'invoque plus aujourd'hui de mécanisme spécial pour l'infection des tissus péri-urétraux par les microbes venus de l'urètre ou de l'urine ; et si, plus souvent qu'ailleurs, le phlegmon diffus prend ici l'allure gangréneuse, la cause n'en revient pas à l'infiltration de l'urine dans les tissus, mais à la présence fréquente de microbes spéciaux aux suppurations fétides et gangreneuses, les anaérobies[1]. Il est donc inutile de conserver les dénominations particulières d'*abcès urineux* pour les suppurations limitées et d'*infiltration d'urine* pour les infections diffuses.

Les suppurations péri-urétrales, consécutives le plus souvent aux lésions de l'urètre en arrière d'un rétrécissement étroit ou large, revêtent trois aspects différents : le phlegmon diffus (infiltration d'urine), l'abcès aigu (abcès urineux) et l'abcès chronique (tumeur urineuse).

Le *phlegmon diffus péri-urétral* siège dans l'étage inférieur du périnée, au-dessous du plancher uro-génital ; les rares suppurations diffuses consécutives aux lésions de l'urètre prostatique constituent des variétés soit du phlegmon périprostatique que nous étudierons plus loin, soit des phlegmons de la cavité prévésicale de Retzius.

Débutant au niveau du périnée ou du scrotum, le gonflement s'étend rapidement en avant et en arrière, pendant que des plaques de sphacèle se développent en partant des points primitivement envahis ; tous les signes généraux d'une infection grave se manifestent en même temps, ascension rapide et grande de la température avec oscillations, abattement, sécheresse de la langue, etc.

Il faut, comme dans tout phlegmon diffus, intervenir au plus tôt et très largement ; le pronostic, très grave, dépendant beaucoup de la rapidité et de la hardiesse des incisions. Celles-ci doivent être multiples, longues, faites partout où existe le gonflement ; mais toujours et avant tout, même si l'œdème y est peu marqué, au périnée. Là, une longue et profonde incision médiane doit mener jusqu'à l'urètre ; des contre-ouvertures peuvent être utiles en avant et au-dessus de la verge. Le thermocautère est plutôt nuisible pour ces incisions, le bistouri est le meilleur instrument. Un abondant lavage à l'eau oxygénée et la pose de drains dans toutes les directions complètent l'opération, qui doit être faite d'urgence.

Comme dans toutes les infections graves (voir 1re partie, chap. II), les injections sous-cutanées de sérum artificiel peuvent rendre des services en soutenant l'état général et aidant à l'élimination des toxines.

---

[1] Albarran et Cottet. *Congrès d'urologie,* 1898. — Cottet. Suppurations péri-urétrales. Thèse de Paris, 1899. :

Lorsque les phénomènes graves d'infection seront tombés, que les plaies du périnée commenceront à se réparer ; on pourra explorer l'urètre et commencer le traitement de la lésion qu'on y découvrira (rétrécissement).

L'*abcès aigu*, périnéal ou scrotal, doit être incisé sans attendre que la fluctuation y soit reconnue ; celle-ci se manifeste très tardivement et l'attendre serait permettre l'extension des lésions et la production de fusées purulentes. Cette incision doit toujours être médiane et antéro-postérieure, même si la tuméfaction n'est pas exactement médiane, et doit comprendre toute l'étendue de la tumeur ; l'épaisseur de tissus à traverser est toujours considérable. Les tissus incisés jusqu'à l'issue du pus, on trouve l'urètre plus ou moins dénudé ; il faut rechercher les prolongements pour les ouvrir largement et placer un drain au fond de la cavité. Se rappelant que les lésions partent d'un foyer situé sur un côté de l'urètre (Guyon), pour le bien drainer il est utile de placer le tube de caoutchouc, comme l'a indiqué Guyon, « au plafond » ; en faisant traverser au fil qui suspend ce drain la peau prépubienne, à l'aide d'une aiguille de Reverdin guidée sur le doigt.

Il est fréquent que, les premiers jours, du pus seulement s'écoule par la plaie et que l'urine ne vienne qu'ensuite ; il est bon d'en prévenir le malade d'avance afin qu'il ne croie pas à une complication opératoire.

Pendant ce traitement de l'abcès, il vaut mieux ne pas s'occuper de l'urètre, et ne l'explorer, pour traiter le rétrécissement s'il y a lieu, que lorsque la fièvre est tombée et que la plaie bourgeonne. Il peut être dangereux de pratiquer plus tôt la dilatation ou l'urétrotomie interne, et cette attente n'offre aucun inconvénient.

L'*abcès chronique* périnéal ou pénien reconnaît la même origine que l'aigu, mais l'évolution des accidents y est lente et torpide.

Tant que l'abcès est petit, collé à l'urètre, on peut en espérer la résolution ; mais dès que la tumeur est nettement formée, mieux vaut intervenir que d'attendre l'ouverture spontanée et la fistulisation consécutive.

Ce ne peut plus être ici l'incision simple ; la paroi, très épaisse, est trop résistante pour permettre la cicatrisation et une fistule en serait habituellement le résultat. Il faut faire ici ce que Horteloup proposait pour les abcès aigus, l'extirpation complète de la poche, mais en commençant par l'inciser. L'urètre ne présentant pas de noyau induré, tout est terminé pour le moment, quitte à rétablir plus tard le calibre du canal rétréci. Mais si l'urètre est épaissi et induré, il faudra se comporter comme en présence d'une fistule, réséquer et réparer.

Fistules de l'urètre. — Elles sont *urétro-vaginales* chez la femme et seront étudiées avec les autres fistules vaginales ; chez l'homme elles sont péniennes, périnéales et rectales.

Fistules péniennes[1]. — Ces fistules sont plus souvent le résultat du chancre simple ou de la syphilis (chancre, ulcérations, gommes), que dues à des plaies, des abcès péri-urétraux, des calculs et des corps

---

[1] Humbert. Société de Derm. et de Syph., 10 avril 1890 et A. St-Hilaire. Thèse de Paris, 1898.

étrangers de l'urètre pénien. Elles ont souvent de grandes dimensions et siègent avec un maximum de fréquence au niveau de la rainure balano-préputiale ou de la fosse naviculaire; celles du corps du pénis sont plus rares. Une destruction étendue de la verge peut produire une perte de substance comprenant la plus grande partie de l'urètre pénien, et le nouveau méat se trouve près du scrotum, formant un hypospadias accidentel. Des déformations multiples existent, en même temps, au niveau du gland et du prépuce.

La fistule constituée, après cicatrisation des ulcérations (car jusque-là il ne faut songer qu'au traitement de la maladie causale), il faut, avant d'entreprendre le traitement de la fistule, rétablir s'il y a lieu le calibre de l'urètre; et s'il s'agit de syphilis, instituer le traitement classique qui sera continué jusqu'à cicatrisation.

S'il s'agit d'une fistulette très étroite, on peut d'abord tenter son oblitération par la *cautérisation ignée*, Humbert emploie dans ce but le moyen simple suivant qui lui a donné des succès [1]. Après avoir introduit par l'orifice externe de la fistule un fil de platine et l'avoir fait ressortir par le méat, il chauffe avec une lampe à alcool l'extrémité externe de ce fil jusqu'au rouge blanc ; il le retire alors vivement en le saisissant par l'autre extrémité.

Mais s'il s'agit d'orifice un peu large, ce moyen est insuffisant et, selon l'étendue de la perte de substance, il faut recourir ou bien à l'avivement

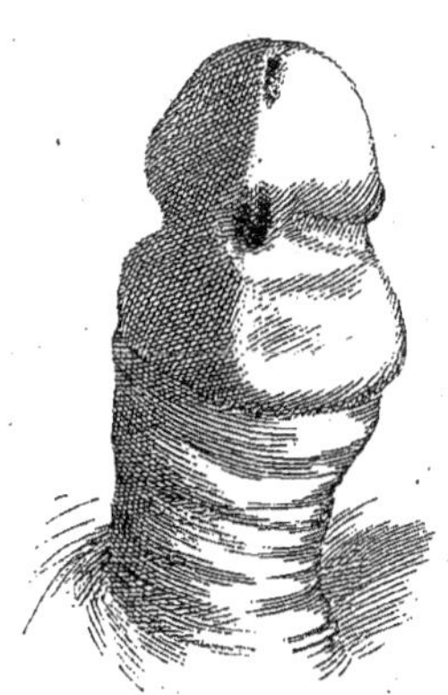

Fig. 180. — Fistule de la fosse naviculaire.   Fig. 181. — Urétroplastie.
(Humbert, Thèse Saint-Hilaire).

large des bords suivi de suture bien affrontée, *urétrorraphie;* ou à une *urétroplastie*. On transportera sur l'orifice avivé, soit un seul plan de téguments pris sur les bords, ou sur le prépuce, ou sur le scrotum, suivant le siège de la fistule (fig. 180 et 181), soit un double plan cutané, dont l'un est renversé vers l'urètre et l'autre tourné à l'extérieur, ces deux plans étant pris sur la verge et sur le scrotum. Des règles opératoires fixes ne peuvent être données, les cicatrices et les déformations faisant de chaque cas une opération spéciale.

[1] Th. Saint-Hilaire. Paris, 1898, p. 101.

Dans un cas d'hypospade accidentel péno-scrotal, Humbert reconstitua avec succès l'urètre à l'aide d'un lambeau scrotal dont la surface épidermique formait la muqueuse du canal ; la surface cruentée externe, non recouverte d'un autre lambeau, adhéra au scrotum et le résultat fut un urètre reconstitué sur une verge palmée. La verge fut ensuite libérée par section de la bride et suture antéro-postérieure de la plaie transversale[1].

Il est très fréquent que la première intervention ne donne qu'un résultat incomplet et qu'il faille plusieurs opérations pour obtenir l'oblitération.

FISTULES PÉRINÉO-SCROTALE. — Consécutives à des abcès péri-urétraux et des incisions périnéales, ces fistules sont simples ou multiples et complexes, récentes ou anciennes. Une fistule simple, unique et récente, peut guérir après rétablissement du calibre urétral par dilatation ou urétrotomie interne et dérivation des urines par une sonde à demeure ; sinon, le traitement en devient le même que pour une fistule ancienne.

Les fistules multiples ou anciennes, avec noyaux indurés du périnée, doivent être traitées par l'extirpation des trajets fistuleux et des callosités ; puis suture hermétique des parties molles en plusieurs étages, en tentant la réunion primitive, si l'urètre ne présente pas d'induration notable. Mais ces cas sont fort rares et le plus souvent l'intervention conduit en même temps à la résection partielle ou totale de l'urètre rétréci.

On se conduira après cette résection comme pour les rétrécissements avec périnée intact, si cela est possible ; c'est-à-dire en suturant l'urètre ou les tissus juxta-urétraux autour d'une sonde à demeure. Mais le plus souvent cette restauration par sutures simples est rendue impossible par l'étendue de la perte de substance du canal et du périnée, et plutôt que de laisser fermer la plaie par seconde intention, ce qui conduit presque certainement à une nouvelle fistule et à un nouveau rétrécissement, on aura recours à un procédé de restauration plastique du canal.

Les procédés plastiques de restauration comprennent des procédés d'autoplastie cutanée et d'hétéroplastie muqueuse. L'*autoplastie cutanée* comporte un seul lambeau pris autour de la plaie (périnée, scrotum) et amené par glissement, face cruentée tournée vers l'urètre ; ou deux lambeaux dont l'un est renversé, épiderme vers le canal, et l'autre ou les autres recouvrent le premier, épiderme au dehors ; la taille des lambeaux étant subordonnée à l'état des téguments.

L'*hétéroplastie muqueuse* emprunte le lambeau qui doit reconstituer la paroi inférieure de l'urètre à une muqueuse du malade lui-même, muqueuse labiale ou préputiale ; ou à une muqueuse prise sur un animal.

Ici encore, il est bien rare qu'on obtienne avec une seule intervention un résultat complet, et plusieurs opérations successives sont ordinairement nécessaires.

FISTULES RECTALES[2]. — Cette communication anormale peut être le résultat de lésions rectales en évolution, cancéreuses ou tuberculeuses, dont le

[1] Th. Saint-Hilaire. *Loc. cit.*, p. 115.
[2] Lejars. *Bull. de la Soc. de Chir.*, 1894. Rapp. Th. Anger, p. 603. — Jacques Reverdin. *Congrès de Chirurgie français*, 1901, p. 865.

traitement a été vu ailleurs ; ou est définitivement constituée par cicatrisation d'ouverture d'abcès péri-urétraux, surtout au niveau de la prostate ; ou enfin résulte d'un vice de conformation congénital, dont nous avons parlé déjà au « Rectum ». Il ne s'agit ici que de ces deux dernières variétés.

Les essais d'oblitération par voie rectale sont toujours insuffisants et la voie périnéale seule peut conduire à la guérison. Elle consiste dans la taille pré-rectale, le décollement du rectum et de l'urètre jusqu'au delà du trajet fistuleux ; puis, soit suture séparée des deux perforations rectale et urétrale avec restauration du périnée ; soit oblitération des orifices, mise en place d'une sonde à demeure, et tamponnement de la plaie périnéale qui réunit par seconde intention.

Le premier procédé est évidemment tentant, mais il a échoué dans le cas de Lejars ainsi que dans celui de Reverdin, et tous deux réussirent ensuite en suturant séparément chaque orifice disséqué et laissant la plaie périnéale se combler par bourgeonnement.

Ziembicki (de Lemberg) avait déjà réussi par ce moyen, mais en y ajoutant l'abaissement du rectum mobilisé comme pour une amputation, et légèrement tordu sur lui-même, de façon à éloigner l'une de l'autre les lignes de sutures des orifices urétral et rectal.

Tumeurs de l'urètre. — CHEZ LA FEMME, il n'est pas rare de rencontrer au niveau du méat urinaire des tumeurs plus ou moins pédiculées, *polypes du méat,* qui saignent et gênent la miction. Leur ablation se fait, soit au thermocautère, soit par excision aux ciseaux suivie de cautérisation du point d'implantation au fer rouge, pour arrêter le suintement sanguin. Ces tumeurs, plus rarement, sont multiples autour du méat et réclament alors le même traitement que le *prolapsus de la muqueuse urétrale,* l'excision suivie de suture de la muqueuse urétrale au niveau du méat.

Legueu[1], dans un cas de polypes multiples remplissant l'urètre, utilisa la voie sous-symphysaire pour décoller l'urètre le long de sa paroi antérieure et ouvrir le canal ; la voie vaginale laissant souvent persister une fistule qu'il faut ensuite réparer.

On rencontre peu souvent des *tumeurs péri-urétrales* situées dans l'épaisseur de la cloison urétro-vaginale ; ce sont des fibromyomes ou des fibrosarcomes, dont l'énucléation est facile.

Enfin, très rare est le *cancer urétral primitif* qui nécessite, lorsqu'il est encore opérable, l'extirpation de l'urètre avec la tumeur ; suivie d'implantation dans le vagin de ce qui reste du conduit ou même de la vessie.

CHEZ L'HOMME, se rencontrent exceptionnellement des *polypes* profonds dont le diagnostic ne peut être fait que par l'urétroscope ; cet instrument permet aussi de les enlever à l'aide d'un serre-nœud, ou d'une curette et du galvanocautère.

Le *cancer primitif* de l'urètre n'est que très tardivement reconnu, lorsqu'il se complique de fistules périnéales et scrotales, il est alors ordinairement inopérable. S'il en était temps, encore on pourrait, lorsque l'épi-

---

[1] Legueu. Association française d'urologie, octobre 1897.

théliome occupe la portion pénienne, pratiquer l'amputation de la verge ou l'émasculation totale comme pour les cancers du pénis (voir *Pénis*); mais il faudrait prévoir une récidive rapide.

Malformations de l'urètre. — **Hypospadias**. — L'ouverture anormale congénitale de l'urètre à la partie inférieure du pénis peut se faire en un

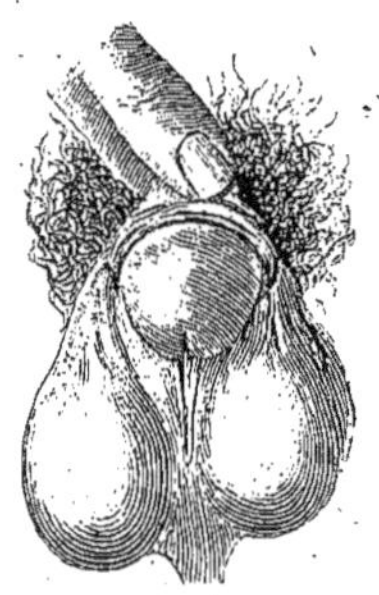

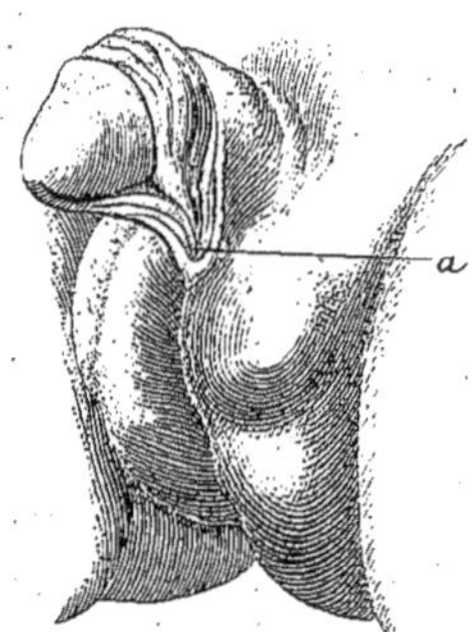

Fig. 182. — Hypospadias péno-scrotal.   Fig. 183. — Hypospadias périnéo-scrotal.

point variable, d'où les variétés d'hypospadias balanique, pénien, péno-scrotal (fig. 182), scrotal et périnéo-scrotal (fig. 183). L'hypospade balanique

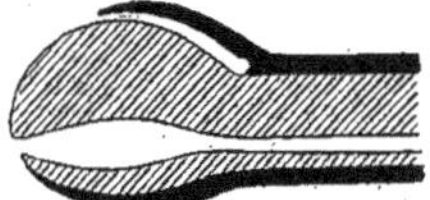
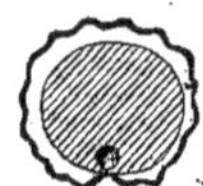

Fig. 184. — Urètre normal (Loumeau).

peut en outre se présenter avec une gouttière marquée à la face inférieure du glãnd (fig. 185), ou sans gouttière (fig. 186) ; ou encore avec, au-devant

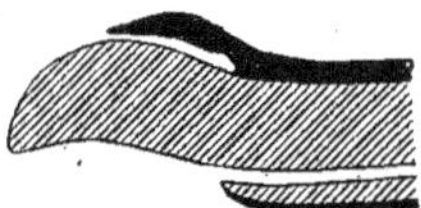
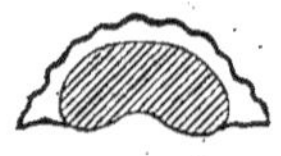

Fig. 185. — Hypospadias balanique avec gouttière (Loumeau).

de l'orifice anormal, un canal aboutissant au méat normal et lui-même per-

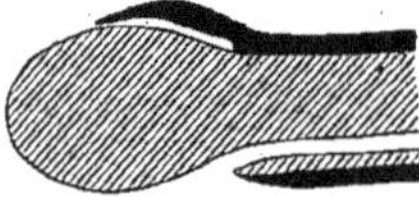
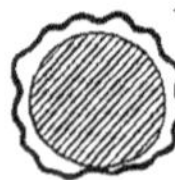

Fig. 186. — Hypospadias balanique sans gouttière (Loumeau).

méable (fig. 187), ou terminé en cul-de-sac (fig. 188). Enfin, la verge est incurvée sur sa face inférieure et maintenue par une bride.

La restauration du canal est fort difficile à réaliser et les échecs sont fréquents, au moins partiels, avec tous les procédés; le résultat n'est, le plus souvent, complet qu'après plusieurs opérations.

Un certain nombre de procédés ne s'adressent qu'à l'hypospade balanique, d'autres à la forme complète; ces derniers pouvant évidemment servir à réparer l'hypospadias seulement balanique.

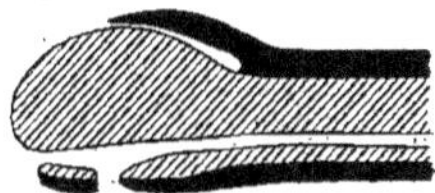

Fig. 187. — Hypospadias balanique
avec méat normal (Loumeau).

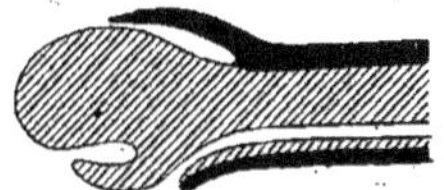

Fig. 188. — Hypospadias balanique
avec méat borgne externe (Loumeau).

Les procédés qui ne s'adressent qu'à l'hypospade balanique, ou pénien très antérieur, sont ceux qui cherchent la *mobilisation du méat anormal et sa transplantation à l'extrémité du gland*. L'orifice anormal et l'extrémité antérieure de l'urètre sont disséqués et mobilisés sur une certaine longueur, puis, grâce à l'élasticité du canal qui se laisse allonger, le méat est attiré et suturé à l'extrémité du gland. Le canal est couché dans la gouttière inférieure du gland avivé (procédé de C. Beck, de New-York[1]); ou bien ce canal est passé au travers d'un tunnel, créé au bistouri, dans l'épaisseur du gland (procédé de Von Hacker[2]).

Les procédés qui permettent de réparer l'urètre dans toute l'étendue de la verge sont de deux ordres : les uns cherchent la restauration du canal par autoplastie; les autres créent un canal dans l'épaisseur de la verge et en revêtent l'intérieur d'une surface épithéliale.

Le type des *procédés autoplastiques* est celui de Duplay[3], qui comporte plusieurs temps successifs : le redressement de la verge et la confection du canal balanique par les mêmes moyens que pour l'urètre pénien; puis la restauration de la portion pénienne à l'aide de lambeaux latéraux taillés sur la verge et formant double plan, l'un tourné vers l'urètre, l'autre vers l'extérieur, ce canal est soudé à l'urètre balanique; enfin, lorsque tout est pris, on oblitère l'orifice anormal qui, jusqu'alors, était conservé pour le passage de l'urine. Ces différents temps ne donnent pas souvent, du premier coup, le résultat cherché et plusieurs opérations complémentaires sont nécessaires, pour oblitérer les fistules qui persistent.

L'opération de Nové-Josserand[4] est, d'autre part, l'application la plus récente des procédés *de tunnellisation de la verge, avec revêtement épithélial du nouveau canal*. Elle consiste dans la création d'un canal sous-cutané dans la portion pénienne à partir du méat anormal, continué par un canal traversant le gland jusqu'à son extrémité; puis dans l'introduction à l'inté-

---

[1] Beck. *New-Yorker Medicinische monatschrifft*, 1897 novembre.

[2] Von Hacker. *Beiträge Klinische Chirurgie*, 1898, p. 274 et *Semaine méd.*, 1901, p. 65.

[3] Duplay. *Archives générales de médecine*, mars 1880.

[4] Nové-Josserand. *Lyon médical*, 1897. *Revue de Chirurgie*, 1898 et A. Chouet. Thèse de Paris, 1899.

rieur de ce canal artificiel d'une lanière dermo-épidermique (greffe d'Ollier-
Thiersch) enroulée et fixée autour d'une bougie en gomme, face épidermique
en dedans. La greffe doit se souder aux parois du canal en quelques jours,
et c'est alors qu'on ferme l'orifice hypospade, laissé ouvert jusqu'à ce moment. Nové-Josserand et Tuffier obtinrent chacun un succès par ce procédé, Tuffier[1] put montrer son opéré en bon état au bout d'un an ; mais
Segond échoua par sphacèle du lambeau greffé[2].

Le choix des procédés est difficile à faire. Pour un hypospade balanique
l'opération de Von Hacker, transplantation du méat à travers le gland, a déjà
donné de bons résultats[3], ainsi que celle de Duplay. Pour l'hypospade complet, le procédé autoplastique de Duplay devrait d'abord être essayé ; il a
souvent réussi, et n'empêche pas en cas d'échec de tenter la greffe épidermique après tunnellisation.

Quant à l'âge auquel il convient d'opérer, il nous paraît préférable d'attendre la cinquième ou la sixième année ; chez l'adolescent, les érections
sont un obstacle à la cicatrisation régulière des lambeaux.

Epispadias. — L'ouverture de l'urètre formant gouttière sur la face dorsale du pénis, au-dessus des corps caverneux, occupe généralement toute la
longueur de l'urètre pénien (fig. 189) ; cet épispa-
dias complet s'accompagne dans un certain nombre
de cas d'incontinence d'urine. La restauration du
canal améliore souvent cette incontinence.

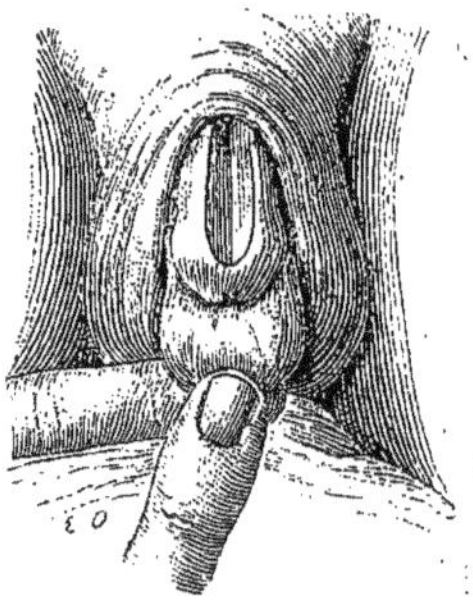

Deux procédés principaux permettent la réparation de cette malformation, tous deux par *autoplastie* : celui de Thiersch, qui refait le canal pénien
par deux lambeaux latéraux disséqués en sens
inverse, l'un restant fixé au bord de la gouttière et
renversé épiderme en dedans, l'autre à base éloignée de la gouttière est attiré pour recouvrir la face
cruentée du premier, laissant en dehors son épiderme (fig. 190) ; celui de Duplay, avivant largement les bords de la gouttière et les suturant.

Fig. 189. — Epispadias.

Puis, dans les deux, la portion balanique est reconstituée, en grande partie, avec le prépuce ramené sur la face dorsale. Enfin, l'orifice postérieur
anormal est fermé en dernier lieu.

Mais Thiersch commence par dériver l'urine en créant une fistule périnéale, qu'il faudra fermer ensuite ; et Duplay insiste sur la nécessité de redresser la verge incurvée en haut.

Le procédé de Duplay est le plus simple, et doit être appliqué lorsque la
gouttière urétrale est suffisante ; mais, lorsque cette gouttière est trop
étroite, les deux lambeaux de Thiersch permettent de refaire complètement
un canal.

[1] Tuffier. *Bull. de la Soc. de Chir.*, 1900, p. 310.
[2] Segond. *Id.*, 1900, p. 310.
[3] F. de Quervain. *Sem. méd.*, 1901, p. 65. — Saurain. Th. Paris, 1900. — Husni-Chakir.
Th. Paris, 1901.

Quant à la création préalable d'une fistule périnéale, elle doit évidemment faciliter la cicatrisation, mais elle constitue une grosse complication opératoire, surtout par les difficultés possibles de son oblitération. Il

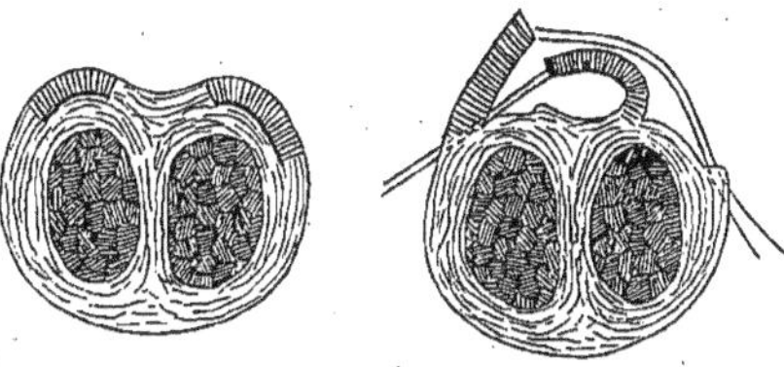

Fig. 190. — Tracé des lambeaux dans le procédé de Thiersch.

serait bon de la réserver aux cas particulièrement difficiles, où les lambeaux étroits seraient très tendus; ou bien lorsqu'une tentative aurait déjà échoué.

PROSTATE

Prostatite. Abcès. — Compliquant le plus souvent une urétrite, l'infection de la prostate se traduit par la douleur et la pesanteur périnéales, la gêne de la miction et de la défécation ; le toucher rectal, douloureux, montre l'augmentation de volume total ou partiel de la glande. Cette prostatite aiguë ou subaiguë peut guérir sans suppurer, grâce à l'abstention de toute manœuvre intra-urétrale, au repos, aux lavements très chauds (45 à 50°), avec une petite quantité d'eau bouillie gardée aussi longtemps que possible, aux bains généraux, aux compresses chaudes périnéales; mais elle peut aboutir, au contraire, à la suppuration.

L'*abcès prostatique aigu* se développant, tous les signes précédents s'aggravent, la température monte et le toucher rectal, de plus en plus douloureux, permet de reconnaître bientôt, soit une zone dépressible dans la glande résistante, donnant la sensation d'élasticité sans fluctuation, pour un *abcès intraprostatique ;* soit un empâtement général et diffus si l'abcès est *périprostatique.*

Quelquefois l'abcès s'ouvre spontanément dans l'urètre ou le rectum et alors, ou bien la guérison se fait sans encombre, ou des phénomènes de rétention purulente reparaissent après une courte accalmie, avec alternatives d'évacuation et de rétention pouvant se compliquer d'accidents infectieux graves [1].

Dans certains cas enfin, chez les vieux urinaires, la prostatite et l'abcès peuvent se développer insidieusement, *abcès latents* [2], jusqu'au jour où éclatent des symptômes graves de phlegmon périprostatique ou d'infection générale.

Toutes ces formes intra ou périprostatiques doivent être recherchées avec soin par un diagnostic précoce, qui doit être suivi toujours d'une évacuation rapide et large ; le pronostic dépend de cette précocité. Dans les cas

[1] H. Minet. Suppurations prostatiques et périprostatiques. Thèse de Paris, 1901, p. 74.
[2] *Id.,* p. 79.

où l'ouverture s'est spontanément effectuée dans l'urètre ou le rectum, on peut attendre un peu ; mais si la guérison ne s'accuse pas franchement, pour peu qu'il y ait retour de symptômes fonctionnels, nouvelle ascension de température, menace de périprostatite, il faut intervenir comme dans les autres cas.

L'évacuation de l'abcès ne doit jamais être faite par l'urètre à l'aide du cathétérisme, ni par le rectum, à l'aveugle, en guidant le bistouri sur le doigt.

Deux procédés peuvent être employés, l'*incision périnéale* prérectale, que recommande Segond[1], l'*incision rectale* à découvert, comme la pratique Routier[2]. L'ouverture périnéale se fait par incision transversale prérectale, en décollant la paroi rectale jusqu'à la prostate ou à l'abcès. L'incision rectale à découvert se pratique après dilatation de l'anus, lavage du rectum, introduction d'un spéculum ou de valves qui exposent à l'œil la paroi antérieure de l'intestin et laissent voir et sentir le point saillant où portera l'incision.

Même quand on sent sous le doigt l'abcès bombant vers le rectum, nous croyons préférable d'inciser par le périnée, l'incision rectale exposant aux dangers d'infection secondaire, à la possibilité d'une fistule urétro-rectale persistante et si l'abcès est ouvert dans l'urètre, fistule fort difficile à traiter. Les pansements sont, enfin, beaucoup plus difficiles à faire par le rectum que par le périnée.

Si des fistules persistaient on leur appliquerait le traitement que nous connaissons des fistules périnéales ou rectales de l'urètre.

Hypertrophie de la prostate. — Contre l'hypertrophie prostatique existent deux grandes méthodes thérapeutiques. Le *traitement palliatif*, symptomatique, s'opposant aux divers accidents qui peuvent survenir dans le cours des trois périodes de la maladie, établies par Guyon ; accidents mécaniques ou infectieux. Le *traitement curatif* s'adresse à la cause même ; l'hypertrophie étant alors considérée, au moins au début, comme une lésion locale. Il agit directement ou indirectement, visant soit l'atrophie de la glande, soit sa suppression opératoire ; de nombreuses tentatives ont été faites dans ce sens pendant ces dernières années.

TRAITEMENT PALLIATIF. — Nous le considérerons, suivant que le prostatique présente ou non des signes d'infection locale ou générale.

PROSTATIQUES NON INFECTÉS. — Pendant les premières phases, alors qu'il n'y a pas rétention, le traitement est composé de *précautions hygiéniques :* régularité de la vie, exercice modéré au grand air, sobriété, abstention d'alcool et d'aliments épicés ; évacuation régulière de la vessie sans jamais résister au besoin d'uriner, régularité des selles. Le malade doit coucher sur un lit dur et ne pas y séjourner trop longtemps. Les médicaments (iodures, opothérapie) ne sont en général d'aucune utilité.

[1] P. Segond. Thèse de Paris, 1880.
[2] Routier. *Semaine méd.*, 1894, 5 déc. *Presse médic.*, 1900, p. 79. — Lafont. Th. Paris, 1895.

Plus tard, en dehors de toute infection, les accidents contre lesquels on a à lutter sont : la rétention aiguë ou chronique avec ou sans distension de la vessie, et les complications non infectieuses, telles que fausses routes et hémorragies. Ici le *cathétérisme* joue le principal rôle, et les plus grandes précautions doivent être prises pour qu'il ne provoque pas l'infection, si grave chez les prostatiques.

Dans la *rétention aiguë*, le cathétérisme est urgent, et s'il ne peut être pratiqué, il faut recourir à d'autres moyens pour évacuer l'urine. On peut, en attendant que tout soit prêt, mettre le malade dans un grand bain chaud et faire une injection chaude rectale, la décongestion obtenue ainsi permet souvent la miction spontanée ou facilite le cathétérisme.

Il est d'abord nécessaire de pratiquer un cathétérisme explorateur avec la bougie à boule, qui permettra de connaître l'existence d'un rétrécissement, puis la déformation et l'allongement de l'urètre prostatique. L'exploration faite, ou bien on a pu passer assez facilement et l'emploi de la sonde molle de Nélaton en caoutchouc rouge est tout indiqué ; ou bien la bougie exploratrice a subi un arrêt avant d'entrer dans la vessie, ou même n'a pas pu passer.

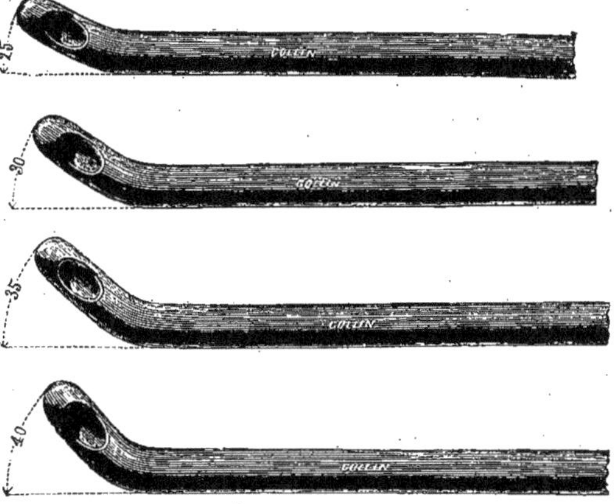

Fig. 191. — Sondes béquilles.

Si la traversée a été pénible ou impossible, on peut essayer une ou deux fois la sonde molle, mais il faut y renoncer vite si elle ne passe pas, car elle devient dangereuse en se repliant sur elle-même. On emploiera une sonde béquille en gomme, dont la coudure peut varier (fig. 191) ; la sonde est poussée doucement, sans faire aucun effort au moindre arrêt, mais au contraire en la retirant pour recommencer si elle butte contre l'obstacle prostatique ; de petits mouvements d'oscillation latérale peuvent l'aider à franchir, mais toujours sans effort.

Si la sonde béquille échoue, il faut prendre la sonde bicoudée, ou mieux la sonde béquille ordinaire montée sur un mandrin coudé (fig. 192), l'extrémité du mandrin ne doit pas atteindre le bec de la sonde, mais s'arrêter entre les deux yeux ; le cathétérisme se fait comme avec une sonde ou une bougie métallique. Si le passage est encore difficile, on peut alors employer la manœuvre suivante : la sonde montée est introduite jusqu'au delà de la région membraneuse, puis, pendant que la main gauche maintient la sonde et pousse légèrement, la main droite retire doucement le mandrin.

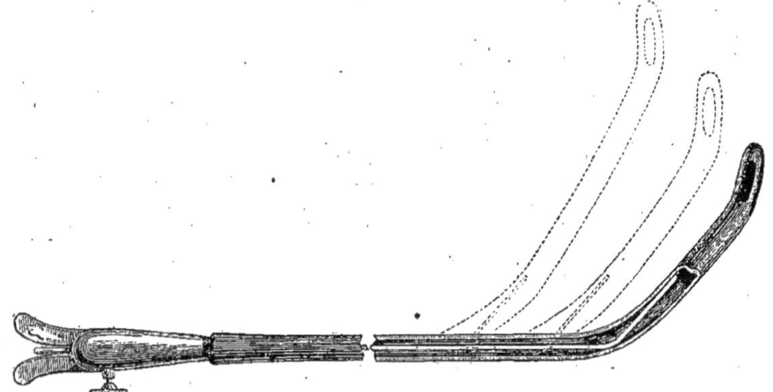

Fig. 192. — Mandrin et tige d'acier de Guyon.

Il peut être utile d'aider, avec un doigt dans le rectum, le bec relevé de la sonde à franchir l'obstacle prostatique. Enfin, en cas d'échec on peut encore avoir recours à une sonde à grande courbure soit métallique, soit en gomme montée sur un mandrin courbe (fig. 193) ; mais ici il faut redoubler de prudence dans la propulsion et surtout l'abaissement de la sonde.

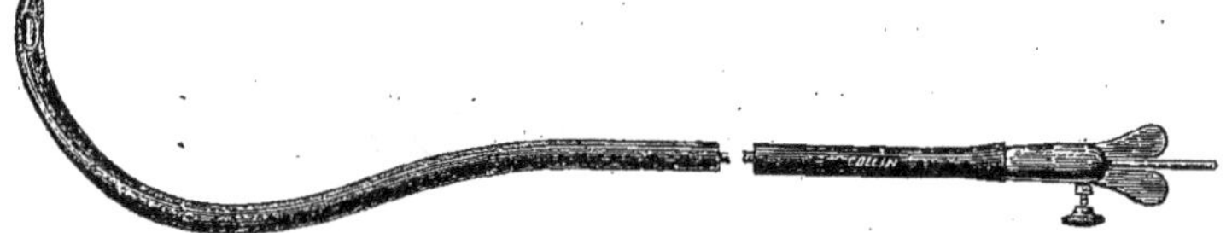

Fig. 193. — Mandrin donnant la courbure de Béniqué.

Supposons l'obstacle franchi par un de ces moyens, ce qui arrive dans la grande majorité des cas ; l'évacuation de la vessie ne doit pas être faite sans précautions particulières, l'évacuation rapide et totale de ces vessies en rétention expose aux syncopes et à l'hémorragie vésicale, qui peut être grave. Il faut donc vider lentement, sans exercer aucune pression sur l'abdomen, et vider incomplètement, surtout si l'urine se teinte d'un peu de sang.

L'évacuation faite, il faut faciliter pendant quelque temps l'issue de l'urine. Si le cathétérisme a été facile ou peu difficile et sans inconvénient, l'urine étant claire, on retire la sonde et recommence régulièrement le sondage 2 ou 3 fois par vingt-quatre heures, si le malade ne vide pas seul complètement sa vessie; et on se comporte ensuite d'après l'état de la vessie (rétention chronique). Si le cathétérisme a été difficile, s'il a provoqué le saignement du canal, ou s'il ne peut être répété facilement (malade éloigné), mieux vaut fixer pendant 1 ou 2 jours la sonde à demeure ; puis l'enlever alors et établir le cathétérisme régulier, s'il est nécessité par l'évacuation incomplète ou la distension de la vessie.

Si le passage d'une sonde a été impossible, cas exceptionnel d'après Guyon et ses élèves, trois moyens peuvent être employés : *la ponction capillaire, la ponction avec un gros trocart* (Mery-Lejars [1]), *la cystotomie suspubienne.* Quoi qu'on ait dit, une ponction faite avec une aiguille fine de l'appareil Potain ou Dieulafoy, immédiatement au-dessus de la symphyse pubienne, et rigoureusement aseptique, n'est pas dangereuse lorsque le malade ne présente aucun signe d'infection vésicale ou générale ; elle a le grand avantage d'être facile, de pouvoir au besoin être répétée 2 ou 3 fois, et, en décongestionnant la prostate, de permettre souvent le cathétérisme. Elle laisse en tout cas la possibilité, si celui-ci restait toujours impraticable, d'ouvrir la vessie.

La ponction avec un gros trocart courbe, faite au même niveau et suivie de l'introduction, par la canule, d'une sonde en caoutchouc rouge (cysto-drainage), vise au même but que la cystotomie sus-pubienne. Dans ces cas, la création d'un urètre contre nature temporaire serait une ressource, si, l'ouverture sus-pubienne étant reconnue indiquée par l'impossibilité ou les inconvénients du cathétérisme, l'opération régulière de la taille ne pouvait être faite. Mais cette dernière devra toujours être préférée, lorsqu'elle sera possible.

La *rétention chronique* existe *sans distension* vésicale, et est caractérisée par l'évacuation incomplète de la vessie par la miction, le cathétérisme fait après celle-ci retire encore une quantité variable d'urine ; ou *avec distension,* la vessie restant constamment remplie malgré les mictions fréquentes, et même l'incontinence par regorgement qui peut exister. Cette dernière forme est particulièrement grave par l'état d'intoxication des malades, traduit par les troubles digestifs, la cachexie lente sur lesquels insiste Guyon, et l'apparence de santé relativement bonne, qui laisse les malades sans grande inquiétude. La moindre infection, chez eux, prend rapidement un caractère de malignité.

Tant que ces rétentionnistes, avec ou sans distension, ne sont pas infectés, ils ne sont justiciables que du cathétérisme, mais ce cathétérisme devient lui-même très facilement la source de l'infection tant redoutée, d'où les difficultés du traitement. Il est cependant possible de pratiquer le cathétérisme régulier et aseptique, et dans les rétentions sans distension, cette évacuation régulière faite d'abord par le médecin, puis par le malade lui-même, lorsqu'il est instruit suffisamment, peut ramener l'évacuation spontanée à peu près complète de la vessie. Le cathétérisme serait alors supprimé, dès qu'on aurait reconnu l'absence de résidu d'urine après la miction.

Lorsqu'il y a distension vésicale, le cathétérisme est indispensable ; mais on doit redoubler tout d'abord, en raison des graves dangers que court le malade, de précautions d'asepsie dans le sondage. En outre, l'évacuation doit être surveillée avec soin, dans la crainte de faire saigner ces vessies congestionnées ; elle doit être lente et d'abord incomplète, arrêtée à la pre-

---

[1] Lejars. *Semaine médicale,* 1893, p. 452.

mière douleur. L'évacuation sera progressivement plus complète les jours suivants, mais en allant prudemment, se guidant sur la sensibilité.

En cas de léger suintement sanguin ou de douleur, il est bon, en arrêtant l'évacuation, d'injecter un peu d'eau bouillie boriquée tiède, pour redonner un peu de tension ; il faut faire ici tout son possible pour éviter la sonde à demeure avec laquelle les dangers d'infection sont plus grands.

Les cathétérismes sont d'abord espacés, un ou deux le premier jour, puis pratiqués 3 ou 4 fois par jour jusqu'à ce que, si aucun accident ne survient, l'évacuation puisse se faire complètement. Le malade redevient alors un rétentionniste incomplet sans distension et peut pratiquer régulièrement les cathétérismes, aussi propres que possible, jusqu'à ce qu'on puisse le laisser uriner seul.

Des indications particulières peuvent se présenter, en dehors des complications infectieuses, au cours de ce traitement; dues aux difficultés du cathétérisme, aux fausses routes antérieurement créées, aux hémorragies. Les *difficultés du cathétérisme* peuvent résulter de l'obstacle mécanique opposé au sondage ; et celui-là est rare lorsqu'on emploie tous les moyens que nous avons indiqués plus haut, bien que Michon[1] l'ait constaté comme indication fournie à la cystotomie dans 50 sur 148 des observations examinées. Les difficultés peuvent venir aussi des douleurs et de la fréquence extrême des sondages. Les *fausses routes*, créées par des cathétérismes antérieurs mal faits ; les *hémorragies*, provoquées facilement chez certains malades par le passage de la sonde, nécessitent aussi d'autres moyens que le cathétérisme répété.

Il faut alors choisir entre la sonde à demeure ; le drainage périnéal ; la cystotomie sus-pubienne ; et les opérations destinées à rétablir le cours normal de l'urine, mais ne visant ni à supprimer ni à atrophier la prostate : prostatotomies et prostatectomies partielles.

La *prostatotomie,* ou section simple de l'obstacle prostatique, ne se fait plus que par la *méthode de Bottini,* section galvanique par voie urétrale ; l'étude de Cuellar[2], basée sur 61 observations montre, comme avec toutes les méthodes, des résultats immédiats quelquefois satisfaisants. Mais c'est là une opération aveugle, qui n'est pas sans danger.

La *prostatectomie partielle*[3] par voie périnéale (Dittel) n'a été que très peu pratiquée, elle est difficile à exécuter et ne présente pas d'avantage sur les autres méthodes. La voie sus-pubienne permet d'enlever une saillie prostatique du lobe médian au niveau du col, après cystotomie; étendue à l'extirpation des lobes latéraux elle devient beaucoup plus grave. Elle peut donner un résultat immédiat bon en facilitant l'évacuation de la vessie, si une tumeur saillante obstrue nettement l'orifice urétral et si la vessie a conservé sa contractilité ; mais ces cas sont exceptionnels.

Le *drainage périnéal* par l'urètre ou à travers la prostate incisée (Harrison) ne présente pas d'avantage sur l'ouverture sus-pubienne et, plus

[1] Michon. Thèse de Paris, 1895, p. 15.

[2] M. Cuellar. Thèse de Paris, juillet 1899.

[3] Vignard. Thèse de Paris, 1890. — Desnos. *Congrès français de Chirurgie,* 1895.

complexe comme opération, ne permet pas l'exploration de la vessie.

Restent donc la sonde à demeure et la cystotomie sus-pubienne. Les observations de Guyon[1] montrent les bons résultats qu'on peut attendre, chez ces prostatiques non infectés, de la *sonde à demeure* bien appliquée, et même dans le cas de fausse route elle peut être mise en place le plus souvent, en employant les cathétérismes qui suivent la paroi supérieure de l'urètre. Pour être efficace la sonde à demeure, fixée à la verge par des fils, doit avoir son extrémité placée près du col vésical de façon que l'urine s'écoule goutte à goutte, et être enveloppée avec la verge d'un pansement aseptique. Pour les cas de rétention aseptique qui nous occupent, la sonde doit être obturée à l'aide d'un fausset, dont l'ablation régulière produit une évacuation réglée, comme le cathétérisme répété.

La simplicité et l'efficacité de ce moyen doivent le faire employer tout d'abord et ce n'est que si la sonde elle-même était mal supportée, ou même, en cas de fausse route, ne pouvait être introduite, qu'on serait autorisé à faire la *cystotomie sus-pubienne* telle que l'a indiquée Poncet[2]. L'inconvénient principal de cette opération, peu grave chez les malades non infectés, est l'incontinence d'urine qui en est le résultat fréquent, quel que soit le procédé employé et malgré les modifications proposées par Wassilieff[3], Martin (de Cologne)[4], Jaboulay[5]. Il est vrai que, chez les prostatiques restés aseptiques, la cystostomie peut quelquefois n'être que temporaire par rétablissement de la fonction normale et oblitération de la fistule hypogastrique.

En somme chez les rétentionnistes non infectés, la cystotomie sus-pubienne sera assez rarement indiquée.

PROSTATIQUES INFECTÉS. — Quelquefois l'infection n'atteint que l'urètre ou la prostate elle-même et le traitement est celui de l'urétrite ou des abcès de la prostate[6]. Mais l'infection grave, importante chez les prostatiques, est celle de la vessie, puis celle des voies urinaires supérieures, puis l'infection générale.

La cystite peut se déclarer à toutes les périodes de la maladie. Pendant la première période, avant toute rétention, la cystite doit être traitée pour elle-même sans indication spéciale tirée de l'hypertrophie, par les lavages et les instillations de nitrate d'argent (voir *Cystite*).

Plus tard, si la *rétention aiguë* survient chez un malade infecté, l'indication du cathétérisme reste la même que chez les non-infectés, mais si ce cathétérisme est difficile ou même impossible, on devra préférer d'emblée la cystotomie sus-pubienne aux ponctions vésicales, qui exposent, avec une urine septique, aux infections péri-vésicales.

---

[1] Guyon et Michon. *Ann. des mal. des org. génit.-urin.*, mai 1895. — Michon. Thèse de Paris, 1895. — Guyon. *Presse médicale*, mai 1900, p. 221.

[2] Poncet et Delore. Traité de la cystotomie sus-pubienne chez les prostatiques. Paris, 1899.

[3] Wassilieff. *Gaz. des Hôp.*, avril 1894, p. 415.

[4] Martin. *Centr. f. Chir.*, 23 nov. 1893.

[5] Jaboulay. *Mercredi médical*, septembre 1892, p. 425.

[6] A. Saint-Cène. Abcès de la prostate au cours de l'hyp. prost. Th. Paris. 1900.

Chez les prostatiques en *rétention chronique* complète ou incomplète, l'infection peut revêtir divers aspects. Ou bien c'est une cystite peu grave, sans réaction fébrile, sans retentissement sur l'état général, chez un rétentionniste incomplet sans distension ; ou l'infection prend une allure aiguë ou suraiguë, les lésions s'étendant aux voies urinaires supérieures, chez un malade affaibli. Elle présente des caractères de grande gravité, la mortalité est élevée quelle que soit la méthode employée, mais il est avant tout indiqué alors de drainer la vessie.

Contre la *cystite légère* sans réaction générale, chez un malade qui se sonde régulièrement, on essayera d'abord les lavages au nitrate d'argent ; l'existence, chez ces malades, de calculs secondaires n'est pas rare et nécessite la lithotritie.

Les accidents d'*infection aiguë* survenant aux cours d'accidents chroniques réclament, nous l'avons vu, un drainage de la vessie ; ce drainage peut être obtenu soit par la sonde à demeure, soit par l'ouverture de la vessie. Nous avons déjà dit que parmi les divers moyens d'ouverture vésicale en vue du drainage, la cystostomie sus-pubienne nous paraissait remplir le mieux les conditions d'évacuation, de surveillance, de facilité des soins consécutifs ; aussi est-ce entre la *sonde à demeure* appliquée comme nous l'avons indiqué plus haut et la *cystotomie sus-pubienne* que doivent se rechercher les indications. Le méat hypogastrique laissera écouler constamment l'urine grâce à un drain-siphon ou une sonde. La sonde à demeure sera ici maintenue ouverte en permanence et plongera dans un urinal à l'aide d'une rallonge formée d'un tube de caoutchouc ; enfin la sonde devra être changée souvent en lavant l'urètre à chaque changement, afin d'éviter la suppuration du canal.

Les observations de Guyon et Michon montrent les résultats très favorables obtenus par la sonde à demeure contre l'infection même grave. En 1895 [1], sur 49 malades sous le coup d'accidents infectieux aigus, caractérisés par des accès de fièvre variant de 38° à 40°3 avec état général grave, 38 ont été guéris par la sonde à demeure, soit 77 p. 100 ; les 11 autres ont dû être cystotomisés ou sont morts. En 1900 [2], sur 50 nouveaux cas, on note 42 guérisons et 8 morts, soit une mortalité de 20 p. 100 opposée à celle de 35 p. 100 [3] ou 36 p. 100 [4] obtenue par la cystotomie faite de parti pris chez les infectés. Il est donc tout indiqué de commencer par placer la sonde à demeure, fonctionnant convenablement et régulièrement.

Le plus souvent la température tombe plus ou moins vite. Mais il n'en est pas toujours ainsi et si la fièvre persiste, après s'être assuré du bon fonctionnement de la sonde, il faut rechercher d'abord si cette persistance n'est pas due à une infection concomitante prostatique ou génitale (épididymite suppurée, vaginalite), ou à une complication pulmonaire dont on instituerait le traitement. Si aucune raison n'explique, en dehors des voies urinaires, la

---

[1] Guyon et Michon. *Ann. mal. des org. génit.-urin.*, mai 1895.

[2] Guyon. *Presse médicale*, mai 1900, p. 221.

[3] Lagoutte. Thèse de Lyon, 1894.

[4] Poncet et Delore. Traité de la Cystostomie. Paris, 1899.

persistance des accidents fébriles, la sonde à demeure est insuffisante. La persistance du mauvais état général, la sécheresse de la langue et la somnolence continuelle des vieux urinaires indiqueront, de même que la persistance ou l'aggravation de la fièvre, l'ouverture sus-pubienne de la vessie, qui permettra la désinfection de la cavité vésicale, l'extraction des pierres phosphatiques.

Dans les infections généralisées graves le résultat souvent ne sera pas meilleur qu'avec la sonde, le malade trop intoxiqué meurt. Dans les formes aiguës, le pronostic est encore grave et la mortalité atteint 34 ou 39 p. 100[1]; celle-ci est encore plus considérable pour les cystotomisés lorsqu'on n'opère qu'après échec de la sonde à demeure, car presque toujours il s'agit alors d'un vieil urinaire présentant depuis longtemps de l'infection ou de l'intoxication chronique.

Dans l'*infection chronique* où l'état de la santé s'altère, le malade se cachectise sans grande ascension thermique, la sonde à demeure ne serait indiquée qu'en cas de poussée aiguë surajoutée. La *cystotomie sus-pubienne* peut chez ces malades rendre des services, au moins momentanés, tant que la fistule créée fonctionne bien et que la vessie se vide complètement. Mais souvent les symptômes graves d'intoxication reparaissent après une accalmie de durée variable et finissent par emporter le patient.

La *cystite douloureuse*[2] chez les prostatiques peut aussi indiquer la création d'un méat sus-pubien ; les douleurs cessent pour un temps, mais la fistule a une grande tendance à se rétrécir et s'oblitérer, les douleurs reviennent et les malades doivent venir faire dilater leur méat contre-nature.

TRAITEMENT CURATIF. — L'idée d'un traitement radical de l'hypertrophie prostatique n'est devenue possible qu'à partir du moment où l'on a considéré l'hypertrophie prostatique comme une affection d'abord locale, cirrhose glandulaire[3], amenant, par l'obstacle mécanique imposé à la vessie, les altérations consécutives vésicales, rénales, etc. Les tentatives faites dans ce sens sont encore peu anciennes, cependant, pour une partie des moyens proposés, le temps a déjà permis de porter un jugement, peu favorable du reste ; pour les autres, trop récents, il est impossible de conclure et nous nous contenterons d'indiquer les résultats obtenus jusqu'aujourd'hui.

Deux méthodes s'adressent à l'obstacle prostatique, les unes *indirectes* cherchant l'atrophie de la glande par des opérations sur les organes génitaux, les autres *directes* visant l'ablation opératoire de la prostate.

OPÉRATIONS DEVANT DÉTERMINER L'ATROPHIE DE LA PROSTATE. — Basées sur les rapports de la prostate et de l'appareil testiculaire aux points de vue de l'embryologie, de l'anatomie normale et comparée, de la tératologie et de l'expérimentation sur les animaux, ces opérations ont pour but de supprimer complètement ou physiologiquement les testicules, dans l'espoir de voir la

---

[1] Thèse Michon, 1895, p. 68.

[2] Thèse de Michon, 1895, p. 42.

[3] Motz. Thèse Paris, 1896.

prostate s'atrophier. On a ainsi successivement pratiqué la *castration double* (Ramm, White), la *castration unilatérale*, puis pour conserver au moins l'apparence et faire mieux accepter l'opération, on a remplacé l'ablation des testicules par la *résection des canaux déférents* (Harrisson, Pavone, White), et l'*angionévrectomie* (Albarran) ou résection entre ligatures d'un segment des éléments vasculaires et nerveux du cordon, sauf le canal déférent et les vaisseaux qui l'accompagnent directement,

De toutes ces opérations, la castration double est la seule qui semble avoir donné quelques résultats pour la diminution de volume de la prostate, sans qu'on puisse dire qu'il s'agit d'atrophie véritable de la glande, et pour l'état fonctionnel de la vessie ; et encore ces résultats sont-ils très inconstants, au prix d'une mutilation bien difficile à faire accepter.

PROSTATECTOMIE PÉRINÉALE SOUS-CAPSULAIRE. — La prostate peut être extirpée par le périnée, soit en totalité avec l'urètre prostatique, opération inutile dans l'hypertrophie et dont nous aurons à parler pour les tumeurs malignes ; soit en laissant l'urètre prostatique et la portion pré-urétrale de la prostate, et pratiquant pour toute la portion de glande qui entoure l'urètre, sur le côté et en arrière, l'*énucléation sous-capulaire* (Nicoll, Alexander, Baudet[1], Gosset et Proust[2], Albarran[3], Proust[4]). L'énucléation peut être faite avec ou sans ouverture de l'urètre, ce canal pouvant ensuite être complètement suturé sur une sonde ou laissé en partie ouvert, pour maintenir un drainage périnéal de la vessie infectée.

Ces tentatives sont très récentes et les opérations sont peu nombreuses, aussi ne peut-on savoir quels en seront les résultats au point de vue fonctionnel, ni en donner des indications précises. Roux de Brignolles[5], Adenot[6], en ont présenté deux observations avec guérison opératoire, Albarran[7] en cite 3 de Tedenat avec une mort, une de Jaboulay avec guérison et 18 personnelles, sans une mort.

On peut donc conclure que l'opération n'est pas grave. Les résultats immédiats paraissent bons puisque huit malades d'Albarran, complètement guéris depuis quelque temps, vident complètement et spontanément leur vessie par la verge ; mais ces résultats sont beaucoup trop récents et trop peu nombreux pour qu'on puisse en tirer des conclusions définitives.

Albarran ne reconnaît, comme contre-indication à cette prostatectomie, que le grand âge des malades lorsque le sondage est facile, les suppurations périprostatiques ou périvésicales étendues, les lésions rénales doubles graves, la cachexie urinaire avancée ou le mauvais état général tenant à d'autres causes.

De ces moyens radicaux, les opérations atrophiantes ne nous paraissent

[1] Baudet. *Gazette hebdom. de Méd. et de Chir.*, 6 août 1899.
[2] Gosset et Proust. *Ann. des org. génit.-urin.*, 15 janvier 1900.
[3] Albarran. Traité de Chirurgie Le Dentu-Delbet, t. IX, 1900, p. 661.
[4] Proust. *Presse médicale*, octobre 1901, p. 244.
[5] Roux de Brignolles. *Bull. de la Soc. de Chir.*, 1901, p. 496.
[6] Adenot (Rapport Tuffier). *Bull. de la Soc. de Chir.*, 1901, p. 959.
[7] Albarran. *Bull. de la Soc. de Chir.*, 1901, p. 972.

pas devoir être recommandées et la prostatectomie périnéale n'a pas encore
fait ses preuves ; aussi, pour le moment encore, le *traitement palliatif* reste
indiqué dans tous les cas, aidé de la prostatectomie partielle sus-pubienne
dans les cas où elle peut être utile.

Cancer de la prostate. — Contre la forme de cancer diffus, de *carcinose
prostato-pelvienne*, aucune tentative de cure n'est possible, seul le traitement palliatif est applicable ; il consiste surtout dans la cystotomie sus-
pubienne si les cathétérismes sont difficiles ou pénibles, ou si la vessie est
infectée.

L'*épithéliome circonscrit*, limité encore à la glande, est d'un diagnostic
fort difficile avec l'hypertrophie simple ; la consistance, l'infiltration des
parois rectales, les compressions nerveuses ou vasculaires, l'envahissement
des ganglions iliaques internes ou externes peuvent aider à le faire reconnaître.

Il est rare que ce diagnostic puisse être porté assez tôt pour qu'une
intervention radicale ait chance d'être utile ; elle a cependant été faite. Proust
dans sa thèse[1] en cite 8 observations avec 6 morts et 2 guérisons suivies
d'une survie de neuf mois dans les deux cas ; Adenot[2] en a publié, depuis,
une autre observation avec guérison opératoire et survie de quatre mois.
La seule opération possible est la prostatectomie totale avec résection de
l'urètre prostatique et suture vésico-urétrale. Proust en a réglé la technique
opératoire à laquelle il a ajouté quelques modifications[3], dont la principale
est la situation renversée du malade sur une table spéciale, de façon à présenter le périnée horizotalement sous les yeux de l'opérateur placé debout.

Les résultats de cette cure opératoire sont encore bien peu encourageants
et le traitement palliatif contre les douleurs, la rétention d'urine et la compression rectale sera souvent encore la seule ressource.

V. — APPAREIL GÉNITAL DE L'HOMME

ENVELOPPES DU TESTICULE

Phlegmon et gangrène du scrotum. — On rencontre sur la peau des
bourses toutes les maladies inflammatoires banales, furoncles, abcès circonscrits, lymphangite, etc. ; leur traitement n'a rien là de spécial (voir
Ire partie), il importe seulement de signaler la facilité avec laquelle le scrotum se sphacèle au cours des infections aiguës et diffuses. Cette gangrène
peut même revêtir une marche extrêmement rapide qui lui a fait donner le
nom de *gangrène foudroyante.*

Ces phlegmons diffus, ce sphacèle ne réclament du reste que le traitement ordinaire de ces affections, incisions larges et rapides, lavages à l'eau
oxygénée, pansements aseptiques (voir *Phlegmon diffus, gangrène*, Ire partie).

---

[1] R. Proust. Prostatectomie péritonéale totale. Thèse Paris, 1900, p. 69.

[2] Adenot. *Bull. de la Soc. de Chirurgie*, 1902, p. 960.

[3] Proust. *Presse médicale*, octobre 1901, p. 244.

Les testicules, comme dans les cas de traumatisme que nous connaissons, peuvent être laissés à découvert par la chute des escarres. Nous avons déjà fait remarquer qu'il est alors inutile de chercher à les recouvrir par autoplastie, la cicatrisation spontanée y suffit en attirant les téguments voisins.

Éléphantiasis du scrotum et de la verge. — L'hypertrophie du derme et du tissu sous-cutané, due probablement à l'obstruction des vaisseaux lymphatiques par la filaire ou par tout autre cause (inflammations chroniques), atteint surtout le scrotum, plus rarement la verge (fig. 194). Aucun traite-

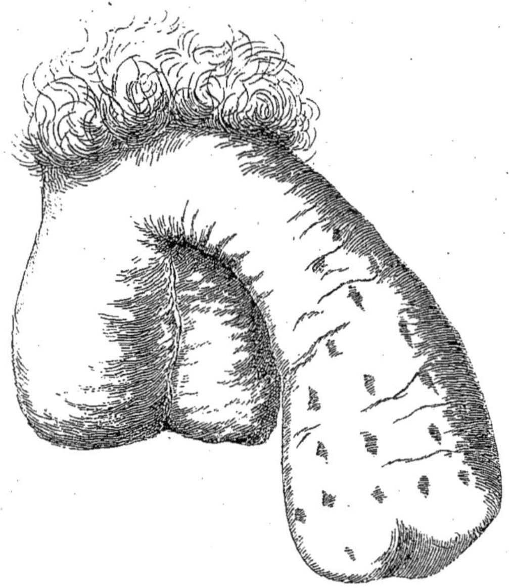

Fig. 194. — Éléphantiasis de la verge (traces de mouchetures). (Gérard Marchant.)

ment non opératoire ne réussit contre ces états éléphantiasiques ; la résection de la portion hypertrophiée, en gardant au scrotum de quoi envelopper les testicules, à la verge de quoi suturer muqueuse préputiale à peau, est le traitement généralement employé.

Vaginalites. — L'inflammation de la vaginale est *aiguë* ou *chronique* ; aiguë, elle accompagne généralement une épididymite ou une orchi-épididymite qui constitue la lésion principale ; la vaginalite, séreuse ou plastique, ne comporte aucune indication thérapeutique pour elle-même. Seulement dans les cas exceptionnels où l'épanchement de la vaginale suppurerait, il faudrait inciser l'abcès et drainer selon les règles ordinaires.

La vaginalite chronique se présente, au point de vue des indications thérapeutiques, sous deux formes principales : la vaginalite à épanchement séreux ou *hydocèle*, la vaginalite à épanchement sanguin ou séro-sanguin ou *hématocèle*.

Hydrocèle. — La vaginalite séreuse est-elle consécutive à une lésion diagnostiquée du testicule ou de l'épididyme (tuberculose, syphilis), son traitement est celui de la maladie principale. Lorsqu'aucune cause n'est reconnue à l'épanchement, l'hydrocèle est dite *essentielle*, et c'est à celle-là que s'adressent les indications suivantes.

L'HYDROCÈLE INFANTILE, qui n'est pas l'hydrocèle congénitale, disparaît spontanément en un temps variable ; si par exception elle persiste, elle est justiciable du même traitement que l'hydrocèle acquise de l'adulte.

L'HYDROCÈLE CONGÉNITALE OU PÉRITONÉO-VAGINALE, se voit sous deux états : elle est *communicante*, c'est-à-dire que le canal vagino-péritonéal est entièrement ouvert et que le liquide se réduit dans l'abdomen ; elle est *fermée* lorsque le canal vagino-péritonéal est oblitéré du côté de l'abdomen. Dans cette dernière forme elle peut être entièrement contenue dans les bourses, ou formée de deux poches, l'une scrotale, l'autre inguino-iliaque (Hydrocèle en bissac).

Toutes ces formes ne peuvent être traitées que par l'*extirpation du canal anormal* distendu, les procédés de ponctions et d'injections sont dangereux ou insuffisants. Dans le jeune âge il faut attendre, et l'on peut, si l'hydrocèle se réduit, faire porter un bandage à pelote inguinale, comme pour une hernie. A partir de trois ou quatre ans, tout espoir de fermeture du canal doit être écarté et l'hydrocèle opérée comme on traite le sac d'une hernie congénitale, en gardant cependant de quoi reconstituer une vaginale autour du testicule. Chez l'adulte, une poche inguino-iliaque volumineuse peut nécessiter, pour l'extirpation complète, une dissection étendue dans la paroi abdominale ; cependant il vaut mieux enlever toute la poche, en reconstituant avec soin les plans anatomiques incisés, que d'en abandonner une partie dans l'abdomen.

L'HYDROCÈLE ACQUISE DE L'ADULTE peut être traitée soit par la ponction suivie d'injection modificatrice, soit par la cure sanglante.

La *ponction* se fait avec un trocart que l'on enfonce sans brusquerie dans la partie antérieure de la tumeur, après avoir constaté, par la sensibilité à la pression, que le testicule occupe bien sa place normale en bas et en arrière. Le trocart ayant pénétré dans la cavité, on en retire la pointe et le liquide s'écoule. On injecte alors dans la vaginale vide d'abord 5 ou 6 centigrammes de cocaïne en solution à 1 p. 100 pour l'anesthésier, puis au bout de cinq minutes, on évacue la cocaïne et la remplace par de la teinture d'iode pure ou en solution iodo-iodurée au quart, au tiers ou à la moitié, de façon à tendre la séreuse. Après un séjour de cinq minutes environ, le liquide est évacué complètement et un pansement ouaté appliqué. Les précautions d'asepsie indispensable à toute opération sont ici de rigueur. La gangrène du scrotum que l'on a signalé comme complication de l'injection iodée, tient à ce que après évacuation du liquide de l'hydrocèle, la vaginale en se rétractant quitte peu à peu le trocart, dont la pointe plonge alors, non plus dans la cavité vaginale, mais dans le tissu cellulaire lâche du scrotum. L'injection iodée poussée dans ces conditions détermine des phénomènes de sphacèle, qu'une simple attention permet d'éviter. Il suffit de faire pénétrer profondément la pointe du trocart dans la cavité de l'hydrocèle et d'éviter le retrait de la vaginale pendant l'évacuation du liquide.

Une réaction vive se manifeste pendant quelques jours, puis en deux ou trois semaines le scrotum reprend peu à peu son volume normal.

La *cure sanglante* ne se fait plus par incision simple de la vaginale avec irritation des parois par un liquide antiseptique (Volkmann), mais comporte soit la résection partielle de la vaginale pariétale (Julliard) en gardant de quoi renfermer la glande, soit l'excision complète de la vaginale pariétale (Bergmann), au ras du testicule et de l'épididyme. On peut aussi pratiquer l'inversion de la vaginale (Jaboulay) qui consiste dans le retournement du feuillet pariétal, comme un doigt de gant, autour du cordon, au-dessus du testicule. Legueu conseille en outre, pour éviter sa descente, de fixer ce feuillet aux éléments du cordon par quelques points de catgut. Tous ces procédés sont bons, mais il est préférable de réséquer la vaginale ; on se garde mieux ainsi contre la récidive.

La cure opératoire ne nécessite pas l'anesthésie générale, elle peut fort bien s'exécuter sous l'influence de la cocaïne locale.

Faut-il ponctionner ou opérer les hydrocèles? La question est impossible à résoudre ainsi de façon absolue, chaque méthode a pour elle de bons résultats, d'excellents arguments et les tendances personnelles de l'opérateur seront toujours pour beaucoup dans le choix qui sera fait. Un praticien peu habitué à opérer, mal outillé et mal aidé, préférera avec raison la ponction plus facile à bien faire ; un chirurgien de profession aimera mieux voir ce qu'il fait et pensera se mettre mieux à l'abri de la récidive en opérant.

Cependant il faut remarquer que si le choix peut être laissé pour les hydrocèles très transparentes, à paroi mince, il n'en est plus de même pour les vaginalites anciennes, à paroi épaisse, à transparence faible, surtout si une ponction a déjà échoué ; la cure sanglante est alors nécessaire.

Hématocèle. — C'est la vaginalite chronique à épanchement sanguin ou séro-sanguin, encore appelée pachy-vaginalite. Son diagnostic est facile par les caractères de régularité, d'élasticité de la tumeur ; ou extrêmement difficile avec les tumeurs du testicule, lorsque ces caractères ne sont pas nets.

La ponction est ici toujours insuffisante et mauvaise, il faut opérer ; mais l'opération peut être une *castration* ou une *résection complète de la vaginale pariétale*, plus simple que la décortication de Gosselin et remplissant le même but, la conservation du testicule. Très vite dans ces pachy-vaginalites le testicule, enfoui dans les fausses membranes, s'atrophie et là castration n'enlèverait qu'un organe inutile ; mais il n'est pas indifférent pour le malade d'avoir ou de n'avoir point dans les bourses un organe qui lui représente le testicule, aussi doit-on s'efforcer de conserver celui-ci, même improductif.

Ce n'est qu'après l'ouverture de la poche et l'évacuation du contenu qu'on pourra savoir, par l'exploration directe, si cette conservation est possible. Si on trouve le testicule reconnaissable à sa forme et à sa consistance, on réséquera la vaginale, l'hémostase de la tranche est difficile et doit être obtenue complète par un surjet de catgut et des points séparés. Si le tes-

ticule est introuvable au milieu des masses sclérosées, on enlèvera le tout
en coupant le cordon au-dessus.

Tumeurs des bourses. — Toutes les tumeurs cutanées se rencontrent sur
le scrotum et sont traitées comme ailleurs (voir Ire partie, chap. iv). Le
cancer du scrotum, connu aussi sous le nom de cancer des ramoneurs, est
largement enlevé avec les ganglions inguinaux s'il y en a ; c'est un cancroïde
dont la récidive peut être tardive. Des *kystes dermoïdes* existent sur le raphé
scrotal ; ils sont peu volumineux, leur extirpation au bistouri est très simple.

EPIDIDYME ET TESTICULE

Orchi-épididymites. — Qu'elle soit causée par une inflammation aiguë
ou chronique de l'urètre, gonococcique ou non, par une infection prostatique ; qu'elle soit une complication d'infection générale, oreillons, fièvre
typhoïde, grippe, rhumatisme, etc..., l'inflammation du testicule, de l'épididyme ou des deux organes, ne demande qu'un traitement fort simple. Il
est d'abord au moins inutile d'appliquer les nombreux onguents, pommade,
cataplasmes, révulsifs proposés souvent ; il est nuisible de mettre sur le scrotum des sangsues qui laissent des plaies infectées dangereuses.

Le repos au lit pendant quelques jours, les bourses relevées sur un coussin, est nécessaire si la douleur est très vive, en maintenant sur le scrotum
une vessie de glace séparée par une flanelle ou des compresses d'eau très
chaude. Le port d'un suspensoir ouaté comprimant légèrement suffit si l'allure est moins aiguë. En même temps, on devra se préoccuper de la cause
première et en instituer le traitement rationnel (urétrites, hypertrophie de
la prostate etc..., etc.).

Nous ne croyons pas qu'il soit indiqué d'évacuer par une ponction ou
une petite incision le liquide contenu dans la vaginale, sauf dans les cas
exceptionnels de tension subite et considérable, pour soulager les douleurs
violentes, ou si la suppuration indique l'évacuation, comme pour tout abcès.

Tuberculose génitale. — Nous renfermons dans une même description les
lésions tuberculeuses de l'*épididyme*, du *testicule*, du *canal déférent*, des
vésicules séminales et de la *prostate* ; le traitement ne pouvant être étudié
séparément pour ces divers organes.

Les indications thérapeutiques sont assez délicates à poser dans la tuberculose génitale chez l'homme, parce que l'application stricte des règles de
traitement des tuberculoses externes localisées, c'est-à-dire l'extirpation
complète lorsqu'elle est possible, se heurte, sur ces organes, à des difficultés d'ordre physiologique et psychique, dérivant de la suppression simultanée ou successive des deux testicules.

Exposons d'abord les moyens d'action disponibles contre les diverses
portions de l'appareil génital, puis nous chercherons, comme d'habitude, à
grouper les cas cliniques ; pour appliquer à chacun d'eux la thérapeutique qui
nous paraît rationnelle.

MOYENS D'ACTION. — L'un supprime l'appareil entier des organes spermatiques externes, testicule, épididyme, canal déférent c'est la *castration*, qui s'accompagne aujourd'hui toujours de résection étendue du *canal déférent*, mais peut aussi être complétée par l'ablation des *vésicules séminales* ou une opération sur la prostate.

Des opérations conservatrices nombreuses ont pour but au contraire de supprimer les lésions en conservant la glande séminale, séparée des organes excréteurs mais laissée réunie au cordon vasculaire. L'une est récente et encore peu appliquée : la *ligature atrophiante du cordon avec résection du canal déférent* (P. Mauclaire)[1], employée seule lorsqu'il n'existe ni abcès ni fistule, combinée à une action locale directe dans le cas contraire.

Les autres permettent l'extirpation séparée, successive ou simultanée des différentes portions de l'appareil génital. L'*épididymectomie* est *partielle* ou *totale;* la destruction partielle des points malades peut être faite par l'igni-puncture profonde, par le curettage (Quénu), par l'excision au bistouri (Duplay); l'exérèse totale désinsère l'épididyme du testicule et est com-plétée toujours par la résection plus ou moins étendue du canal déférent, *funiculectomie*. L'opération, pour être complète, doit comporter en outre l'exploration du testicule afin de savoir s'il doit être conservé, et cette explo-ration se fait par une incision analogue à celle de la néphrotomie, *orchido-tomie exploratrice* (Lejars)[2], qui fend la glande en deux valves et permet d'en examiner le parenchyme.

Les *vésicules séminales* peuvent être abordées par voie inguinale ou périnéale ; nous laissons de côté la voie sacrée ou parasacrée qui constitue une complication opératoire inutile. Par voie inguinale (Villeneuve)[3] on extirpe le canal déférent jusqu'à son extrémité pelvienne, en disséquant sans traction, et en refoulant le péritoine décollé; on peut extirper la vésicule au ras de la prostate, en voyant ce que l'on fait (Baudet et Duval). La voie péri-néale (Ullmann, Roux, Guelliot)[4] utilise le décollement prérectal de l'extir-pation du rectum, comme pour la prostatectomie, et prend comme repère l'anse du canal déférent.

Nous connaissons les procédés qui mènent sur la *prostate* par le périnée; on peut ainsi faire soit le curettage de la glande dégénérée (Bouilly), soit l'extirpation comme pour l'hypertrophie prostatique.

Indications. — L'évolution de la tuberculose génitale, la localisation des lésions sont différentes chez l'enfant et chez l'adulte, nous en séparerons l'étude.

En outre, nous ne nous occuperons que des cas de tuberculose génitale qui peuvent être considérés comme tuberculose locale externe, éliminant les malades qui ont en même temps des lésions génitales et de la tubercu-lose pulmonaire, péritonéale ou autre, arrivée à une période avancée d'évo-

---

[1] Mauclaire. *Annal. des mal. des org. gén.-urin.*, 1900, p. 356. *Presse médicale*, sep-tembre 1900, n° 209. *Congrès internat.*, 1900. Sect. Chir. gén., p. 399. *Société de Pédiatrie*, mai 1901.

[2] Lejars. *Leçons de Chirurgie*, Paris, 1895, p. 412 et *Semaine médicale*, 1902, p. 11.

[3] Reyt. Thèse de Paris, 1900. — Baudet et Duval. *Revue de chirurgie*, 1901, n° 3, p. 395.

[4] Guelliot. *Presse médicale*, avril 1898, n° 33. — Baudet et Kendirdjy. *Gaz. Hôp.*, 15 oct. 1898. — Reyt. Thèse Paris, 1900.

lution. Ceux-ci ne sont en effet justiciables pour les organes génitaux, que de moyens palliatifs et peu actifs, pansements, injections modificatrices, cautérisation ignée des fistules ; la lésion, la plus grave pour la vie, étant ailleurs.

Chez l'adulte, nous examinerons successivement les cas suivants : tuberculose épididymaire non ramollie, partielle ou totale, uni ou bilatérale, avec ou sans lésions profondes (prostate et vésicules) ; tuberculose épididymo-testiculaire ramollie non ouverte ; tuberculose génitale avec fistules ou fongus.

a. *Tuberculose non ramollie.* — Le malade porte sur l'épididyme d'un seul ou des deux côtés, un ou plusieurs noyaux durs, non douloureux ; le canal déférent peut être gros dur et noueux ; on peut sentir la prostate grosse, bosselée ou une vésicule indurée. Il est tout d'abord indiqué d'instituer un *traitement général et médical* sévère, celui de toute tuberculose, avec séjour à la mer ou dans une station d'eaux chlorurées sodiques, en surveillant l'état local. De nombreuses améliorations ou guérisons peuvent être obtenues, par ce seul traitement, à cette période de la maladie et aucune action locale n'est alors indiquée.

Si, après un essai consciencieux de plusieurs mois, les lésions ne rétrocèdent pas ; ou plus tôt, si elles s'aggravent, si les noyaux grossissent, deviennent douloureux, adhérents, menacent de se ramollir ; ou si l'épididyme se prend en totalité formant une tumeur volumineuse (forme hypertrophique) ; il faut agir sur la lésion comme dans la deuxième forme que nous envisageons.

C'est chez cette première catégorie de malades que pourrait être essayée la méthode préconisée par Mauclaire, la ligature atrophiante du cordon avec résection du canal déférent ; car, c'est dans les formes ni suppurées ni fistulisées que des résultats satisfaisants ont été obtenus, ceux-ci sont au contraires médiocres dans les autres cas[1].

b. *Tuberculose ramollie non ouverte* — C'est surtout pour cette forme qu'on a discuté et qu'on discute encore sur les avantages respectifs de la castration et de l'épididymectomie. En France, la conclusion générale de la discussion de 1899 à la Société de chirurgie aboutit à l'épididymectomie comme traitement de choix, à la castration comme traitement de nécessité souvent possible à éviter. En Allemagne, la discussion de 1901 au 30ᵉ Congrès de chirurgie conclut à la castration précoce, même double. Von Bruns (de Tubingue) apporte 111 cas suivis depuis plusieurs années, 78 sont des castrations unilatérales et 33 bilatérales, pour ces dernières 53 p. 100 des opérés sont considérés comme guéris c'est-à-dire n'ont pas de récidive au bout de trois ans au moins ; 46 p. 100 des castrations unilatérales sont de même guéries. L'auteur arrive à la nécessité de la castration en montrant que, passé le sixième mois après le début de la maladie, le testicule est toujours pris avec l'épididyme, qu'il l'est déjà dans 24 p. 100 des cas dès le troisième mois et que 26 p. 100 seulement des opérés de castration unilatérale ont vu l'autre testicule devenir malade à son tour[2].

---

[1] Mauclaire. *Congrès internat. de* 1900. Section Chirurg., p. 400.

[2] 30ᵉ *Congrès de la Société allemande de Chirurgie*, avril 1901. *Sem. méd.*, 1901, nᵒ 16 p. 125.

Lejars[1] étudiant cette statistique et d'autres semblables données dans la même discussion, montre, d'après les études anatomiques de Haas[2], que le corps testiculaire reste sain dans plus des deux tiers des cas lorsqu'on opère de bonne heure; il en conclut à la nécessité de supprimer le foyer épididymaire avant que le testicule lui-même ne soit envahi, mais il n'est pas nécessaire pour cela de supprimer le testicule aussi, lorsqu'il n'est pas atteint.

L'*épididymectomie* reste ainsi, comme il résulte de nombreuses communications à la Société de chirurgie de Paris en 1899, l'*opération de choix*, partielle ou totale suivant l'étendue des lésions. Elle doit, si elle est totale, être suivie d'une *résection* aussi étendue que possible *du canal déférent*, par incision du canal inguinal, afin d'éviter la fistulisation fréquente due à la persistance de lésions dans le bout laissé. Elle doit surtout être complétée par une *orchidotomie exploratrice* faite sur le bord convexe et poussée jusqu'au corps d'Highmore où peuvent se trouver cantonnées au début les granulations. Si le testicule est semé de noyaux ou de fines granulations, son ablation s'impose, c'est une castration en deux temps ; au contraire des noyaux isolés peuvent être excisés ou curettés.

Si les deux organes sont atteints, la même opération, partielle ou totale, est applicable des deux côtés. Mais il faut en tous cas s'efforcer, si les lésions sont avancées, de ne faire la castration que d'un seul côté, et de garder, du côté le moins malade, un moignon testiculaire suffisant pour rassurer le malade.

Les *testicules artificiels* inclus dans le scrotum pour remplir ce but en imposent difficilement ou sont mal supportés (testicules en argent, marbre, aluminium, celluloïde, caoutchouc)[3], et même l'inclusion de vaseline (Gersuny)[4] ne nous paraît pas préférable au moignon que l'on peut laisser dans ces cas.

Doit-on pousser plus loin l'intervention et, si l'on constate au toucher des lésions de la prostate et des vésicules, en pratiquer l'ablation, soit par la voie inguinale pour la vésicule séminale, soit par la voie périnéale ?

Si les lésions de ces organes sont légères, non suppurées, non fistulisées, il est, croyons-nous, préférable de s'abstenir; la suppression des foyers externes peut avoir sur l'évolution de ces foyers profonds une influence heureuse. De même, lorsque les lésions sont bilatérales, l'abstention est de rigueur. Mais si la tuberculose épididymaire est unilatérale et si la vésicule est très grosse, ramollie, probablement suppurée, son extirpation est rationnelle, et la voie périnéale nous paraît devoir être préférée comme présentant moins de dangers post-opératoires, si la vésicule rompue laisse écouler du pus dans la plaie ; un bon drainage par la voie haute est peu aisé.

c. Tuberculose ouverte et fistulisée. — A l'infection tuberculeuse s'ajoutent ici les infections secondaires et leurs dangers ; les désordres anatomiques sont généralement avancés alors et les opérations économiques sont

[1] Lejars. *Semaine médicale*, 1902, n° 2, p. 9.

[2] E. Haas. Ueber die Resultate der castration bei Hodentuberkulose. *Beiträge z. klin. Chir.*, 190? XXX 2, p. 345.

[3] Vouillac. Prothèse testiculaire. Thèse de Paris, 1899.

[4] *Semaine médicale*, 1900, p. 433.

plus rarement réalisables. Cependant si un foyer épididymaire isolé s'est ouvert, il faut l'enlever avec la peau qui entoure la fistule.

Un fongus n'est souvent, comme le fait remarquer Reclus[1], que la protusion du testicule à travers le scrotum tuberculeux, ici la castration est inutile, il suffit de débrider le scrotum en supprimant les lésions cutanées, et de rentrer le testicule.

Si dans certains cas d'infection très étendue, avec clapiers et fistules multiples, la castration devient nécessaire, il nous paraît incontestable qu'elle ne doit être envisagée que comme un procédé d'absolue nécessité. Même dans les cas où la lésion est unilatérale, à plus forte raison quand elle est double, il est préférable d'agir localement sur les fistules, extirpant certains foyers, curettant et cautérisant certains autres. Ces petites opérations répétées et successives finissent par donner de bons résultats et conservent au malade l'illusion d'un testicule.

Une fistule périnéale due à l'ouverture d'un foyer ramolli *prostatique* nécessiterait le curettage de la prostate, comme l'ont fait avec succès Bouilly en 1885, et plusieurs autres opérateurs ; mais nous ne croyons pas qu'il soit indiqué, pour une tuberculose non suppurée et non fistulisée, de pratiquer la prostatectomie périnéale.

CHEZ L'ENFANT. — On sait que la tuberculose infantile, qui apparaît surtout pendant les premières années de la vie, au-dessous de sept ans, atteint le testicule et la vaginale au moins autant que l'épididyme ; les organes profonds, vésicules et prostate, sont exceptionnellement touchés. En outre la marche de la maladie est souvent rapide : « C'est la forme envahissante, aiguë et, dans tous les cas rapide, que nous avons l'occasion d'observer dans la pratique » (Félizet)[2].

Ici le choix entre les opérations économiques et la castration ne se présente plus comme chez l'adulte, « chez l'enfant, le caractère menaçant de la tuberculose testiculaire ne nous laisse guère hésiter ».

Tant que le testicule est libre dans le scrotum, le traitement médical est seul indiqué.

Lorsque la lésion est unilatérale, et que le foyer se ramollit, adhère au scrotum, il faut ouvrir et nettoyer à la curette ; mais si l'état général de l'enfant ne permet pas d'espérer une cicatrisation lente, il n'y a plus à hésiter, la castration s'impose (Félizet). La même décision doit être prise lorsque épididyme et testicule forment une masse unique grossissant rapidement.

Pour la tuberculose bilatérale la question est très délicate. « Pour l'enfant nous devons, avant tout, songer à la conservation de la vie, même au prix de l'émasculation. On pourra opérer d'abord l'organe le plus malade et attendre, pour voir si l'état de l'autre ne s'améliore pas à la suite de la suppression du premier foyer de la tuberculose » (Félizet).

Donc la gravité de la tuberculose est ici plus grande que chez l'adulte par la rapidité de son évolution, et la castration peut être imposée par la nécessité de sauvegarder la vie.

---

[1] Reclus. *Bull. de la Soc. de Chir.*, 1899, p. 515.

[2] Félizet. *Bull. de la Soc. de Chir.*, 1899, p. 463.

Tumeurs du testicule. — Cancer. — Si l'étude anatomique des tumeurs du testicule est complexe et encore mal élucidée au point de vue de la nature et de l'origine histologique du néoplasme, celle du pronostic et du traitement est au contraire malheureusement fort simple. Toutes ces tumeurs sont malignes, récidivent et se généralisent, si bien qu'on a pensé que l'exérèse en était même inutile.

Cependant, quelques cas de survie de plusieurs années sont connus et autorisent une intervention très bénigne par elle-même : la castration. Le cordon doit être lié et coupé haut, la tumeur enlevée en totalité.

Mais souvent il existe des ganglions lombaires qu'on ne peut aller chercher, et ils sont pris de bonne heure. Lorsqu'on peut les reconnaître par l'exploration doit-on s'abstenir ? La castration n'offre guère de chances de guérison ; dans tous les cas, elle n'offre comme avantage que de supprimer une tumeur gênante par son volume, inquiétante pour le malade, tumeur qui peut s'ulcérer, ajoutant ainsi les ennuis des pansements et les dangers de l'infection.

Aussi croyons-nous qu'il vaut encore mieux, au prix d'une opération bénigne, débarrasser le malade de cette tumeur extérieure, même si elle est déjà ulcérée. Cela lui donnera au moins pendant quelque temps l'illusion d'une guérison et le délivrera des ennuis que lui procurait le néoplasme.

Les indications sont du reste semblables si le cancer se développe sur un testicule en ectopie, même si le siège en est abdominal ; l'ablation doit alors être pratiquée après une laparotomie.

Tératomes. — Ces tumeurs rares sont généralement paratesticulaires, mais adhérentes plus ou moins à l'albuginée, et plus rarement intratesticulaires ; les paratesticulaires devant être d'ailleurs considérées comme développées en dedans de l'albuginée [1]. Le diagnostic de ces sortes de tumeurs est exceptionnellement posé, on les confond avec les tumeurs fréquentes du testicule et l'examen direct peut seul renseigner. Il est important de faire cet examen direct après incision du scrotum, car il n'est pas toujours nécessaire de faire la castration pour enlever cette tumeur. Une dissection attentive peut permettre la conservation de la glande, surtout si le tératome kystique est paratesticulaire [2].

Ectopie du testicule. — Nous devons distinguer les cas d'ectopie dans lesquels on peut, par l'examen, trouver le testicule, de ceux dans lesquels cette exploration est infructueuse ; ces derniers représentent les *ectopies abdominales, abdomino-lombaire, iliaque profonde.* S'il s'agit d'un seul testicule non sorti du ventre, tant qu'il ne manifeste sa présence par aucune complication, inflammatoire ou néoplasique, l'abstension est de règle. La laparotomie médiane peut seule en permettre la recherche et l'extirpation dans le cas contraire.

Lorsque le testicule peut être reconnu par la palpation, il est le plus sou-

---

[1] Pierre Delbet. *Union méd.*, 13 juillet 1895. — Fr. Munch. *Sem. médicale*, sept. 1899 p. 298.

[2] Berger. *Bull. acad. méd.*, 1885, 3 mars. — Reclus. Cliniques de la Pitié, 1894, p. 439. — Chevassu. Rapp. Picqué in *Bull. de la Soc. Chir.*, 1898, p. 60.

vent en *ectopie inguinale*, dans le canal ou à l'anneau externe, quelquefois en dedans de la paroi contre l'anneau interne, variété iliaque rétro-pariétale. Exceptionnellement une migration défectueuse l'a mené au périnée ou dans la région crurale.

Dans tous ces cas, les indications sont les mêmes.

Le traitement est sous la dépendance de deux faits principaux : le testicule en ectopie est un testicule improductif qui, laissé en place, s'atrophie et peut se compliquer de douleurs, de lésions inflammatoires, de néoplasme; artificiellement descendu, ce testicule est susceptible de se développer et peut-être de produire des spermatozoïdes, mais seulement lorsque la descente a été effectuée pendant le jeune âge. Au delà de vingt ou vingt-cinq ans, les tubes seminipares sont atrophiés et ne présentent plus de figures de spermatogenèse, il n'y a plus aucun espoir de le voir se développer[1].

D'autre part, il existe à peu près toujours dans l'ectopie ordinaire ou inguinale, une persistance du canal vagino-péritonéal donnant passage à une hernie.

Il y a donc, d'une part, intérêt à faire descendre le testicule ectopié ou à le remettre dans le scrotum si la place qu'il occupe (périnée, région crurale) l'expose aux traumatismes et le rend douloureux. Cette descente, pour être utile, doit être effectuée le plus tôt possible; au delà de vingt ans, la conservation et la descente ne présentent plus aucun intérêt, sauf au point de vue psychique si l'ectopie est double. D'autre part, la hernie fournit de son côté les indications habituelles et que nous connaissons déjà.

La migration du testicule peut s'effectuer spontanément pendant les premières années, il n'y a pas alors réellement ectopie, mais retard dans la descente. Lorsque l'ectopie est confirmée, et il faut considérer en pratique l'âge de trois ans comme limite, bien qu'on ait vu des cas de descente spontanée beaucoup plus tardifs; deux moyens peuvent ramener la glande dans les bourses : le massage et les tractions, la cure opératoire ou orchidopexie. A ce point de vue il est utile de distinguer, comme le fait Félizet, un *type mobile* dans lequel on peut faire parcourir au testicule un certain chemin vers l'abdomen et vers le scrotum, et un *type fixe* à cordon court.

Considérons maintenant les indications du traitement chez l'enfant et chez l'adulte.

Chez l'enfant, la descente pouvant s'effectuer spontanément pendant les trois premières années, il n'y faut pas toucher avant ce temps. La hernie seule peut, par son volume ou les accidents qu'elle provoque, fournir des indications à une intervention, nous savons qu'elles sont exceptionnelles (voir hernies).

On peut cependant aider à cette migration retardée par le massage et les manœuvres que nous étudierons dans un instant. Pour la hernie, à moins qu'elle ne présente un gros volume ou soit douloureuse, il est préférable de ne pas placer un bandage, qui peut s'opposer dans une certaine mesure à la mobilisation de la glande.

Après trois ans, il faut d'abord s'attacher à mobiliser la glande par les ma-

---

[1] Follin et Goubaux. *Soc. de Biologie*, 1855. —Monod et Arthaud. *Société de Chirurgie*, 1887, p. 515. — Félizet et Branca. *Journal de l'Anat. et de la Phys.*, 1898, p. 589. — Cunéo et Lecène. *Rev. chir.*, 1900, p. 44.

nœuvres indiquées par Tuffier[1] : massages consistant en pressions douces, lentes et régulières, exercées de haut en bas dans l'ectopie inguinale, avec la face palmaire des doigts enduits d'un corps gras, et répétés tous les deux jours pendant cinq minutes. On cherchera en même temps à refouler l'intestin de la hernie vers l'orifice profond du canal inguinal, en sens inverse du testicule. Un bandage à pelote simple, ou échancrée si la glande est proche, peut être appliqué sur l'orifice superficiel inguinal.

Dans le type mobile, on obtiendra ainsi quelquefois une migration suffisante, le plus souvent on ne fera que mobiliser davantage les glandes, mais cet avantage est précieux pour l'opération qui sera nécessitée plus tard par la hernie d'une part, la descente incomplète d'autre part.

Dans le type fixe, on pourra quelquefois obtenir un peu de mobilisation, mais ces manœuvres sont ici souvent inutiles et douloureuses.

Sauf indications tirées des douleurs ou de la hernie, ces manœuvres doivent être continuées jusque vers sept ou huit ans (Jalaguier[2]). Mais à partir de cet âge, si le testicule ne descend pas facilement, si l'ectopie s'accompagne d'une hernie nettement appréciable, il est indiqué d'opérer. L'*orchidopexie* pratiquée à cet âge donnera souvent de très bons résultats, le testicule descendu se développe, et la hernie est en même temps guérie par la cure radicale ordinaire.

La mobilisation du testicule pendant l'opération peut être difficile, surtout si l'organe est haut situé avec un cordon court; il faut sectionner tous les tissus fibreux et musculaires du cordon, disséquer avec soin le canal vagino-péritonéal, mais conserver tous les éléments vasculaires du cordon.

La glande descendue, il faut d'abord lui créer une loge dans le scrotum mal développé et quelquefois trouer une membrane fibro-élastique qui ferme la loge en haut (Jalaguier). Puis, les uns fixent le testicule au fond des bourses par deux fils, d'autres constituent au-dessus de lui, autour du cordon, un passage rétréci s'opposant à l'ascension, ou fixent le cordon aux piliers de l'orifice inguinal; Villemin le fixe à l'autre testicule à travers la cloison. Enfin certains pensent, et nous sommes de cet avis, que le mode de fixation importe assez peu, qu'on peut même ne rien attacher du tout, car le testicule ne tend pas à remonter si le cordon a pu être allongé suffisamment par la dissection; si non, les tractions opérées par le cordon tendu sur les plans peu résistants qui servent de base de fixation (scrotum, autre testicule, parties molles) attirent ces plans en haut avec le testicule, invaginant le scrotum en doigt de gant.

Aussi les résultats varient suivant que la libération a pu être plus ou moins grande; dans quelques cas le testicule reste bas situé, le plus souvent il remonte bientôt à mi-chemin entre le fond des bourses et l'orifice inguinal, quelquefois il revient contre cet anneau. Mais le résultat doit toujours être regardé comme utile lorsqu'on aura pu au moins maintenir la glande hors du canal inguinal, et l'opération aura en même temps guéri la hernie.

Chez l'adulte, nous l'avons vu, le testicule ectopié est atrophié; si la

---

Tuffier. *Bull. Soc. Chir.*, 1893, p. 179 et Thèse de Duchesne. Paris, 1890.
Jalaguier. *Bull. Soc. Chir.*, 1893, p. 169.

malformation est unilatérale, on n'hésitera pas à sacrifier un organe inutile en faisant la cure radicale de la hernie.

C'est dans ces cas, que récemment, à la société du chirurgie, M. Mignon[1] a proposé, pour faciliter la descente, de couper tous les éléments du cordon, sauf le canal déférent.

L'abaissement se fait alors, mais le testicule, peu ou pas vasculaire, risque de s'atrophier ou d'être inutile.

Il conserve la valeur d'un testicule moral, et à titre de procédé de nécessité, nous acceptons le procédé de M. Mignon.

S'il n'y a pas de hernie, lorsque la glande atrophiée est douloureuse ou atteinte d'une lésion néoplasique ou inflammatoire, la castration est indiquée.

Si l'ectopie est double et le sujet atteint d'infantilisme, on pourra essayer le traitement thyroïdien qu'ont préconisé récemment Apert[2] et Coudray[3].

CORDON

Varicocèle. — La dilatation variqueuse des veines du cordon, occupant de préférence le côté gauche et reconnue non symptomatique d'une tumeur abdominale, est très fréquente ; elle est souvent très bien supportée et les sujets qui en sont atteints ne consultent même pas le médecin. En tous cas, le port d'un bon suspensoir suffit le plus souvent à pallier les légers inconvénients que provoquent le paquet veineux et l'allongement du scrotum qui l'accompagne.

Dans quelques cas le varicocèle, sans complications inflammatoires, devient douloureux, soit que le malade névropathe se préoccupe de l'augmentation de ses bourses, soit que les douleurs soient réellement causées par le développement exagéré des veines du cordon ; le suspensoir alors ne suffit plus comme traitement.

Chez les sujets particulièrement nerveux, il est à craindre qu'une intervention ne change rien à l'état douloureux, dû autant au malade lui-même qu'à la lésion.

Cependant l'opération utile étant absolument bénigne et pouvant agir favorablement, il n'y a aucune raison pour la refuser, tout en faisant à qui de droit des réserves sur le résultat thérapeutique.

En dehors de cet état général particulier, il est indiqué d'opérer tout varicocèle douloureux ou gênant non modifié par le port du suspensoir, ou qui s'accompagne d'atrophie testiculaire, ou même ceux que soulage le suspensoir, lorsque le malade désire être débarrassé des ennuis de cet appareil.

Les opérations conseillées contre le varicocèle s'adressent soit au paquet veineux, soit à l'appareil de suspension. Les premières consistent en *ligatures* placées sur les principales veines dilatées, sans résection, ou en *résection d'un segment étendu du paquet dilaté* entre deux ligatures, soit au niveau du cordon, soit dans le canal inguinal (Narath). Les secondes

---

[1] Mignon. *Bull. de la Soc. chir.*, juillet, 1902.

[2] Apert. *Bulletin médical*, 1901, n° 31, p. 359.

[3] Coudray. *Revue d'orthopédie*, 1902, n° 1, p. 21.

comprennent surtout la *résection large et bilatérale du scrotum*, la *ligature sous-cutanée en bourse du scrotum* (Nimier) et *l'inclusion du varicocèle dans la vaginale retournée* et suspendue à l'anneau inguinal extérieur (Parona).

La résection d'un segment étendu des veines du cordon ne peut se faire sans réséquer en même temps l'artère spermatique, et c'est la principale raison qui fait écarter, par beaucoup, ce moyen d'action, par crainte, peu prouvée d'ailleurs, d'atrophie du testicule.

La résection des gros troncs veineux dans le canal inguinal (Narath) est faite trop haut, au-dessus d'anastomoses veineuses importantes, et ouvre inutilement le canal inguinal.

La résection bilatérale et large du scrotum, remontant les testicules à la racine des bourses, donne d'excellents résultats immédiats et tardifs, à condition de faire une résection très étendue; les résections timides ne donnent que des succès de courte durée. Nicaise, Guyon, Duplay, Arrou, conseillent de placer quelques ligatures sur les grosses veines ectasiées, bien isolées et bien dénudées, sans en réséquer; ces ligatures sont faites par la plaie scrotale de la résection, sans incision spéciale.

Pour la résection du scrotum on a construit de nombreux instruments, des pinces particulières, ils sont inutiles; on voit mieux ce que l'on fait en coupant le scrotum tendu au-dessous des doigts d'un aide refoulant en haut les testicules; il est plus sûr de faire directement une hémostase complète dans la vaste plaie laissée béante, que de s'en rapporter à des sutures profondes mises avant la section; les hématomes se produisent ici facilement, retardent la guérison et peuvent s'infecter. Il est important d'apporter tous ses soins à l'affrontement du scrotum, et des points en U sont utiles dans ce but.

De tous ces procédés deux nous paraissent seulement devoir être conservés : la résection scrotale large et la résection du paquet veineux dilaté. Tous deux ont leurs indications particulières, tirées du volume des veines, de la laxité et de la longueur du scrotum, et peuvent être employés soit séparément, soit simultanément, la résection veineuse étant facile à faire par la plaie de la résection scrotale.

Très rarement les veines dilatées du varicocèle sont atteintes de *phlébite*, cette complication est une indication de résection, non de toutes les veines dilatées, mais de celles qui sont thrombosées [1].

Le *varicocèle lymphatique* qui accompagne l'éléphantiasis du scrotum ou l'adénolymphocèle crurale et reconnaît la même origine, indique la résection du faisceau des lymphatiques entre deux ligatures, il est rare qu'on ait à pratiquer cette opération isolément (Le Dentu) [2]; elle est préférable au refoulement simple du paquet par résection du scrotum, qui a cependant donné des succès à Tillaux et Reclus [3].

Lipomes du cordon, kystes du cordon et de l'épididyme. — Les *lipomes* du cordon ne sont pas rares et on en rencontre souvent de petits allongés,

[1] Robineau. Thèse de Paris, 1898, p. 62. — Longuet. *Presse médicale*, 1899, p. 166.
[2] Le Dentu. *Bull. de la Soc. de Chir.*, 1898, p. 1144.
[3] Tillaux, Reclus. *Bull. de la Soc. de Chir.*, 1898, p. 1155 et 1156.

contre le cordon, au cours des cures radicales de hernies ; plus gros ils sont soit uniquement funiculaires, soit inguinaux et funiculaires, sortant du canal inguinal. Le diagnostic en est rarement fait ; suivant le siège et le volume, ils sont pris pour une tumeur du testicule ou une épiplocèle inguinale. Le seul traitement en est l'énucléation, sauf dans quelques cas peu nombreux de lipomes volumineux et diffus englobant les éléments du cordon qu'on ne peut disséquer, la castration a dû être ainsi quelquefois pratiquée.

Les *kystes* assez volumineux pour réclamer un traitement sont : les kystes spermatiques, accolés à l'épididyme, et les kystes séreux du cordon encore appelés hydrocèles enkystées, développés aux dépens des restes du canal vagino-péritonéal. Il importe de signaler que souvent un sac herniaire accompagne le kyste du cordon, soit directement accolé à lui, soit rattaché par un ligament mince et fibreux [1].

Observés chez le jeune enfant, ces kystes doivent être respectés, ils peuvent disparaître spontanément. Plus tard il n'existe qu'un traitement rationnel, quelle que soit la variété du kyste, l'*extirpation par dissection*. Il faut en même temps se rappeler la fréquence de la hernie accompagnant les kystes séreux du cordon, pour en pratiquer la cure radicale.

PÉNIS

Nous avons ici à étudier seulement quelques *tumeurs* et des *vices de conformation* comprenant le phimosis et la palmature de la verge.

On rencontre au niveau du prépuce et du fourreau de la verge des *kystes sébacés*, des *kystes dermoïdes* du raphé inférieur, leur traitement est le même que partout ailleurs.

Végétations. — Fréquemment développées au niveau du sillon balanopréputial et quelquefois très confluentes, ces productions papillomateuses doivent être excisées, après anesthésie cocaïnique, et leur point d'implantation brûlé au thermo-cautère.

Cancer. — L'épithéliome de la verge débute au niveau du gland ou du prépuce, les ganglions de l'aine sont envahis assez vite. Selon l'étendue du mal c'est l'*amputation de la verge* avec reconstitution d'un méat urinaire large et ourlé à la peau ; ou l'*émasculation totale* si le cancer s'est propagé jusqu'au scrotum, le méat est alors transporté au périnée. L'extirpation des ganglions inguinaux atteints est indispensable. Nous avons vu plus haut la conduite à tenir dans le cas d'épithéliome de l'urètre.

Palmature de la verge. — Nous avons vu que l'hypospadias s'accompagne souvent d'un repli saillant péno-scrotal, cette disposition peut s'observer sans anomalie de l'urètre ; il suffit d'inciser le repli cutané transversalement et de suturer dans le sens antéropostérieur.

[1] Louis Mencière. Paris, Steinheil, 1898.

Phimosis. — L'étroitesse de l'orifice préputial est très fréquente chez les jeunes enfants ; elle disparaît spontanément dans la plupart des cas, aussi n'y a-t-il lieu de s'en occuper que si elle est la cause d'accidents.

Mais après la puberté la guérison spontanée doit s'être effectuée ; si elle ne l'est pas, il y a lieu d'y remédier pour prévenir des complications fréquentes. Le phimosis, empêchant de découvrir le gland, s'oppose aux soins de propreté nécessaires, facilite les infections urétrales, et même, dans quelques cas, les infections des voies urinaires supérieures ; en outre il peut se compliquer, à l'occasion d'un effort quelconque, de paraphimosis. La circoncision étant une opération absolument bénigne chez l'adolescent et pouvant se faire à la cocaïne, sans anesthésie générale, il est préférable de ne pas attendre ces complications pour la pratiquer.

Chez l'enfant, on interviendra en présence d'accidents inflammatoires, de balano-posthite, de formation de calculs et de concrétions, sans laisser se développer des adhérences larges qui compliquent l'opération ; l'incontinence d'urine peut quelquefois disparaître après la section d'un prépuce étroit.

La *dilatation* simple peut agrandir suffisamment un orifice pas trop étroit, mais est souvent suivie de récidive.

La *circoncision* est bénigne chez l'enfant et l'adulte, facile à exécuter, malgré le grand nombre de procédés décrits.

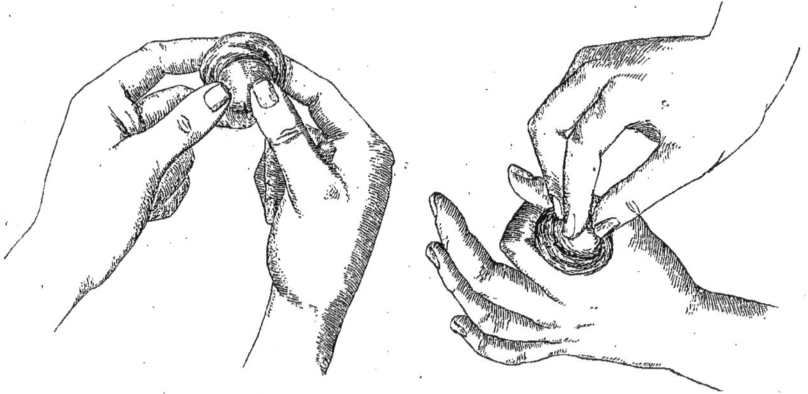

Fig. 195 et 196. — Réductions du paraphimosis (d'après Desfosses. *Presse méd.*, 1898).

Le paraphimosis est l'étranglement du gland à travers l'orifice du prépuce porté et retenu en arrière. Lorsque l'accident est récent, il est possible de réduire le gland tuméfié et violacé à travers l'anneau œdématié du prépuce, mais il faudra ensuite pratiquer la circoncision. Si la réduction est impossible parce que la lésion est ancienne, un *débridement dorsal* la permettra, la circoncision sera encore ensuite nécessaire pour corriger la difformité qui subsiste.

La *circoncision d'urgence* [1] a l'avantage de guérir du même coup et

[1] Peltre. Thèse de Paris, 1899.

l'étranglement et le phimosis, elle se fait aussi bien que sur le prépuce non refoulé et donne d'aussi bons résultats.

Par conséquent, chaque fois que cela est possible, il est préférable de faire d'emblée la circoncision. Lorsque les circonstances ne permettent pas une opération immédiate, ou si le malade s'y refuse, il faut s'efforcer de réduire, ce qui peut se faire presque toujours dans les cas récents, mais devient impossible sans débridement dans les cas anciens.

La *réduction* s'obtient, après avoir nettoyé la verge, en malaxant, à travers une compresse mouillée, le gland œdématié pour le réduire de volume; puis, entourant en arrière les bourrelets du prépuce avec la main ou avec les doigts (fig. 195 et 196), on cherche à la fois à refouler le gland en arrière et le bourrelet en avant. La réduction obtenue, on maintient sur la verge des compresses humides, pendant un ou deux jours.

VI. — APPAREIL GÉNITAL DE LA FEMME

VULVE ET VAGIN

Corps étrangers du vagin. — La variété de ces corps étrangers est fort grande et l'énumération est sans intérêt. Lorsque l'introduction est récente, on peut extraire avec le doigt ou une pince un corps mousse et non fragile; il faut s'aider de valves, plus commodes que le spéculum, pour extraire les autres. Si le corps étranger séjourne depuis longtemps, il se recouvre d'incrustations, de bourrelets muqueux, le diagnostic peut d'abord en être difficile. L'extraction doit être faite sous le contrôle de la vue, en écartant les parois par des valves.

La vaginite, les ulcérations, les perforations consécutives seront traitées par les moyens que nous indiquerons.

Lésions inflammatoires. — **Vulvites et vaginites.** — La cause fréquente des infections vulvaires et vaginales est la blennorragie, même dans la vulvite des petites filles. Le traitement consiste en soins de propreté, bains, lavages et injections de solutions chaudes de permanganate de potasse ou de sublimé. On évitera les frottements en maintenant entre les lèvres un pansement fait avec de l'ouate imbibée d'une solution antiseptique faible; et on pratiquera, lorsque l'hymen existe, des injections vaginales à l'aide d'une sonde molle ou d'une sonde étroite.

Contre la vaginite, chez l'adulte, la période aiguë étant calmée par le repos, les bains de siège, les lavages chauds, lorsqu'on peut introduire le speculum, il faut fréquemment nettoyer les parois vaginales et les culs-de-sac à l'aide d'un tampon imbibé de sublimé ou de permanganate, puis pratiquer un tamponnement de la cavité vaginale avec de la gaze stérilisée, pour en déplisser les parois et les assécher. Il est utile en outre de pratiquer quelques badigeonnages à la teinture d'iode.

Il faut rechercher en même temps l'urétrite et la soigner comme nous l'avons indiqué déjà. La vaginite améliorée, il faudra examiner l'utérus qui peut être atteint de métrite.

Bartholinite. — L'inflammation des glandes vulvo-vaginales, complication de la blennorragie vulvo-vaginale, est *aiguë* ou *chronique*.

Aiguë, le bartholinite est un abcès siégeant dans la partie postérieure de la grande lèvre ; il faut l'inciser sur la partie recouverte de muqueuse, près du bord de la lèvre, drainer, et se borner à ce traitement pendant la période aiguë.

Chronique, la bartholinite se manifeste par la tuméfaction de la glande et la secrétion muco-purulente du canal excréteur, ou par la persistance d'une fistule purulente sans tumeur. Pour tarir cette fistule il faut l'inciser dans toute sa longueur et en brûler les parois ; ou mieux, s'il existe une induration, en pratiquer l'extirpation complète. La dissection des parois peut occasionner une hémorragie assez abondante, qu'on arrêtera par des sutures profondes, unissant tous les tissus sans laisser de cavité.

Vaginisme. — C'est l'hyperesthésie vulvo-vaginale avec ou sans contracture du constricteur vulvaire et parfois des faisceaux périvaginaux du releveur de l'anus. Elle se développe souvent à l'occasion d'irritation quelconque des organes génitaux externes, chez des femmes prédisposées par leur état général. Le *traitement médical* doit donc agir sur cette prédisposition, mais ne suffit pas à guérir ; l'action locale consiste à guérir d'abord toute inflammation vulvo-vaginale si elle existe. Si cela ne suffit pas ou lorsqu'aucune inflammation n'est reconnue, la *dilatation* devient nécessaire. Elle est lente et progressive, à l'aide de spéculums ; ou mieux brusque, digitale ou instrumentale, et se fait comme pour le sphincter anal, sous l'anesthésie générale.

Cependant quelques cas résistent à ces traitements. Pozzi[1] a réussi alors par le *débridement* et l'*éversion de la muqueuse*, en sectionnant, par une incision vulvaire latéro-postérieure longitudinale, les fibres superficielles du constricteur, et suturant ensuite dans le sens transversal pour reporter au dehors la muqueuse d'où partaient les actions réflexes. L'opération est faite des deux côtés.

Tavel[2] (de Berne) vient, pour guérir ces cas rebelles, de préconiser la *résection du nerf honteux interne*, déjà faite par Simpson, et qui a donné deux succès à l'auteur ; il faut éviter la section les rameaux destinés à l'anus.

Tumeurs. — **Kystes de la vulve et du vagin.** — On rencontre au niveau de la *vulve*, des kystes des glandes de Bartholin, des kystes sébacés et dermoïdes, des kystes du canal de Nück ou hydrocèle enkystée de la femme ; le seul traitement efficace en est l'extirpation. Comme les kystes séreux du cordon chez l'homme, le kyste du canal de Nück peut accompagner un sac herniaire, dont la cure radicale doit être faite en même temps[3].

Dans tous les points du *vagin* se rencontrent des kystes, recouverts de la muqueuse, et d'origine congénitale[4] (fig. 197) ; leur dissection est indiquée

---

[1] Pozzi. *Traité de gynécologie*, 3ᵉ éd., 1897, p. 1078.
[2] Tavel. *Revue de Chirurgie*, 1902, n° 2, p. 145.
[3] Mencière. Paris, Steinheil, 1898.
[4] Marion. Kystes du vagin. *Gazette des Hôpitaux*, 1902, n° 13.

lorsque leur volume les rend gênant. Facile à faire, complète si la tumeur siège bas, l'extirpation peut n'être que partielle si le kyste est près de l'utérus.

Tumeurs solides. Cancer. — Les TUMEURS BÉNIGNES de la vulve et du vagin sont des fibromes, des myomes, dont l'ablation pour les tumeurs pédiculées, l'énucléation pour les sessiles est facile et sans danger. Les VÉGÉTATIONS, analogues à celles du prépuce chez l'homme, sont aussi excisées au ciseau, en touchant au thermo-cautère la plaie qui reste.

Le CANCER primitif est rare à la *vulve* et ne peut être traité que si l'extirpation totale est possible avec restauration des organes voisins, urètre, anus.

Au *vagin*[1], l'épithéliome siège de préférence sur la paroi postérieure près du cul-de-sac, ou autour de l'urètre ; il s'étend rapidement aux organes environnants et devient vite inopérable. L'extirpation large de tumeurs encore limitées expose facilement à l'ouverture du cul-de-sac péritonéal, du rectum ou de la vessie. Olshausen et Pozzi ont commencé par décoller le rectum du vagin pour enlever, de dehors en dedans, un cancer postérieur élevé.

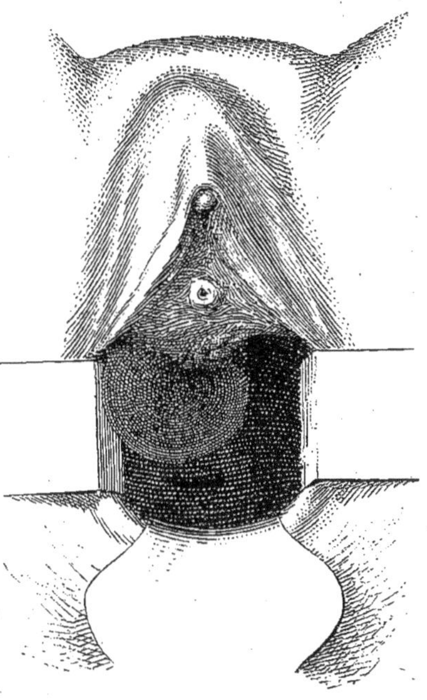

Fig. 197. — Kyste du vagin (L. Picqué).

Le traitement palliatif du cancer inopérable est analogue à celui du cancer utérin.

MALFORMATIONS ET DIFFORMITÉS ACQUISES. — **Fistules vaginales et utérines, urinaires et fécales.** — L'infirmité pénible et les inconvénients nombreux, occasionnés par l'écoulement continu de l'urine ou des matières fécales par le vagin, font réclamer à ces malades l'intervention chirurgicale, qui ne se trouve ainsi contre-indiquée que par un état général trop mauvais ou une destruction telle des parois vaginales que toute réparation d'un véritable cloaque soit impossible.

Fistules urinaires. — Ouvertes dans le vagin, les fistules urinaires sont : urétro, vésico, ou urétéro-vaginales, avec combinaison possible d'une fistule urétro-vésico-vaginale ou urétéro-vésico-vaginale. Ouvertes dans la por-

[1] F. Bernard. Epithélioma primitif du vagin. Paris, Carré, 1895.

tion cervicale de l'utérus, elles sont vésicales ou uretérales, ces dernières étant exceptionnelles.

Que l'origine en soit obstétricale ou opératoire (hystérectomie vaginale ou abdominale), les procédés d'oblitération sont les mêmes. Mais la formation des fistules obstétricales par sphacèle des parois entraîne souvent la production de brides cicatricielles, de rétrécissements qui rendent difficiles l'abord et la cure de la fistule. Ces cas réclament avant tout un traitement *pré-opératoire*, sur lequel a insisté avec raison Bozeman : la dilatation du vagin à l'aide de boules ovoïdes ou de bougies ou de tampons, en s'aidant au besoin de petites incisions libératrices sur les brides saillantes. Par cette préparation, les parois s'étalent, les bords de la fistule deviennent plus mobiles et les manœuvres nécessaires à l'oblitération en sont d'autant facilitées.

FISTULES URÉTRO ET VÉSICO-VAGINALES. — La restauration peut être faite par voie vaginale, ou sus-pubienne. Si la restauration ne peut être obtenue, un traitement palliatif peut être appliqué, par un moyen souvent plus mauvais que le mal lui-même, puisque les malades sont obligés ensuite de faire rétablir l'état antérieur; c'est l'oblitération du vagin ou colpocléisis.

La *voie vaginale* est la plus employée, c'est toujours par elle que sont faites les premières tentatives; elle comprend deux méthodes : l'américaine ou de l'*avivement*, la française ou du *dédoublement*, autour desquelles de nombreux procédés ont été créés.

La méthode américaine (Marion Sims), consiste dans l'avivement oblique du pourtour de la fistule sans intéresser la muqueuse vésicale ou en l'intéressant aussi (Simon); puis la suture, ordinairement aux fils d'argent, des surfaces avivées du côté vaginal, sans s'occuper des bords vésicaux.

Au lieu d'exciser la collerette de tissus libérés par l'avivement, Braquehaye[1] (de Tunis), la taillant très large, la laisse adhérente au bord fistulaire pour la refouler vers la vessie en la suturant à elle-même; puis il referme par-dessus la plaie vaginale comme précédemment.

La méthode française, abandonnée après Gerdy et Duboué, reprise en France d'abord par Ricard[2] et Quénu[3], comprend la dissection de deux lambeaux vaginaux au-dessus et au-dessous de la fistule et partant de ses bords, lambeaux obtenus par dédoublement de la cloison vésico-vaginale. La suture des lambeaux vaginaux produit l'affrontement de larges surfaces cruentées bien mobilisées, pendant que les bords vésicaux se retournent vers la vessie. Quénu suture séparément d'abord ces bords vésicaux.

Dans tous les cas, la suture terminée, on tamponne à la gaze la cavité vaginale et, généralement, on place une sonde à demeure, laissant la malade dans le décubitus dorsal[4]. Richelot préfère le décubitus latéral et le cathé-

---

[1] Braquehaye. *Congrès de Chirurgie*, 1899, p. 659. — *Société de Chir.* Paris, 1900, p. 988, et Fascicule, 1900, Tunis.

[2] Ricard. *Congrès de Chirurgie*, 1896. *Gazette des Hôpitaux*, 1896, octobre. *Bull. de la Soc. de Chir.*, 1897, p. 296.

[3] Quénu. *Bull. Soc. Chir.*, 1897, p. 199 et Thèse de Ch. Martin. Paris, 1897.

[4] Richelot. *Bull. de la Soc. de Chir.*, 1901, p. 1048.

térisme intermittent pour éviter le contact de l'urine avec la ligne de sutures.

Casamayor[1] décrit une légère modification du dédoublement lorsque la muqueuse est souple et la fistule petite ; sans faire de débridements latéraux, il sépare la paroi vésicale de la vaginale et attire l'orifice vaginal avec des pinces de façon à produire une sorte d'entonnoir renversé, en refoulant la paroi vésicale, puis il fronce cet entonnoir à sa base et ferme l'orifice.

A côté de ces deux principales méthodes se placent des procédés autoplastiques particuliers appliqués, un petit nombre de fois, à des fistules larges et difficiles à obturer. Citons entre autres la mobilisation et l'abaissement de l'utérus, par incision du cul-de-sac vaginal antérieur, pour le placer devant une fistule et l'y suturer (Jobert) ; le dédoublement de la lèvre antérieure du col utérin, dont la portion périphérique sert à obturer une fistule juxta-cervicale (Quénu)[2] ; le renversement de l'utérus attiré dans le vagin par incision du cul-de-sac postérieur et dont la face postérieure, devenue antérieure, sert à obturer une fistule complexe (W.-A. Freund)[3]. Michaux[4], pour les fistules très haut situées, propose d'inciser la fosse ischio-rectale, puis la partie supérieure de la paroi latérale du vagin, afin de se donner plus de jour.

La *voie sus-pubienne* (Trendelenburg) permet d'aborder la fistule par l'intérieur de la vessie ; l'opération est difficile à cause de la profondeur du champ opératoire pour l'avivement et du défaut d'éclairage, auquel cependant on peut remédier par une lampe électrique tenue par un aide.

Duplay[5] a pu dédoubler ainsi la paroi vésico-vaginale et placer deux plans de sutures.

Le *colpocléisis*, opération palliative, consiste dans l'oblitération complète du vagin exactement au-dessous de la fistule ; la partie supérieure du vagin devient un diverticule de la vessie, mais reçoit aussi le sang menstruel qui doit passer par la vessie. Outre la suppression de la fonction sexuelle, cette opération a le gros inconvénient de faire stagner l'urine dans un diverticule septique, ce qui favorise la formation de calculs, l'infection ascendante des voies urinaires, l'infection de l'utérus et des annexes ; sans compter que le sphincter vésical est souvent détruit dans les cas graves qui nécessitent cette opération et que la malade n'en est pas moins incontinente. Aux inconvénients primitifs de la fistule, on ajoute donc tous les dangers inhérents à l'adjonction d'un diverticule vésical infecté. Aussi vaudrait-il souvent mieux ne rien faire que d'en venir à cette intervention. Heureusement les progrès de la technique permettent aujourd'hui d'oblitérer des fistules vaginales extrêmement étendues, comme le montrent les observations publiées dans ces dernières années.

INDICATIONS. — La *voie sus-pubienne*, d'exécution difficile, est une opération d'exception, entreprise après échecs multipliés par la voie vaginale.

<hr>

[1] Casamayor. *Gaz. des Hôp.*, 1901, n° 84, p. 811.

[2] Thèse de Ch. Martin, 1897. Obs. XII et XIII.

[3] Freund. *Sammel. Klin. Vorträge*, 1895, p. 301 et G. Romm. *Centr. f. Gyn.*, 1899, p. 193.

[4] Michaux. 6e *Congrès français de Chirurgie*, 1892, p. 717.

[5] Duplay. *Académie de médecine*, 19 novembre 1895.

Ch. Martin compte 11 succès sur 14 cas graves; elle est surtout utile lorsque des rétrécissements et des cicatrices nombreuses empêchent de manœuvrer par le vagin.

Pour toutes les autres fistules, abordables par le vagin, nous considérons la *méthode du dédoublement* comme l'*opération de choix;* bien préférable à la méthode américaine parce qu'elle affronte de larges surfaces cruentées, des lambeaux non tendus, qu'elle ne fait subir aucune perte de substance nouvelle, et qu'il est de règle avec elle d'obtenir l'oblitération complète en une seule opération[1], ce qui arrive rarement avec l'avivement simple.

Pour les fistules élevées même, en prenant le lambeau supérieur sur le col utérin, le résultat peut être encore obtenu. Ici, du reste, en cas d'échec, les procédés d'abaissement de l'utérus, après décollement de la paroi vésico-utérine, pourront être appliqués.

Il faut cependant s'attendre dans les cas difficiles à des échecs partiels pour lesquels une ou plusieurs retouches sont nécessaires.

L'oblitération de la fistule obtenue, il reste à traiter l'infection vésicale et il peut persister, si le sphincter vésical était atteint, de l'incontinence d'urine. Cependant il ne faut pas désespérer de voir un résultat définitif parfait, la vessie peut retrouver sa fonction normale après quelques mois, Berger et Bouilly en citent des exemples[2].

Fistules vésico-utérines. — Elles siègent sur l'utérus au niveau du col, soit à l'union du vagin, le col étant seulement entamé, elles sont dites *juxtacervicales* (Pozzi); soit dans le canal cervical, fistules *intracervicales* (Pozzi).

Pour les premières, la méthode du dédoublement est applicable en prenant le lambeau supérieur sur le col lui-même, ou bien on leur appliquera le procédé d'abaissement de l'utérus.

Les fistules intracervicales ne peuvent être atteintes directement par *voie vaginale*, mais si l'utérus est mobile, la séparation du col et de la vessie, comme dans le premier temps de l'hystérectomie vaginale, permet de suturer directement les orifices avivés et de les maintenir éloignés l'un de l'autre. En cas d'impossibilité d'abaissement de l'utérus ou d'échec de cette méthode, la *voie sus-pubienne* reste comme ressource, bien préférable à l'inclusion du col utérin dans la vessie pour une fistule juxta-cervicale (hystéro-cléisis vésical de Pozzi), ou la fermeture de l'orifice vaginal de l'utérus pour les fistules intracervicales (hystéro-stomato-cléisis de Pozzi). Ces dernières opérations font passer le sang des règles par la vessie et présentent les mêmes dangers que le colpocléisis.

Fistules urétéro-vaginales et cervicales. — Très rarement consécutives à l'accouchement, les fistules urétérales siègent alors plutôt près de la vessie et compliquent une fistule vésico-vaginale qui devient ainsi *uretéro-vésico-*

---

[1] *Bull. de la Soc. de Chirurgie,* 1897, p. 196, 199. — Th. Martin, 1897. — *Bull. Soc. de Chir.,* 1900, p. 289, 907, 908, 909, 910, 911, 912; et 1901, p. 1028 à 1034. — Launay. *Gaz. des Hôpitaux,* 1900, n° 57.

[2] *Bull. de la Soc. de Chirurgie,* 1901, p. 1032 et 1034.

vaginale, ou se trouvent sur un côté du col utérin. Lorsque, ce qui est l'habitude, elles sont dues à une blessure opératoire pendant une hystérectomie vaginale ou abdominale, elles sont ordinairement plus postérieures, le segment vésical est oblitéré et l'uretère s'abouche directement au fond du vagin cicatrisé.

Le diagnostic du siège uretéral de la fistule urinaire se fait généralement par l'injection de liquide coloré dans la vessie, s'il ne passe pas par le vagin on conclut à la fistule uretérale ; mais ce symptôme est trompeur, le liquide peut quelquefois ne pas passer dans le vagin avec une fistule vésicale. Le mieux pour s'assurer du diagnostic est de pratiquer l'examen cystoscopique, facilité par le traitement préalable de la cystite s'il en existe ; on voit ainsi qu'il n'existe pas de lésion vésicale, que l'urine ne s'écoule pas par un des orifices uretéraux. L'examen peut être complété par le cathétérisme de l'uretère malade, la sonde passe ou s'arrête bientôt, donnant des indications utiles pour le traitement.

Si la sonde passe facilement dans le segment antérieur de l'uretère et que l'orifice entame la vessie, la fistule *uretéro-vésico-vaginale* est assimilable à une perte de substance vésico-vaginale et les mêmes procédés lui sont applicables par la voie vaginale ; le dédoublement a donné ainsi un succès à Pozzi[1], sans rétrécissement de l'uretère.

Lorsque la fistule uniquement *uretéro-vaginale* siège très près de la vessie, on peut d'abord tenter de transformer la fistule en un orifice uretéro-vésico-vaginal que l'on traitera comme précédemment. Il faut pour cela ouvrir la vessie par le vagin, voir l'embouchure de l'uretère, passer une sonde dans le canal, puis oblitérer par dédoublement la fistule et fermer l'ouverture vésico-vaginale. Mais l'échec est fréquent, et il faut en venir alors aux procédés suivants.

Lorsque la fistule siège plus en arrière, ou lorsque les essais précédents ont échoué, il ne reste plus à tenter que la *greffe uretérale ;* ne réservant que pour des échecs répétés, ou des altérations rénales profondes, la *néphrectomie* qui, bien que radicale, ne peut être qu'un procédé de nécessité.

La greffe uretérale se fait dans la vessie ou dans l'intestin, nous avons déjà indiqué à propos de l'exstrophie vésicale les inconvénients graves de l'implantation directe d'un uretère dans le gros intestin, rétrécissement de l'orifice et infection des voies urinaires supérieures ; aussi, malgré un résultat favorable de Chaput[2], écartons-nous d'abord ce procédé.

La *greffe vésicale de l'uretère* ou *uretéro-cysto-néostomie* peut se faire par voie vaginale ou abdominale. Par le vagin, on libère l'uretère par dissection au niveau de la fistule, on l'abaisse et l'amène près de la vessie pour l'implanter dans un orifice fait à celle-ci (Mayo), ou on crée par autoplastie un diverticule vésical que l'on abouche autour de l'orifice fistuleux (Segond[3], Tuffier[4]). Par l'abdomen, après laparotomie médiane, on cherche d'abord

[1] Pozzi. *Bull. Soc. Chir.*, 1887, p. 114.
[2] Chaput. *Bull. de la Soc. de Chir.*, 1893, p. 309.
[3] Segond. *Bull. Soc. Chir.*, 1895, p. 275.
[4] Tuffier. *Bull. de la Soc. de Chir.*, 1895, p. 269.

l'uretère; et sa découverte est plus difficile lorsque l'utérus est encore en place, il peut être nécessaire d'aller le découvrir au niveau du détroit supérieur. Le conduit trouvé, il faut le dégager du tissu cicatriciel et le couper à un niveau sain, pour enfin l'attirer vers la vessie et l'implanter par sutures dans un orifice créé, soit près du lieu normal d'abouchement si cela est possible, soit dans une région plus élevée si le canal est trop court (Novaro, Bazy). Dans ce cas de canal court et tendu après la suture, J.-L. Faure[1] recommande de fixer la vessie en situation élevée par une cystopexie à la paroi abdominale antérieure.

Ces opérations sont évidemment délicates, mais le succès est fréquent. Dans quelques cas l'urine passe à nouveau pendant quelques jours, soit par le vagin, soit par la plaie abdominale drainée, puis l'écoulement se tarit définitivement; il est relativement rare que l'on soit obligé de recourir à la néphrectomie.

Fistules fécales. — La communication du vagin avec l'intestin n'est pas rare au niveau du rectum et de l'anus; il est moins fréquent d'avoir à traiter une fistule entéro-vaginale, faisant communiquer une portion quelconque de l'intestin libre avec le vagin.

Fistules recto-vaginales. — Ces fistules sont des perforations dues au séjour de corps étrangers ou à l'élimination de plaques de sphacèle consécutives à un accouchement laborieux, ou enfin le reliquat d'une déchirure obstétricale incomplètement cicatrisée.

Elles siègent bas, près de la vulve, ou plus haut au-dessus du sphincter externe de l'anus; et cette division a une importance capitale pour le choix du traitement, en y ajoutant cependant la constatation de l'état du périnée.

Il est, en effet, admis que pour les *fistules bas situées,* au niveau de la vulve et de l'anus, la pratique la plus sage est d'opérer comme pour une déchirure du périnée; celui-ci est toujours alors affaibli et une *périnéorraphie* permet à la fois d'oblitérer la fistule et de consolider le périnée. Mais il n'est pas besoin pour cela de fendre, comme on le faisait autrefois, tout le pont de tissus sous-jacent à la fistule. Le procédé de Lawson Tait, que nous étudierons à propos des déchirures, procédé qui commence par dédoubler la cloison ano-vulvaire et sépare les deux conduits, permet la suture isolée de chaque perforation et la réconstitution d'un plancher solide.

Gérard Marchant[2] obtint l'oblitération, dans un cas, en abaissant au-devant de la fistule la muqueuse rectale saine, comme dans le procédé de Segond, et suturant la plaie périnéale, sans diviser le périnée.

Les *fistules sus-sphinctériennes* sont inférieures ou supérieures. Pour les premières, si le périnée est faible et cicatriciel, le même procédé que pour les fistules ano-vulvaires est applicable (Quénu)[3]. Mais si la fistule siège vers l'extrémité supérieure du vagin, et surtout si le périnée intact est fort et solide, il est préférable de tenter d'abord la fermeture directe de l'orifice

---

[1] In Thèse de Maurice Laisné. Paris, 1899, p. 37.
[2] G. Marchant. *Bull. de la Soc. de Chir.,* 1902 p. 321.
[3] Quénu. *Bull. de la Soc. de Chir.,* 1890, p. 596.

anormal, plutôt que de diviser ce périnée résistant; d'autant qu'on pourra toujours en venir à ce moyen en cas d'échec.

L'oblitération directe se fait par le vagin, la suture par le rectum ne peut se faire dans de bonnes conditions. On emploie soit le procédé de *dédoublement* que nous avons indiqué pour les fistules vésicales, soit le procédé de Fritsch, analogue à celui de Le Dentu [1] intitulé : *autoplastie par glissement, à lambeaux superposés et à disposition valvulaire.* On décolle au-dessous de la fistule un lambeau semi-lunaire de muqueuse vaginale, à convexité supérieure ; on excise complètement un croissant de muqueuse vaginale au niveau et au-dessus de l'orifice ; on excise enfin l'orifice rectal jusqu'au ras du lambeau disséqué, et on remonte le lambeau vaginal flottant qui, suturé au bord supérieur concave de la plaie, vient recouvrir et oblitérer toute la surface cruentée.

Pour une fistule très élevée et très large, située au fond du cul-de-sac postérieur près du col utérin, avec un périnée solide, Segond [2], ne voulant pas diviser ce périnée ni employer de procédé d'oblitération directe, eut l'idée de mobiliser et d'abaisser le rectum comme pour l'amputation, mais en conservant intact le sphincter dilaté, de supprimer la portion de rectum située au-dessous de la fistule et de suturer à l'anus le bout supérieur abaissé, en obturant par le vagin la brèche de la paroi vaginale.

Le succès fut complet et cette conduite serait à imiter dans le cas de fistule large et très haute, au-dessus d'un périnée solide qu'on ne risque pas ainsi d'affaiblir ; elle nous paraît préférable à la séparation du vagin et du rectum par voie sacrée, comme pour l'amputation du rectum.

Fistules entéro-vaginales. — Elles sont étroites ou larges, constituant alors un anus contre nature vaginal avec éperon. La thérapeutique de ces communications entéro-vaginales comporte les mêmes discussions que celle des fistules stercorales cutanées.

On peut les attaquer directement par le vagin, par avivement et suture pour les fistules sans éperon; par section de l'éperon, puis avivement et suture pour un véritable anus. Le Dentu [3] obtint une guérison par ce dernier moyen.

Les moyens indirects sont, comme pour l'anus cutané, l'entéro-anastomose et les procédés d'exclusion intestinale après laparotomie.

Pour les raisons déjà exposées au traitement de l'anus contre nature (voir p. 558), nous préférons les moyens indirects, et parmi eux l'entéro-anastomose ; d'autant que l'attaque directe par le vagin offre encore plus de difficultés que pour les fistules cutanées. La voie vaginale suffit, au contraire, le plus souvent pour les fistules petites et sans éperon.

Absence, imperforation et cloisonnement du vagin. — Les malformations congénitales de la vulve et du vagin qui peuvent conduire à une intervention chirurgicale se présentent dans trois cas : ou bien il y a *absence totale*

---

[1] Le Dentu. *Bull. de la Soc. de Chir.*, 1890, p. 589.

[2] Segond. *Bull. de la Soc. de Chir.*, 1895, p. 169.

[3] Le Dentu. *Congrès de Chirurgie français*, 1898, p. 325.

du conduit vulvo-vaginal sans troubles fonctionnels, et la malade réclame la création d'un conduit artificiel qui permette le coït ; ou bien, avec ou sans vulve bien conformée, il existe des phénomènes de rétention menstruelle caractérisés par des douleurs, avec ou sans tumeur, *hématocolpos* accompagné ou non d'*hématomètre*. Enfin, on peut trouver un cloisonnement du vagin formant deux conduits dont l'un se termine en bas en cul-de-sac et communique en haut avec le col d'un utérus double, constituant sur le côté du vagin normal une poche remplie par le sang et qui peut même s'infecter, l'*hématocolpos* ou le *pyocolpos latéral*.

Nous ne nous occuperons pas des autres faits nombreux de malformation des organes génitaux externes, et notamment du pseudo-hermaphrodisme, qui ne réclament aucun traitement.

1° Dans le premier cas, l'absence de troubles fonctionnels aux périodes menstruelles indique une absence ou une atrophie des organes génitaux internes rendant inutiles les tentatives de reconstitution d'un canal normal aboutissant à l'utérus ; et la seule intervention possible est la création d'un canal entre le rectum et l'urètre, afin de permettre le coït. Cette intervention est permise, bien que non nécessaire, parce qu'aujourd'hui elle ne présente aucun danger, et qu'il est possible d'éviter la blessure des organes voisins ; qu'enfin elle peut donner un résultat satisfaisant au point de vue fonctionnel. Segond[1], Schwartz[2] en ont donné des exemples. Cependant le conduit créé a une grande tendance, malgré l'emploi des procédés autoplastiques, au rétrécissement et à l'oblitération ; l'opérée de Tuffier qui utilisait son urètre comme conduit vaginal avant la création du vagin artificiel, continua ensuite à cause de l'étroitesse de celui-ci[3].

En tout cas, si l'on se décide à l'opération, il faut s'efforcer de tapisser le canal, creusé entre le rectum, l'urètre et la vessie, d'un revêtement épithélial pris aux dépens de la muqueuse des grandes lèvres, de la peau du périnée et au besoin complété par des greffes de Thiersch ; puis il faut maintenir par la dilatation le résultat obtenu.

2° L'attention est attirée par l'existence de douleurs aux époques menstruelles, ou par le présence d'une tumeur abdomino-pelvienne, augmentant de volume et de tension aux mêmes périodes. L'examen direct permet de constater soit l'*imperforation de la vulve ou de l'hymen*, la tumeur faisant bomber le périnée, et c'est alors un *hématocolpos* (fig. 198), qui peut s'accompagner ou non d'hématomètre ; soit l'existence d'un conduit vulvo-vaginal plus ou moins profond, mais terminé en cul-de-sac.

Nous aurons à étudier plus loin l'hématométrie avec les maladies de l'utérus ; en tout cas, dans la première hypothèse, il suffit de faire écouler lentement le contenu du vagin, à l'aide d'une incision sur la membrane obturatrice.

Si le vagin existe en partie et se termine en cul-de-sac, on constate une tumeur formée par l'hématomètre, c'est-à-dire le sang retenu dans l'utérus, situé à une distance variable du fond du cul-de-sac. L'existence d'organes

---

[1] et [2] Segond, Schwartz. *Bull. de la Soc. de Chir.*, 1895, p. 642 et 644.

[3] TUFFIER. *Bull. de la Soc. de Chir.*, 1895, p. 645.

génitaux profonds en état de fonctionner est ici certaine et il faut rétablir la communication utéro-vaginale en incisant le fond du cul-de-sac, décollant la vessie du rectum pour arriver au col. L'opération est rendue difficile[1] par la mobilité extrême de l'utérus qui ne se laisse pas attirer par le nouveau vagin, il faut le repousser à travers la paroi abdominale ou même directement après laparotomie[2]. Ici encore la portion de vagin nouvellement créée devra être revêtue de surface épithéliale, afin d'éviter le rétrécissement.

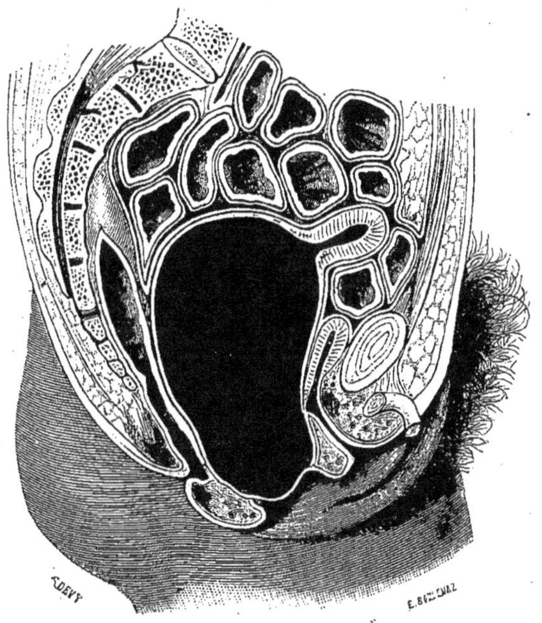

Fig. 198. — Hématocolpos.

Enfin, l'absence de tumeur due à la rétention laisse dans l'ignorance au point de vue de la présence d'organes profonds utiles ; l'examen combiné par le toucher rectal et le cathétérisme vésical renseigne souvent sur la présence d'un utérus, mais le doute peut persister. Or, s'il n'y a qu'un utérus atrophié, avec des ovaires expliquant les phénomènes douloureux périodiques, il est inutile de refaire un vagin complet ; dans le cas contraire, il faudrait l'entreprendre. Une laparotomie exploratrice peut devenir utile pour compléter les renseignements. L'absence ou la présence d'un utérus suffisamment développé conduirait alors à l'abstension ou à la création d'un conduit vaginal ; mais dans le cas d'utérus atrophié doit-on laisser en place ou enlever les ovaires ? Legueu[3], rapportant les troubles observés non pas à la présence d'ovaires malformés mais à l'insuffisance ovarienne, pré-

[1] Polaillon. *Bull. de la Soc. de Chir.*, 1887, p. 204.

[2] Gérard-Marchant. In Thèse Dimitrescu. Paris. 1896.

[3] Labadie-Lagrave et Legueu. *Traité de Gynécologie*, 2e édit., 1901, p. 225.

fère soumettre ces malades au traitement opothérapique. Il est bien probable, en effet, que la présence de ces ovaires n'est pas la cause principale
des douleurs, ainsi que le montrent les résultats défectueux fournis par la
castration dans ces cas.

3° L'hématocolpos ou le pyocolpos latéral doit être traité par l'incision
de la cloison, l'évacuation de la poche, et l'excision, après désinfection si le
contenu est suppuré, des lambeaux de la cloison, de façon à transformer les
deux conduits en une seule cavité.

Déchirures du périnée. — Déchiré pendant un accouchement, le périnée
doit tout d'abord être immédiatement réparé, soit par des serre-fines si la
déchirure est très superficielle, soit par des sutures profondes et superficielles.

Si la suture n'a pas été faite ou a échoué, peut-on faire une tentative
pendant la période de bourgeonnement, avant la cicatrisation? Le seul
inconvénient est la difficulté plus grande de l'asepsie et par conséquent les
chances plus nombreuses d'échec; cependant il n'est pas nécessaire à ce
moment de faire d'avivements larges ni de dissections, aussi l'échec ne fait-
il rien perdre pour la réparation future.

Mais refait-on ainsi un bon périnée? On avive simplement les surfaces
granuleuses, on ne peut aller au loin chercher les muscles écartés, et le
plancher refait dans ces conditions est mince et sans consistance. Aussi
croyons-nous préférable d'attendre la cicatrisation pour faire une opération complète.

Lorsque la déchirure est ancienne et complètement cicatrisée, il faut
aviver de nouveau les surfaces ou tailler des lambeaux et refaire un périnée
large, épais et résistant.

La question se réduit alors à un exposé de technique opératoire, de procédés ne différant souvent que par des détails dans la forme de l'avivement,
la façon de faire les sutures ou de mobiliser des lambeaux; cette description
ne rentre pas dans le cadre que nous nous sommes tracé.

La déchirure est *incomplète* lorsqu'elle n'entame pas l'anus (fig. 199),
complète lorsque la vulve et l'anus communiquent (fig. 200). Pour les restaurer l'une et l'autre, deux grandes méthodes de *colpo-périnéorraphie* sont
utilisables : l'avivement large et la suture, le dédoublement du périnée ou
de ce qui reste de la cloison ano-vulvaire; chacune est représentée par de
très nombreux procédés.

L'*avivement*, qui doit être très large, comprend pour la *déchirure incomplète*
une partie de la paroi vaginale postérieure et toute la portion cicatricielle
du périnée; les surfaces avivées sont rapprochées dans le sens transversal,
de façon que la suture terminée soit antéro-postérieure sur le périnée et
longitudinale dans le vagin, tels sont entre autres les procédés de Simon,
Hégar, Emmet. A. Martin conserve, en faisant l'avivement, la colonne postérieure du vagin. Les sutures peuvent être profondes, à fils perdus, et superficielles ; ou faites en masse et avec fils métalliques. Pour la *déchirure complète*, l'avivement est représenté par les procédés de Simon-Hégar, de Le
Fort, unissant à l'avivement périnéal large, des sutures rectales et vagi-

nales; et par celui d'Emmet dans lequel toutes les sutures sont périnéales.

Le *dédoublement,* pour les *déchirures incomplètes,* consiste dans la séparation, par dissection, des parois vaginale et rectale, et dans l'accolement
des parties latérales du trou creusé, de façon à obtenir un affrontement
périnéal antéro-postérieur, sans réséquer de muqueuse vaginale; tels sont
les procédés de Lawson Tait, de Doléris. Pour les *déchirures complètes,* le
dédoublement sépare la paroi vaginale de la paroi rectale et est poursuivi
latéralement dans les grandes lèvres et sur les parties latérales de l'anus,

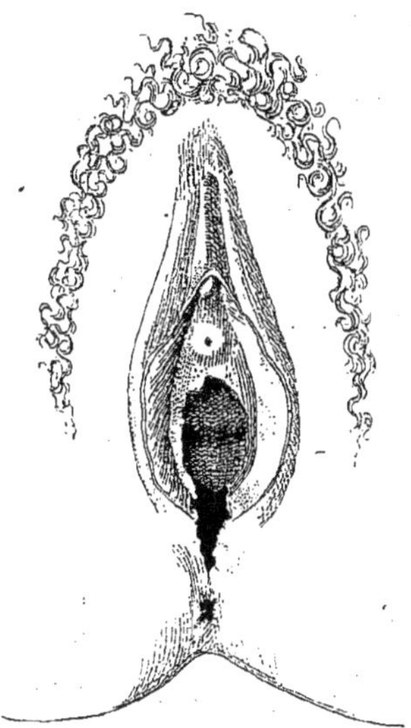

Fig. 199. — Déchirure incomplète du périnée
(Auvard).

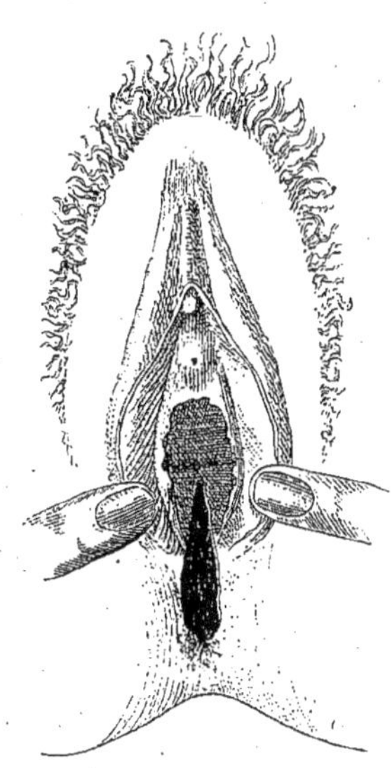

Fig. 200. — Déchirure complète du périnée
(Auvard).

le périnée est reformé par adossement des surfaces latérales; le procédé de
Lawson Tait en est le type. Pozzi l'a modifié en insistant sur la mobilisation
large et l'abaissement de la paroi rectale, et faisant des sutures profondes
avec des surjets de catgut, afin d'éviter de laisser dans la profondeur aucun
espace mort.

Pour les déchirures du périnée complètes ou incomplètes, les procédés
de dédoublement qui ne nécessitent aucune perte de substance nouvelle,
sont préférables aux procédés d'avivement qui suppriment plus ou moins
de muqueuse vaginale.

Prolapsus vaginal. — Le prolapsus génital est en réalité composé de
deux lésions principales, la chute des parois vaginales entraînant la vessie
et quelquefois le rectum, et la chute de l'utérus. Dans certains cas, toutes les
portions de l'appareil s'abaissent ensemble et le prolapsus est total, l'utérus
étant lui-même plus ou moins descendu. Mais dans d'autres, le prolapsus
commence par la colpocèle et il n'est pas rare d'observer l'affection à ce
degré, l'utérus étant très peu abaissé ou ne l'étant pas du tout. Fréquem-

ment du reste il existe des lésions métritiques et de l'hypertrophie du col qui peuvent réclamer, en même temps que la chute elle-même, un traitement approprié que nous étudierons à propos des métrites.

Dans cette forme, qui n'est, il est vrai, qu'un degré d'évolution, les efforts du traitement doivent porter uniquement sur la partie inférieure de l'appareil génital il n'y a pas à se préoccuper des indications de la suspension ou de l'ablation de l'utérus. Nous rattacherons à la colpocèle l'étude de l'urètrocèle, bien qu'elle ne relève pas de la même pathogénie.

Nous aurons ainsi à étudier les moyens de lutter contre la *cystocèle* ou *colpocèle antérieure; l'urètrocèle;* la *colpocèle postérieure avec ou sans rectocèle;* et l'*élytrocèle* ou hernie vaginale.

L'*urétrocèle*[1] se présente d'ordinaire isolée sous forme d'une tumeur globuleuse, soulevant la paroi antérieure du vagin en arrière du méat urinaire, on peut la confondre avec une cystocèle; mais l'écoulement d'urine par le méat lorsqu'on presse sur la tumeur, et l'examen direct à la sonde la font reconnaître. Le seul traitement radical est *l'excision* de la poche communiquant avec l'urètre, en incisant d'abord la tumeur, puis réséquant les deux moitiés latérales, pour réunir la muqueuse vaginale sans interposition de muqueuse urétrale.

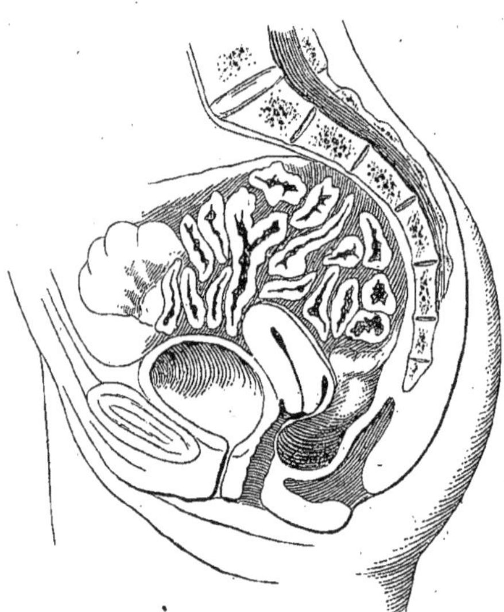
Fig. 201. — Hernie vaginale. Élytrocèle. (Zuckerkandl.)

La *cystocèle* et la *colpocèle postérieure* existent ordinairement toutes deux à la fois et la réfection des parois vaginales antérieure et postérieure est nécessaire. La restauration postérieure s'effectue par un *colpo-périnéorraphie* faite par un des procédés que nous avons exposés à propos des déchirures périnéales; mais ici il est sans inconvénient de supprimer une partie de la muqueuse vaginale prolabée, et les procédés de larges avivements, tels que celui d'Hégar, sont excellents.

« Le secret du succès est dans la bonne exécution de l'opération. Avant tout il faut *rétrécir* et *fermer*, faire de grands avivements; il *faut avoir l'air d'avoir trop fait pour avoir fait assez.* » (Bouilly)[2].

Pour la colpocèle antérieure, il faut ajouter à la restauration postérieure

---

[1] Duplay. *Archives générales de médecine,* 1880 et *Semaine médicale,* 1898, p. 33.

[2] Bouilly. Traitement des prolapsus génitaux. Rapport au Congrès français de Chirurgie, 1896.

une *colporraphie antérieure,* faite ordinairement par excision d'un losange de muqueuse vaginale et suture en un ou plusieurs plans, suivant une ligne longitudinale. La fixation de la vessie à la paroi abdominale antérieure, en position élevée, ou *cystopexie abdominale antérieure*[1], proposée pour ces cas, n'a pas été adoptée, et ne répond du reste pas à la pathogénie du prolapsus vaginal par faiblesse des moyens de soutien.

L'*élytrocèle* est la hernie de l'intestin dans le vagin par la dépression du cul-de-sac de Douglas, (fig. 201). Berger[2] en décrit deux formes, une dans laquelle la paroi vaginale postérieure est tout entière refoulée, l'autre plus rare est pédiculée.

Le traitement en est assez délicat. Pour la forme pédiculée il faut réduire le contenu et pratiquer la cure radicale par les méthodes ordinaires. Pour l'autre forme, l'excision d'une partie de la paroi vaginale postérieure avec le péritoine correspondant n'aurait donné à Benno-Schmidt aucun résultat favorable (Berger) ; en tout cas, il faudrait la compléter par une bonne coplo-périnéorraphie.

UTÉRUS

Corps étrangers. — Les corps étrangers de l'utérus, et nous ne comprenons pas sous ce nom les débris fœtaux osseux, ne sont pas exceptionnels; il en existe dans la science plus d'une centaine de cas[3]. Ils reconnaissent surtout deux origines : les manœuvres abortives dans plus de la moitié des cas, l'origine thérapeutique (pessaires, laminaires) pour une grande partie des autres.

Les accidents d'infection rapide, ou, sans infection grave, les symptômes d'intolérance utérine se manifestant au bout de quelques jours ou quelques semaines, provoquent l'examen et l'intervention.

L'extraction doit être évidemment pratiquée le plus tôt possible, elle est souvent facile par le col, déjà béant ou qu'on a commencé par dilater.

Au besoin on ouvrirait, par le vagin, la cavité utérine en commençant la section médiane antérieure de l'hystérectomie vaginale.

L'avortement peut ne s'être pas effectué s'il y avait grossesse et l'œuf restant peut provoquer une hémorragie qui nécessite un curettage, comme dans le cas cité par Bazy[4] où il s'agit d'un cure-dent chez une femme enceinte de deux mois. Mais dans deux cas de Hughes et de Fruitnight[5] la grossesse continua à évoluer et la femme put accoucher à terme.

Lésions inflammatoires. — **Infections utérines. Infection puerpérale. Métrites.** — L'infection de l'utérus est très fréquente et due à deux principales causes ; l'infection puerpérale *post abortum* ou *post partum;* l'infection gonococcique,

---

[1] Tuffier, de Vlaccoz, Dumoret. Rapport Terrier. *Bull. Soc. Chir.*, 1890, p. 454.

[2] Berger. *Congrès de Chirurgie*, 1896 et Traité de Chirurgie Duplay-Reclus, 2ᵉ édit., t. VI, p. 378.

[3] De Bovis. Corps étrangers de l'utérus. *Semaine méd.*, 1898, p. 115.

[4] Bazy. *Bull. de la Soc. de Chir.*, 1898, p. 322.

[5] Cités par de Bovis. *Loc. cit.*, p. 117.

Les conséquences d'une infection utérine, même légère, sont si graves notamment par la propagation aux annexes ; l'infection établie est d'autre part si difficile à faire complètement disparaître, qu'il serait à désirer que les efforts thérapeutiques visent surtout à prévenir cette infection.

Les méthodes actuelles obstétricales peuvent bien rendre à peu près nulle l'infection *post partum*, mais il restera encore les trop nombreux cas d'infection *post abortum*, souvent due à des manœuvres criminelles, les plus graves par la virulence des agents infectieux et les blessures du tissu utérin.

Pour l'infection gonococcique, un traitement sévère et prolongé de tout urètre masculin malade, l'interdiction absolue du mariage tant que tout écoulement, toute goutte militaire ne sont pas taris, pourraient au moins diminuer le nombre des victimes. Mais nous n'avons à nous occuper ici que des infections établies ; la métrite est alors aiguë ou chronique.

La MÉTRITE AIGUË GONOCOCCIQUE n'est justiciable que de moyens médicaux : Repos absolu au lit ; irrigations vaginales abondantes très chaudes (45° ou 50°), avec une canule spéciale protégeant la vulve, et faites avec de l'eau bouillie au moins pendant vingt minutes, ou avec des solutions faibles (1/4000 à 1/2000) de permanganate de potasse ; irrigations rectales très chaudes ; lavements laudanisés ; glace sur le ventre ; et au besoin injections hypodermiques de morphine si les douleurs sont intenses. La période d'acuité passée on pourra, si les lésions l'indiquent, appliquer les moyens dont nous parlerons pour la métrite chronique.

Il est évident qu'une complication péritonéale infectieuse nette, rare du reste, réclamerait le traitement que nous connaissons de la péritonite aiguë.

La MÉTRITE PUERPÉRALE AIGUË nécessite une intervention plus active, l'infection est entretenue et compliquée ici par la rétention dans l'utérus de débris placentaires ou fœtaux qui doivent être extraits. Il ne nous appartient pas d'indiquer ici le traitement des infections qui suivent immédiatement un accouchement à terme, c'est affaire aux traités d'obstétrique ; mais, que la cause soit un accouchement ou un avortement, les moyens de nettoyage intra-utérin doivent tout d'abord être employés. Ce sont : l'*irrigation intra-utérine* très abondante et répétée plusieurs fois dans la journée, avec de l'eau stérilisée très chaude plutôt qu'avec des solutions antiseptiques dangereuses, même si elles sont très faibles, par l'intoxication qu'elles peuvent déterminer, le *curage digital* et l'*écouvillonnage* de l'utérus pour extraire les débris qui peuvent rester ; enfin le *curettage instrumental* avec une curette mousse, suivi d'irrigation et du drainage de la cavité utérine avec un fort tube de caoutchouc. Dans la grande majorité des cas, ces moyens, successivement employés, suffisent à enrayer la marche de l'infection.

D'autres fois les accidents d'infection propagés autour de l'utérus, péritoine, ligaments larges, fournissent des indications de traitement que nous connaissons déjà (péritonites généralisées) ou que nous étudierons plus loin (suppurations pelviennes, phlegmons du ligament large, etc.).

Mais certains cas particulièrement graves conduisent plus ou moins vite, *sans complication locale appréciable*, à l'infection généralisée, à la septicémie dont nous savons la gravité et la résistance au traitement (voir Iʳᵉ partie). C'est pour ces cas que, considérant la localisation, nette au début, de l'infection, on a proposé, pour éviter la généralisation, de supprimer l'organe infecté par une *hystérectomie vaginale ou abdominale*[1].

Tuffier[2], défendant cette pratique, la justifie en montrant dans les utérus enlevés des abcès intrapariétaux ou des débris placentaires que n'avait pu atteindre la curette, et cite vingt-huit guérisons chez des malades que l'on considérait comme perdues. Un pourcentage est du reste impossible à faire avec des cas épars et sans statistique intégrale d'un seul service.

Ricard[3], recueillant, à ce propos, les statistiques totales des différentes maternités de Paris et étudiant 2640 cas d'infection puerpérale, ne retient que les infections graves dont il s'agit ici, c'est-à-dire dont la température s'élève à 39, 40° et au-dessus, et arrive à trouver une mortalité de 10 p. 100 pour les infections graves soignées par les moyens ordinaires, sans hystérectomie.

De ces infections graves, pour lesquelles peuvent être discutées les indications de l'hystérectomie, 90 p. 100 guérissent donc sans elle; l'hystérectomie faite de bonne heure, tout en supprimant la matrice à beaucoup de femmes qui devaient guérir en la conservant, augmenterait-elle la proportion déjà très grande de ces guérisons? On ne peut le supposer.

Existe-t-il des signes pouvant permettre de reconnaître celles de ces femmes qui ne guériront pas par les moyens ordinaires, les 10 p. 100 condamnées à mourir et que pourrait peut-être sauver l'hystérectomie faite à temps? Ni l'état du pouls, ni l'élévation de la température, ni l'aspect de la malade, ni la régression imparfaite de l'utérus ne fournissent cette indication ; encore moins l'examen du sang montrant la présence du streptocoque, car il est alors bien trop tard.

Il est donc impossible de dire que l'hystérectomie ne puisse permettre de sauver la vie à quelqu'une des malades que ne guérissent pas les autres moyens, mais il est aussi impossible actuellement de donner une indication précise à cette opération ; et malheureusement, du moins en France, les succès obtenus jusqu'à présent sont fort rares.

MÉTRITE CHRONIQUE. — Il importe d'abord de pratiquer un examen attentif et détaillé, non seulement du col et du corps utérin, mais des annexes ; toute lésion annexielle, salpingo-ovarite, périsalpingite, etc., devient prépondérante et doit d'abord être traitée pour elle-même. L'action directe sur l'utérus est contre-indiquée pendant une poussée aiguë ou subaiguë d'inflammation péri-utérine ; mais, sauf le curettage qui ne doit jamais être pratiqué s'il existe une salpingite même minime, la dilatation, le drainage de l'utérus, les opérations sur le col peuvent, en améliorant l'état de la matrice, avoir une influence heureuse sur la résolution d'une salpingite peu ancienne et très légère.

[1] Wintrebert. Thèse Paris, 1895. — Tuffier. *Bull. de la Soc. de Chir.*, 1899, juillet. Bonamy. Thèse Paris, 1899. — Prochownick. *Monats. für Gebart. und Gynæk.*, juin et juillet 1899. — Discuss. à la Soc. de Chir., 1901, p. 202, 238, 269, 335.

[2] Tuffier. *Bull. Soc. Chir.*, 1901, p. 238.

[3] Ricard. *Bull. Soc. Chir.*, 1901, p. 269.

Enfin, lorsque le symptôme hémorragie s'ajoute aux autres, il faut examiner encore avec le plus grand soin pour reconnaître une rétention placentaire, un fibrome, un début de cancer dont le traitement est différent.

Nous ne parlerons donc ici que des métrites chroniques simples, en dehors de toute complication annexielle ou péri-utérine; elle s'accompagne ou non d'hémorragies abondantes.

Métrite non hémorragique. — Les moyens préconisés contre les diverses variétés de métrite du corps ou du col sont innombrables, toutes les variétés d'antiseptiques et de caustiques sous les formes les plus diverses sont appliquées sur le col ou dans la cavité utérine, et cela généralement sans grand effet.

La métrite est-elle légère et récente, sans lésions accentuées du col, sans ectropion muqueux, sans hypertrophie ni dégénérescence scléro-kystique,

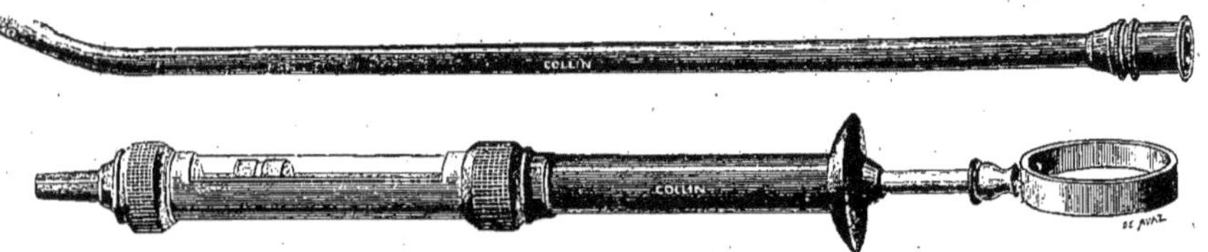

Fig. 202. — Seringue de Braun.

le repos en position couchée, complet ou intermittent suivant l'intensité des douleurs, les grandes irrigations chaudes vaginales faites deux fois par jour, dans la position horizontale, suffisent ordinairement à la calmer. Une saison dans une station thermale, si elle est possible, peut compléter le traitement.

Ancienne, la métrite est longue et difficile à guérir, on l'améliore assez facilement, elle revient non moins facilement. Contre les sécrétions abondantes muco-purulentes des métrites à prédominance corporelle, avec atrésie plus ou moins grande de l'orifice cervical, on peut employer la *dilatation* lente avec des laminaires, suivie du *drainage* de la cavité à l'aide de tubes résistants de caoutchouc perforés, aidée au besoin de l'introduction dans la cavité utérine, à l'aide de la seringue de Braun (fig. 202), de liquides modificateurs, tels que teinture d'iode, glycérine créosotée au 1/3 ou au 1/6°, chlorure de zinc à 30 p. 100.

Mais les cautérisations profondes à l'aide de bâtons caustiques doivent être complètement abandonnées, en raison des atrésies cicatricielles auxquelles elles donnent naissance et des accidents de rétention qui s'en suivent.

Le *curettage* employé seul est absolument inefficace; précédé d'une lente dilatation, suivi d'un traitement prolongé par le drainage et les attouchements intra-utérins il peut être utile, mais il ne fait pas mieux dans les métrites chroniques non hémorragiques que la dilatation et le drainage; il ne nous paraît pas devoir être conseillé.

Si les lésions prédominent au niveau du col, avec déchirures, ectropion de la muqueuse, dégénérescence kystique, hypertrophie, l'application prolongée de tampons d'ouate imbibés de solutions ou de substances diverses ne donne que de bien faibles résultats. Les cautérisations au fer rouge ou avec les caustiques liquides appliqués sur le col sont de même peu utiles. Les scarifications, le hersage, le curettage du col ne modifient que peu ces tissus sclérosés, et si le traitement de la métrite du corps, le repos, les injections ne modifient pas cet état, il faut en venir à une intervention sur le col.

Ces opérations partielles, faites prudemment et aseptiquement, ne doivent pas donner de rétrécissement cicatriciel, nuisible plus tard à l'accouchement; mais il faut bien avouer qu'une cicatrisation rigoureusement aseptique est difficile à obtenir dans les tissus infectés du col et dans le milieu vaginal ; aussi faut-il, à notre avis, pratiquer le moins possible ces opérations cervicales. Elles consistent soit dans la *résection totale de la muqueuse du col* par le procédé de *Schrœder*, ou dans la *résection partielle* de cette muqueuse par le procédé de *Bouilly;* soit, si l'hypertrophie domine sans ectropion, dans l'*amputation biconique de Simon-Markwald.* Le simple avivement avec suture d'une déchirure du col, *trachélorraphie* ou opération d'*Emmet*, reconnaît bien peu d'indications, car si la déchirure existe seule sans lésions des lèvres du col, elle est sans importance; sinon l'opération d'Emmet n'est pas suffisante.

Métrite hémorragique. — Forme uniquement clinique basée sur le symptôme hémorragie, elle comporte un traitement dirigé en vue d'arrêter le saignement. Si celui-ci est peu abondant, le repos et les injections très chaudes suffisent; s'il persiste ou inquiète par son intensité, il est arrêté toujours par un *grattage aseptique à la curette tranchante* suivi d'irrigation d'eau stérilisée très chaude dans l'utérus, et d'un tamponnement aseptique maintenu quarante-huit heures.

Delbet[1] obtient d'aussi bons résultats immédiats et des récidives moins nombreuses avec des *injections intra-utérines de chlorure de zinc* à 20 ou 30 p. 100; 3 à 6 injections de 1 centimètre cube chacune faites, à des intervalles de 3, 8 ou 10 jours.

Cependant certaines formes dans, lesquelles on a constaté la transformation caverneuse de la muqueuse (Quénu)[2], résistent à ces traitements, les hémorragies reprennent avec une persistance désespérante après chaque curettage ou application de topique, et mettent les malades dans un état d'anémie grave; les ligatures des artères utérines, la castration préconisées dans ces cas sont insuffisantes et l'*hystérectomie* vaginale reste la seule ressource.

Tumeurs. — **Fibromyomes.** — Indications générales. — Avec la majorité des chirurgiens, nous ne croyons pas qu'il faille opérer tous les fibromyomes utérins dès qu'on les rencontre. Certaines de ces tumeurs peu volumineuses peuvent rester indéfiniment stationnaires sans occasionner ni hémorragies, ni troubles compressifs, sans s'infecter, par conséquent sans faire courir aucun risque ni procurer aucune gêne à la malade. Ces fibromes peuvent toujours, il est vrai, grossir, saigner ou se compliquer

---

[1] Pierre Delbet. *Annales de gynécologie et d'obstétrique*, janvier 1899.

[2] Schmid. Métrite hémorragique. Thèse de Paris, 1896.

d'une façon quelconque; mais en surveillant l'évolution, il sera toujours temps d'intervenir avant que ces complications n'aient aggravé le pronostic opératoire, et quelques malades y gagneront de n'avoir jamais à être opérées.

Cette réserve opératoire est de rigueur chez la femme arrivée à l'époque de la ménopause; elle est discutée par quelques-uns chez la femme jeune en raison de l'inconnu de l'évolution ultérieure, de la gravité des complications possibles et de la plus grande bénignité de l'opération pour les tumeurs de petit volume. Cependant ces complications peuvent ne pas se produire, et sont exceptionnellement d'évolution si rapide, qu'on ne puisse encore intervenir dans de bonnes conditions.

Dans tous les autres cas, si la tumeur grossit, devient douloureuse, se complique d'accidents septiques, saigne, ou comprime un organe important, elle *doit être opérée*. Les *contre-indications*, ne sont plus que celles de toute opération sérieuse et tirées de l'état général, si cet état général n'est pas sous la dépendance de la tumeur elle-même. Dans ces cas seuls peut être admis le traitement palliatif, car il est inutile de perdre du temps à ces essais si l'intervention est indiquée, la précocité de l'opération étant un facteur important de succès.

Le *traitement palliatif* est médical : ergotine, hydrastis canadensis, douches vaginales avec les eaux chlorurées sodiques (Salins, Salies, etc.), injections chaudes abondantes, *traitement électrique;* ou il est chirurgical : *curettage* contre la métrite et les hémorragies, *ligature vaginale des artères utérines, castration*. Tous ces moyens ont surtout pour résultat d'arrêter, au moins momentanément, les hémorragies et de traiter la métrite concomitante, ils agissent peu en général sur le volume de la tumeur ; et parmi eux le traitement électrique est certainement le meilleur palliatif, à condition d'observer certaines contre-indications pour en écarter les dangers. Ces contre-indications sont[1] la néphrite aiguë, l'entérite, la grossesse, l'hystérie et surtout l'existence d'une lésion inflammatoire, suppurée ou non, péri-utérine. Enfin la pédiculisation de la tumeur soit du côté du vagin (polypes), soit du côté du péritoine, rend inutile ce traitement.

INDICATIONS PARTICULIÈRES. — Quelques accidents particuliers dans l'évolution des fibromes peuvent modifier ces indications générales, surtout pour le moment opportun de l'opération.

L'indication est *urgente* lorsqu'un fibrome à évolution abdominale subit la *torsion*[2], que ce soit un fibrome nettement pédiculé ou une tumeur largement implantée sur l'utérus, étirant l'organe qui se tord sur lui-même[3].

L'*infection* peut atteindre soit l'utérus et le fibrome même, soit les annexes ; cette complication aggrave singulièrement le pronostic, mais indique une opération hâtive si les phénomènes aigus tardent à s'apaiser sous l'influence du traitement d'attente : glace sur le ventre et irrigations vaginales.

---

[1] Zimmern. Hémorragies utérines et traitement électrique. Paris. Baillière, 1901, p. 150.

[2] Planque. Thèse de Paris, 1896. — Macé. Thèse de Paris, 1896. — Ferroni. *Ann. di obst. e gin. di Milano*, 1899, p. 342.

[3] Ricard. *Bull. Soc. Chir*, juillet 1902, .

Les opérations partielles ou conservatrices ne peuvent être admises ici, sauf pour les polypes infectés et sphacélés, qui doivent être enlevés le plus tôt possible par voie vaginale. Pour les autres formes, l'hystérectomie doit être totale et le drainage très large, quelle que soit la voie employée.

La *gangrène* des fibromes, polypes ou fibromes abdominaux, est de même une indication d'ablation rapide pour les dangers qu'elle fait courir aux malades.

Le *cancer*[1] peut venir compliquer le fibrome utérin. S'il siège sur le corps, le diagnostic n'est généralement fait qu'après l'exérèse et les indications n'en sont pas modifiées, le pronostic est plus grave immédiatement par les difficultés plus grandes de l'hémostase, et plus tard par la récidive. Sur le col, le diagnostic du cancer est facile et doit hâter la décision opératoire si l'extension de l'épithéliome ne la contre-indique pas par elle-même (voir *Cancer de l'utérus*); mais ici encore le pronostic immédiat et tardif est beaucoup plus grave. C'est, bien entendu, l'hystérectomie totale qu'il faut faire.

L'*anémie hémorragique* produite par les saignements abondants et prolongés met les malades dans un état de faiblesse, grave pour l'intervention. S'il s'agit d'un polype dans le vagin, facile à enlever, l'opération doit être faite immédiatement. Mais pour des fibromes du corps réclamant une opération plus importante, il est préférable d'arrêter d'abord l'hémorragie par le repos absolu, les irrigations très chaudes, l'ergotine et de remonter l'état général par les injections sous-cutanées de sérum artificiel, pour n'opérer que lorsque la malade sera plus résistante. Mais l'hémorragie peut résister au traitement médical et l'opération s'impose alors, rapide s'il est possible, avec hémostase préventive et très attentive.

Reste enfin une dernière circonstance où les indications opératoires se présentent d'une façon spéciale dans le traitement des fibromyomes, c'est la coexistence d'une *grossesse*. Pendant la gestation, le fibrome peut ne pas gêner ou peut déterminer l'avortement sans accidents. Il est indiqué de ne rien faire s'il ne survient aucune complication et de laisser la grossesse arriver à terme. Si des accidents se produisent, hémorragies, douleurs, infection, la laparotomie doit être faite, d'abord exploratrice, puis suivie soit d'une opération conservatrice, *myomectomie*, si elle est possible sans ouverture de la cavité utérine; soit de l'*hystérectomie totale*. Pendant le travail, il peut y avoir obstacle à l'accouchement par un fibrome vaginal, implanté sur le col; l'énucléation de la tumeur par voie vaginale permet la sortie de l'enfant. Mais l'obstacle peut être dû à un fibrome pelvien empêchant l'évolution normale du fœtus; celui-ci est mort ou vivant. Dans le premier cas, l'hystérectomie abdominale débarrasse la mère de l'enfant mort et du fibrome. Dans le second, il faut d'abord sauver l'enfant par une opération césarienne, puis extirper l'utérus; cette hystérectomie, totale ou subtotale, est préférable à la myomectomie avec fermeture de l'utérus après la césarienne; les risques d'infection sont en effet beaucoup plus grands avec cette dernière. Segond[2]

---

[1] E. Verstraete. Fibrome utérin compliqué de cancer. Thèse Paris, 1899.

[2] *Congrès périodique de gynécologie, d'obst. et de péd.* Nantes, 1901.

fait cependant remarquer que si le praticien est mal outillé, mal aidé, mal installé, il devra préférer l'hystérectomie partielle, ou opération de Porro, à la totale, parce qu'elle est plus facile.

Choix de l'opération curative. — Sans entrer ici dans le détail de la technique opératoire, nous pouvons classer les opérations préconisées pour l'ablation des fibromes, suivant qu'on emprunte la voie vaginale ou la voie abdominale.

Nous laisserons de côté tous les procédés aujourd'hui abandonnés d'hystérectomie abdominale à pédicule externe ou interne, d'hystérectomie abdomino-vaginale ou vagino-abdominale, qui n'ont plus qu'un intérêt historique.

Par la *voie vaginale*, on peut faire soit l'extirpation du fibrome seul, la myomectomie, soit l'extirpation totale de l'utérus.

La *myomectomie vaginale* comprend l'extirpation d'un polype intra-utérin ou vaginal; l'énucléation d'un fibrome extérieur du col, vaginal ou sus-vaginal, énucléation transvaginale; l'énucléation d'un fibrome sous-muqueux du corps, après hystérotomie médiane, comme pour l'hystérectomie vaginale par le procédé de Doyen, ou latérale par section du col dans toute sa hauteur d'un ou des deux côtés (Amussat, Péan, Segond [1]).

L'*hystérectomie vaginale* est précédée, si la tumeur n'est pas très petite, de morcellement ou d'énucléation; et est faite avec ou sans hémostase préalable des ligaments larges, avec pinces à demeure, écrasement à l'angiotribe ou ligatures des vaisseaux.

Par *voie abdominale*, on peut de même enlever seulement les fibromes ou faire l'hystérectomie.

La *myomectomie abdominale* [2] s'applique aux fibromes sous-séreux pédiculés, aux fibromes sous-séreux sessiles et aux tumeurs interstitielles. Dans ce dernier cas l'incision de l'utérus se fait, autant que possible, sur la ligne médiane et dans l'axe de l'organe. Si la cavité utérine est ouverte, il faut la drainer par le vagin après l'avoir nettoyée; dans tous les cas, la paroi utérine est suturée avec soin en un ou plusieurs plans.

L'*hystérectomie abdominale*, qui comprend une foule de procédés, est totale ou sus-vaginale basse, dite encore subtotale. Dans cette dernière, on laisse au fond du vagin un moignon très mince et très réduit du col évidé, que l'on ferme par l'abdomen et recouvre de lambeaux péritonéaux taillés d'avance. Dans tous les cas, l'hystérectomie peut être faite sans hémostase préalable (Doyen); ou avec ligature successive, au fur et à mesure de la dissection, des six pédicules vasculaires de l'utérus, utéro-ovariens et utérins, et ligaments ronds, comme on le fait pour l'ablation de n'importe quelle tumeur d'autres régions. L'ablation de l'utérus peut du reste être précédée de l'énucléation d'un ou plusieurs myomes, si la masse enclavée dans le bassin ne se laisse pas attirer au dehors.

L'extirpation elle-même peut se faire en séparant d'abord l'utérus de ses attaches des deux côtés, ou ne détachant ces ligaments qu'au fur et

---

[1] Segond. Hystérotomie cervico-vaginale, etc. *Congrès international de méd.* de 1900. Section Gynécologie et Dartigues. Thèse de Paris, 1901.

[2] Zvibel. Thèse de Paris, 1900. — V. Marinière. Thèse de Paris, 1900.

à mesure des besoins, d'un côté d'abord, de l'autre ensuite après libération ou section du col. Puis, dans la totale, on ouvre le vagin au niveau d'un cul-de-sac antérieur, postérieur ou latéral pour désinsérer le col; ou, dans la sus-vaginale, on coupe le col au ras du vagin en basculant l'utérus soit latéralement de droite à gauche ou de gauche à droite, soit en avant, soit en arrière. Ce sont là détails de technique qui ne peuvent trouver place ici, que chaque opérateur adopte selon ses habitudes, pour sa commodité, mais qui ne constituent pas des méthodes opératoires. Pour notre part, nous employons de préférence le procédé de bascule latérale avec ligature successive des pédicules vasculaires, dit « procédé américain ».

Il nous reste maintenant à appliquer ces diverses méthodes aux différents cas qui peuvent se présenter. Les fibro-myomes évoluent vers le vagin, venant du col ou du corps; ou vers la cavité abdominale, sous-séreux, interstitiels ou sous-muqueux.

Pour quelques-uns, aucune discussion n'est possible. Les *polypes utérins* existant à l'état isolé sans autres tumeurs reconnues du corps, sont opérés par le vagin sans enlever l'utérus. C'est une véritable myomectomie vaginale, simple lorsque le polype ne remplit pas le vagin et que le pédicule peut être atteint, tordu, séparé de la muqueuse et coupé; plus complexe, lorsque le polype est énorme et remplit la cavité vaginale. Il faut alors commencer par le morceller; ou lorsque la tumeur est encore intra-utérine, pratiquer une section préalable du col, comme le conseille Segond pour énucléer par cette voie des fibromes interstitiels ou sous-muqueux (Hystérotomie cervico-vaginale).

Nous avons vu que l'infection et le sphacèle d'un polype descendu dans le vagin ne faisaient que rendre plus pressante l'indication opératoire. Si l'examen de la malade montre à la fois un polype sorti du col et sphacélé, et une masse fibromateuse intra-utérine grosse remontant haut dans l'abdomen, la conduite est rendue plus difficile. La voie vaginale ne permet en effet d'enlever que le polype et laisse la masse principale; par contre, l'ablation par l'abdomen de la masse entière expose à de graves dangers d'infection par le fait de la portion gangrenée. En outre, la continuité de la portion abdominale du fibrome avec son prolongement vaginal ne permet pas l'attraction de la masse à l'extérieur, ni la manœuvre d'isolement et de recherche des artères utérines. Bouilly[1] conseille dans ce cas difficile de commencer par une laparotomie qui permet d'inciser l'utérus sur la ligne médiane, de morceler et d'enlever par cette voie la portion intra-utérine non infectée; et de terminer l'opération par l'ablation de la portion vaginale gangrenée, complétée par l'extirpation vaginale de l'utérus ainsi réduit de volume. Cependant, en présence de la gravité de cette opération par l'abdomen, il nous paraît préférable de commencer par enlever par le vagin tout ce qu'on peut atteindre du fibrome, en désinfectant la cavité utérine; une nouvelle extirpation vaginale peut quelquefois être nécessaire quelques jours après, parce qu'une nouvelle portion de fibrome est descendue. Puis,

---

[1] Bouilly. *Bull. de la Soc. de Chir.*, 1898, p. 373.

la malade remise et désinfectée, si l'indication persiste on pourra pratiquer l'hystérectomie abdominale.

Les *fibromes de la portion vaginale du col* sont facilement énuclées par incision de leur loge sur une des lèvres ; ils sont rares.

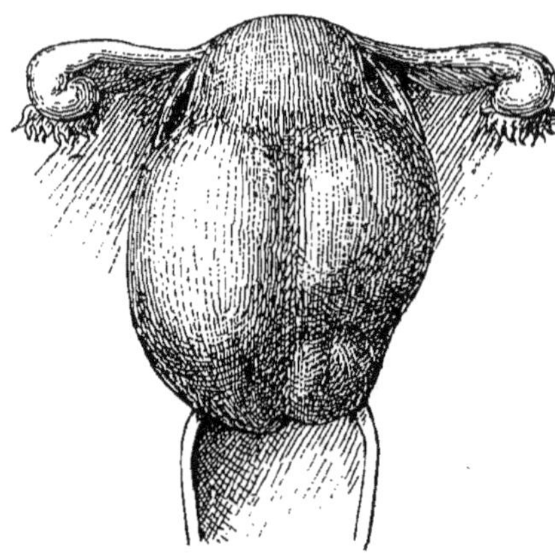

Fig. 203. — Fibrome du segment inférieur (zone sus-vaginale) (Richelot).

Les *fibromes de la portion sus-vaginale du col* (fig. 203), fibromes du segment inférieur de l'utérus, refoulent la vessie, dédoublent les ligaments larges, s'enclavent dans le bassin. Ici, une règle précise ne peut plus être donnée, et le choix d'une opération abdominale ou vaginale dépendra de la forme du fibrome et de son évolution. On choisira le vagin lorsque la tumeur bombe de ce côté, refoulant en haut l'utérus, et que le palper abdominal ne donne aucune sensation. On choisira au contraire l'abdomen lorsque l'évolution de la tumeur se fait vers la cavité péritonéale. Dans tous les cas il faut s'attendre à une opération difficile.

Les *fibromes pédiculés péritonéaux* (fig. 204) sont facilement enlevés par laparotomie et section du pédicule, sans hystérectomie.

Mais pour le plus grand nombre des myomes utérins la question des indications est plus sujette à discussion, ce sont ceux qui sont fixés sur le *corps*, proéminant vers la cavité utérine ou vers le péritoine, uniques ou multiples; c'est là que se partagent les opérateurs par la *voie vaginale ou abdominale*. Il est vrai que la question est plus simple maintenant que « personne ne saurait recommander aujourd'hui ces opérations de dystocies longues et

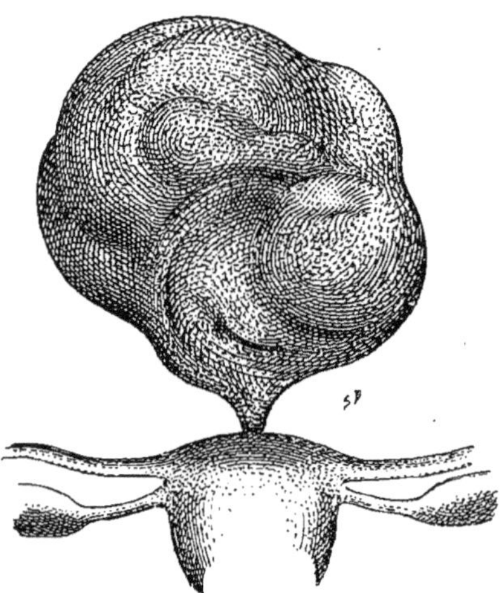

Fig. 204. — Fibrome sous-péritonéal pédiculé.

laborieuses »[1] de morcellement vaginal, et que les indications de la voie vaginale sont bien diminuées, réduites à l'ablation des fibromes petits, de moyen volume et facilement accessibles (Bouilly).

Appliquée à un utérus fibromateux petit, mobile, abaissable, fibrome

<hr>

[1] Ricard. Rapport au Congrès de Chirurgie, 1899, p. 34.

paraissant multiple, le vagin et la vulve étant facilement dilatables, l'hystérectomie vaginale est facile, rapide et bénigne; elle peut être préférée à la voie haute, mais ne lui est pas supérieure, surtout pour ces cas faciles où l'exérèse abdominale est aussi très facile, rapide et bénigne. Nous ne voyons donc pas de raison autre que les préférences particulières des opérateurs pour se décider, dans ces cas, pour l'une ou l'autre voie; sauf cependant s'il s'agit de « tumeurs moyennes et bas placées avec des ventres peu distendus et des *parois très adipeuses* » (Richelot)[1]. L'obésité rend en effet plus difficile et plus périlleuse la laparotomie et si un petit fibrome de ce genre saignait ou grossissait, nous préférerions la voie vaginale.

Pour tous les autres cas, la voie abdominale est préférable, parce qu'elle permet de mieux voir ce que l'on fait; est plus rapide pour les tumeurs grosses et complexes, sans être plus grave ; et est aussi bénigne et simple pour les tumeurs peu volumineuses et faciles. En outre, l'hémotase y est plus certaine par les ligatures ; la restauration du plancher pelvien, la fermeture du péritoine en font une opération plus complète et plus satisfaisante.

La *voie vaginale* ayant été choisie, on pourra commencer au lieu d'enlever immédiatement l'utérus, par inciser transversalement le col pour explorer la cavité utérine (Segond), pour sentir les fibromes qu'elle renferme et voir s'il n'est pas possible d'en pratiquer l'énucléation simple ; sinon l'hystérectomie totale est pratiquée.

La *voie abdominale* ayant été préférée, et ce doit être pour nous la très grande majorité des cas, fera-t-on une opération conservatrice de l'utérus, une myomectomie, ou une hystérectomie, et celle-ci sera-t-elle totale ou subtotale ?

L'énucléation d'un fibrome juxta-utérin, du ligament large ou pelvien, d'un fibrome directement sous-péritonéal non-pédiculé, s'impose nécessairement si la tumeur est unique. Mais la *myomectomie* doit-elle aussi être appliquée aux fibromes qui s'enfoncent dans le tissu utérin, aux fibromes interstitiels dont l'énucléation peut mener à l'ouverture de la cavité utérine ? Cette question n'est discutable que pour une femme jeune, à fibrome unique de moyen volume, avec des annexes saines. Lorsqu'une grossesse n'est plus à espérer ni à souhaiter, lorsque l'énucléation de fibromes multiples ne laisserait qu'un utérus délabré, lorsque les annexes sont malades ou bien le fibrome sphacélé ou infecté, toute tentative de conservation doit être abandonnée. Pour le premier cas seul, la myomectomie est admissible ; elle a donné déjà de nombreux succès et permis l'évolution normale d'une grossesse ultérieure[2]. Mais le gros danger est l'ouverture de la cavité utérine dont on ignore le degré d'infection, et qui, malgré le curettage et le drainage par le col et le vagin avec fermeture complète de la plaie utérine, expose à l'infection de cette plaie et rend plus grave le pronostic pour des cas simples. Malgré les avantages que présente cette conservation utérine, la myomectomie nous paraît devoir être réservée à une tumeur petite et unique, chez

---

[1] Richelot. Chirurgie de l'utérus. O. Doin, 1902, p. 416.

[2] Temoin (de Bourges). *Archiv. Prov. de Chir.*, 1896. — Montprofit. *Congrès chirurg.*, 1897, p. 937. — Tuffier. *Bull. Soc. Chir.*, 1900, p. 840. — Zvibet et Morinière. Thèses de Paris, 1900. — Montprofit. *Congrès de Chirurgie*, 1901, p. 636.

une malade jeune et lorsque l'énucléation n'ouvre pas la cavité utérine ; ces cas sont évidemment rares. Si au cours d'une énucléation que l'on croyait possible dans de bonnes conditions, la cavité utérine se trouvait ouverte ; il serait prudent, en tous cas, de placer à la fois un drain dans la cavité utérine nettoyée, drain sortant par le vagin, et, après fermeture de l'utérus, un autre drain dans la cavité abdominale.

L'hystérectomie décidée, les procédés partiels qui laissent un bout du col évidé, nettoyé, fermé et recouvert du péritoine suturé, ceux de l'*hystérectomie subtotale*, doivent être préférés à l'*hystérectomie totale*. L'opération est plus rapide en supprimant l'ouverture du vagin et l'hémotase de la tranche vaginale ; plus facile puisqu'on arrive directement sur le col à sectionner sans avoir à rechercher les culs-de-sac vaginaux ; plus aseptique enfin, car la désinfection du vagin est toujours difficile à réaliser d'une façon complète et il vaut mieux n'avoir pas à ouvrir cette cavité.

Quant à la gravité de l'opération, elle dépend beaucoup de l'état septique ou non de l'utérus, du fibrome et des annexes ; de l'état d'anémie de la malade ; de la complexité de certaines tumeurs multiples. Les statistiques nombreuses publiées accusent une mortalité oscillant autour de 5 p. 100.

Cancer de l'utérus. — L'*épithéliome* est la forme la plus fréquente de tumeur maligne utérine, mais on rencontre aussi des *sarcomes du corps* et des *déciduomes malins*, tumeurs malignes développées à la suite d'une grossesse et dont les rapports avec môle hydatiforme sont encore à l'étude, la tumeur maligne pouvant succéder à la tumeur vésiculaire déjà extraite [1].

Pour toutes ces tumeurs, le pronostic est aussi grave ; c'est celui des cancers les plus graves, les plus rapides à récidiver après leur ablation. Le seul traitement pouvant donner quelques chances de survie prolongée est donc, ici comme partout encore, l'ablation large du néoplasme et de ses ganglions s'il est possible ; lorsque cette exérèse ne peut être faite largement, un traitement palliatif symptomatique est seul applicable.

1° L'exérèse, pour la tumeur, est suffisamment large lorsqu'on enlève l'utérus entier et que le néoplasme, du col ou du corps, n'en a pas encore dépassé les limites. Celle des ganglions n'est possible que par voie abdominale, puisque les ganglions pris sont iliaques ou lombaires.

2° Dès que le néoplasme a franchi les limites de l'utérus, et commence à envahir le vagin ou le ligament large, l'ablation peut encore être faite, mais offre déjà beaucoup moins de garanties au point de vue de sa totalité.

3° A un degré plus avancé, l'utérus est fixé, immobilisé dans le tissu cellulaire pelvien infiltré, les culs-de-sacs vaginaux sont indurés, les uretères sont englobés dans la tumeur, puis les parois vésicales et rectales envahies se perforent. Rien d'utile n'est plus possible à faire dans les cas de cette troisième catégorie et le mieux est de s'en tenir au traitement palliatif.

Pour les *cas opérables*, qui sont ceux dans lesquels, siégeant sur le col

---

[1] Metoz. Thèse de Paris, 1900. — Bonnaire et Letulle. *Revue de Gynécol. et de Chir. abd.*, 1901, n° 4, p. 557.

ou le corps, le néoplasme est encore utérin, la matrice est mobile, tout est souple autour; et ceux de la deuxième catégorie avec début de propagation au vagin ou à la base du ligament large que l'on sent indurée, mais où l'utérus est encore en grande partie mobile; pour ces cas opérables, il s'agit de savoir par quelle voie, abdominale ou vaginale, l'utérus doit être enlevé et si l'ablation simultanée des ganglions est possible.

Ce que nous avons dit plus haut de la nécessité d'une exérèse complète nous dispense d'insister sur l'amputation supravaginale du col, abandonnée depuis longtemps; aujourd'hui du reste que l'hystérectomie vaginale n'est pas plus grave et est plus facile que cette amputation supravaginale, la discussion n'est plus possible.

Un premier groupe de cas peut d'abord être écarté dans ce choix, celui qui correspond à la deuxième catégorie précédente. Lorsque l'extension hors de l'utérus existe sans rendre la tumeur inopérable, l'opération vaginale fait courir trop de risque aux uretères, à la vessie, et la voie abdominale est nécessaire, même en dehors de la question des ganglions. On peut par cette voie seule libérer et écarter un uretère, pour enlever une portion plus large de vagin et de paramétrium infiltré.

Ce n'est donc que pour les faits de la première catégorie, utérus mobile renfermant tout le mal, que la discussion est possible entre l'hystérectomie vaginale et l'abdominale totale. Ici nous devons déjà distinguer les *cancers du col* et ceux *du corps;* pour ces derniers l'extirpation vaginale d'un utérus gros, friable, septique, est longue, pénible et dangereuse par l'hémorragie et l'infection; la voie abdominale est nécessaire.

Restent donc *les cancers du col au début*, les plus nombreux et les plus intéressants. Les seules opérations qui restent en présence aujourd'hui sont l'hystérectomie vaginale totale et l'abdominale totale; la voie sacrée et la voie périnéale sont abandonnées. L'hystérectomie vaginale est, pour ces utérus, une opération facile, rapide, bénigne; elle a donné à côté de très nombreuses récidives, des survies très prolongées. L'hystérectomie abdominale est aussi pour ces cas une opération facile, rapide et peu grave, l'est-elle plus que la vaginale? On peut le montrer à l'aide de statistiques, mais ces statistiques ne sont pas comparables : on n'opère par voie vaginale que les cas faciles, on a jusqu'aujourd'hui opéré par voie haute surtout ceux qu'on ne pouvait enlever par voie basse, plus avancés et plus graves par conséquent. Aussi est-il irrationnel de s'appuyer sur ces agglomérations de chiffres, sans groupement des cas. A condition de bien désinfecter d'abord le vagin, le col et la cavité utérine par la curette et le fer rouge, les risques d'infection ne sont pas plus grands par l'un ou l'autre côté. Or la voie abdominale permet seule d'explorer les ganglions, et d'enlever ceux que l'on trouve; d'enlever l'utérus sans le sectionner ni le morceller, ce qui évite les greffes néoplasiques; elle doit donc être choisie pour cette raison.

Il ne s'agit pas de cet évidement pelvien dont on a parlé un peu emphatiquement, il est évident que l'extirpation des lymphatiques et de tous les ganglions se rattachant à la tumeur ne peut être fait ici comme pour le sein, la prétention est trop grande de vouloir faire cette dissection complète du petit bassin, et elle donne facile prise aux arguments des partisans de la voie vaginale. Mais il n'est pas plus inutile ici qu'ailleurs d'enlever les ganglions que l'on trouve ; il peut en rester c'est vrai, mais ce n'est point fatal, et l'ablation de ces quelques ganglions trouvés, jointe à la facilité d'une dissection péri-utérine plus large, donnera bien quelques chances de plus pour la survie prolongée.

Ici encore des chiffres ne peuvent être donnés, l'hystérectomie abdominale, abandonnée après l'essai de Freund en 1878, n'a été reprise en France qu'en 1896 ; et les résultats de l'hystérectomie vaginale datent de beaucoup plus longtemps. Il faut s'attendre en tous cas à des récidives rapides en grand nombre, c'est la loi générale des opérations pour cancer.

Pour les cas opérables par les deux voies, nous croyons donc préférable l'hystérectomie abdominale, parce qu'elle permet mieux de voir ce que l'on fait, de régler l'acte opératoire sur l'étendue des lésions, et de poursuivre ces lésions dans la mesure du possible. Nous ne voulons pas donner ici les règles opératoires, mais nous pensons qu'il importe d'enlever l'utérus en une seule pièce, sans séparer d'abord le corps du col et sans pratiquer l'hémisection médiane, afin d'éviter les inoculations péritonéales.

Il nous reste à examiner la conduite à tenir en présence d'un cancer utérin compliqué de *grossesse*, puis à exposer rapidement les moyens palliatifs applicables aux cancers inopérables ou récidivés.

La *grossesse* active souvent la marche du cancer, d'autre part le cancer peut provoquer l'avortement, mais il n'est pas rare de voir l'enfant arriver à terme. Alors, ou bien la dilatation se fait malgré l'infiltration néoplasique ou le travail est arrêté et l'indication d'intervenir est urgente.

Si la tumeur est *inopérable*, il est simple de se décider, l'intérêt de l'enfant prime tout, il faut s'efforcer de conduire à terme la grossesse, et si alors l'accouchement ne peut se faire, pratiquer une césarienne pour extraire l'enfant.

Si le cancer est *opérable*, la décision peut dépendre de l'âge de la grossesse.[1] ; pendant les trois premiers mois, il est difficile de reconnaître sûrement l'existence d'une grossesse, le fœtus a pour lui peu de chance de vie, il peut succomber ou être expulsé prématurément, il faut alors traiter le cancer sans s'occuper de l'enfant (Pozzi). Cependant Bouilly, Pinard, regardant l'avortement comme rare, préfèrent conduire dès le début la grossesse vers son terme, l'expectation étant de règle pendant toute sa durée. Si l'intervention est décidée, ce qui ne peut du reste être fait qu'en présence de chaque cas particulier, ce doit être l'hystérectomie totale, et la voie abdominale nous paraît encore préférable.

Dans la seconde moitié de la grossesse, tous sont d'accord pour laisser la grossesse évoluer, sauf lorsque la mère supporte mal ses lésions et que des accidents (hémorragies, douleurs, etc.), forcent à intervenir ; ce qu'on ferait comme pendant la première période jusqu'au milieu du septième mois, comme pendant le travail au contraire lorsque l'enfant est viable. Cependant, il vaut mieux ne pas opérer avant le terme, afin de n'avoir pas un travail prématuré, mais attendre le moment du travail (Pinard).

---

[1] Discussion à la Société d'Obstétrique, de Gynécologie et de Pœdiatrie, 1901, 11 février.

Pendant le travail, on laisse l'accouchement se faire spontanément si rien ne l'entrave ; si non, il ne faut pas attendre et extraire l'enfant par une césarienne, et pratiquer l'hystérectomie totale plutôt que le Porro, qui laisse un col dégénéré et infecté.

Le TRAITEMENT PALLIATIF dirigé contre les hémorragies, les écoulements séro-sanguinolents, les douleurs, consiste en lavages très chauds avec du permanganate de potasse, de l'eau choralée ; en injections hypodermiques de morphine.

Si l'écoulement sanguin et séreux est très abondant on trouvera une ressource, au moins temporaire, dans le *curage* du vagin et de l'utérus, c'est-à-dire l'abrasion prudente des bourgeons épithéliaux, en évitant de pénétrer dans les points ramollis, de peur des perforations vésicales, rectales ou utérines, et terminant par la cautérisation légère des surfaces curettées avec le fer rouge ; l'opération est terminée par un tamponnement à la gaze aseptique.

Guinard[1] a employé avec succès contre les douleurs, les hémorragies et l'hydrorrhée fétide, le *carbure de calcium*. On introduit dans le vagin un morceau de carbure de calcium gros comme une petite noix et on bourre de gaze, quatre jours après on défait le pansement, fait un grand lavage, détache au doigt les fragments d'oxyde de calcium restés incrustés. Les bourgeons néoplasiques se dessèchent, tombent et laissent à leur place une surface lisse et unie ; il faut noter que l'application de ce caustique provoque des douleurs qui durent quelques heures. Comme pour tous les caustiques, l'action en est irrégulière et difficile à limiter.

Quant aux essais de *ligatures atrophiantes*[2], placées soit sur les artères utéro-ovariennes, soit sur les utérines, ou sur les hypogastriques, les résultats en sont généralement nuls ou très passagers.

La compression des uretères par le cancer utérin peut déterminer l'*anurie*[3]. Si la femme est encore résistante, il est indiqué de se comporter comme nous l'avons vu dans l'anurie calculeuse, de faire une néphrostomie sur le rein que l'on peut sentir par la palpation, ou du côté indiqué par les douleurs, la résistance musculaire ou enfin par le plus grand développement du néoplasme.

MALFORMATIONS ET DIFFORMITÉS ACQUISES. — **Sténose et atrésie du col.** — Congénitale ou acquise à la suite d'ulcération ou d'application de caustiques violents, l'étroitesse du col utérin est une cause de douleurs surtout au moment des règles, et peut-être de stérilité. Si l'oblitération est complète, la rétention du sang menstruel distend peu à peu l'utérus et produit l'*hématomètre*.

Lors de rétrécissement sans atrésie complète, reconnue avec l'hystéromètre, le traitement doit commencer par la dilatation lente et progressive

---

[1] Guinard. *Académie de médecine*, 7 avril 1896 et *Bulletin de Thérapeutique*, mai 1896.

[2] Tuffier, Hartmann. *Congrès de Chirurgie*, 1897. — Fredet. *Soc. anat.*, 1898, p. 165 et 181. — Hartmann et Fredet. *Bull. Soc. Chir.*, 1898, p. 130 et *Annales de Gynécologie*, 1898, p. 124. — Tuffier. *Congrès de Chirurgie*, 1899, p. 239.

[3] M. Patel. Anurie et cancer de l'utérus. *Revue de chirurgie*, 1901, p. 194, n° 8.

avec les laminaires, puis les bougies d'Hégar. Si la dilatation est impossible
par douleur ou inefficacité, la simple discision et l'incision du col sans stomatoplastie sont inutiles et suivies sûrement de récidive. Il faut alors soit faire
une amputation partielle du col avec affrontement soigné des muqueuses et
réunion primitive; soit une stomatoplastie dont le procédé *d'évidement com-
missural du col* de Pozzi [1] est un type, et qui agrandit l'orifice çervical en

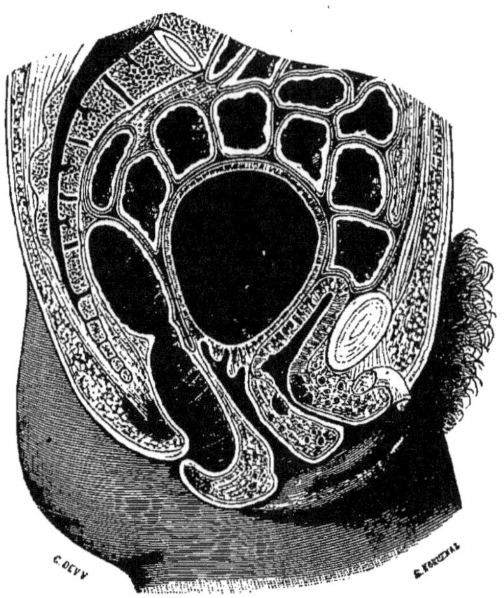

Fig. 205. — Hématométrie.

bordant de muqueuse les incisions libératrices. Il est évident que si des
lésions inflammatoires existent du côté des annexes, les indications opératoires sont déduites de celles-ci et la lésion cervicale n'a plus qu'une importance secondaire.

Dans l'atrésie avec hématométrie (fig. 205), si l'on peut trouver un
orifice il faut essayer de le dilater et d'y introduire une sonde rigide;
sinon, il ne reste qu'à ponctionner et agrandir ensuite au bistouri l'ouverture
créée, pour tamponner après lavage les cavités utérine et cervicale. Lorsque
l'utérus aura diminué de volume, on pratiquera un curettage; la dilatation
devra être longtemps prolongée (Pozzi) [2].

Déviations utérines. — Les déviations de l'utérus, version et flexion, se
font en avant ou en arrière. L'*antedéviation* exige exceptionnellement un
traitement particulier, lorsque l'utérus est en *anteversion;* le traitement de
la métrite, la dilatation lente et progressive suffisent généralement, à moins

[1] Pozzi. *Bull. Soc. Chir.*, 1893, p. 93.
[2] Pozzi. *Traité de gynécologie*, 1897, p. 1245.

qu'il n'existe en même temps des lésions péri-utérines, qu'il faut soigner tout d'abord.

Beaucoup plus difficile est le traitement de l'*anteflexion* lorsque celle-ci n'est pas liée à une métrite. L'anteflexion *congénitale*, ou plutôt infantile [1] est une cause de dysménorrhée et de stérilité, les douleurs au moment des règles revêtent quelquefois un caractère d'acuité considérable.

Tout d'abord nous écarterons les procédés opératoires de redressement par action directe sur l'utérus : cunéi-hystérectomie postérieure de Thiriar, cunéi-hystérectomie longitudinale, superficielle, médiane, antérieure et postérieure de Mauclaire [2], plicature postérieure par suture au niveau de la coudure (Doyen) [3] ; ils n'agissent que sur la forme extérieure de l'organe et nullement sur sa cavité. Les pessaires ne sont, ici non plus, d'aucune utilité.

Dans quelques cas peu graves où les douleurs sont le seul inconvénient, les lavements additionnés de laudanum ou d'antipyrine, au moment des règles, peuvent suffire. Mais contre la stérilité et les douleurs, il faut faire plus : la dilatation lente et progressive avec les tiges de laminaire, suivie de dilatation aux bougies d'Hégar, faite après la fin des règles, puis répétée avec les bougies après chaque période menstruelle et avant toute possibilité de fécondation, pendant plusieurs mois, jusqu'à ce qu'une grossesse vienne achever le traitement. Si ce traitement échoue, on peut tenter le maintien du redressement à l'aide d'une tige intra-utérine (tige de Lefour, fig. 206) en aluminium, fixée au col par un fil métallique passé dans l'extrémité. La tige, introduite après dilatation et aseptiquement, est abandonnée en place plusieurs mois, en laissant les femmes complètement libres pendant toute cette période. Des grossesses ont été obtenues après ces divers traitements et ont procuré alors une guérison définitive.

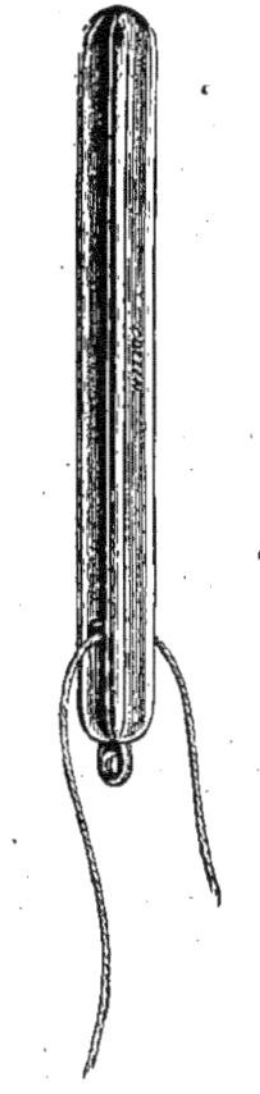

Fig. 206. — Tige du Dr Lefour.

Enfin dans quelques cas très exceptionnels et chez certaines névropathes, la question de la stérilité n'existe plus en présence de douleurs intolérables à chaque période menstruelle, douleurs que peut seule faire cesser la suppression des règles par la castration ovarienne.

Les *latéro-déviations* ne constituent pas une maladie particulière, elles sont toujours secondaires à une lésion péri-utérine qui indique souvent par elle-même la laparotomie.

Les *rétro-déviations* sont beaucoup plus importantes, la guérison en est difficile comme le montre la quantité considérable de procédés préconisés dans ce but.

---

[1] De l'anteflexion congénitale, etc. Rapport de Baudron. *Congrès périodique de Gynécologie, d'Obstétrique et de Pædiatrie*. Nantes, septembre 1901.

[2] Mauclaire. *Annales de Gynécologie et d'Obst.*, février 1901, p. 90.

[3] Doyen. *Technique chirurgicale*. Masson, 1897, p. 400.

Toute lésion annexielle coexistante prend la place importante dans le traitement, et le redressement de l'utérus n'est plus qu'un complément de l'opération dirigée contre les annexes si celle-ci est indiquée. De même, la rétroflexion accompagnant le prolapsus génital est traitée en même temps que le prolapsus et par les mêmes moyens. Nous ne nous occuperons donc ici que des rétrodéviations sans prolapsus et sans lésions annexielles reconnues.

Ces déviations, flexion ou version, se présentent sous deux formes dont la distinction peut influer sur le traitement : elles sont mobiles ou fixées par des adhérences. Les douleurs qu'elles provoquent constituent la principale indication d'un traitement qui doit d'abord être dirigé contre la métrite s'il en existe, puis contre la déviation elle-même.

Voici les principaux moyens dirigés contre la déviation :

La *réduction* manuelle ou instrumentale, suivie de l'application d'un

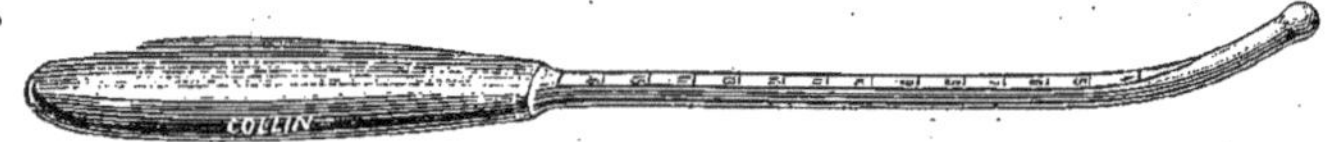

Fig. 207. — Redresseur fixe de Trélat.

pessaire, ceux de Dumontpallier et de Hodge étant les plus employés. La réduction manuelle s'obtient à l'aide de deux ou trois doigts vaginaux refoulant le corps utérin par le cul-de-sac postérieur et d'une main hypogastrique aidant à la manœuvre en accrochant le fond de l'utérus. Instrumentale, elle est faite à l'aide d'un hystéromètre rigide (fig. 207) introduit concavité en arrière, puis retourné sur lui-même concavité en avant pour corriger la

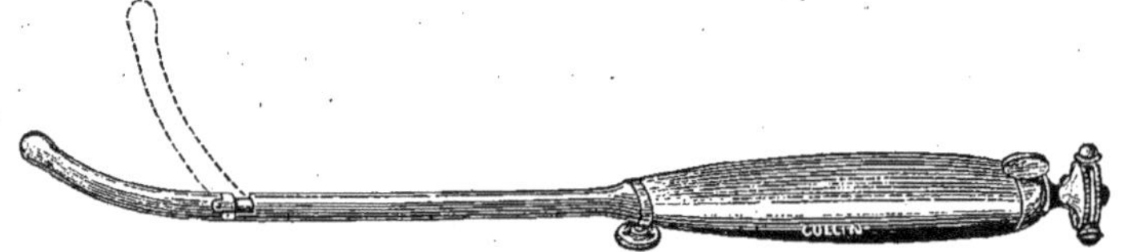

Fig. 208. — Redresseur articulé de Trélat.

flexion, et enfin redressé en portant le manche en arrière pour corriger la version. Le même résultat peut être obtenu avec le redresseur articulé de Trélat (fig. 208).

Le *massage* utérin de Thure-Brandt, dangereux lorsqu'il existe des lésions inflammatoires péri-utérines même légères et souvent difficiles à diagnostiquer[1]; ce qui en rend les indications très difficiles à poser.

Le *redressement opératoire de l'utérus*, obtenu à l'aide de sections cunéiformes pratiquées soit au niveau de la convexité d'une coudure (Jonnesco)[2], soit longitudinalement sur les deux faces de l'utérus (Mauclaire)[3]; et combiné au raccourcissement des ligaments.

La *fixation de l'utérus*, qui est *directe* lorsque la matrice elle-même est

[1] Pozzi, Bouilly, Lucas-Championnière, Routier. *Bull. Soc. Chir.*, 1895, p. 52.
[2] Jonnesco. *Congrès de Moscou*, 1897 et *Annales de Gynécol. et d'Obst.*, 1897, p. 465.
[3] Mauclaire. *Annales de Gynécologie et d'Obst.*, 1901, p. 98.

attachée aux parois abdominales ou vaginales, *indirecte* lorsque la fixation est faite par l'intermédiaire des ligaments utérins. La fixation directe comprend l'*hystéropexie abdominale* (procédés d'Olshausen, de Terrier), dans laquelle, après laparotomie, exploration du bassin, traitement des lésions annexielles, redressement de l'utérus libéré de ses adhérences, la matrice est suturée par sa face antérieure à la paroi abdominale, son fond restant cependant libre ; et l'*hystéropexie vaginale* (procédés de Dührssen, de Mackenrodt, de Richelot). Ici l'utérus est attiré en avant par incision du cul-de-sac vaginal antérieur et du péritoine, puis suturé par sa face antérieure soit au vagin seulement, soit au vagin et à la vessie, le fond de l'organe restant toujours libre.

La fixation indirecte est faite par l'intermédiaire des ligaments ronds ou des ligaments larges, mais l'opération s'adresse presque toujours aux ligaments ronds.

Le *raccourcissement des ligaments ronds* est pratiqué par *voie inguinale* (opération d'Alquié-Alexander) en disséquant les ligaments dans le canal inguinal, opérant sur eux des tractions suffisantes pour redresser l'utérus et les fixant alors par des sutures dans la paroi ; par *voie abdominale*, après laparotomie, en plissant sur eux-mêmes les ligaments avivés et suturés (Wylie-Ruggi), ou en pratiquant l'inclusion dans la paroi abdominale des ligaments libérés et tendus (procédés de Ch. Beck, de Doléris, de Richelot); par *voie vaginale* après une colpotomie antérieure.

Parmi tous ces procédés quelques-uns nous paraissent devoir être écartés pour diverses raisons : le massage, parce qu'il expose à des dangers réels si l'on méconnaît une lésion péri-utérine même légère ; les pexies par voie vaginale, directes ou indirectes parce que, même en ménageant le fond de l'utérus, elles placent l'organe dans une situation peu favorable à l'évolution normale d'une grossesse et d'un accouchement ; les résections cunéiformes des parois utérines parce qu'elles ne s'adressent qu'à l'utérus ou doivent être combinées aux opérations ligamentaires, et alors ces dernières suffisent. Restent donc la *réduction* et les *pessaires*, l'*hystéropexie abdominale*, le *raccourcissement des ligaments ronds* par *voie inguinale* ou *abdominale*.

Il importe d'abord de reconnaître si la rétrodéviation est *mobile*, facilement réductible, ou *fixe* par suite d'adhérences. Dans ce dernier cas les lésions péri-utérines contre-indiquent toute action extra-péritonéale, une laparotomie est nécessaire pour détruire les adhérences et traiter les lésions annexielles. Il sera dès lors tout indiqué d'employer pour fixer l'utérus un procédé abdominal d'hystéropexie ou de raccourcissement des ligaments ronds.

Fixera-t-on l'utérus lui-même ou les ligaments à la paroi ? La gravité des deux opérations est la même, et elle est nulle si l'intervention est aseptique. Les inconvénients de ces opérations sont tardifs et en rapport avec la grossesse et l'accouchement ; la fixation utérine directe, par la situation élevée et oblique en bas en arrière qu'elle donne à l'utérus, est une cause plus fréquente de dystocie que la fixation des ligaments dans la paroi abdominale. C'est cette dernière que nous préférons, lorsque l'ablation des annexes malades laisse l'utérus en mauvaise position.

Lorsque la rétrodéviation est *mobile*, le choix peut être fait entre le traitement non opératoire (réduction et pessaires) et les fixations utérines directe ou indirecte, celles-ci pouvant être faites par voie abdominale ou inguinale ; la métrite ayant d'abord été convenablement soignée. Beaucoup de malades peuvent être très améliorées par la réduction, lorsqu'elle est facile, et le port d'un pessaire, c'est l'opinion émise par Bouilly [1], par Schultze [2] entre autres ; mais jamais le pessaire ne doit être appliqué sans réduction complète.

Cependant le pessaire est insuffisant souvent, demande des soins particuliers, peut même être mal toléré ; il faut alors choisir entre l'*Alexander* ou fixation inguinale des ligaments ronds et une *fixation intra-abdominale*, de préférence par les *ligaments ronds*. Les deux opérations mettent l'utérus en bonne position en vue de la grossesse et de l'accouchement, et toutes deux ont donné, avec une bénignité aussi grande, de bons résultats immédiats et tardifs dans les rétrodéviations très mobiles, qui sont seules en cause ici. Cependant le moindre doute sur l'intégrité des annexes ou la facilité de la réduction doit faire choisir la fixation par laparotomie, celle-ci permet seule de préciser le diagnostic et d'apprécier le degré de réductibilité.

En outre il peut arriver que, les ligaments ronds s'insérant au-dessous des cornes utérines, l'Alexander ne fasse que soulever l'utérus qui reste fléchi. Pour toutes ces raisons nous préférons, pour notre part, la fixation intra-abdominale au raccourcissement par voie inguinale.

Prolapsus utérin. — Nous avons déjà indiqué le traitement du prolapsus génital partiel, la colpocèle, et nous avons montré quelles opérations de restauration périnéale doivent lui être appliquées. Ce prolapsus partiel accompagne toujours le prolapsus total ; *la restauration du plancher pelvien est un temps capital de toute opération dirigée contre le prolapsus génital*, que cette restauration soit faite en même temps que les opérations sur l'utérus, ou les précède ou les suive en des temps distincts.

En même temps que le prolapsus, nous l'avons vu, existe aussi le plus souvent de la *métrite* pour laquelle un curettage et quelquefois une amputation partielle du col sont nécessaires. Enfin *l'allongement hypertrophique sus-vaginal du col* peut réclamer une amputation élevée. Toutes ces interventions font partie du temps périnéal de l'opération complète.

Contre la chute de l'utérus lui-même, en dehors des opérations périnéales et vaginales, deux opérations sont possibles, la *fixation abdominale de l'utérus* et l'*hystérectomie*. Il faut en effet écarter du traitement du prolapsus les *pessaires*, qui ne peuvent rien soutenir sans périnée ; et les fixations utérines vaginales qui ne suspendent pas l'utérus prolabé. Quant au *cloisonnement du vagin* (Le Fort), il ne peut à lui seul soutenir un prolapsus sans périnée solide, et devient inutile si on refait ce périnée.

Les procédés de *suspension abdominale* de l'utérus sont les mêmes que pour les rétrodéviations : raccourcissement des ligaments ronds par l'opé-

---

[1] Bouilly. *Congrès de gynécologie, obstét., etc.* Bordeaux, 1895.

[2] Schultze (d'Iéna). *7e Congrès des Sociétés allemandes de Gynécol.* Leipzig, 1897.

ration d'Alquié-Alexander, ou par laparotomie, hystéropexie directe abdominale.

L'*hystérectomie* peut ici être *vaginale* et accompagnée de résection d'une partie de la paroi vaginale supérieure, *colpectomie* (Fritsch-Pozzi), et de suspension du vagin aux ligaments larges (Quénu)[1], ou aux ligaments ronds (Delbet)[2]. Elle peut être aussi *abdominale subtotale*, avec suspension du moignon du col aux ligaments larges (Trachelopexie ligamentaire de Jacobs) ou à la paroi abdominale (Legueu)[3].

INDICATIONS. — Lorsque l'utérus n'est qu'abaissé sans sortir par la vulve, les opérations de suspension sont le plus souvent inutiles; les opérations sur le col et le plancher pelvien sont suffisantes. Une pexie utérine ne serait indiquée que secondairement, s'il y avait tendance à une nouvelle descente.

Lorsque l'utérus sort de la vulve, que le prolapsus est total, les opérations inférieures ne suffisent plus à elles seules, mais nous répétons qu'elles sont indispensables et que les opérations de suspension ou d'exérèse de l'utérus pratiquées seules, sans réfection du plancher ne peuvent donner de résultat satisfaisant. *Les hystéropexies et hystérectomies ne peuvent donc être considérées, dans l'ensemble thérapeutique, que comme des opérations complémentaires.*

Les indications de l'hystéropexie sont, dans ces conditions, tirées des contre-indications de l'hystérectomie; il suffira de signaler les cas justiciables de l'ablation de l'utérus.

Quant aux procédés à employer pour la *suspension de l'utérus*, l'opération d'Alexander est insuffisante; il faut fixer l'utérus à la paroi abdominale, soit directement, soit par l'intermédiaire de la portion moyenne des ligaments ronds; le choix du procédé dépend de la possibilité d'une grossesse ultérieure qui contre-indique l'hystéropexie directe. L'*hystérectomie* doit être ici pratiquée par voie vaginale, elle est facile, faite hors de la vulve, les pédicules sont facilement liés et réduits sans pinces à demeure, et en joignant à l'ablation de l'utérus de larges avivements vaginaux avec fermeture du fond du vagin et enfin une bonne périnéorraphie, la colpocèle ne se reproduit pas.

Les *indications de l'hystérectomie* dans le prolapsus ont été précisées par une discussion à la Société de chirurgie en 1894[4] et par le rapport de Bouilly au Congrès de chirurgie de 1896; l'opération est à conseiller contre le prolapsus total chez une femme ayant atteint la ménopause, dans le prolapsus irréductible lorsqu'une complication utérine ou annexielle l'indique par elle-même (fibrome, cancer, salpingites). En dehors de ces cas particuliers et avant la ménopause, la pexie est préférable.

Inversion utérine. — L'utérus se retourne sur lui-même, son fond s'inva-

---

[1] Quénu. *Bull. de la Soc. de Chirurgie*, 1893, p. 741.

[2] Pierre Delbet. Colpocystopexie. *Gazette des Hôpitaux*, 1897, n° 7, p. 63.

[3] Legueu. *Congrès de Chirurgie français*, 1901, p. 666.

[4] *Bull. de la Soc. de Chir.*, 1893, p. 729 et 1894, p. 40, 66, 110, 132.

.ginant dans la cavité pour sortir par le col et paraître dans le vagin, dans deux circonstances différentes : l'inversion est *simple* et d'origine *puerpérale;* ou elle est *polypeuse,* une tumeur fibreuse du fond entraînant le retournement.

L'*inversion polypeuse* est une complication des fibro-myomes ; on diagnostique le fibrome, mais pas toujours l'inversion qui l'accompagne, prenant le tout pour un polype. Lorsque le diagnostic d'inversion est posé grâce au palper hypogastrique et l'examen hystérométrique, on pratique avec précautions l'*énucléation* du fibrome, refoule la paroi utérine et tamponne à la gaze. Lorsque le diagnostic n'est pas fait on est exposé, au moment où l'on sectionne ce qu'on croit être le pédicule du polype, à ouvrir la cavité péritonéale en perforant la paroi utérine, il faut alors se conduire comme pour une inversion simple, qu'on ne peut réduire, faire immédiatement l'*hystérectomie vaginale totale.*

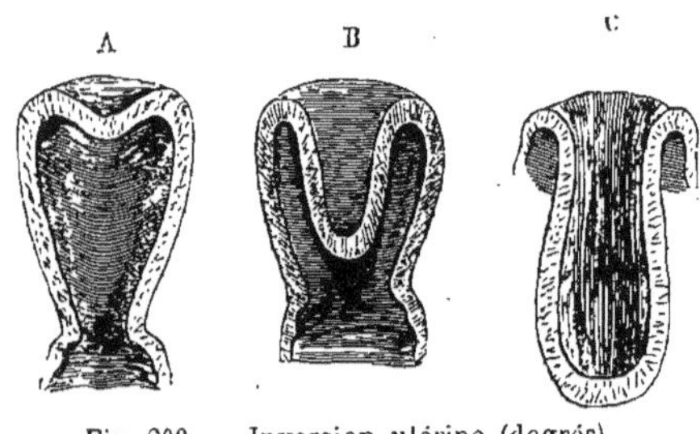

Fig. 209. — Inversion utérine (degrés).

Cependant une bonne technique permettra d'éviter cet accident même en l'absence de diagnostic d'inversion, il suffit pour cela de toujours sectionner la muqueuse qui recouvre le polype au niveau du plus grand diamètre de celui-ci, puis de décortiquer avec soin ; on peut alors arriver sur le fond de l'utérus inversé, mais non ouvert.

L'*inversion puerpérale* est, suivant la division de Pinard [1], immédiate, récente ou chronique, suivant qu'elle est constatée immédiatement après l'accouchement, ou seulement après quelques jours, ou enfin après un laps de temps beaucoup plus considérable. L'inversion *immédiate* est du ressort

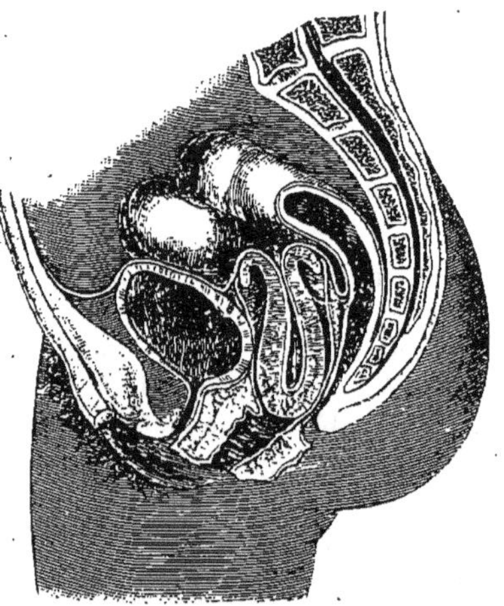

Fig. 210. — Inversion utérine (d'après de Sinety).

de l'obstétrique et ne doit pas nous arrêter; l'inversion *récente* et l'inversion *chronique* sont justiciables des mêmes moyens de traitement, que nous allons d'abord énumérer, pour en choisir ensuite les indications.

La *réduction simple* est *manuelle et rapide* mais expose aux déchirures de l'utérus ; ou *lente et progressive,* pratiquée à l'aide de pessaires à tiges, mauvais pour la même cause, de pessaires à air, du ballon de Champetier de Ribes (Pinard), ou enfin à l'aide d'un tamponnement à la gaze aseptique.

____

[1] Pinard. *Annales de Gynécologie et d'Obst.,* octobre 1901, p. 241.

La *réduction sanglante* est obtenue soit après *laparotomie,* puis dilatation ou débridement du col par l'abdomen et refoulement du corps par le vagin ; soit après incision de l'utérus par *voie vaginale.* Les incisions peuvent porter soit sur le col seulement, soit sur le col et le corps, *colpohystérotomie* [1]. Cette colpohystérotomie complète porte sur la paroi postérieure de l'organe inversé, après incision du cul-de-sac de Douglas (Piccoli), ou sur la paroi antérieure après ouverture du cul-de-sac vaginal (Spinelli, Oui). Elle permet d'ouvrir sur toute sa hauteur l'utérus retourné, de l'étaler en écartant les lèvres de la plaie et refoulant l'autre paroi, enfin de le retourner d'avant en arrière ou inversement ; l'utérus se trouve alors reconstitué, mais renversé le fond en bas et le col en haut. Après suture de l'incision, on redresse l'utérus en le réintégrant dans l'abdomen par la plaie du cul-de-sac vaginal et du péritoine que l'on draine.

L'*hystérectomie vaginale* enfin peut être *partielle*, lorsqu'on coupe la portion inversée au niveau du col qui est laissé au fond du vagin ; ou *totale.*

INDICATIONS. — « Si prolongée qu'ait été l'inversion, l'utérus reste très

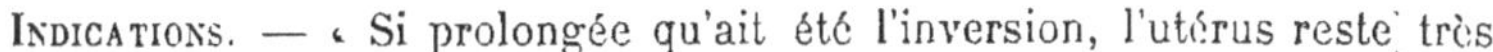

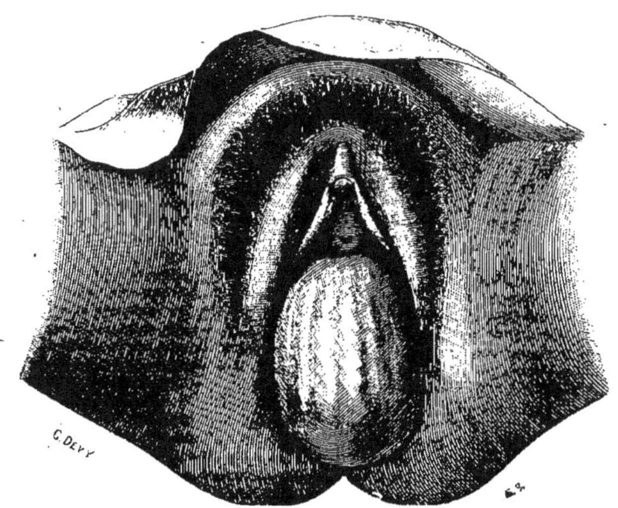

Fig. 241. — Inversion. 3° degré (Ricard et Bousquet).

longtemps capable de récupérer son intégrité fonctionnelle, et par conséquent, toutes les tentatives faites pour réduire l'utérus en le conservant sont légitimes, quel que soit l'âge de l'inversion. Elles doivent prendre le pas sur l'hystérectomie, ressource ultime réservée aux cas où la réduction est impossible. » (Oui.)

Cependant l'infection grave de l'utérus avec retentissement sur l'état

[1] Oui. Rapport au Congrès de Gynécol., Obst., etc. Nantes. 1901. — In *Annales de Gyn. et d'Obst.*, oct. et nov. 1901.

général, tendance au sphacèle, indiquerait immédiatement l'hystérectomie, sans tentative de réduction.

La *réduction* par un pessaire à air ou le tamponnement à la gaze ayant été essayée et ayant échoué, il est indiqué de chercher la réinversion par des incisions. La *voie abdominale*, malgré un succès récent de Gross [1], est très pénible, l'anneau se laissant difficilement dilater; on doit lui préférer la *voie vaginale*.

Par voie vaginale, on emploiera immédiatement la *colpohystérotomie complète* plutôt que de perdre du temps avec les débridements et les incisions cervicales ; Oui recommande de choisir l'incision *antérieure* pour éviter la rétrodéviation secondaire, constatée dans la moitié des cas d'incision postérieure.

Enfin l'*hystérectomie vaginale*, indiquée d'emblée dans les cas d'infection et de sphacèle, serait réservée dans les autres comme dernière ressource, après échec de la colpohystérotomie. Elle devrait être faite totale parce qu'elle est relativement facile et que dans deux cas récents, de Segond [2] et de Gross [3], l'amputation au niveau du col a été suivie d'accidents infectieux graves dont les malades ont guéri, mais qu'éviteraient l'ablation du col et le large drainage pelvien.

ANNEXES DE L'UTÉRUS

Lésions inflammatoires. — **Salpingo-ovarites. Suppuration pelvienne.** — Nous englobons sous ce titre des lésions certes fort différentes au point de vue anatomique et étiologique, mais qui ne peuvent être au point de vue thérapeutique séparées les unes des autres. Elles revêtent certaines formes cliniques dans chacune desquelles peuvent se rencontrer simultanément des lésions de la trompe, de l'ovaire, du péritoine et du tissu cellulaire péri-utérin. Toutes les infections sont de même confondues ici, gonocoque, streptocoque, colibacille, etc. ; même la tuberculose des trompes et du péritoine pelvien qu'on ne peut, en dehors d'une péritonite généralisée tuberculeuse déjà étudiée, différencier des formes chroniques de salpingites. -

Les signes peuvent, dans certaines suppurations diffuses du tissu cellulaire, prendre la forme aiguë ; mais le plus souvent les lésions infectieuses s'établissent lentement et progressivement, avec des poussées aiguës et fébriles de temps en temps. Les signes fonctionnels, peu importants pour l'indication opératoire, sont ceux de la métrite, douleurs, écoulements vaginaux, etc. Les renseignements de l'exploration directe bi-manuelle, par le toucher vaginal et le palper hypogastrique combinés, sont seuls capables de montrer le genre des lésions et les indications thérapeutiques qui en découlent; ils sont fournis par les modalités et le siège de la douleur et des tuméfactions, par le degré de mobilité de l'utérus dans le bassin.

---

[1] Gross (de Nancy). *Congrès de Chirurgie*, 1901, p. 646.

[2] Pinard et Segond. *Soc. d'Obst., de Gyn. et de Pœd. de Paris*, 13 mai 1901.

[3] Gross (de Nancy). *Congrès de Chirurgie français*, 1901, p. 651.

Avant de rechercher les indications fournies par les diverses modalités que présentent ces lésions inflammatoires, indiquons, comme d'habitude, les moyens d'action dont on peut disposer contre elles.

MOYENS D'ACTION. — *Médicaux*, les soins consistent surtout dans le *repos absolu* dans la position horizontale, aidé d'*irrigations vaginales* et de *lavements chauds*. Le séjour au lit doit être rigoureux; il ne faut permettre à la malade de se lever ou de s'asseoir sous aucun prétexte. Les irrigations vaginales seront abondantes, prolongées et très chaudes. Il est inutile, à moins d'infection vaginale récente, d'employer des solutions antiseptiques; l'eau, stérilisée par l'ébullition prolongée et refroidie à 45° ou 50°, suffit. Les lavements très chauds, peu abondants et gardés aussi longtemps que possible, constituent une sorte de bain rectal au-dessous des tumeurs situées dans le cul-de-sac de Douglas.

A ce traitement de la phase aiguë et subaiguë, on adjoint quelquefois, lorsque cette période est passée, pour les lésions chroniques, le séjour dans une *station thermale* appropriée qui peut être utile pour faire disparaître des reliquats peu importants, le *massage gynécologique* dont les dangers sont grands pour les lésions refroidies qu'elles peuvent réchauffer, et enfin le traitement de la métrite dans l'espoir qu'il agira sur les lésions annexielles peu graves. Cette action sur l'utérus consiste dans la *dilatation lente*, le *drainage prolongé*, le *curettage*. Il est possible que dans certains cas récents, à lésions très bénignes, la dilatation et le drainage de l'utérus puissent aider, dans une certaine mesure, à la résolution; en tout cas ils ne sont pas dangereux alors et ne pourraient que faire perdre du temps s'il s'agit de lésions anciennes, pour lesquelles le traitement opératoire est indiqué. Quant au curettage, toujours inutile, il est dangereux dans toutes les formes d'inflammations péri-utérines, risque de ramener des poussées aiguës et fébriles et ne doit jamais, à notre avis, être pratiqué.

Les *moyens chirurgicaux* sont nombreux et permettent l'accès direct sur les lésions par deux voies : *vaginale* et *abdominale*. Nous écartons dès maintenant, et pour n'en plus parler, la voie sacrée et la voie périnéale (périnéotomies) comme d'inutiles complications opératoires.

Par ces deux voies on peut faire soit la simple ouverture de collections suppurées, soit l'extirpation partielle ou totale des annexes (trompe et ovaire); soit l'ablation totale de l'utérus et des annexes.

La *ponction simple* d'une collection quelconque vaginale ou abdominale, est toujours insuffisante et souvent dangereuse.

L'*ouverture simple* se fait au niveau où bombe l'abcès, par voie abdominale médiane ou latérale quelquefois; le plus souvent par voie vaginale et c'est à l'incision du cul-de-sac postérieur, ou *colpotomie postérieure*, que l'on a recours ordinairement. L'incision transversale du vagin derrière le col peut mener directement dans la cavité purulente, ou bien il est nécessaire de pousser plus loin la dissection derrière l'utérus et de reconnaître la poche avec le doigt pour l'ouvrir ensuite, lorsqu'elle ne se trouve pas au contact du cul-de-sac vaginal. La poche ouverte est drainée à l'aide d'un drain de caoutchouc en croix. Cette colpotomie doit toujours être faite par incision ou dilacération successive des plans anatomiques, et l'emploi des trocarts spéciaux (Laroyenne, Chaput) nous paraît non seulement inutile, mais dangereux.

L'*extirpation des annexes* peut se faire aussi par *voie vaginale*, par incision du cul-de-sac postérieur (on a aussi utilisé la colpoomie antérieure); elle exige alors une facile mobilisation de la trompe. L'opération se fait ordinairement par *voie abdominale;* l'extirpation peut être partielle, *opérations conservatrices*, ou totale, *salpingectomie*.

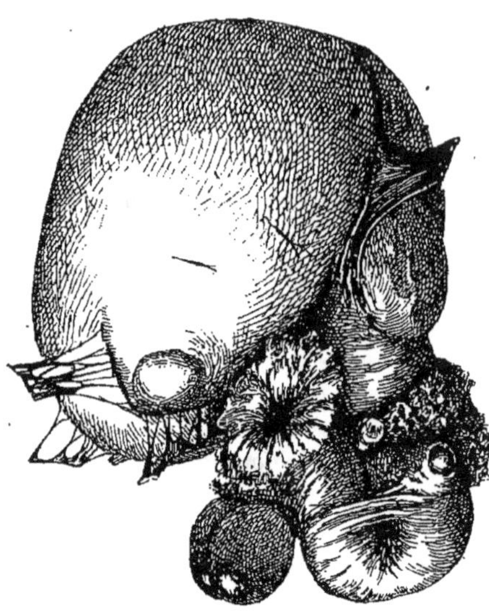

Fig. 212. — Gros abcès de l'ovaire (d'après Kelly).

Les opérations conservatrices portent sur la trompe ou sur l'ovaire. Sur la trompe on peut refaire un pavillon oblitéré, *salpingostomie*, ou accoler le pavillon de la trompe à l'ovaire, *salpingorraphie*. Sur l'ovaire, ces opérations consistent dans la *résection* d'un segment malade et dans l'*ignipuncture* destinée à ouvrir et cautériser de petits kystes. Ces opérations ne peuvent évidemment s'appliquer qu'à des lésions légères, ovarite scléro-kystique, salpingites non suppurées bénignes.

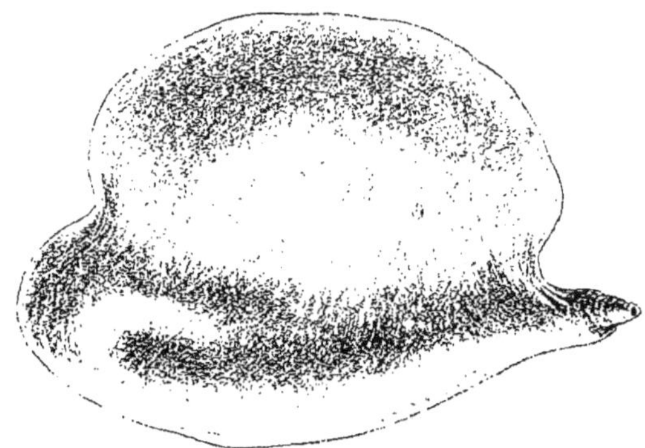

Fig. 213. — Salpingite et abcès de l'ovaire (E. Reymond).

La salpingectomie abdominale, opération de Lawson Tait, est l'extirpation complète de la trompe et de l'ovaire d'un ou des deux côtés, en respectant toujours l'utérus. Elle exige, lorsque les annexes sont suppurées et adhérentes, la libération des adhérences épiploïques et intestinales, la section de la trompe au ras de la corne utérine et la section des attaches péritonéales ; elle est grandement facilitée par l'emploi de la position renversée de Trendelenburg et par une incision pariétale large. Elle est rendue peu grave grâce aux précautions minutieuses de protection de la masse intestinale avec des couches superposées de compresses aseptiques, à l'enfouissement sous-péritonéal des pédicules, à la péritonisation[1] des surfaces dénudées du bassin, au drainage dans les cas infectés et graves, drainage pratiqué à l'aide de tubes et non de tampons de gaze. Nous ne pouvons insister ici sur ces détails de technique dont l'importance est capitale.

L'*extirpation totale de l'utérus et des annexes* se pratique aussi par *hystérectomie vaginale* ou *abdominale*.

Dans la première, l'utérus est abaissé et attiré par le vagin, en facilitant la manœuvre par section médiane soit de la paroi antérieure seule (Doyen), soit de toute l'épaisseur de l'organe (Müller-Quénu), ou par morcellement de la matrice (Péan-Segond). L'hémostase des ligaments larges est préalable à l'abaissement ou consécutive ; elle est obtenue par la pose de ligatures, la mise à demeure de pinces solides pendant quarante-huit heures, ou l'angiotripsie. L'utérus abaissé, les annexes sont décollées et attirées lorsque cela est possible, sinon elles sont laissées en place, mais les abcès sont ouverts dans le vagin et drainés.

Par voie abdominale, l'hystérectomie est, comme pour les fibromes, totale si l'on ouvre le vagin, subtotale si l'on coupe le col au niveau de l'insertion vaginale. Les procédés varient suivant qu'on commence par enlever les annexes, puis l'utérus (Delagénière); ou l'utérus d'abord puis les annexes (Villar, Terrier); ou qu'on coupe en deux l'utérus pour enlever successivement chaque moitié avec les annexes correspondantes (J.-L. Faure, Kelly) ; ou bien qu'on détache successivement les annexes d'un côté, l'utérus, les annexes opposées pour enlever le tout ensemble (Kelly, Segond), etc..

J.-L. Faure[2] insiste avec raison sur la plus grande facilité qu'on éprouve à décoller les annexes *de bas en haut* et non de haut en bas. Aussi lorsque cette décortication est difficile, il est utile de faire de la place dans le petit bassin pour aller saisir les trompes par-dessous et les décoller de bas en haut. Mais nous aimons mieux, dans ce but, enlever d'abord l'utérus en laissant provisoirement les annexes, que de couper de haut en bas l'utérus par son milieu, ouvrant ainsi dans le bassin une cavité septique difficile à isoler. D'autre part, la section subtotale est plus facile à faire que l'hystérectomie totale, supprime l'hémostase de la tranche vaginale, laisse fermée la cavité vaginale généralement peu aseptique et, pour ces raisons, nous paraît préférable à l'ablation totale.

Pourtant il est bon de connaître tous ces procédés. La section médiane peut rendre possible une opération très difficile où l'ablation de l'utérus, enfoui sous les masses annexielles, ne pourrait être faite. L'hystérectomie totale permettrait dans les cas de ruptures de poches septiques, où l'on craint une infection grave, de drainer à la fois par le vagin et par l'abdo-

---

[1] Voir Quénu et Judet. *Revue de Chirurgie*, 1901, n° 2, p. 153.

[2] J. Faure. *Journal des Praticiens*, 1900, p. 17 et *Chirurgie des annexes de l'utérus*, 1902, chez Doin, p. 233.

men. Il ne faut donc pas vouloir employer un seul procédé à l'exclusion de
tous les autres, mais savoir prendre à chacun les manœuvres qui, dans les
cas complexes, paraissent devoir faciliter l'opération. Dans la grande
majorité des cas, cependant, l'amputation sus-vaginale basse peut être faite
et a l'avantage de permettre une facile reconstitution du plancher pelvien,
comme pour les fibromes.

INDICATIONS GÉNÉRALES. — Avant de chercher auxquels de ces moyens nous
nous adresserons, voyons d'abord quelles sont les indications d'une intervention opératoire dans les salpingites et les suppurations du bassin.

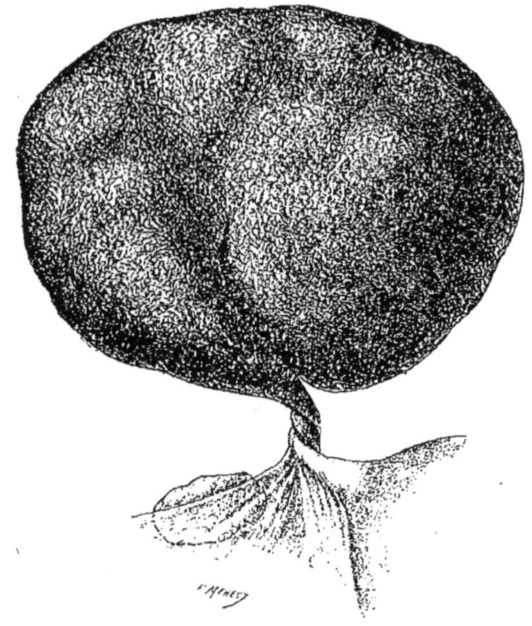

Fig. 214. — Salpingite à pédicule tordu (Labadie-Lagrave et Legueu).

Il est une règle admise aujourd'hui, c'est qu'il ne faut pas se presser
d'opérer une salpingite récente ou en phase aiguë ; beaucoup d'inflammations péri-utérines, soignées de bonne heure, peuvent guérir complètement
sans opération ou par la simple incision d'un abcès chaud. Le *traitement
médical* est donc absolument indiqué dans tous les cas récents de salpingite, de périmétrite, de cellulite pelvienne, tant que la formation d'un abcès
n'est pas démontrée. Il est encore indiqué lorsqu'une salpingite chronique
subit une poussée aiguë avec fièvre, il faut alors laisser refroidir autant que
possible et n'opérer qu'ensuite, lorsque tout est calmé et qu'il ne reste
qu'une tumeur à évolution chronique qui ne peut guérir seule.

On n'interviendrait dans ces conditions que si les accidents, loin de s'atténuer, persistaient ou s'aggravaient. Il faudrait se contenter alors d'une

opération palliative, d'attente, destinée à évacuer le pus : la *colpotomie*.

De même, il faut se garder d'opérer trop facilement des ovaires ou des trompes peu augmentés de volume, mais douloureux (ovaires scléro-kystiques), car les malades continuent souvent à souffrir après leur ablation. C'est à ces formes qu'on applique surtout les *opérations conservatrices*, mais la continuation des douleurs n'est pas rare non plus après celles-ci, et le résultat définitif est souvent médiocre.

Il est, d'autre part, des formes dans lesquelles l'indication opératoire est au contraire des plus nettes. Ce sont les *grosses collections suppurées* bombant dans le vagin ou remontant dans l'abdomen, vers une fosse iliaque ; elles sont aiguës ou chroniques ; mais dans tous les cas une intervention, différente il est vrai, est nécessaire. Les *poches ouvertes et fistulisées* dans le rectum ou le vagin doivent aussi être opérées, la suppuration y continue indéfiniment et s'y aggrave des infections secondaires venues du rectum ou du vagin. Des *douleurs violentes*, en dehors de la période aiguë, avec tumeurs appréciables, et dues quelquefois à la *torsion* d'une salpingite (fig. 214), peuvent presser les indications opératoires. Il en sera de même en présence de la *répétition d'accidents aigus*, mais on attendra autant que possible, pour opérer, une période d'accalmie.

A côté de ces indications nettes, il peut être délicat de poser les indications d'une opération lorsque les phénomènes aigus ont disparu ; l'ancienneté des lésions, l'intensité des troubles fonctionnels et notamment des douleurs, le volume des tumeurs sont les principaux facteurs de la discussion. S'il ne faut pas se presser d'opérer les cas récents et aigus, il faut aussi se garder de faire trop attendre les lésions qui ne peuvent plus rétrocéder, de peur de les laisser s'étendre et s'aggraver, et de rendre plus sérieux aussi le pronostic opératoire.

CHOIX DE L'OPÉRATION. — *Les grosses collections purulentes aiguës ou subaiguës* de cellulite pelvienne, d'abcès péritonéaux, d'hématocèles suppurées, sont toutes justiciables de *l'incision simple*. Cette incision sera quelquefois, si l'abcès n'est pas abordable par le vagin, faite dans la fosse iliaque ; mais le plus souvent pratiquée par la *colpotomie postérieure*. Quelquefois aussi[1] des abcès aigus de l'ovaire ou de la trompe, bas situés, peuvent être ouverts par cette voie si l'atténuation des symptômes se fait attendre ; une guérison complète peut en être la conséquence, si les lésions sont unilatérales et bien localisées.

Mais il ne saurait être question de cette simple ouverture pour les suppurations chroniques des annexes, bien qu'on ait voulu les traiter ainsi ; la bilatéralité fréquente et la complexité des lésions difficiles à reconnaître par le seul examen clinique doivent faire écarter ce traitement insuffisant.

L'incision vaginale doit être considérée comme une opération de nécessité, permettant d'obvier aux accidents aigus et d'attendre leur atténuation. Sauf pour les suppurations du tissu cellulaire ou les hématocèles suppurées, une intervention sera plus tard nécessaire pour guérir complètement

---

[1] Bouilly. *Congrès de Genève*, 1896.

la malade; cette intervention se fera alors à froid dans de bien meilleures conditions.

Il existe aussi des *suppurations diffuses chroniques;* l'utérus est immobilisé dans des masses pelviennes, sans collection fluctuante nette, avec ou sans fistule vaginale due à une colpotomie antérieure ou une ouverture spontanée. Ici l'incision simple ne peut suffire, elle a du reste été déjà pratiquée dans certains cas, il faut faire plus : l'hystérectomie abdominale ou l'opération de Péan, l'hystérectomie vaginale, permettant l'ouverture des poches et le drainage large. L'opération vaginale serait moins grave que l'autre, mais elle ne guérit pas toujours, l'amélioration obtenue n'est pas définitive, des abcès se reforment et les douleurs, les poussées fébriles reparaissent. D'autre part il n'est pas douteux que, même avec les perfectionnements actuels de la technique opératoire, l'opération abdominale est grave, mais elle permet l'extirpation des poches et de l'utérus, c'est-à-dire la guérison complète, et là est son avantage; elle est donc l'opération de choix, subordonnée cependant à l'état de résistance de la malade. Une femme épuisée par les poussées aiguës, la longue suppuration vaginale, la septicémie lente, supportera difficilement l'hystérectomie abdominale; elle peut être sauvée par l'hystérectomie vaginale, comme nous l'avons observé plusieurs fois.

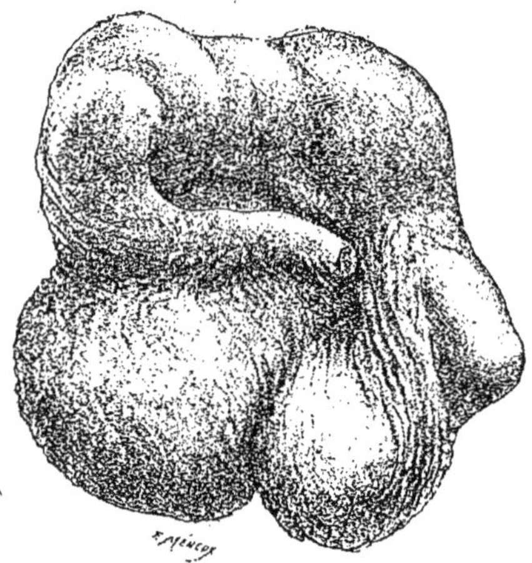

Fig. 215. — Salpingite suppurée, abcès de l'ovaire (Labadie-Lagrave et Legueu).

Cette indication est évidemment rare et le plus souvent la aparotomie permettra de faire mieux et plus complètement.

Restent enfin les cas les plus nombreux de *salpingo-ovarites circonscrites,* formant des tumeurs unies ou bilatérales, localisées, de volume variable, suppurées ou non, mais refroidies et non guéries par un traitement médical bien suivi.

Nous avons vu qu'on pouvait enlever par voie vaginale une *salpingite unilatérale* sans supprimer l'utérus, mais il n'est pas plus grave, dans ces cas simples et facilement mobilisables, d'opérer par l'abdomen, et l'on voit infiniment mieux ce que l'on fait; il y a donc tout avantage à le faire. Par voie abdominale, la lésion étant reconnue unilatérale, la salpingectomie est indiquée; seule une erreur de diagnostic, montrant un ovaire peu malade, sclérokystique, conduirait à une opération conservatrice, ignipuncture ou résection partielle, mais nous ne croyons pas qu'il faille opérer avec l'intention de ne faire que cela; mieux vaut ne pas intervenir. Si l'exploration montre, malgré le diagnostic, la bilatéralité des lésions, on se conduira comme dans les cas suivants.

Les lésions sont-elles reconnues *bilatérales*, elles peuvent être extirpées par l'hystérectomie vaginale, ou par voie abdominale, soit par une salpingectomie double soit par castration totale. L'hystérectomie vaginale est certes moins pratiquée qu'elle ne l'était il y a quelques années. Ses partisans convaincus ont de bonnes raisons à invoquer en sa faveur ; mais nous ne voulons pas recommencer ici le parallèle, tant de fois fait, des deux opérations. La seule objection importante faite à l'opération abdominale était sa gravité plus grande ; cela n'est plus, et les avantages de la voie haute sont dès lors incontestables : facilité d'exploration, décision opératoire prise en connaissance de cause, possibilité de toujours enlever tout ce qui est

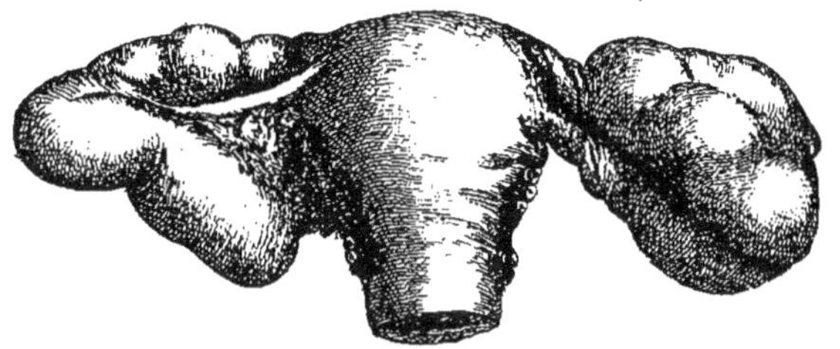

Fig. 216. — Double pyo-salpinx (d'après Kelly).

malade, possibilité d'autre part de laisser un ovaire ou un fragment d'ovaire sain dont la conservation suffit à supprimer les accidents attribués, peut-être de façon exagérée, à *l'insuffisance ovarienne*[1].

C'est donc par voie abdominale que nous conseillons d'aborder toujours ces lésions bilatérales, comme les unilatérales ; mais devra-t-on se contenter, comme pour ces dernières, d'enlever les annexes en laissant l'utérus ? Les résultats éloignés de ces ablations simples ont montré depuis longtemps que la guérison est ainsi incomplète, il reste un utérus infecté et inutile, qu'il a fallu curetter ou enlever secondairement. Son extirpation avec les annexes loin d'être plus compliquée, facilite au contraire l'opération dans les cas complexes, permet la suppression des cavités et diverticules du petit bassin favorisant l'infection, permet la reconstitution du plancher pelvien facilement drainé, et même dans les cas très graves facilite le drainage par le vagin. C'est donc à l'hystérectomie abdominale que nous nous rallions pour les lésions suppurées bilatérales ; ne gardant l'utérus que si, chez une femme jeune, un ovaire peut être gardé, pour supprimer les inconvénients d'une ménopause précoce[2].

Tumeurs. — **Kystes de l'ovaire et du ligament large.** — *Cysto-épithéliomes* ordinaires ou *kystes dermoïdes*, kystes simples ou *végétants*, doivent être extirpés dès que leur présence est reconnue. Certains accidents rendent

---

[1] Jacobs. *La Policlinique*, 1896, n° 23, p. 841. *Journal d'accouchements de Liège.* 1897, p. 209. — Jayle. *Revue de Gyn. et Chir. abd.*, 1897, p. 483. *Presse médicale*, 1900, p. 133. — Mauclaire, Pozzi, Bouilly, Jayle. *Congrès internat.*, 1900. Section de Gynécologie.

[2] J. Roger. Suppur. pelv. Thèse de Paris, 1900.

l'intervention urgente, infection, torsion du pédicule; mais la possibilité de ces complications, du développement d'adhérences, l'augmentation progressive de volume, doivent faire écarter toute idée d'expectation. Il est bien préférable d'opérer de bonne heure un kyste peu volumineux et non adhérent; le pronostic est alors absolument bénin au point de vue opératoire et l'on ne peut rien gagner à attendre.

La présence de l'ascite faisant craindre la *malignité* d'un kyste végétant doit de même conduire à une laparotomie hâtive, qui restera exploratrice si l'extension de la tumeur la rend inopérable, mais peut permettre l'ablation précoce d'une tumeur encore libre, dont le pronostic est bien différent à tous les points de vue.

La malignité d'un kyste papillaire ne peut en effet être déterminée histologiquement, elle est surtout en rapport avec le séjour plus ou moins prolongé de la lésion dans la cavité abdominale. Si, par bonheur, on est appelé à opérer quand la lésion est encore bien limitée, quand il n'existe ni adhérence pelvienne, ni généralisation épiploïque, ni lésion intestinale, l'ablation peut être complète et la guérison définitive (Bouilly)[1].

Il faut donc opérer dès qu'on a découvert la tumeur. La coexistence d'une *grossesse* en cours d'évolution n'est pas une contre-indication, bien au contraire; les gros kystes abdominaux provoquent souvent l'avortement; les petits kystes pelviens sont une cause de graves dangers pendant le travail.

L'opération, connue sous le nom d'*ovariotomie*, consiste dans la laparotomie médiane et l'extirpation du kyste, entier s'il est de petit volume, vidé par une ponction s'il est gros. On pourrait aussi, pour de petits kystes bas situés, pratiquer l'extirpation par voie vaginale après simple colpotomie. Mais, c'est qu'alors le chirurgien a fait une erreur de diagnostic et que, croyant faire une simple incision vaginale, il découvre une poche kystique. Dans ces conditions il est indiqué d'essayer d'extirper le kyste par l'incision créée et quelquefois on peut y réussir; mais ce n'est là qu'une voie d'erreur de diagnostic.

L'extirpation est fort simple et absolument bénigne pour les kystes mobiles et libres dans l'abdomen; certaines conditions peuvent rendre l'opération plus difficile et quelquefois même grave.

Les kystes inclus dans le ligament large doivent être dégagés de leur enveloppe péritonéale; l'énucléation en est facile s'il n'y a pas d'adhérences, la cavité laissée par l'ablation du kyste est oblitérée par suture du péritoine. Mais si le kyste est adhérent, l'énucléation peut être exceptionnellement impossible et force est de terminer par la *marsupialisation*, la suture des bords de la poche à la plaie abdominale. Cependant en insistant, on arrive généralement à extirper le kyste, mais si la dissection s'accompagne d'un abondant suintement sanguin et d'une dénudation étendue du petit bassin, le drainage simple ne met plus à l'abri d'une infection dangereuse, et il est préférable alors de terminer l'opération par une *hystérectomie*[2] subtotale, qui

---

[1] Bouilly. Pronostic des kystes végétants des ovaires. 11e *Congrès français de Chir.* 1897,

[2] Quénu et Longuet. *Revue de chirurgie*, 1900, n° 7, p. 1.

permet de péritoniser toutes les surfaces dénudées, d'arrêter l'hémorragie en nappe et de drainer d'une façon beaucoup plus efficace.

Les *adhérences* d'un kyste non inclus peuvent conduire aux mêmes interventions soit complémentaires, hystérectomie; soit incomplètes, marsupialisation. Mais cela seulement pour des adhérences anciennes et solides très étendues, sinon, la libération est le plus souvent possible et la marsupialisation ne peut être considérée que comme un exceptionnel pis-aller.

Enfin certains *kystes végétants* encore opérables parce qu'ils sont mobilisables, offrent par leurs adhérences multiples des difficultés considérables. L'ablation de l'utérus avec les annexes est alors souvent inévitable[1] pour permettre de terminer l'opération, ou nécessaire parce que l'utérus lui-même est envahi par le néoplasme.

Tumeurs solides. — Ce sont: sur l'*ovaire*, quelquefois des fibromes, plus souvent des sarcomes ou des épithéliomes non kystiques; dans la *trompe*, des tumeurs papillaires; au niveau de la portion abdominale du *ligament rond* des fibro-myomes; enfin, inclus dans le *ligament large*, des fibromyomes analogues à ceux de l'utérus. Le diagnostic de la nature et de la localisation de ces différentes tumeurs ne peut généralement être précisé; c'est leur seule présence qui indique la laparotomie.

L'extirpation est facile pour les tumeurs pédiculées; elle peut conduire à l'hystérectomie pour les fibromes du ligament large et les tumeurs malignes de l'ovaire. Comme pour les kystes végétants, la laparotomie pourra d'ailleurs rester exploratrice, si le cancer de l'ovaire présente des adhérences trop étendues.

MALFORMATIONS ET DIFFORMITÉS. — **Grossesse extra-utérine. Hématocèle pelvienne.** — La grossesse ectopique hors de la cavité utérine, présente des sièges variés; exceptionnellement *ovarienne*, elle peut être *péritonéale* si l'œuf, tombé d'emblée ou secondairement, après début dans la trompe, évolue dans la cavité abdominale. Mais elle est le plus souvent *tubaire : tubo-abdominale, tubaire proprement dite* dans l'isthme ou dans l'ampoule, ou enfin *tubo-utérine* au niveau de la corne utérine; elle est dite aussi dans ce cas *interstitielle*.

L'évolution de cette grossesse anormale est, dans la majorité des cas, entravée par des accidents qui se produisent surtout pendant les premiers mois, accidents d'hémorragies, de ruptures tubaires qui peuvent revêtir diverses formes. Mais quelquefois le fœtus se développe et peut même arriver vivant à terme; cette éventualité est fort rare et le fœtus meurt souvent avant cette époque. Enfin pendant toute la durée de ces évolutions variables peuvent survenir des complications septiques.

Les indications thérapeutiques sont donc extrêmement variées et pour les saisir avec netteté il faut en diviser l'étude; nous ne pouvons mieux faire, dans ce but, que d'emprunter à Segond[2] la classification et la plupart des conclusions auxquelles il aboutit.

---

[1] Ranson. Hystérect. abd. dans le trait. des kystes et tumeurs solides des ovaires. Thèse Paris, 1901.

[2] Segond. Rapport au Congrès de gynec., obstét. et pœd. Marseille, octobre 1898.

Nous considérerons ainsi successivement les grossesses ectopiques de moins de cinq mois et les grossesses ectopiques après le cinquième mois; envisageant pour chaque grossesse, les grossesses à développement normal et les grossesses compliquées.

A) Grossesses extra-utérines de moins de cinq mois. — 1° Lorsqu'elle *évolue normalement*, le diagnostic en est fort difficile et l'examen fait penser le plus souvent à une salpingite unilatérale; mais l'indication opératoire reste la même dans tous les cas, car la tumeur annexielle constatée alors est suffisante pour indiquer l'intervention. Si le diagnostic de grossesse était fait, l'indication n'en serait que plus nette encore, les dangers que ferait courir l'expectation étant des plus graves.

Donc, sans revenir sur la question de la voie opératoire déjà étudiée à propos des salpingites, la laparotomie et l'extirpation de la trompe atteinte doivent être faites; si le siège de la grossesse était tubo-interstitiel, l'extirpation de l'utérus serait en même temps rendue nécessaire par l'impossibilité de constituer un pédicule satisfaisant.

Ce que nous avons dit des salpingites nous conduit à indiquer de même la voie abdominale, avec ou sans hystérectomie, suivant que les annexes de l'autre côté sont ou non malades, contrairement à Segond qui préfère jusqu'au troisième mois la voie vaginale.

2° Mais souvent, des *complications* interrompent le cours de cette évolution, elles sont *hémorragiques* ou *septiques*. Les hémorragies revêtent diverses formes : l'hémorragie dans la trompe ou hématosalpinx, l'hémorragie lente qui donne naissance à l'hématocèle enkystée, l'hémorragie rapide donnant l'inondation péritonéale.

L'hématosalpinx, et même l'hématocèle peu abondante, haut située, constituant encore une tumeur énucléable, reconnaissent les mêmes indications qu'une salpingite unilatérale et que les cas de grossesse tubaire jeune à évolution normale.

L'hématocèle enkystée peut être *ancienne* et définitivement enkystée lorsqu'on la voit, ou *récente*, et dans ce cas peut présenter des *poussées successives* d'hémorragie, en augmentant le volume. Les indications sont dans ces cas beaucoup plus discutées [1], tant pour l'époque à laquelle il convient d'intervenir que pour la forme de l'intervention.

Dans les hématocèles anciennes, proéminant nettement dans le vagin, la *colpotomie* est largement suffisante pour évacuer le sang et les caillots et amener la guérison sans incidents, à condition d'être prudent dans les manœuvres d'évacuation et de ne pas chercher à enlever tout le contenu de la poche, mais seulement la plus grande partie possible.

Dans les cas récents il est tout d'abord indiqué, l'enkystement étant bien constaté, de mettre la malade au repos absolu avec irrigations chaudes vaginales et glace sur le ventre; ce traitement peut suffire à procurer la résorption d'épanchements récents et arrêtés. Il n'y a aucun danger, à condition d'une surveillance attentive, à prolonger ce traitement quatre ou cinq

---

[1] *Bull. de la Soc. de Chirurgie*, 1896, p. 30, 49, 108, 156.

semaines ; et si la tumeur ne diminue pas, à intervenir alors comme dans les cas anciens.

Mais si, au bout de quelques jours, une ou plusieurs poussées nouvelles se font dans la poche indiquant que le saignement n'est pas tari, l'attente devient imprudente. Si, dans les cas précédents, la colpotomie nous paraît l'opération de choix, parce qu'elle donne une guérison certaine avec le minimum de risques, ici, elle présente les dangers dont on a voulu l'accuser toujours. Ces dangers sont dus à la possibilité d'uné hémorragie nouvelle au moment de l'ouverture de la poche, hémorragie fort difficile à arrêter par la voie vaginale, d'autant que la continuation du saignement conduit à la nécessité de lier la trompe ouverte pour se mettre à l'abri de nouveaux accidents. Aussi la voie haute doit-elle être préférée à la voie basse, comme plus sûre et plus complète dans ses résultats.

L'INONDATION PÉRITONÉALE peut être due à une hémorragie très abondante et mettre en quelques heures la malade en danger de mort, ou à des hémorragies successives non enkystées. L'urgence est la même dans les deux circonstances, la vie dépend de la rapidité d'une intervention qui arrêtera l'hémorragie de la trompe. La laparotomie seule, grâce au plan incliné, peut permettre d'atteindre très vite la trompe qui saigne, de la pédiculiser, d'y placer une pince puis une ligature, pour ensuite nettoyer du mieux possible la cavité abdominale du sang et des caillots sans laver ni prolonger les manœuvres, et enfin fermer, le plus souvent avec drainage. Toute temporisation est dangereuse ; évidemment quelques cas pourraient peut-être, si l'on attendait, s'arrêter et s'enkyster, mais il est impossible de les reconnaître d'avance et mieux vaut intervenir d'urgence pour tous ces cas, que de laisser mourir une femme d'hémorragie parce qu'on opère trop tard.

L'opération a d'autant plus de chances de réussir qu'elle est faite plus tôt, sur une femme moins anémiée ; elle est facile, rapide et bénigne. Il est évident que les injections de sérum artificiel doivent être employées largement pour remonter l'état général.

Les *complications septiques* atteignent soit une trompe gravide non ouverte et fournissent les indications, connues de nous, des salpingites suppurées uni ou bilatérales ; soit un épanchement sanguin enkysté. Cette hématocèle suppurée est ouverte comme les collections pelviennes chaudes que nous connaissons, par colpotomie postérieure.

B. GROSSESSES EXTRA-UTÉRINES DE PLUS DE CINQ MOIS. — 1° La grossesse *évoluant normalement, le fœtus vivant*, la lésion est possible à diagnostiquer. Doit-on laisser l'enfant se développer ou faut-il extraire le kyste fœtal dès qu'on en reconnaît l'existence ? Les accidents de rupture et d'hémorragie sont beaucoup moins à craindre, mais les dangers existent encore pour la mère sans qu'on puisse savoir d'autre part si le fœtus ne mourra pas. On comprend donc que l'on veuille sauver la mère en opérant toujours immédiatement. Cependant il existe un nombre suffisant d'observations de grossesses menées jusqu'à viabilité de l'enfant sans dommage pour la mère, aussi peut-on conclure avec Segond qu'on doit essayer de sauver l'enfant et la mère, à condition que « *le sauvetage de l'enfant n'entraîne jamais l'ombre d'un péril pour la*

vie de la mère »; cette circonstance ferait immédiatement décider l'opération.

Si l'on attend, jusqu'à quel mois doit-on le faire ? 7e, 8e au 9e mois ? là
encore l'état de la mère est le seul guide, et on laissera le fœtus se développer à son maximum de viabilité, sans attendre cependant les phénomènes de
faux travail.

L'intervention décidée, à quelque moment que ce soit, la laparotomie peut
seule être employée, elle permettra d'ouvrir le kyste et d'extraire l'enfant.
Mais il résulte des observations de Pinard et de Segond que l'opération doit
s'en tenir là, que l'extirpation totale du kyste est dangereuse à cause de la
friabilité, de la vascularisation, des adhérences et implantations du placenta,
et que le plus souvent, sauf cas de facile énucléabilité, il faudra se contenter
de l'extériorisation, de la *marsupialisation* du sac, laissant le placenta s'éliminer spontanément dans des pansements aseptiques. Cette pratique est
cependant rendue impossible par un décollement partiel du placenta donnant
une hémorragie grave. L'existence du fœtus libre dans l'abdomen, le sac
s'étant rompu auparavant, conduit à la même indication ; le placenta doit
alors être enlevé autant qu'il est possible, mais si les difficultés de cette
ablation étaient très grandes, il ne nous paraît pas que l'abandon, dans l'abdomen refermé, de cet organe vasculaire aseptique puisse faire courir, dans
la suite, de graves dangers.

2° L'évolution de la grossesse peut être *compliquée*. Ce peut être la
rupture du kyste, avec hémorragie rapide, comme dans la première période ;
cela est rare et fournit les mêmes indications d'intervention d'urgence. Ou
c'est la *mort du fœtus;* la conduite diffère suivant que la mort est récente ou
ancienne, dans tous les cas l'extraction du fœtus est indiquée, mais le moment est important à bien choisir.

Si la mort est *récente*, les difficultés opératoires dues à la vascularisation
et aux adhérences du placenta sont les mêmes que pour un fœtus vivant,
or cette vascularisation va peu à peu diminuer ; aussi Pinard conseille d'attendre cinq ou six semaines avant d'intervenir, pour laisser ralentir la circulation du placenta, sans cependant attendre le retour des règles qui pourraient provoquer la rupture du kyste par surdistension. D'après Segond, la
conduite vis-à-vis du placenta doit être la même que lors de fœtus vivant.

La mort du fœtus est-elle *ancienne*, l'extraction est encore indiquée
pour éviter des complications telles que la suppuration du kyste fœtal,
l'étranglement interne, etc. L'extraction complète peut être tentée, la vascularisation étant beaucoup moindre et le placenta quelquefois presque
disparu ; des adhérences fortes et étendues du sac conduiraient seules à la
marsupialisation. Segond et Pinard conseillent l'extraction par élytrotomie
pour certains de ces kystes proéminant vers le vagin et refoulant vessie et
utérus.

Si le kyste ancien s'est *infecté*, l'opération consiste encore, selon les circonstances, en une ablation, une extériorisation ou une hystérectomie abdominale permettant l'extraction ; mais le pronostic beaucoup plus grave dépend
du degré d'infection et de septicémie.

Enfin, il est moins rare qu'on ne le croyait autrefois de voir *récidiver une grossesse extra-utérine.* C'est ce que montrent la discussion récente de la Société de gynécologie et les recherches de Varnier[1] qui en recueille 65 cas bien avérés ; cette récidive possible doit être notée dans le pronostic éloigné de cette affection.

En résumé, les accidents fréquents sont ceux des premiers mois ; ils peuvent être prévenus par l'ablation de la trompe et de l'œuf si la lésion est reconnue. Ces accidents sont surtout l'hémorragie rapide, abdominale indiquant la laparotomie d'urgence ; l'hémorragie lente enkystée pour laquelle la colpotomie est une bonne opération ; l'hémorragie lente mais répétée qui nécessite l'ouverture abdominale pour l'hémostase.

[1] *Société de Gynécol., d'Obst. et de Pœd.,* 7 déc. 1900, 14 janvier 1901. — Varnier et Sens. *Annales de Gynécol., d'Obst. et de Pœd.,* mars 1901. — Haret. *Id.,* août 1901. — Ch. Sens. Th. Paris, 1901.

CHAPITRE VIII

MEMBRES

Nous ne ferons dans ce chapitre que préciser, à propos de chaque région, les indications thérapeutiques déjà exposées d'une façon générale dans la première partie ; et pour éviter les répétitions inutiles, nous ne parlerons des plaies, des phlegmons, et abcès, et autres affections communes à toutes les régions, que lorsque leur traitement donnera lieu à quelques observations particulières.

MEMBRE SUPÉRIEUR

OMOPLATE

Fractures. — Intéressantes au point de vue anatomique, les fractures de l'omoplate ne fournissent que des indications restreintes de traitement. Elles siègent sur le *corps* (lame, épine, angles), les fragments maintenus par les muscles s'écartent peu ; ou sur le *col,* comprenant le plus souvent à la fois cavité glénoïde et apophyse coracoïde et déterminant l'aplatissement du moignon de l'épaule.

Dans tous les cas, même lorsque l'épaule est abaissée, il suffit d'appliquer une écharpe comme pour les fractures de la clavicule ; cet appareil remontera le bras, dans la fracture du col. Le massage immédiatement commencé aidera à la consolidation, qui demande ordinairement 4 à 5 semaines.

Ostéites. — Les *ostéomyélites* n'offrent rien ici de spécial. Les *ostéites tuberculeuses* non articulaires se manifestent par les douleurs et l'abcès froid ; celui-ci fournit l'indication thérapeutique. Si l'*abcès froid,* ordinairement sessile, est fermé, le mieux est d'y pratiquer la ponction et l'injection médicamenteuse par la méthode que nous avons indiquée (*Abcès froid,* 1re partie). Si la lésion est *fistulisée,* il est nécessaire d'intervenir plus activement lorsque l'état du malade le permet. On peut ainsi pratiquer des *résections partielles* de l'omoplate portant sur la portion sus-épineuse, ou sous-épineuse, ou sur l'épine et même sur la plus grande partie du corps de l'os, sans nuire à la fonction du membre supérieur.

Tumeurs. — Les tumeurs dont le traitement peut être discuté dans cette région sont celles de nature maligne, *ostéosarcomes,* ou celles dont le volume est tel que l'ablation comporte l'extirpation de l'omoplate, *enchondromes*.

Est-il possible de conserver un membre supérieur utile en pratiquant l'extirpation complète (cavité glénoïde comprise) de l'omoplate ? Picqué et Dartigues[1] discutent cette question à propos d'un cas personnel. Ils montrent que, comme l'indique Berger, la *désarticulation inter-scapulo-thoracique*, c'est-à-dire l'ablation du membre supérieur avec l'omoplate, doit être réservée aux cas de tumeur entourant les vaisseaux axillaires, englobant l'articulation scapulo-humérale, ou lorsque les ganglions et la peau sont envahis par le néoplasme. Dans les autres cas, la possibilité de conserver un membre utile doit faire préférer *l'extirpation totale de l'omoplate;* mais la résection partielle large, opération aussi sérieuse, doit être rejetée comme exposant davantage à la récidive.

CLAVICULE

Luxations. — Au niveau de l'extrémité externe elles sont ordinairement *sus-acromiales*, complètes ou incomplètes. L'extrémité *sternale* peut se luxer en avant, en haut ou en arrière. Toutes ces variétés sont peu graves pour la fonction du membre supérieur.

La réduction de ces luxations s'effectue facilement en écartant en dehors

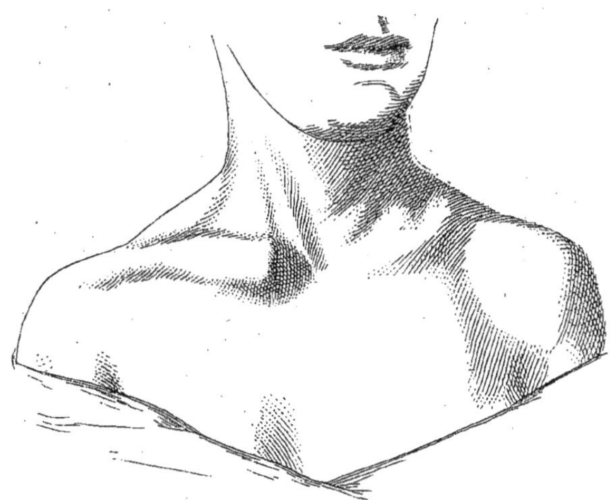

Fig. 217. — Luxation de l'extrémité interne de la clavicule. Déformation (Morestin).

l'épaule correspondante et pressant sur l'extrémité déplacée; mais le déplacement se reproduit avec la même facilité, et aucun appareil ne peut effectuer le maintien de la réduction.

Dans un cas de luxation presternale avec déformation persistante (fig. 217), chez une femme jeune, Morestin[2] pratiqua, par une petite incision

[1] Picqué et Dartigues. *Revue de Chirurgie*, 1900, n° 4, p. 437.

[2] Morestin. *Bull. de la Soc. de Chir.*, 1899, p. 674.

perpendiculaire à l'os, la résection des deux tiers internes de la clavicule avec un très bon résultat esthétique, sans aucune gêne fonctionnelle.

Pour la luxation susacromiale, la persistance du déplacement n'a aucune influence sur les mouvements du bras; la seule déformation peut donc être une indication d'intervention au point de vue esthétique. Cette intervention consiste dans l'arthrodèse de l'articulation acromio-claviculaire, résection des cartilages et suture osseuse. L'opération est simple et bénigne, donne une cicatrice placée sur l'épaule et peu visible; elle peut donc être proposée.

Fractures. — Pour les *fractures sans déplacement* des enfants, le massage et le port d'une écharpe suffisent à procurer une guérison parfaite en une quinzaine de jours.

Pour les *fractures avec déplacement* de la partie moyenne ou plus rare-

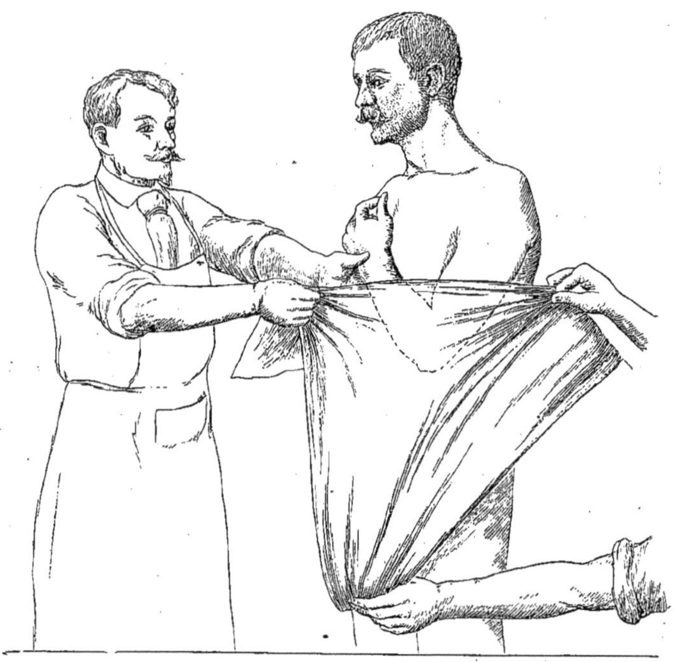

Fig. 218. — Écharpe de Mayor. 1er temps (Lejars).

ment des extrémités, une guérison parfaite est au contraire fort difficile à obtenir. Le résultat fonctionnel sera presque toujours bon, sauf peut-être dans quelques fractures à fragments multiples; mais il persistera souvent une déformation due au cal volumineux des fragments déplacés. La réduction s'obtient facilement par transport de l'épaule en haut, en dehors et en arrière, mais le maintien de cette réduction n'est pas obtenu, même avec les appareils les plus complexes portant les épaules en arrière ou écartant l'épaule en dehors à l'aide d'un coussin axillaire sur lequel l'humérus est appliqué, formant levier.

Par conséquent, lorsque la réduction se maintient assez bien d'elle-même,

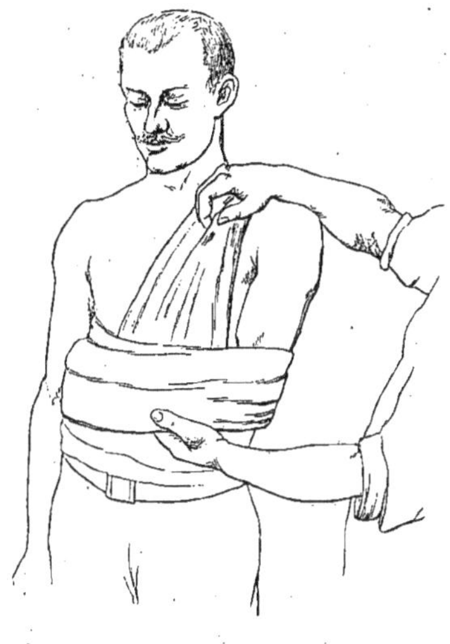

Fig. 219. — Écharpe de Mayor. 2ᵉ temps
(Lejars.)

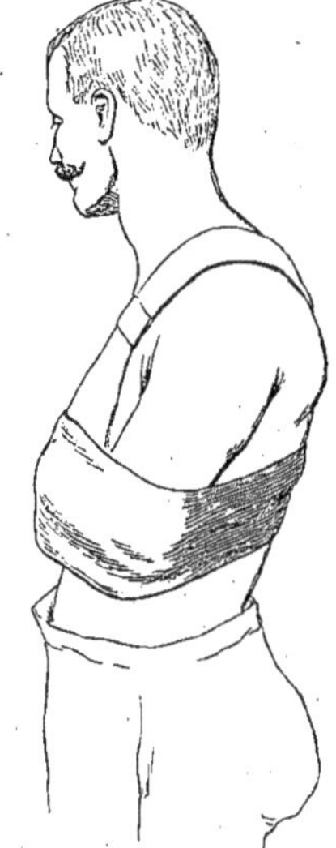

Fig. 220. — Écharpe de Mayor appliquée
(Lejars).

une immobilisation de dix à douze jours et le massage donneront un bon résultat; lorsque le déplacement est grand et se reproduit facilement les

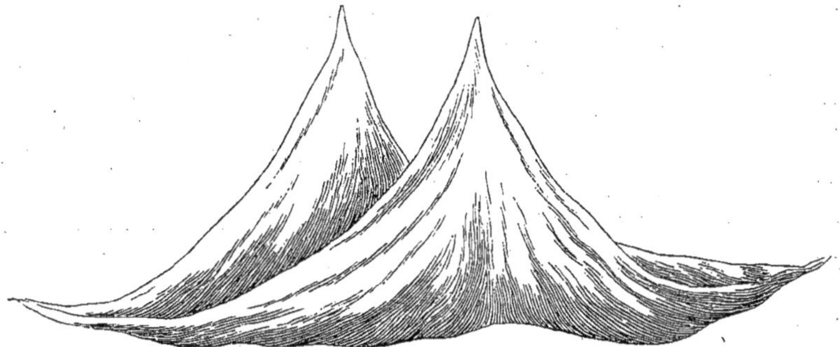

Fig. 221. — Écharpe de Gosselin (d'après Tillaux).

autres moyens ne feront pas mieux. Cependant, le décubitus dorsal avec un coussin entre les omoplates, ou l'application d'un corset plâtré maintenant cette position, moyens bien pénibles, peuvent assurer une bonne réduction. La *suture osseuse* serait-elle alors une ressource? Elle n'empêche pas l'exubérance du cal, elle ajoute une cicatrice très visible à la déformation,

et, dans ce but unique d'obtenir un meilleur résultat esthétique, elle ne nous
paraît présenter aucun avantage.

La réduction obtenue, l'immobilisation est faite à l'aide d'une écharpe de
Mayor ou de Gosselin. Pour appliquer la première, on double en triangle une
pièce d'étoffe assez grande pour faire le tour du corps, on l'applique, pointes
en bas (fig. 218), contre l'avant-bras et le coude collés au corps, et on attache

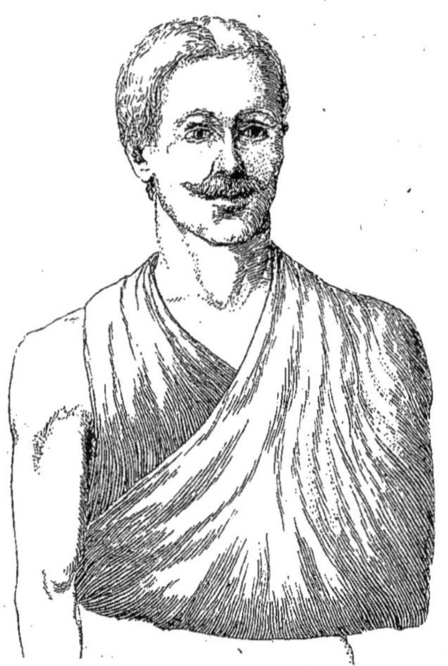

Fig. 222. — Écharpe de Gosselin (d'après
Tillaux).

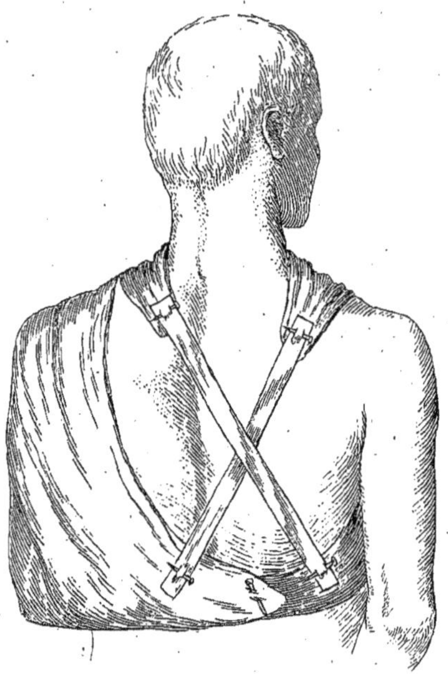

Fig. 223. — Écharpe de Gosselin (d'après
Tillaux).

en arrière les deux chefs horizontaux ; puis on passe entre l'avant-bras et le
corps les pointes inférieures (fig. 219) et on les attache en haut, sur les
épaules, avec des bretelles fixées d'autre part à la portion horizontale de
l'écharpe (fig. 220). L'écharpe de Gosselin consiste en une large serviette
doublée en forme de gouttière (fig. 221), le bras est placé dans la gouttière,
les deux pointes supérieures passent sur les épaules (fig. 222) et sont fixées,
par des bouts de bande, aux deux chefs horizontaux attachés ensemble dans
le dos (fig. 223).

Pour une fracture à grand déplacement se reproduisant très facilement,
sans accidents de compression, mais menaçant de laisser une gêne des mouvements par trop grand raccourcissement de la clavicule, on pourra appliquer l'appareil plâtré de Le Dentu, sans cependant espérer un cal irrépro-
chable. La fracture réduite, on place dans l'aisselle un coussin attaché sur
l'autre épaule, puis on pose successivement suivant les lignes indiquées
par la figure 224, une bande d'ouate, puis une bande de tarlatane plâtrée
double. Mais il est bon de ne pas laisser cet appareil en place plus d'une

quinzaine de jours et de commencer alors le massage en appliquant une écharpe.

Des *complications* peuvent cependant fournir des indications particulières, notamment pour la suture. Les complications *immédiates* sont rares. Une fracture ouverte n'indiquerait pas nécessairement la suture qui a l'inconvénient de laisser un corps étranger. Cette suture serait indiquée seulement dans les cas où le maintien des fragments en bonne situation serait difficile. La compression nerveuse est exceptionnelle au début, mais une esquille peut être dirigée vers le plexus et le menacer; mieux vaut intervenir d'abord,

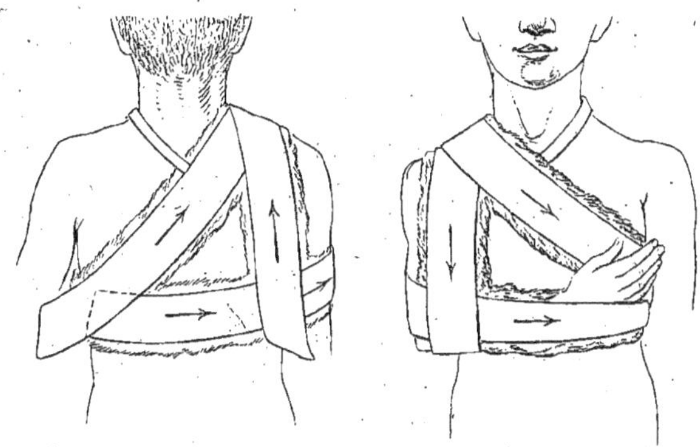

Fig. 224. — Appareil de Le Dentu (fracture de la clavicule).

enlever l'esquille dangereuse et suturer, que d'attendre la formation du cal qui comprimerait les nerfs et nécessiterait une intervention tardive, moins bonne pour la fonction nerveuse. De même la présence d'un fragment aigu menaçant pour les téguments indiquerait l'ouverture du foyer et la suture.

Tardives, les complications sont dues à la compression, par un cal volumineux, des vaisseaux ou du plexus brachial. Elles réclament une opération qui consiste dans la résection soit d'une partie exubérante du cal, soit du segment externe de la clavicule pour une fracture de l'extrémité externe.

Une fracture *bilatérale* indiquerait-elle la suture en raison de l'impotence possible pour plus tard, et de la dyspnée qui l'accompagne souvent? Guinard[1] fait remarquer avec raison que ces fractures doubles sont consécutives à de grands traumatismes, éboulements, écrasements, etc.; que l'état général du blessé et l'existence d'autres lésions contre-indiquent toute opération immédiate importante. D'autant plus que dans la majorité des cas la consolidation se fait dans de bonnes conditions, puisque sur 22 cas cités par Guinard, 3 ayant eu des pseudarthroses, 18 guérissent très bien sans suture et 1 avec suture.

Ostéites et néoplasmes. — La tuberculose et les tumeurs malignes (sarcomes) de la clavicule présentent seules un intérêt particulier, conduisant à la résection partielle ou totale de l'os. L'extirpation totale de la clavicule

[1] Guinard. *Bull. de la Soc. de Chir.*, 1899, p. 608.

n'apporte pas une gêne notable aux mouvements du bras[1], surtout lorsque, pour les ostéites, elle peut être pratiquée avec conservation du périoste.

Pour les tumeurs malignes il n'est pas douteux qu'il faille faire d'emblée l'extirpation totale, sans conserver le périoste.

Pour une ostéite tuberculeuse on se résoudra difficilement à cette extirpation totale, mais la résection partielle est souvent suivie de récidive des fistules, et c'est en une ou deux opérations complémentaires que sera complétée l'extirpation pour obtenir la guérison. Nous avons observé un cas de ce genre où la portion moyenne ayant seule été d'abord enlevée parce que les lésions semblaient limitées, il fallut en une deuxième intervention extirper les deux extrémités pour avoir une guérison définitive[2].

ÉPAULE

Luxations. LUXATIONS RÉCENTES. — Elles doivent être réduites, dès qu'elles sont reconnues, par un des procédés de douceur dont les plus employés sont le procédé de Kocher, le procédé de Mothe, et celui des tractions élastiques.

Procédé de Kocher. — On opère généralement sur le malade assis et maintenu par un aide; mais, comme nous l'a fait remarquer Farabeuf, il est beaucoup plus commode de faire coucher le blessé sur un lit, l'épaule luxée débordant; l'immobilisation et la résolution musculaires sont ainsi bien plus facilement obtenues. Voici les temps successifs à effectuer, ils doivent l'être lentement, progressivement, complètement et surtout sans aucune violence. Premier temps : l'avant-bras est fléchi à angle droit sur le bras, le coude est appliqué contre le tronc. Deuxième temps : le coude maintenu au contact du tronc, l'avant-bras est lentement et progressivement tourné en dehors tant

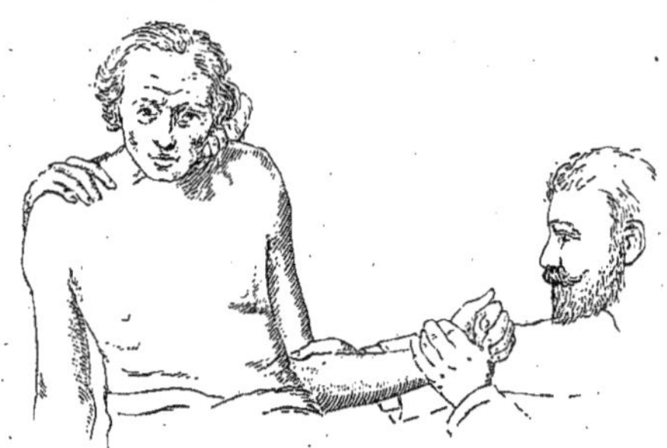
Fig. 225. — Procédé de Kocher, 2e temps.

qu'on n'éprouve pas une résistance notable, on peut ordinairement aller jusqu'à ce que l'avant-bras soit dans le plan transversal du tronc. Ce deuxième temps est le plus important et doit être poussé à fond (fig. 225). Troisième temps : l'avant-bras restant tourné en dehors, le coude est porté en haut, en avant du tronc et un peu en dedans (fig. 226). Quatrième temps : l'avant-bras est rapidement tourné en dedans et la main portée sur l'épaule opposée (fig. 227). La réduction est le plus souvent obtenue pendant le deuxième ou le troisième temps.

[1] Flament. De l'ablation totale de la clavicule. Thèse de Paris, 1899.
[2] Launay in Kahn. Thèse de Paris, 1900.

Si la manœuvre échoue on peut la répéter une ou deux fois. Elle s'applique à toutes les variétés de *luxations antéro-internes*, mais réussit sur-

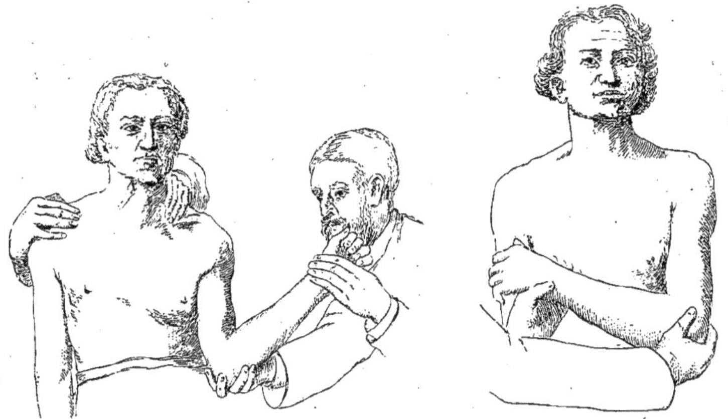

Fig. 226. — Procédé de Kocher, 3ᵉ temps.   Fig. 227.—Procédé de Kocher. Réduction.

tout dans les variétés proches, sous-coracoïdiennes ; elle peut être essayée dans les variétés éloignées, mais les deux procédés suivants sont alors

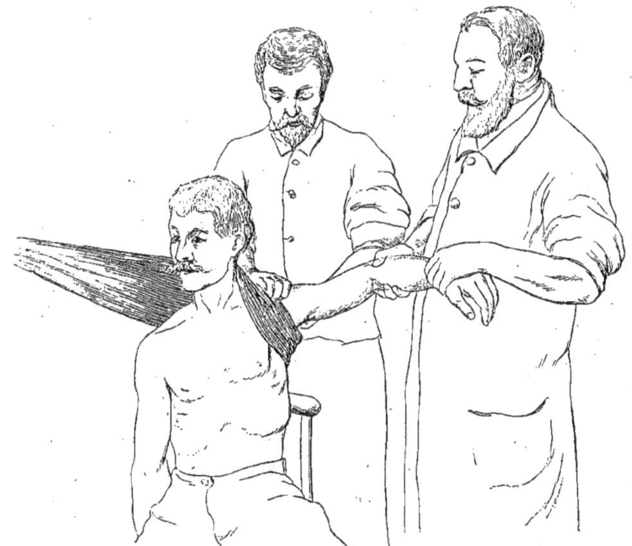

Fig. 228. — Luxation de l'épaule. Contre-extension par une alèze ne comprimant pas le thorax (d'après Lejars. Chirurgie d'urgence).

préférables. Ces derniers sont seuls applicables aux *luxations en bas*.

Procédé de Mothe. — Le blessé étant couché, porter le bras en abduction jusqu'à ce que l'axe de l'humérus, prolongé en arrière, réponde à peu près à la facette qui termine l'épine de l'omoplate. Faire dans cette situation l'extension sur le bras et l'avant-bras fléchi, et la contre-tension sur le tronc à l'aide d'un drap (fig. 228). On peut aider à la réduction par la pression directe des doigts sur la tête et par de petits mouvements de rotation du bras.

Tractions élastiques (Th. Anger). — Voici la description qu'en donne Ch. Nélaton : « Le blessé étant assis sur une chaise contre le milieu d'un lit d'hôpital, on passe un drap plié en cravate sous l'aisselle du côté blessé. Les deux extrémités de ce drap sont fixées à l'un des montants du lit du côté opposé à la luxation, et la contre-extension est ainsi établie. Puis au-dessus du coude fléchi le chirurgien dispose, à l'aide de bandes de diachylon, une anse en

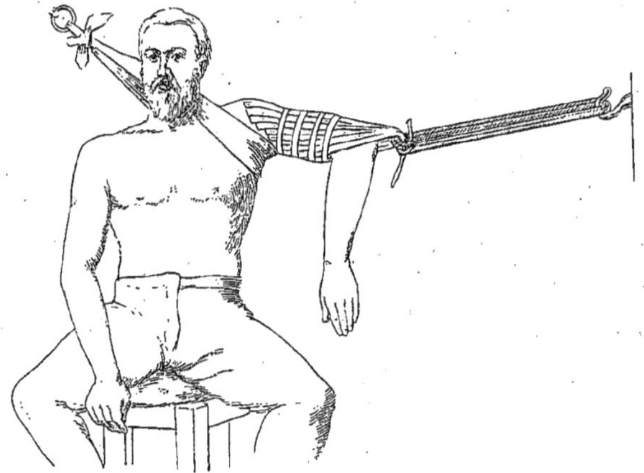

Fig. 229. — Procédé des tractions élastiques (Th. Anger).

étrier : cette anse de diachylon est solidement assujettie au moyen d'une bande de toile sèche roulée autour du bras. Ceci étant fait, le bras est porté dans l'abduction jusqu'à l'horizontale. Un tube de caoutchouc de 3 mètres de long et de la grosseur du petit doigt est passé dans l'anse formée au niveau du coude et vient se fixer à l'autre montant du lit. Il suffit en général de vingt minutes pour vaincre la résistance musculaire, et la luxation se réduit spontanément. » (Fig. 229).

Pour les *luxations en arrière sous-acromiales,* la manœuvre de Nélaton père réussit ordinairement : pression directe exercée d'arrière en avant sur la tête déplacée, le bras étant légèrement écarté du corps.

Certaines luxations sont *difficiles à réduire,* soit parce que la résistance musculaire du blessé est très grande, soit parce que la tête humérale est très éloignée de la cavité glénoïde, luxations sous-claviculaire, sous-épineuse et sous-tricipitale ; il est alors nécessaire d'endormir le blessé, en attendant la résolution absolument complète avant de commencer les manœuvres.

Enfin certaines *complications* peu fréquentes doivent être signalées : la *fracture* de l'extrémité supérieure de l'humérus, que nous étudierons avec les fractures; les *lésions nerveuses* des branches du plexus brachial, probablement dues à l'élongation des racines du plexus[1], donnant des paralysies radiculaires à type ordinairement élevé. Il est important de s'assurer, avant toute réduction, qu'il n'existe pas de paralysie, car on pourrait ensuite mettre celle-ci sur le compte des manœuvres de réduction; l'électrisation en est le seul traitement.

Enfin il existe, bien que de façon exceptionnelle, des luxations *primitivement irréductibles* sans qu'on en sache la cause d'avance, à ces cas est applicable *l'arthrotomie* qui permet de reconnaître et de lever l'obstacle; il ne s'agit ici que de luxations datant de moins de quinze jours.

LUXATIONS ANCIENNES. — Une luxation ancienne, quinze jours et plus, peut encore être quelquefois réduite soit par les *procédés* de douceur précédents, soit par des *manœuvres de force,* des tractions puissantes; luxation ancienne ne signifie pas, en effet, luxation *irréductible.* Il importe donc, au moins dans les premiers mois, d'essayer d'abord les moyens de douceur.

En cas d'échec, il est possible de rentrer la tête humérale en place par une *arthrotomie,* ou de *réséquer* cette tête. Faut-il employer les manœuvres de force ? Si les essais de réduction échouent, faut-il opérer ou ne rien faire ? Tout dépend d'abord du degré d'ancienneté de la luxation, et avec Ch. Nélaton nous admettrons deux phases : l'une dans laquelle les difficultés de réduction sont dues à l'étranglement de la tête humérale par les lèvres de la déchirure qui lui a livré passage; l'autre dans laquelle le rétrécissement, l'épaississement de la capsule, ses adhérences à la glène, les déformations osseuses, les rétractions musculaires (Pierre Delbet) s'opposent à la rentrée de la tête dans une cavité articulaire qui n'existe plus. Mais il est fort difficile d'indiquer pendant combien de temps on peut considérer la luxation comme étant encore à la première phase. En pratique, la durée d'un mois peut être regardée comme suffisante, au delà on se trouve probablement dans la deuxième phase, et la cavité articulaire n'existe plus.

Pendant la *première période* (de quinze jours à six semaines après l'accident (Nélaton)[2]), il faut faire tous ses efforts pour réduire, d'abord par les procédés de douceur qui peuvent réussir; puis par les appareils de force, celui de Hennequin, en employant une traction de 80 à 100 kilogrammes; ou par l'arthrotomie, remplacée pendant l'opération par la résection si la tête ne pouvait être rentrée. Cependant à cette période l'opération est généralement assez simple, consiste dans la section d'une lèvre de la boutonnière qui étrangle la tête; elle permettra une mobilisation rapide et une bonne guérison. Nous la préférons, pour notre part, aux manœuvres de force difficiles à bien régler.

Pendant la *seconde période,* au delà de six semaines, on peut encore réduire par les manœuvres de force, par l'arthrotomie, mais cette réduction donne-t-elle un membre utile? N'est-il pas préférable de mobiliser et d'as-

---

[1] Duplay. *Semaine médicale,* 1898, p. 145. — Pierre Duval et Guillain. *Archives générales de médecine,* août 1898.

[2] Ch. Nélaton. *Bull. de la Soc. de Chir,,* 1898, p. 163.

souplir la nouvelle articulation ? Et lorsque la luxation ne peut être laissée, n'est-il pas préférable de réséquer immédiatement ?

Il est tout d'abord certain que beaucoup de blessés peuvent, avec une luxation ancienne ayant dépassé la période utile de réduction, conserver des mouvements du bras très étendus, seul le mouvement d'élévation vers la tête est limité ; mais il faut remarquer que ce même mouvement reste limité après la réduction sanglante et ne peut être fait par les réséqués.

Par conséquent ces malades ne tireraient aucun bénéfice d'une réduction violente ou d'une opération ; mieux vaut, par le massage, la mobilisation et l'électrisation, développer les mouvements de leur nouvelle articulation.

A côté de ces blessés, qui du reste ne réclament aucune intervention, il en est d'autres qui souffrent ou dont les mouvements sont très peu étendus ; ceux-là ne peuvent être abandonnés en l'état, et c'est pour eux qu'il faut choisir entre la réduction par manœuvre de force ou arthrotomie, et la résec-tion. Il semble bien, d'après les exemples vus, que le précepte de Champion-nière soit ici vrai dans la plupart des cas : ces malades doivent être réséqués sans essais préalables de traction ; la résection, sans leur rendre la totalité des mouvements, leur en donnera plus, et cela plus facilement, que les trac-tions violentes. Mais l'arthrotomie est cependant possible dans quelques cas, évidemment peu nombreux, elle peut être faite comme dans les luxations peu anciennes sans manœuvres longues et compliquées, sans sections mus-culaires, et un cas récent[1] (Ricard) nous a montré qu'elle pouvait donner d'aussi bons résultats que la résection.

Aussi, ne peut-on dire d'avance ce que l'on fera : la réduction par arthro-tomie, si elle n'offre pas trop de difficultés ; la résection en cas contraire, le plus souvent, il est vrai.

LUXATION RÉCIDIVANTE. — C'est une luxation ordinairement extra-coracoï-dienne, simple à réduire, mais se produisant avec une facilité désespérante. Pour éviter ces récidives, on a eu recours à deux sortes d'opération : la résec-tion de la tête, le plissement de la capsule (Gerster, Ricard)[2]. Cette dernière opération, donnant de très bons résultats, doit évidemment être préférée à la suppression de la tête humérale, qui s'accompagne toujours d'une cer-taine limitation des mouvements d'élévation du bras.

LUXATIONS PARALYTIQUES. — La paralysie infantile, portant sur les muscles de l'épaule et du bras, laisse inerte l'articulation scapulo-humérale relâchée. Si les muscles qui meuvent l'omoplate sur le tronc, et notamment le grand dentelé, si les muscles de l'avant-bras et du coude sont intacts, on peut espérer, en soudant l'humérus à l'omoplate, en faisant une *arthrodèse scapu-lo-humérale*, obtenir des mouvements du bras sur le tronc par l'intermédiaire de l'omoplate, et favoriser les mouvements de l'avant-bras et de la main. Il faut, bien entendu, pour songer à déterminer cette ankylose, être en pré-sence d'une paralysie définitive des muscles, ne laissant aucun espoir de régénération par le traitement médical.

---

[1] Ricard. *Bull. de la Société de Chirurgie.* 1900, p. 1010 et 1071.
[2] Ricard. *Académie de Médecine,* 1894, p. 330. Rapp. Verneuil.

Cette arthodèse a été pratiquée par Albert (de Vienne), par Wolff, Karewsky et Bothezat (de Jassy [1]) qui en fait une étude détaillée. L'humérus doit être fixé sur l'omoplate, la tête en rotation interne et l'axe huméral faisant avec le bord externe du scapulum un angle de 45°, les surfaces articulaires dépouillées de cartilage, la tête est suturée par des fils métalliques à la surface glénoïdienne et à l'acromion, et immobilisée cinquante ou soixante jours. Trois malades opérés ainsi avec un bras inerte, purent ensuite porter le bras en abduction jusqu'à l'horizontale, en adduction presque jusqu'au thorax; il leur fut possible de porter la main à la bouche et à la tête.

Fractures de l'extrémité supérieure de l'humérus. — Les variétés de fracture de l'extrémité supérieure de l'humérus sont nombreuses mais ne peuvent être, pour beaucoup, reconnues par l'examen clinique; la radiographie est en outre, au début, rendue difficile par le gonflement des parties molles et l'épanchement sanguin abondant qui enlèvent à l'épreuve la netteté nécessaire. Trois variétés sont importantes à reconnaître en vue du traitement : *Les fractures sans déplacement notable* (tête, tubérosités, col anatomique, quelques fractures du col chirurgical) ; *les fractures avec chevauchement et raccourcissement du membre* (col chirurgical) ; *les fractures avec luxation de la tête humérale.*

Il s'agit ici de fractures épiphysaires, intra ou juxta-articulaires, et d'après ce que nous avons dit déjà (voir *Fractures*, p. 83), il est important d'immobiliser le moins possible ces fractures. Pour celles de la première catégorie par conséquent, le traitement par la méthode de Championnière (voir p. 79), est d'autant plus indiqué qu'il s'agit souvent de sujets âgés. Ils peuvent, par ce moyen, recouvrer une grande partie des mouvements du bras, tout en gardant une tête humérale épaissie et déformée.

Pour les fractures à chevauchement, cette conduite n'est plus possible ; il est nécessaire d'abord de réduire, puis d'immobiliser les fragments. Mais cette immobilisation devra être maintenue le moins longtemps possible, douze, quinze à vingt jours, et dès que la solidité du cal le permettra, on devra masser et mobiliser.

L'appareil de contention sera le même que pour les fractures de la diaphyse, appareil de Hennequin que nous décrirons tout à l'heure ; il ne sera mis en place que lorsque la mensuration, faite de l'acromion à l'épicondyle, montrera que l'extension continue a ramené la longueur du bras à celle de l'autre côté.

Les *fractures avec luxation de la tête* peuvent être traitées par la méthode ancienne : laisser consolider puis essayer de réduire; par la méthode de Riberi : mobilisation et massage immédiats sans se préoccuper du déplacement; par la méthode de Richet : réduction de la tête puis traitement de la fracture; ou enfin par extraction de la tête luxée.

La première n'est pas réalisable, la tête soudée n'est plus réductible. Si la fracture siège au niveau du col anatomique, la réduction est bien difficile

[1] Bothezat. Arthrodèse scapulo-humérale, etc. *Revue de Chirurgie*, 1901, n°⁵ 5, 6 et 7.

par manœuvres directes et bien aléatoire, le mieux est de mobiliser, sans s'occuper de la tête, et d'extraire celle-ci si elle gêne les mouvements ou comprime les vaisseaux ou nerfs axillaires. Si la fracture siège plus bas, au col chirurgical, le mieux est d'essayer de réduire d'abord la tête, sous anesthésie générale et, par pression directe, en tirant doucement en bas le fragment inférieur huméral, puis d'appliquer un appareil de Hennequin. Si on échoue et que les mouvements soient gênés par la tête, il n'y aura plus qu'à extraire celle-ci.

Ostéo-arthrite tuberculeuse. — Scapulalgie. — Ce que nous avons dit déjà (voir *Articulations*, p. 131), du traitement des tumeurs blanches *chez l'enfant et l'adolescent,* nous dispense d'insister ici sur la nécessité de prolonger le traitement général et non opératoire, et de borner celui-ci, s'il devient nécessaire, à des grattages, ablation de séquestres, résections atypiques ne supprimant pas le cartilage de conjugaison.

Chez l'*adulte*, la tuberculose de l'épaule est sèche ou suppurée, celle-ci étant fermée ou fistulisée. La *forme sèche* avec hypertrophie de la tête humérale, douleurs violentes, contracture et atrophie musculaire, peut être calmée par l'immobilisation dans une écharpe, les pointes de feu, le traitement général; elle peut aboutir à la guérison par ankylose laissant persister, grâce à l'omoplate, une somme de mouvements encore très utile. Si ce résultat était obtenu, il faudrait s'en tenir là et respecter cette ankylose, une résection ne donnerait pas mieux avec des muscles atrophiés. Mais si les douleurs persistent, si les symptômes ne s'atténuent pas, il ne faut pas attendre que l'atrophie musculaire soit trop grande pour qu'on puisse espérer retrouver des mouvements après la *résection*, mais pratiquer au contraire celle-ci sans tarder.

On peut obtenir, avec la guérison définitive de la tuberculose, un bon résultat fonctionnel, le bras ne pouvant cependant s'élever au-dessus de l'horizontale.

S'il existe un *abcès froid fermé*, le mieux est d'agir d'abord par ponction et injection médicamenteuse (voir *abcès froids*, p. 61), à plusieurs reprises s'il le faut. Si l'abcès froid guérit et que les douleurs persistent, on pourra se conduire comme précédemment; s'il se fistulise, il rentre dans la catégorie suivante.

La tuberculose scapulo-humérale *fistulisée* ne peut être guérie par les pansements et les grattages; il faut réséquer l'épaule. Mais les lésions sont quelquefois très étendues, non seulement à l'humérus, mais encore à l'omoplate, et la résection, même s'attaquant au scapulum, laisse persister des fistules; d'autre part, l'âge, l'état général s'opposent parfois à la résection, force est, dans tous ces cas, de s'en tenir aux pansements, au chlorure de zinc, à la cautérisation ignée et au traitement général.

Hygroma sous-deltoïdien. — L'inflammation de la bourse séreuse sous-deltoïdienne peut être *aiguë*, le seul traitement par le repos et l'enveloppement ouaté est à appliquer; ou *chronique*, elle peut être alors suppurée ou tuberculeuse avec fongosités ou grains riziformes.

L'hygroma suppuré doit être ouvert et drainé comme un abcès. L'hygroma tuberculeux est plus difficile à guérir, car l'extirpation totale de la poche, indiquée en pareil cas, est souvent difficile à pratiquer. On fera donc ce qu'on pourra pour détruire les parois de la poche par dissection et extirpation, si le volume de la bourse le permet sans sectionner le deltoïde; par grattage profond à la curette tranchante suivi d'application de teinture d'iode ou de chlorure de zinc, si cette extirpation ne peut être faite.

Péri-arthrite scapulo-humérale. — La période aiguë est d'abord calmée par le repos du membre, les pointes de feu, les douches de vapeur, etc., le résultat peut être long à obtenir. A la période de raideur, il faut mobiliser avec prudence, masser et électriser pour éviter l'atrophie du deltoïde. Si des adhérences existent, il faut les rompre par mobilisation, aidée au besoin de l'anesthésie générale.

La guérison, en tout cas, sera fort longue; il s'agit d'une affection très rebelle au traitement.

Ankylose de l'épaule. — On s'assurera d'abord qu'il ne s'agit pas d'une lésion tuberculeuse de la tête humérale, puis on traitera l'ankylose *incomplète* par les moyens de mobilisation que nous avons indiqués déjà (voir *Articulations*, p. 143).

Laissera-t-on une ankylose *complète* ou réséquera-t-on la tête humérale? cette ankylose permet souvent des mouvements assez étendus par l'omoplate et la résection ne peut donner davantage que si les muscles de l'épaule sont encore puissants. Or, cet état est bien rare, l'atrophie est au contraire très marquée le plus souvent, et la conservation de l'ankylose est alors bien préférable à la résection, à moins que la soudure ne se soit effectuée dans une position vicieuse qui gêne les mouvements.

Tumeurs de l'épaule. — Nous ne parlons pas des *tumeurs des parties molles,* ni des *exostoses* de l'humérus, dont le traitement n'offre rien de particulier; mais des *chondromes* volumineux et des *sarcomes* de l'extrémité supérieure de l'humérus. Ces tumeurs nécessitent l'ablation complète de l'os qui les porte, et par suite ici celle du membre supérieur; nous avons vu (1re partie, p. 116), que la résection de l'extrémité osseuse reste insuffisante, malgré les tentatives faites dans ce sens.

L'amputation du membre comporte ici deux opérations : la désarticulation de l'épaule et l'amputation interscapulo-thoracique. Berger[1] montre que l'une n'est pas plus grave que l'autre; 46 observations ne donnent que 2 cas de mort et 10 guérisons maintenues un an et plus après l'opération. Berger conclut que pour les tumeurs de l'extrémité supérieure de l'humérus, même lorsqu'elles n'ont pas encore envahi tous les tissus de voisinage, l'*amputation inter scapulo-thoracique* doit être préférée à la désarticulation de l'épaule qui ne donne pas contre la récidive de garanties suffisantes.

---

[1] Berger. Paris, Masson, 1887. *Académie des Sciences,* 10 oct. 1898. *Revue de Chirurgie* 1898, n° 10, p. 871.

Aisselle

Plaies de l'aisselle. — Il est intéressant d'étudier ici la conduite à tenir dans les cas d'*hémorragie artérielle*, les autres lésions ne comportant rien de spécial à l'aisselle : plaies de l'articulation, plaies des nerfs du plexus brachial.

L'hémorragie artérielle peut se faire au dehors, par une plaie large des téguments, ou former un hématome anévrismal si cette plaie est étroite ; nous connaissons ces lésions (*Artères*, p. 160), et leur traitement. Nous avons vu qu'en principe, l'hémostase doit être faite directement au niveau de la plaie artérielle et non par la ligature au-dessus. Disons tout de suite que la suture artérielle pourrait remplacer la ligature dans certains cas favorables, mais qu'elle n'a encore été pratiquée que pour les plaies opératoires.

Dans l'aisselle, le principe de la ligature directe des deux bouts, admis partout ailleurs, pouvait être rejeté à cause des difficultés de la recherche pendant l'hémorragie, et des dangers que la section complète de la paroi antérieure de l'aisselle (muscles pectoraux) fait courir à la vitalité du membre, en coupant des collatérales utiles. Ch. Nélaton[1], à propos d'un cas personnel, réfute ces arguments, montre qu'il est possible d'obtenir une hémostase provisoire permettant la recherche dans l'aisselle. Cette hémostase provisoire est réalisée par la compression de la sous-clavière ou mieux la découverte de la sous-clavière et le soulèvement de l'artère par un fil temporaire ; la section de la paroi antérieure de l'aisselle ne coupe aucun vaisseau important. La ligature dans l'aisselle permet d'atteindre le point qui saigne, quelquefois c'est une branche de l'axillaire, seule ou en même temps que le tronc. Elle évite les hémorragies secondaires par les anasmoses ; un cas récent de Morestin[2] montre une de ces hémorragies secondaires après ligature de l'axillaire sous la clavicule, arrêtée par ligature directe. Enfin elle met le membre dans les meilleures conditions pour le rétablissement de la circulation collatérale, même lorsqu'il s'agit de la portion de l'artère située au-dessous de l'origine de la scapulaire inférieure.

C'est donc à la ligature directe, peut-être à la suture si les circonstances s'y prêtent, qu'il faudra recourir, en se servant de l'hémostase temporaire sur la sous-clavière. On évitera la ligature de cette dernière artère, qui ne serait faite que comme pis aller, après échec des recherches axillaires.

Adénites axillaires. — Les *adénites aiguës suppurées* doivent être incisées, l'incision se fait sur la tumeur lorsqu'elle est circonscrite. Mais l'abcès se diffuse assez souvent sous la paroi antérieure de l'aisselle qu'elle soulève ; l'incision doit être précoce, le long du bord inférieur du grand pectoral, et, soulevant le muscle à la sonde cannelée, on introduit profondément un gros drain.

Les *adénites tuberculeuses*, fistulisées ou non, forment dans l'aisselle des

---

[1] Ch. Nélaton. *Bull. de la Soc. de Chir.*, 1888, p. 383.

[2] Morestin. *Bull. Soc. Chir.*, 1901, p. 365. Rapport Demoulin.

tumeurs dont l'extirpation est indiquée de bonne heure ; la tumeur est
gênante par son volume et la guérison par extirpation est plus rapide que
par les autres moyens, dans une région où la cicatrice n'a aucune importance.

Anévrismes axillaires. — La compression étant à peu près impossible à
maintenir sur la sous-clavière, les seules méthodes applicables sont la *ligature de la sous-clavière* (méthode d'Anel) et l'*extirpation du sac*. La première,
autrefois meurtrière, est aujourd'hui bénigne et supprime la circulation dans
l'anévrisme sans gangrène du membre, Pierre Delbet en cite 10 cas dans sa
dernière statistique (1895). Mais elle laisse la poche adhérente aux nerfs,
d'où persistance assez fréquente des troubles nerveux, douleurs et paralysies.

L'extirpation est une opération difficile, qui mène à la dissection du
plexus brachial dans les parois de la poche, mais elle guérit définitivement
en supprimant les troubles fonctionnels. En outre, il existe quelques cas d'anévrisme des branches de l'axillaire comprimant le tronc et dont le diagnostic
précis ne peut être fait ; l'extirpation seule permettrait de ménager l'artère.
Pour ces raisons *l'extirpation est la méthode de choix;* il est bon de savoir
que la veine axillaire peut être réséquée sans danger ; P. Delbet en cite deux
cas.

BRAS

Plaies. — Il importe de rechercher dans les plaies du bras, et selon la
région, si les troncs nerveux n'ont pas été atteints : médian, blessé en
même temps que l'artère, radial et plus rarement cubital. La suture immédiate devrait être pratiquée.

Fractures. — Les fractures de la partie moyenne de l'humérus peuvent
être peu déplacées, il existe souvent un chevauchement marqué des fragments
taillés obliquement. Ici l'application d'un appareil d'immobilisation est
nécessaire pendant vingt à trente jours, puis on commencera le massage et
la mobilisation des articulations.

L'appareil de Hennequin[1] réalise d'abord la réduction lente par l'extension continue, puis la contention :

1° Faire asseoir le blessé sur le bord de son lit ou sur une chaise ; s'il y
a quelque empêchement le laisser couché ;

2° Appliquer sur la main, l'avant-bras et l'extrémité inférieure du bras,
un bandage ouaté compressif ; fléchir l'avant-bras jusqu'à angle droit et
le maintenir dans cette position au moyen d'une bande (fig. 230) ;

3° Contre-extension et extension. — Faire la contre-extension à l'aide
d'une bande allant de l'aisselle, préalablement garnie d'une compresse ouatée, à un point d'appui fixe ; l'extension, à l'aide d'une autre bande embrassant l'extrémité inférieure du bras, se croisant sur la face antéro-supérieure

[1] Hennequin. *Revue de Chirurgie*, 1887, p. 635 et 644.

de l'avant-bras. Un poids de 2 kilos est attaché aux extrémités pendantes des deux chefs (fig. 230) ;

4° Appareil. — Faire une bande composée de 16 feuilles de tarlatane, de 1 mètre de longueur, ayant pour largeur la circonférence du bras pris à sa partie moyenne ; pratiquer avec des ciseaux, à partir de son bord supérieur,

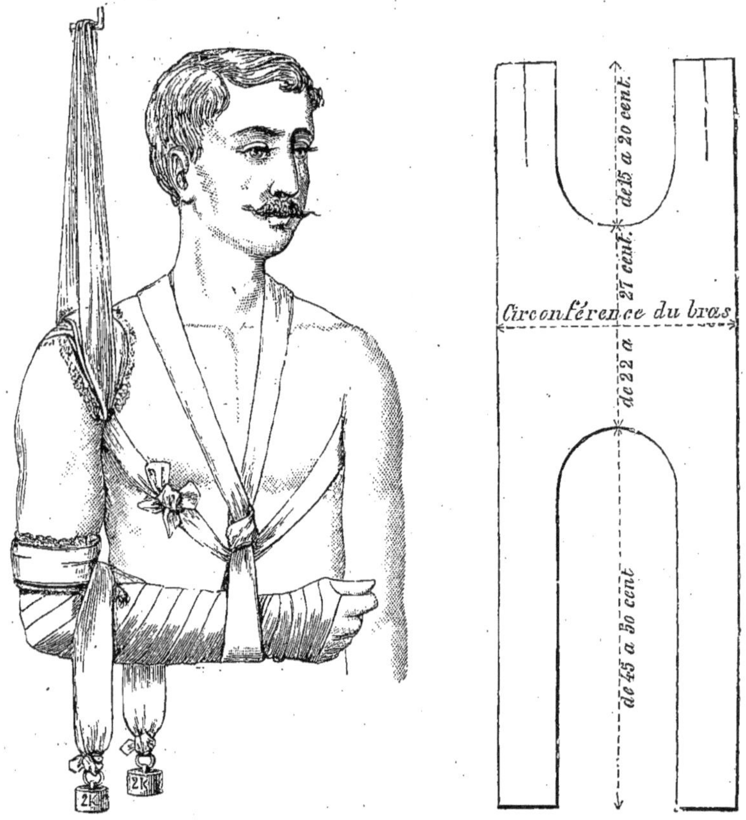

Fig. 230. — Appareil de Hennequin. Extension et contre-extension.

Fig. 231. — Modèle de l'appareil plâtré de Hennequin.

une échancrure en forme de fer à cheval, profonde de 15 à 20 centimètres ; à partir de son bord inférieur une autre échancrure profonde de 45 à 50 centimètres, séparée de la première par un espace plein d'une hauteur de 22 à 27 centimètres. La bande de tarlatane prend alors la forme d'une H dont la barre transversale est plus rapprochée de l'extrémité supérieure que de l'inférieure ; réunir les feuilles de tarlatane par quelques points et plonger l'appareil dans le plâtre gâché (fig. 231) ;

5° Application de l'appareil. — La réduction de la fracture étant aussi complète que possible, passer l'appareil, déployé et tenu par les chefs supérieurs, entre le bras fracturé et le thorax ; engager l'échancrure supérieure dans l'aisselle, et ramener les chefs que l'on tient dans les mains, sur la face supérieure de l'épaule dont ils embrassent le moignon ; les croiser en X, mouler la partie pleine de l'appareil sur le bras ; amener l'échancrure infé-rieure sur la face antéro-supé-rieure de l'avant-bras fléchi, au-tour duquel les chefs s'enroulent à la manière des rubans d'un cothurne, et les réunir au niveau de l'apophyse styloïde du cubi-tus, après s'être croisé deux fois ;

6° Enrouler mollement une bande sèche de bas en haut pour mouler l'appareil sur le membre ; maintenir ce dernier dans une bonne attitude pendant la dessic-cation du plâtre ; enlever, après 15 à 20 minutes d'attente, l'exten-sion, la contre-extension et les bandes roulées (fig. 232).

Complications. — Ce sont les compressions ou enclavements du *nerf radial,* rarement immé-diates, plus souvent tardives, et qui nécessitent le dégagement du nerf de sa gaine osseuse ou ostéo-fibreuse, puis un long traitement électrique (voir *Complic. des fractures,* p. 88).

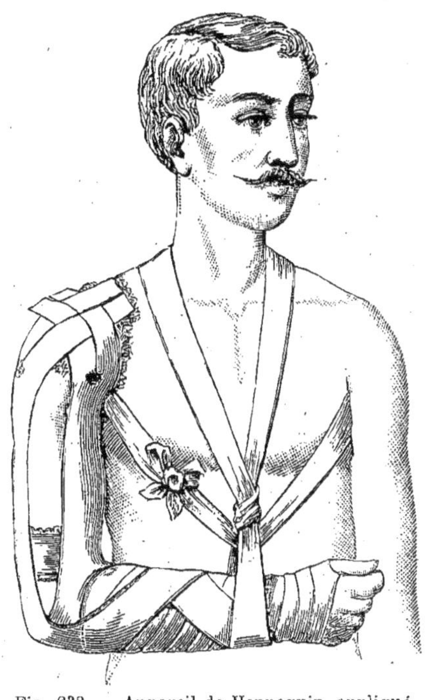

Fig. 232. — Appareil de Hennequin, appliqué.

La *pseudarthrose* n'est pas rare à la partie moyenne de l'humérus ; tout ce que nous avons dit des pseu-darthroses (p. 89) y est applicable.

Tumeurs du bras. — Nous signalerons seulement l'*anévrisme* assez rare de l'humérale, dont le traitement est l'extirpation, facile ici ; et l'*ostéo-sarcome* qui à ce niveau ne réclame que la désarticulation de l'épaule.

Coude

Luxations. — Luxations récentes. — La forme la plus fréquente est la luxa-tion *en arrière,* quelquefois en arrière et en dehors ou en dedans ; la réduction est ordinairement simple si elle est précoce, elle s'obtient par combinaison de tractions, de pression directe et de flexion. Faites saisir par un aide l'avant-bras demi-fléchi ; prenez à deux mains, doigts en avant, l'extrémité inférieure du bras et opposez-vous à la traction lente et continue de votre aide ; pendant ce temps appuyez des deux pouces sur l'olécrane et peu à peu l'aide porte l'avant-bras en flexion ; lorsque la réduction commence à se faire, la flexion, complétée rapidement, l'achève.

Si la réduction est difficile, notamment lorsque la luxation date de quelques jours, l'anesthésie générale, l'extension et la contre-extension pratiquées comme tout à l'heure, mais à l'aide de serviettes, quelques mouvements de rotation de l'avant-bras, aideront à la coaptation directe.

Le massage et la mobilisation précoces doivent éviter les raideurs persistantes.

Parfois une fracture partielle des extrémités articulaires rend instable la réduction, et la luxation se reproduit dès qu'on abandonne le bras; il est alors nécessaire d'appliquer pendant quelques jours une gouttière plâtrée. Mais celle-ci sera supprimée pour permettre le massage dès qu'on le jugera possible sans récidive du déplacement, et il est pour cela difficile d'indiquer une durée normale.

Les luxations, plus rares, *en dehors*, se réduisent par les mêmes moyens, mais la pression sur l'olécrane se fait obliquement, l'avant-bras étant en supination.

La *luxation isolée de la tête du radius* se réduit simplement, au début, par supination et pression directe ; la variété des jeunes enfants (dix-huit mois à trois ans), luxation par élongation, se réduit facilement par un mouvement rapide de supination et de flexion.

Luxations anciennes. — Ici encore, luxation ancienne n'est pas luxation *irréductible*, mais l'irréductibilité est plus rapide et plus fréquente que dans les luxations de l'épaule. Les essais d'un procédé de douceur avec secours de l'anesthésie générale ayant échoué, la réduction tardive peut être tentée par les *manœuvres de force* ou l'*arthrotomie* (il n'est plus question aujourd'hui des ténotomies employées seules et l'arthrotomie doit être préférée à l'aveugle fracture de l'olécrane) ; ou bien la mobilité du coude peut être obtenue par une *résection typique* ou *semi-articulaire* et portant alors soit sur l'extrémité inférieure humérale, soit sur les os de l'avant-bras.

Les manœuvres de force sont faites par un appareil à traction tel que celui de Hennequin indiqué pour l'épaule, ou par le procédé de Farabeuf :

« Flexion forcée de l'avant-bras sur le bras pour rompre les adhérences postérieures. Pour cela, la seule force des mains est suffisante, car le cubitus et le radius trouvent un point d'appui solide sur l'extrémité humérale.

« Application d'une traction faite avec les moufles sur l'avant-bras fléchi à angle droit sur le bras. L'avant-bras est placé de champ, radius en dessus, cubitus en dessous.

« Pour qu'une traction ainsi faite soit efficace, il est indispensable que le bras soit solidement fixé et que la force appliquée sur l'avant-bras se dépense sur le coude et non plus haut sur l'articulation scapulo-humérale. Aussi Farabeuf a-t-il imaginé d'engager, sous le matelas sur lequel est couché le malade, une planche. Celle-ci, très large et percée de trous, déborde le matelas et le lit, de telle sorte que le bras du patient, porté dans l'abduction à angle droit avec le tronc, repose sur elle. Alors le bras, bien protégé par un appareil ouaté, est fixe dans la position voulue à l'aide d'une série de chevilles enfoncées le long de chacun de ses bords, dans les trous de la planche.

« Dans ces conditions, la traction exercée sur l'avant-bras peut ne pas dépasser 50 kilogrammes, mais dès qu'elle est établie le chirurgien doit alternativement : 1° peser de haut en bas sur la région externe du coude pour forcer la flexion latérale externe et rompre ainsi les ligaments internes ; 2° soulever brusquement et par petits coups secs la région interne pour forcer la flexion latérale interne et rompre les ligaments externes. Ces pesées ainsi faites, la traction est continuée unie à quelques mouvements de rotation de l'avant-bras au-dessous de l'épiphyse humérale, il termine alors la réduction en exagérant la flexion. » (Ch. Nélaton.)

L'arthrotomie consiste dans la libération des surfaces articulaires et la réduction du déplacement sans résection ; on peut dans ce but commencer par la section transversale de l'olécrane à sa base, on le suture après réduction.

La résection est faite par les procédés classiques avec une incision médiane postérieure unique ou deux incisions latérales, complète ou semi-articulaire, et dans ce cas portant de préférence sur l'humérus.

Le choix est assez difficile à faire, les résultats donnés par la réduction avec manœuvres de force n'ont pas été bons dans les cas de Peyrot, de Quénu, de Nélaton [1]; les malades n'ont recouvré que des mouvements très limités.

D'autre part, ici comme à l'épaule, il est des luxations anciennes non réduites qui laissent, surtout chez l'enfant, une mobilité du coude très suffisante, des mouvements suffisamment étendus et puissants pour qu'on ne puisse espérer leur donner mieux ; mieux vaut n'y pas toucher.

Mais pour ceux qui sont très gênés ou souffrent que faut-il faire, l'arthrotomie, ou la résection ? Non seulement on ne peut le dire d'avance pour tous les cas, l'ancienneté du déplacement n'étant nullement une indication ; mais encore, devant chaque cas particulier et après examen, on ne pourra souvent, savoir par quoi se terminera l'intervention jugée nécessaire.

Il est cependant reconnu, par les résultats suivis, que l'arthrotomie ne peut donner un membre utile, une articulation mobile, que si les manœuvres de dégagement ont été assez simples et si les productions fibreuses et osseuses péri-articulaires sont peu développées ; or ces conditions ne se rencontrent généralement plus au delà de six semaines à deux mois.

Pour les cas anciens, de plus de deux mois, la résection, autant que possible semi-articulaire, donnera les meilleurs résultats ; plus tôt, l'arthrotomie peut en donner de bons si elle n'exige pas des manœuvres longues et laborieuses de dégagement. Cependant, chez l'enfant la résection devant nuire à la croissance du membre, doit être écartée pour l'arthrotomie.

La *luxation isolée de la tête radiale*, devenue irréductible, sera guérie fort bien, chez l'adulte, par l'excision de la tête.

Fractures du coude. — EXTRÉMITÉ INFÉRIEURE DE L'HUMÉRUS. — Le diagnostic de ces fractures, fréquentes surtout chez l'enfant, est souvent fort difficile dès le début et doit cependant être fait en s'aidant de l'anesthésie générale

---

[1] *Bull. de la Soc. de Chir.*, 1886, p. 637, et 1893, p. 279.

et de la radiographie. On reconnaît ainsi d'abord l'existence de la fracture, puis la variété de celle-ci : fracture sus-condylienne, fracture à plusieurs fragments, fracture du condyle externe, fracture de l'épitrochlée, décollement épiphysaire ; enfin on peut apprécier le degré de déplacement.

Quelle que soit la variété, si le *déplacement est nul ou peu prononcé*, la conservation de la mobilité articulaire fournit l'indication principale et le traitement des fractures articulaires ou juxta-articulaires doit être appliqué complètement (voir *Fractures*, p. 83), c'est-à-dire le massage immédiat, l'enveloppement ouaté, le port d'une simple écharpe et la mobilisation très précoce. C'est aussi, d'après Mouchet[1], le traitement le plus favorable pour les fractures de l'*épitrochlée avec déplacement* du fragment, la consolidation de ce dernier en situation vicieuse ne gêne en rien le fonctionnement du coude.

Si le *déplacement du fragment est notable*, en arrière et en dehors pour le condyle externe, en arrière et en haut pour la fracture supra-condylienne, ce traitement ne peut plus suffire, car la consolidation vicieuse nuit au fonctionnement du coude et peut déterminer la compression des nerfs péri-articulaires, cubital, radial, médian. Il faut d'abord réduire, puis contenir.

La réduction est obtenue sous anesthésie chloroformique, grâce à la contre-extension pratiquée sur le bras, et l'extension faite sur le coude et l'avant-bras en supination ; elle est le plus souvent facile mais ne se maintient pas sans appareil.

Une gouttière plâtrée postérieure enveloppe les deux tiers de la circonférence du membre et prend le bras et l'avant-bras, du deltoïde au poignet ; l'extension et la contre-extension doivent être maintenues jusqu'à dessiccation complète. Le coude peut être placé, dans cette gouttière, en extension, en flexion à angle droit, ou à angle aigu ; on peut encore commencer par l'immobilisation en extension, puis au bout de quelques jours immobiliser en flexion ; le choix de ces différentes positions a été fait dans l'espoir de mieux maintenir la réduction. A. Mouchet, dans sa thèse, donne le résultat d'essais faits sur les fractures sus-condyliennes chevauchées, immobilisées les unes en flexion, les autres en extension, et arrive à cette conclusion que, d'abord, la position n'a elle-même aucune influence sur les raideurs articulaires qui dépendent beaucoup plus d'une réduction médiocre et d'une immobilisation trop prolongée ; c'est en outre avec la flexion que la réduction est ordinairement le mieux maintenue.

En réalité il faut immobiliser dans la position qui maintient le mieux les fragments qu'on vient de réduire, c'est le plus souvent la flexion à angle droit ou aigu ; ce pourra être quelquefois l'extension, mais celle-ci devra être remplacée après quelques jours par la flexion. Enfin, l'avant-bras est placé en demi-pronation et demi-supination, et on veillera avec grand soin, pendant la réduction et la dessiccation, à éviter les déviations latérales de l'avant-bras.

Dans tous les cas, *il est de toute importance de prolonger le moins longtemps possible cette immobilisation ;* douze à quinze jours chez l'enfant,

[1] A. Mouchet. Thèse de Paris. Fract. de l'extr. inf. de l'humérus, 1898, p. 225.

quinze à vingt jours chez l'adulte suffisent, et il faut immédiatement commencer le massage et la mobilisation avec douceur et prudence.

Quelques *complications immédiates* peuvent donner lieu à des indications particulières. Une fracture ouverte exige les soins déjà exposés (p. 84); on profitera de l'intervention rendue nécessaire pour examiner directement les fragments, les coapter et, si la réduction ne se maintient pas, l'assurer par la suture osseuse ou l'enchevillement.

Un déplacement considérable, avec fragments multiples, d'une fracture sus et intercondylienne, ne nous paraît pas devoir justifier, si elle est fermée, la mise à nu des fragments et la suture ou l'enchevillement.

Certaines fractures du condyle externe donnent lieu à un déplacement considérable du fragment qui se retourne en dehors, la réduction convenable n'est pas possible, et d'après Mouchet[1], l'extirpation du fragment serait préférable à la suture osseuse, à cause du peu d'importance du condyle huméral dans le fonctionnement du coude et de la précocité possible de la mobilisation, importante pour le bon résultat. Le seul inconvénient qui en peut résulter est une déformation du coude en valgus chez les enfants dont les points épiphysaires ne sont pas soudés; mais cette attitude vicieuse, peu prononcée, ne nuit pas au bon fontionnement du membre.

Des complications nerveuses peuvent être immédiates. C'est exceptionnellement une section qui réclamerait la suture immédiate si elle était reconnue; le plus souvent c'est une contusion légère ou grave[2]; il ne convient pas alors d'opérer.

Il faut surveiller l'évolution de la paralysie en électrisant, pratiquer l'exploration électrique et rechercher la « réaction de dégénérescence ». Une paralysie grave ne s'améliorant pas nécessiterait une intervention exploratrice, qui pourrait enlever une esquille blessant le nerf ou déplacer un fragment le comprimant.

Les *complications tardives* sont des déformations ou de la gêne fonctionnelle et des complications nerveuses. Les déformations sont dues à la déviation de l'extrémité articulaire, et aux troubles apportés à l'accroissement, généralement après une fracture partielle; elles déterminent le *cubitus varus* ou *valgus*[3], et ne compromettant pas le jeu de l'articulation, ne nécessitent aucune intervention.

La gêne fonctionnelle peut être due à des *raideurs articulaires* traitées par les moyens habituels, à un *cal vicieux* dont une portion exubérante limite le mouvement de flexion ou de rotation, ou enfin à l'*ankylose*. Nous étudierons l'ankylose dans un instant. Les cals vicieux doivent être régularisés par une intervention directe, modelante, et qu'on ne peut préciser d'avance; mais Mouchet fait remarquer avec raison que l'ostéotomie doit être large, trop large, à cause de la reproduction osseuse par le périoste.

Les *complications nerveuses* peuvent apparaître pendant la formation du cal ou très tard, plusieurs années après, et atteindre un des trois

---

[1] A. Mouchet. Thèse citée, p. 48 et 49.

[2] Broca et Mouchet. Complic. nerv. des fract. de l'extr. inf. de l'hum. *Revue de chirurgie,* 1899, n° 6.

[3] Rieffel. *Revue d'orthopédie,* 1897, juillet, septembre et novembre.

nerfs médian, radial où cubital. L'indication est nette, le nerf est refoulé, comprimé ou enserré par une saillie osseuse ou ostéo-fibreuse, il faut le dégager et régulariser le cal, soit par une nouvelle réduction si la fracture n'est pas consolidée, soit par abrasion de la saillie si le cal est solide. Le retour de la motricité dépend de la durée de la paralysie et de l'état d'atrophie des muscles.

EXTRÉMITÉ SUPÉRIEURE DU RADIUS [1]. — Fracture spéciale à l'enfant de neuf à douze ans et portant sur le col radial, elle est difficile à diagnostiquer sans la radiographie. « Il est illusoire de vouloir assurer la contention des fragments par un bandage quelconque, il serait même dangereux de le faire pour le bon fonctionnement de l'articulation » (Mouchet). Le mieux est de masser et mobiliser la fracture comme une fracture juxta-articulaire sans déplacement, afin de conserver une articulation mobile.

Quelquefois cependant la consolidation peut être vicieuse, le fragment supérieur radial se soudant en dehors, et la gêne des mouvements conduit à une résection de la tête radiale.

OLÉCRANE. — La fracture siège près du sommet, à la partie moyenne ou à la base; la moyenne est de beaucoup la plus fréquente. Ce qui domine le traitement de cette fracture, c'est le degré d'écartement des fragments et l'état de conservation des trousseaux fibreux péri-olécraniens, des insertions basses du triceps brachial. C'est une fracture intra-articulaire avec épanchement sanguin dans l'articulation, ces fractures sont très facilement suivies d'ankylose, *il ne faut pas les immobiliser*. Nous écartons donc d'emblée tous les traitements par appareils immobilisant le bras en flexion ou en extension et tendant à obtenir ainsi la soudure des fragments. Il faut ou suturer et mobiliser vite ; ou ne pas suturer, mais masser immédiatement et mobiliser rapidement.

La suture aseptique n'est pas grave, mais elle n'est pas toujours utile, tout dépend de l'écartement des fragments, de la possibilité de l'extension du bras, de l'âge et de la profession du blessé.

Une fracture du sommet ou de la partie moyenne avec un faible écartement (1 centimètre environ), avec conservation des insertions latérales du triceps et possibilité de l'extension spontanée, surtout après quarante ans, sera soumise au massage immédiat quotidien, le bras enveloppé dans un bandage ouaté compressif en extension non complète ; au bout de cinq ou six jours on commencera les mouvements légers et progressifs de flexion, d'extension et de rotation de l'avant-bras. Au bout de trois semaines en moyenne, les mouvements auront acquis une amplitude presque normale et le léger écartement qui persiste, avec un cal fibreux court et solide, n'a pas d'inconvénient.

Dans une fracture de la base, une fracture à grand écartement avec limitation de l'extension, surtout chez un homme jeune et qui travaille de ses

---

[1] A. Mouchet. Fract. du col du radius. *Revue de Chirurgie*, 1900, n° 5, p. 596 et Broca. *Gazette des Hôp.*, 1901, n° 72.

bras, il y a tout avantage à réunir les fragments, soit par une suture directe des fragments, soit par un cerclage analogue à celui de la rotule. Le membre est ensuite enveloppé dans un pansement largement ouaté, et placé, sans appareil plâtré, sur un coussin et en demi-flexion ; très rapidement, au bout d'une huitaine de jours, on commencera à imposer quelques mouvements au coude, pour masser dès que la cicatrisation sera achevée.

Si la fracture est ouverte, l'indication d'une intervention immédiate (voir p. 84) étant déjà nette, on y ajoutera la suture.

Chez l'enfant cette fracture est peu fréquente et doit être traitée par le massage et la mobilisation (Broca) [1].

Ostéo-arthrite tuberculeuse du coude. — Tout ce que nous avons dit (p. 131) des tumeurs blanches chez l'*enfant* est applicable ici : le traitement général et l'immobilisation en flexion à angle droit dans une gouttière plâtrée doivent être longtemps prolongés, la méthode sclérogène peut être essayée et a donné des succès. Si un abcès froid survient, sa guérison doit être tentée d'abord par ponctions et injections. Enfin, si la fistulisation ou la persistance des abcès indique une intervention sanglante, ce ne sera qu'une résection atypique, un évidement, respectant les cartilages de conjugaison.

Chez *l'adulte*, au contraire, après un essai sérieux de guérison par l'immobilisation et le traitement général, sans attendre que les lésions s'aggravent et que des fistules surviennent, il faut en venir rapidement à la résection large et typique. Pratiquée de bonne heure, elle donnera d'excellents résultats pour la guérison définitive et pour la fonction du membre, si d'autres lésions tuberculeuses ne viennent pas entraver cette guérison.

L'amputation ne serait admise qu'en présence de lésions osseuses très étendues, de fistules multiples, chez des malades affaiblis qu'il importe de débarrasser rapidement d'un foyer grave de suppuration.

Ankylose du coude. — Nous avons déjà parlé des ankyloses consécutives aux luxations anciennes ; pour les ankyloses dues aux diverses arthrites, les règles générales de l'indication opératoire sont celles que nous avons déjà indiquées (p. 143). Si l'ankylose est *incomplète* et fait suite à une arthrite tuberculeuse guérie, mieux vaut réséquer immédiatement si la position est défectueuse (extension, flexion exagérée), mais ne pas chercher à mobiliser par des mouvements provoqués qui risquent de déterminer un retour des lésions inflammatoires. Si la tuberculose n'est pas en cause, les mouvements pourront être rendus par la mobilisation sous chloroforme et la mécanothérapie longtemps prolongée.

L'ankylose est-elle *complète*, osseuse ou fibreuse, tout dépend de la position du coude, de l'usage qu'en fait le malade et de l'état d'atrophie des muscles. Une ankylose solide à angle droit ou légèrement obtus donne à un ouvrier un membre plus utile qu'un coude réséqué mobile, avec des muscles insuffisants ; une ankylose en extension, au contraire, doit toujours être opérée, le membre étant dans ce cas inutile. La décision opératoire ne

[1] Broca. Fracture de l'olécrâne, etc. *Gazette des Hôpitaux*, juin 1904, n° 72, p. 698.

peut donc être prise qu'en présence de chaque cas particulier, en pesant les avantages et les inconvénients que peuvent avoir l'attitude actuelle et la mobilité que donnerait la résection, et en recherchant l'état des muscles du bras par l'exploration électrique.

Une résection pour ankylose du coude n'est pas grave et peut donner un résultat fonctionnel excellent si les muscles sont encore puissants et si la résection a été assez large pour éviter la récidive, car celle-ci se fait avec une grande facilité, surtout chez les sujets jeunes. Nous ne croyons donc pas qu'il y ait avantage à faire une ostéotomie simple, linéaire ou tro- chléiforme, il faut au contraire enlever largement les extrémités articulaires. Même avec une ankylose seulement huméro-cubitale, la tête radiale étant intacte et mobile, il faut supprimer toute l'extrémité inférieure de l'humérus et l'extrémité supérieure du cubitus ; on peut laisser la tête radiale pour conserver de meilleurs mouvements de pronation et de supination, mais la mobilisation doit être précoce et la récidive est encore à craindre.

Pour une ankylose osseuse complète, la résection semi-articulaire, dont nous avons parlé à propos des luxations anciennes, ne présenterait pas d'avantage, à cause de la grande tendance à la récidive. C'est pour éviter ce retour que Ollier a proposé la « résection sous-périostée interrompue », dans laquelle on enlève une zone circulaire de périoste au niveau de l'interligne. Ce qu'il faut, c'est une résection très large. Malgré cela, la récidive est encore fréquente.

La mobilisation, en tout cas, devra être hâtive, dès le cinquième ou sixième jours après l'opération, en même temps qu'on massera et électri- sera les muscles atrophiés.

Luxation du nerf cubital[1]. — Cette lésion peu fréquente est caractérisée par le déplacement du nerf à chaque mouvement du coude, et des phéno- mènes de névrite dans tout le trajet du nerf à l'avant-bras et à la main. Un traumatisme peut avoir marqué le début des accidents ou la mobilité anormale n'a pas de cause connue ; le cubitus varus, qui peut succéder à une fracture du condyle externe, prédispose à la luxation du nerf cubital (Zucker- kandl, Collinet[2], Mouchet[3]).

Quénu[4] fait observer que les phénomènes de névrite, dus à la blessure initiale, sont pour une grande part dans les accidents douloureux ; que, dans les luxations congénitales, l'élément douloureux peut être nul et l'inter- vention n'est alors ni indiquée ni réclamée ; et enfin que dans les luxations traumatiques les phénomènes douloureux peuvent, par suite, persister mal- gré une opération empêchant le déplacement. Le déplacement, d'ailleurs, ne pouvant qu'entretenir la névrite, il n'est pas inutile de replacer le nerf dans sa gouttière et de l'y fixer à l'abri des chocs et des froissements, mais il faudra faire des réserves sur la disparition rapide et totale des douleurs.

---

[1] Schwartz et Jalaguier. *Bull. Soc. Chir.*, 1896, p. 202 et 219. — Drouard. Thèse Paris, 1896.

[2] Collinet. *Bull. de la Soc. anatomique*, 15 mai 1896.

[3] Mouchet. Thèse de Paris. Fractures de l'extrémité inf. de l'hum., 1898, p. 43.

[4] Quénu. *Bull. de la Soc. de Chir.*, 1896, p. 211.

L'opération consiste dans la mise à nu du nerf, la réfection de la gouttière rétro-épitrochléenne, la constitution d'un arrêt postérieur refermant la loge aux dépens des tissus fibreux ou du périoste de la région, après avoir réintégré le nerf cubital à sa place (Poncet, Annequin, Schwartz).

AVANT-BRAS

Plaies. — Il importe seulement de signaler la fréquence des lésions tendineuses et nerveuses, même avec des plaies superficielles petites. La ligature des vaisseaux qui saignent doit être faite dans la plaie et sur les deux bouts. L'exploration minutieuse des tendons et des nerfs doit être faite afin de pratiquer immédiatement la suture des organes sectionnés (voir 1re partie).

Fractures de la diaphyse des os de l'avant-bras. — Si un seul des deux os est fracturé, la réduction obtenue doit être maintenue quelque temps par une gouttière plâtrée afin d'obtenir un cal normal, puis rapidement l'appareil sera levé pour commencer le massage et remis, suivant la méthode mixte déjà exposée (voir p. 75). Mais le plus souvent, les deux os sont brisés.

La difficulté d'une bonne réparation résulte alors de la tendance que présentent dans quelques cas les fragments à se porter l'un vers l'autre dans l'espace interosseux ; les déviations dans le sens antéro-postérieur se corrigent facilement.

La réduction est obtenue par extension, contre-extension et coaptation, mais elle est quelquefois fort difficile à maintenir. Cependant on obtient généralement une correction suffisante en plaçant l'avant-bras en demi-pronation (la supination complète ne pouvant être supportée) et en flexion dans une gouttière plâtrée prenant la moitié interne de l'avant-bras et laissant la partie externe libre pour la surveillance ; le coude et le poignet doivent être compris dans la gouttière.

L'appareil sera laissé en place une quinzaine de jours, puis levé et remis chaque jour pour permettre le massage et la mobilisation des articulations, et enfin supprimé lorsqu'on jugera la consolidation suffisante ; c'est la méthode mixte.

Cal vicieux. — Ils sont de deux sortes : *cals vicieux angulaires* qui peuvent être corrigés par une ostéotomie transversale ou oblique et redressés ; *cals interosseux* dont le traitement est beaucoup plus difficile. Ces cals unissent l'un à l'autre le radius et le cubitus, en comblant l'espace interosseux, et suppriment les mouvements de pronation et de supination. Si le pont osseux est peu large, on peut le réséquer et restituer les mouvements ; mais s'il est large et épais, cette résection devient souvent impossible ; la radiographie renseignera sur ce qu'on peut attendre d'une intervention opératoire.

POIGNET

Plaies. — Les mêmes lésions vasculaires, nerveuses et tendineuses qu'au niveau de l'avant-bras sont fréquentes ici et doivent être recherchées ;

les bouts artériels doivent toujours être liés au niveau de la plaie, l'hémostase à distance peut ne pas arrêter l'hémorragie. Les sutures tendineuses sont quelquefois rendues difficiles par la rétraction du bout supérieur, nous avons indiqué déjà les moyens de les pratiquer (p. 153). Signalons la section fréquente du médian, à laquelle il faut remédier de suite par la suture.

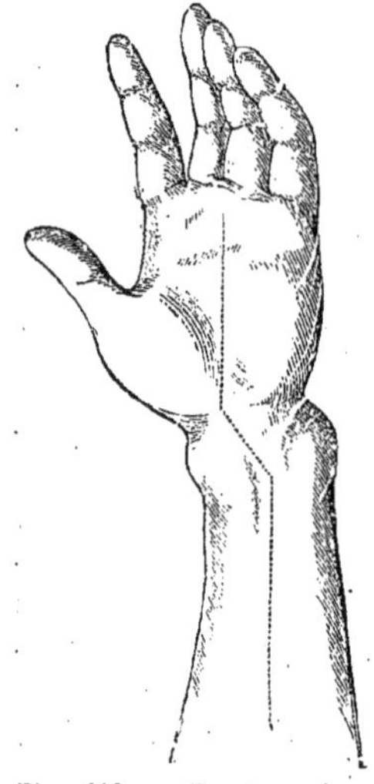

Fig. 233. — Fracture du radius.

Luxations. — La luxation, en avant ou en arrière, du carpe sur l'avant-bras est rare. *Récente*, la luxation postérieure se réduit facilement par tractions, aidées du sommeil anesthésique au besoin. La luxation antérieure, facile à réduire aussi, peut présenter une grande tendance à la reproduction par fracture du bord antérieur de la surface articulaire radiale ; l'application d'un plâtre est alors nécessaire.

Ancienne, la luxation est au contraire fort difficile à réduire, et conduit à la résection du poignet.

Fractures de l'extrémité inférieure du radius. — Le traitement dépend du degré de déformation du membre, c'est une fracture juxta-articulaire, et l'articulation radio-carpienne s'enraidit facilement ; on n'immobilisera donc pas tant qu'il sera possible.

Les *fractures sans déplacement* marqué des fragments seront traitées par le massage et la mobilisation immédiats, sans appareil plâtré, avec un enveloppement ouaté pendant une huitaine de jours.

Si le *déplacement est net* (fig. 233), même peu accentué, la fracture doit d'abord être réduite, puis immobilisée d'autant moins longtemps que le

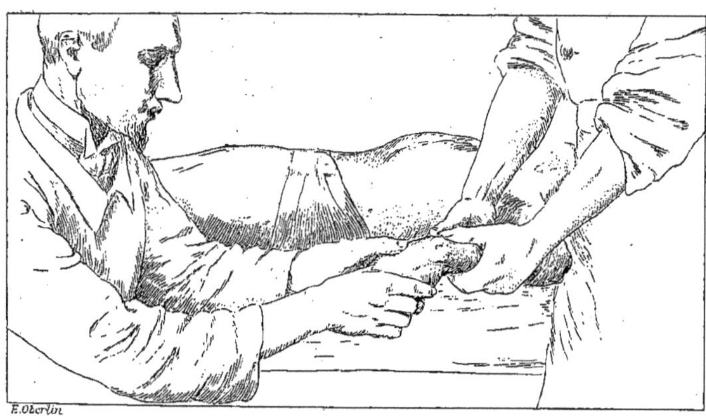

Fig. 234. — Réduction d'une fracture de l'extrémité inférieure du radius (d'après Lejars).

malade est plus âgé. La réduction s'obtient en prenant à deux mains, pouces en haut, le poignet du malade tourné en haut par sa face dorsale ;

et, pendant qu'un aide fait la contre-extension sur l'avant-bras, on provoque un mouvement de flexion de la main en tirant fortement et en portant la main vers son bord cubital (fig. 234). La réduction est quelquefois facile, souvent très pénible en même temps qu'elle est douloureuse pour le patient ; au besoin ce dernier serait anesthésié.

Lorsqu'on a dû réduire, il faut immobiliser pendant quelques jours à l'aide d'une gouttière plâtrée palmaire comprenant l'avant-bras et le poignet, mais laissant les doigts libres de se mouvoir ; la main est maintenue dans l'appareil en flexion et inclinaison cubitale. L'appareil est laissé en moyenne huit à dix jours, puis on commence le massage et la mobilisation.

Cals vicieux. — Si une fracture avec fort déplacement n'a pas été réduite, il en peut résulter une impotence fonctionnelle grave et même quelquefois des troubles nerveux dus à la compression du médian ; il devient alors nécessaire de pratiquer l'ostéotomie de l'extrémité inférieure du radius, de redresser le fragment et d'immobiliser à nouveau, en massant au bout d'une vingtaine de jours.

Kystes synoviaux du poignet. — Ce sont ces tumeurs kystiques, ordinairement dorsales, connues sous le nom de ganglions synoviaux tendineux ou articulaires. Lorsqu'ils deviennent gênants on peut les *écraser* en appuyant fortement dessus avec les pouces, le poignet du patient étant en flexion forcée ; il faut ensuite maintenir pendant quelques jours un pansement compressif. Mais certains, trop résistants, ne peuvent être écrasés ; en outre la récidive est fréquente après l'éclatement.

On peut alors avoir recours soit à l'évacuation par *ponction suivie d'une injection* de VI à VIII gouttes de teinture d'iode (Duplay)[1] ; soit, de préférence, à l'*extirpation*.

Cette extirpation se fait, avec anesthésie cocaïnique locale, par dissection du kyste entre les tendons, ligature et section du pédicule.

Synovites tuberculeuses des gaines tendineuses. — C'est surtout à ces gaines synoviales que s'appliquent les traitements que nous avons indiqués dans la thérapeutique générale (voir p. 157) ; et nous n'avons qu'à répéter ce que nous disions alors. Qu'elle soit à grains riziformes ou fongueuse, la synovite des tendons fléchisseurs ou extenseurs encore limitée aux gaines, non propagée aux articulations, sera traitée par l'*extirpation* aussi complète que possible, au bistouri ou à la curette, ou par ces deux moyens associés. Toutes les fongosités, toute la paroi synoviale ayant été enlevées, les tendons grattés et nettoyés, les gaines fibreuses reconstituées. Si la synoviale n'était ni fistulisée ni infectée, il est préférable de fermer sans drainage, chaque drain étant une cause fréquente de fistulisation ; si on ne peut suturer complètement, il faut laisser le moins possible les drains et toucher fréquemment leurs trajets avec le chlorure de zinc ou la teinture d'iode.

---

[1] Duplay. *Archiv. gén. de méd.*, 1894, p. 703.

Ostéo-arthrite tuberculeuse du poignet. — Comme d'habitude, *chez l'enfant*, les moyens non opératoires seront longtemps essayés, l'*immobilisation* dans une gouttière plâtrée représentant le plus important de ces moyens, avec le traitement général. Cependant si les lésions s'aggravent il vaut mieux ne pas attendre la fistulisation et les infections secondaires ; on peut chez les jeunes sujets obtenir la guérison sans nuire à la croissance du membre par la *carpectomie*[1], ou évidement à la curette de tout le carpe, sauf le pisiforme et le trapèze, et sans toucher aux os de l'avant-bras. Enfin, suivant l'état d'infection antérieure, on suturera complètement, ou laissera largement ouverte, pour laisser se combler secondairement, la cavité modifiée fréquemment par la teinture d'iode ou le chlorure de zinc ; cette large ouverture facilitant la surveillance et les soins ultérieurs est préférable au drainage toujours suivi de fistules.

Chez l'adulte, le traitement par l'*immobilisation* dans une gouttière plâtrée sera moins longtemps suivi, et on en viendra rapidement avec avantage à une opération radicale, plutôt que d'attendre la formation d'abcès et de fistules qui compliquent l'opération et retardent la guérison. L'intervention est ici une *résection*, plus ou moins étendue selon les lésions trouvées, enlevant les os du carpe et, quelquefois seulement, l'extrémité du radius et du cubitus. Suivant qu'il existait ou non des fistules, on fermera la plaie complètement ou la laissera largement ouverte, sans chercher à suturer avec drainage ; rapidement, les doigts seront mobilisés et les muscles électrisés.

Cependant lorsque les gaines synoviales carpiennes sont prises en même temps, que des fistules multiples existent, ce traitement n'est plus applicable, et l'*amputation* seule peut débarrasser le malade de ce membre inutile et nuisible.

Ankylose. — Au poignet, l'ankylose donne naissance aux mêmes indications qu'au coude ; la mobilisation progressive, si elle est incomplète, la résection si l'ankylose est complète. Pour éviter le retour facile de la raideur, il faut, comme l'indique Ollier[2], réséquer au moins tout le carpe, et si cela est nécessaire une certaine hauteur des extrémités antibrachiales ; 10 à 15 millimètres suffisent en général.

Main-bote. — Dans cette difformité, la main est repliée sur l'avant-bras ; elle est congénitale ou acquise.

La *main-bote acquise* peut être d'origine paralytique, et si la paralysie est définitive on peut, comme nous le verrons pour le pied-bot paralytique, pratiquer les transplantations tendineuses ; elle peut être la conséquence d'un arrêt de développement du radius dû à une fracture (G. Marchand), une résection raccourcissant le cubitus peut redresser le poignet.

La *main-bote congénitale* se présente avec intégrité ou développement incomplet du squelette (Kirmisson), et dans ce dernier groupe c'est généra-

---

[1] Boricaud. De la carpectomie, etc. Thèse de Paris, 1900.
[2] Ollier. Traité des résections, 1888, t. II, p. 469.

lement le radius qui fait défaut (fig. 235).
Le traitement dépend de l'état d'intégrité
du squelette ; si les deux os de l'avant-
bras existent, il consiste en massage,
manipulations, manœuvres de redressement aidées de ténotomie ; lorsque la
rétraction musculaire s'oppose à ces
manœuvres, les ténotomies portent sur
les tendons des muscles palmaires, cubi-
taux ou radiaux ; la correction obtenue
est maintenue par un appareil orthopédique ou un plâtre, tant qu'il est nécessaire.

Lorsque le squelette est incomplet,
ces manœuvres ne suffisent pas, il faut
recourir à une opération qui consiste
ordinairement à raccourcir d'abord le

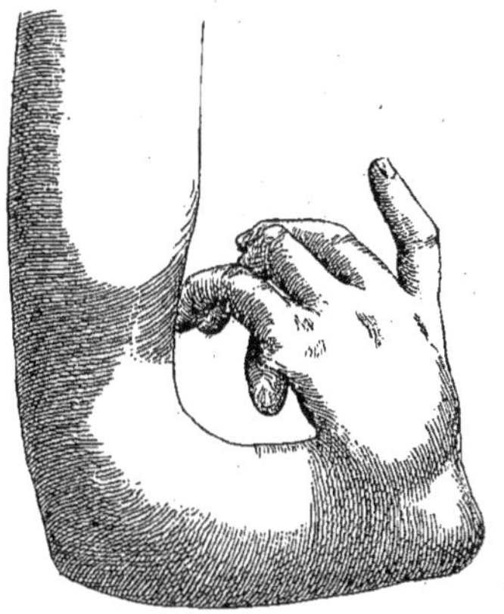

Fig. 235. — Main-bote radiale avec
absence du radius (Kirmisson).

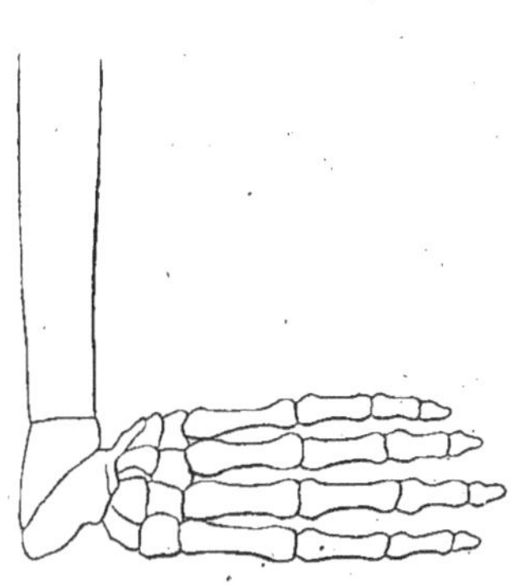

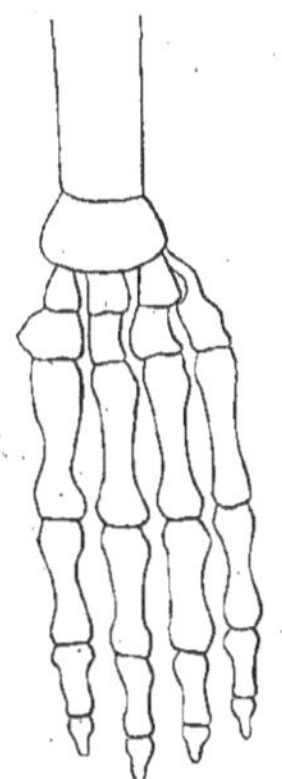

Fig. 236. — Main-bote. Ostéotomie et redressement (Romano, d'après le *Traité de Chirurgie,* Le Dentu-Delbet).

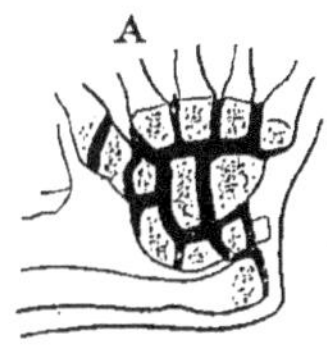

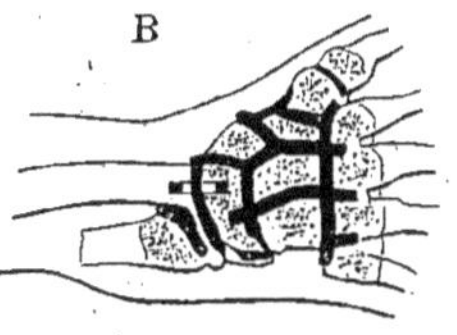

Fig. 237. — Main-bote avec absence du radius (Mac Curdy, d'après le *Traité de Chirurgie,*
Le Dentu-Delbet).

A, avant l'opération. — B, après l'ostéotomie du cubitus.

cubitus trop long, puis à l'implanter sur le carpe en redressant la main
(Sayre, Mac Curdy, Bardenheuer) (fig. 236 et 237).

Main. — Doigts

Plaies. — Nous avons déjà parlé des sections complètes (p. 11) et des arrachements des doigts (p. 11).

Aux doigts et à la main, le traitement des plaies est rendu complexe par la fréquence des blessures d'organes importants : les tendons, dont la suture doit toujours être pratiquée comme nous l'avons indiqué (p. 153), il ne faut pas compter en effet sur leur cicatrisation par flexion forcée de la main ; les nerfs, dont la suture n'offre rien de particulier ici ; enfin les vaisseaux.

La ligature des deux bouts d'une artère coupée doit toujours être faite dans la plaie, agrandie suivant les besoins, même pour l'arcade palmaire profonde ; l'infection de la plaie ne change rien à ce principe. L'emploi de la compression, de la cautérisation ignée est absolument insuffisant, et la ligature à distance, même des deux troncs de l'avant-bras, n'arrête pas toujours l'hémorragie, on a dû ainsi remonter jusqu'à l'aisselle et même comprimer la sous-clavière. Avec l'anesthésie générale, une incision superficielle suffisante, on évitera la blessure des tendons et des nerfs, et on arrivera toujours à trouver les bouts qui saignent ; si une ligature ne pouvait être placée, on laisserait une pince à demeure.

Arrachement sous-cutané des tendons extenseurs. — Pierre Delbet[1], d'après des expériences cadavériques, donne trois espèces de lésions obtenues par la flexion forcée et brusque de la phalangette sur la phalangine :

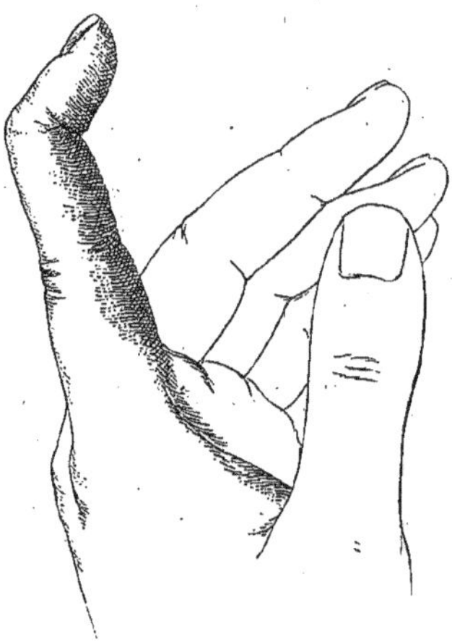

1° L'arrachement du point d'insertion avec ouverture de l'articulation ;

2° La fracture de la phalange sans ouverture de l'articulation ;

3° La déchirure du tendon avec ouverture de l'articulation.

Malheureusement le diagnostic de la lésion n'est pas possible à faire, sans quoi la conduite thérapeutique serait facile à indiquer : la suture devant répondre au cas de déchirure du tendon, l'immobilisation dans l'extension du doigt fléchi aux cas d'arrachement et de fracture.

Or si la déchirure est rare d'après Delbet, elle l'est beaucoup moins pour Schwartz[2], aussi devra-t-on commencer le traitement comme pour un arrachement ou une fracture, c'est-à-dire redresser la phalangette fléchie et immobilisée dans l'extension.

Fig. 238. — Arrachement du tendon extenseur de l'index, flexion permanente de la phalangette (F. Lejars).

[1] Pierre Delbet. *Soc. anat.*, 3e série, t. IV, p. 147, 1890.

[2] Schwartz. *Bull. Soc. chirurg.*, 1891, p. 95 et suivantes, et *Archives générales de méde cine*, mai 1891, p. 514.

Cette immobilisation s'obtient à l'aide d'une attelle de bois ou d'une gouttière de plâtre ou de gutta-percha maintenue par des bandelettes de diachylon, ou encore au moyen d'un petit appareil ingénieux décrit et employé par Schwartz : « il consiste en une sorte de dé en métal coiffant le bout du doigt ; à ce dé est fixé en arrière un tube élastique qui vient passer dans un anneau à la racine du doigt et prendre insertion sur un bracelet qui entoure le poignet. »

En cas d'arrachement ou de fracture, au bout de douze ou quinze jours, l'appareil étant supprimé, la dernière phalange du doigt ne retombe plus d'elle-même en flexion et grâce au massage et à la mobilisation douce et progressive, les mouvements de flexion et d'extension reviennent peu à peu. Cependant il reste souvent un peu de gêne et même l'impossibilité de la flexion complète du doigt dans la paume de la main.

Si au bout de dix ou quinze jours, la phalange retombe lorsqu'on supprime l'appareil, il y a déchirure, et il faut suturer. Cette petite opération peut se faire avec anesthésie cocaïnique et donne d'excellents résultats fonctionnels. Il est, comme toujours, indispensable d'être parfaitement aseptique, l'articulation phalangetto-phalanginienne étant toujours ouverte.

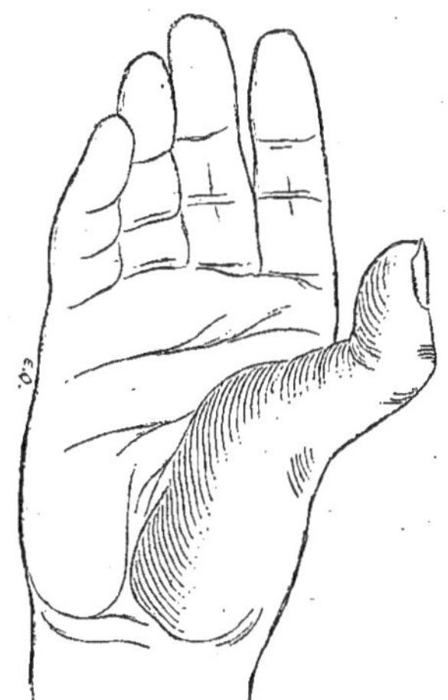

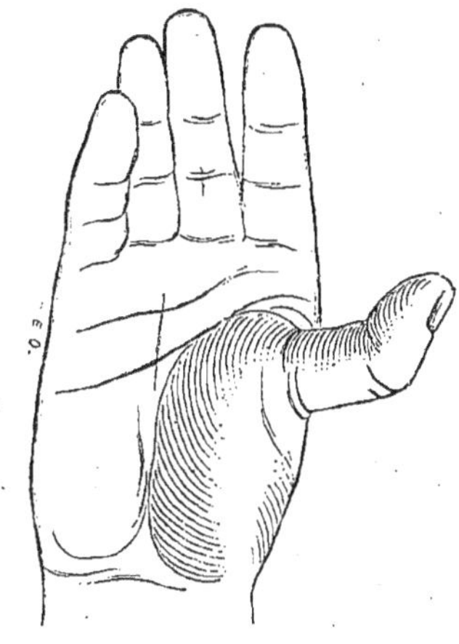

Fig. 239. — Luxation du pouce. Variété simple incomplète (Farabeuf).

Fig. 240. — Luxation du pouce. Variété simple complète (Farabeuf).

Luxations. — Les luxations rares *carpo-métacarpiennes* sont réduites facilement par traction sur les doigts et pression sur la saillie. Les luxations *métacarpo-phalangiennes* sont rares, hormis celles du pouce, elles donnent lieu aux mêmes considérations que celles du *pouce* dont nous décrivons le traitement d'après Farabeuf[1], qui l'a complètement étudiée.

La luxation *en arrière* est la luxation habituelle, elle est simple ou complexe, et simple elle peut être incomplète ou complète. Les os sésamoïdes jouent dans la réduction de cette luxation le rôle principal. « La phalange se

---

[1] Farabeuf. *Bull. de la Soc. de Chirurgie,* 1876, p. 24 et 1878, p. 747.

déplace entraînant avec elle les os sésamoïdes. Ces petits osselets s'arrêtent-

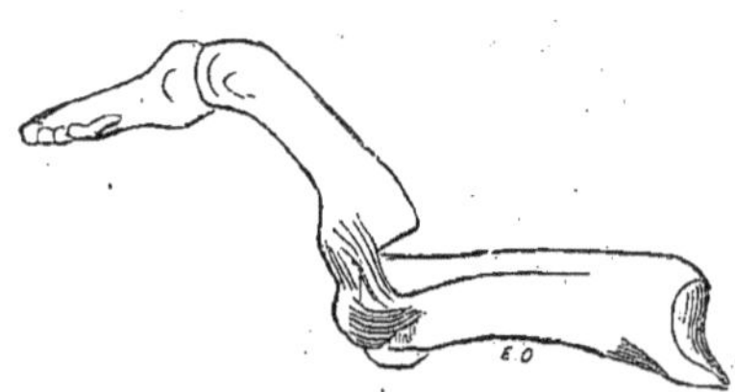

Fig. 241. — Luxation du pouce. Variété simple incomplète (Farabeuf).

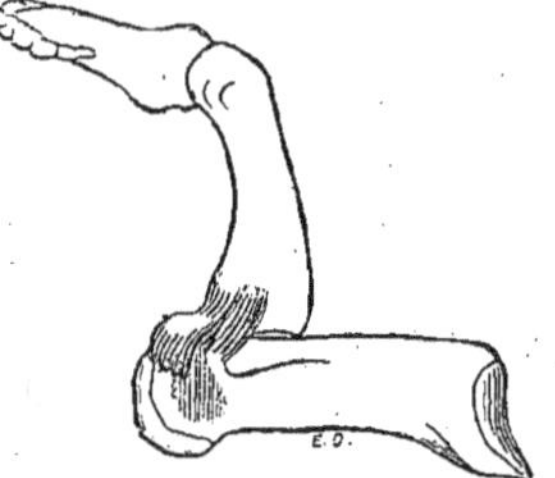

Fig. 242. — Luxation du pouce. Variété simple complète (Farabeuf).

ils sur le bout du métacarpien, la luxation est incomplète (fig. 239 et 241), c'est la première variété. Ont-ils été entraînés jusque sur le dos du métacarpien, la luxation est complète, c'est la deuxième variété (fig. 240 et 242) ; enfin, montés sur le métacarpien, se sont-ils retournés, interposés, c'est la troisième variété (fig. 243 et 244). » (Farabeuf.)

La réduction de la luxation incomplète est facile, ce sont les sésamoïdes qui s'opposent au retour : « Saisissons donc la phalange, véritable instrument rigide plongeant

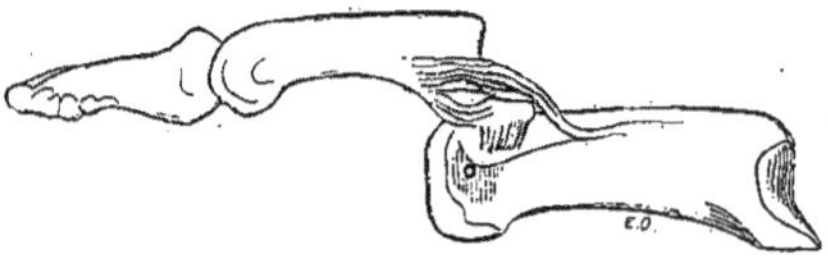

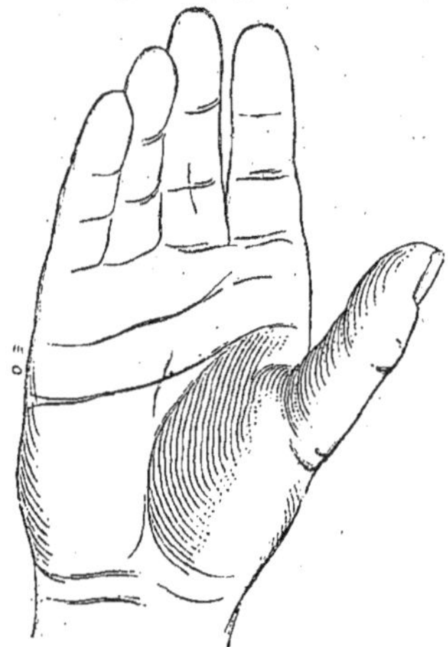

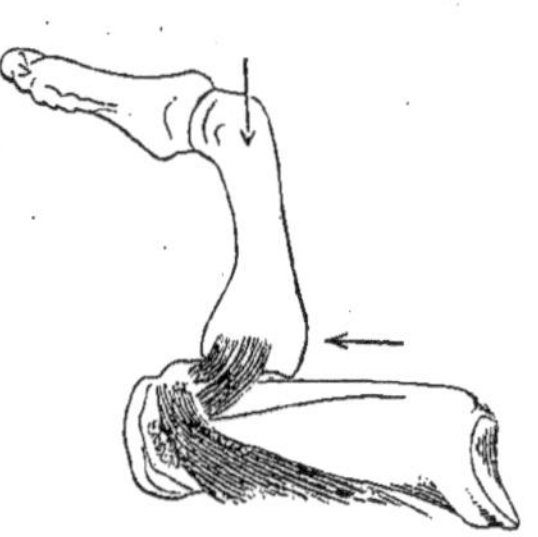

Fig. 243. — Luxation du pouce. Variété complexe (Farabeuf).

Fig. 244. — Luxation du pouce. Variété complexe (Farabeuf).

dans le foyer de la luxation ; avec cet instrument, maintenu provisoirement

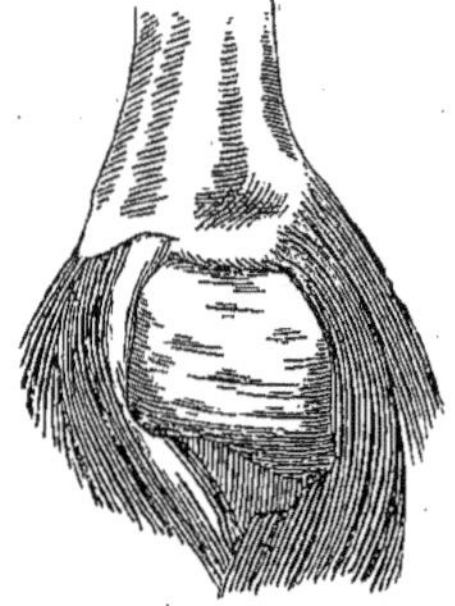

Fig. 245. — Luxation simple complète, réduction (Farabeuf).

Fig. 246. — Luxation simple complète du pouce droit (Farabeuf).

dans un demi-redressement anormal, puisque sa mobilité est à ce prix, venons heurter et jeter bas les osselets collés sur la tête du métacarpien. Un soubresaut indique qu'on a réussi, et cela fait, tout est fait, la flexion de la phalange s'accomplit d'elle-même. » (Farabeuf.)

Dans la luxation complète, il faut surtout se garder de tirer sur la phalange

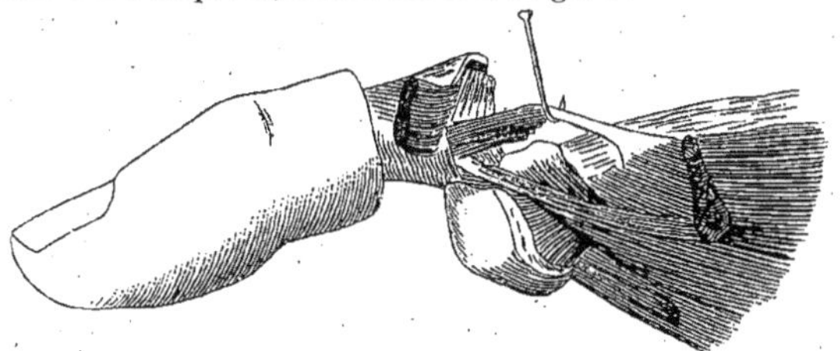

Fig. 247. — Luxation complexe, côté externe (Farabeuf).

rabattue dans l'espoir qu'elle traînera derrière elle les sésamoïdes, c'est là le meilleur moyen de rendre la luxation complexe. « La phalange *redressée* sera *maintenue redressée;* on la fera glisser de haut en bas sur le dos du métacarpien grattant l'os : elle rencontrera tout de suite l'osselet et le chassera devant elle, laborieusement, car il est retenu par les deux lèvres de la boutonnière (fig. 245), le poussera du bord du cartilage, et l'ayant jeté par-dessus, le suivra instantané-

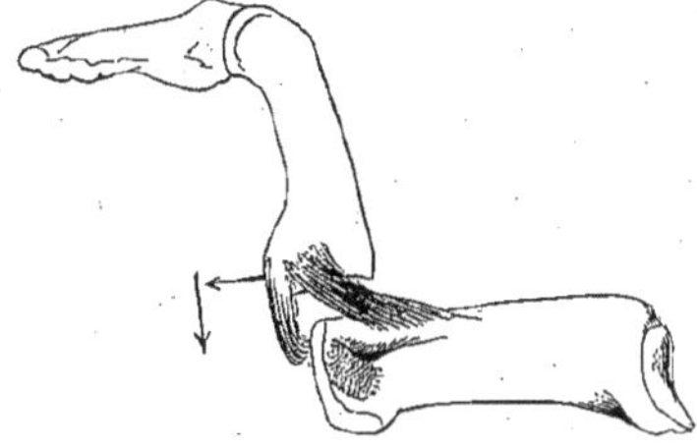

Fig. 248. — Luxation complexe, réduction (Farabeuf).

ment dans la flexion. » Pendant ces manœuvres le premier métacarpien doit être placé en opposition pour relâcher les muscles.

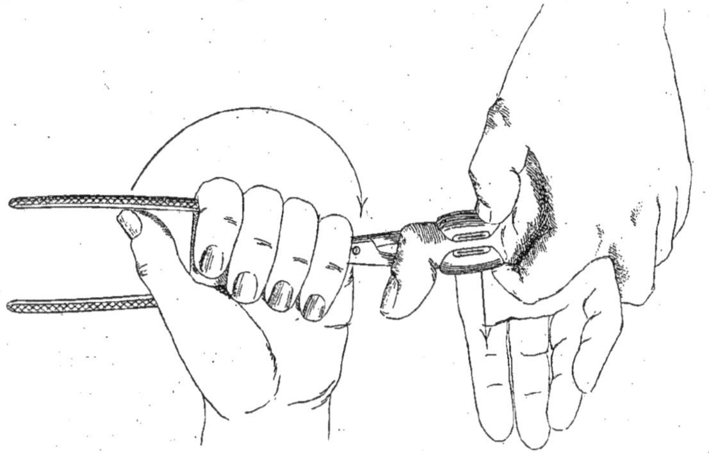

Fig. 249. — Manière de réduire les luxations du pouce complètes, simples et complexes (Farabeuf).

Dans cette luxation le tendon fléchisseur se luxe ordinairement en dedans, et c'est le sésamoïde externe qui se trouve sur le dos du métacarpien (fig. 246) ; il peut se faire que le tendon passe en dehors et la réduction est alors beaucoup plus difficile.

La luxation complexe est une luxation complète simple rendue complexe par tractions directes sur la phalange et renversement complet du sésamoïde (fig. 247), et la luxation est devenue rebelle.

Pour réduire, « on commence donc par tirer dans l'axe jusqu'à donner au pouce sa longueur et même un peu plus, ce qui est facile, puis sans cesser de tirer dans l'axe du métacarpien, on redresse la phalange à angle droit, ce qui redresse l'osselet et le place de champ sur le bord cartilagineux sur lequel on le fait glisser en enfonçant, pour ainsi dire, la phalange redressée dans le métacarpien. La luxation est devenue alors simple et incomplète ; on termine la réduction en rabattant la phalange (fig. 248) ». Le métacarpien doit être, comme tout à l'heure, maintenu en opposition (fig. 249).

Si la luxation est irréductible malgré ces manœuvres, surtout lorsque le tendon fléchisseur est en dehors, il reste comme ressource de pratiquer la section à ciel ouvert du ligament glénoïdien sur le dos du métacarpien (Farabeuf) (fig. 250).

Fractures. — Les fractures du métacarpien et des phalanges doivent être traitées immédiatement par le massage et la mobilisation s'il n'y a pas de déformation accentuée. En cas de déplacement des fragments, la réduction obtenue par tractions, il faudrait pendant huit à dix jours maintenir une attelle de bois ou de gutta-percha, ou de carton, puis commencer le massage.

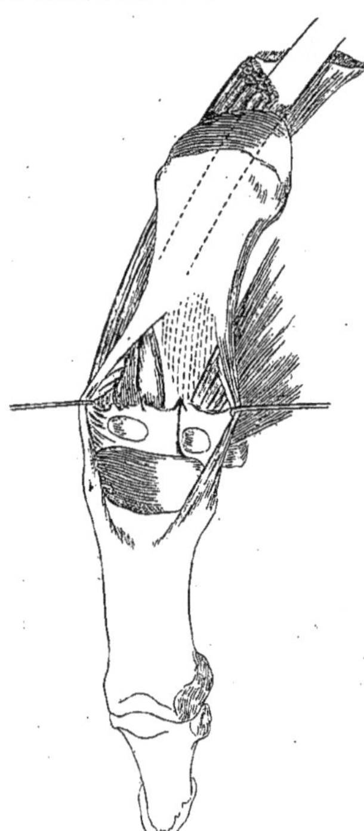

Fig. 250. — Luxation complexe (variété externe) (pouce gauche) incision du ligament glénoïdien (Farabeuf).

Phlegmons et abcès. — Le *panaris* et le *phlegmon de la main* doivent être traités le plus tôt possible par une incision *suffisante*, c'est-à-dire assez longue et assez profonde pour permettre le facile écoulement du pus au dehors, sans qu'il soit nécessaire de presser pour le faire sortir. Pendant les quelques jours de début, avant qu'il y ait du pus collecté, et si les phénomènes de réaction sont faibles, on peut appliquer un pansement humide aseptique, sans acide phénique ni sublimé, mais il est inutile de prolonger ce traitement, inutile de donner des bains de main antiseptiques. Il faut donner issue au pus dès que la douleur, la rougeur, le gonflement démontrent sa présence.

Bien entendu, ces préceptes ne s'appliquent qu'aux abcès sous-cutanés et profonds; une collection superficielle, une tourniole ne demandent pas d'incision profonde, mais il faut éviter de macérer la peau par des pansements humides prolongés et appliquer un pansement sec dès que l'épiderme est ouvert et que le pus s'écoule librement.

Sur les doigts, l'incision est palmaire, parallèle à l'axe et comprend une, deux ou trois phalanges suivant l'étendue des lésions.

A la paume de la main, les incisions sont aussi parallèles à l'axe des métacarpiens et doivent éviter les régions vasculo-nerveuses : espaces intermétacarpiens, creux de la main depuis le poignet jusqu'au pli moyen de la paume.

A la face dorsale il est quelquefois nécessaire d'inciser des fusées propagées, les incisions sont parallèles aux tendons.

Enfin, au niveau du pouce et du petit doigt l'infection des gaines synoviales tendineuses se propage facilement jusqu'à l'avant-bras, il faut surveiller cette propagation pour inciser immédiatement au-dessus du poignet, en évitant les artères radiale et cubitale et les nerfs cubital et médian.

Par suite d'un traitement tardif ou malgré un traitement rationnel, une phalange peut se nécroser, et plutôt que d'attendre son élimination trop longue, il faut pratiquer l'extraction de l'os mortifié. Si c'est la première phalange qui est atteinte, la résection peut donner un doigt inutile et l'amputation serait préférable; ces indications ne peuvent être posées que dans chaque cas particulier et d'après les besoins du malade.

Enfin un panaris guéri avec élimination des tendons fléchisseurs et ankylose des articulations phalangiennes peut donner un doigt raide, fléchi ou étendu, non seulement inutile, mais souvent aussi nuisible; l'amputation en est alors indiquée.

Spina-ventosa. — L'ostéo-arthrite tuberculeuse des métacarpiens et des phalanges peut peut-être, dans le jeune âge, guérir par l'immobilisation, les pointes de feu et les grattages. Chez l'adulte une opération plus radicale devient toujours nécessaire et consiste, selon le siège et l'étendue des lésions, en résection des extrémités articulaires, ou plus souvent dans l'amputation du doigt, avec la tête métacarpienne correspondante lorsque l'articulation prise est métacarpo-phalangienne.

L'ostéite d'un métacarpien guérit bien rarement aussi par les grattages et les opérations économiques, et il faut en venir à l'amputation du doigt et du métacarpien, sauf au niveau du pouce où la résection du métacarpien seul peut encore laisser un doigt utile.

Rétraction de l'aponévrose palmaire. — La maladie de Dupuytren est caractérisée par la flexion permanente et progressive des première et deuxième phalanges dans la paume de la main, elle débute généralement par le 4e et le 5e doigt (fig. 251).

Les sections simples cutanées ou sous-cutanées sont d'anciennes méthodes abandonnées, toujours suivies de récidive. Deux seules opérations peuvent être indiquées : lorsque la lésion est à son début et réduite à un nodule fibreux senti sous la peau et s'opposant à l'extension du doigt (fig. 252), *l'excision* peut suffire, on ouvre la peau par incision simple ou formation de volets cutanés, et on excise tous les tissus sous-cutanés indurés jusqu'à redressement complet du doigt.

Mais il est rare que cette opération suffise, et généralement pour avoir un résultat durable, il faut exciser à la fois la peau adhérente et l'aponévrose rétractée, puis combler la plaie, élargie par le redressement, à l'aide d'un

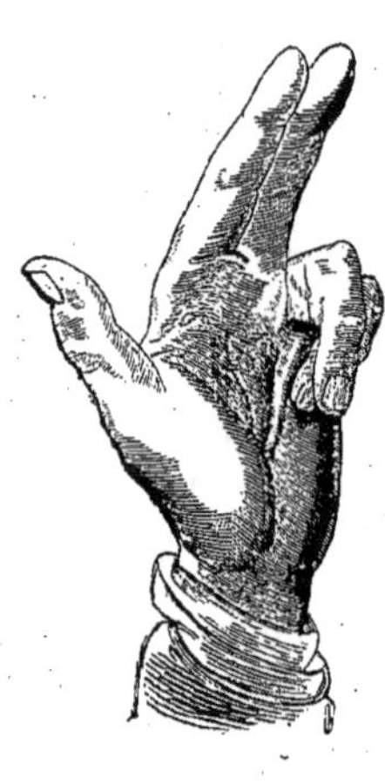

Fig. 251. — Rétraction de l'aponévrose palmaire.

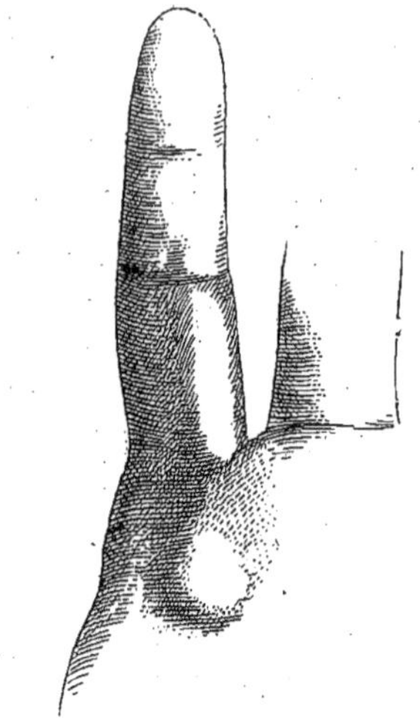

Fig. 252. — Rétraction de l'aponévrose palmaire au début (Blum).

lambeau autoplastique pris, par la méthode italienne (voir p. 49), au niveau du thorax[1].

Rétraction cicatricielle des doigts. — Cette rétraction sera traitée par les méthodes habituelles du traitement des cicatrices vicieuses (p. 47). Mince et peu étendue, la bride peut être supprimée par une incision en V la circonscrivant et suivie, après redressement, d'une suture en Y. Si la cicatrice est plus importante et la peau insuffisante, il faut recourir à l'autoplastie italienne.

Doigt à ressort. — Le mouvement de ressort, l'achèvement brusque de la flexion ou de l'extension arrêtée dans sa course, peut être le résultat de plusieurs sortes de lésions : articulaires, tendineuses, vaginales (gaine synoviale). Lorsqu'on croit, d'après l'examen, qu'il peut exister un rétrécissement de la gaine, une tumeur de la gaine ou du tendon, il est indiqué d'en chercher l'extraction; on a ainsi supprimé le ressaut par l'ablation de végétations tendineuses, de fibrome de la gaine, de franges synoviales hypertrophiées[2].

Tumeurs des doigts. — Le traitement de toutes les tumeurs cutanées, sous-cutanées et osseuses suit les règles générales déjà exposées. Signalons seulement les *chondromes*. L'extirpation de ces tumeurs est toujours indiquée,

[1] Berger. *Académie de médecine,* 20 avril 1892. — Roques de Fursac. Thèse de Paris, 1892.

[2] Carlier. Thèse de Paris, 1889. — Jeannin. Th. de Paris, 1895.

même si elles sont petites et peu gênantes ; car on peut alors se contenter d'une résection partielle de la phalange qui porte la tumeur ; plus tard l'amputation du doigt peut devenir nécessaire.

Polydactylie et syndactylie. — En présence d'un *doigt surnuméraire* mal conformé, inutile et gênant, l'amputation est indiquée. Cependant pour le

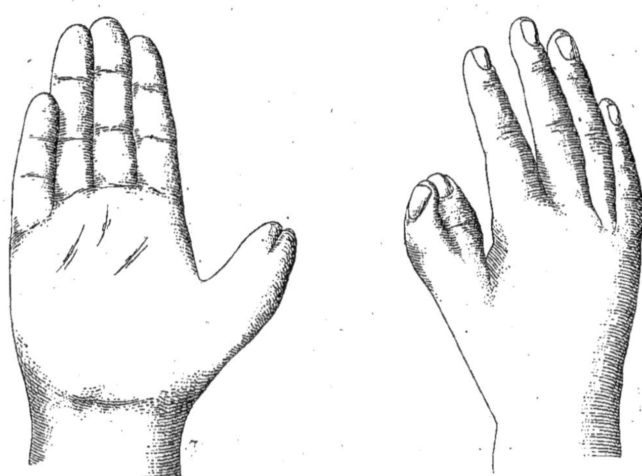

Fig. 253. — Pouce bifide. Faces antérieure et postérieure (Kirmisson).

pouce bifide (fig. 253), les mouvements étant associés, il est préférable de fusionner la portion bifide plutôt que de la supprimer ; cette soudure est facile par excision des parties molles des faces qui se regardent, et sutures.

La *syndactylie* par membrane mince (fig. 254) est facile à opérer par section simple et suture de la commissure. La *syndactylie avec soudure osseuse*, au contraire, ne pourra guère être divisée. La plupart des interventions ont pour but de séparer des *doigts accolés* sous une enveloppe cutanée unique (fig. 255).

Les procédés de section simple, de section suivie de suture, de création d'une commissure par un fil métallique, par compression (fig. 256), sont abandonnés comme insuffisants, on n'emploie plus que les procédés de Zeller, de Félizet, qui refont d'abord une commissure ; de Didot (de Liège), de Forgue (de Montpellier), qui s'occupent d'abord du revêtement cutané des doigts.

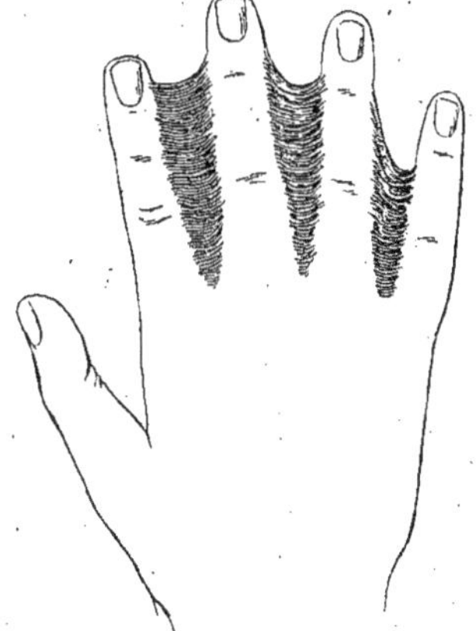

Fig. 254. — Syndactylie membraneuse.

Le procédé de Zeller consiste à tailler, à la face dorsale des doigts unis,

un lambeau triangulaire à base commissurale, à disséquer et libérer ce lambeau laissé adhérent par sa base, et à confectionner avec lui la commissure après section de la membrane unissante.

Le procédé de Félizet (fig. 257) fait d'abord un canal complètement épi-

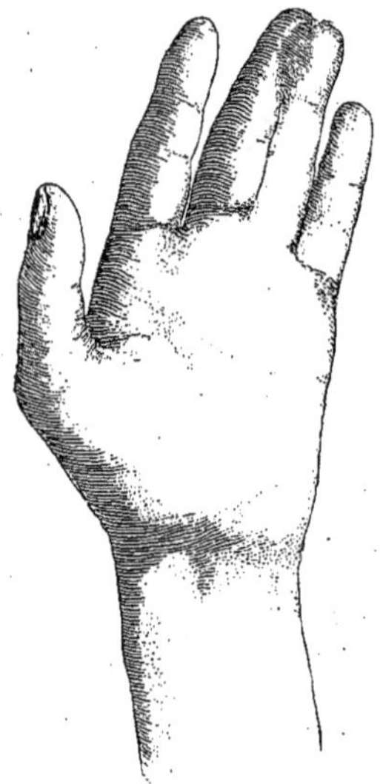

Fig. 255. — Syndactylie (Piéchaud).

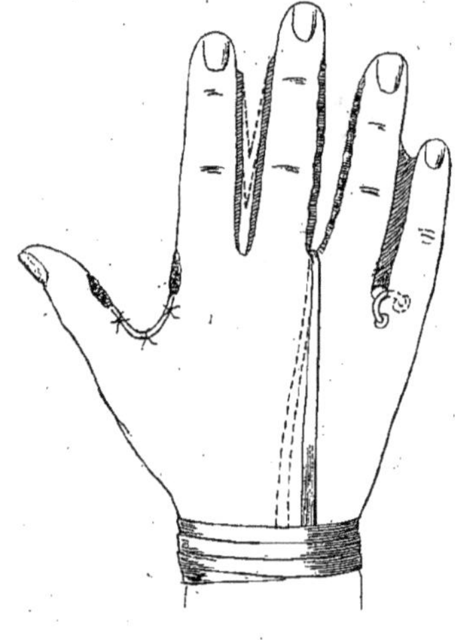

Fig. 256. — Syndactylie. Procédés anciens
(d'après Kirmisson).

dermisé au niveau de la future commissure, à l'aide de deux lambeaux semblables au précédent, l'un dorsal à base inférieure, l'autre palmaire à base

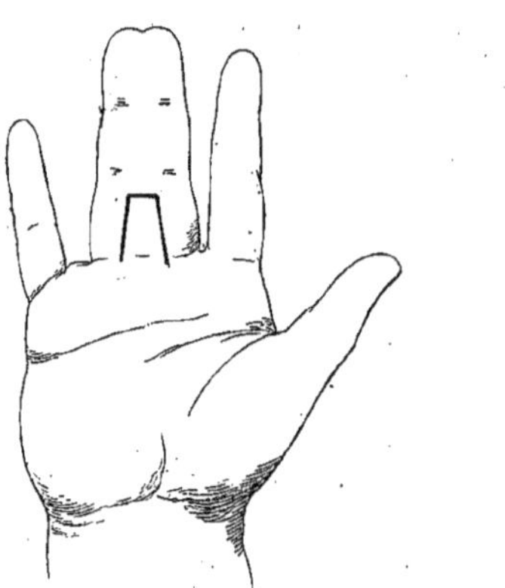

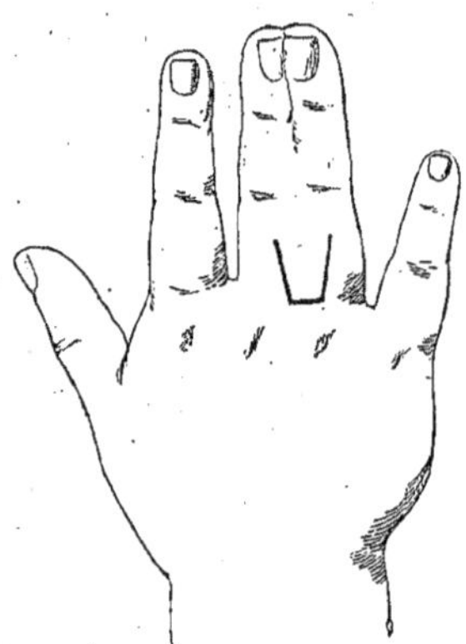

Fig. 257. — Procédé de Félizet.

supérieure, et rabattus en sens inverse entre les doigts. Ces derniers ne sont
séparés que plus tard, après cicatrisation des lambeaux.

· Le procédé de Didot (de Liège) emploie la peau palmaire des deux doigts à envelopper un doigt et la peau dorsale des deux à envelopper l'autre (fig. 258). Un lambeau dorsal rectangulaire est disséqué et laissé adhérent à l'index, par exemple ; puis un lambeau palmaire semblable, mais inverse, est laissé adhérent au médius, et chaque lambeau enveloppe le doigt auquel il tient. Kirmisson l'a appliqué à une syndactylie de trois doigts, deux lambeaux dorsaux opposés par leurs bases enveloppant le doigt moyen, deux lambeaux palmaires opposés par leurs bords enveloppant les doigts extrêmes.

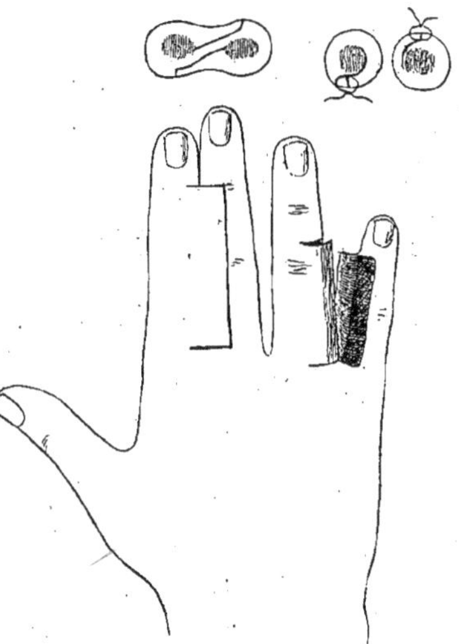

Fig. 258. — Procédé de Didot.

Ce procédé donne souvent des lambeaux un peu courts, et c'est pour remédier à ce défaut que Forgue l'a modifié de la façon suivante [1] :

1° Dissection d'un large lambeau dorsal comprenant la peau de presque tout le dos de l'annulaire, et dont la base tient au médius (fig. 259) ;

2° Dissection d'un lambeau palmaire de même longueur que le précédent, mais moins large, à base tenant à l'annulaire (fig. 259).

Le lambeau dorsal sert à revêtir le médius qu'il enveloppe facilement.

3° Le lambeau palmaire enveloppe incomplètement l'annulaire et laisse

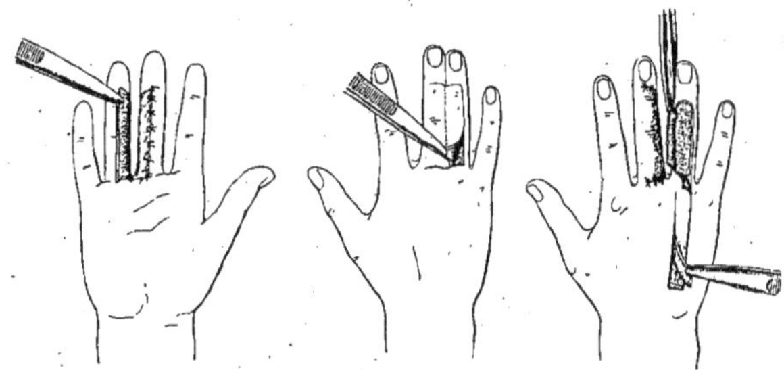

Fig. 259. — Syndactylie. Procédé de Forgue.

sur sa face dorsale une perte de substance rectangulaire que l'on comble à l'aide d'une bande de peau suffisante prise sur le dos de la main et renversée au niveau du pédicule situé près du doigt, à la mode indienne (fig. 259). Le pédicule est régularisé le dixième jour.

On peut à l'aide de ces différents procédés, et en les combinant au besoin, réparer les diverses formes de syndactylie.

[1] Joanbrau. *Revue d'orthopédie*, 18 janvier 1901, p. 39.

MEMBRE INFÉRIEUR

HANCHE

Nous comprendrons dans ce chapitre les affections de l'articulation de la hanche; nous réunirons à la cuisse la région inguinale.

Luxations traumatiques. — Les luxations de la hanche se font en arrière (en dehors, dorsales), ou en avant (en dedans, pubiennes); elles peuvent être, dans chaque variété, hautes [(iliaque (fig. 260), pubienne (fig. 261)] ou

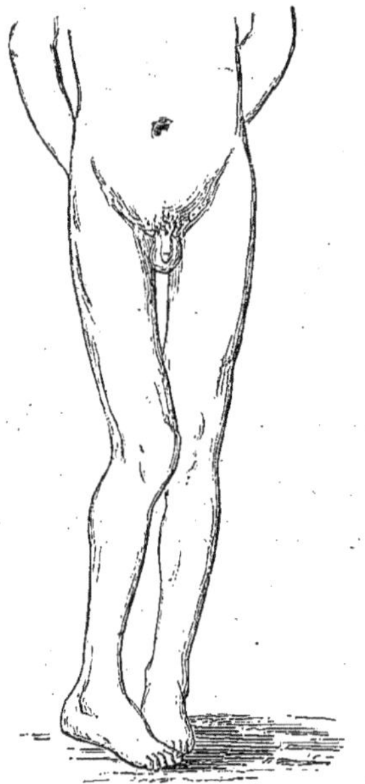

Fig. 260. — Luxation de la hanche. Variété iliaque.

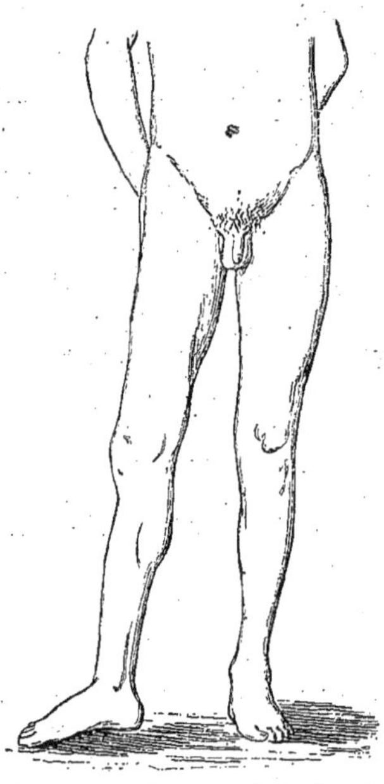

Fig. 261. — Luxation de la hanche. Variété pubienne.

basses [(ischiatique (fig. 262), obturatrice (fig. 263)]; avec des variétés intermédiaires exceptionnelles.

Le principe général est le même pour la réduction de ces diverses variétés de *luxations récentes;* il faut amener la cuisse en flexion sur le bassin, puis opérer sur la cuisse une traction verticale, aidée de mouvements de rotation variables selon le siège de la tête.

La luxation est-elle postérieure, le malade couché sur un matelas placé à terre, un aide maintient solidement le bassin par les épines iliaques, l'opérateur met la cuisse peu à peu en flexion, puis tire la cuisse en haut en prenant appui sous la jambe fléchie; pendant que les muscles sont relâchés, et la chloroformisation complète est pour cela le plus souvent nécessaire, on porte la cuisse en abduction, et la tête rentre dans la cavité cotyloïde.

Pour une luxation antérieure, la manœuvre est sensiblement la même, mais on porte à la fin la cuisse en adduction. Du reste, la réduction peut se faire au moment de la traction verticale et avant le mouvement de rotation

Il peut arriver que, au moment où la tête fémorale se mobilise, elle franchisse le niveau du cotyle et passe de l'autre côté, la luxation se transformant d'antérieure en postérieure ; la réduction se fait ensuite par la manœuvre ordinaire.

Enfin, dans la luxation antérieure élevée, pubienne (fig. 261), le membre étant en rotation externe, la flexion de la cuisse sur le bassin ne peut être obtenue qu'en exagérant l'abduction, la tête s'abaisse peu à peu, la luxation devenant basse, et la réduction s'opère ensuite

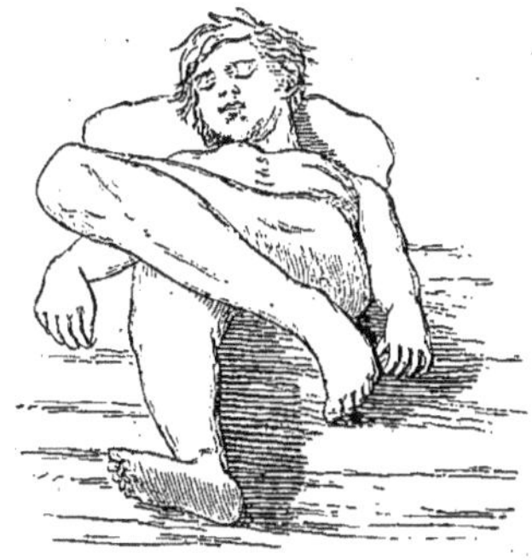

Fig. 262. — Luxation de la hanche. Variété ischiatique.

par traction verticale puis adduction, comme d'habitude.

Les *luxations anciennes* peuvent être encore réductibles, si elles sont peu anciennes, par les mêmes moyens de douceur. Il peut être nécessaire d'opérer sur la cuisse une traction verticale plus soutenue et plus prolongée, soit à l'aide du trépied de Bigelow (fig. 264), soit à l'aide d'une poulie placée au plafond ; en outre quelques mouvements de balancement, de circumduction de la cuisse peuvent faciliter la rentrée de la tête.

La luxation peut être devenue *irréductible* par ces moyens, et il n'est pas possible d'indiquer une date qui fixe les idées à ce sujet ; une durée de deux mois suffit cependant pour y arriver en général. Il faut alors ou la laisser dans l'état ou opérer, pour réduire ou réséquer la tête fémorale.

Il arrive en effet dans certaines formes que, le membre étant en extension, l'articulation nouvelle étant mobile et non douloureuse, le malade marche facilement avec une claudication peu marquée. L'arthrotomie, devant sacrifier un certain nombre d'insertions musculaires et pouvant aboutir à une résection, ne donnerait pas un meilleur résultat fonc-

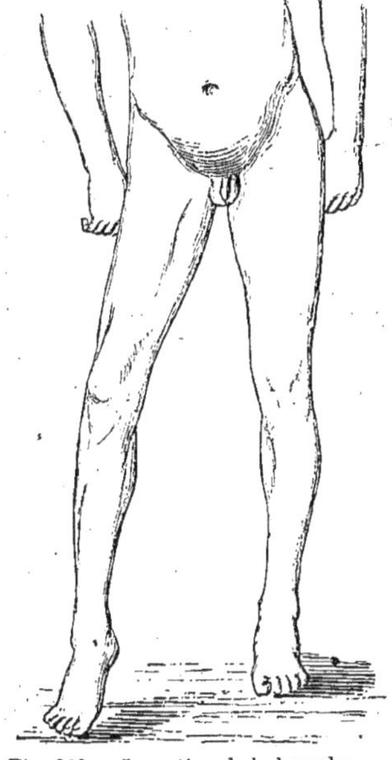

Fig. 263.—Luxation de la hanche. Variété obturatrice.

tionnel ; et lorsque la réduction n'est pas obtenue par les procédés de douceur qu'il faut toujours essayer, mieux vaut ne pas opérer.

Mais souvent l'attitude du membre inférieur est incompatible avec la marche, des douleurs dues à la pression du sciatique rendent nécessaire une inter-

vention ; celle-ci ne peut être que l'arthrotomie ou la résection. Les manœuvres
de force sont dangereuses et risquent au moins de fracturer le fémur, les
ténotomies simples sont insuffisantes parce qu'elles n'agissent que sur une
des causes d'irréductibilité.

Cependant quelques luxations très anciennes en attitude vicieuse ne sont
pas justiciables d'une action directe sur l'articulation, mais d'un redressement du membre par action sur le fémur lui-même, la tête est fixée dans sa nouvelle position vicieuse ; nous verrons ces cas avec les autres formes d'ankylose dans un alinéa particulier.

Pour les luxations irréductibles qu'il faut essayer de modifier, choisira-t-on l'arthrotomie ou la résection ? Il est impossible de le savoir d'avance. On peut bien dire que dans la luxation datant de plusieurs mois l'arthrotomie sera impuissante, et la résection seule pourra permettre le redressement ; mais, pour une luxation moins ancienne, on ne sait jamais si une opération, commencée pour une arthrotomie, ne devra pas être terminée par une résection.

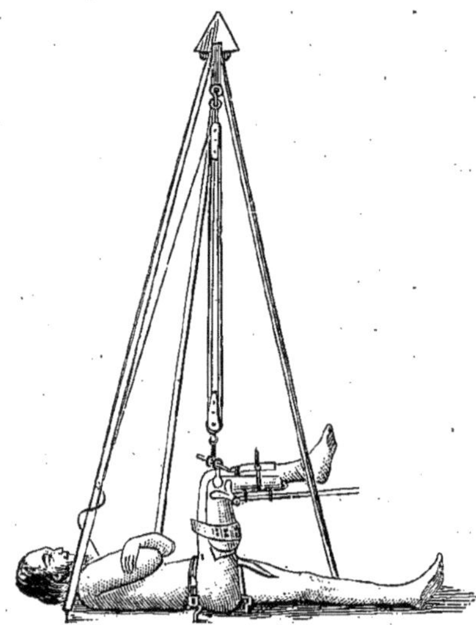

Fig. 264. — Trépied de Bigelow.

Les obstacles à la réduction sont de plusieurs ordres, les rétractions
fibreuses de la capsule, les rétractions musculaires et l'effacement de la cavité cotyloïde qui se comble de tissu fibreux. L'arthrotomie, pour lever l'obstacle capsulaire, doit, comme le fait remarquer Ch. Nélaton[1], aborder l'articulation du côté où n'est pas la tête, car celle-ci recouvre la capsule et il n'est possible d'agir sur les ligaments qu'après résection de cette tête. Aussi lorsque, dans une luxation peu ancienne, dans laquelle les muscles ne sont pas encore très raccourcis, on conserve l'espoir de pouvoir réduire, il faut aborder l'articulation par une incision postérieure dans les luxations antérieures, par une incision antérieure dans les luxations postérieures.

Mais souvent, les résistances fibreuses détruites, la réduction ne pourrait s'obtenir qu'au prix de trop nombreuses sections musculaires s'étendant jusqu'aux adducteurs, et la résection devient l'unique ressource.

Or, la résection typique, section de la tête et du col, est une mauvaise opération à la hanche ; elle peut donner un résultat immédiat favorable, mais peu à peu le fémur, n'étant plus fixé à l'os iliaque, remonte et cette ascension progressive finit par rendre fort mauvais le résultat fonctionnel.

Pour éviter cette ascension consécutive, il faut, lorsque cela est possible, se contenter de réduire le volume de la tête fémorale, laisser au moins le col et le réappliquer dans la cavité cotyloïde débarrassée des tissus fibreux

[1] Ch. Nélaton. *Bull. de la Soc. Chir.*, 1890, p. 717.

qui la comblent (Ricard)[1]. Ce col fournit ainsi un centre de mouvements pour le fémur, et un point d'appui qui s'oppose à l'ascension consécutive. Le raccourcissement des muscles pourrait seul, s'il était considérable, mettre obstacle à cette réduction du col décapité ; et la résection complète resterait alors comme dernière ressource, mais avec tous les inconvénients qu'elle peut comporter pour l'avenir.

Donc, pour une luxation peu ancienne, deux à trois mois, si les muscles ne semblent pas très rétractés, on pourra espérer réduire par arthrotomie. Il sera bon alors, suivant le conseil de Nélaton[2], d'appliquer pendant trois semaines environ l'extension continue par l'appareil de Hennequin (voir *Fractures du fémur*) pour rendre aux muscles une partie de leur longueur, puis on incisera en avant ou en arrière selon que la luxation est postérieure ou antérieure, de façon à rencontrer la capsule avant la tête.

Mais si la luxation est plus ancienne, la réduction par arthrotomie n'est pas possible, et on opérera avec plus de commodité en abordant directement la tête par une insicion faite à son niveau. On s'efforcera de ne faire qu'une résection partielle, laissant le col pour l'implanter dans la cavité cotyloïde nettoyée ; réservant la résection typique pour les cas où cette manœuvre serait impossible.

Fractures du col du fémur. — La principale indication n'est pas tirée de la variété intra ou extracapsulaire de la fracture, de l'engrènement ou de la liberté des fragments, mais de l'âge et de l'état général du blessé. La fracture est fréquente chez les veillards ; certains d'entre-eux, résistants et bien portants, pourront être traités comme les adultes. Mais pour le plus grand nombre, les dangers de l'immobilisation sont trop grands, la crainte des escarres et des complications pulmonaires est trop réelle et l'on doit chercher tout d'abord à éviter le séjour prolongé au lit.

Chez les blessés âgés et peu résistants, on n'appliquera aucun appareil et le séjour au lit sera réduit au minimum possible. Les douleurs et l'impotence nécessitent quelques jours de repos ; une gouttière de Bonnet, un lit mécanique, un matelas d'eau aideront à passer cette période en entretenant le malade avec une propreté scrupuleuse, en suveillant les régions sujettes aux escarres, en examinant souvent l'état des poumons.

Dès que la diminution des douleurs pendant la mobilisation le permettra, on fera lever ces malades, on les fera marcher soutenus par des aides ou à l'aide de béquilles, peu à peu la marche s'améliorera, la solidité deviendra plus grande, et les béquilles pourront être remplacées par une canne.

Le résultat fonctionnel sera souvent médiocre, la claudication peut rester grande et la marche pénible, mais l'immobilisation au lit est un danger de mort.

Chez l'adulte et les sujets âgés résistants, le traitement de la fracture elle-même doit-être soigneusement institué.

Si la fracture est *sans engrènement*, généralement alors intra-capsulaire

[1] Ricard. *Bull. de la Soc. de Chirurgie*, 1890. Rapp. Nélaton, p. 714.
[2] Ch. Nélaton. Traité de Chirurgie Duplay-Reclus, 2ᵉ édition, t. III, p. 161.

la réduction est facile. Le pied est ramené en position normale, puis on applique un appareil à extension continue sur la cuisse, soit celui de Tillaux, soit celui de Hennequin sans gouttière crurale; nous verrons ces appareils à propos des fractures de cuisse.

Si les *fragments sont engrénés* on ramènera, par des tractions prudentes le pied en position normale, sans chercher à désengréner les fragments et on appliquera de même un appareil à extension continue, avec poids de 3 à 5 kilos, selon la puissance musculaire du sujet. Le séjour au lit et l'extension seront maintenus un mois environ si aucune menace ne survient du côté des poumons, puis la mobilisation sera commencée.

Chez les sujets dont l'âge n'est pas très avancé, et chez lesquels le résultat fonctionnel est des plus mauvais, une intervention tardive a été exceptionnellement pratiquée. L'intervention aurait été indiquée par la mobilité de la tête non consolidée et quelquefois déplacée, par l'existence d'ostéophytes, par une consolidation en position vicieuse. Cette intervention consistera généralement dans l'extirpation de la tête mobile, ou la résection de la tête vicieusement consolidée; il faut autant que possible garder le col, comme dans les luxations anciennes, pour l'appuyer dans le cotyle. Mais c'est là une chirurgie d'exception.

Coxalgie. — Comme les autres tuberculoses osseuses et articulaires, la coxo-tuberculose se présente sous trois aspects différents au point de vue du traitement : coxalgie sans abcès froid, coxalgie avec abcès froid fermé, coxalgie fistuleuse. En outre, le membre inférieur peut se trouver en position normale ou vicieuse (flexion avec adduction ou abduction). Enfin, guérie, l'articulation peut être ankylosée en position vicieuse, nous étudierons avec les *ankyloses de la hanche* cette dernière variété.

Coxalgie sans abcès froid. — Il est très important de faire un diagnostic précoce, avant l'arrivée d'une attitude vicieuse; le traitement appliqué à cette époque a beaucoup plus de chances d'être efficace, de donner une articulation plus ou moins libre sans claudication, du moins apparente, et de procurer une guérison définitive. Un examen attentif de la hanche dès qu'elle devient douloureuse, ou que des douleurs du genou éveillent l'attention, peut faire porter ce diagnostic de bonne heure. Si les douleurs, l'atrophie musculaire et surtout la limitation des mouvements d'abduction de la cuisse fléchie laissaient quelque doute, le repos complet au lit sans appareil, prolongé pendant quelques semaines, permettrait de constater la persistance des symptômes et de confirmer le diagnostic.

A cette période, un seul traitement est applicable, *l'immobilisation de l'articulation*, qu'il faut unir au traitement général ordinaire et, autant que possible, à l'aération, au séjour à la campagne ou au bord de la mer.

La résection précoce est justement abandonnée, les révulsifs ne sont d'aucune utilité et la méthode sclérogène difficilement applicable à la hanche.

L'immobilisation peut être obtenue par l'application d'un grand appareil plâtré ou par le séjour sur un lit spécial, avec extension continue sur le membre malade.

A cette époque de début, l'immobilisation sur un lit, avec extension, présente pour nous, sur le grand appareil plâtré, l'avantage de permettre une surveillance facile et constante de la région du malade, de donner à l'enfant les soins de propreté quotidiens, si utiles pour le fonctionnement de la peau et pour la santé générale. Cependant, si la surveillance ne pouvait être exercée d'une façon suffisante, il vaudrait mieux appliquer immédiatement l'appareil plâtré, que nous préférons mettre un peu plus tard, de peur de laisser le membre se dévier dans un appareil mal entretenu et non surveillé. En tout cas, même avec l'appareil plâtré, le décubitus dorsal complet est nécessaire tant qu'il existe des douleurs et de la contracture au niveau de l'articulation.

Le membre peut être en bonne position ou *en attitude vicieuse*, dans ce dernier cas, avant d'installer l'appareil d'immobilisation, il faut ramener le membre en bonne position. Dans ce but, on peut d'abord essayer quelque temps l'extension continue et si la déviation est récente et peu prononcée, le redressement peut être ainsi obtenu. Mais, le plus souvent, ce moyen ne suffit pas et il faut employer, avec anesthésie générale, le redressement rapide de l'articulation. Nous avons déjà dit (*Tumeurs blanches* 1re partie) que les craintes de généralisation tuberculeuse après le redressement et les opérations avaient été forts exagérées.

A côté de l'attitude vicieuse habituelle, progressive et lente dont il s'agit ici, il faut signaler une complication rare du début de la coxalgie, la luxation

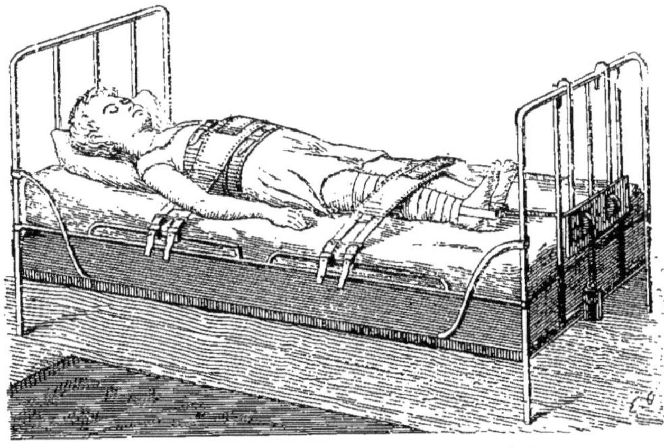

Fig. 265. — Lit de Lannelongue pour coxalgie.

spontanée[1], qu'il faut réduire par les procédés de douceur avant d'instituer le traitement régulier de la coxalgie.

Le membre redressé, le traitement devient le même que pour la coxalgie sans attitude vicieuse, avec cette différence cependant que si, sous l'extension, l'attitude vicieuse tend à se reproduire, il faut appliquer tout de suite l'appareil plâtré.

[1] Kirmisson. *Revue d'orthopédie*. 1899, p. 26. — Joüon. Thèse de Paris. 1901. — Le Guichaoua. Thèse de Paris, 1901.

Le *lit de Lannelongue* représente le type du lit d'immobilisation avec extension continue, les parties constituantes en sont peu compliquées et l'appareil peut être construit en n'importe quel endroit.

Le malade est couché sur un matelas de crin, résistant, placé lui-même

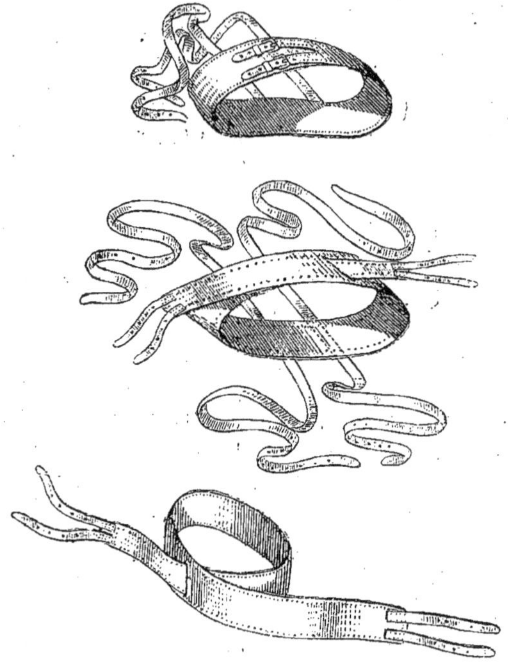

Fig. 266. — Ceintures de l'appareil de Lannelongue.

sur une planche peu large à laquelle seront fixées les ceintures ; la planche est munie de poignées qui permettent de déplacer l'enfant et l'appareil, en

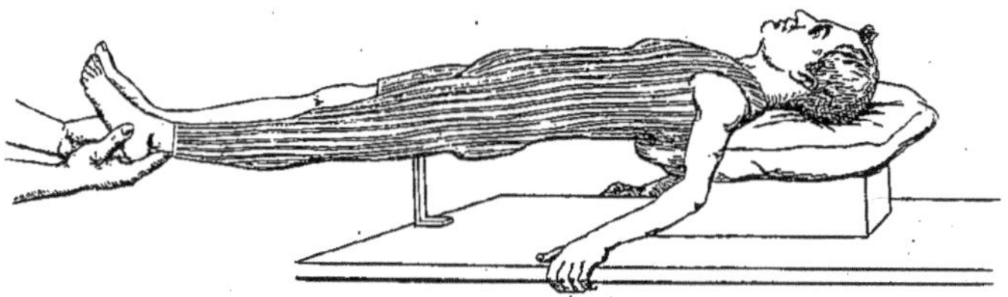

Fig. 267. — Appareil plâtré pour coxalgie. L'enfant est placé pour l'application de l'appareil et revêtu du maillot (d'après Desfosses, *Presse médicale*).

supprimant momentanément les poids, de porter l'enfant au dehors et même de le placer dans une voiture spéciale et de le promener (fig. 265).

L'appareil lui-même se compose de deux pièces : une ceinture thoracique bouclée en avant, faite de tissu souple (fig. 266), et un bandage de corps en coutil ou en toile. A la ceinture s'attachent en arrière deux lacs assez longs pour être fixés à la tête du lit, la ceinture étant modérement serrée. Le bandage de corps est formé d'une bande de toile ou de tissu résistant présentant en son milieu une large boutonnière qui permet d'y passer une des extrémités du bandage ; la boutonnière, se place en avant et sur le milieu.

Le bandage de corps se pose par-dessus la ceinture, les extrémités en sont croisées par la boutonnière puis attachées sur les parties latérales de la planche par des courroies ; le bandage est fixé par des épingles à la ceinture. Aux bords supérieur et inférieur du bandage, et en arrière, sont attachés quatre lacs dont deux sont fixés à la tête et deux aux pieds du lit ; la ceinture et le bandage sont ainsi maintenus solidement à la planche.

Un bandage de toile semblable au bandage de corps, mais moins large, s'applique sur les membres inférieurs, sans les contenir étroitement (fig. 266).

Enfin, on pose sur le membre malade l'appareil à extension en diachylon que nous décrirons pour les fractures de cuisse, avec un poids de 2 à 5 kilogrammes suivant l'âge.

Cet appareil, par la facilité de sa construction, la simplicité de son entretien, par son prix modique possible, est de beaucoup préférable à la gouttière de Bonnet. Il permet, en détachant les bandages, de procéder chaque jour aux soins de propreté sans remuer la hanche malade.

L'*appareil plâtré* doit envelopper le tronc, la ceinture pelvienne et le membre malade jusqu'à la partie inférieure de la jambe. L'enfant est placé sur une table, la tête et les épaules soutenues sur un coussin, le sacrum supporté par un pelvi-support étroit, un aide maintient les jambes et place le membre malade en extension complète, en légère abduction et rotation externe, sans exagérer cette position. Le patient est revêtu d'un maillot de tricot, les jambes passées dans les manches, les bords du tricot étant réunis par-dessus les épaules à l'aide d'épingles (fig. 267).

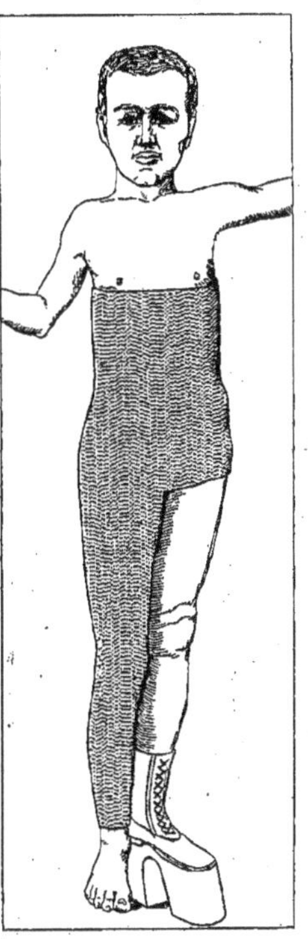

Fig. 268. — Appareil plâtré pour coxalgie, terminé. Soulier surélevé du côté sain, empêchant l'autre pied de porter sur le sol (d'après Desfosses, *Presse médicale*).

On enroule alors autour du tronc, du bassin, de la cuisse et de la jambe du côté malade, des bandes plâtrées, comme nous l'avons déjà indiqué pour la confection de l'appareil du mal de Pott (p. 252) ; l'appareil doit bien prendre les deux épines iliaques antérieures, mais laisser dégagée la partie postérieure, près de l'anus. Le plâtre sec est régularisé, échancré au niveau des organes génitaux et de l'anus ; ce qui déborde du tricot est coupé ou rabattu (fig. 268). Il n'est pas inutile, pendant la confection de l'appareil, d'intercaler entre les bandes plâtrées, une ou deux lames de zinc destinées à le renforcer ; une longue sur le côté, une moins longue en avant, au niveau de l'articulation coxo-fémorale ; les angles de ces lames sont arrondis. L'enfant est étendu ensuite sur un lit et l'appareil est changé environ tous les deux mois ; on profite de ce changement pour faire une toilette complète.

Fixé sur le lit ou dans le plâtre, le malade doit être maintenu dans le décubitus horizontal pendant plusieurs mois, même si les douleurs et la contracture disparaissent très vite ; un minimun de cinq à six mois est indispensable avant de laisser l'enfant prendre des béquilles comme nous allons le voir. Cette durée sera souvent plus longue, et prolongée toujours jusqu'à disparition complète des douleurs et de la contracture. Pendant tout ce temps, il faut surveiller avec soin l'apparition d'un abcès froid, que l'on traiterait comme nous le dirons plus loin.

Si aucune complication ne survient, si les douleurs et la contracture disparaissent, après un nombre de mois variable, mais jamais inférieur à cinq ou six, on pourra commencer à laisser lever le malade avec l'appareil plâtré précédent, en munissant le pied du côté sain d'une chaussure à semelle élevée (fig. 268) ; de façon à ce que, avec des béquilles, l'enfant ne puisse poser à terre le pied du côté malade.

Changeant alors tous les deux mois environ l'appareil plâtré, si tout continue à se bien passer, ce n'est qu'au bout d'un an de cette seconde partie du traitement qu'on pourra essayer prudemment de supprimer l'appareil, en maintenant quelque temps encore les béquilles et appliquant au besoin un appareil orthopédique en cuir moulé ; pour enfin laisser marcher le malade peu à peu, en le surveillant avec soin.

En somme, pour une coxalgie prise tout à fait au début et sans complication d'aucune sorte, un traitement rationnel et suffisant ne peut pas durer moins de seize à dix-huit mois ; le plus souvent cette durée n'est pas suffisante, et deux, trois ans ou plus sont nécessaires. En tout cas, il faut se garder de croire à la guérison dès que les douleurs et la contracture ont disparu, la marche pourrait immédiatement être bonne, mais la récidive serait la conséquence inévitable de ce traitement insuffisant.

Coxalgie avec abcès froid fermé. — Ici, autant que pour le mal de Pott, nous pensons qu'il faut s'efforcer de guérir sans l'ouvrir tout abcès froid reconnu, qu'il faut le ponctionner et l'injecter avant qu'il ne s'ouvre lui-même, et répéter ponctions et injections autant qu'il est nécessaire pour obtenir la guérison (voir p. 61). Ce sont les mêmes raisons qui doivent faire éviter l'ouverture spontanée ou chirurgicale : l'extirpation totale des lésions n'est pas possible ; l'ouverture est suivie de fistules intarissables, porte ouverte aux infections secondaires et à la septicémie lente. La guérison de ces abcès par les ponctions, jointes au traitement de la coxalgie, est fréquente et doit être cherchée avec persévérance.

Si nous pensons que l'ouverture d'un abcès froid d'origine articulaire est néfaste, il est inutile de discuter l'opportunité d'une résection de la hanche à cette période, elle aboutirait au même résultat : l'ouverture d'un foyer qu'on ne peut supprimer complètement, ouverture que l'on doit éviter à tout prix et qui ici se complique du mauvais résultat fonctionnel que donne la résection de la hanche.

Mais les injections médicamenteuses ne guérissent pas toujours l'abcès froid, une infection surajoutée peut conduire à l'ouverture de l'abcès devenu chaud, une fistule peut s'établir malgré tous les efforts faits pour l'éviter ; pour ces diverses formes, les indications sont les mêmes.

Coxalgie fistuleuse. — Les fistules établies, le traitement de la coxalgie devient beaucoup plus difficile, il consiste dans le drainage et les injections médicamenteuses dans les trajets fistuleux, dans le curettage et les évidements, dans la résection de la hanche et enfin la désarticulation du membre inférieur.

Les résultats de la *résection* de la hanche sont mauvais au point de vue fonctionnel, les malades marchent le plus souvent mal et avec une claudication qui ne fait que s'accentuer avec le temps. Au point de vue de la guérison des lésions tuberculeuses elle n'est pas meilleure, elle peut permettre d'enlever largement les lésions osseuses fémorales, mais très incomplètement celles de l'os iliaque, l'ablation des fongosités articulaires ne peut être dans la plupart des cas qu'incomplète. Pour toutes ces raisons, la résection de la hanche est une opération fort médiocre. Elle peut cependant être indiquée, non dans l'espoir de guérir la coxalgie, mais pour permettre un drainage meilleur de l'articulation lorsque l'infection secondaire donne naissance à des accidents généraux graves ; c'est pour sauver la vie du malade que l'on résèque alors, et non pour guérir la lésion locale.

Tant que ces accidents infectieux n'existent pas, le drainage, les injections médicamenteuses (voir *Abcès froids*) les *curettages* et *évidements osseux et articulaires*, la *tunellisation du grand trochanter, du col* et *de la tête*, jointes au traitement général, au séjour à la mer ou à la campagne et à l'immobilisation, doivent être longtemps prolongés. Ces moyens peuvent aboutir à la fermeture des fistules, à la formation d'une ankylose qui, si elle est en bonne situation, représente le meilleur mode de guérison que l'on puisse souhaiter.

La longueur du traitement, la persistance des fistules ne doivent pas faire décider la résection, si d'autres raisons tirées de l'infection n'y poussent ; la guérison n'en serait ni plus rapide ni plus certaine, et, réalisée dans ces conditions, la guérison est moins bonne qu'avec une ankylose de l'articulation.

Une suppuration avec réaction générale, fièvre, affaiblissement progressif, pourrait au contraire indiquer la *résection* dans le but d'ouvrir largement la cavité suppurante et d'éviter la rétention et l'absorption. Et même, dans quelques cas graves, si l'état général inspirait de réelles inquiétudes soit par la longueur de la suppuration de multiples fistules, soit par l'intensité des phénomènes généraux, on pourrait être conduit à la *désarticulation de la hanche*.

Ankylose de la hanche. — Toutes les arthrites peuvent produire l'ankylose de la hanche, mais la coxalgie en est la cause la plus fréquente. Cette ankylose est incomplète ou complète, que la soudure soit osseuse ou fibreuse serrée. Toutes les indications sont tirées de la position du membre inférieur.

Si la cuisse est en extension ou très légère flexion, toute lésion inflammatoire non-tuberculeuse étant absolument éteinte, on pourra mobiliser doucement et prudemment l'ankylose *incomplète*. Mais il ne faut rien faire à l'ankylose *complète*, aucune opération ne donnera mieux ; la résection de la hanche donnerait en effet un membre moins solide et moins utile que l'ankylose.

Si la position est vicieuse, flexion avec adduction dans la plupart des cas, avec raccourcissement notable et ensellure marquée (fig. 271), la marche est difficile, la difformité est grande. Une ankylose *incomplète* et lâche pourrait être mobilisée ou redressée par la méthode de redressement forcé sous chloroforme (voir *Ankylose* p. 143), de façon à donner une ankylose en bonne situation avec quelques mouvements peu étendus. Mais le plus souvent l'ankylose est *serrée* et le traitement est le même, qu'elle soit fibreuse ou osseuse.

Nous avons déjà discuté les diverses méthodes applicables au redressement des ankyloses vicieuses (p. 145), nous avons écarté les arthroclasies et ostéoclasies pour ne garder que les ostéotomies et les résections.

L'ostéotomie peut porter : sur le col du fémur, linéaire, cunéiforme ou énarthrodiale ; sur la région trochantérienne, intra ou inter-trochantérienne ; au-dessous des trochanters, linéaire et transversale ou oblique, cunéiforme ou énarthrodiale (fig. 269).

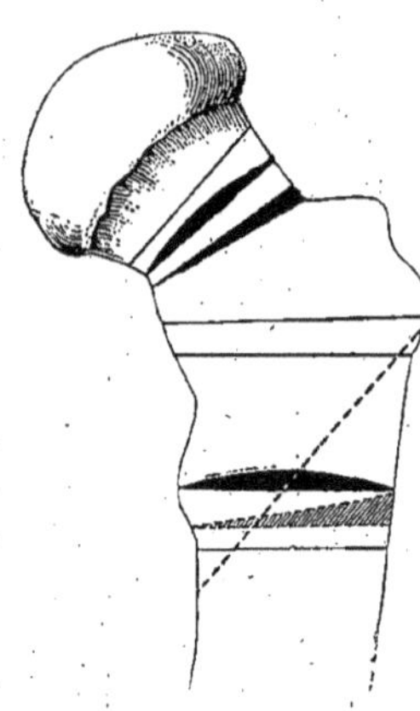

Fig. 269. — Schéma des ostéotomies diverses de l'extrémité supérieure du fémur (Mauclaire).

Les *ostéotomies cervicales* sont d'exécution difficile et exposent, comme les résections, à l'ascension du fémur qui augmente encore le raccourcissement.

Les *ostéotomies intra ou inter-trochantériennes* sont aussi plus difficiles que les sous-trochantériennes, elles n'offrent pas d'avantages sur elles pour la disposition des fragments et laissent le psoas inséré sur le fragment inférieur, ce qui rend plus difficile le maintien de la correction.

Parmi les *ostéotomies sous-trochantériennes* ordinairement pratiquées, la variété *énarthrodiale* ne paraît que pouvoir enlever à la solidité du membre inférieur, alors que l'ankylose solide en bonne position est préférable à un membre légèrement mobile et peu solide. La variété *cunéiforme oblique et postérieure* de Le Dentu (fig. 270) redresse le fémur en enlevant en arrière un coin osseux dont l'angle est complémentaire de celui de la flexion antérieure, elle corrige la déviation mais ne fait rien contre le raccourcissement.

L'*ostéotomie linéaire transversale*, facile à exécuter, corrige aussi la déviation en formant un cal angulaire, mais ne fait rien non plus contre le raccourcissement. L'*ostéotomie oblique* (Terrier et Hennequin) sectionne le fémur obliquement de haut en bas et de dehors en dedans, de la base du grand trochanter jusqu'au-dessous du petit trochanter (fig. 269). Les deux glissent et tournent l'un sur l'autre, se trouvent après redressement plus ou moins en contact par leurs surfaces de section ; mais la soudure se fait toujours en un cal solide, et la longueur de la surface de section peut permettre, sous l'influence de l'extension continue, un glissement dans le sens de la longueur, susceptible de corriger en partie le raccourcissement. L'exécution de l'ostéotomie oblique, un peu moins simple que la transversale, est cependant facile.

Dans la plupart des cas l'*ostéotomie oblique sous-trochantérienne*, suivie d'une extension continue prolongée jusqu'à consolidation complète du cal,

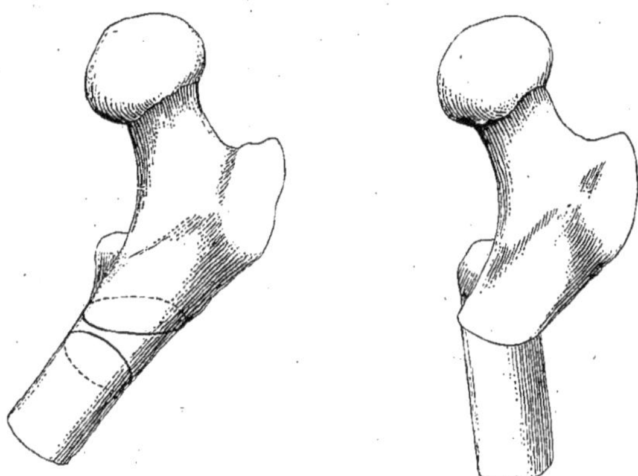

Fig 270. — Résection cunéiforme oblique de Le Dentu.

c'est-à-dire pendant un à deux mois, donnera d'excellents résultats fonctionnels, en redressant la déviation et diminuant plus ou moins le raccourcissement.

Mais lorsque la flexion est considérable, atteignant ou dépassant l'angle droit, s'accompagnant d'une adduction très grande ; le résultat donné par l'ostéotomie sous-trochantérienne peut être incomplet. En outre le fragment supérieur, soudé à l'os iliaque, restant fixe pendant le redressement, dirige en avant sa pointe inférieure et le cal formé par les deux fragments est très saillant en avant. Dans ces cas, Ch. Nelaton[1] propose de joindre à la section oblique destinée à allonger le membre, la *libération de la tête fémorale*, par ostéotomie au niveau de l'ankylose et modelage de la tête fémorale, destinée à redresser le fragment supérieur. Le même auteur espère même pouvoir conserver quelques mouvements au membre redressé, en interposant entre l'os iliaque et la tête fémorale, séparés par ostéotomie, un lambeau musculaire emprunté au droit antérieur de la cuisse, et en mobilisant au bout de trois semaines. L'opération fut faite sur une malade[2] qui, un an après, marchait en boitant mais sans canne, montant facilement les escaliers, « enjambant jusqu'à deux marches à la fois avec le membre opéré. La nouvelle articulation a des mouvements aussi étendus, à peu de chose près, qu'une articula-

[1] In Coville. Thèse de Paris, 1899 et Rouault. Thèse de Paris, 1900.
[2] In Thèse Rouault, 1900. Observation XXIV, p. 92.

tion normale, et sans la moindre douleur. La malade s'assied aussi bien qu'autrefois » (fig. 272).

Le redressement avec ankylose donnera toujours un membre plus solide que le redressement avec mobilité dans une néarthrose coxo-fémorale ; les indications doivent être tirées de la situation sociale de l'opéré.

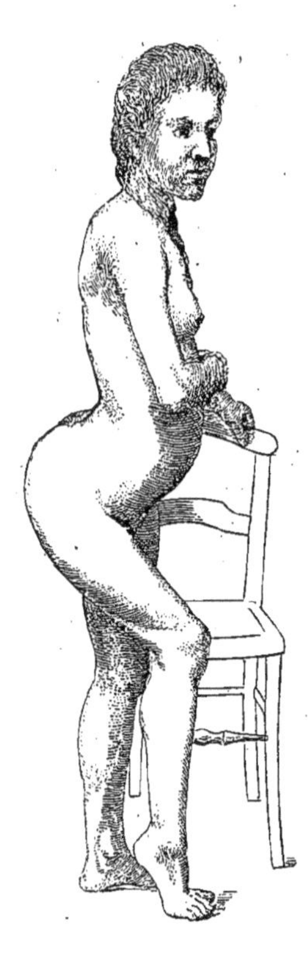

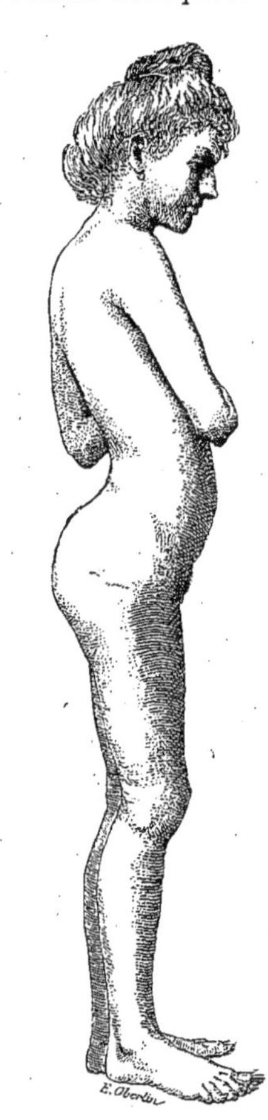

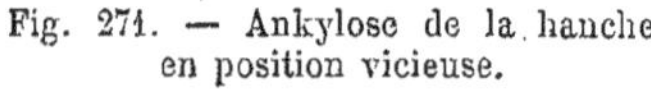

<table>
<tr><td>Fig. 271. — Ankylose de la hanche
en position vicieuse.</td><td>Fig. 272. — Le même sujet après libération
du col et ostéotomie oblique sous-trochanté-
rienne par Nélaton (thèse Rouault, 1900).</td></tr>
</table>

Si l'*ankylose est bilatérale*, une double résection risquerait de donner peu de solidité ; une double ostéotomie, si la position est vicieuse, donnerait deux membres rigides en extension ; aussi Ollier [1] conseille-t-il de faire une résection du côté où les muscles sont les meilleurs, et de redresser l'autre côté par une ostéotomie, de façon à conserver un membre solide. Ch. Néla-

[1] Ollier. *Traité des résections*, 1891, t. III, p. 89.

ton, dans ce cas, propose de faire, du côté que l'on veut garder mobile, la libération de la tête, avec interposition musculaire.

En résumé donc, le redressement d'une ankylose avec déviation non exagérée s'obtient par une ostéotomie sous-trochantérienne, de préférence oblique. Si l'extrême déviation rend ce redressement incomplet ou laisse une obliquite trop grande du fragment supérieur, on pourra y ajouter la libération de la tête fémorale au niveau de l'ankylose ; cherchant le plus souvent une nouvelle ankylose solide, quelquefois une articulation mobile. Les deux opérations (ostéotomie et libération) peuvent être faites dans une même séance ; mais il est préférable, d'après Nélaton, d'opérer en deux séances séparées par un intervalle de deux à trois mois, commençant par libérer la tête et ne pratiquant l'ostéotomie que dans le second temps.

Luxation congénitale de la hanche. — Le traitement de cette malformation est des plus difficiles, la réduction d'une tête fémorale malformée dans une cavité cotyloïde rudimentaire est déjà peu facile à obtenir, mais est encore plus pénible à maintenir. Deux méthodes ont pour but de replacer la tête fémorale en position normale et de favoriser le développement d'un rebord osseux qui lui serve d'appui : la réduction sanglante et la réduction non sanglante.

Réduction sanglante. — Nous ne parlons que de *réduction*, car les opérations palliatives pratiquées dans le but de combattre la rétraction muscucaire (myotomies, résection de la tête fémorale, ostéotomie sous-trochantérienne), ou de fixer la tête en position luxée (lambeau ostéo-périostique de Kœnig formant appui, méthode sclérogène), ont été abandonnées pour les opérations curatives ou la réduction non sanglante.

La réduction sanglante est pratiquée par l'opération de Hoffa (de Würzbourg), modifiée depuis par Lorenz (de Vienne) ; l'opération a pour but de creuser une cavité cotyloïde suffisante en agrandissant celle qui existe, et d'y placer la tête fémorale. Hoffa utilisait d'abord une incision postérieure et désinsérait tous les muscles trochantériens ; Lorenz, montrant qu'il est inutile et nuisible de couper ces muscles, pratique une incision antéro-externe, entre le tenseur du fascia lata et le moyen fessier, sans désinsérer les muscles pelvi-trochantériens. A. Broca utilise le procédé à tabatière d'Ollier pour la résection de la hanche, détachant le grand trochanter à sa base et relevant avec lui les muscles pelvi-trochantériens ; l'opération terminée, le grand trochanter est rabattu et suturé.

L'opération ne peut être considérée comme absolument bénigne, elle est complexe et s'adresse à de jeunes enfants ; du reste tous les opérateurs accusent quelques cas de mort par choc ou infection, cette dernière étant facilitée par les manœuvres souvent laborieuses de réduction.

L'opération doit être précédée d'une période d'extension continue et suivie d'une période d'immobilisation dans un appareil plâtré, fenêtré pour les pansements.

Les résultats sont souvent bons, la tête reste en place, mais le résultat fonctionnel est souvent incomplet : « le degré de mobilité de la hanche n'est pas très grand au début. La flexion se fait jusqu'à l'angle droit, l'extension et surtout l'abduction sont souvent incomplètes. La claudication disparaît quelquefois complètement, d'ordinaire elle est seulement atténuée et ressemble plus à celle d'une coxalgie guérie avec un peu de raideur, qu'à celle d'une luxation de la hanche. Elle diminue de plus en plus par l'exercice et ce n'est qu'au bout d'un an que les sujets retirent tout le bénéfice de leur intervention à ce point de vue [1]. »

Or, ces mêmes résultats peuvent être obtenus par la réduction non sanglante, et la tendance actuelle est de réserver ces opérations aux cas peu nombreux où la réduction non sanglante a échoué.

RÉDUCTION NON SANGLANTE. — Elle comprend deux méthodes différentes : la *réduction lente et progressive par extension continue en abduction* que Kirmisson appelle « méthode française », et la *réduction extemporanée.*

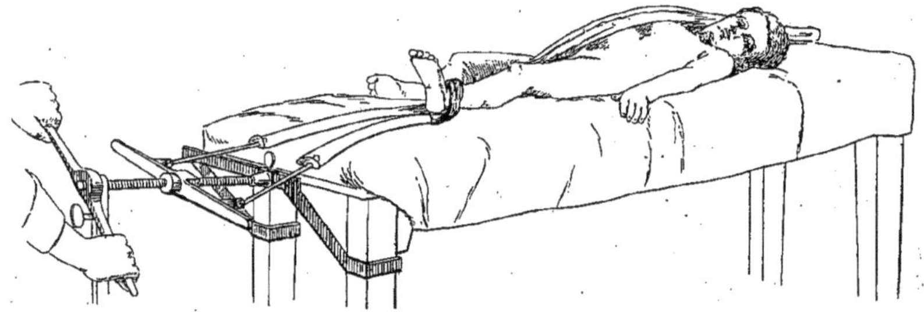

Fig. 273. — Vis de Lorenz.

Kirmisson [2] emploie une gouttière de Bonnet articulée au niveau de la hanche, permettant d'imprimer aux membres inférieurs un mouvement d'abduction suivant un angle de 35°. L'enfant est placé dans cette gouttière et l'extension continue est pratiquée sur le membre inférieur à l'aide de poids croissant avec l'âge du malade, allant, par exemple, de 500 à 1500 ou 2000 grammes. Lorsque la tête est abaissée au niveau de la cavité cotyloïde et qu'elle s'y maintient, on commence à permettre la marche à l'aide d'un appareil en cuir moulé, embrassant le bassin et la cuisse du côté malade, articulé au niveau de la hanche, et permettant d'imprimer au membre le degré d'abduction que l'on désire. En outre, ce traitement devrait être appliqué chez les très jeunes enfants, de dix-huit mois à deux ou trois ans, parce qu'à cette époque la difformité et le raccourcissement sont très peu prononcés, la tête est dans une position voisine de l'état normal; on n'a pour ainsi dire pas à pratiquer de réduction.

La *réduction extemporanée* est la méthode généralement employée. Nous n'avons pas à faire l'historique des modifications successives apportées depuis Pravaz jusqu'à Paci et Lorenz; les procédés employés aujourd'hui dérivent de celui de Lorenz, chaque opérateur y apportant de légères modifications.

[1] Delanglade. Thèse de Paris, 1896, p. 174.
[2] Kirmisson. *Maladies chirurgicales d'origine congénitale*, 1898, p. 684.

Le principe est la réduction de la luxation, sous anesthésie générale, à
l'aide de manœuvres variables combinant la flexion forcée et l'abduction.
Cette réduction peut être aidée par un traitement préparatoire : l'extension
continue ou les tractions violentes au moyen des machines à vis ou à manivelle, dont la vis à extension de Lorenz (fig. 273) est le plus connu, afin

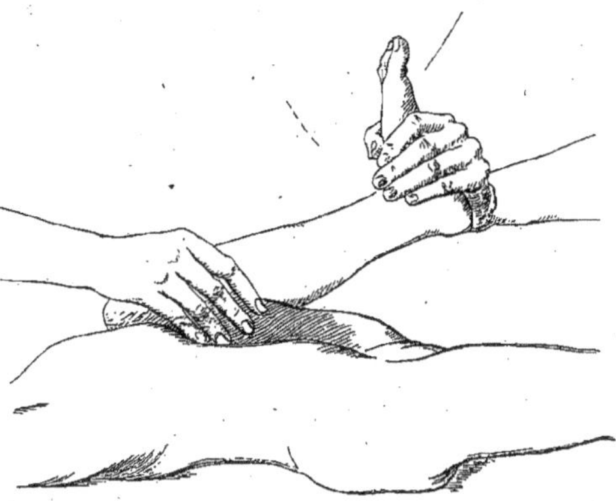

Fig. 274. — Manière de fixer le bassin. Un aide fléchit fortement la cuisse saine sur le tronc,
la jambe est fléchie sur la cuisse, le sacrum repose à plat (F. Brun).

de mobiliser et d'abaisser la tête fémorale. La réduction est obtenue en
faisant franchir à la tête fémorale, tantôt le bord supérieur du cotyle
(M. Schede), tantôt le bord inférieur (Kirmisson)[1], plus souvent le bord
postérieur (Lorenz). La réduction faite, il faut maintenir la tête en place par

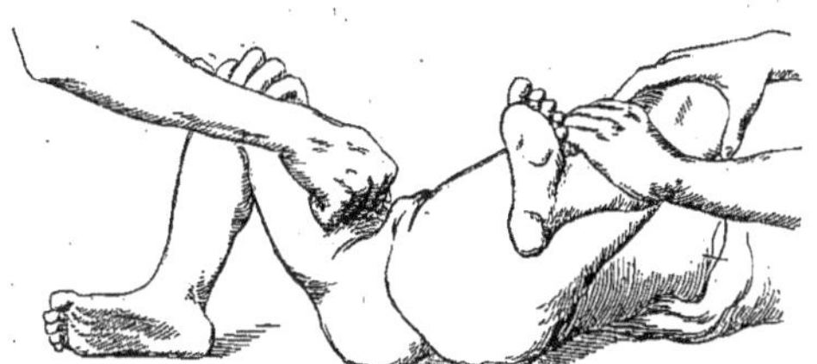

Fig. 275. — Manière de rompre la corde des adducteurs (Brun).

un appareil immobilisant, ordinairement, un appareil plâtré ; et c'est ici
que Lorenz a apporté la principale modification au procédé antérieur de
Paci, en montrant que l'*immobilisation doit être faite en abduction forcée*
pendant un certain temps, le membre n'étant ensuite ramené que lentement
en extension, lorsque la tête semble fixée solidement dans sa nouvelle position. Ne pouvant donner les divers procédés de réduction suivant cette
méthode générale, nous empruntons à Brun[2] la description de sa façon
d'opérer.

[1] In Lelong. Thèse de Paris, 1901, p. 55.
[2] Brun. *Presse médicale*, octobre 1901, n° 84, p. 221.

La malade étant endormie, « un aide, tout d'abord, fixera solidement le bassin, et cette fixation sera plus facilement obtenue en fléchissant fortement la cuisse saine sur le tronc, la jambe sur la cuisse, et en maintenant ainsi, par l'intermédiaire du membre inférieur, le sacrum à plat sur la table d'opération (fig. 274).

« L'opérateur, plaçant le membre malade en demi-flexion et en abduction

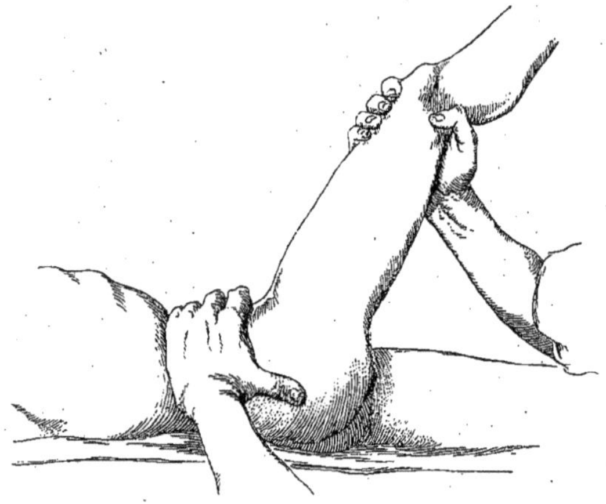

Fig. 276. — Première manière d'obtenir la réduction de la luxation (Brun).

pour faire saillir la corde des abducteurs, exécute sur cette dernière, avec le poing fermé, un mouvement de va-et-vient destiné à en provoquer progressivement la désinsertion ou la rupture (fig. 275). De sa main gauche, cram-

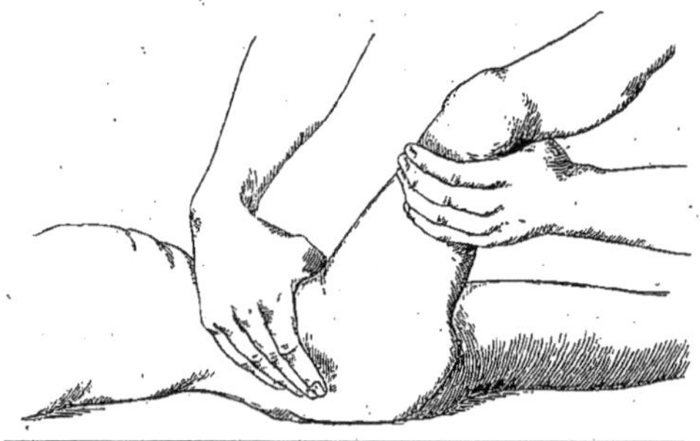

Fig. 277. — Deuxième manière d'obtenir la réduction de la luxation (Brun).

ponnée au niveau de l'articulation du genou, il cherche peu à peu à exagérer l'abduction, et ces manœuvres énergiques ne doivent être arrêtées que lorsque facilement la cuisse peut être portée en abduction forcée ; en conséquence des ruptures provoquées avec ces frictions vigoureuses, on voit, dans les jours qui suivent, apparaître une ecchymose et une tuméfaction qui peuvent s'étendre jusqu'aux parties génitales, mais qui n'ont jamais, sous mes yeux, donné lieu à aucune espèce de complications.

« Pour compléter la mobilisation de la jointure, il est bon de lui faire exécuter des mouvements étendus de flexion et de circumduction.

« On tentera alors d'obtenir la réduction en employant successivement

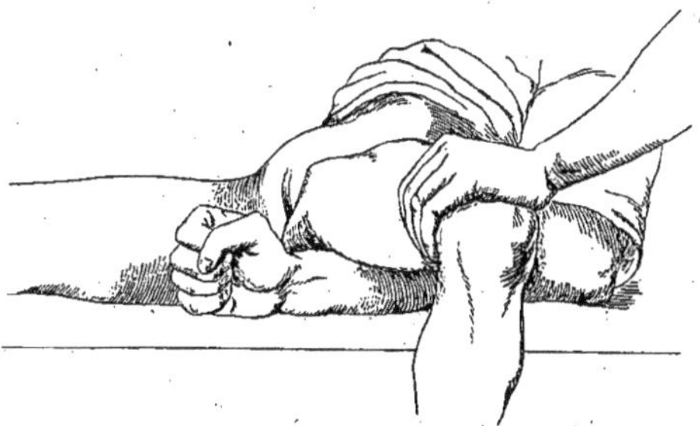

Fig. 278. — Troisième manière d'obtenir la réduction de la luxation (Brun).

les différentes manœuvres représentées ci-contre. Comme dans la figure 276, l'opérateur, saisissant à pleine main droite l'extrémité inférieure de la cuisse demi-fléchie, exercera sur elle un triple mouvement de traction, d'abduction, et de rotation en dehors, pendant que de la main gauche, cramponnant la crête iliaque et embrassant le grand trochanter, il exercera à l'aide du pouce sur ce dernier une pression violente en avant et en dedans.

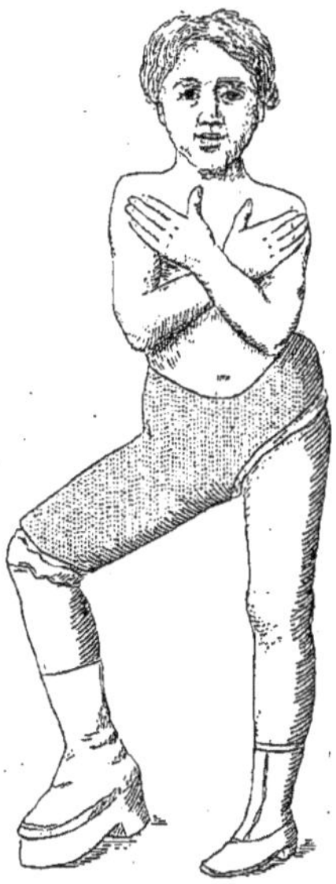

« Si cette première manœuvre ne donne pas le résultat désiré, on réussira quelquefois en procédant comme dans la figure 277 ; la main gauche, dans ce cas, exercera toujours le même mouvement de traction, d'abduction et de rotation en dehors, mais ce sont les quatre doigts de la main droite qui agissent sur le grand trochanter pour l'abaisser et le propulser en avant et en dedans.

« On se trouvera bien enfin, quelquefois, dans les cas difficiles, la cuisse étant portée en abduction forcée, et en rotation en dehors exagérée, d'exercer une pression énergique sur le grand trochanter en soulevant le bassin sur l'avant-bras droit et en exerçant à l'aide de la main gauche une pression vigoureuse sur l'extrémité inférieure du fémur (fig. 278).

Fig. 279. — Première position. Abduction et flexion (A. Lorenz).

« Dans ces différentes manœuvres, main gauche et main droite doivent, en somme, agir en sens inverse, pour tâcher d'obtenir la propulsion en avant de la tête fémorale, et son passage au-devant du rebord cotyloïdien postérieur.

« Au moment où ce passage a lieu et où la réduction s'opère, l'opérateur perçoit un craquement particulier, quelquefois assez fort pour être entendu des assistants, en même temps qu'il constate un ressaut de l'extrémité fémorale et un effacement tout à fait caractéristique de la région trochanté-

rienne ; avec un peu d'habitude il est rare qu'on prenne pour le bruit caractéristique de la réduction les gros craquements qui résultent de la mobilisation de la hanche luxée. Un bon moyen de contrôler la réalité de la réduction consiste à provoquer la reluxation : il suffit pour cela de diminuer tant
soit peu l'abduction et la rotation externe de la cuisse, pour voir la tête
fémorale s'échapper brusquement de la cavité cotyloïdienne, et les mêmes
manœuvres qui ont réussi une première fois à provoquer la réduction aboutissent alors au même résultat avec une beaucoup plus grande facilité ».

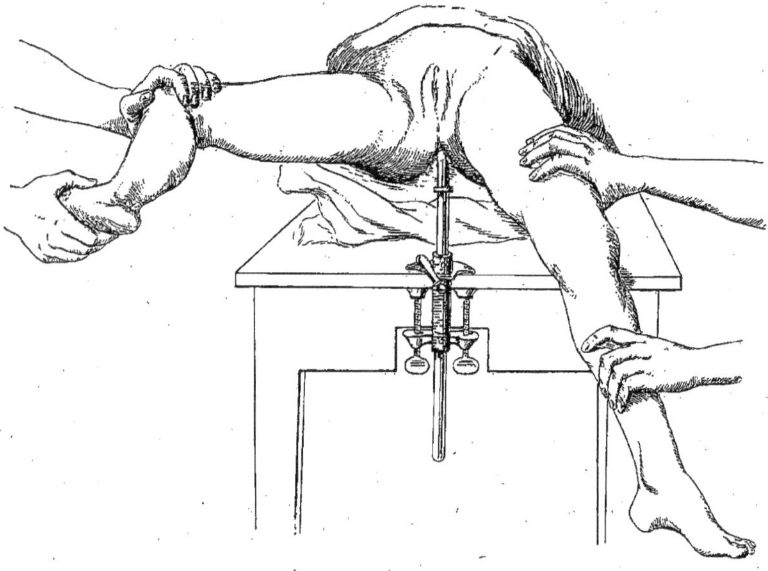

Fig. 280. — Attitude de l'enfant sur le pelvi-support (Brun).

La réduction obtenue, il faut maintenir le membre en abduction et rotation externe, à l'aide d'un appareil plâtré, analogue à celui de la coxalgie,
mis sur un simple maillot de tricot sans ouate, et prenant le tronc, le bassin,
la cuisse, le genou et la jambe. L'appareil de Lorenz (fig. 279) ne prend pas le
genou, mais la modification de Brun assure une immobilisation plus parfaite.

Pendant l'application de l'appareil, l'enfant est placé sur un pelvi-support
(fig. 280), la jambe saine maintenue en extension, la jambe réduite maintenue
avec soin par un aide attentif; enfin Ducroquet conseille, pendant la dessiccation, d'exercer avec le poing, en arrière du grand trochanter, une pression
soutenue, pour produire à cet endroit une fossette retro-trochantérienne
destinée à soutenir l'articulation au niveau de son point faible.

Lorenz laisse ses malades marcher avec l'appareil, Brun conseille de les
laisser dans le décubitus horizontal pour assurer une meilleure contention,
ce qui n'empêche pas de transporter l'enfant hors de son lit et à l'air, et ne
nuit en rien à sa santé.

Le premier appareil est maintenu de deux à quatre mois, puis de la *pre-*

mière position (fig. 281), le membre est placé en *seconde position*, c'est-à-
dire *en abduction modérée et rotation interne* (fig. 282) [flexion et abduction
légères, pour Lorenz (fig. 283)]; « à cet effet le plâtre sera enlevé, l'enfant étant
endormi, et le chirurgien procédera avec précaution à ce changement de
position. Les manœuvres nécessaires seront quelquefois assez laborieuses,
et on ne saurait agir avec trop de prudence, car c'est quelquefois dans ce
temps opératoire qu'on pourrait observer le décollement épiphysaire des

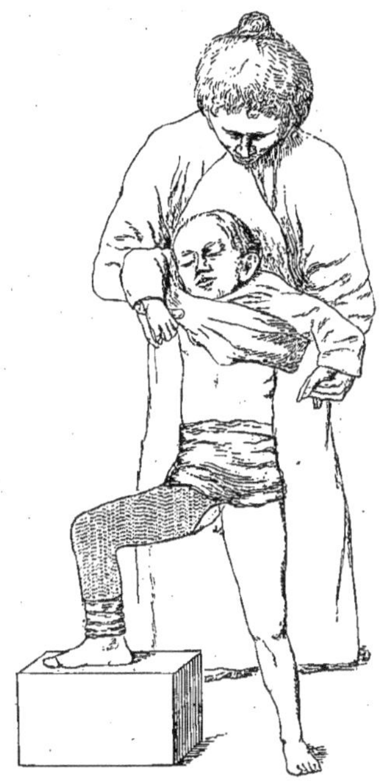

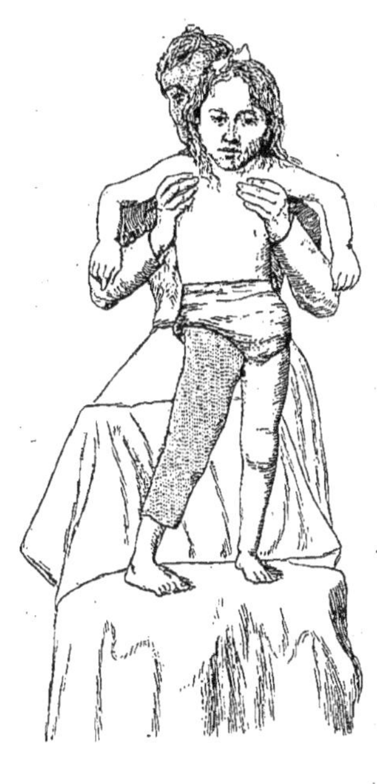

Fig. 281. — Attitude de l'enfant en première   Fig. 282. — Enfant en deuxième position
           position (Brun).   (Brun).

extrémités supérieure ou inférieure du fémur ; on s'exposerait surtout à cet
accident si, pour corriger la rotation, on agissait par l'intermédiaire de la
jambe et du pied ; mieux vaut donc saisir la cuisse à pleine main et la
tordre lentement et progressivement de dehors en dedans. » (Brun.)

Un nouvel appareil plâtré est appliqué dans cette position, le genou étant
en extension, et maintenu deux mois environ ; enfin un troisième appareil
est mis, la cuisse et la jambe étant replacés dans la rectitude ; la durée du
maintien dans l'appareil plâtré est donc ainsi de six à huit mois.

L'enfant sorti du dernier appareil doit être massé, les articulations sont
doucement mobilisées, et la marche peu à peu permise. Ce traitement complémentaire de quatre à six mois donne une durée totale de un an en
moyenne.

Avant tout traitement, après la pose de l'appareil, et à chaque changement d'appareil, il importe de prendre une radiographie de la hanche mal-

formée afin de contrôler les effets du traitement ; cependant les photographies prises avec l'appareil plâtré ne donnent généralement que des clichés très mauvais [1].

Les *résultats* de la réduction non sanglante sont-ils, au point de vue anatomique, une réduction vraie ou une transposition en avant? La réduction vraie est possible [2], les radiographies ci-contre (fig. 284 et 285) empruntées à Brun la montrent; mais pour la majorité des auteurs elle est l'exception, la transposition en avant étant la règle. En tout cas les résultats fonctionnels sont aussi bons, et cela seul est important ici.

Les résultats varient d'après la forme et l'âge de la luxation. Les variétés antérieures, plus rares, se réduisent facilement et sont plus longtemps réductibles que les postérieures; celles-ci se réduisent facilement chez les tout jeunes enfants, avant trois ans, mais la contention est alors souvent imparfaite, et l'on ne gagne rien à commencer trop tôt le traitement. L'âge favorable est entre trois et cinq ans; le succès est exceptionnellement rare après dix ans, bien que quelques réductions aient été obtenues plus tard.

La guérison peut être complète au point de vue de la forme et de la fonction ; le plus souvent il persiste un peu de raccourcissement, mais la claudication et surtout le déhanchement disparaissent ou sont très atténués, et la marche se fait sans fatigue.

INDICATIONS. — Les *luxations antérieures* ont un pronostic fonctionnel bien meilleur que les postérieures, elles peuvent s'améliorer et guérir, au point de vue de la fonction, avec le temps. Mais ce n'est pas là une raison pour ne pas pratiquer la réduction non sanglante; chez les jeunes enfants, le résultat n'en pourra être que meilleur.

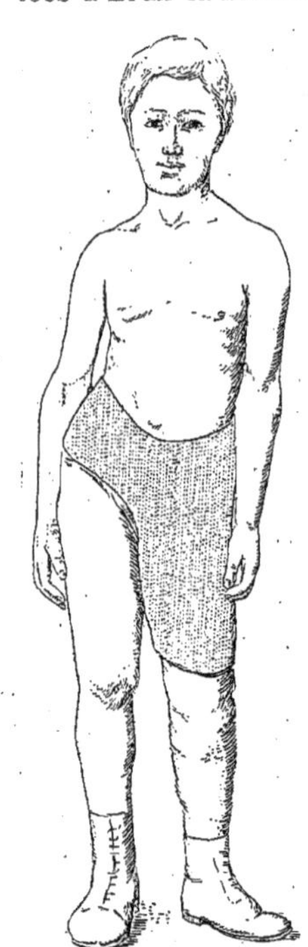

Fig. 283. — Deuxième position, rotation externe (A. Lorenz).

Les *luxations postérieures* s'aggravent au contraire avec le temps, l'ascension du fémur et l'ensellure augmentent ; la démarche est des plus disgracieuses dans la luxation *bilatérale*. Il faut donc ici intervenir, et de bonne heure autant que possible ; mais nous avons vu qu'il est inutile de commencer trop tôt le traitement, le maintien de la réduction étant presque impossible avant trois ans ; l'âge le plus favorable va de trois à cinq ans.

D'après ce que nous avons dit des résultats de diverses méthodes, il est évident qu'il faut toujours commencer par la *réduction non sanglante* et que celle-ci, appliquée à temps, donnera presque toujours un résultat suffisant,

[1] Lauvinerie. Thèse de Paris, 1900, p. 40.
[2] Brun et Ducroquet. *Presse médicale*, 1900, n° 60, p. 45.

quelquefois très bon. L'âge favorable passé, la méthode donnera encore des résultats, mais après dix ans la réduction est exceptionnelle.

Lorsque la luxation est *bilatérale*, doit-on chercher la réduction simulta-

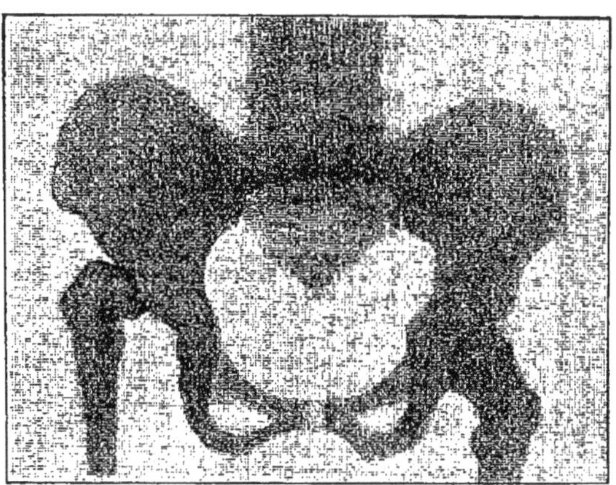

Fig. 284. — Luxation congénitale de la hanche. On voit à gauche la tête du fémur forte-ment remontée au-dessus de la cavité cotyloïde inhabitée (d'après une radiographie de F. Brun).

née ou successive des deux côtés ? Dans le cas de réduction simultanée, la double situation en abduction forcée met les malades dans la position du

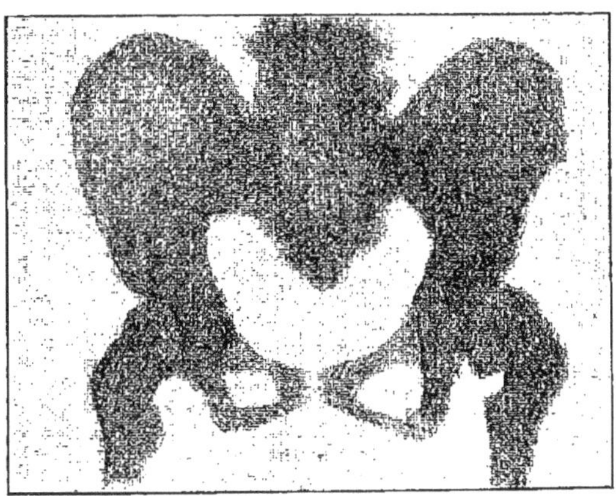

Fig. 285. — Luxation congénitale de la hanche. Le même sujet après le traitement par la réduction non sanglante. On voit la tête fémorale bien en place, maintenue par le rebord cotyloïdien (d'après une radiographie de F. Brun).

grand écart, qui est du reste bien supportée. Brun préfère la réduction suc-cessive, qui double la durée du traitement; Lorenz, Broca préfèrent la réduction simultanée.

La *réduction sanglante*, l'opération de Hoffa-Lorenz ne serait indiquée qu'en cas d'échec du traitement non sanglant, mais ici encore il importe de ne pas opérer trop tard, l'âge le meilleur est de cinq à dix ans[1]. La difficulté chez les sujets âgés est surtout de creuser les os, qui deviennent durs et compacts.

A *partir de dix ou douze ans* le traitement curatif devient le plus souvent impossible, et les *moyens palliatifs* sont seuls applicables. Ce sera le port d'un corset en cuir moulé embrassant l'articulation de la hanche, ou, si l'adduction prononcée du membre gêne la marche, l'*ostéotomie sous-trochantérienne*, proposée par Kirmisson[2] et faite comme pour une ankylose.

CUISSE

Plaies. — Elles n'offrent de particulier que les plaies vasculaires, les autres blessures, musculaires, nerveuses, sont traitées d'après les règles générales.

Les plaies de l'artère ou de la veine fémorales pourraient donner lieu, si elles se présentaient dans les conditions favorables, à la *suture ;* mais ce procédé est surtout applicable aux plaies opératoires ; pour les plaies accidentelles, la *ligature* reste encore la méthode ordinaire.

Le principe de ligature dans la plaie des bouts de l'artère, en s'aidant des débridements nécessaires, est de rigueur. Pour les plaies de la veine fémorale nous avons déjà dit, en parlant des plaies des veines (p. 172), que la crainte de la gangrène, qui avait conduit jusqu'à préconiser la ligature de l'artère sans toucher à la veine, n'a plus de raison d'exister. De nombreux faits expérimentaux et cliniques montrent que la septicité était la cause principale de ces gangrènes, et la ligature des bouts de la veine coupée doit être faite comme pour l'artère.

Fractures. — Nous comprendrons ici les fractures *sous-trochantériennes* du fémur, celles de la *partie moyenne* et les fractures *sus-condyliennes* qui sont justiciables des mêmes indications thérapeutiques.

Dans ces fractures les fragments sont le plus souvent taillés obliquement et se déplacent ou chevauchent (fig. 286, 287, 288 et 289).

La réduction peut être obtenue par tractions, sous chloroforme au besoin ; elle est maintenue par *l'extension continue.* Les appareils à extension continue sont les plus employés aujourd'hui pour le traitement de ces fractures. Pour les fractures fermées, les indications d'une intervention précoce sont rares et fournies par l'impossibilité de réduire un fragment, le supérieur, dans les fractures sus-condyliennes, ayant pénétré à travers le muscle triceps.

Les deux appareils les plus couramment employés sont ceux de Tillaux et de Hennequin.

Appareil de Tillaux (fig. 290). — Choisir de préférence un lit de fer pour coucher le blessé, ou pratiquer un trou au bois du lit à la hauteur du matelas

[1] Delanglade. Thèse de Paris, 1896, p. 175.

[2] Kirmisson. *Revue d'orthopédie,* 1er mars 1894, p. 137.

pour y passer la corde qui soutient les poids. Couper des bandelettes de
diachylon mesurant environ trois centimètres de largeur. Il faut sept à huit
bandelettes dont quatre ou cinq (suivant le volume du membre) seront

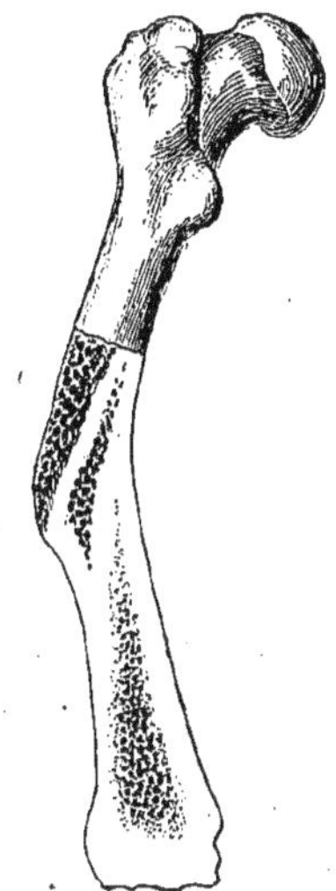

Fig. 286. — Fracture du
fémur. Déplacement des
fractures.

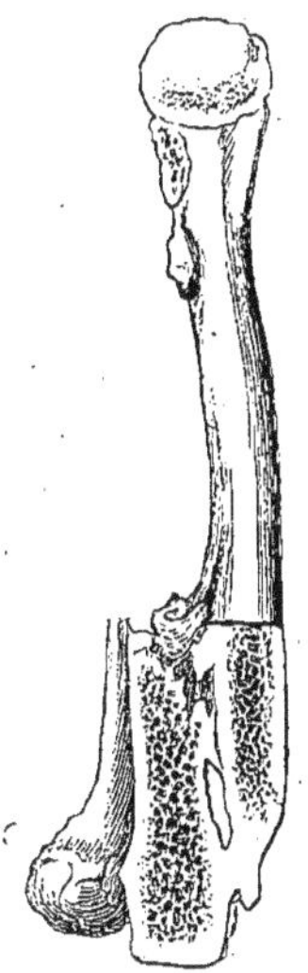

Fig. 287. — Fracture du
tiers inférieur du fémur.
Chevauchement.

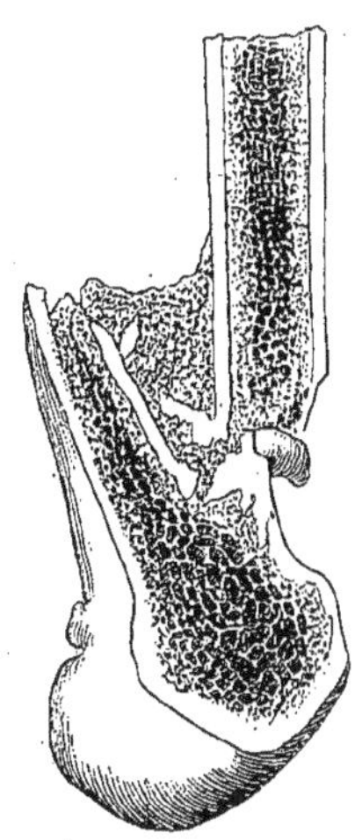

Fig. 288. — Fracture sus-condylienne du fémur. Déplacement du fragment inférieur.

collées sur la peau sur les côtés du membre et parallèlement à sa longueur
et dont trois seront circulaires et destinées à fixer les premières.

Chaque bandelette longitudinale sera assez longue
pour que, les deux extrémités étant appliquées sur les
côtés du membre, elles viennent former anse au-dessous du talon.

Appliquer d'abord une bandelette longitudinale et
faire un tour circulaire et ainsi de suite, de manière
à imbriquer entre elles les deux séries de bandelettes et à rendre l'appareil plus adhésif. Mettre trois
bandelettes circulaires : l'une au-dessus du genou,
l'autre au mollet, la troisième au-dessus du cou-de-
pied.

Les bandelettes longitudinales seront appliquées
sur la peau à partir du niveau de la fracture.

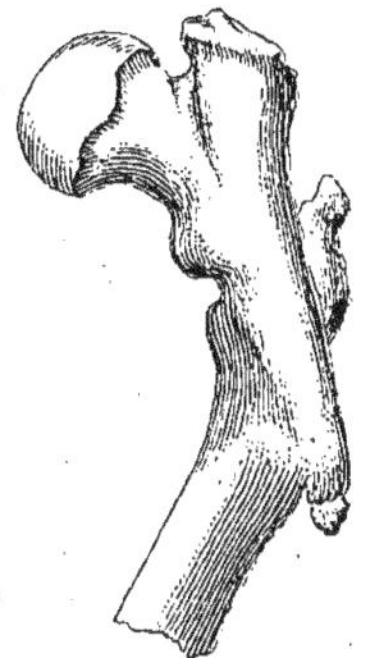

Fig. 289. — Fracture
sous-trochantérienne
du fémur. Déviation.

Attacher au pied du lit un morceau de bois arrondi
(ou une poulie comme dans l'appareil de Hennequin),
un peu au-dessus du niveau du matelas, afin que le
talon se trouve légèrement soulevé par la corde.

Fixer à une corde un poids de trois kilogrammes ; attacher cette corde à
l'anse de diachylon qui est au-dessous du talon et laisser pendre la corde
sur la poulie.

Avoir soin que le pied du blessé se trouve à une certaine distance du pied du lit, de manière à n'y pas venir buter.

La tête du blessé repose sur un simple coussin et les pieds du lit sont relevés de manière à former un plan incliné en bas, des pieds à la tête; cette inclinaison constitue la contre-extension.

Placer droit le pied qui était en rotation en dehors et écarter les bande-

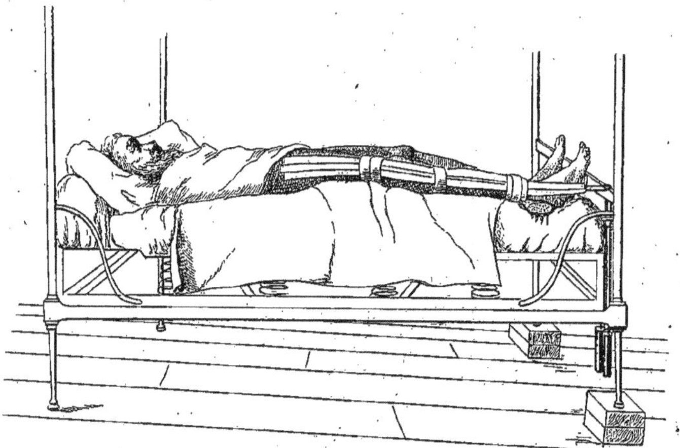

Fig. 290. — Appareil à extension continue de Tillaux.

lettes avec une petite lame de bois placée au-dessous du talon, pour éviter leur pression sur les malléoles.

Appareil de Hennequin (fig. 291). — On commence par préparer le lit; dans ce but, on découd le bord du matelas correspondant au côté malade, depuis son angle inférieur jusqu'à un travers de main au-dessous d'une ligne transversale correspondant au creux poplité du membre atteint. La bourre est enlevée, dans cette étendue, sur une largeur de 25 à 30 centimètres, et celle qui dépasse la ligne médiane refoulée en haut de façon à donner plus de résistance au plan qui devra supporter la cuisse malade. Les deux toiles du matelas sont réunies aux limites de la bourre avec de fortes épingles de nourrice. Il en résulte un espace vide destiné à recevoir la *jambe fléchie*.

Un aide placé au pied du lit saisit d'une main le calcaneum, de l'autre les métatarsiens et soulève doucement le membre blessé au-dessus de l'espace vide, en exerçant une traction modérée.

L'opérateur dispose régulièrement sur le pied, la jambe et le quart inférieur de la cuisse, de l'ouate qui formera une couche d'environ quatre travers de doigt, enroule deux bandes de toile longues de 10 à 12 mètres, l'une de bas en haut jusqu'au-dessus de la rotule, l'autre de haut en bas. Une bande de tarlatane mouillée est appliquée sur le pied et le bas de la jambe pour cacher l'ouate.

L'appareil compressif terminé, le milieu du lacs extenseur, représenté par une serviette pliée en cravate, est placé sur la face antérieure de la rotule; ses chefs sont dirigés en dedans et en dehors et se croisent obliquement sur la face postéro-supérieure du mollet ; puis changeant de côté après leur entrecroisement, ils circonscrivent obliquement la partie supérieure de la jambe et sont noués ensemble sur la ligne médiane, à l'union du tiers supérieur et du tiers moyen du tibia.

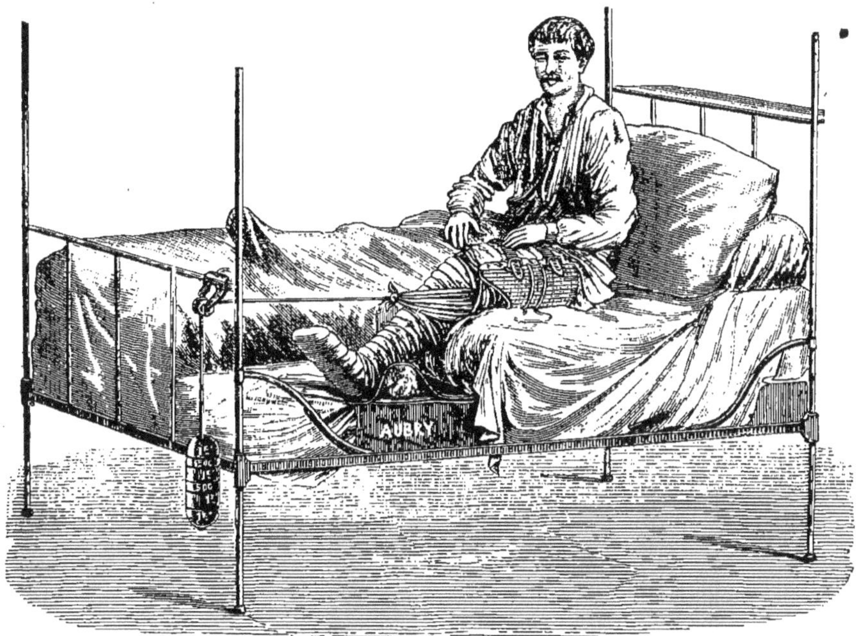

Fig. 291. — Appareil à extension continue de Hennequin pour fracture du fémur.

Une gouttière, préalablement garnie, métallique (fig. 292) ou improvisée avec du plâtre, des brins d'osier, etc., de longueur variable suivant l'âge du sujet, est glissée doucement sous la cuisse légèrement soulevée ; la jambe est fléchie lentement à 40° jusqu'à ce que son talon repose sur le sommier ou le second matelas.

Alors on fixe par un simple nœud coulant une des extrémités de la cordelette à l'anneau inférieur du lacs extenseur ; en dedans du nœud de ce dernier,

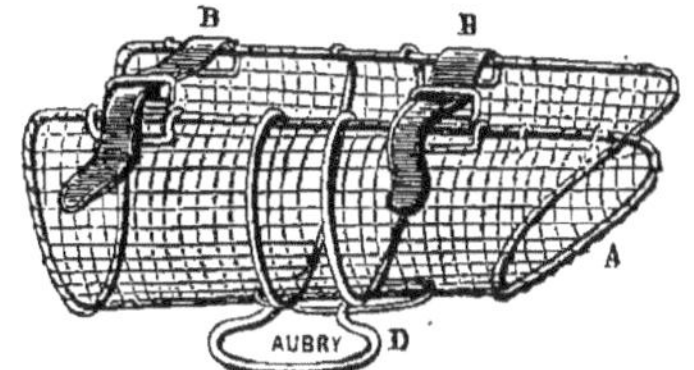

Fig. 292. — Gouttière crurale.

si la rotation du membre est interne, en dehors quand elle est externe ; sur le nœud même si l'attitude est régulière.

Un poids de 2 ou de 3 kilos, selon la force musculaire du sujet, est attaché à l'autre extrémité de la cordelette qui passe sur une poulie de réflexion (fig. 293) ; un rouleau d'ouate est placé sous le tendon d'Achille, derrière le talon.

La cuisse étant bien étalée dans la gouttière, on ferme celle-ci à l'aide des lacs fixés sur ses bords, mais auparavant on dispose entre ses bords et les faces interne et externe de la cuisse, les rouleaux d'ouate fortement ser-rée et dépassant en haut les limites de la gouttière. Les rouleaux sont ren-forcés dans la partie qui correspond à la saillie formée par les fragments, évidés dans le point correspondant du côté opposé.

L'extrémité inférieure du rouleau latéral chargé de réprimer une saillie osseuse sera effilée, celle du rouleau opposé renflée, afin de ne pas entraver le mouvement que devra exécuter le fragment inférieur, pour corriger la

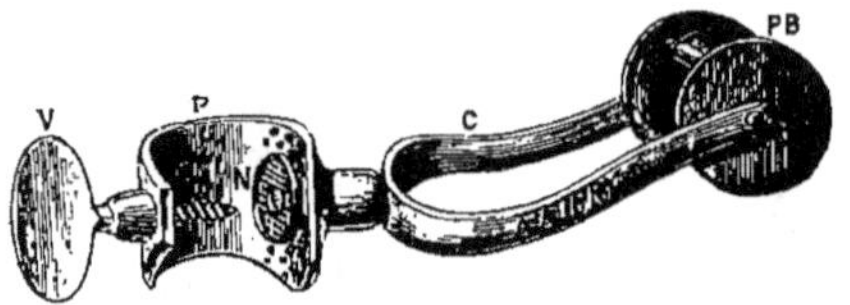

Fig. 293. — Poulie pour l'extension.

déviation en dehors de son extrémité supérieure. Quand la saillie est anté-rieure les deux rouleaux sont régulièrement cylindriques, mais on placera un tampon d'ouate transversalement sur la partie saillante.

Enfin on place sur la *face antérieure* de la cuisse, bien calée, une épaisse couche d'ouate ; la serviette contenue dans la gouttière garnie est ramenée par un de ses bords par-dessus l'ouate, une attelle de 35 centimètres de long est placée longitudinalement sur la saillie des fragments, et l'autre bord de la serviette est étalé sur le tout ; les lacs de la gouttière sont alors bouclés.

A partir de ce moment le malade peut s'asseoir et rester assis.

Tous les deux jours, au poids initial on ajoute 1 kilogramme jusqu'à 4, 5 ou 6 kilos suivant la force du sujet.

L'attitude du membre doit être vérifiée de temps à autre, on surveillera et corrigera au besoin la rotation du membre ; la radiographie pourra per-mettre de se rendre compte de la réduction des fragments.

La durée du traitement est variable, de cinq semaines à deux mois en moyenne. On pourra, lorsque la consolidation sera commencée, imprimer de légers mouvements aux articulations du pied et du genou, et masser la cuisse ; mais avant de permettre au malade de se soulever avec des bé-quilles, il faut s'assurer que le cal est solide, l'inflexion secondaire n'étant pas rare.

Pour les fractures sus-condyliennes, la position fléchie étant plus favo-rable à la coaptation des fragments, l'appareil de Hennequin sera préféré.

Les *cals vicieux* sont justiciables, comme nous l'avons vu (p. 97), d'une ostéotomie oblique, avec ou sans suture osseuse selon que la coaptation des fragments se fait bien ou mal, et suivie de l'application d'un appareil à extension.

Les *pseudarthroses*, qui ne sont pas rares sur la diaphyse fémorale, seront traitées selon les règles indiquées déjà (p. 89).

Adénites chroniques de l'aine. — Le plus souvent, sinon toujours *tuber-*

culeuses[1], ces adénites inguino-crurales doivent être traitées par l'extirpation si elles ne cèdent pas rapidement au repos et au traitement général ; toute lésion du membre inférieur pouvant les entretenir ayant été soignée et guérie.

L'extirpation totale conduit à la dissection du canal crural et de la veine fémorale, il faut en outre enlever quelquefois des glandes situées en dedans de l'arcade fémorale. Cette extirpation n'offre pas en général de grandes difficultés et doit être pratiquée avant la fistulisation, afin de pouvoir chercher la réunion par première intention.

Anévrismes fémoraux et iliaques externes. — Les *anévrismes de la partie moyenne de la fémorale superficielle* sont peu fréquents, la compression indirecte pratiquée comme nous l'avons indiqué (p. 163), est applicable ici et peut être essayée ; elle est, d'après Pierre Delbet, peu efficace. Cet auteur a montré que, des deux méthodes indiquées aujourd'hui dans la cure des anévrismes artériels, la ligature au-dessus et l'extirpation, la seconde est ici la méthode de choix ; elle a donné en effet neuf guérisons sur neuf opérations alors que la ligature n'en donne que six sur dix. On a dû dans un cas réséquer en même temps la veine fémorale, ce qui ne fut suivi d'aucun accident. On n'a pas ici à craindre, comme au creux poplité, la blessure de nerfs importants.

Les anévrismes de la *fémorale commune,* et de l'*origine des fémorales secondaires* (anévrismes inguinaux), et ceux de l'*iliaque externe*, peuvent être traités par la ligature au-dessus ou l'extirpation. La ligature au-dessus porte sur l'artère iliaque externe pour les anévrismes inguinaux, jamais sur la fémorale commune ; et pour les anévrismes iliaques externes, sur la même artère si cela est possible, mais c'est l'exception, sur l'iliaque primitive le plus souvent ; on a même posé la ligature sur l'aorte.

L'extirpation représente ici une opération difficile, émouvante par l'hémorragie possible. Bazy[2] et Quénu[3] l'ont faite avec succès sur des anévrismes inguinaux, et Quénu a, sur le même malade, extirpé avec succès un anévrisme de l'iliaque externe de l'autre côté.

Les ligatures sont peu favorables à la guérison, d'après les relevés de Pierre Delbet : sur l'artère iliaque externe, pour les anévrismes inguinaux, elle est suivie de gangrène trois fois sur seize cas ; sur l'iliaque primitive cinq malades guérissent pour neuf opérés. Quant à la ligature de l'aorte, les treize cas relevés par Tillaux et Riche[4] ont donné treize morts.

L'extirpation, lorsqu'elle est possible, doit être considérée comme la méthode de choix, bien qu'elle soit difficile ; mais des adhérences étendues du sac peuvent la rendre impossible pour les anévrismes de l'iliaque externe. Il faudrait alors s'en tenir à l'incision du sac, après ligature au-dessus et au-dessous, avec ligature des collatérales s'ouvrant dans la poche.

---

[1] Marion et Gandy. *Archives générales de médecine,* février 1901, p. 129.

[2] Bazy. *Bull. de la Soc. de Chirurgie,* 1891, p. 31.

[3] Quénu. *Gazette médicale de Paris,* 1895, p. 280.

[4] Tillaux et Riche. Ligature de l'aorte abdominale. *Revue de chirurgie,* 1901, nᵒˢ 1, 2 et 3.

Tumeurs de la cuisse. — Les tumeurs de nature variable n'offrent rien de particulier ici ; nous devons seulement rechercher quelle opération doit être opposée à un *ostéo-sarcome du fémur*. Nous avons déjà parlé (bassin p. 629) des sarcomes du bassin et de l'extrémité supérieure du fémur, enveloppant ou envahissant l'articulation de la hanche, et pour lesquels on a fait la désarticulation inter-ilio-abdominale.

Les sarcomes laissant libre l'articulation coxo-fémorale peuvent être traités par *amputation de cuisse* ou *désarticulation de la hanche*, en tenant compte des contre-indications générales (voir *Ostéo-sarcome,* p. 115) tirées de l'état de la tumeur, de la généralisation ou de l'état du malade.

Pour les tumeurs de l'extrémité supérieure de la cuisse laissant assez de parties molles pour les lambeaux, la désarticulation est seule possible ; mais lorsque la tumeur siège à la partie inférieure la discusion est possible. La désarticulation met théoriquement mieux à l'abri de la récidive que l'amputation ; mais le pronostic opératoire de l'amputation, est considéré comme beaucoup moins grave que celui de la désarticulation, et cette raison a fait souvent préférer l'amputation. Avec les moyens actuels d'hémostase et d'asepsie cette raison perd complètement sa valeur.

C'est surtout, comme nous l'avons indiqué déjà, sur les dimensions, la forme de la tumeur et l'envahissement des parties molles qu'on se basera. Si on a une raison quelconque de croire à un sarcome à myéloplaxe on se contentera d'une amputation élevée, préférable pour le port d'un appareil ; sinon la désarticulation offre plus de garanties contre la récidive.

Cependant, il faut toujours commencer par inciser au niveau de la tumeur pour confirmer le diagnostic de nature et de localisation, et si l'on rencontrait un sarcome des parties molles, son extirpation pourra être faite lorsqu'elle sera susceptible de laisser un membre utile, sinon une amputation au-dessus suffira. Il importe seulement ici de remarquer les rapports fréquents de ces sarcomes des parties molles avec la gaine des vaisseaux fémoraux.

Méralgie paresthésique. — C'est une affection douloureuse localisée au territoire du nerf fémoro-cutané et caractérisée par une sensation d'engourdissement de la face antéro-externe de la cuisse, avec crises douloureuses paroxystiques. Les cas qui, très douloureux, résistent à un traitement médical suffisamment prolongé, sont seuls justiciables d'une thérapeutique chirurgicale, du reste absolument bénigne. Comme pour le traitement des névrites (voir p. 187) localisées aux nerfs purement sensitifs, l'opération consiste en une névrectomie du nerf fémoro-cutané, pratiquée au niveau de l'échancrure située entre les deux épines iliaques antérieures.

Il faut remarquer qu'après la résection nerveuse, la guérison peut ne pas être immédiate, une rechute passagère survient lorsque le malade se lève, puis est suivie de guérison définitive (Chipault-Mauclaire)

GENOU

Luxations. — **LUXATIONS FÉMORO-TIBIALES.** — Le sens du déplacement du tibia indique la forme de la luxation, le tibia se porte en avant (fig. 294 et 295)

dans le plus grand nombre des cas, quelquefois en arrière (fig. 296 et 297) ou
latéralement.

Cette luxation étant le résultat d'un violent traumatisme, s'accompagne

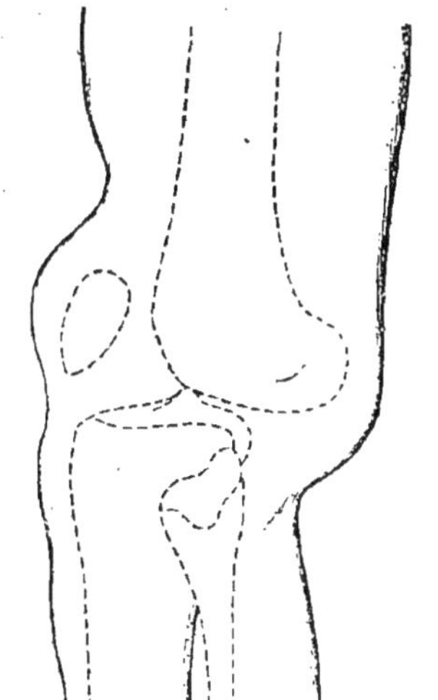

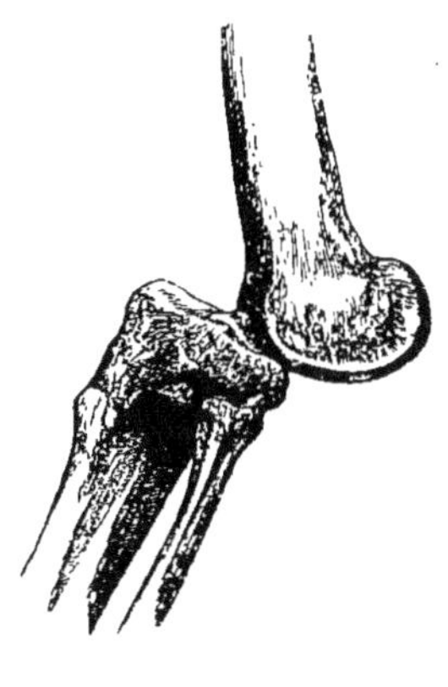

Fig. 294. — Luxation du genou en avant.   Fig. 295. — Luxation du genou en avant.

souvent de plaies des parties molles ou de ruptures vasculo-nerveuses sous-
cutanées; ce sont alors des plaies articulaires, des ruptures artérielles, dont

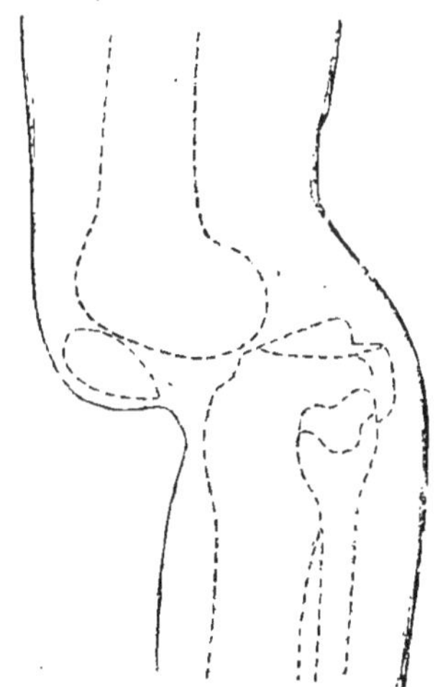

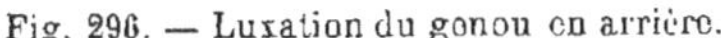

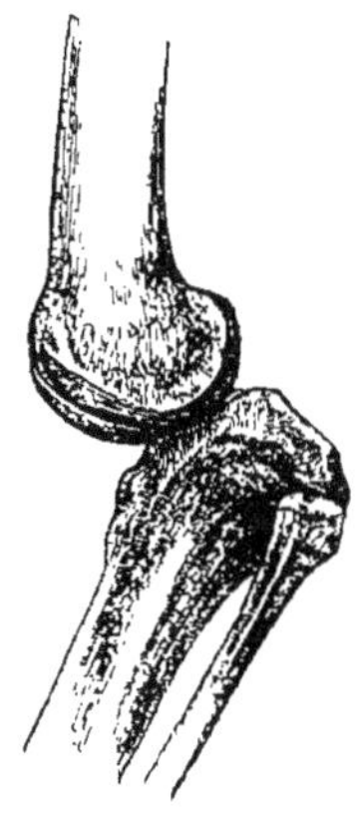

Fig. 296. — Luxation du genou en arrière.   Fig. 297. — Luxation du genou en arrière.

nous avons étudié le traitement et qui peuvent rendre nécessaire l'amputation de la cuisse.

Lorsque la luxation n'est pas compliquée, la réduction en est facilement obtenue par traction sur la jambe étendue, et pressions sur les parties osseuses saillantes. Dans les luxations en arrière, il faut éviter de provoquer l'hyperextension qui ferait courir de grands risques aux organes du creux poplité .

Il faut ensuite immobiliser l'articulation pendant quelques jours, puis commencer doucement le massage et la mobilisation pour éviter les raideurs articulaires fréquentes.

LUXATIONS DE LA ROTULE. — Le déplacement se fait en dehors ou en dedans, la rotule étant transportée directement sans changement dans l'orientation de ses faces, ou au contraire subissant un mouvement de rotation sur son axe.

Quel que soit le déplacement, lorsque la luxation est *récente*, pour réduire on place la jambe en extension sur la cuisse et le membre entier en flexion à angle droit sur le bassin, cette position a pour but de relâcher le triceps et de permettre de mobiliser la rotule par action directe sur elle, soit de translation, soit de rotation, en reconnaissant avec soin la face cartilagineuse.

La réduction est très facile ou très difficile, le chloroforme peut alors y aider quelquefois ; sinon, au lieu d'agir avec des érignes ou des élévatoires à travers une boutonnière cutanée, il faudrait pratiquer franchement l'arthrotomie et la réduction suivie de suture des parties fibreuses rompues.

La luxation est quelquefois *récidivante*, et la répétition du déplacement facile à réduire, conduit à une intervention ; celle-ci peut porter sur la capsule articulaire ou sur les os. L'opération capsulaire consiste, après réduction, dans un plissement, un rétrécissement analogue à ce qu'on a fait pour l'épaule (Roux, Ménard, Le Dentu), le pli capsulaire étant pratiqué du côté opposé à celui de la luxation. L'action sur les os consiste à creuser le condyle interne fémoral (pour une luxation externe), à loger la rotule dans la gouttière créée, puis à suturer les plans fibreux ; la rotule reste logée dans la gouttière mais conserve sa mobilité (L. Championnière). Cette opération s'appliquerait surtout aux cas où l'on constaterait une déformation osseuse rendant difficile le maintien de la réduction.

Rupture des tendons sus et sous-rotuliens. — Nous avons étudié les ruptures avec les maladies des tendons (p. 154).

Corps étrangers articulaires. — Nous en avons étudié le traitement avec les maladies des articulations (1ʳᵉ partie, p. 140).

Fractures. — FRACTURES DES CONDYLES FÉMORAUX. — Uni-condyliennes ou bi-condyliennes, ces fractures s'accompagnent d'une hémarthrose abondante qui peut gêner d'abord l'examen, puis le traitement. Il n'y aurait dans ces cas que des avantages à faire une ponction aseptique pour évacuer le sang. Ces fractures articulaires comportent un grave pronostic fonctionnel, mais le déplacement des fragments empêche d'employer la méthode du massage dès le début, et c'est la méthode mixte (voir *Fractures*) qui convient le plus souvent. On réduira sous chloroforme, aussi bien qu'on le pourra, soit les deux condyles soit un seul, puis on appliquera dans l'extension une gouttière plâtrée postérieure. Cette gouttière sera levée au bout d'une dizaine de jours pour commencer le massage et la mobilisation, puis remise en place et enlevée chaque jour, jusqu'à ce qu'une consolidation suffisante permette de la supprimer en continuant le massage et la mobilisation.

De même que pour les fractures sus-condyliennes, un cal exubérant ou vicieux pourra nécessiter une intervention tardive de régularisation.

FRACTURES DE L'EXTRÉMITÉ SUPÉRIEURE DU TIBIA. — Comme pour les précédentes, il existe le plus souvent un fort épanchement sanguin articulaire pour lequel la ponction aseptique est utile, et un gonflement considérable qui rend difficile un diagnostic précis immédiat. Aussi est-il indiqué de placer le membre, enveloppé d'un pansement ouaté, dans une gouttière métallique pendant quelques jours pour laisser diminuer le gonflement. Alors, si la déformation n'est pas grande, le massage immédiat et la mobilisation précoce donneront les meilleurs résultats au point de vue de la marche. Mais si l'extrémité supérieure du tibia est très déformée, on commencera, comme pour les fractures semblables des condyles, par réduire aussi bien que possible et immobiliser ; puis on continuera la méthode mixte de traitement des fractures.

FRACTURES DE LA ROTULE. — Il est inutile d'énumérer les nombreux appareils de contention imaginés pour rapprocher les fragments à travers les téguments, ils ne doivent plus être employés aujourd'hui parce qu'ils ont tous le tort considérable d'immobiliser longtemps l'articulation du genou, sans du reste assurer la formation d'un bon cal fibreux.

Deux méthodes sont applicables, *le massage et la mobilisation immédiate (méthode de Tilanus)*, ou la réunion directe ; celle-ci peut être obtenue sans ouverture de l'articulation par application de *griffes* (Malgagne, Duplay), par *suture sous-cutanée des fragments*, ou bien par *arthrotomie et réunion directe*. L'avantage principal de la réunion directe est de pouvoir supprimer les lambeaux fibreux interposés entre les fragments, et de permettre leur soudure. Tous les procédés indirects qui n'ouvrent pas l'articulation franchement, mais y pénétrent cependant par les pointes des griffes ou des fils, n'offrent pas cet avantage et, bien que paraissant l'éviter, exposent bien plus facilement à l'infection. On insiste moins sur les précautions aseptiques lorsqu'on n'incise pas, et on laisse à demeure pendant longtemps des corps étrangers communiquant avec l'extérieur. Ces procédés, aussi importants que l'arthrotomie comme intervention, doivent être abandonnés pour celle-ci qui offre plus d'avantages.

Restent donc en présence la *méthode de Tilanus* et *l'arthrotomie*, cette dernière étant suivie de *suture directe des fragments par fils métalliques* (Lister, Championnière), de *cerclage des fragments par fil métallique* (Berger), ou de *suture péri-osseuse* (Perier).

Les indications de la première méthode sont tirées des contre-indications de la seconde : on massera lorsque la suture sera impossible ou inutile.

La suture est rendue *impossible* par l'état général du malade plutôt que par l'âge, par le refus d'une opération, par l'absence d'une installation, d'un matériel suffisants pour assurer l'asepsie de l'opération. Elle est *inutile* dans les fractures par cause directe, sans écartement, dans les fractures transversales avec conservation des ailerons et des expansions latérales du triceps, qui maintiennent les fragments à peu près au contact.

Dans ces cas, la ponction aseptique est indiquée pour évacuer un épanchement abondant, puis le repos pendant quelques jours avec pansement ouaté compressif, enfin rapidement le massage du genou et de la cuisse en maintenant les fragments. Au bout de huit à dix jours, on commencera à mobiliser doucement le genou et à faire lever le blessé avec des béquilles; on assurera au moins ainsi un bon fonctionnement de l'articulation.

Dans tous les autres cas, l'arthrotomie représente la méthode de choix, et parmi les procédés de réunion de fragments nous croyons utile d'employer la réunion directe par suture ou par cerclage par fil métallique, de préférence à la suture fibro-périostique qui ne peut assurer une aussi solide coaptation. Le point capital est d'évacuer tous les caillots, de supprimer tout lambeau fibreux interposé entre les fragments et d'aviver les surfaces de fracture. Quant au choix entre la suture par des fils qui traversent la rotule et le cerclage par un fil circulaire enserrant les fragments et passant à travers les tendons tricipital et rotulien, il dépend de la forme et des dimensions des fragments. Le cerclage permet de coapter des fragments petits qu'il est impossible de perforer. En tout cas le fil à employer doit être solide, fil d'argent de un millimètre de diamètre, fils de platine ou de bronze d'aluminium. Du reste, il faut toujours, après la suture osseuse, faire une suture des lambeaux fibreux et périostiques péri-rotuliens.

Le traitement consécutif est des plus importants. Il ne faut pas vouloir provoquer trop vite des mouvements de flexion du genou. Le malade peut se lever très tôt, du quinzième au vingtième jour, en tenant la jambe étendue, et marchant avec des béquilles. Les mouvements du genou reviennent peu à peu, et le blessé peut généralement marcher sans soutien au bout d'un mois. Toutefois, la durée peut varier beaucoup suivant les sujets.

Dans les *fractures anciennes* non suturées, avec cal fibreux long et impotence fonctionnelle, il faut essayer la suture, mais le rapprochement des fragments peut être rendu difficile par les rétractions fibreuses. Bergmann, Poncet durent faire une ostéotomie de la tubérosité antérieure du tibia pour mobiliser le fragment inférieur, et fixer cette tubérosité en un point plus élevé.

Les indications sont les mêmes pour les fractures *itératives,* et les mêmes des deux côtés, pour les fractures *simultanées.*

Ostéo-arthrite tuberculeuse du genou. — Comme pour toutes les articulations, le traitement de la tuberculose est différent chez l'enfant et chez l'adulte.

Chez L'ENFANT ET L'ADOLESCENT, pendant toute la période d'accroissement du membre inférieur, la résection complète des extrémités articulaires ne doit pas être pratiquée, en raison des déformations et du raccourcissement progressivement croissant qui en résulte. D'autre part, à cet âge, la tendance à la guérison est beaucoup plus grande et les moyens opératoires ne peuvent être indiqués que par nécessité.

L'immobilisation articulaire, l'aération, le traitement général sous toutes ses formes sont donc ici les principales indications thérapeutiques ; la révulsion n'a qu'une action fort douteuse. La méthode sclérogène peut être essayée au genou où elle est facilement applicable, l'aiguille sera enfoncée au-dessus du cul-de-sac supérieur, sous le périoste du fémur, là sont faites quatre ou cinq piqûres de 2 à 3 gouttes chacune ; puis sur les bords de la rotule parallèlement au tendon rotulien et sous l'aponévrose, enfin au niveau du bord antérieur de l'épiphyse du tibia.

L'immobilisation est obtenue à l'aide d'une gouttière plâtrée postérieure, allant du pied qu'elle comprend, à la partie supérieure de la cuisse ; un pansement ouaté recouvre la partie antérieure du membre. La gouttière laissée ouverte en avant permet de surveiller l'articulation mieux qu'un appareil circulaire, sous lequel des abcès peuvent se développer et des déviations se produire.

Si le genou était en attitude vicieuse, en flexion, avant d'appliquer l'appareil il faudrait pratiquer le redressement sous chloroforme, sans brusquerie.

Cette immobilisation de la jointure n'empêchera pas de porter le malade à l'air, et même lorsque les douleurs auront disparu, de le laisser marcher avec des béquilles, en appuyant sur le membre sain.

Tant que la tuberculose n'est pas ouverte, ce traitement doit être continué pendant plusieurs mois, jusqu'à cessation des douleurs et des contractures. Mais il faut une prudence extrême avant d'abandonner l'immobilisation, s'assurer par des pressions multipliées qu'il n'existe plus aucun point sensible, qu'il n'y a aucun abcès froid.

Le genou ankylosé sera encore ensuite maintenu avec une genouillère silicatée, rendue amovible ; le malade pourra marcher peu à peu avec des béquilles, puis avec une canne et enfin sans appui. A la moindre menace de récidive, l'immobilisation sera rétablie.

Si un abcès froid se développe, peu volumineux, la ponction et l'injection modificatrice aideront à sa guérison.

Mais lorsque la tumeur blanche continue à évoluer, suppure et se fistulise, il faut agir autrement ; la résection typique n'étant pas possible, il faut s'adresser aux curettages, à l'évidement des points osseux malades, à la cautérisation ignée profonde, à l'arthrectomie au besoin. On n'en viendra enfin à la résection *intra-épiphysaire*, respectant les cartilages de conjugaison, que si les lésions sont très étendues ; car cette opération est souvent suivie de déformations secondaires dans l'attitude du membre.

Chez L'ADULTE, l'immobilisation et le traitement général toujours essayés au début, doivent être moins longtemps prolongés ; les chances de guérison sont beaucoup moins grandes, les inconvénients d'une résection ne sont plus les mêmes. Le malade devant toujours guérir avec un genou ankylosé, il est inutile d'attendre que des lésions trop étendues, des fistules multiples rendent impossible la résection et nécessaire l'amputation de cuisse.

L'*immobilisation* sera faite avec une gouttière plâtrée comme chez l'enfant ; l'examen de l'articulation montrera si les points douloureux s'atténuent, si le genou diminue de volume et si le traitement doit être continué jusqu'à disparition des douleurs et ankylose du genou en bonne position.

Si les fongosités distendent l'articulation, si les douleurs persistent, il ne faut pas trop attendre afin d'obtenir un membre utile par la *résection*, ne pas laisser les muscles s'atrophier complètement et la tuberculose envahir peu à peu les os.

Une autre opération, l'*arthrectomie*, peut-elle remplacer la résection et y a-t-il avantage à la faire ? Telle que l'a décrite Richelot[1], l'arthrectomie est une opération aussi longue et aussi importante que la résection pour tuberculose. Elle comporte la même ouverture large de l'articulation, la même dissection de toutes les anfractuosités à la recherche des fongosités. La guérison est aussi obtenue avec ankylose en un ou deux mois et l'arthrectomie ne serait préférable que par « la plus grande perfection du résultat fonctionnel »; car les soins consécutifs ne sont pas moins faciles après une résection qu'après une arthrectomie.

Le malade, après arthrectomie, marche avec une jambe en légère flexion; mais il marche fort bien après une résection avec un raccourcissement et la jambe en extension, par conséquent plus solide. Le grand reproche à adresser à l'arthrectomie est de ne pas toucher aux extrémités osseuses, et aucun moyen ne permet d'affirmer, l'articulation ouverte, qu'elles ne sont pas atteintes ; nous savons d'autre part qu'elles le sont dans la majorité des cas. Si chez l'enfant, où la résection ne doit pas être faite, l'arthrectomie est bonne, unie à l'évidement des extrémités articulaires ; chez l'adulte, elle ne paraît pouvoir répondre qu'à quelques rares cas qu'aucun signe ne désigne sûrement.

La résection est donc la seule opération conservatrice du membre que nous croyons devoir être faite, lorsque le traitement orthopédique est reconnu insuffisant.

Si la résection ne paraît pas pouvoir être faite dans de bonnes conditions, à cause de l'existence de nombreuses fistules, de lésions élevées du fémur, de lésions viscérales contre-indiquant un séjour prolongé au lit, de l'âge avancé faisant redouter l'immobilité de longue durée et le défaut de soudure osseuse, l'*amputation* de cuisse devient la seule ressource. Il en est de même après échec d'une résection par non-soudure des os ou récidive de tuberculose.]

Ankylose du genou. — Toute lésion inflammatoire ou tuberculeuse éteinte depuis longtemps, on peut se trouver en présence d'une ankylose rectiligne ou angulaire, lâche ou serrée (fibreuse ou osseuse).

La position favorable est ici l'extension ou un léger degré de flexion. Si l'*ankylose est en bonne position* et serrée, il n'y a pas à y toucher, on n'obtiendrait rien de mieux. Si elle est lâche et que toute lésion inflammatoire non tuberculeuse soit bien éteinte, le massage, la mobilisation mécanique par des appareils, l'électrisation pour les muscles peuvent rendre une grande partie des mouvements.

Lorsque l'*ankylose est angulaire*, quel que soit l'angle, elle est incompatible avec la marche régulière, elle doit être corrigée. Lâche, l'ankylose sera

[1] Richelot. *Bull. de la Soc. de Chir.*, 1890, p. 727.

traitée comme l'ankylose rectiligne précédente. Fibreuse serrée ou osseuse, elle ne peut être corrigée sans opération.

Nous avons vu ailleurs (*Ankylose*, p. 143) pourquoi nous préférons les sections osseuses aux ostéoclasies et arthroclasies. Ces sections osseuses peuvent consister en *ostéotomies fémorales* ou *résections orthopédiques du genou*.

L'ostéotomie, sur le fémur, peut être sus-condylienne ou diaphysaire, elle ne peut être appliquée qu'à une ankylose à angle obtus très ouvert; si elle nécessite l'ablation d'un coin osseux elle ne présente aucun avantage sur les résections du genou, étant plus difficile à bien faire. Il est rare qu'elle puisse suffire.

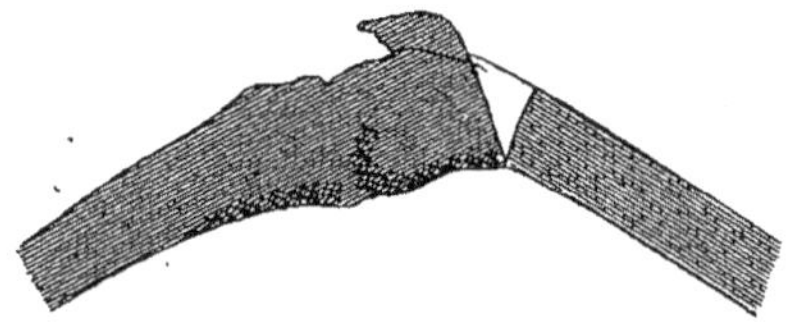

Fig. 298. — Ankylose du genou, à angle obtus. Coin à réséquer (d'après Farabeuf).

La résection orthopédique est donc l'opération de choix pour toutes les formes, angle obtus, droit ou aigu. Suivant le degré de l'angle de flexion elle sera cunéiforme ou trapézoïdale (fig. 298, 299 et 300), les surfaces de section devant toujours être perpendiculaires à l'axe de l'os coupé, pour que ces surfaces puissent ensuite s'appliquer exactement avec un membre rectiligne.

Chez l'enfant et l'adolescent ces résections ne peuvent cependant, sous

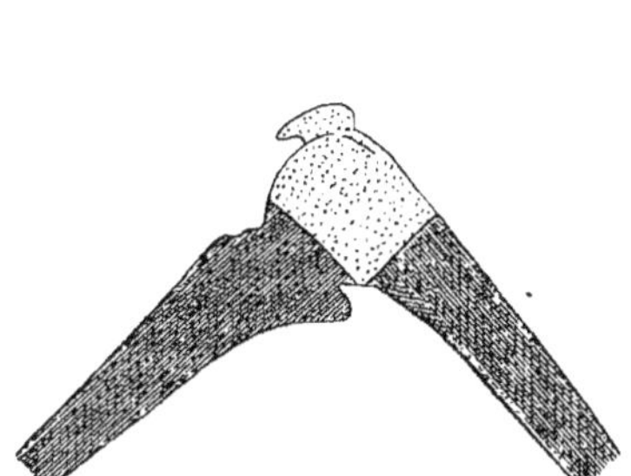

Fig. 299. — Ankylose du genou, à angle droit. Segment à réséquer (d'après Farabeuf).

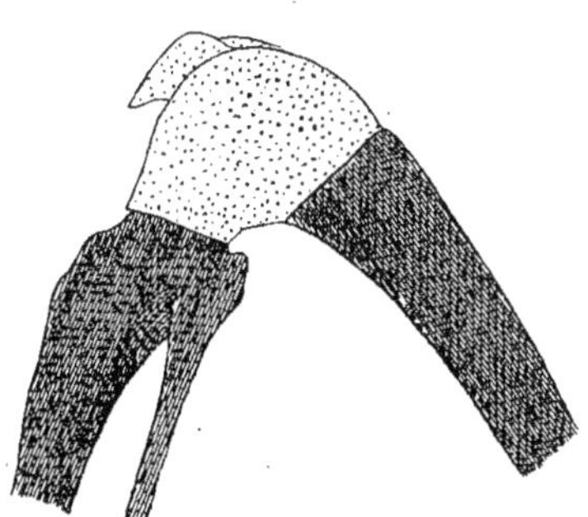

Fig. 300. — Ankylose du genou, à angle aigu. Segment à réséquer (d'après Farabeuf).

peine d'arrêt dans l'accroissement du membre qu'être intra-épiphysaires ; des *ténotomies* pourront être utiles pour achever le redressement. En outre, après ces résections chez l'enfant, il n'est pas rare de voir une déformation secondaire en flexion ; il faudra donc surveiller longtemps le membre redressé et au besoin maintenir la rectitude à l'aide d'appareils à tuteurs latéraux.

Quelquefois l'ankylose est seulement *fémoro-rotulienne*, on a essayé alors de rendre la mobilité au genou en libérant la rotule ankylosée par section au ciseau des adhérences osseuses et fibreuses; malheureusement la guérison est rarement permanente, le plus souvent les adhérences se reforment (Ollier [1]).

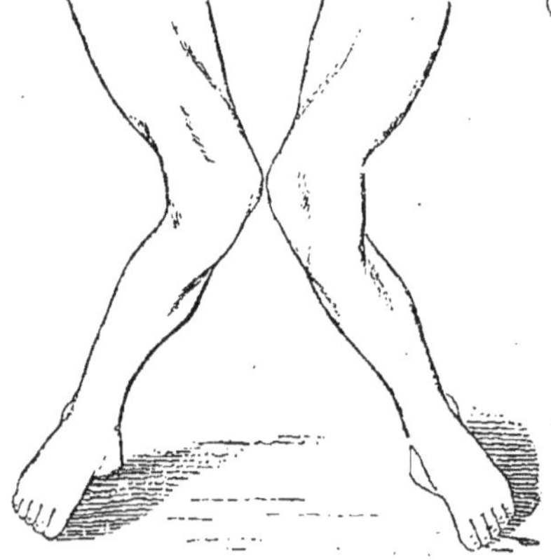

Fig. 301. — Genu valgum double.

Genu valgum. — Le *genu valgum des jeunes enfants* est une manifestation du rachitisme et doit être traité par le traitement de cette maladie, comme les autres déformations osseuses. Lorsque le rachitisme est guéri il faut encore attendre avant d'intervenir; la croissance corrige souvent des déviations, et il suffit d'y aider, si elles sont accentuées, par des attelles ou appareils redresseurs qui opèrent des tractions sur le genou de dedans en dehors ou sur la cuisse et la jambe de dehors en dedans.

Si le redressement ne s'opère pas, et en tous cas pas avant dix ans, la correction pourra être obtenue par *redressement forcé* sous chloroforme, produisant une fracture ou un décollement épiphysaire. A partir de quinze ans, nous préférons, si la coudure persiste, opérer comme pour le genu valgum des adolescents.

Le *genu valgum des adolescents* (fig. 301) n'a aucun bénéfice à tirer du port des appareils redresseurs, il faut ou briser ou sectionner l'os. Nous avons déjà dit, à propos des ankyloses, pourquoi nous préférions toujours les sections aux ostéoclasies, il en est de même ici.

Les ostéotomies peuvent s'adresser soit au condyle interne soit au fémur ; on les a aussi [appliquées aux os de la jambe, mais c'était alors pour une déviation du tibia qu'on rencontre rarement.

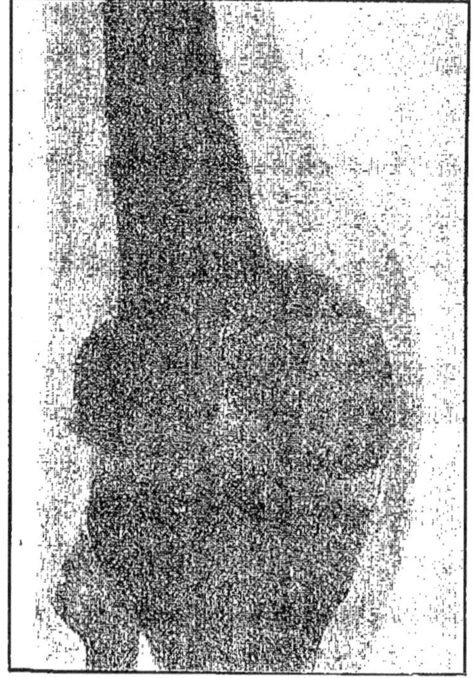

Fig 302. — Genu valgum. Opération d'Ogston (Nélaton), radiographie de la thèse de Houdart.

Sur le condyle interne, c'est l'*opération d'Ogston* qui consiste en une sec-

[1] Ollier. Traité des résections, t. III, p. 331.

tion linéaire du condyle séparant celui-ci du fémur, le condyle libéré remonte
et le redressement peut être opéré (fig. 302). L'opération a été modifiée ; on

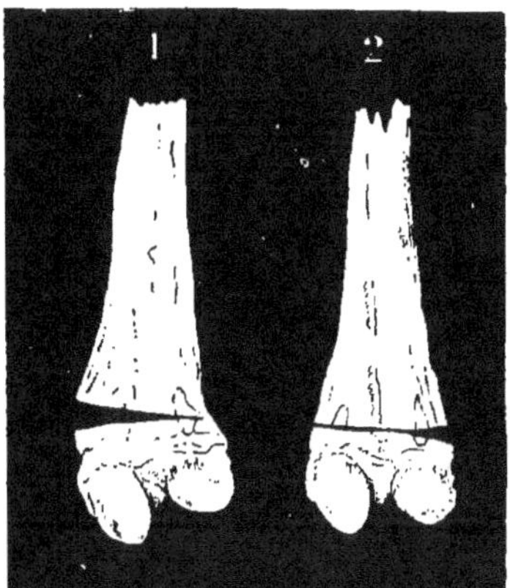

Fig. 303. — Ostéotomie supra-condylienne de Mac-Ewen.
1, premier temps de la section. — 2, résultat après section (imité d'après Kirmisson.)

a fait l'ostéotomie incomplète, laissant le cartilage (Reeves), l'on a excisé un
coin du condyle interne (Mac-Ewen)

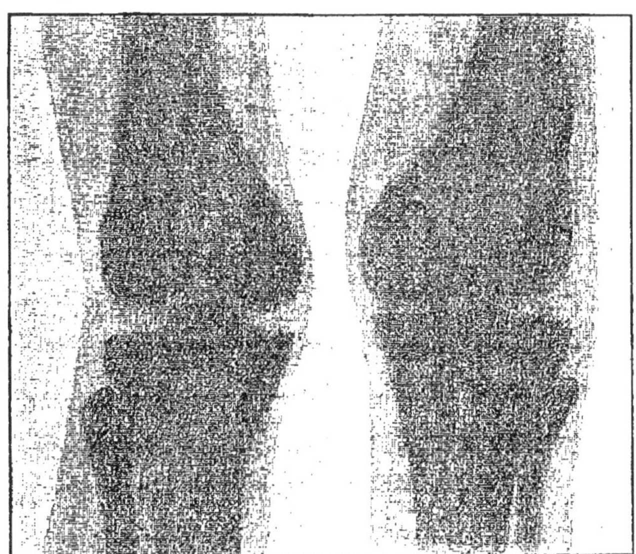

Fig. 304. — Genu valgum bilatéral. Double ostéotomie supra-condylienne, d'après une
radiographie (Le Dentu).

Sur le fémur, l'ostéotomie porte généralement au-dessus des condyles,
c'est l'ostéotomie supra-condylienne ou *opération de Mac-Ewen*. Le fémur

est coupé de dedans en dehors à l'aide des ostéotomes de Mac-Ewen, en commençant par le plus épais, et n'employant les deux autres que si la section est difficile, le redressement produit un écartement variable du côté externe (fig. 303). Hennequin [1] préfère tailler un coin osseux (fig. 305), calculé d'après la déviation, pour éviter la courbure de compensation et le déplacement des fragments. Le membre redressé est immobilisé dans une gout-

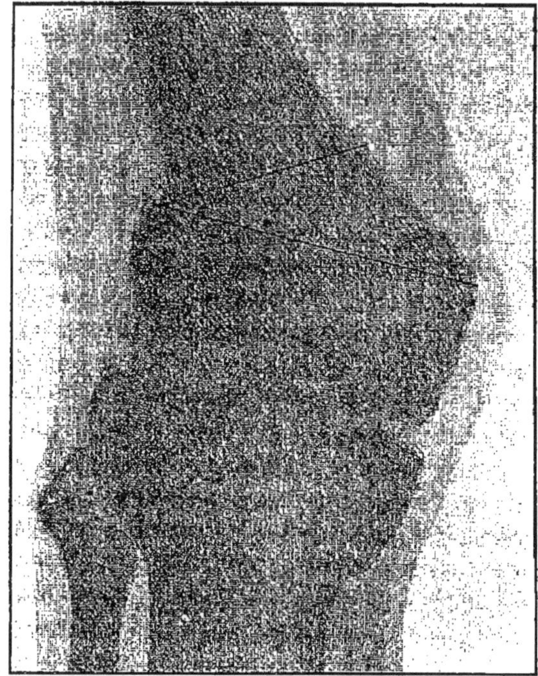

Fig. 305. — Genu valgum. Tracé du coin qui devrait être enlevé pour redresser.

tière plâtrée pendant six semaines environ, puis le malade commence à marcher avec des béquilles ; il ne faut pas l'abandonner trop tôt de peur des déviations secondaires.

L'opération de Mac-Ewen est l'opération de choix et donne toujours d'excellents résultats (fig. 304) ; Ch. Nélaton [2] pense cependant qu'il est utile de conserver l'*opération d'Ogston* pour les cas dans lesquels, le condyle interne étant très large, il y aurait trop de différence de surface entre les deux plans de section d'une ostéotomie sus-condylienne, et où la rectitude ne s'obtiendrait par le Mac-Ewen qu'en déplaçant latéralement l'axe de la jambe et reportant le poids du corps sur le plateau externe du tibia (fig. 305).

[1] Hennequin. Ostéotomie des os longs. *Revue de Chirurgie*, 1892, p. 661.
[2] Houdart. Ostéotomie dans le genu valgum, Thèse de Paris, 1899.

CREUX POPLITÉ

Plaies. Ruptures vasculaires. — Les indications du traitement des plaies du creux poplité sont les mêmes qu'ailleurs. Si une hémorragie abondante se fait par une plaie large, la seule conduite raisonnable est la ligature directe des bouts artériels ou veineux, et on peut être conduit à lier ainsi l'artère ou la veine poplitée ; la gangrène du membre ne s'ensuit pas nécessairement. Les sutures nerveuses sont aussi d'importance capitale et toute plaie, même étroite, située sur le trajet d'un sciatique poplité, notamment de l'externe qui peut être atteint seul sans blessure d'un vaisseau important, doit faire rechercher avec soin l'état de la sensibilité et surtout de la motricité dans le pied et la jambe, afin de faire immédiatement la suture du nerf atteint.

Mais on peut se trouver en présence d'une plaie, par arme à feu le plus souvent, ayant intéressé les gros vaisseaux, dans laquelle l'hémorragie semble arrêtée ; un abondant épanchement sanguin existe dans le creux du jarret. Il faut bien se garder de laisser les choses en l'état ou même de comprimer ; il est possible que l'écoulement sanguin soit arrêté, mais l'épanchement qui remplit la région comprime le tronc et les collatérales, gêne la circulation et favorise la gangrène. Il faut au contraire inciser, évacuer, lier tout vaisseau blessé ; la guérison peut alors se faire, sans incident. C'est ce qui survint chez un blessé de Klemm[1] dont l'artère et la veine poplitées avaient été perforées par une balle ; l'hémorragie s'était arrêtée, mais l'intervention conduisit à la pose d'une double ligature sur chaque vaisseau.

Enfin la rupture de l'artère peut se faire sans plaie des téguments, dans une luxation du genou par exemple ; s'il y a rupture complète et hémorragie profonde, l'indication est la même que pour le cas précédent. Mais si la rupture vasculaire incomplète se borne aux tuniques profondes du vaisseau, il n'y a pas d'hémorragie immédiate ; cependant l'artère poplitée s'oblitère et la gangrène du membre se produit lentement. Cette lésion ne donne lieu à aucune intervention immédiate, il faut seulement surveiller le membre, le réchauffer et, lorsque le sphacèle se déclare, suivre les indications du traitement de la gangrène (voir p. 41).

La distribution de la gangrène est fort variable, et si des accidents septiques graves ne s'y opposent pas, il est préférable d'attendre pour amputer que le sillon d'élimination se soit bien et définitivement marqué, afin de conserver la plus grande longueur possible du membre dans le moignon. Nous avons observé un cas de ce genre dans lequel le sphacèle laissa intacts les tissus de la partie interne de la jambe, alors qu'il remontait en dehors jusqu'au-dessus de la tête du péroné, ce lambeau interne permit de scier les os au-dessous de la tubérosité antérieure du tibia[2].

Anévrismes poplités. — Le traitement de ces anévrismes, les plus fréquents des anévrismes chirurgicaux, est aujourd'hui bien simplifié ; et les

---

[1] Klemm. *Centr. Bl. f. Chir.*, 13 novembre 1897, et *Semaine méd.*, 1898, p. 84.

[2] Ricard. In Merle. Occlusion de l'artère poplitée, etc. Thèse de Paris, 1901.

différents modes de compression par flexion, par compression digitale indirecte, que les travaux de Pierre Delbet ont montrés insuffisants ou dangereux,
doivent être remplacés par le traitement opératoire, ligature, incision du
sac ou extirpation (voir *Anévrismes artériels*, p. 163).

La ligature au-dessus est suivie très souvent de la guérison de l'ané-
vrisme, 42 fois sur 48 cas d'après Delbet, mais laisse la tumeur et avec elle les troubles nerveux qu'elle peut détermi-ner : douleurs, paralysies, troubles tro-phiques. Or l'extirpation a été faite au-jourd'hui un grand nombre de fois avec d'excellents résultats, car la guérison de l'anévrisme est suivie de la disparition des troubles de compression dus à la tumeur. La dernière statistique de Del-bet (1895) comprend 19 cas d'extirpa-tion, il y eut gangrène dans deux cas, mais dans l'un ell. avait débuté avant l'opération; et depuis, plusieurs faits de guérison ont été publiés.

On ne peut affirmer que la gangrène ne suivra pas l'extirpation, car si l'ané-vrisme est bas situé, *jambier*, la ligature inférieure peut être posée sur le tronc tibio-péronier, ce qui supprime la plus grande partie des voies de circulation collatérale et expose à la gangrène beau-coup plus que l'extirpation des anévris-mes supérieurs, *fémoro-poplités* [1].

Delbet conseille, si l'anévrisme s'est ouvert dans l'articulation ou dans le tissu cellulaire, avant de recourir à l'amputa-tion, de tenter l'extirpation en évacuant le sang épanché.

Kystes poplités. — Ces kystes syno-viaux siègent le plus souvent dans la bourse séreuse commune au jumeau in-terne et au demi-membraneux (fig. 307); quelquefois dans le prolongement syno-vial de la face profonde du muscle poplité, ou dans les procès synoviaux situés au niveau des insertions des jumeaux, bosselés et en forme de grappes. On rencontre enfin des kystes semblables mais *extra-poplités*, à la jambe (fig. 306), à la cuisse et sur les parties antérieures et latérales du genou.

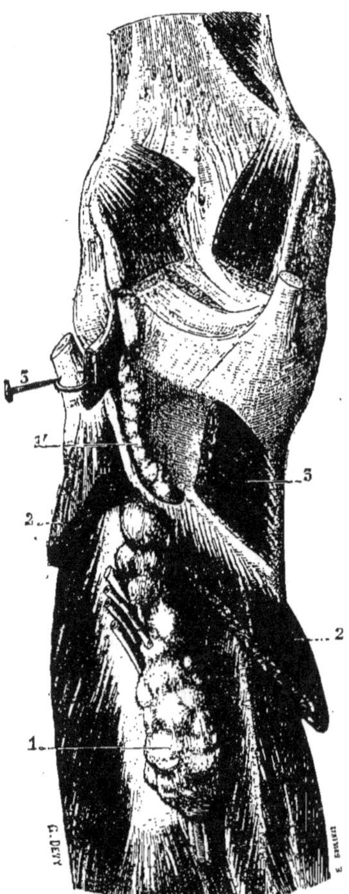

Fig. 306. — Kyste du creux poplité
(Poirier).

' Gancol. Thèse de Paris, 1879.

Quel que soit le siège du kyste, le traitement en est le même, c'est l'*extirpation* par dissection, avec ligature du pédicule si le kyste communique avec l'articulation. Si une portion de la paroi est trop adhérente pour pouvoir être enlevée, on la laissera, en grattant la surface séreuse.

JAMBE

Fractures. — Nous n'étudierons ici que les fractures du *corps* des os de la jambe, et verrons au cou-de-pied les fractures des malléoles et sus-malléolaires ; il ne sera question en outre que des fractures fermées, les fractures ouvertes de jambe fournissant les mêmes indications que les autres (p. 84).

Dans ces fractures, atteignant les deux os de la jambe, les fragments se déplacent peu lorsque

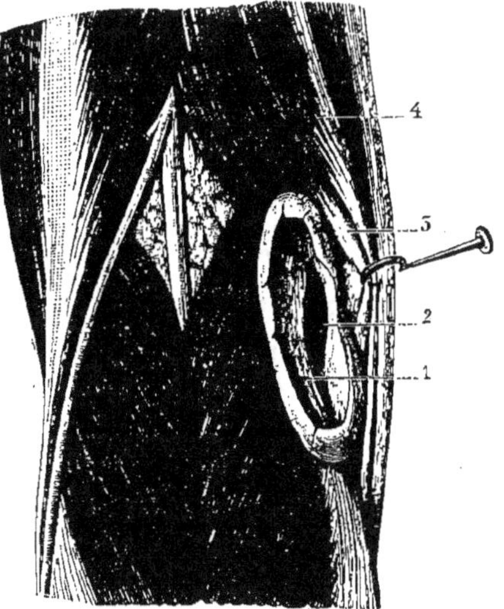

Fig. 307. — Kyste du creux poplité (Poirier).

le trait de fracture est transversal ou peu oblique, fractures de cause directe ordinairement ; ou au contraire, ils chevauchent et subissent un grand déplacement dans les fractures obliques et dans les fractures en V ou hélicoïdales, dont le traitement est très difficile.

Les MOYENS DE CONTENTION que l'on peut appliquer aux fractures de jambe après réduction, ou destinés à achever cette réduction sont :

1° Les *appareils de marche* (voir p. 81) qui ont surtout été utilisés pour ces fractures.

2° L'*immobilisation dans un appareil plâtré* confectionné comme nous l'avons indiqué déjà (p. 80) et composé ici, soit d'une gouttière unique postérieure prenant le pied, la jambe et la moitié de la cuisse ; soit d'une étroite gouttière postérieure et d'une attelle en étrier placée sous la plante du pied et remontant de part et d'autre du membre inférieur, en recouvrant les bords de l'attelle postérieure. Dans ces appareils, le membre inférieur est placé en extension. On peut aussi construire une gouttière postérieure maintenant la jambe fléchie à angle droit sur la cuisse, et reposant sur le plan du lit par sa face externe (Quénu[1]).

3° L'*extension continue* pratiquée sur le fragment inférieur à l'aide de l'appareil de Hennequin ou de celui de Grisel.

L'appareil de Hennequin[2] se compose (fig. 308) de deux hamacs supportés par des bandelettes d'acier représentant les arêtes d'une sorte de boîte quadrangulaire sans parois.

[1] Quénu. *Bull. de la Soc. de Chir.*, 1899, p. 262.
[2] Hennequin. *Revue d'orthopédie*, 1899, p. 371 et *Bull. de la Soc. de Chir.*, 1896, p. 537.

Le hamac crural formé d'un cadre en V, sur lequel est lacée une toile de coutil tendue supportant la cuisse, est relié à l'appareil par une fourche à crémaillère coudée et par une longue bandelette perforée qui glisse dans un coulisseau à la base de l'appareil, le hamac peut être ainsi adapté à toutes les cuisses d'adultes.

Le hamac jambier est composé de trois sangles indépendantes, boutonnées sur deux attelles suspendues par des chaînettes en échelle accrochées à

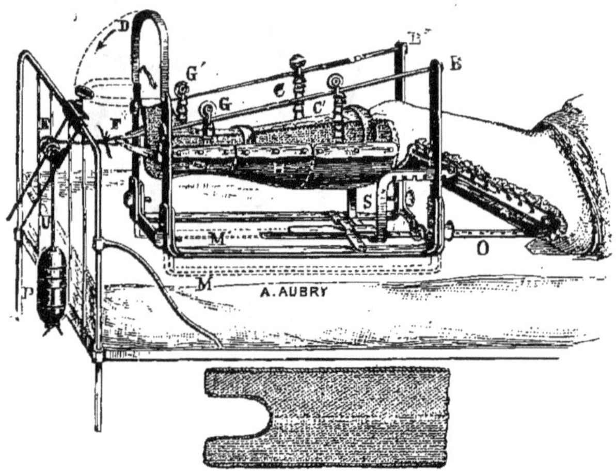

Fig. 308. — Appareil à extension continue de Hennequin pour fracture de jambe.

quatre poulies mobiles sur deux tringles polies, inclinées. Une des sangles peut être détachée pour panser les plaies sans déranger l'appareil. A la base de l'appareil se trouvent deux bandelettes mobiles dans le sens vertical, qui permettent de rectifier le plan du lit et d'assurer l'horizontalité du plan incliné représenté par les tringles.

Avant l'application de l'appareil, deux sachets formés de quelques feuilles de tarlatane non empesée, longs de 10 à 12 centimètres, cousus sur leurs bords et remplis aux trois quarts de poudre d'amidon, sont placés à cheval, l'un sur le cou-de-pied, l'autre sur le tendon d'Achille, s'avançant un peu sur la face postéro-supérieure du calcanéum. Une bande plâtrée de 6 à 7 mètres sur 12 centimètres de large est enroulée de façon à représenter une *bottine plâtrée* étendue de la base des malléoles à la racine des orteils, préalablement recouverte d'une mince couche de ouate. Quand les deux tiers de la bande plâtrée sont épuisés, l'opérateur dispose en étrier, sur les côtés du pied, une bande de toile neuve de 40 centimètres de long sur 5 de large, dont les chefs sont rendus bifides par une incision médiane. L'anse de l'étrier étant formée, et les extrémités de l'incision correspondant à la pointe des malléoles, on croise les chefs antérieurs sur le sachet antérieur et les postérieurs sur l'autre sachet, puis on termine l'enroulement de la bande de Sayre.

On taille ensuite une gouttière jambière, composée de 15 feuilles de tar-

latane, ayant en longueur la distance qui sépare le pli poplité de la plante
du pied, en largeur les trois quarts de la circonférence de la jambe prise au-
dessous du mollet et à la base des malléoles. Une échancrure profonde de
12 centimètres est pratiquée sur le milieu de son extrémité inférieure (fig. 308).
Après avoir recouvert les faces postérieures et latérales de la bottine d'une
toile isolante (Mackintosh), on applique la gouttière imprégnée de plâtre sur
la face postérieure de la jambe soumise à une vigoureuse traction par un
aide qui maintient le pied à angle droit. Le bord interne de la gouttière devra
recouvrir les deux tiers de la face antérieure du tibia, les ailettes de l'échancrure sont étalées sur les côtés de la bottine dans la direction des malléoles.

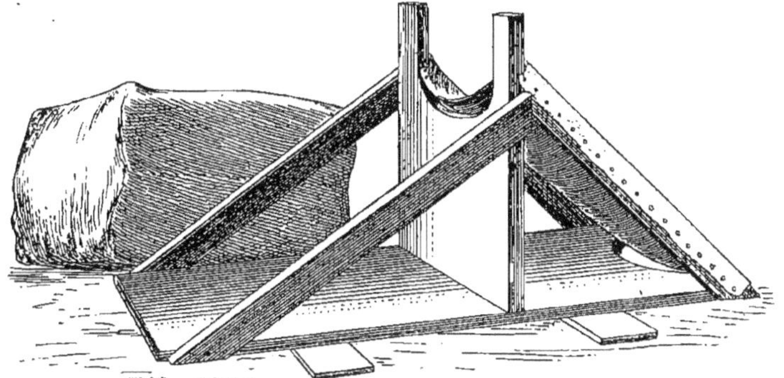

Fig. 309. — Appareil d'Hennequin improvisé (d'après Lejars).

Des bandes de toile les moulent sur le membre et l'aide continue la traction
des malléoles jusqu'à dessiccation.

Les bandes roulées ayant été retirées ainsi que la toile isolante, on s'assure que la bottine et la gouttière sont indépendantes l'une de l'autre, et on
place le membre sur l'appareil.

La corde qui porte le poids est attachée à la boucle de l'étrier, au milieu,
si le segment supérieur mobile est dans une bonne direction, en dedans si la
déviation est interne, en dehors si elle est externe.

La corde passe sur une poulie de façon que la partie horizontale de cette
corde se confonde avec l'axe prolongé de la jambe.

Au début, la force de traction ne dépassera pas 2 kilogrammes, elle sera
augmentée de 1/2 kilogrammes tous les deux jours jusqu'à 3,5 kilogrammes
dans les fractures récentes, 4 kilogrammes et 4,5 kilogrammes dans les
anciennes.

La durée de l'extension est en moyenne de six à sept semaines, et si la
consolidation n'est pas complète, on applique alors une gouttière plâtrée
jusqu'à ce qu'elle le soit devenue.

Si l'on n'a pas à sa disposition l'appareil de Hennequin on peut l'improviser en suivant les indications données par Hennequin, ou employer l'appareil
de Grisel.

L'appareil de Hennequin improvisé[1] se compose d'une planche de 23 cen-

____
[1] In Lejars. *Chirurgie d'urgence*, 2ᵉ édition, 1900, p. 812.

timètres de large et de 75 centimètres de long (fig. 309) échancrée à son bord supérieur qui doit correspondre à l'ischion ; au-dessous sont clouées deux planchettes transversales qui serviront de supports et préviendront l'inclinaison latérale.

Sur la planchette fixez verticalement, à l'union de ses deux tiers antérieurs et de son tiers postérieur, une planchette de même largeur, haute de 30 centimètres, échancrée de 10 centimètres à son bord supérieur. Deux supports

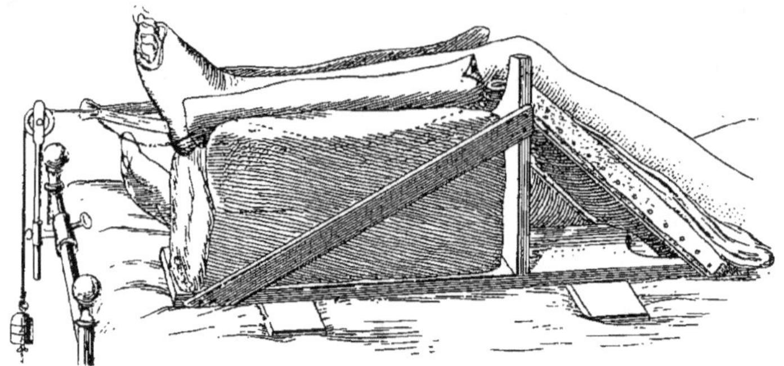

Fig. 310. — Appareil d'Hennequin improvisé (d'après Lejars).

inclinés seront fixés à l'une et à l'autre de ces deux planches, une toile sera clouée sur les deux supports postérieurs et, tendue, formera le hamac crural. Le hamac jambier est remplacé par un coussin de balle d'avoine fortement tassé et disposé en avant de la planche verticale, entre les deux tiges obliques.

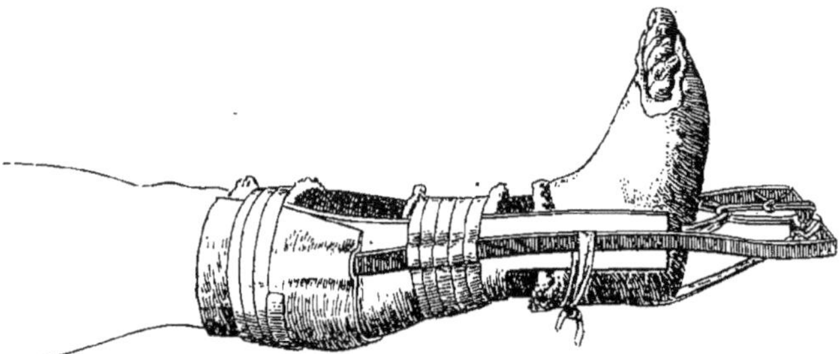

Fig. 311. — Appareil à extension continue pour fracture de jambe, de Grisel.

La bottine et la gouttière jambière sont appliquées comme précédemment et on installe la traction (fig. 310).

L'*appareil de Grisel*[1] (fig. 311) se compose comme l'appareil de Hennequin d'une bottine plâtrée et d'une gouttière jambière ; dans la bottine, outre l'étrier en toile, on incorpore une bande de toile placée à la face postérieure, émergeant au niveau du talon, dans le prolongement du tendon d'Achille.

La gouttière jambière a comme longueur la distance qui sépare la pointe

[1] Grisel. *Revue d'orthopédie*. 1901. nº 2, p. 106.

de la rotule de la plante du pied, plus 20 centimètres; elle est échancrée en bas sur une longueur de 10 centimètres; sa largeur est égale, en haut, à la circonférence de la jambe mesurée sur les plateaux du tibia, et, en bas, à celle de la jambe au niveau du foyer de la fracture.

La bottine posée, entourez d'une bande de gaze souple vaselinée l'extrémité supérieure du tibia et du péroné, entourez la jambe d'une mince couche de ouate ou d'un lint. Appliquez alors la gouttière enduite de plâtre, sauf dans la bande de 20 centimètres surajoutée à la partie jambière et qui doit rester souple; la partie supérieure de la portion plâtrée est placée un peu au-dessous de l'interligne articulaire du genou.

Lorsque tout est sec, après une journée d'attente, on place l'étrier. On façonne à la main un bout de « feuillard » assez résistant, en forme d'étrier, en donnant aux deux branches assez de longueur pour permettre un écart d'au moins 10 centimètres entre la base et la face plantaire de la bottine plâtrée, le sommet des branches étant au niveau de l'interligne articulaire du genou.

On applique l'étrier en faisant en sorte que sa branche externe suive à peu près le péroné, et sa branche interne le tibia, mais sur un plan un peu postérieur, et que le sommet des deux branches affleure la limite de la partie plâtrée de l'appareil.

Pendant qu'un aide maintient l'étrier en place, on imprègne de bouillie plâtrée la bande réservée de la gouttière et on la rabat sur la partie jambière solidifiée, recouvrant les branches de l'étrier. Deux bandes circulaires de toile ou de diachylon fixent la gouttière et l'étrier à la partie supérieure de la jambe, au-dessus du niveau de la fracture.

On réunit alors, par un tube de caoutchouc moyennement tendu, l'étrier en toile à l'étrier métallique. Pour corriger les déviations, on fixe au milieu ou sur les côtés le tube de caoutchouc, comme la corde dans l'appareil de Hennequin; et on attache à l'étrier métallique la bande de toile talonnière de la bottine plâtrée. On peut encore soulever en masse la bottine et le fragment inférieur au moyen d'une bande de toile large qui, appliquée en son milieu, embrasse la face postérieure de la bottine, se replie sur les deux branches de l'étrier, pour rejoindre ses deux extrémités en formant une sorte de hamac dont la tension variable permet une correction progressive.

La jambe repose sur un coussin épais, en demi-flexion; l'appareil est maintenu en place quarante jours.

4° Enfin, pour les fractures dont la réduction est difficile à obtenir et à maintenir, Roux de Brignolles[1], Lane[2], Tuffier[3], préconisent la *réduction à ciel ouvert* des fractures fermées et la fixation des fragments par vis, fils métalliques, chevilles.

Quelles seront les INDICATIONS de ces diverses méthodes? Nous avons vu

[1] Roux de Brignolles. *Bull. de la Soc. de Chir.*, Paris, 1894. Rapp. Nélaton, p. 513 et Crouzet. Th. Montpellier, 1897.

[2] Arbuthnot Lane. *Transactions of the clinical society of London*, 13 avril 1894, p. 167-175.

[3] Tuffier. *Presse médicale*, 1900, n° 3, p. 17 et n° 88, p. 201 et Dujarier. Thèse de Paris, 1900.

que les fractures s'accompagnent d'un déplacement faible; ou d'un déplacement accentué avec réduction facile, aidée par la chloroformisation; ou au contraire d'un fort déplacement très difficile à réduire, même avec anesthésie générale; de ce groupe sont les fractures en V.

Or les inconvénients d'un cal vicieux à la jambe sont grands par les modifications qu'ils apportent à la direction et à la longueur du membre, par la gêne de la marche et la diminution de l'aptitude du blessé pour le travail.

a. Pour les fractures peu déplacées, ou facilement réduites et maintenues, l'immobilisation dans l'appareil plâtré est bonne, la consolidation se fait en trente ou quarante jours. La *réduction* est obtenue lorsque la crête du tibia ne présente pas d'irrégularités au toucher, et que, prolongée, elle aboutit au premier espace intermétatarsien; ou lorsque l'épine iliaque antéro-supérieure, le bord interne de la rotule et la face interne du gros orteil sont sur une même ligne droite. Le pied doit être maintenu à angle droit sur la jambe, l'extension et la contre-extension dans la bonne direction sont prolongées jusqu'à dessiccation complète du plâtre.

C'est aussi à ces fractures que peuvent être appliqués les appareils de marche (voir 1re partie, page 81).

b. Pour les fractures à grand déplacement et difficilement réductibles, l'anesthésie générale est nécessaire pour réduire du mieux possible; mais l'application d'un appareil plâtré est dans ces cas ordinairement suivie d'un résultat médiocre, la réduction n'a pas été complète, les déviations secondaires se produisent, le cas est volumineux et il persiste souvent un raccourcissement assez considérable pour gêner la marche.

L'application de l'extension trouve ici son indication la plus nette, et l'appareil de Hennequin décrit plus haut la fournit dans de très bonnes conditions. Il est possible que la radiographie montre une réduction incomplète et une coaptation imparfaite, mais les résultats fonctionnels obtenus par cette méthode sont bons, le raccourcissement qui peut persister est faible et compatible avec une marche régulière.

Nous ne croyons pas qu'il soit nécessaire, pour obtenir en pratique une guérison fonctionnelle, et non une réduction mathématique, d'ouvrir d'emblée toute fracture fermée difficile à réduire ou à contenir; d'autant que la réduction directe offre des difficultés non moins grandes, peut conduire à une résection des extrémités chevauchantes au moins inutile, que le maintien par suture ou enchevillement présente de grandes difficultés lorsqu'il y a des esquilles et des traits de fractures multiples, et qu'enfin malgré la meilleure technique, on ne peut jamais être certain que les tissus contusionnés, dilacérés, infiltrés de sang, et se défendant mal, ne seront pas infectés par une cause légère. Or l'infection dans ces cas peut avoir de graves conséquences.

Cependant quelques fractures à fragments multiples, très déplacés, ne pourront être réduites sans une intervention directe, mais l'indication de la réduction sanglante est ici une indication de nécessité.

Les CALS VICIEUX anciens de fractures de jambe doivent être opérés, car ils apportent à la marche une gêne considérable; l'*ostéotomie* est l'opération de choix, variable suivant la forme du cal et de la déviation; cunéiforme sur

un cal angulaire du tibia sans chevauchement ; oblique, lorsqu'il y a chevauchement et raccourcissement. L'ostéotomie du péroné, avec ou sans résection, est toujours nécessaire pour remettre le membre en bonne situation.
Les fragments peuvent être unis ensuite par suture métallique, enchevillement ou griffes métalliques ; le membre redressé est placé dans un plâtre
ou soumis à l'extension continue, suivant que l'on cherche ou non à obtenir un allongement.

Le *retard de consolidation* et la *pseudarthrose* ne sont pas rares après
les fractures de jambe, ils sont justiciables des indications que nous avons
données ailleurs (Pseudarthroses, p. 89).

Varices et ulcères variqueux. — Nombre de varices ne relèvent d'aucun
traitement chirurgical ; les malades doivent simplement entretenir dans un
état de propreté minutieux la peau des membres inférieurs, éviter ou soigner immédiatement toute excoriation ou éruption, supprimer sur ces
membres tout lien constricteur, et porter constamment pendant la station
verticale un bas élastique souple et bien fait, renouvelé dès qu'il n'est plus
élastique.

Ces cas les plus nombreux, varices diffuses, sans dilatations ni paquets
dilatés, sont ceux dans lesquels on ne trouve pas les indications que nous
allons étudier d'une intervention chirurgicale.

Varices non compliquées. — Il est inutile d'énumérer tous les traitements
proposés pour la cure des varices, aucun ne peut avoir la prétention d'apporter une cure radicale ; le traitement opératoire ne peut que supprimer certains inconvénients des varices. Nous ne retiendrons de ces traitements que les
ligatures et *résections veineuses.*

Une ligature simple peut oblitérer le canal veineux, mais il n'est pas plus
grave et il est plus sûr de couper la veine entre deux ligatures ; c'est ce procédé que nous comprendrons sous le nom de ligature.

La résection peut s'adresser à un paquet variqueux dilaté ou à différents
segments d'un tronc veineux.

La résection d'un *paquet veineux dilaté isolé* est rarement indiquée ; mais
ce paquet volumineux, ordinairement situé sur le trajet de la saphène interne
à la jambe ou au genou, peut être douloureux, augmenter de volume, la
résection n'en est pas grave, peut être faite avec anesthésie locale ; et prévient
les accidents possible de rupture ou de phlébite. On y joindrait avec avantage, dans certains cas où la peau est flasque et lâche, l'excision cutanée
préconisée par Schwartz.

De même, on réséquera une *dilatation ampullaire de la saphène interne
à son embouchure*, lésion prise quelquefois pour une hernie crurale.

Le plus souvent c'est à la résection *du tronc de la saphène interne* que
l'on s'adresse dans le but d'interrompre la colonne sanguine rendue continue
par l'insuffisance valvulaire. Comme le fait remarquer Pierre Delbet [1] on doit
distinguer les varices à forte tension et les varices à faible tension ; ces der-

[1] Pierre Delbet. Cliniques chirurgicales de l'Hôtel-Dieu.

nières sont celles dans lesquelles les valvules de la saphène fonctionnent, il n'y a pas à intervenir. Les varices à grande tension sont celles dans lesquelles la saphène est forcée, elles déterminent des troubles pénibles (sensation de pesanteur, œdème, crampes), des accidents graves (ruptures, ulcères), elles sont mal tolérées. Pour ces varices, on peut intervenir utilement.

Trendelenburg a bien montré comment on pouvait reconnaître ces varices à grande tension et l'utilité dans ces cas d'interrompre le cours du sang dans la saphène interne.

Le malade étant couché ou assis, on relève la jambe malade et refoule le sang contenu dans les varices, toutes les dilatations s'affaissent ; si on comprime alors avec le doigt le tronc de la saphène et qu'on fasse lever le malade, les veines de la jambe ne se remplissent pas ; le sang y reflue de haut en bas dès qu'on supprime la compression. A ces varices la résection veineuse peut être utile.

L'interruption de la colonne sanguine peut être obtenue par des *ligatures étagées* du genou à la partie supérieure de la cuisse, mais il est préférable et aussi bénin de *réséquer* un segment de la veine, à deux ou trois niveaux différents, sur le trajet de la saphène interne à partir du genou, en liant les collatérales que l'on rencontre.

Il ne faut pas compter par ce traitement guérir les varices et supprimer la possibilité des récidives, mais on met ainsi les malades dans les meilleures conditions pour éviter les complications, s'ils continuent ensuite à porter un bas élastique.

COMPLICATIONS. — Les *ruptures* variqueuses peuvent être *externes* et donner lieu à une hémorragie qui peut être grave ; la ligature directe du vaisseau ou mieux la résection du paquet qui saigne est alors le meilleur traitement. Elles peuvent être *interstitielles* et il suffit de mettre le malade au repos, la jambe allongée et entourée d'un pansemeut ouaté légèrement compressif.

La *phlébite variqueuse*, fréquente dans le territoire de la saphène interne, donne naissance quelquefois à des *abcès multiples* qu'il suffit d'ouvrir, plus souvent à la *thrombose*. Cette thrombo-phlébite est lente à guérir, expose aux embolies pulmonaires et laisse persister une tumeur dure ; il est simple et nullement grave d'extirper entre ligatures le segment thrombosé. Il faut toujours commencer par placer une ligature sur le tronc situé au-dessus du paquet, en un point perméable, pour éviter la mobilisation d'un caillot pendant la dissection. Enfin, la peau qui recouvre ces paquets chroniquement enflammés est adhérente, et il y a intérêt à l'extirper avec le paquet, comme le conseille Schwartz.

Certaines *névralgies du sciatique* peuvent être sous la dépendance de dilatations variqueuses des veines intra et péri-nerveuses. Quénu[1] conseilla de réséquer entre ligatures les veines périnerveuses ; Delagenière, Paul Delbet[2]

---

[1] Quénu. *Congrès de Chirurgie*, 1892, p. 464.

[2] Paul Delbet. *Soc. de Biologie*, 1899, 22 avril et *Presse médicale*, 13 octobre 1900.

ont pratiqué avec succès la dissociation, le hersage du nerf sciatique à l'aide d'une sonde cannelée, au niveau de la partie supérieure de la cuisse. Les indications de cette intervention sont du reste rares et fournies par l'échec des moyens employés pour guérir la sciatique.

Ulcères variqueux. — Les traitements appliqués aux ulcères simples de jambe sont multiples, et en dehors du *repos au lit* et des pansements qui peuvent guérir temporairement un ulcère ni trop ancien ni trop étendu, en dehors du traitement spécifique qui aidera puissamment à la guérison d'un *ulcère hybride*, syphilitico-variqueux, nous pouvons classer, comme le fait Cailleton[1], les procédés destinés à hâter la guérison d'un ulcère ou à en éviter le retour en :

1° Interventions au niveau de l'ulcère, comprenant :
    Incisions circonférentielles (Dolbeau, Moreschi) ;
    Scarifications (Vidal) ;
    Greffes et autoplasties.

2° Interventions à distance, comprenant :
    Ligature ou résection de la saphène interne (Trendelenburg) ;
    Elongation des nerfs (Chipault) ;
    Dissociation fasciculaire du sciatique (Paul Delbet et Gérard-Marchant).

L'*incision circonférentielle* de Dolbeau entourant l'ulcère est modifiée aujourd'hui, et Moreschi[2] fait les *incisions circonférentielles de jambe* destinées à agir non plus sur l'ulcère seulement, mais sur l'ulcère et les varices. Il pratique, à au moins 4 centimètres au-dessus des limites supérieures de l'ulcère, une incision circulaire de la jambe allant jusqu'à l'aponévrose, lie et excise les veines qu'il rencontre ; puis une seconde incision circulaire à un centimètre au-dessus des malléoles est faite de la même manière. Mariani ne pratique que l'incision supérieure pour éviter les inconvénients de la méthode (œdèmes, lenteur de la cicatrisation de l'incision inférieure, douleurs à son niveau).

Les *scarifications* sont employées comme dans le lupus.

Les *greffes* d'Ollier-Thiersch et l'*autoplatie italienne* sont appliquées suivant les méthodes générales connues.

Ces procédés, sauf les incisions circulaires de jambes, ne s'adressent qu'à la cicatrisation directe de l'ulcère.

Les *résections de la saphène interne* se font comme dans le traitement des varices simples.

L'*élongation nerveuse* (Chipault[3]) porte sur le nerf sensitif sur le territoire duquel est situé l'ulcère, à peu de distance de celui-ci ; le plus souvent le nerf élongé est le saphène interne, mais ce peut être le musculo-cutané, le saphène externe ou même le sciatique poplité externe.

La *dissociation fasciculaire du nerf sciatique*[4] est la même opéra-

---

[1] Cailleton. Thèse de Paris, 1901.

[2] Ch. Durand. Thèse de Paris, 1902.

[3] Chipault. *Académie de médecine,* mai 1898 et Fougères. Thèse de Paris, 1899.

[4] Paul Delbet. *Presse médicale,* 13 octobre 1900 et Silvy. Thèse de Paris, 1900.

tion que nous avons citée à propos des névralgies variqueuses de ce nerf.

Toutes ces méthodes ont donné des succès variables, immédiats ou tardifs ; toutes comptent des succès durables et des récidives ; les indications en sont difficiles à donner.

Indications. — Pour un *ulcère peu ancien et peu étendu*, le repos, le nettoyage, les pansements propres à la gaze aseptique ou avec des poudres (sous-nitrate de bismuth, sous-carbonate de fer, sucre en poudre, etc.), la compression par la bande élastique non serrée (Martin, de Massachusets ; Reclus), et au besoin les greffes d'Ollier-Thiersch, mèneront à la cicatrisation. Si d'autre part l'indication de la résection de la saphène est reconnue par l'épreuve indiquée plus haut, elle pourra, en diminuant la pression sanguine, favoriser la guérison de l'ulcère et quelquefois en éviter le retour.

Pour un *ulcère ancien*, atone, avec un membre œdématié, après repos et nettoyage, le curettage de l'ulcère, les greffes, peuvent permettre une cicatrisation lente, qui dans quelques cas peut être hâtée par la dissociation du sciatique ; mais nous sommes peu partisans des incisions profondes circonférentielles de la jambe. En tous cas les récidives sont fréquentes, et là encore, si le traitement des varices par la méthode de Trendelenburg est indiqué, il faut y recourir.

Enfin certains ulcères calleux et très étendus, entourant ou presque la jambe ne peuvent être guéris même par une autoplastie italienne, et l'amputation devient l'unique ressource ; il en est de même pour ces membres éléphantiasiques que laisse la cicatrisation péniblement obtenue de quelques ulcères.

Incurvations rachitiques de la jambe. — Nous avons dit en étudiant le rachitisme (p. 110) que le seul traitement médical devait être appliqué pendant la période d'évolution de la maladie ; que, le rachitisme guéri, les déviations produites peuvent se corriger spontanément pendant la croissance de l'enfant. Il faut donc se garder d'empêcher l'enfant de marcher pendant cette période. Kamps [1] étudiant trente-deux sujets de la clinique de Bruns, constate vingt-quatre guérisons spontanées effectuées en deux ou quatre ans, cinq malades se sont améliorés et chez trois seulement, il n'y eut aucune modification. Ce n'est que lorsque la correction ne s'est pas faite à l'âge de six ou sept ans, qu'une intervention chirurgicale devient indiquée. L'ostéotomie permet plus de précision que l'ostéoclasie.

Lorsqu'on n'a à corriger qu'une courbure antéro-postérieure ou à concavité interne ou postéro-interne du tibia, une *ostéotomie cunéiforme* suffit, mais, comme le fait observer Ollier [2], il ne faut pas s'attendre toujours à une correction facile, on éprouve les plus grandes difficultés à mettre les deux segments dans la même direction. « Tout résiste du côté de la concavité, les insertions fibreuses des muscles, les insertions aponévrotiques, les gaines musculaires, et l'on est obligé alors, pour coapter l'os, d'enlever un coin

---

[1] Kamps. *Beiträge zur klin. Chir.* B. XIV, p. 1 et *Semaine méd.*, 1896, p. 24.
[2] Ollier. *Traité des résections*, 1891, t. III, p. 447.

épais ou un fragment trapézoïdal, ce qui diminuera d'autant la longueur du membre déjà trop raccourci. »

Lorsqu'on a à lutter contre une torsion de l'os et un raccourcissement, il vaut mieux employer l'*ostéotomie oblique* qu'Ollier appelle *ostéotomie longitudinale ou verticale* (fig. 312), qui permet de faire glisser les fragments, d'obtenir un allongement et de corriger les torsions normales. Mais là encore la besogne peut être difficile, le fragment inférieur, retenu par les résistances fibreuses, ne glisse pas, il faut libérer ces attaches et s'aider au besoin de la ténotomie du tendon d'Achille, puis de l'extension continue.

Le péroné peut être fracturé à la main, ou s'il en est besoin, coupé au ciseau.

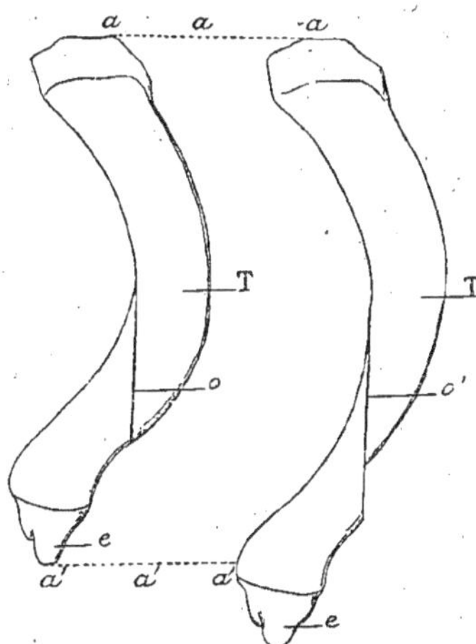

Fig. 312. — Figure schématique pour démontrer l'augmentation de longueur de l'os à la suite de l'ostéotomie verticale du tibia (Ollier).

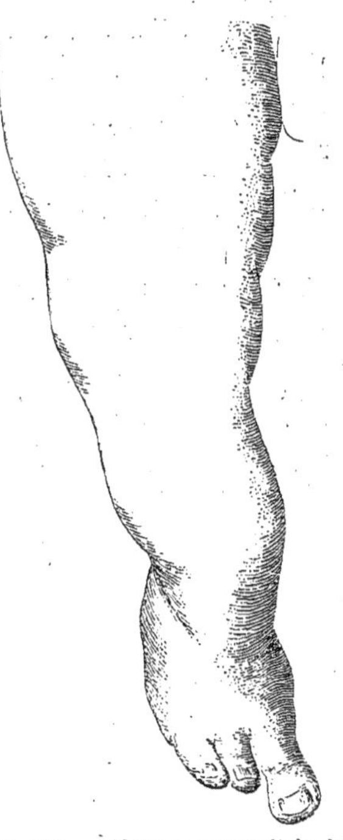

Fig. 313. — Absence congénitale du péroné (Kirmisson).

Absence congénitale du péroné. — C'est une malformation du membre inférieur (fig. 313) caractérisée par l'atrophie du membre, l'inflexion du tibia suivant une courbe à convexité antérieure, l'existence au sommet de l'angle d'une dépression cicatricielle, le déjètement du pied en valgus et l'absence de plusieurs orteils.

Le redressement a pu être obtenu par ostéotomie cunéiforme du tibia et arthrodèse tibio-tarsienne, après ténotomie des tendons d'Achille et péroniers. Mais, ainsi que le font remarquer Reclus et Ch. Nélaton[1], après guérison, le membre redressé ne grandit que fort peu, alors que le membre opposé continue sa croissance ; aussi en cas de malformation unilatérale l'amputation est peut-être préférable.

[1] Reclus, Nélaton. *Bull. de la Soc. de Chir.*, 1897, p. 370.

COU-DE-PIED

Luxations tibio-tarsiennes. — Les luxations du pied sur la jambe sont très rares sans fracture malléolaire, surtout pour les variétés latérales ; elle se font en avant, en arrière, en dehors ou en dedans suivant le sens du déplacement du pied.

Pour réduire il faut, la jambe étant fléchie sur la cuisse pour relâcher les muscles postérieurs, faire opérer sur le pied saisi à deux mains une traction soutenue, en fléchissant peu à peu le pied pendant qu'on refoule directement les os du pied, selon le sens dans lequel ils sont déplacés.

La luxation peut être compliquée de plaies et le traitement des plaies articulaires avec luxation, déjà exposé page 125, doit être appliqué.

Fractures des malléoles et sus-malléolaires. — Certaines de ces fractures sont peu importantes ; les *fractures isolées des malléoles*, sans déplacement ni élargissement de la mortaise, guérissent bien par le massage immédiat, l'enveloppement ouaté, la mobilisation précoce de l'articulation. Le blessé peut commencer à marcher vers le quinzième ou dix-huitième jour ; la guérison se fait en trois semaines environ.

Les FRACTURES SUS-MALLÉOLAIRES s'accompagnent souvent d'un transport

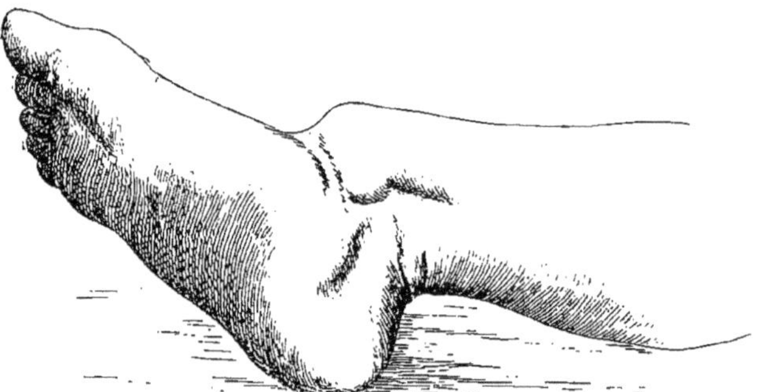

Fig. 314. — Fracture sus-malléolaire avec chute du talon (Lejars).

en arrière du pied et de la mortaise (fig. 314), simulant une luxation du pied en arrière. Il faut réduire exactement, en s'aidant de l'anesthésie générale, de la flexion du genou, et opérant par tractions sur le pied que l'on replace dans sa position normale, à angle droit sur la jambe, la crête tibiale continuée venant tomber dans le premier espace métatarsien. La réduction obtenue, on applique l'appareil plâtré de jambe décrit précédemment, en maintenant la réduction jusqu'à dessiccation ; il faut ensuite surveiller l'appareil pour le remplacer s'il devient trop large, afin d'éviter un déplacement secondaire.

Les FRACTURES BI-MALLÉOLAIRES sont d'un traitement plus malaisé et d'un pronostic fonctionnel plus grave. La fracture bi-malléolaire *par adduction* élargit la mortaise et permet une légère déviation du pied, généralement en dedans ; on la traitera comme la suivante, en ayant soin de bien placer le pied dans le sens opposé à celui de la déviation. Le massage sera commencé aussitôt que possible, au bout de trois semaines environ.

La fracture bi-malléolaire *par abduction* ou *fracture de Dupuytren,* est la plus grave, en raison des déviations que peut laisser persister une réduction incomplète et de l'impotence fonctionnelle qui en résulte. Le pied est dévié en dehors et en arrière, la malléole interne brisée fait saillie sous la peau, le péroné brisé à 6 ou 8 centimètres au-dessus de sa pointe subit un déplacement formant la dépression connue sous le nom de « coup de hache de Dupuytren » (fig. 315).

Il faut réduire exactement, en s'aidant du chloroforme s'il est besoin ; saisir le pied à deux mains, tirer énergiquement et le ramener dans l'axe de la jambe, placer le pied à angle droit sur la jambe et en *adduction forcée,* corriger enfin le déplacement postérieur.

La réduction faite ne peut se maintenir, il faut appliquer immédiatement l'appareil plâtré de jambe exactement moulé, en maintenant le pied dans sa position d'adduction jusqu'à dessiccation complète. L'appareil de Dupuytren composé d'une attelle interne dépassant le pied, séparée de la jambe par un coussin qui ne dépasse pas la base de la malléole tibiale, et ramenant le pied

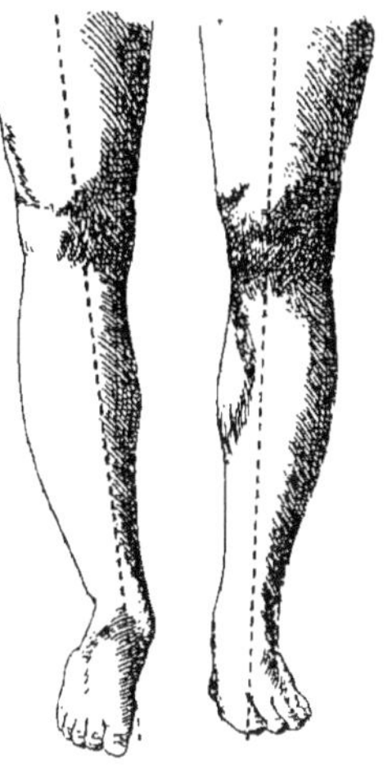

Fig. 315. — Fracture de Dupuytren (Hoffa).

en dedans par une bande unissant le pied à l'extrémité de l'attelle (fig. 316), se déplace facilement et ne corrige pas la déviation antéro-postérieure ; il ne peut être qu'un appareil d'attente.

L'appareil plâtré doit être vérifié avec soin les jours suivants et remplacé

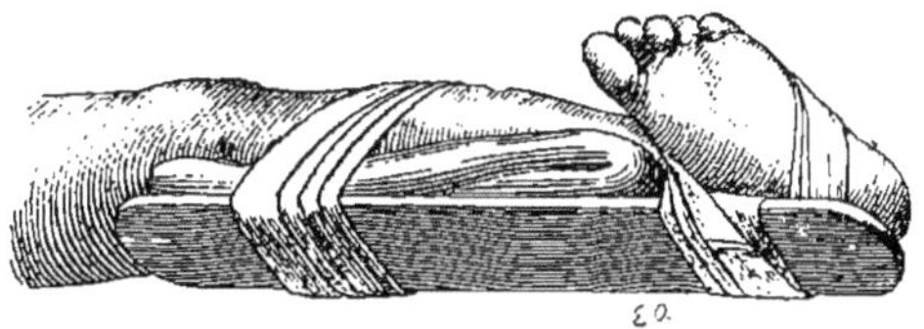

Fig. 316. — Attelle de Dupuytren.

s'il devient trop large par disparition du gonflement ; il est laissé en place trente jours environ, puis enlevé pour permettre le massage et la mobilisation progressive de l'articulation, et replacé chaque fois jusqu'à parfaite consolidation.

Les CALS VICIEUX ne sont pas rares à la suite de ces fractures ; ils doivent être corrigés parce qu'ils rendent la marche douloureuse et même impossible, on les voit surtout après les fractures sus-malléolaires et les fractures de Dupuytren.

Le pied est quelquefois ankylosé en position de pied bot équin, après une fracture sus-malléolaire, l'*extirpation de l'astragale*[1] corrige cette déformation et permet la marche.

Les déviations les plus fréquentes se voient avec la fracture de Dupuytren mal consolidée. Pour redresser le pied, on peut s'adresser aux *ostéotomies* sus-malléolaires où à la *résection orthopédique* de l'articulation tibio-tarsienne avec conservation de la malléole externe.

L'ostéotomie peut couper le péroné seul, obliquement au niveau du cal, mais il est bien rare que la correction puisse être ainsi obtenue, l'ostéotomie du tibia est généralement nécessaire. Elle est faite au niveau de la base de la malléole; là on résèque le cal en enlevant un fragment cunéiforme. Le pied est ensuite redressé, sans qu'il soit nécessaire de suturer les fragments, puis placé en bonne position dans un appareil plâtré. Pierre Delbet[2] maintient la correction en traversant, avec une broche métallique, la malléole externe obliquement de bas en haut et de dehors en dedans, la cheville métallique va s'implanter dans le plateau tibial; on laisse dépasser la tige par la plaie et on l'enlève en sortant le membre du plâtre au bout de quarante jours.

L'ostéotomie double faite largement, en enlevant au niveau du tibia, ce qui peut gêner le redressement, permet de corriger complètement la déviation; elle nous paraît préférable à la résection tibio-tarsienne, même lorsque dans celle-ci on conserve la malléole péronière.

Synovites tendineuses du cou-de-pied. — Leur traitement est celui que nous avons indiqué en étudiant les synovites en général (p. 157). L'extirpation des synovites tuberculeuses de la gaine des péroniers latéraux, plus simple que pour celles du poignet, est le traitement de choix.

Luxation des tendons des péroniers latéraux. — Nous avons étudié cette affection avec les maladies des tendons (p. 155).

Ostéo-arthrite tuberculeuse tibio-tarsienne. — Lorsque le traitement du début par l'immobilisation dans un appareil plâtré et les moyens adjuvants que nous connaissons, longtemps prolongés chez l'enfant, moins chez l'adulte, n'enrayent pas la marche de la tuberculose, il faut intervenir avant de laisser envahir les gaines synoviales tendineuses, les articulations du tarse, avant de laisser s'ouvrir les fistules.

L'astragale est le siège le plus fréquent des lésions principales et, suivant le conseil d'Ollier[3] c'est par l'*astragalectomie* qu'il faut commencer dans ces cas. L'astragale enlevé on peut curetter les fongosités, évider des foyers tibio-péroniers; la guérison obtenue par cette opération est bonne au point de vue fonctionnel, le pied garde une mobilité plus ou moins étendue. Mais si les extrémités des os de la jambe sont très atteintes et doivent être enlevées aussi, la *résection tibio-tarsienne* complète ainsi faite est beau-

---

[1] Lafourcade, Michaux. *Bull. de la Soc. de Chir.*, 1894, p. 508.

[2] Pierre Delbet. Leçons de clinique chirurgicale de l'Hôtel-Dieu, 1897 et Thèse de Menier, Paris, 1900.

[3] Ollier. *Traité des résections*, t. III, p. 543.

coup moins favorable ; pour avoir un pied solide, il faut provoquer la soudure en bonne position entre la surface de section du tibia et le calcanéum,
et une amputation est alors préférable. Les indications dépendent de la situation sociale du malade, des services qu'il demande à sa jambe.

Mais il faut bien savoir qu'au cou-de-pied comme au pied, les interventions économiques, chez l'adulte, n'enrayent que très rarement la tuberculose et que le plus souvent, après des essais opératoires infructueux, le
dernier mot reste à l'amputation.

Lorsque la résection partielle ou totale est rendue impossible par
l'étendue des lésions, l'existence des fistules, l'état général du malade réclamant une guérison rapide, l'*amputation* ou la *désarticulation tibio-tarsienne*
sont indiquées.

La désarticulation peut rarement être pratiquée dans ces cas à cause des
lésions tibio-péronières ; l'amputation sera, selon l'état des os de la jambe
et des gaines tendineuses, sus-malléolaire, ou l'amputation basse de la jambe
par un procédé ostéoplastique, ou l'amputation au lieu d'élection.

PIED

Luxations. — Les luxations des os du pied les uns sur les autres sont
rares, quelques-unes sont exceptionnelles et nous n'en parlerons pas (calcaneum, scaphoïde, cunéiformes) ; nous dirons seulement quelques mots des
luxations sous-astragaliennes, des luxations isolées de l'astragale, des
luxations du métatarse sur le tarse.

Dans la *luxation sous-astragalienne*, tous les os du pied situés au-dessous
de l'astragale se portent dans un sens variable, cet os restant lui-même
dans la mortaise tibio-péronière ; Quénu[1] les groupe en luxations *dorsales*
dans lesquelles la tête de l'astragale se porte sur le dos du pied (en dehors ;
en dehors et en avant ; en avant), les tendons extenseurs étant situés en dedans ; et en *marginales* sur le bord interne du pied, la tête se plaçant en
dedans du tendon du jambier antérieur.

C'est en opérant, sous chloroforme, des tractions sur le pied et pressant
directement sur la tête que l'on peut obtenir la réduction. Quénu montre
que pour les luxations dorsales les tractions sur le pied en extension ne
peuvent permettre la réduction, le ligament annulaire antérieur du tarse
tendu sous la tête s'y opposant ; il faut au contraire exagérer la flexion du
pied, puis presser sur la tête d'avant en arrière.

Si la luxation reste irréductible, il faut mettre l'os luxé à découvert et
tenter la réduction en sectionnant d'abord le ligament annulaire antérieur
avec un ténotome contournant la tête astragalienne ; une attrition grande
des parties molles et de l'os conduirait au contraire à l'extirpation de l'astragale.

Les *luxations isolées de l'astragale*, par énucléation (fig. 317), quel que soit
le sens du déplacement, sont difficiles à réduire, le chloroforme est néces-

___

[1] Quénu. *Société anatomique*, 1882, p. 383 et *Société de Chirurgie*, 1894, p. 430.

saire. On essaiera par des tractions sur le pied et des pressions directes sur la saillie de la tête astragalienne. La luxation est-elle irréductible, on sera conduit à pratiquer l'extirpation de l'os privé de ses moyens d'union et de nutrition, d'autant plus que souvent la luxation est compliquée de plaies des parties molles et qu'il faut craindre l'infection et la nécrose.

Les *luxations du métatarse* sur le tarse sont totales ou partielles, elles se font en haut moins rarement que dans les autres sens. La réduction, opérée avec anesthésie générale, se fait en tirant en sens opposé l'avant et l'ar-

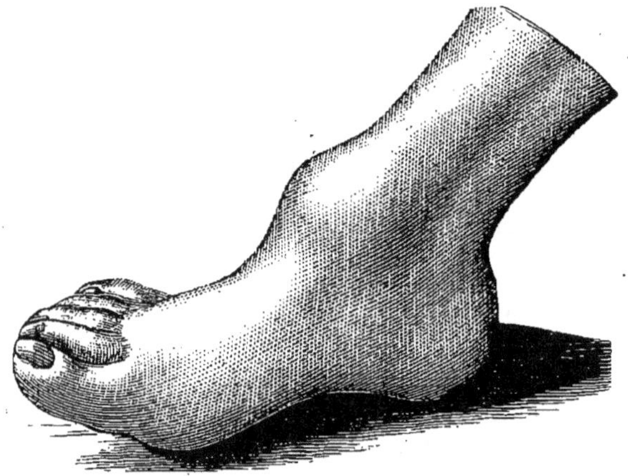

Fig. 317. — Luxation de l'astragale en avant et en dehors (musée du Val-de-Grâce)
(Ricard et Bousquet).

rière-pied, pendant que des pressions directes cherchent à faire rentrer les os à leur place.

Il peut arriver que la réduction faite ne se maintienne qu'incomplètement, la persistance partielle du déplacement dans une luxation totale en haut observée par Tillaux[1] n'a pas eu d'inconvénients graves; de même Quénu[2] a observé une luxation en dehors non réduite, le malade marchait assez bien, sans canne.

Fractures. — Les fractures de l'*astragale*, en dehors de celles qui accompagnent les luxations de cet os, sont rares; le pronostic fonctionnel en est sérieux par l'ankylose de l'articulation tibio-tarsienne. Si le déplacement est nul ou faible (fig. 318), pour éviter cette ankylose, il est préférable de traiter, après quelques jours de repos et d'enveloppement ouaté, par le massage et la mobilisation. Un fragment déplacé peut gêner les mouvements, sa réduction étant impossible, il serait indiqué de l'extraire.

Les fractures ouvertes seront traitées selon les règles données pour les plaies articulaires.

Les fractures du *calcanéum* se font suivant deux types, les fractures par

---

[1] Tillaux. In Thèse de A. Boullet. Paris, 1900. Observ. I.
[2] Quénu. *Revue de chirurgie*, 1901, n° 9.

arrachement, un fragment de l'extrémité postérieure se détachant avec le tendon d'Achille (fig. 319) ; les fractures par écrasement.

Dans les premières, la position favorable à la coaptation, étant la flexion du genou et l'extension du pied, est pénible à conserver même avec les

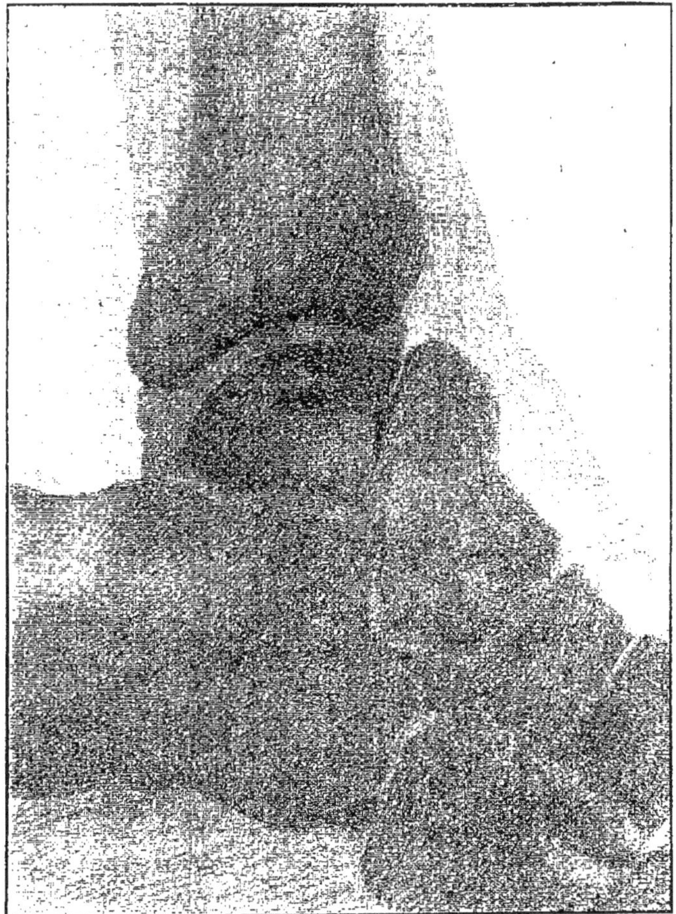

Fig. 318. — Fracture de l'astragale (d'après une radiographie de la thèse de Joubaire).

appareils, il n'y aurait que des avantages à suturer ou encheviller le fragment relevé.

Dans les fractures par écrasement, après quelques jours de repos et d'enveloppement ouaté, le massage sera pratiqué de bonne heure ; mais il ne faut pas faire marcher le blessé trop tôt, car les douleurs persistent longtemps.

Les fractures des *métatarsiens* sont de cause directe ou indirecte, et ces dernières constituent une des principales formes du « pied forcé » des sol-

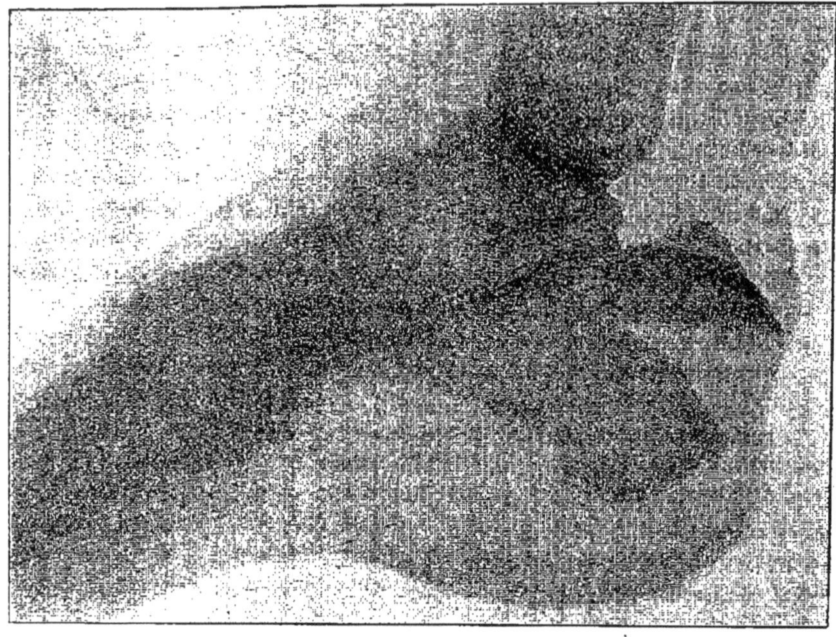

Fig. 319. — Fracture du calcaneum par arrachement (d'après une radiographie de la thèse
de Jacq).

dats[1]; leur traitement consiste surtout dans le repos, l'enveloppement ouaté
et le massage.

Ostéo-arthrites tuberculeuses. — La tuberculose peut se localiser aux
différents os et aux diverses articulations du *tarse* et du *métatarse,* ou revêtir une forme diffuse étendue à tout le tarse. Ici encore, l'immobilisation
dans un plâtre est le traitement de la tuberculose ostéo-articulaire du début
sans abcès ni fistules, surtout chez l'enfant; on y joindra dans le jeune âge
la *cautérisation ignée profonde*, les *injections sclérogènes* qui peuvent au
pied donner de bons résultats.

Si les abcès se développent, si des fistules s'ouvrent, chez l'*enfant*, l'intervention rendue nécessaire devra être économique : grattages, évidement de foyers osseux limités, tunnellisation des os, curettages des abcès ;
cependant il peut être nécessaire de pratiquer, comme chez l'adulte, l'ablation totale de certains os du tarse ou du métatarse.

Chez l'adulte, si le traitement du début ne donne pas une amélioration
nette, il faut intervenir de bonne heure pour enlever les os malades. L'as-

[1] Maunoury. *Revue d'orthopédie*, 1er sept. 1898. — Kuhn. Thèse de Paris, 1900. — Po-
dovin. Thèse de Paris, 1901.

tragale l'est souvent ; l'ablation de cet os permet ensuite de rechercher les lésions des os voisins et de leurs articulations. Les opérations partielles peuvent être une *tarsectomie antérieure* partielle ou totale portant sur cuboïde, scaphoïde et cunéiformes ; une *tarsectomie postérieure* enlevant calcanéum et astragale. Après cette extirpation dans le jeune âge on peut avoir, par restauration osseuse un résultat fonctionnel satisfaisant. Chez l'adulte, on peut pratiquer en même temps la résection tibio-tarsienne et souder le tarse antérieur aux os de la jambe par l'opération de Wladimiroff-Mikulicz, l'avant-pied continue la jambe et l'opéré marche sur les orteils fléchis en avant.

Mais il est rare que des lésions assez graves pour nécessiter ces extirpations larges soient d'autre part assez limitées pour permettre ces restaurations, aussi l'amputation est presque toujours, sinon toujours, indiquée.

Le lieu de l'amputation varie avec le siège des lésions ; ce sera rarement une amputation ostéoplastique de l'arrière-pied, car il faut pour cela un calcanéum sain ; plus souvent on désarticulera la tibio-tarsienne ou se résoudra à une amputation sus-malléolaire.

La tuberculose des *métatarsiens* peut fournir l'indication de résection totale ou partielle d'un ou de plusieurs de ces os.

Pied-bot congénital. — Chez l'enfant. — La forme habituelle du pied-bot congénital est le *varus équin* (fig. 320).

Les moyens que l'on peut employer pour corriger la déformation sont : d'une part les manipulations et manœuvres de redressement manuel ou instrumental, aidées des ténotomies ; d'autre part les opérations osseuses.

Les *manipulations* consistent dans le redressement manuel d'un pied-bot réductible, il n'y a pas là d'effort à faire. Saisissant d'une main l'extrémité inférieure de la jambe pour l'immobiliser, l'opérateur embrasse de l'autre main le pied déformé, il doit successivement lutter contre l'adduction, l'enroulement et l'équinisme. Dans ce but, il porte d'abord le pied en dehors, puis un peu en haut et en dehors, enfin directement en haut ; puis, dans le second temps, maintenant toujours l'extrémité inférieure des os de la jambe, il imprime, avec la paume de l'autre main appliquée contre la plante du pied, des mouvements de flexion et d'extension dans l'articulation tibio-tarsienne.

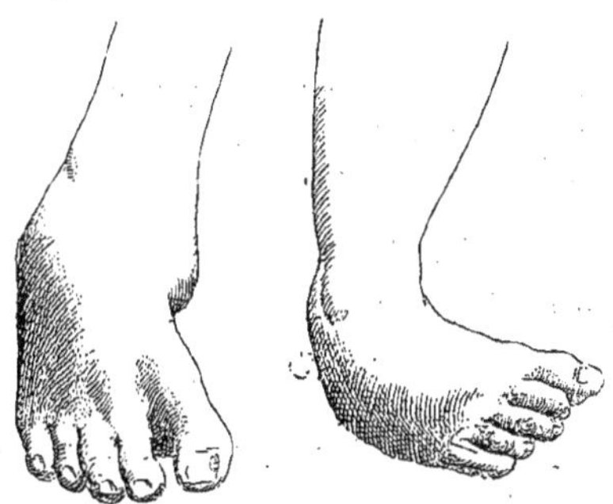

Fig. 320. — Pied-bot congénital. Varus équin.

Le *redressement forcé* peut être obtenu à l'aide d'instruments, de *tarsoclastes*, mais ceux-ci agissent avec brutalité et aveuglément ; ou mieux à la main, sous anesthésie chloroformique, c'est le massage forcé de Delore ou redressement modelant de Lorenz. La même succession d'efforts tendant à corriger l'adduction et l'enroulement, puis l'équinisme, est produite à l'aide des deux mains, par temps successifs et par de fortes pesées ; on applique ensuite un appareil plâtré sur le pied redressé.

A ces manipulations, sont jointes, s'il en est besoin, les *ténotomies* du tendon d'Achille et quelquefois des jambiers.

C'est dans ce groupe de moyens thérapeutiqués que nous rangeons l'*opération de Phelps* ou section de toutes les parties molles du bord interne du pied au-dessus du scaphoïde, jusqu'au plan osseux, avec la *modification de Kirmisson* consistant dans l'ouverture de l'articulation médio-tarsienne, pour sectionner les ligaments plantaires ; l'incision faite, on redresse le pied.

Les *opérations osseuses* comprennent la *tarsectomie cunéiforme dorsale externe* (Farabeuf[1], Jalaguier[2]), l'*extirpation de l'astragale* ; chez l'enfant les *larges tarsectomies* que nous étudierons pour l'adulte ne sont pas nécessaires au redressement et enlèvent trop d'os.

Les INDICATIONS de ces divers moyens thérapeutiques se déduisent du degré et de l'état de réductibilité du pied bot.

Jusqu'à l'âge de deux ou trois ans, que le pied-bot soit ou non facilement réductible, on ne pratique pas d'opérations osseuses ; le traitement orthopédique sera commencé peu de temps après la naissance, dès qu'on sera assuré du bon état de l'enfant. Il consiste à ce moment en *manipulations quotidiennes* faites avec soin, aidées au besoin, et si la rétraction du tendon d'Achille gêne les manœuvres, de la *ténotomie* de ce tendon ; rarement celle des jambiers est nécessaire.

Les pieds-bots facilement réductibles se redressent ainsi assez vite, mais les manipulations doivent être continuées avec persévérance jusqu'à ce que l'enfant marche et jusqu'à ce que la marche soit satisfaisante.

Certains pieds-bots difficilement réductibles ne seront qu'améliorés, préparés pour l'opération qui deviendra nécessaire. D'autres sont absolument irréductibles, les déformations osseuses sont déjà accentuées ; il n'est cependant pas inutile de les mobiliser le plus possible, pendant cette période d'attente.

Le *redressement forcé manuel* peut être essayé sur ces pieds-bots difficilement réductibles, mais il faut ensuite, après immobilisation plâtrée de trois semaines à un mois, reprendre les manipulations et le massage sous peine de récidive.

Après trois ans, pour un *pied-bot invétéré*, qui a résisté aux manipulations et redressements manuels, nous préférons les interventions à ciel ouvert aux tarsoclasies aveugles ; et les résections dorsales externes à l'incision de Phelps qui laisse une plaie béante, longue à cicatriser et doit être suivie d'un long traitement par le massage.

La résection d'un coin dorsal externe comprenant une partie de la tête et du col de l'astragale, une portion de l'extrémité antérieure du calcanéum, avec quelquefois l'excision d'un fragment de cuboïde et même du scaphoïde, permet de dérouler et de redresser le pied ; la ténotomie du tendon

---

[1] Farabeuf. *Manuel opératoire*, 4e édition, p. 816 à 856.
[2] F. Monod. Thèse de Paris, 1901.

d'Achille étant généralement suffisante pour permettre la correction de l'équinisme.

Si cependant l'équinisme persiste, l'astragale ne pouvant rentrer dans la mortaise, l'extirpation de l'astragale deviendrait nécessaire ; à moins qu'on ne trouve la *cale externe* décrite par Ch. Nélaton[1] sur la face externe de l'astragale, et qui, butant sur la malléole, empêche la rentrée de l'astragale. La résection de cette saillie permettrait la correction de l'équinisme.

La correction du varus, pour être bonne, doit être très largement faite, la réduction doit se faire facilement, sans aucun effort.

Le pied redressé et pansé est placé dans une gouttière plâtrée, l'hypercorrection étant maintenue jusqu'à dessiccation complète. L'appareil plâtré, renouvelé au bout de quinze jours pour vérifier et parfaire la correction, est maintenu environ un mois ; puis l'enfant est muni pour la marche d'un soulier renforcé, qu'il portera pendant un an.

Les *autres formes* de pied-bot congénital chez l'enfant, valgus, talus, équin, sont traitées d'après les mêmes principes par des massages, manipulations et appareils de redressement.

Chez l'adulte. — Il est toujours nécessaire ici, pour redresser, d'opérer et d'opérer largement ; l'ablation osseuse ne doit plus être, comme chez l'enfant, économique, elle serait insuffisante. L. Championnière[2] a bien montré que, pour obtenir une réduction, il fallait non seulement couper le tendon d'Achille et enlever l'astragale, mais encore, après l'extirpation de cet os, qui est le premier temps opératoire, enlever successivement tous les os du tarse qui gênent la réduction, sans craindre d'en trop enlever. Quelle que soit l'étendue de cette destruction, elle n'a aucun inconvénient pour la marche, un seul os doit être ménagé toujours, c'est la malléole externe.

. Le redressement obtenu et se faisant complètement et facilement, on applique un appareil plâtré, mais il importe de mobiliser de bonne heure pour garder au pied sa souplesse. Lorsqu'on fait marcher le malade, environ six semaines après l'opération, on lui fait porter d'abord une bottine à tuteurs latéraux, jusqu'à ce que le pied ait pris sa forme et sa consistance définitives, afin d'éviter les mouvements de latéralité. Le pied reste plus court que celui du côté opposé, mais redevient à peu près aussi haut.

Cependant pour un pied-bot à déviation peu accentuée, une tarsectomie cunéiforme dorsale externe, comme le conseille Farabeuf, suivie d'excision d'une cale astragalienne externe si celle-ci gêne la réduction de l'équinisme, peut donner, comme chez l'enfant, de très bons résultats et à moins de frais.

Pied-bot paralytique. — Les déformations consécutives aux paralysies définitives laissées par la paralysie infantile revêtent deux aspects bien différents au point de vue thérapeutique.

Il y a *paralysie totale* de tous les muscles du pied, le pied-bot est *ballant*, il n'y a aucun espoir de retour des mouvements et la seule chose que l'on

[1] Ch. Nélaton. *Bull. Soc. Chir.*, 1890, p. 61.
[2] L. Championnière. *Bull. Soc. Chir.*, 1890, p. 89.

puisse faire est de fixer le pied en bonne situation, c'est-à-dire à angle aigu et non à angle absolument droit sur la jambe, et de l'y maintenir. Ce résultat peut être atteint par des *appareils orthopédiques*, chaussures spéciales coûteuses et qu'il faut remplacer souvent, ou par l'ankylose du pied sur la jambe. Cette ankylose opératoire est obtenue par décortication des surfaces articulaires et soudure osseuse en bonne position à l'aide d'un appareil plâtré maintenu deux mois, c'est l'*arthrodèse* (Albert, de Vienne). Mais l'arthrodèse de la seule articulation tibio-tarsienne est insuffisante, car l'avant-pied non maintenu par les muscles tombera à son tour. Or l'ankylose des articulations sous-astragalienne est fort difficile à produire ; heureusement il suffit d'ankyloser l'articulation de Chopart pour immobiliser le tarse [1]. L'arthrodèse consistera donc dans l'ankylose tibio-tarsienne et médio-tarsienne.

Si la *paralysie est localisée à certains muscles*, les rétractions et les paralysies placent le pied dans des positions variables, plus ou moins fixes et devenant de plus en plus fixes par les déformations osseuses secondaires.

Avant d'entreprendre un traitement chirurgical quelconque, il faut évidemment être certain que la paralysie est définitive, l'électrisation et l'étude des réactions de dégénérescence permettent de s'en assurer. Tant qu'il y a espoir de retour de la fonction musculaire, il faut faire la ténotomie des muscles rétractés, le tendon d'Achille ordinairement, pour redresser le pied ; maintenir la position par une chaussure orthopédique appropriée, électriser et masser les muscles atrophiés.

Lorsque l'atrophie est définitive, et au bout d'un an une lésion paralytique peut être considérée comme telle, ou si la lésion date de longtemps ; il faut redresser le pied et le maintenir.

Les obstacles au redressement peuvent être les tendons seuls, ou, si la lésion est ancienne, des déformations osseuses. Contre les tendons rétractés on peut faire soit la *ténotomie*, soit l'*allongement tendineux,* c'est surtout sur le tendon d'Achille qu'on a pratiqué l'allongement par incision en Z (Bayer), par section oblique allongée dans le sens transversal, glissement et suture (Prioleau), etc. Contre les déformations osseuses, il faudra faire des opérations analogues à celles des pieds-bots congénitaux, c'est surtout pour corriger l'équin et le varus équin qu'elles sont nécessaires. L'*extirpation de l'astragale* ou une *tarsectomie* plus large sont alors utiles, à moins qu'on ne se décide pour l'ankylose du pied en bonne situation, l'arthrodèse ; auquel cas, il suffira d'enlever ce qui empêche la réduction, en gardant le nécessaire pour faire la soudure osseuse.

La réduction faite, on peut chercher la fixation par deux moyens : l'*arthrodèse* comme pour un pied ballant, ou les *transplantations et anastomoses musculo-tendineuses* [2].

La suppléance d'un muscle paralysé peut être obtenue par transplantation d'un muscle entier sain sur le tendon du muscle paralysé (Nicoladoni), par

[1] Brunswic. Thèse de Paris, 1895, p. 64.
[2] Le Roy des Barres. Thèse de Paris, 1902.

transplantation partielle du muscle sain dédoublé sur le tendon paralysé (Drobnik), par implantation périostique d'une portion dédoublée du tendon actif (Lange), par anastomose d'un tendon actif au tendon paralysé sans section tendineuse (Parrish), par anastomose des tendons par greffe partielle ou réciproque (Milliken) (fig. 321).

Il faut d'abord étudier avec soin l'état des muscles par les mouvements volontaires et l'examen électrique, pour faire le choix des muscles à anastomoser ; du reste le choix est déjà circonscrit par la forme du pied-bot.

« D'une façon générale les auteurs conseillent de procéder ainsi : dans les *pieds-bots valgus* on anastomosera le jambier antérieur avec l'extenseur propre, l'extenseur commun ou le long péronier latéral. La meilleure anas-

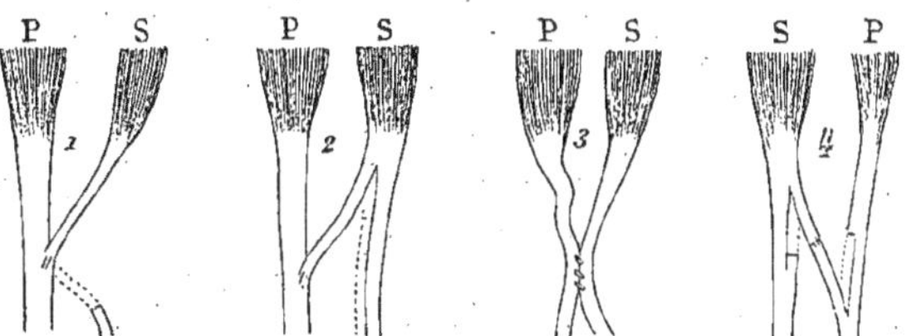

Fig. 321. — Schéma indiquant les variétés d'anastomoses musculo-tendineuses.
1, Nicoladoni. — 2, Drobnik. — 3, Parrish. — 4, Milliken.

tomose est celle qui se fera avec l'extenseur propre qui, non seulement est le plus souvent intact, mais, comme l'a fait remarquer Duchenne (de Boulogne), est, en outre, fréquemment hypertrophié. Dans le *pied-bot talus*, on greffera les muscles péroniers, le fléchisseur commun des orteils, le fléchisseur propre ou le jambier postérieur, sur le tendon d'Achille. Dans le *pied-bot varus équin* on transplantera l'extenseur propre sur l'extenseur commun paralysé ; ou si l'extenseur propre est atteint on prendra un segment du jambier antérieur ou des péroniers. Dans le *talus valgus* on transplantera le court péronier latéral sur le fléchisseur commun des orteils et on suturera le long péronier latéral au tendon d'Achille [1]. »

Les résultats obtenus par ces opérations délicates et difficiles à bien régler sont encourageants : Drobnik sur 15 interventions a 9 guérisons complètes, 4 améliorations, et 2 échecs ; Milliken sur 8 cas a 7 guérisons, etc. Les meilleurs résultats sont évidemment obtenus lorsqu'il n'y a qu'un seul muscle paralysé, et sont moins favorables lorsque les transplantations doivent être multiples. Enfin l'arthrodèse est toujours possible en cas d'échec.

Des opérations complémentaires peuvent être nécessaires. Outre la ténotomie ou l'allongement tendineux, et les opérations osseuses que nous avons vues, il peut être utile de faire un *raccourcissement tendineux*, en particulier du tendon d'Achille, lorsque ce tendon étiré est trop long après réduction. Le raccourcissement se fait par résection transversale ou oblique, puis suture ; ou par section en V ou en Y et glissement. Le Dentu [2] obtint

[1] Le Roy des Barres, p. 99.
[2] Le Dentu. *Revue d'orthopédie*, 1901, n° 3.

ainsi un résultat excellent sur un talus valgus, par raccourcissement du tendon d'Achille, puis anastomose par le procédé de Milliken des tendons du jambier antérieur et de l'extenseur propre du gros orteil.

Les indications respectives des anastomoses musculo-tendineuses et de l'arthrodèse sont difficiles à donner, elles dépendent de l'état des muscles. La paralysie isolée d'un muscle, le jambier antérieur, le triceps sural ou les péroniers, est l'indication la meilleure de l'anastomose. L'état général du malade a aussi une influence sur la décision à prendre ; l'anastomose est une opération longue qui demande un sujet bien portant et pas trop jeune (quatre à cinq ans au moins), un état général médiocre indiquerait soit une arthrodèse, soit le port d'un appareil prothétique.

Pied plat valgus douloureux. — *Au début*, le pied plat, peu dévié, est douloureux ; la déviation est facilement réductible, le traitement est purement hygiénique et orthopédique. La station prolongée debout et la marche sont pénibles, et le malade doit tout d'abord changer de métier si celui-ci comporte ces conditions ; le pronostic de l'affection est assez grave pour que cette décision puisse être fortement conseillée. Le malade devra en outre porter, dans une bottine montante lacée et solide, une semelle à bord interne surélevée refoulant la plante au niveau normal de la voûte plantaire. Enfin, il faut électriser les muscles du mollet et de la plante du pied, faire sur la jambe des frictions alcoolisées ; masser les articulations et les muscles.

A la *période de déformation permanente*, le valgus peut être réductible encore ou irréductible ; mais lorsque la déviation peut être corrigée, l'anesthésie générale est nécessaire pour l'obtenir.

La réduction sous chloroforme suivie de l'application d'un appareil plâtré pendant six semaines à deux mois peut donner un résultat, à condition d'observer ensuite les prescriptions précédentes. Mais les ténotomies ne doivent pas, à notre avis, être employées pour ce redressement et si la correction est impossible le traitement orthopédique n'est plus suffisant.

Lorsque le valgus est très prononcé et irréductible par les moyens précédents, le redressement ne peut plus être obtenu que par une opération ; celle-ci sera exceptionnellement nécessaire si le traitement du début a été correctement et longtemps suivi.

Les opérations utiles sont peu nombreuses. Les *ostéotomies des os de la jambe*, analogues à celles des cals vicieux des fractures de Dupuytren, ne s'adressent pas à la déviation qui siège uniquement au pied ; l'ostéotomie du calcanéum avec abaissement du fragment postérieur pour creuser la plante ne fait rien à la déviation véritable. L'*ablation de l'astragale* et les *tarsectomies internes cunéiformes* sont au contraire susceptibles d'améliorer l'état statique du pied.

Morestin [1] vante les résultats de l'*astragalectomie* déjà faite par Championnière [2] ; il faut environ trois mois pour qu'après cette opération le pied se reforme, redevienne creux, que le malade marche aisément.

[1] Morestin. *Congrès de Chirurgie* de 1899, p. 718.
[2] Championnière. *Bull. de la Soc. de Chir.* 1893, p. 566.

Les tarsectomies peuvent s'adresser au massif osseux astragalo-scaphoï-dien ; *l'opération d'Ogston* consiste à enlever un coin osseux de la tête de l'astragale et du scaphoïde, puis à encheviller ou plus simplement à suturer

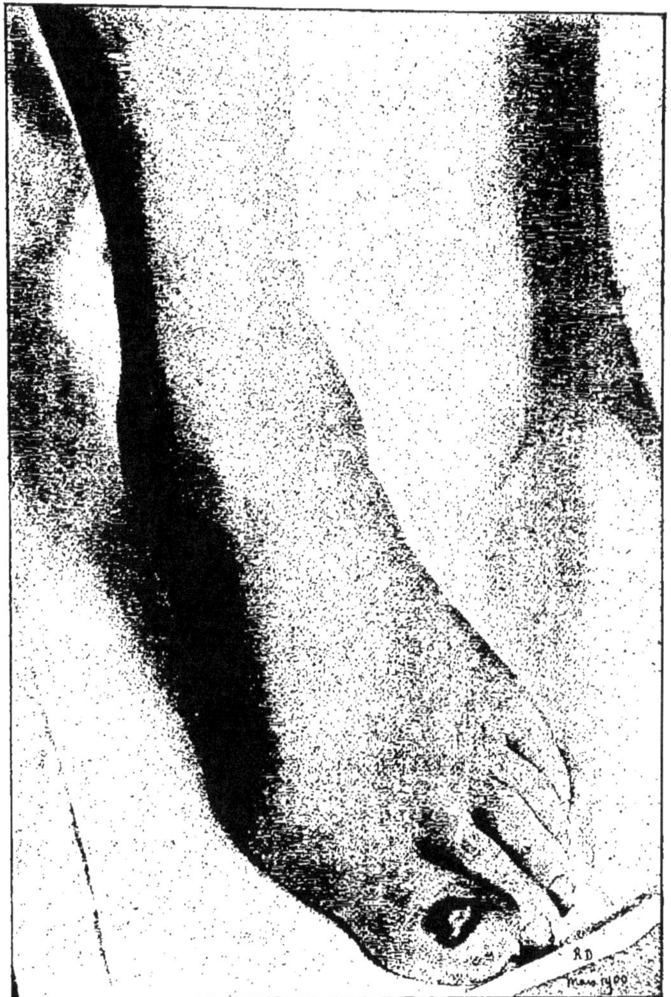

Fig. 322. — Pied plat valgus douloureux (photographie).

pour obtenir l'ankylose du pied redressé ; Schwartz[1], Lejars[2] ont enlevé le scaphoïde, une partie de l'astragale et du premier cunéiforme. Le principe est le même : enlever en dedans un coin osseux, comme on enlève un coin

[1] Schwartz. *Bull. Soc. Chir.*. 1893, p. 506.
[2] Lejars. *Congrès de Chirurgie*, 1896.

externe dans le varus-équin, pour redresser le pied et le fixer dans la nouvelle position, l'étendue de l'ablation osseuse dépend du degré de la déformation. Le résultat immédiat est bon au point de vue de la forme, comme le montrent

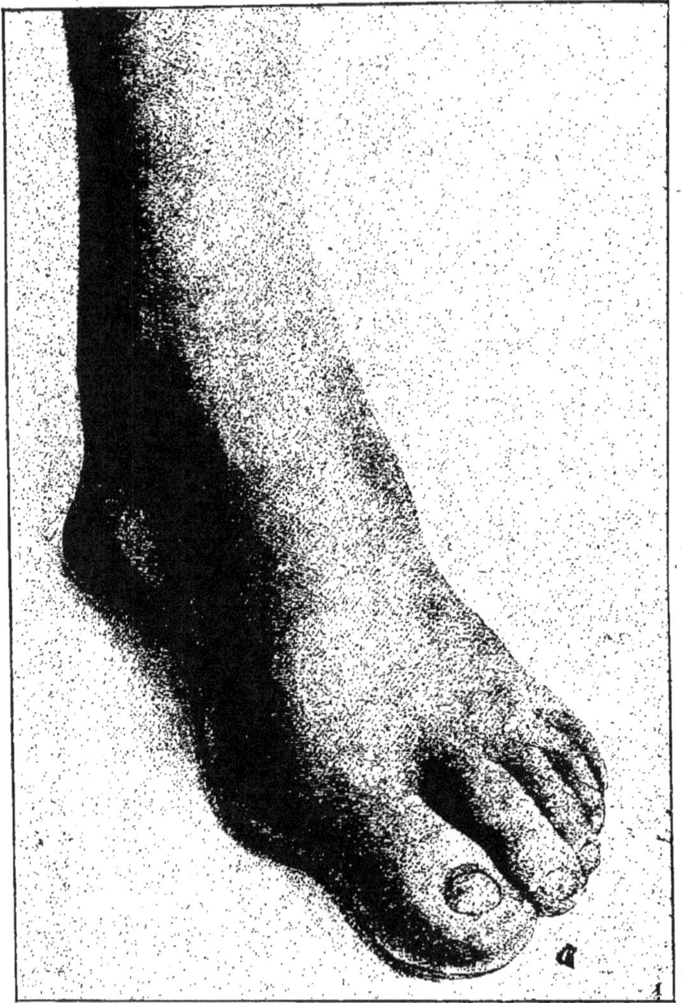

Fig. 323. — Le même pied après résection cunéiforme astragalo-scaphoïdienne (photographie).

les photographies ci-jointes (fig. 322 et 323) ; mais le résultat fonctionnel, la disparition des douleurs et la facilité de la marche se font attendre quelquefois plusieurs mois. La tarsalgie en effet est une des affections les plus difficiles à guérir lorsqu'elle est arrivée à un degré avancé de déformation, mais ce retard du résultat définitif ne doit pas faire abandonner le traitement opératoire, seule et dernière ressource dans ces cas.

Métatarsalgie. — La maladie de Morton est caractérisée par des douleurs pendant la marche, localisées au niveau des articulations métatarso-phalangiennes, le plus souvent sur la quatrième, et que Péraire et Mally[1] attribuent à une ostéite condensante, avec déformation et subluxation des têtes métatarsiennes. Le traitement d'abord simple, par le port de chaussures larges à semelles fortes, le traitement de l'état général (rhumatisme, névropathie), peuvent amener la guérison dans les cas bénins; mais si les douleurs persistent, empêchant la marche, une intervention opératoire bénigne est ordinairement curative.

Morton fait la résection de l'articulation métatarso-phalangienne douloureuse, tête du métatarsien et base de la phalange; Péraire et Mally ont obtenu des succès, dans trois cas opérés, en ne réséquant que la tête du métatarsien.

L'opération est simple et peut être faite avec anesthésie locale à la cocaïne, la résection de plusieurs extrémités métatarsiennes peut être nécessaire.

Mal perforant. — Le mal perforant plantaire est un ulcère trophique sous la dépendance d'une lésion nerveuse périphérique ou centrale. La guérison momentanée de l'ulcère peut être obtenue par le repos au lit, le curettage et le nettoyage de l'ulcère, les pansements propres.

Mais la récidive se fait avec une répétition désespérante; il n'y a pas d'autre part à songer à supprimer par une amputation la région atteinte, la récidive survient sur le moignon.

L'élongation du nerf tibial postérieur ou d'un nerf plantaire interne ou externe dans la gouttière rétro-malléolaire interne ont donné à Chipault des guérisons rapides; il faut en même temps curetter et nettoyer l'ulcère. La guérison peut être durable, mais la récidive est encore fréquente.

Sans chercher à guérir l'ulcère, on peut être amené à intervenir lorsqu'une nécrose osseuse, une arthrite suppurée entretiennent les fistules purulentes et un état infectieux plus ou moins étendu; l'arthrotomie, la résection de l'os nécrosé sont alors indiquées.

Orteils

Hallux valgus. — La déviation du gros orteil en dehors (fig. 324), luxé sur la tête du premier métatarsien, avec saillie de cette tête hypertrophiée en dedans, peut être fort bien supportée et ne demander qu'un traitement anodin, chaussures larges, corn-plaster; ou au contraire être fort mal supportée.

Le redressement de l'orteil ne peut être obtenu par de simples ténotomies, il faut régulariser les os. J. Reverdin fit une ostéotomie cunéiforme sur le col du métatarsien, au niveau de l'exostose qui s'y trouve, et enleva celle-ci

[1] Péraire et Mally. *Revue de Chirurgie*, 1899, n° 4, p. 495.

en même temps qu'il redressait l'orteil ; mais cette opération ne fait rien pour
la subluxation.

Nous croyons préférable, à l'exemple de Duplay[1], d'enlever le durillon et
la bourse séreuse, puis, avec une pince coupante, de réséquer la tête méta-
tarsienne obliquement de dedans en dehors et d'arrière en avant, pour agir
en sens inverse de la tendance à la déviation.

Pierre Delbet[2] ajoute à cette *résection oblique semi-articulaire* une *vagi-
noplastie*, c'est-à-dire la fixation, par une gaine artificielle, du tendon extenseur au bord interne de l'articulation ; le tendon ainsi placé a l'avantage de
maintenir l'orteil en bonne attitude.

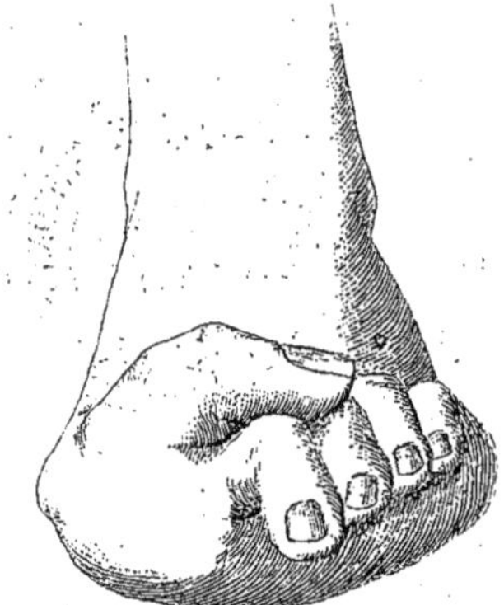

Fig. 324. — Hallux valgus (Kirmisson.)

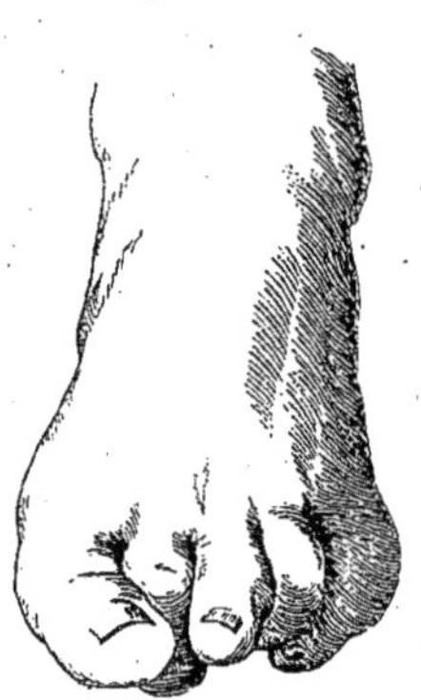

Fig. 325. — Orteil en marteau (Hoffa).

Orteil en marteau. — La première phalange est placée en extension forcée
sur le métatarsien, les deux dernières phalanges sont fléchies sur la première de telle façon que la première et la
deuxième phalanges forment un angle saillant,
la dernière phalange reposant sur le sol par
l'extrémité de la pulpe (fig. 325) ; des durillons
se développent au niveau de l'angle saillant,
avec bourse séreuse sous-jacente, et au niveau
de l'extrémité de la phalangette, au point
d'appui sur le sol (fig. 326). Ces durillons et
cette déformation devenant douloureuse font
réclamer par le malade une intervention.
Celle-ci, fort simple, a été décrite par Terrier[3] ;

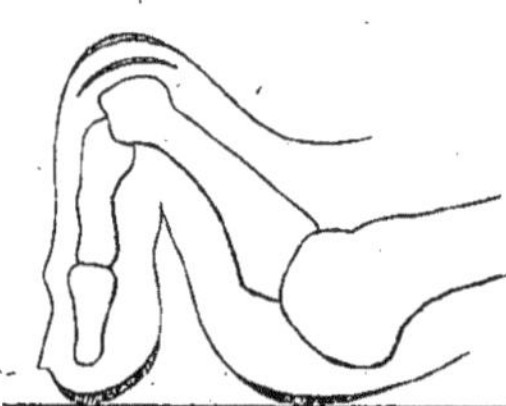

Fig. 326. — Orteil en marteau
(Anderson) (d'après le *Traité de
chirurgie* Le Dentu-Delbet, t. X).

elle consiste dans la résection de l'articulation phalango-phalanginienne,
de façon à placer en contact les surfaces de section, une fois l'orteil bien
redressé. Une planchette plantaire maintient l'orteil en rectitude pendant
la cicatrisation.

[1] Duplay. *Semaine médicale*, 1896, p. 478.
[2] Pierre Delbet. *Bull. Soc. Chirurgie*, 1896, p. 181.
[3] Terrier. *Bull. de la Soc. de Chirurgie*, 1887, p. 210.

Onyxis latérale. — Le port de chaussures larges et bien faites, la propreté minutieuse éviteront beaucoup d'ongles incarnés ou rendront supportable un ongle légèrement incarné.

Lorsque l'ulcération du sillon péri-unguéal survient, il faut, en taillant l'ongle carré et non arrondi, insinuer doucement entre son bord et le sillon ulcéré une mince lamelle de gaze stérile, attoucher le fond du sillon à la teinture d'iode et garder le repos.

Ces soins guérissent l'ulcération, et répétés de temps en temps évitent le traitement opératoire.

Mais chez les malades à qui leur situation sociale, ou leur profession ne permettent pas de soins minutieux ou prolongés, l'opération de l'ongle incarné est le seul traitement à conseiller. L'intervention est bénigne, et faite par un quelconque des procédés nombreux; pourvu qu'il enlève la matrice complètement, elle met à l'abri de la récidive.

TABLE ANALYTIQUE DES MATIÈRES

Préface.   I

PREMIÈRE PARTIE

MALADIES COMMUNES A TOUS LES TISSUS

CHAPITRE PREMIER

TRAUMATISMES

Contusions   1
Plaies.   3

CHAPITRE II

COMPLICATIONS DES TRAUMATISMES

Complications non-septiques   18
  Syncope.   18
  Stupeur locale.   18
  Shock traumatique.   18
  Délire traumatique   19
Complications septiques   19
  Tétanos.   19
  Erysipèle   23
  Septicémie gazeuse   26
  Pourriture d'hôpital.   27
  Phlegmon circonscrit. Abcès chaud.   28
  Phlegmon diffus.   30
  Septicémies   31
    Fièvre traumatique   32
    Septicémie aiguë et chronique.   32
    Infection purulente   35

CHAPITRE III

LÉSIONS PAR DESTRUCTION DES TISSUS   36
  Brûlures   36
  Gelures   40

Gangrènes. 41
Ulcères 44
Fistules. 44
MALADIES ET DIFFORMITÉS DES CICATRICES. 44
Cicatrices colorées. 45
Cicatrices hypertrophiques 45
Cicatrices douloureuses 45
Chéloïdes 45
Difformités par cicatrices 47
Cicatrices adhérentes. 47
Brides et rétractions cicatricielles. 47
Greffes et autoplasties. 48
MALADIES VIRULENTES 50
Tuberculose. 50
Syphilis. 50
Charbon. Pustule maligne. 50
Actinomycose 52
TUMEURS. 53

CHAPITRE IV

PEAU ET TISSU CELLULAIRE SOUS-CUTANÉ

I. Lésions infectieuses 54
Furoncle et anthrax. 54
Abcès tubéreux 58
Tuberculose cutanée. 58
Lupus. 58
Tuberculose verruqueuse et tuberculose anatomique 60
Ulcérations et gommes tuberculeuses. 60
Abcès froids. 60
II. Productions épidermiques. 62
Durillons et cors 62
Verrues et papillomes. 62
III. Tumeurs 63
Epithéliomes cutanés. 63
Sarcomatose cutanée. 65
Fibrome cutané 65
Nœvi et tumeurs érectiles 66
Kystes sébacés 68
Tubercules sous-cutanés douloureux. 69
Lipome 70

CHAPITRE V

AFFECTIONS TRAUMATIQUES DES OS

Fractures 72
Fractures fermées. 72
Fractures ouvertes. Grands écrasements 84
Complications des fractures 87
Fractures non consolidées 89
Consolidation retardée des fractures 90
Pseudarthrose. 92
Fractures vicieusement consolidées. 96
Cals exubérants. 96
Cals douloureux. 96
Cals vicieux. 97

CHAPITRE VI

AFFECTIONS NON TRAUMATIQUES DES OS

Ostéomyélites 99
   Ostéomyélite aiguë 100
   Ostéomyélite prolongée 103
   Ostéomyélite chronique d'emblée. 107
   Formes atténuées 107
Tuberculose osseuse 108
Syphilis osseuse. 110
Rachitisme 110
Ostéomalacie 111
Actinomycose osseuse 113
Kystes hydatiques des os. 113
Tumeurs des os 114

CHAPITRE VII

MALADIES DES ARTICULATIONS

I. **Affections traumatiques** 120
   Entorse. Hemarthrose 120
   Plaies articulaires. 122
II. **Arthrites** 126
   Ostéo-arthrites tuberculeuse 126
   Arthrite et ostéo-arthrite syphilitique. 136
   Arthrites infectieuses, aiguës et subaiguës. Arthrite blennorragique. 136
III. **Arthropathies nerveuses et arthrite déformante.** 139
IV. **Corps étrangers articulaires** 140
V. **Ankyloses.** 142

CHAPITRE VIII

MUSCLES. 147
   I. CONTUSIONS, PLAIES, ABCÈS 147
   II. RUPTURES, PSEUDO-HERNIES, HERNIES MUSCULAIRES 147
   III. TUBERCULOSE ET SYPHILIS. 150
   IV. TUMEURS. 150
TENDONS. 153
   I. PLAIES, RUPTURES, ARRACHEMENTS. 153
   II. LUXATION DES TENDONS. 155
SYNOVIALES TENDINEUSES 156
   Synovites aiguës 156
   Synovite chronique simple. 157
   Synovites tuberculeuses 157
BOURSES SÉREUSES 159
   Hygroma aigu. 159
   Hygroma chronique 159
   Hygroma tuberculeux 159

CHAPITRE IX

ARTÈRES. 160
   Plaies artérielles. Hémostase. 160
   Ruptures artérielles. Hématome anévrismale. 162

Anévrisme artériel. 463
Anévrisme artério-veineux 466
Anévrisme cirsoïde 468

VEINES. . . . . : 470
  Plaies veineuses 470
  Phlébite et trombose. 472
VAISSEAUX ET GANGLIONS LYMPHATIQUES. 472
  Vaisseaux lymphatiques 472
    Lymphangites. 474
  Ganglions lymphatiques. 475
    Adénite aiguë 475
    Bubon. 476
    Adénite chronique, tuberculeuse 476
    Tumeurs des ganglions lymphatiques. 481

NERFS 483
  Lésions traumatiques 483
    Plaies récentes. 483
    Plaies anciennes. Compression 484
    Contusion 486
    Commotion, distension, etc. 487
  Névrites. 487
  Tumeurs des nerfs. 490

DEUXIÈME PARTIE

MALADIES PARTICULIÈRES AUX RÉGIONS

———

CHAPITRE PREMIER

CRANE ET ENCÉPHALE

I. PARTIES MOLLES PÉRI-CRANIENNES 193
  A. **Traumatismes** 193
    Contusions 193
    Plaies. 194
  B. **Lésions inflammatoires** 196
    Abcès chauds. 196
    Abcès froids. 196
  C. **Tumeurs.** 196
    Tumeurs vasculaires. 196
    Tumeurs kystiques 197
    Tumeurs solides. 197
  D. **Pavillon de l'oreille et conduit auditif externe.** 198
    Tumeurs. 198
    Hématome 198
    Furoncles et chéloïdes. 198
    Corps étrangers du conduit 198
    Furoncle du conduit. 199
II. CRANE ET ENCÉPHALE. 199
  A. **Traumatismes** 199
    a. ACCIDENTS IMMÉDIATS. 199
      1° Traumatismes sans plaies 200
        α. Aucun signe de fracture de la voûte (commotion, contusion, fractures base). . 200

β. Enfoncement et compression cérébrale (fracture de la voûte. — Epanchement sanguin intra cranien) 201
2° Traumatismes craniens avec plaies 205
  α. Fractures avec plaies 205
  β. Plaies par armes à feu 206
b. ACCIDENTS CONSÉCUTIFS 209
  Accidents infectieux 209
    Hernie traumatique 209
    Ostéite 209
    Paralysie faciale 209
  Accidents compressifs et cicatriciels 210
  Corps étrangers intracraniens 211
B. Affections inflammatoires 213
  1° LÉSIONS INFLAMMATOIRES OSSEUSES 214
    Ostéite traumatique 214
    Ostéomyélite 214
    Ostéite tuberculeuse 214
    Ostéite syphilitique 216
    Mastoïdite 216
  2° LÉSIONS INFLAMMATOIRES INTRA-CRANIENNES 216
    Méningite, méningo-encéphalite aiguë, phlébite des sinus, abcès encéphaliques . . 219
    Méningite tuberculeuse 226
C. Tumeurs 226
  TUMEURS FAISANT SAILLIE. PAS DE SIGNES FONCTIONNELS 226
    Pneumatocèle 227
    Céphalématome 228
    Exostoses 228
  TUMÉUR FAISANT SAILLIE. — SIGNES FONCTIONNELS 229
    Sarcomes 229
    Sarcomes perforants 229
    Kystes dermoïdes 230
    Tumeurs sanguines communiquant avec les sinus craniens 230
  TUMEURS INTRA-CRANIENNES PROPREMENT DITES 231
    Tumeurs secondaires 231
    Syphilis 231
    Tumeurs primitives 234
D. Malformations cranio-encéphaliques 234
    Encéphalocèle 234
    Hydrocéphalie 236
    Microcéphalie 236
    Epilepsie 236

CHAPITRE II

RACHIS ET MOELLE

A. Traumatismes 239
  Entorse vertébrale 239
  Commotion médullaire 239
  Luxation des vertèbres 239
  Fractures du rachis 240
  Plaies du rachis et de la moelle 245
B. Lésions inflammatoires 247
  Ostéomyélites vertébrales 247
  Tuberculose vertébrale 247
C. Tumeurs 247
  Tumeurs des parties molles périrachidiennes 263
  Tumeurs osseuses rachidiennes 263
  Tumeurs intrarachidiennes 263
D. Vices de conformation du rachis 263
  Déviations du rachis. Scoliose 263
  Spina bifida 268

CHAPITRE III

FACE

I. FACE 273
  Traumatismes. 273
    Contusions 273
    Plaies. 273
  Lésions inflammatoires. 276
    Phlegmons et abcès 276
    Phlébite de la veine faciale 277
    Syphilis. 277
    Tuberculose. 277
    Actinomycose 278
  Tumeurs. 278
    Tumeurs bénignes 279
    Epithéliomes cutanés 279
  Vices de conformation 280
  Affections des nerfs 280
    Nerf facial. 280
    Trijumeau. — Névralgie faciale. 281

II. ORBITE 285
  Paupières 285
    Chalazion 285
    Vices de conformation. — Blépharoplasties 286
  Globe oculaire 286
    TRAUMATISMES 288
    Plaies. 288
    Ruptures 289
    Corps étrangers 289
    INFLAMMATIONS 289
    Panophtalmie 289
  Orbite. 290
    TRAUMATISMES 290
    Contusion. 290
    Plaies. 290
    LÉSIONS INFLAMMATOIRES. 291
    Ostéo-périostite 291
    Phlegmon de l'orbite 291
    TUMEURS. 292
    Tumeurs pulsatiles. 292
    Tumeurs faisant saillie hors de l'orbite. 294
    Tumeurs ne faisant pas saillie 295

III. NEZ ET SINUS DE LA FACE 296
  Nez. 296
    Contusions et plaies 296
    Fractures 296
    Tumeurs 297
    Vices de conformation et difformités 298
    Rhinoplasties 299
  Fosses nasales 304
    Déviations de la cloison 304
    Expistaxis. 304
    Corps étrangers. 305
    Tumeurs 306
  Arrière-cavité des fosses nasales 306
    Végétations adénoïdes. 306
    Polypes naso-pharyngiens 308
  Sinus osseux 308
    Sinusite frontale. 316
    Cellules ethmoïdales. 317

Sinusite maxillaire 318
IV. BOUCHE ET ANNEXES 320
Lèvres 320
  Tumeurs bénignes. 320
  Macrochilie 320
  Epithéliomes 320
  Bec-de-lièvre. 322
  Exstrophie des lèvres 328
  Cicatrices vicieuses. — Cheiloplasties 328
Joue. Glandes parotides. Canal de Sténon 330
  Parotidite suppurée 330
  Calculs salivaires 330
  Tumeurs de la joue 331
  Tumeurs de la glande parotide 333
  Fistules buccales. 335
  Cicatrices vicieuses, constriction cicatricielle des mâchoires 335
  Fistules salivaires. 337
Gencives, voûte palatine et voile du palais. Amygdales. 339
  Abcès dentaires 339
  Accidents de la dent de sagesse 339
  Tumeurs des gencives 340
  Tumeurs de la voûte palatine et du voile. 341
  Divisions et perforations de la voûte palatine, ... 341
  Amygdalite phlegmoneuse 345
  Hypertrophie des amygdales. 345
Maxillaires supérieur et inférieur. 346
  Fractures de la mâchoire supérieure. 346
  Fractures de la mâchoire inférieure. 347
  Luxations de la mâchoire inférieure 352
  Ostéo-périostites et ostéomyélites aiguës 354
  Tuberculose. 535
  Nécrose. — Nécrose phosphorée 355
  Actinomycose. 357
  Hyperostose diffuse 358
  Constriction permanente non-cicatricielle 358
  Tumeurs des mâchoires 360
    Portion alvéolaire 360
    Corps 361
Langue 365
  Plaies. 365
  Ulcérations dentaires. 365
  Glossite aiguë. 366
  Tuberculose 366
  Actinomycose 367
  Tumeurs de la langue 367
  Vices de conformation et difformités 374
Plancher buccal, glandes sous-maxillaires et sublinguales 375
  Phlegmon sublingual 375
  Lithiase salivaire sous-maxillaire. 376
  Grenouillettes 377
  Tumeurs sanguines du plancher buccal. 379
  Kystes non salivaires 379
  Tumeurs solides. 380

CHAPITRE IV

COU

I. COU 382
Lésions traumatiques. 382
  Traumatismes sans plaies. — Fractures. 382
  Plaies du cou, du larynx et de la trachée, du pharynx 384

Lésions inflammatoires 391
   Phlegmons et abcès du cou 391
   Actinomycose cervicale 393
   Adénites cervicales. 394
Tumeurs. 397
   Anévrismes artériels 397
   Anévrismes artério-veineux 401
   Kystes congénitaux 401
   Kystes acquis 404
   Lipomes cervicaux 404
   Tumeurs des ganglions du cou 405
   Epithéliome branchial 405
Malformations et difformités 406
   Fistules congénitales. 406
   Cicatrices vicieuses 408
   Torticolis 409

II. CORPS THYROIDE 413
   Thyroïdite suppurée 413
   Thyroïdite chronique 414
   Goitres 414
      Kystes du corps thyroïde 414
      Goitres solides et mixtes 415
      Goitre exophtalmique 421
   Cancer thyroïdien 423

III. LARYNX ET TRACHÉE. 425
   Corps étrangers des voies aériennes. 425
   Rétrécissement cicatriciel du larynx. 428
   Fistules du larynx et de la trachée. 429
   Tumeurs du larynx et de la trachée. 430
      Tumeurs gazeuses 430
      Tumeurs bénignes. 431
      Cancer. 431

IV. PHARYNX ET ŒSOPHAGE 433
   Corps étrangers du pharynx et de l'œsophage 433
   Rétrécissements cicatriels du pharynx et de l'œsophage. . 438
   Tumeurs du pharynx et de l'œsophage. 440
   Diverticules du pharynx et de l'œsophage 443

CHAPITRE V

THORAX — MAMELLE

I. THORAX 444
   I. Lésions traumatiques. 444
      Traumatismes sans plaies (contusions, fractures). . . . 444
      Plaies de poitrine 445
         Indications immédiates 446
         Indications secondaires 455
   II. Lésions inflammatoires 457
      1° PAROIS THORACIQUES 457
         Névralgie intercostale 457
         Abcès chauds 458
         Abcès froids. 459
      2° PLÈVRES. 461
         Pleurésie purulente 461
      3° POUMONS 466
         Abcès du poumon et pleurésie purulente interlobaire . . 466
         Gangrène pulmonaire 466
         Bronchectasies. 467
         Tuberculose pulmonaire. — Cavernes. 468
      4° PÉRICARDE. MÉDIASTIN 473

Péricardite purulente 473
Abcès du médiastin 473
III. Tumeurs 474
  1° Parois thoraciques 474
  Exostoses 474
  Sarcome du squelette thoracique. 474
  Hernie non traumatique du poumon 475
  2° Plèvre et poumon 475
  Kystes hydatiques de la plèvre du poumon 475
  3° Médiastin. 477

II. MAMELLE. 478
  I. Lésions inflammatoires. 478
  Mastite des nouveau-nés et de la puberté 478
  Crevasses et fissures. 478
  Lymphangites, abcès du tissu cellulaire 479
  Abcès glandulaires, mammite puerpérale. 479
  Phlegmon diffus. 480
  Mammite chronique 480
  Tuberculose de la mamelle. 482
  II. Tumeurs. 482
  Tumeurs bénignes 483
  Tumeurs malignes. Cancer du sein. 484

CHAPITRE VI

ABDOMEN

I. TRAUMATISMES DE L'ABDOMEN. 488
  Contusions de l'abdomen. 488
  Plaies de l'abdomen 492

II. PAROIS DE L'ABDOMEN. 500
  Phlegmons et abcès. 500
  Tumeurs 500
  Hernies. Indications générales. 582
    Hernies réductibles 502
    Hernies irréductibles. 505
    Hernies étranglées. 507
  Indications particulières. 511
    Hernie inguinale. 511
    Hernie crurale 515
    Hernie ombilicale 515
    Hernie épigastrique 517
    Hernies exceptionnelles 518
  Eventration 518

III. PÉRITOINE. 518
  Péritonites généralisées aiguës et subaiguës 519
  Péritonites circonscrites 520
  Péritonite tuberculeuse. 521
  Kystes hydatiques du péritoine. 523

IV. ESTOMAC ET DUODÉNUM 524
  Corps étrangers de l'estomac. 524
  Hémorragies de l'estomac et du duodénum 525
  Perforations de l'estomac et du duodénum 527
  Sténose du pylore et du duodénum. 528
    1° Sténose sans lésion pylorique 528
    2° Rétrécissement sous-pylorique. 529
    3° Rétrécissement non cancéreux 529
    4° Cancer du pylore. 531
    5° Sténose duodénale. 536
  Tumeur gastrique sans sténose 537

V. INTESTIN 537
  Occlusion intestinale. 537
    Aiguë 537
    Chronique 542
  Appendicite 543
  Perforation intestinale 552
  Rétrécissements et tumeurs de l'intestin. 554
  Anus contre-nature. Fistules cutanées, stercorales et pyo-stercorales 558
VI. FOIE ET VOIES BILIAIRES. 563
  Maladies infectieuses 563
  Abcès du foie 563
  Angiocholites et cholécystites 568
  Obstruction du cholédoque. 577
  Kystes et tumeurs 577
  Kystes hydatiques du foie 581
  Tumeurs du foie et des voies biliaires 585
  Hépatoptose 587
VII. RATE. 588
  Abcès de la rate. 588
  Kystes de la rate 589
  Splénomégalies et tumeurs. 590
  Rate mobile. 592
VIII. PANCRÉAS 592
  Pancréatites suppurées et gangréneuses 592
  Kystes du pancréas 593
IX. REIN ET URETÈRE. 594
  Abcès périnéphrétique 594
  Fistules cutanées rénales et urétérales 595
  Tuberculose rénale. 598
  Pyonéphroses 602
  Calculs du rein et de l'uretère 604
  Uronéphrose. 608
  Tumeurs du rein 610
    Kystes du rein 610
    Tumeurs malignes du rein 612
  Rein mobile. 614

CHAPITRE VII

BASSIN

I. TRAUMATISMES. 616
  1° Traumatismes sans plaies 616
  Contusions du bassin. Ruptures viscérales. 616
  Fractures du bassin. Ruptures viscérales 619
  2° Traumatismes avec plaies 619
  Plaies non pénétrantes du bassin, plaies des organes génitaux externes. 621
  Plaies pénétrantes du bassin, plaies du rectum, de la vessie et de l'utérus 622
II. PAROIS DU BASSIN 625
  1° Lésions inflammatoires 625
  Ostéites du bassin. 626
  Abcès de la fosse iliaque. 627
  Sacro-coxalgie. 627
  2° Tumeurs 627
  Anévrismes fessiers 628
  Tumeurs des os du bassin. 629
  3° Malformations. 632
  Fistules congénitales sacro-coccygiennes 632
  Tumeurs sacro-coccygiennes. 632

III. ANUS ET RECTUM   633
   Corps étrangers   633
  Lésions inflammatoires   633
   Rectite chronique. Rétrécissements inflammatoires   634
   Ulcérations anorectales. Fissure anale.   638
   Phlegmons et abcès péri-anaux et péri-rectaux   638
   Fistules ano-rectales   640
   Hémorrhoïdes   643
  Tumeurs   643
   Tumeurs bénignes. Polypes   646
   Cancer du rectum   646
  Difformités et malformations   646
   Prolapsus du rectum   650
   Malformations de l'anus et du rectum   653

IV. VESSIE. URÈTRE. PROSTATE   659
  Vessie   659
   Corps étrangers   659
   Cystites non tuberculeuses   661
   Cystite tuberculeuse   662
   Calculs de la vessie   663
   Fistules vésico-intestinales   666
   Tumeurs de la vessie. Kystes hydatiques péri-vésicaux   667
   Exstrophie de la vessie   670
   Dérivés pathologiques de l'ouraque   672
  Urètre   674
   Corps étrangers et calculs   674
   Urétrites (blennorragie)   676
   Rétrécissement de l'urètre   678
   Abcès et phlegmons diffus péri-urétraux   683
   Fistules de l'urètre   684
    Péniennes   684
    Périnéo-scrotales   686
    Rectales   686
   Tumeurs de l'urètre   687
   Malformations de l'urètre   687
    Hypospadias   688
    Epispadias   690
  Prostate   691
   Prostatite. Abcès   691
   Hypertrophie de la prostate   692
   Cancer de la prostate   701

V. APPAREIL GÉNITAL DE L'HOMME   701
  Enveloppes du testicule   701
   Phlegmon et gangrène du scrotum   701
   Éléphantiasis du scrotum et de la verge   702
   Vaginalites   702
    Hydrocèle   703
    Hématocèle   704
   Tumeurs des bourses   705
  Epididyme et testicule   705
   Orchi-épididymites   705
   Tuberculose génitale de l'homme   705
   Tumeurs du testicule (Cancer. Teratomes)   710
   Ectopie du testicule   710
  Cordon spermatique   713
   Varicocèle (veineux, lymphatique)   713
   Lipomes du cordon   714
   Kystes du cordon et de l'épididyme   714
  Pénis   715
   Végétations   715
   Cancer   745
   Palmature de la verge   745
   Phimosis et paraphimosis   716

VI. APPAREIL GÉNITAL DE LA FEMME 717
  Vulve et vagin 717
    Corps étrangers du vagin 717
    Vulvites et vaginites. 717
    Bartholinite 718
    Vaginisme 718
    Kystes de la vulve et du vagin 718
    Tumeurs solides. Cancer. 719
    Fistules vaginales et utérines, urinaires et fécales 719
      Fistules urinaires 719
        Fistules urétro et vésico-vaginales 720
        Fistules vésico-utérines 722
        Fistules urétéro-vaginales 722
      Fistules fécales 722
        Fistules recto-vaginales 724
        Fistules entéro-vaginales 725
    Absence, imperforation et cloisonnement du vagin 725
    Déchirures du périnée. 728
    Prolapsus vaginal 729
  Utérus 731
    Corps étrangers 731
    LÉSIONS INFLAMMATOIRES. 731
    Infections utérines. Infections puerpérales. Métrites. 731
    TUMEURS. 731
      Fibromyomes 735
      Cancer de l'utérus 742
    MALFORMATIONS ET DIFFORMITÉS ACQUISES 742
      Sténose et atrésie du col. 745
      Déviations utérines 746
      Prolapsus utérin. 750
      Inversion utérine 751
  Annexes de l'utérus 754
    LÉSIONS INFLAMMATOIRES. 754
      Salpingo-ovarites. Suppurations pelviennes. 754
    TUMEURS. 754
      Kystes de l'ovaire et du ligament large. 761
      Tumeurs solides. 763
    MALFORMATIONS ET DIFFORMITÉS. 763
      Grossesse extra-utérine. Hématocèle pelvienne 763

CHAPITRE VIII

MEMBRES

I. MEMBRE SUPÉRIEUR 768
  Omoplate. 768
    Fractures. 768
    Ostéites 768
    Tumeurs 768
  Clavicule 768
    Luxations 769
    Fractures 770
    Ostéites et néoplasmes 773
  Épaule 774
    Luxations 774
    Fractures de l'extrémité supérieure de l'humérus 779
    Ostéo-arthrite tuberculeuse. Scapulalgie 780
    Hygroma sous-deltoïdien 780
    Péri-arthrite scapulo-humérale. 781
    Ankylose de l'épaule. 781
    Tumeurs de l'épaule. 781
  Aisselle. 782
    Plaies de l'aisselle 782

Adénites axillaires. 782
Anévrismes axillaires 783
Bras 783
Plaies. 783
Fractures. 783
Tumeurs 785
Coude. 785
Luxations du coude. 785
Fractures du coude 787
Ostéo-arthrite tuberculeuse du coude. 791
Ankylose du coude 791
Luxation du nerf cubital 792
Avant-bras. 793
Plaies 793
Fractures de la diaphyse des os de l'avant-bras 793
Poignet. 793
Plaies. 793
Luxations. 794
Fractures de l'extrémité inférieure du radius 794
Kystes synoviaux du poignet. 795
Synovites tuberculeuses des gaines tendineuses. 795
Ostéo-arthrite tuberculeuse du poignet. 796
Ankylose du poignet. 796
Main-bote. 796
Main. Doigts. 798
Plaies 798
Arrachement sous-cutané des tendons extenseurs. 798
Luxations 799
Fractures. 802
Phlegmons et abcès 802
Spina ventosa 803
Rétraction de l'aponévrose palmaire 803
Rétraction cicatricielle des doigts. 804
Doigt à ressort 804
Tumeurs des doigts. 804
Polydactylie et syndactylie. 805
I. MEMBRE INFÉRIEUR. 808
Hanche 808
Luxations traumatiques 808
Fractures du col du fémur 811
Coxalgie. 812
Ankylose de la hanche 817
Luxation congénitale de la hanche 821
Cuisse. 830
Plaies 830
Fractures 830
Adénites chroniques de l'aine 834
Anévrismes fémoraux et iliaques externes. 835
Tumeurs de la cuisse 836
Névralgie paresthésique 836
Genou. 836
Luxations 836
fémoro-tibiales. 838
de la rotule 838
Rupture des tendons sus et sous-rotuliens 838
Corps étrangers articulaires 838
Fractures 838
des condyles fémoraux 839
de l'extrémité supérieure du tibia 839
de la rotule 840
Ostéo-arthrite tuberculeuse du genou 842
Ankylose du genou. 844
Genu valgum . . . .

Creux poplité 847
Plaies. Ruptures vasculaires 847
Anévrismes poplités 847
Kystes poplités 848
Jambe. 849
Fractures de jambe 849
Varices et ulcères variqueux. 855
Incurvations rachitiques de la jambe 858
Absence congénitale du péroné 859
Cou-de-pied 860
Luxations tibio-tarsiennes 860
Fractures des malléoles et sus-malléolaires. 860
Synovites tendineuses du cou-de-pied 862
Luxations des tendons des péroniers latéraux 862
Ostéo-arthrite tuberculeuse tibio-tarsienne 862
Pied 863
Luxations du pied 863
Fractures des os du pied 864
Ostéo-arthrites tuberculeuses du pied 866
Pied-bot congénital 867
Pied-bot paralytique 869
Pied plat valgus douloureux 872
Métatarsalgie 874
Mal perforant 875
Orteils 875
Hallux valgus 875
Orteil en marteau 876
Onyxis latérale 877

TABLE ALPHABÉTIQUE DES MATIÈRES

A

Abcès de l'aisselle, 782. — chauds, 28. — du cou, 391. — du cuir chevelu, 196. — dentaires, 339. — du foie, 563. — de la fosse iliaque, 627. — froids, 60. — froids de la paroi thoracique, 459. — glandulaires du sein, 479. — intra-craniens, 224, — ischio-rectal, 639. — du mamelon, 478. — du médiastin, 473. — des musclés, 147. — des os, 105. — des parois abdominales, 500. — par congestion, 259. — pelvien, 754. — péri-amygdalien, 345. — péri-anaux et péri-rectaux, 638. — péri-néphrétiques, 594. — péri-urétraux, 683. — du poumon, 466, — prostatiques, 691. — de la rate, 588. — du sinus maxillaire, 318. — sous cutanéo-muqueux, 638. — sous-mammaires, 479, — sous-phréniques, 521. — tubéreux, 58. — urineux, 683.

Abdomen. Contusions de l'—, 488. Plaies de l'—, 492.

Abouchement anormal du rectum, 658.

Absence congénitale du péroné, 859.

Accidents de la dent de sagesse, 339. — tardifs des traumatismes craniens, 209.

Acné hypertrophique du nez, 297.

Actinomycose, 52. — cervicale, 393. — faciale, 278. — linguale, 367. — du maxillaire inférieur, 357. — osseuse, 113.

Adénites aiguës, 175. — axillaires, 782. — cervicales, 394. — chroniques de l'aine, 834. — tuberculeuses, 176.

Adéno-lipomatose, 71.

Aérocèle, 430.

Aïe crepitans, 157.

Aisselle, Adénites de l'—, 782. Anévrismes de l'—, 783. Plaies de l'—, 782.

Amygdales. Hypertrophie des —, 345. Tumeurs des —, 441.

Amygdalite phlegmoneuse, 345.

Anastomoses musculo-tendineuses pour pied-bot paralytique, 870.

Anévrismes artériels, 163. — artério-veineux, 166. — artério-veineux du cou, 401. — de l'axillaire, 783. — des carotides, 400. — cirsoïde, 168. — du creux poplité, 847. — fémoraux, 835. — fessiers, 628. — de l'hu-mérale, 785. — iliaques, 835. — inguinaux. 835. — des os, 115. — péri-craniens, 196. — de la sous-clavière, 399. — du tronc brachio-céphalique, 397.

Angines de Ludwig, 375. — phlegmoneuses, 345.

Angiocholites, 568.

Angiomes, 68. — de la langue, 369.

Angionévrectomie du cordon spermatique. 700.

Ankyloblépharon, 287.

Ankyloglosse, 374.

Ankyloses, 142. — du coude, 791. — de l'épaule, 781. — du genou, 842. — de la hanche, 817, — de la mâchoire inférieure, 359. — du poignet, 796.

Antéflexion utérine. 747. — version utérine. 746.

Anthrax, 54. — de la face, 277.

Anurie calculeuse, 607.

Anus. Abcès de la marge de l'—, 638. — contre-nature, 558. Fissure de l'—, 638. Fistules de l'—. 640. — iliaque, 636, 648.

Appareils pour fractures, 80. — de Grisel (fractures de jambe), 852. — de Hennequin (bras), 783. — de Hennequin (cuisse), 832. — de Hennequin (jambe), 849. — de marche, 81. — de Tillaux (cuisse), 831.

Appendicite, 543.

Arrachement du cuir chevelu, 195. — sous-cutané des tendons, 155, 798.

Artères. Plaies des —, 160. Ruptures des —, 162,

Arthralgie, 137.

Arthrectomie, 130. — du genou, 842.

Arthrites blennorragique, 136. — du coude. 791. — de l'épaule, 780. — du genou, 840. — de la hanche, 812. — infectieuses, 136. — sèche, 140. — syphilitique, 136. — tuberculeuses, 126.

Arthropathies nerveuses, 139.

Arthrotomie, 144.

Articulations. Plaies des —, 122. Traumatismes des —, 120. Lésions inflammatoires des —, 126.

Astragale. Fractures de l'—, 864. Luxations de l'—, 863.

Atrésie du col utérin, 745. — de l'orifice buccal. 328.

Autoplasties, 48.
Avant-bras. Fracture des os de l'—, 793. — Plaies de l'—, 793.

B

Bains locaux, 15.
Bandages cruraux, 515. — herniaires, 504.— inguinaux, 511. — ombilicaux, 516.
Bartholinite, 718.
Bassin. Fractures du —, 619. Ostéites du —, 626. Traumatismes du —, 616. Tumeurs des os du —, 629.
Bec-de-lièvre, 322.
Blennorragie, 676.
Blépharoplasties, 287.
Bleu de méthylène (épreuve rénale), 509.
Bosse sanguine, 1.
Boures, Hématome des —, 616.
Bourses séreuses, 159.
Bras. Fractures du —, 783. Plaies du —, 783. Tumeurs du —, 785.
Brides et rétractions cicatricielles, 47. — péritonéales (occlusion intestinale), 538. 541.
Bronchectasies, 467.
Brulûres, 36.
Bubons, 176.

C

Cals exubérants, 96. — douloureux, 96. — vicieux, 97.
Calcaneum. Fracture du —, 864.
Calculs rénaux, 604. — salivaires, 330. 376. — de l'uretère, 606. — de l'urètre, 674. — de la vessie, 663.
Cancer de l'estomac, 531, 537. — de la face. 279. — du foie, 585. — de l'intestin, 554. — de la joue, 332. — de la langue, 369. — du larynx, 431. — des lèvres, 320. — des maxillaires, 362. — du nez, 297. — de l'œsophage, 442. — de l'ombilic, 501. — de l'ovaire, 763. — du pancréas, 581. — du pharynx, 441. — de la prostate, 709. — du pylore, 531. — du rectum, 646. — du rein, 612. — du sein, 484. — du scrotum, 705. — du testicule, 710. — thyroïdien, 424. — de l'urètre, 687. — de l'utérus, 742. — du vagin, 719. — de la verge, 715. — vertébral, 263. — de la vessie, 667. — des voies biliaires, 586. — de la vulve, 719.
Cancroïde, 63.
Carcinose prostato-pelvienne, 701.
Castration, chez les prostatiques, 700. — dans l'ectopie testiculaire, 711. — dans la tuberculose génitale chez l'homme, 707.
Cathétérisme des prostatiques, 693. — rétrograde de l'urètre, 620, 682. — de l'uretère, 599. — des voies biliaires, 573.
Cellules ethmoïdales, 317.

Céphalématome, 228.
Chalazion, 285.
Charbon, 50.
Cheiloplastie, 328.
Chéloïdes, 45.
Cholécystectomie, 575, 577, 586.
Cholécystendyse, 574.
Cholécystentérostomie, 581.
Cholécystites, 571.
Cholécystogastrostomie, 581.
Cholécystostomie, 569, 575.
Cholecystotomie idéale, 574.
Cholédocotomie, 580.
Cholédoque (Canal), 577.
Cholérragie, 568, 583.
Chondromes du bassin, 629. — du cou, 404. — des doigts, 804. — de l'épaule, 781. — de l'omoplate, 769.
Cicatrices, 44. — adhérentes, 47. — colorées, 45. — douloureuses, 45. — hypertrophiques, 45. — vicieuses du cou, 408. — des lèvres, 328.
Circoncision, 716.
Cirrhoses, 570.
Clavicule. Fractures de la —, 770. Luxations de la, — 769. Ostéites de la —, 773. Tumeurs de la, — 773.
Cœur, plaies, 452.
Coloboma facial, 322. — palpébral, 286.
Colopexie, 654.
Colo-rectostomie, 550.
Colostomie, 556, 636, 648.
Colpocèles antérieure et postérieure, 730.
Colpocleisis, 721.
Colpocystotomie, 666.
Colpohystéropexie, 749.
Colophytérotomie, 753.
Colpopérineorraphie, 728, 730.
Colporraphie, 730.
Colpotomie postérieure, 755, 759, 764.
Commotion cérébrale, 200. — médullaire, 239. — des nerfs, 187.
Compression cérébrale, 204 231, — médullaire, 259, 263. — des nerfs, 184.
Complications des fractures, 87.
Conduit auditif externe, 198.
Consolidation retardée des fractures, 90.
Constriction cicatricielle des mâchoires, 358. — non-cicatricielle des mâchoires, 335.
Contusions, 1. — de l'abdomen, 488. — du bassin, 616, — cérébrales, 200. — du cou, 382, — du cuir chevelu, 193. — de la face, 273. — musculaire, 147. — des nerfs, 186. — de l'orbite, 290. — du pénis, 617. — du testicule, 617. — du thorax, 444.
Cordon spermatique, 713. Kystes du —, 714. Lipomes du —, 714. Varices du —, 713.
Corps étrangers articulaires, 140. — du conduit auditif externe, 198. — de l'estomac, 524. — des fosses nasales, 305. — intra-craniens, 211. — de l'œil, 289. — de l'œsophage, 433. — dans les plaies, 9. — du rectum, 633. — de l'urètre 674. — de l'utérus, 731. — du vagin, 717. — de la vessie, 659. — des voies aériennes, 425.

Corps thyroïde. Cancer du —, 424. Inflammation du —, 413. Tumeurs du —, 414.

Cors, 62.

Côtes. Fractures des —, 444.

Cou. Abcès du —. 391. Adénites du —, 394. Cicatrices du —, 408. Plaies du —, 384. Tumeurs du —, 397. Malformations et difformités du —, 406.

Coude. Ankylose du —, 791. Fractures du —, 787. Luxations du —, 785. Ostéo-arthrite tuberculeuse du —, 791.

Cou-de-pied. Fractures du —, 864. — Luxations du —, 863. Ostéo-arthrite tuberculeuse du —, 862. — Synovites du —, 862.

Coudures de l'intestin, 540.

Coxalgie, 812.

Crâne. Fractures du —, 200, 205. Lésions inflammatoires du —, 214. Malformations du —, 234. Tumeurs du —, 227.

Creux poplité. Anévrismes du —, 847. Kystes du —, 848. Plaies du —, 847. Ruptures vasculaires du —, 847.

Crevasses et fissures du sein, 478.

Croûtes séniles, 63.

Cubitus. Fractures du —, 793.

Cuisse. Fractures de la —, 830. Plaies de la —, 830.

Cure radicale des hernies, 502. — des hernies crurales, 515. — des hernies inguinales, 512. — des hernies ombilicales, 517.

Curettage de l'utérus, 734.

Cysticotomie, 574.

Cystites non-tuberculeuses, 661. — tuberculeuses, 662.

Cystocèle inguinale 514, — vaginale, 730.

Cysto-épithéliome de l'ovaire 761.

Cystopexie abdominale, 731.

Cystoscopie, 599, 667.

Cystostomie sus-pubienne, 666, 695, 697, 698.

D

Déchirures du périnée, 728.

Déciduome malin, 742.

Décortication du poumon, 463.

Déformations consécutives à l'ostéomyélite, 106.

Délire traumatique, 19.

Dents 339, 360.

Désinfection des instruments, 5. — des mains, 4. — des plaies, 9.

Déviations de la cloison des fosses nasales, 304. — du rachis, 263. — de l'utérus, 746.

Difformités par cicatrices, 47.

Dilatation ampullaire de la saphène interne, 855. — de l'anus, 638. — de l'estomac, 528, — du pylore, 530. — de l'œsophage, 440. — du rectum, 635. — de l'urètre, 678, 680.

Diverticules du pharynx et de l'œsophage, 443. — de meckel, 541.

Divisions de la voûte palatine, 341.

Doigts. Fractures des —, 802. Luxations des — 799. Malformations des —, 805. Plaies des

—, 798. Rétraction cicatricielle des —, 804. — à ressort, 804. Tumeurs des —, 804.

Drainage périnéal de la vessie, 696.

Duodénotomie pour calculs biliaires, 579.

Duodenum, 524. Hémorragie du —, 525. Perforations du —, 527. Sténose du —, 536.

Durillons, 62.

Dyspepsie, 529.

E

Ecchymoses, 1.

Écharpe de Gosselin, 772. — de Mayor, 772.

Écrasement des membres, 86.

Ectopies du testicule, 710.

Ectropion des paupières, 286.

Eléphantiasis, du scrotum et de la verge, 702. — de la jambe, 858.

Élongation des nerfs, 189.

Elytrocèle, 731.

Émasculation totale, 715.

Empyème 460. — des sinus de la face, 316.

Encéphalite (Voir *méningo-encéphalite*).

Encéphalocèle, 234.

Enfoncement de la voûte cranienne, 202.

Engelures, 41.

Entérectomie, 554.

Entéro-anastomose, 556.

Entérorraphie longitudinale, 560.

Entérostomie, 539.

Entérotome, 560.

Entorse, 120. — vertébrale, 239.

Entrée de l'air dans les veines, 172.

Entropion, 286.

Épanchements huileux et séreux sous-cutanés, 3. — sanguins, 1. — sanguins intra-craniens, 203.

Épaules. Ankylose de l' —, 781. Fractures de l' —, 779. Luxations de l' —, 774. Ostéo-arthrite tuberculeuse de l' —, 780. Tumeurs de l' —, 781.

Epicanthus, 286.

Épididymectomie, 706.

Épididymites, 705.

Épilepsie généralisée, 237. — partielle, 236. — traumatique, 210.

Épiploïte, 504.

Épispadias, 690.

Épistaxis, 304.

Épithéliomes (voir *Cancer*). — branchial, 405. — du cuir chevelu, 198. — cutanés, 63.

Épulis, 340.

Érysipèle, 23.

Escarres, 42.

Estomac, 524. — biloculaire, 529. Cancer de l' —, 531, 537. Corps étrangers de l' —, 524. Dilatation de l' —, 528. Hémorragies de l' —, 525. Perforation de l' —, 527. Plaies de l' —, 496. Ulcère de l' —, 525, 527, 528, 529, 537.

Étranglement herniaire, 507.

Éventration, 492, 518.

Exclusion de l'intestin, 557, — du pylore, 531.

Exophtalmie non pulsatile 294. — pulsatile, 292.

Exosplénopexie, 591.

Exostoses, 114. — costales, 474. — du crâne, 228.

Exothyropexie, 418.

Exstrophie des lèvres, 328, — de la vessie, 670.

Extension continue, pour la cuisse, 830. — pour la jambe 849.

F

Fausses routes urétrales, 696.

Fémur. Fractures du —, 830. Fractures du col du —, 811. Ostéo-sarcome du —, 836.

Fibromes cutanés, 65. — de la paroi abdominale, 500. — du pavillon de l'oreille, 198.

Fibromyomes du ligament large, 763. — du ligament rond, 763. — utérins, 735. — et cancer de l'utérus, 737. — utérins gangrenés et infectés, 737. — de l'utérus et grossesse, 737.

Fièvre de croissance, 107. — traumatique, 32.

Fissures anales, 638. — congénitales des lèvres, 322.

Fistules, 44. — ano-rectales, 640. — biliaires, 572, 576. — buccales, 335. — congénitales du cou, 406. — congénitales sacro-coccygiennes, 632. — entéro-vaginales, 725. — de la face, 277. — intestinales cutanées, 558. — du larynx et de la trachée, 429. — mastoïdiennes, 218, — péniennes, 684. — périnéales, 686. — pleurales, 464. — pyo stercorales, 563. — recto-vaginales, 724. — rénales, 595. — salivaires, 337. — des sinus de la face, 316. — de l'uretère, 595. — urétéro-vaginales, 722. — urétro vaginales, 720. — urétrales, 684. — urinaires ombilicales, 674. — vaginales, 719. — vésico-intestinales, 666. — vésico-utérines, 722.

Foie. Abcès du —, 563. Déchirures du —, 499. Kystes hydatiques du —, 581. — mobile, 587. Plaies du —, 496. Tumeurs du —, 585.

Fosse iliaque. Abcès de la —, 627.

Fosses nasales, 304. Corps étrangers des —, 305. Déviation de la cloison des —, 304. Tumeurs des —, 306.

Fractures, 72. — de l'astragale, 864. — de l'avant-bras, 793. — bi-malléolaire, 860. — du bassin, 619. — du calcaneum, 864. — de la clavicule, 770. Complications des —, 87. — des côtes, 444. — du coude, 787. — du crâne, 200, 201, 205. — épiphysaires, 83. — de l'extrémité inférieure du radius, 794. — du fémur, 811, 830, 838, — fermées, 72. — de l'humérus, 779, 783, 787. — de l'ischion, 619. — de jambe, 849. — du larynx, 382. — des malléoles, 860. — du maxillaire inférieur, 347. — du maxillaire supérieur, 346. — des métacarpiens, 802. — des métatarsiens, 865. — de l'olécrâne, 790. — de l'omoplate, 768. — de l'orbite, 290. — de l'os iliaque, 619. — des os du nez, 296. — ouvertes, 84. — du pénis, 617. — du rachis,

241. — du radius, 790, 794. — de la rotule 839. — du sacrum, 619. — spontanées, 72. — du sternum, 444. — de la trachée, 382. — du tibia, 839, 849. — vicieusement consolidées, 96.

Froidures, 40.

Furoncle, 54. — du conduit auditif externe, 199. — de la face, 277.

G

Gaines synoviales tendineuses, 156.

Galactocèle, 481.

Ganglion de Gasser, 283.

Ganglions lymphatiques, 175.

Ganglions synoviaux du poignet, 795.

Gangrène, 41. — des bourses, 701. — diabétique, 43. — gazeuse, 26. — herniaire, 508. — pulmonaire, 466.

Gastrectomie, 531, 537.

Gastro-duodénostomie, 530.

Gastro-entérostomie, 529, 535.

Gastroplication, 528.

Gastrostomie, 439.

Gastrotomie, 524.

Gelures, 40.

Génoplastie, 335, 336.

Genou. Ankylose du —, 842. Corps étrangers du —, 838. Fractures du —, 839. Ostéo-arthrite tuberculeuse du —, 840. Ruptures tendineuses du —, 838.

Genu valgum, 844.

Gerçures du sein, 478.

Gibbosité pottique, 253.

Glandes salivaires parotidiennes, 330. — sous-maxillaires et sublinguales, 375.

Glossites, 366.

Goîtres, 414. — exophtalmique, 421. — kystiques, 414. — solides et mixtes, 415.

Greffes cutanées, 48. — osseuses, 106. — uretérales, 672, 723.

Grenouillettes, 377.

Grossesse extra-utérine, 763. — et cancer utérin, 744. — et fibrome utérin, 737. — et kystes de l'ovaire, 762.

H

Hallux valgus, 875.

Hanche. Ankylose de la —, 817. Luxation congénitale de la —, 821. Luxation traumatique de la —, 808. Ostéo-arthrite tuberculeuse de la —, 812.

Hédrocèle, 652.

Hémarthrose, 121.

Hématocèle de la vaginale, 704. — pelvienne, 763.

Hématocolpos, 726.

Hématome, 1. — anévrismal, 182. — des bourses, 616. — des grandes lèvres, 616. — du pavillon de l'oreille, 198.

Hématométrie, 726.

Hématurie sine materia (dans les néphrites chroniques), 613. — dans la tuberculose rénale, 598.

Hémopéricarde, 453.

Hémorragies, 7. — de l'estomac et du duodénum, 525.

Hémorrhoïdes, 643.

Hémostase, 7, 160, 170.

Hémothorax, 456.

Hépatites, 563, 568.

Hépatoptose 587.

Hernies, 502. — adhérentes, 506. — de l'appendice, 515. — crurales, 515. Cure radicale des —, 503.—épigastriques, 517.—étranglées, 507. Fausse réduction des —, 507. — inguinales, 511. — irréductibles, 505. — ischiatiques, 518.— lombaires, 518. — musculaires, 149. — obturatrices, 518. — ombilicales, 515. — par glissements, 506. — du poumon, 457, 475. — pro-péritonéales, 513. — rétro-péritonéales, 541. — traumatiques du cerveau, 209. — traumatiques du testicule, 621. — traumatiques des viscères abdominaux, 494. — vaginales, 731. — de la vessie, 514.

Humérus. Fractures de l'extrémité inférieure de l'—, 787. Fractures de l'extrémité supérieure de l'—, 779. Fractures de la diaphyse de l'—, 783. Ostéo-sarcome de l'—, 781, 785.

Hydarthrose, 137. — de croissance, 107.

Hydrocèle vaginale, 703.

Hydrocéphalie, 236.

Hydronéphrose (voir Uronéphrose).

Hydrosadénite, 58.

Hygroma, 158. — sous-deltoïdien, 780.

Hyperostoses dans l'ostéomyélite, 106, 107. — diffuse des maxillaires, 358.

Hypertrophie des amygdales, 345. — de la mamelle, 483. — de la prostate, 699.

Hypospadias, 688.

Hystérectomie dans l'infection puerpérale, 732. — dans l'inversion utérine, 753. — pour fibromyomes, 738. — pour prolapsus, 751. — pour salpingites et suppurations pelviennes 757, 760.

Hystéropexie abdominale et vaginale, 749, 751.

Hystéro-traumatisme, 19.

I

Ictère chronique, 577.

Ileus paralytique, 538.

Imperforation du rectum, 656. — de la vulve et de l'hymen, 726.

Infection puerpérale, 732. — purulente, 35.

Infiltration d'urine, 683.

Intestin. Exclusion de l'—, 557. Occlusion de l'—, 537. Perforations de l'— 552. Plaies de l'—, 496. Rétrécissement de l'—, 554. Tumeurs de l'—, 554.

Invagination de l'intestin, 538, 541, 542.

Inversion utérine, 751.

Ischion. Fractures, 649.

J

Jambe. Déformations de la —, 858. Fractures de la —, 849. — Ulcères de la —, 857.

Jéjunostomie, 532.

K

Kélotomie, 507.

Kystes branchiaux, 401. — congénitaux de l'orbite, 294. — du corps thyroïde, 414. — du creux poplité, 848. — de l'épididyme, 714. — de la glande vulvo-vaginale, 718. — des ligaments larges, 762. — des mâchoires, 361. — de l'ouraque, 674. — de l'ovaire, 761. du pancréas, 593. — du plancher buccal, 379. — de la rate, 589. — du rein, 610. — salivaires des lèvres, 320. — salivaires de la parotide, 333. — sanguins du cou, 404. — sébacés, 68. — séreux congénitaux du cou, 401. — séreux du cordon, 714. — spermatiques, 714. — synoviaux du poignet, 795. — du vagin, 718. — de la vulve, 718.

Kystes dermoïdes des bourses, 705. — du crâne, 230. — de la face, 332. — de l'orbite, 294. — de l'ovaire, 761. — du plancher buccal, 379. — sacro-coccygiens, 632.

Kystes hydatiques du bassin, 670. — du cou, 404. — du foie, 581. — des muscles 152. — des os, 113. — des os du bassin, 631. — du péritoine, 523. — de la plèvre et du poumon, 475. — du rein, 611.

L

Langue. Actinomycose de la —, 367. Angiomes de la —, 369. Cancer de la —, 369. Plaies de la —, 365. Tuberculoses de la —, 366. Tumeurs de la —, 367. Ulcérations de la —, 365. Vices de conformation de la —, 374.

Laryngocèle, 430.

Laryngotomie, 426, 428, 431.

Laryngectomie, 431.

Larynx, 425. Corps étrangers du —, 425. Fistules du —, 429. Fractures du —, 382. Plaies du —, 389. Rétrécissements du —, 428. Tumeurs du —, 430.

Lavement électrique, 539.

Leontiasis ossea, 358.

Leucoplasie buccale et linguale, 369.

Lèvres. Difformités des —, 322, 328. Plaies des —, 270. Tumeurs des —, 320.

Lipomes, 70 — du cordon spermatique, 714.— du cou, 404. — de la joue, 331. — de la glande parotide, 333.

Lithiase biliaire, 571, 579. — rénale, 604. — salivaire parotidienne, 330. — salivaire sous-maxillaire, 376.

Lithotricie, 663.

Lordose, 263.

Loupes, 68.

Lupus, 58.

Luxations de l'astragale, 863. — carpo-métacarpiennes. 799. — de la clavicule, 769. —
congénitale de la hanche, 821. — du coude,
785. — des côtes, 444. — du cristallin, 289.
— de l'épaule, 774. — du genou, 836. — du
globe oculaire, 290. — de la hanche, 808.
— de la mâchoire inférieure, 352. — métacarpo-phalangiennes, 799. — des nerfs, 183,
792. — du pied, 863. — du pouce, 799. —
radio-carpiennes, 794. — du radius, 787. —
de la rotule, 838. — tendineuses, 155. — du
testicule. 617. — tibio-tarsiennes, 860. —
des vertèbres, 239.
Lymphadénome, 481.
Lymphangiomes, 174.
Lymphangites, 174.

M

Macrochilie, 320.
Macroglossie, 368.
Macrostomie, 322.
Main, 798. — bote, 796. Phlegmons de la —,
802. Plaies de la —, 798.
Mal de Pott, cervical, 260. — dorsal et dorso-
lombaire, 248.
Maladie kystique de la mamelle, 481. — kys-
tique du rein, 610. — de Paget, 485.
Mal perforant, 875.
Mamelle, 478. Hypertrophie de la —, 483,
Inflammation chronique de la —, 480. Mala-
die kystique de la —, 481. Tuberculose de
la —, 482. Tumeurs de la —, 483.
Mammite chronique, 480. — puerpérale, 479.
Massage dans les fractures, 79. — gynécolo-
gique, 748, 755.
Mastite des nouveau-nés, 478. — de la puberté,
478.
Mastoïdite, 216. — aiguë, 217. — chronique,
218.
Maxillaires. Actinomycose des —, 357. Cancer
des —, 360. Constriction des —, 385, 358.
Fractures des —, 346. Hypertrophie diffuse
des —, 358. Nécrose des —, 355. Ostéite des
—, 354. Tuberculose des —, 355. Tumeurs
des — 360.
Maxillaire inférieur. Luxations du —, 352.
Médiastin. Abcès du —, 473. Tumeurs du —,
477.
Méningite aiguë, 219. — tuberculeuse, 226.
Méningo-encéphalite, 219.
Méralgie paresthésique, 836.
Mésentère. Plaies du —, 490, 493.
Métatarsalgie, 875.
Méthode ambulatoire pour les fractures, 76,
81.
Métrite aiguë, 732. — chronique, 733. —
hémorragique, 734.
Microcéphalie, 236.
Moelle. Commotion de la —, 239. Compression
de la —, 263. Plaies de la —, 245.
Molluscum pendulum, 66.
Muscles. Contusion des —, 147. Hernies des

—, 149. Kystes hydatiques des —, 152.
Plaies des —, 147. Pseudo-hernies des —, 148.
Rupture des —, 147. Tuberculose des —, 150.
Tumeurs des —, 150.
Myomectomie abdominale et vaginale, 738.

N

Naso-pharyngiens. Polypes —, 308.
Nœvi, 66.
Nécrose adhérente, 104. — des mâchoires, 355.
— phosphorée, 355.
Néphrectomie, 597, 598, 601, 610, 612, 723.
Néphrolithotomie, 605.
Néphroptose, 614.
Néphrostomie, 607, 608.
Néphrotomie, 605, 613.
Nerfs. Compression des —, 184. Contusion
des —, 186. Élongation des —, 189. Luxa-
tion des —, 183, 792. Plaies des —, 183.
Tumeurs des —, 190.
Névralgie faciale, 281. — intercostale, 457. —
sciatique des variqueux, 856.
Névrites, 187.
Nez. Contusions du —, 296. Corps étrangers
du —, 305. Déviations de la cloison du —,
304. Fractures du —, 296. Plaies du —, 296.
Tumeurs du —, 297. Vices de conformation
du —, 298.

O

Obstruction. — du cholédoque, 577. — intes-
tinale, 537. — stercorale, 542.
Occlusion intestinale, 537. — chronique de
l'intestin, 542. — par calculs biliaires, 542.
Odontomes, 360.
Œdème malin des paupières, 277.
Œsophage. Corps étrangers de l' —, 433. Di-
verticules de l' —, 443. Rétrécissements de
l' —, 439. Plaies de l' — 388. Tumeurs de
l' — 442.
Œsophagotomie externe, 439. — interne, 439.
Omoplate, 768. Fractures de l' — 768. — Os-
téites de l' — 768. — Tumeurs de l' —, 768.
Ongle incarné, 877.
Onyxis latérale, 877.
Orchi-épididymites, 705.
Orchidotomie exploratrice, 706.
Orchidopexie, 712.
Orteils. Déformations des —, 875.
Orteil en marteau. 876.
Os. Anévrismes des —, 115. Kystes des —, 113.
Sarcomes des —, 115. Tuberculose des —,
108. Tumeurs des —, 114.
Ostéite du bassin, 626. — de la clavicule,
773. — de l'omoplate, 768. — syphilitique du
crâne, 216. — traumatique du crâne, 214. —
tuberculeuse du crâne, 214.
Ostéo-arthrite tuberculeuse, 126 (voir *Tumeur
blanche*).
Ostéoclasie, 97.

Ostéomalacie, 111.

Ostéomes des adducteurs, 151. — des fosses nasales, 306. — des maxillaires, 361. — des muscles, 151. — des os, 114.

Ostéomyélites, 99. — aiguës, 100. — du bassin, 626. — chronique, 107. — du crâne, 214. — costale, 458. — du maxillaire inférieur, 355. — prolongée, 103. — sternale, 459. — vertébrale, 247.

Ostéo-périostite albumineuse, 108. — de la mâchoire inférieure, 354. — de l'orbite, 291. — séreuse, 108.

Ostéo-sarcome, 115. — du bassin, 629. — du fémur, 836. — de l'humérus, 781, 785. — de l'omoplate, 781.

Ostéotomie dans les cals vicieux, 97. — dans le genu valgum, 845.

Ouraque. Dérivés pathologiques de l' —, 674.

Ovaire. Kystes de l' —, 761. Lésions inflammatoires de l' —, 754. Tumeurs de l' —, 763.

Ovariotomie, 762.

P

Pachyvaginalite, 704.

Palmature de la verge, 715.

Panaris, 802.

Pancréas. Cancer du —, 581. Kystes du —, 593.

Pancréatites suppurées et gangreneuses, 592.

Panophtalmie, 289.

Pansements, 12.

Paralysie faciale traumatique, 209. — du nerf facial, 280.

Paraphimosis, 716.

Paraplégie dans le mal de Pott, 259.

Parotidite suppurée, 330.

Pavillon de l'oreille, 198.

Peau. Epithéliome de la —, 63. Productions épidermiques de là —, 62. Tuberculose de la —, 58. Tumeurs de la —, 63.

Pénis. Cancer du —, 715. Végétations du —, 715.

Perforation de l'estomac, 527. — de l'intestin, 552. — de la voûte palatine, 341.

Péri-arthrite scapulo-humérale, 781.

Péricardite purulente, 473.

Périnéorraphie, 728, 730.

Péri-néphrite 594.

Péri-prostatite, 691.

Péritoine. Kystes hydatiques du —, 523.

Péritonites aiguës généralisées, 519. — circonscrites, 520. — tuberculeuse, 521.

Perméabilité. Recherche de la — de l'uretère, 597.

Péroné. Absence congénitale du —, 859. Fractures du —, 860.

Pharynx, 433. Cancer du —, 441. Diverticules du —, 443. Plaies du — 388. Rétrécissements du —, 438. Tumeurs du —, 440.

Phimosis, 716.

Phlébite, 172. — du sinus latéral, 223. — de la veine faciale, 277. — variqueuse, 856.

Phlegmon de l'aisselle, 782. — biliaire, 532. — des bourses, 701. — circonscrit, 28. — du cou, 391. — diffus, 30. — du ligament large, 759. — de la main, 802. — de l'orbite, 291. — des parois de l'abdomen, 500. — périnéphrétique, 594. — péripharyngien, 392. — périprostatique, 691. — périrectal, 638. — du plancher buccal, 375. — du sein, 479.

Pied. Fractures des os du —, 864. Luxations du —, 863. Ostéo-arthrites tuberculeuses du —, 866.

Pied-bot congénital, 867. — paralytique, 869.

Pied plat valgus douloureux, 872.

Piqûre anatomique, 32.

Plaies 3. — de l'abdomen, 492. — de l'aisselle 782. — de l'avant-bras, 793. — des artères, 160. — des articulations, 122. — du bassin, 621. — du bras, 783. — des bourses, 621. — du canal de Sténon, 274. — du cœur, 452. — Complications des —, 18. — contuses, 10. — de la cornée, 288. — du cou, 384. — du crâne, 205. — du creux poplité, 847. — du cuir chevelu, 194. — de la cuisse, 830. — de l'estomac, 496. — de la face, 273. — du foie, 496. — du globe oculaire, 288. — de l'intestin, 496. — de la langue, 365. — du larynx et de la trachée, 389. — des lèvres, 275. — de la main, 798. — du mésentère, 495. — de la moelle, 245. — des muscles, 147. — des nerfs, 183. — du nez, 275. — de l'œsophage, 390. — de l'orbite, 290. — par armes à feu, 10. — par arrachement, 11. — des paupières, 275. — du pénis, 622. — du péricarde, 452. — du pharynx, 390. — de la plèvre et du poumon, 446. — du poignet, 793. — de la poitrine, 445. — du rachis, 245. — de la rate, 498. — du rectum, 622. — du rein, 499. — du scrotum, 621. — des tendons, 153. — du testicule, 621. — thoraco-abdominales, 449. — de l'urètre, 622. — de l'utérus, 624. — des veines, 170. — de la vessie, 624. — des voies aériennes, 389. — des voies biliaires, 496. — de la vulve, 621.

Plancher buccal. — Phlegmon du —, 375. Tumeurs du —, 379.

Pleurésie purulente, 461. — purulente interlobaire, 466.

Pleurotomie, 463.

Pneumatocèle, 227.

Pneumotomie, 469.

Poche sanguine, 1.

Poignet. Ankylose du —, 796. — Fractures du —, 794. Kystes synoviaux du —, 795. Luxations du —, 794. Ostéo-arthrite tuberculeuse du —, 796. Plaies du —, 793. Synovites tuberculeuses du —, 795.

Poitrine, voir *Thorax*.

Polydactylie, 805.

Polypes fibreux de l'utérus, 739, 752. — muqueux du nez, 306. — naso-pharyngiens, 308. — du pharynx, 440. — du rectum, 646. — de l'urètre, 867.

Ponction de la vessie, 695.
Poumon. Abcès du —, 466. Gangrène du —, 466. Hernie du —, 448, 457, 475. Plaies du —, 446. Tuberculose du —, 468.
Pourriture d'hôpital, 27.
Prolapsus de la muqueuse urétrale, 867. — de l'utérus, 750. — du rectum, 650. — du vagin, 729.
Prostate. Abcès de la —, 691. Cancer de la —. 701. — Hypertrophie de la —, 692.
Prostatectomie partielle, 696. — périnéale sous-capsulaire, 700. — totale, 701.
Prostatite, 691.
Prostatotomie, 696.
Pseudarthroses, 92.
Pseudo. — corps étrangers articulaires, 142. — hernie musculaire, 148.
Psoas. Abcès de la gaine du —, 627.
Ptosis, 287.
Pustule maligne. 50.
Pyarthroses, 139.
Pyélotomie, 605.
Pylore. Sténose et cancer du —, 528.
Pylorectomie, 531.
Pyloroplastie, 530.
Pyocolpos latéral, 726.
Pyohémie, 35.
Pyonéphrose, 602. — tuberculeuse, 600.
Pyosalpinx, 754.

R

Rachis. Déviations du —, 263. Fractures du —, 240. Tumeurs du —, 263. Vices de conformation du —, 263.
Rachitisme, 110.
Radius, fractures de l'extrémité inférieure du —, 794. Fractures de l'extrémité supérieure du —, 790. Fractures de la diaphyse du —, 794. Luxation de la tête du —, 786.
Raideurs articulaires, 142.
Rate. Abcès de la —, 588. Kystes de la —, 589. — mobile, 592. Tumeurs et hypertrophies de la —, 590.
Rectite chronique, 634.
Rectocèle, 730.
Recto-coccypexie, 655.
Rectum. Abouchements anormaux du —, 658. Absence du —, 656. Cancer du —, 646. Corps étrangers du —, 633. Imperforation du —, 656. Plaies du —, 622. Polypes du —, 646, Prolapsus du —, 650. Rétrecissement du —, 634. Rétrécissement congénital du —, 656.
Réduction sanglante des fractures fermées, 77.
Rein. Calculs du —, 604. Cancer du —, 612. Kystes du —, 610. Plaies du —, 499. Ruptures du —, 491. Tuberculose du —, 598. Tumeurs du —, 610.
Résection des canaux déférents chez les prostatiques, 700.
Rétention d'urine chez les prostatiques, 693. — aiguë, 693, 697. — chronique, 695.

Rétraction de l'aponévrose palmaire, 803. — cicatricielles, 47. — cicatricielles des doigts, 804. — du sterno-mastoïdien, 409.
Rétrécissement cicatriciel du larynx, 428. — cicatriciel du pharynx, 438. — cicatriciel de l'œsophage, 439. — Congénital du rectum, 656. — inflammatoire du rectum, 634. — de l'intestin, 554. — des narines, 298. — non-cancéreux du pylore, 529. — de l'urètre, 678.
Rétro-déviations de l'utérus, 747.
Rhinoplasties, 299.
Rotule. Ankylose de la, — 843. Fractures de la —, 839. Luxations de la —, 838. Rupture des tendons de la —, 838.
Ruptures des artères, 162. — du foie, 490. — des muscles, 147. — de la rate, 490. — du rein, 491. — des tendons, 154. — de l'urètre périnéo-bulbaire, 617. — de l'urètre postérieur, 620. — des vaisseaux poplités, 847. — de la vessie, 619, 620. — des voies biliaires, 491.

S

Sacro-coxalgie, 627.
Sacrum. Fractures du —, 619.
Salpingectomie, 756.
Salpingo-ovarites, 754.
Sarcomatose cutanée, 65.
Sarcome du crâne, 228. — de la langue, 369. — des maxillaires, 362. — mélanique, 65. — des os, 115. — des os du bassin, 629. — du squelette thoracique, 474.
Scapulalgie, 780.
Sciatique chez les variqueux, 856.
Scoliose, 264.
Scrotum. Elephantiasis du —, 702. Gangrène du —, 701. Tumeurs du —, 705.
Sein. Abcès du —, 479. Cancer du —, 484. Tumeurs du —, 482.
Séparation des urines des deux reins, 599.
Septicémies, 31. — aiguë, 32. — chronique. 32. — gazeuse, 26.
Sequestres, 104.
Serum antistreptococcique, 24, 33. — antitétanique, 15. — artificiel, 34.
Shock traumatique, 18.
Sinusite frontale, 316. — maxillaire, 318.
Spina-bifida. 268.
Spina-ventosa, 803.
Splénectomie, 591.
Splénomégalies, 590.
Staphylorraphie, 343.
Sténose du col utérin, 745. — du pylore et du duodenum, 528.
Stomatoplastie, 328.
Stupeur locale, 18.
Suppurations chroniques de l'oreille, 218. — pelviennes, 754.
Symblépharon, 287.
Syncope, 18.
Syndactylie, 803.

Synoviales tendineuses, 156.
Synovites tendineuses aiguës, 156. — tendineuses tuberculeuses, 157. — tendineuses
du cou de pied, 862. — tendineuses tuberculeuses du poignet, 795.
Syphilis musculaire, 150. — osseuse, 110.

T

Taille sus-pubienne, 663.
Tamponnement des fosses nasales, 304.
Tarsalgie des adolescents, 872.
Taxis, 507.
Tendons. Arrachement des —, 153. Luxation
des —, 155. Plaies des —, 154. Ruptures des
—, 154.
Ténotomie dans le torticolis, 410. — dans les
pieds bots, 868, 870.
Tératomes du testicule, 710.
Testicule. Ectopie du —, 710. Cancer du —,
710. Tuberculose du —, 705. Tumeurs du —,
710.
Tétanos, 19.
Thoracoplastie, 465.
Thorax. Abcès des parois du —, 458, Contu-
sions du —, 444. Plaies du —, 445. Tumeurs
des parois du —, 474.
Thrombose, 172.
Thyroïdectomie, 417,
Thyroïdite chronique, 414. — suppurée, 413.
Thyrotomie, 383, 427.
Tibia. Déformation rachitique du —, 858. Frac-
tures du —, 839, 849, 860.
Torticolis, 409.
Torsion des fibro-myomes utérins, 736. — de
l'intestin, 541. — des kystes de l'ovaire, 762.
— des salpingites, 759.
Trachée, Corps étrangers de la —, 425. Fis-
tules de la —, 429. Fractures de la —, 382.
Plaies de la —, 382. Rétrécissements de la —,
428.
Trachéocèle, 430.
Trépanation de l'apophyse mastoïde, 217. —
dans les fractures du crâne, 200. — dans
l'ostéomyélite. 100.
Trichiasis, 286.
Trompes (de Fallope). Lésions inflammatoires
des —, 754. Tumeurs des —, 763.
Tubercules anatomiques, 60. — sous-cutané
douloureux, 69.
Tuberculose des articulations, 126. — des
bourses séreuses, 139. — cutanée, 58. — des
ganglions lymphatiques, 176. — de la face,
277. — de la langue, 366. — du larynx, 429.
— de la mamelle, 482. — des maxillaires.
355. — des muscles, 150. — des os, 108. — des
os du crane, 214. — de la prostate, 705. —
pulmonaire, 468. — rénale, 598. — des synoviales tendineuses, 157. — du testicule,
705. — des vertèbres, 247. — vésicale, 662.
— des vésicules séminales, 705.
Tumeurs adénoïdes, 306. — des amygdales,
441. — de l'anus, 647. — du bassin, 629. —
des bourses, 705. — du bras, 785. — cérébrales, 230. — de la clavicule, 773. — congénitales sacro-coccygiennes, 632. — du cordon spermatique, 714. — du corps thyroïde,
414. — du cou, 397. — du creux poplité,
847. — de l'épaule, 781. — épithéliales de la
peau, 63. — érectiles, 66. — de l'estomac,
537. — de la face, 279. — du fémur, 836. —
du foie, 585. — des fosses nasales, 306. — des
ganglions lymphatiques, 181. — gazeuses
du cou, 430. — des gencives, 340. — des
glandes salivaires, 333. — de l'intestin, 541.
— de la joue, 331. — de la langue, 367. —
du larynx. 430. — des lèvres, 320. — de la
mamelle, 483. — des maxillaires, 360. — du
médiastin, 477. — de la moelle, 263. — des
muscles, 150. — des nerfs, 190. — du nez,
297. — de l'œsophage, 442. — de l'ombilic,
501. — de l'omoplate, 768. — de l'orbite,
294. — des os, 114. — de l'ovaire, 763. —
des parois abdominales, 500. — de la parotide, 333. — des paupières, 285. — du pavillon de l'oreille, 198. — du pénis, 715. — du
pharynx, 440. — du plancher buccal, 380. —
pulsatiles de l'orbite, 292. — du rachis, 263.
— de la rate, 590. — du rectum, 646. — du
rein, 610. — sanguines communiquant avec
les sinus craniens, 230. — sanguines du
plancher buccal, 379. — des téguments du
crâne, 196. — du testicule, 710. — des trompes, 763. — de l'urètre, 687. — veineuses,
683. — de l'utérus, 735. — du vagin, 719. —
vasculaires de l'orbite, 292. — de la vessie,
667. — des voies biliaires, 586, — de la
voûte palatine, 341. — de la vulve. 719.
Tumeurs blanches, 126. — de l'adulte, 133. —
du coude, 791. — de l'enfant, 131. — de l'é-
paule, 780. — du genou, 840. — du poignet,
796. — tibio-tarsienne, 862. — du pied, 866.

U

Ulcérations ano-rectales, 638. — dentaires de
la langue, 365.
Ulcères, 44. — de l'estomac, 525, 527, 529, 537.
— tuberculeux, 60. — variqueux, 857. — de
la vessie, 662.
Uranoplastie, 343.
Uranostaphylorraphie, 343.
Uretérectomie, 596.
Uretères. Cathétérisme des —, 599. — Calculs
de l' — 606.
Uretéro-colostomie, 606.
Uretéro-cysto-néostomie, 723.
Uretéro-pyélostomies, 609.
Urètre. Corps étrangers et calculs de l' —,
674. — Fistules de l' —, 684. Lavage de l'
—, 676. Malformations de l' —, 688. Résec-
tion de l' —, 678, 682. Rétrécissements de l'
—, 678. Ruptures de l' —, 617, 620. Tumeurs
de l' — 687.
Urétrectomie, 678, 682.

Urétrites, 676. — aiguës, 676. — chroniques, 677.

Urétrocèle, 730.

Urétoplastie. 685, 686.

Urétrostosmie périnéale, 682.

Urétrotomie externe, 618, 678, 682. — interne, 678, 680.

Uronéphrose, 608.

Utérus. Atrésie de l' —, 745. Cancer de l' —, 742, Corps étrangers de l' —, 731. Déviations de l' — 746. Inversion de l' —, 751. Prolapsus de l' —, 750. Tumeurs de l' —, 735.

V

Vagin. Cancer du —, 719. Corps étrangers du —, 717. Fistules du —, 720. Malformations du —, 725. Prolapsus du —, 729. Tumeurs du —, 718.

Vaginalites, 702.

Vaginisme, 718.

Vaginite, 717.

Valeur fonctionnelle des deux reins (recherche de la), 597.

Varices, 855.

Varicocèle, 713. — lymphatique, 714.

Végétations adénoïdes, 306. — de l'anus, 634. — du prépuce, 715. — de la vulve, 719.

Veines. Introduction de l'air dans les —, 172. Plaies des —, 170.

Verge. Cancer de la —, 715. Palmature de la —, 716.

Verrues, 62.

Vertébres. Entorse des —, 239. Luxation des —, 239. Ostéomyélite des —, 247. Tuberculose des —, 247.

Vésicule biliaire inflammations de la —, 571. Plaies de la —, 498. Ruptures de la —, 491, Tumeurs de la —, 586.

Vésicules séminales. Tuberculose des —, 705.

Vessie. Calculs de la —, 663. Corps étrangers de la —, 659. Exstrophie de la —, 670. Fistules de la, — 666. Hernies de la —, 514. Plaies de la —, 624. — Ruptures de la —, 619, 620. Tuberculose de la —, 662. Tumeurs de la —, 667.

Vices de conformation de l'anus, 653. — des doigts, 805. — de la jambe, 859. — de la langue, 374. — des maxillaires, 324, 341. — de l'œsophage, 443. — du poignet, 796. — du rachis, 263. — du rectum, 653. — de l'urètre, 688. — du vagin, 725.

Voies biliaires. Cathétérisme des —, 573. Plaies des —, 498. Ruptures des —, 491. Tumeurs des —, 586.

Volvulus, 538, 541.

Vulve. Cancer de la —, 719. Kystes de la —, 718. Vices de conformation de la —, 725.

Vulvite, 717.

ÉVREUX, IMPRIMERIE CHARLES HÉRISSEY

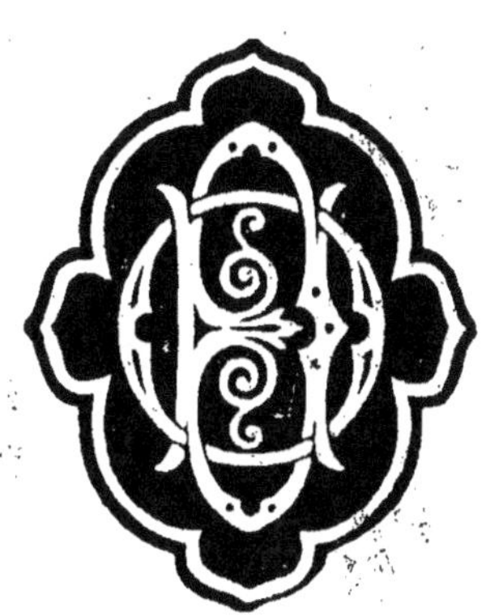

* 9 7 8 2 3 2 9 1 3 3 4 5 4 *